现代中医糖尿病学

林兰 龚燕冰 编著

全国百佳图书出版单位
中国中医药出版社
·北 京·

图书在版编目（CIP）数据

现代中医糖尿病学 / 林兰，龚燕冰编著 .—北京：
中国中医药出版社，2022.12
ISBN 978-7-5132-7449-4

Ⅰ.①现…　Ⅱ.①林…②龚…　Ⅲ.①糖尿病—中
治疗法　Ⅳ.① R259.871

中国版本图书馆 CIP 数据核字（2022）第 033526 号

中国中医药出版社出版

北京经济技术开发区科创十三街 31 号院二区 8 号楼
邮政编码　100176
传真　010-64405721
鑫艺佳利（天津）印刷有限公司　印刷
各地新华书店经销

开本 787×1092　1/16　印张 57.25　字数 1291 千字
2022 年 12 月第 1 版　2022 年 12 月第 1 次印刷
书号　ISBN 978-7-5132-7449-4

定价　238.00 元
网址　www.cptcm.com

服 务 热 线　010-64405510
购 书 热 线　010-89535836
维 权 打 假　010-64405753

微信服务号　zgzyycbs
微商城网址　https://kdt.im/LIdUGr
官 方 微 博　http://e.weibo.com/cptcm
天猫旗舰店网址　https://zgzyycbs.tmall.com

　　林兰，浙江青田人，1963 年毕业于上海中医药大学医疗系。主任医师，中国中医科学院首席研究员，博士研究生导师，享受国务院政府特殊津贴。现任国家中医药管理局糖尿病专病医疗中心主任，内分泌重点学科学术带头人，曾任中国中医科学院科学技术委员会委员，国家药品监督管理局药品评审专家，中国中西医结合学会内分泌专业委员会主任委员，北京科技成果评审委员会委员，中华中医药学会甲状腺疾病专业委员会副主任委员，中国中医科学院广安门医院专家委员会委员，北京老医药卫生工作者协会知名专家委员会委员、第四届国务院学位委员会学科评议组成员，中华医学会第二十一届理事会理事等职务。担任《医学研究》《中医杂志》《中西医结合杂志》《北京中医药大学学报》《中国中药杂志》《中国中医基础医学杂志》《糖尿病之友》等多种杂志的编委和特约编审。

　　作者从事医疗、科研、教学近 60 年，积有丰富的经验，尤其致力于中西医结合糖尿病及其并发症的研究。先后承担国家自然科学基金委、国家"九五""十五"攻关课题、"十一五"科技支撑项目、国家中医药管理局等课题 10 余项。荣获国家（部级）重大科技成果，国家中医药管理局、北京市科委、中国中医科学院、中国中西医结合学会等科技成果奖 10 余项。在国内外医学杂志发表论文 50 余篇。撰写《糖尿病的中西医结合论治》《中西医结合糖尿病学》等专著，主编《中西医结合糖尿病研究进展》，主审《现代中西医临床内分泌学》，参加《临床中药学》《中医内科治疗学》等 8 部医药书籍的编写。

　　曾受外交部委派赴韩国、卡塔尔、哈萨克斯坦等国家，为其国家领导人提供保健医疗任务；赴德国、奥地利、美国、加拿大、韩国、马来西亚、泰国、匈牙利等国家进行学术讲座；并多次参加欧美、东南亚国际糖尿病学术会议。

作者简介 ▶▶▶

    龚燕冰，女，医学博士，博士后，主任医师，研究生导师，北京中医药大学东直门医院副院长，国家中医药管理局青年岐黄学者，教育部新世纪优秀人才，北京市科技新星。兼任中国中医药信息学会内分泌分会副会长，世界中医药学会联合会代谢病委员会常务理事，中华中医药学会医院管理分会常务委员，中国研究型医院学会互联网医院委员会常务委员兼中医学组组长等。主持或参与课题 10 余项，获得科技奖励 5 项，其中获国家科技进步二等奖 1 项。

中医药学是以生物学为基础，与理化数学交融，与人文哲学渗透的医学科学。重视临床医学是学科的一大特色，无论是理论升华，还是新药的研发，均来源于诊疗实践。其学科本身具有丰厚的文化底蕴，包容非线性科学，视人体为开放复杂的巨系统。因此，整体观念、辨证论治、形神一体是中医理论的精粹。运用中医基础理论构建临床诊疗体系时，尚须注重专家经验的运用，鲜活的临床经验是防治水平的源动力。晚近，糖尿病、心脑血管病、肿瘤和病毒性肝炎等成为现代复杂性疾病。尤其糖尿病的患病率逐年攀高令人瞩目，其防治已成为世人关注的热点。据WHO报告，全世界现有糖尿病患者约1.42亿，预计到2025年超过3.8亿。

中国是世界上最早认识糖尿病的国家之一。早在2000多年前，中医学典籍《黄帝内经》就有消渴病的记载，这是迄今疾病史上，记载最早最详细的文献，书中还提出营养丰美及肥胖与糖尿病的发病有着密切关系，同时，在治疗方面不仅最早提出糖尿病的饮食疗法及体育疗法，而且在千百年的医疗实践中逐步形成了独具原创思维的理论与证治内容，以及丰富的药物疗法、针灸疗法、推拿疗法、心理疗法等，系统整理与挖掘古代医学文献，对当今糖尿病防治研究，具有极为重要的现实意义及临床实用价值。

林兰教授是我国著名中医学家与临床家，潜心从事以中医为主体的糖尿病防治研究近60年，长期工作在临床第一线，完成了多个国家科技攻关和自然基金课题，带教博士后、博士研究生数十名，积淀有宏富的经验。历时3年，几易其稿撰著《现代中医糖尿病学》，既是对个人从事糖尿病临床、科研和教学的经验总结，又是对我国中医、中西医结合糖尿病研究现状的回顾与前瞻。全书共38章，主要介绍中西医糖尿病历史沿革、基础理论、研究进展、研究思路和方法，系统阐释中西医糖尿病的病因病机、辨证、诊断、分型、综合治疗、预防措施、糖尿病急性与慢性并发症的综合防治；介绍其近 60 年从事糖尿病临床与实验研究所取得的部分科研成果。全书既贯穿宝贵的临床经验、科研思路，又突出中医特色，发挥了中医中药的优势，系统，全面，体例新颖，切合实用，是一本临床医师、教师及医学生（包括研究生）的重要参考书。

有感于林兰教授对中医药的执着与忠诚，辛勤耕耘，诲人不倦，确实难能可贵，堪称吾辈学人的楷模。书将付梓，邀我作序，不敢懈怠，乐观厥成。

中国工程院院士 王永炎

2022 年 8 月 8 日

随着社会经济的发展，人民生活水平的提高，生活方式的改变，城市化和人口老龄化进程的加快，糖尿病患病率呈迅速上升趋势。世界卫生组织（WHO）有关资料表明，全球糖尿病患者已逾一亿，我国糖尿病人数居世界第二位，仅次于印度。据测算，当前我国糖尿病患者已超过 4500 万人，每年新增糖尿病患者约有 75 万人。糖尿病为慢性终身性疾病，至今尚无根治办法，其并发症发生率较高。因而糖尿病的流行，实际已成为严重危害群众身心健康的重要公共卫生问题。对糖尿病知识的普及、宣传和教育，对该病的预防、诊治及并发症的防治都是医药卫生工作的重点。国内外已出版多种糖尿病书籍，但尚缺乏全面介绍中西医结合糖尿病防治临床经验和研究方法的著作。近年来，国际社会青睐中西医结合防治糖尿病及其并发症的临床实践和研究，值得大家重视。

林兰教授在系统总结个人从事糖尿病中西医结合临床、教学、科研近 60 年经验的基础上，结合我国中西医结合糖尿病研究现状与发展趋势，编著了《现代中医糖尿病学》，历时 3 年，几易其稿。全书主要介绍了中西医糖尿病历史、基础理论、研究进展、研究思路和方法，中西医糖尿病的病因病机，中医辨证、诊断、分型、综合治疗、预防措施，阐述糖尿病急、慢性并发症的综合防治等，也包括她近 60 年从事糖尿病临床与实验研究所取得的部分科研成果。本书比较全面地反映了当今中西医结合糖尿病防治及其并发症处理的新进展、新理论、新方法、新成果，因而其实用性很强，不仅是高年资中西医结合糖尿病医师的一本好的参考书，也是中初级全科医师学习中西医结合糖尿病防治知识的一本好教材。由于本书内容丰富，实用性强，文字深入浅出，对于中西医结合糖尿病专业医师和内分泌代谢病医师的医疗、教学和科研工作也都具有重要的参考价值。相信该书的出版对进一步提高我国中西医结合糖尿病防治水平必将起到积极的推动作用。本书也是广大糖尿病医护人员的良师益友，对我国糖尿病三级防治水平的提高和普及也都会起到积极的推动作用。

中国中西医结合学会会长

中国科学院院士

2022 年 9 月 10 日

◀◀◀ 曹 序

糖尿病为慢性终生性疾病，至今尚无根治办法，其并发症发生率较高，危险大，成为严重危害群众身心健康的重要公共卫生问题。对糖尿病知识的普及、宣传和教育，对该病的预防、诊治及并发症的防治都是非常艰巨的工作。近年来，国际青睐中西医结合防治糖尿病，研究进展非常迅速。

我国著名中医学家、中国中医科学院广安门医院林兰首席研究员，自1971年以来一直从事以中医理论为指导的糖尿病及其并发症临床、科研和教学工作，在该领域卓有建树。她早在20世纪80年代初创建了"糖尿病三型辨证"理论，并制定了糖尿病中医诊疗规范等。她提出的血瘀与糖尿病血管病并发症的相关理论学说，受到国内同行的认可和普遍引用，为进一步开展糖尿病及其并发症的中药新药开发提供了评价标准，提高了中医对糖尿病并发症的防治水平。她带领学生较早成功地建立了糖尿病心、脑、肾等动物模型，建立了与糖尿病相关的细胞培养和基因表达研究方法。先后承担国家自然科学基金课题3项，国家中医药管理局课题3项，国家科技攻关课题3项。先后牵头国家"九五"攻关课题"糖微康治疗糖尿病肾病研究"、国家"十五"攻关课题"中医药对糖尿病早期微血管病变进展的影响"和"十一五国家科技支撑计划课题""2型糖尿病合并冠心病中医综合治疗方案的示范研究"等重大课题。她的工作业绩得到国家和社会的认可，曾先后获国家中医药重大成果乙等奖1项，北京市科技进步奖2项，国家中医药管理局科技进步奖2项，中国中医科学院奖7项，中国中西医结合学会奖1项，获得国家专利1项。多次被单位和主管部门评选为先进工作者。1991年起享受政府特殊津贴。2006年被中华全国妇女联合会授予"全国三八红旗手"荣誉称号。

林兰教授一直工作在临床科研第一线，以她强烈的事业心、视病人如亲人的工作态度、睿智超常的科研教学热情，影响和感染着周围的每位同事，引领着内分泌科跨越发展。林兰教授在繁忙的临床、科研和教学工作之余，辛勤耕耘不辍，系统总结个人从事糖尿病中医临床、教学、科研经验，结合我国糖尿病防治现状，历时 3 年编著了《现代中医糖尿病学》。全书共 38 章，主要介绍中西医糖尿病历史、基础理论、研究进展、研究思路和方法，中西医糖尿病的病因病机，中医辨证、诊断、分型、综合治疗、预防措施，糖尿病急性、慢性并发症的综合防治；介绍其近 60 年从事糖尿病临床与实验研究所取得的部分科研成果。全书既贯穿宝贵的临床经验、科研思路，又突出中医特色，发挥了中医药优势。该书内容丰富，资料翔实，实用性强，全面地反映了当今中医糖尿病防治领域的新进展、新理论、新方法、新成果，具有很强的科学性、先进性、实用性和可读性，对中医糖尿病医疗、教学和科研工作具有重要的参考价值，对进一步提高我国糖尿病防治水平必将起到积极的推动作用。

知该书是林兰教授历时千余夜挑灯夜战，独自在电脑前字斟句酌，笔耕不辍的结果，我甚为感动。其治学精神尤令人敬佩，我先睹为快，乐而为序。

原中国中医科学院院长　曹洪欣

2022 年 10 月 3 日

　　糖尿病（DM）是多基因遗传和环境因素致使机体胰岛素分泌缺陷，或胰岛素作用障碍，使糖、脂肪、蛋白质代谢紊乱，最后引起多系统、多脏器功能损害以至衰竭的内分泌代谢性疾病。随着生活模式的改变，人寿的延长，糖尿病患病人数急剧攀升，糖尿病所引发的并发症对人类的危害仅次于肿瘤、心血管病而成为第三号杀手。鉴于对本病知晓率低，约40％的患者未能及时被诊断，潜在健康人群中，已确诊的患者中60％没有得到控制。2019年国家糖尿病联盟（IDF）估计20～79岁人群有3.739亿人存在糖耐量受损（IGT），2030～2045年增长到5.784亿，IGT的患病率为6.9%。IGT人群中70％将转化为2型糖尿病。慢性高血糖可致严重的心、脑、肾、视网膜、下肢血管等病变，构成社会公共卫生问题。据世界卫生组织（WHO）预测，21世纪糖尿病主要在发展中国家流行。我国拥有糖尿病患者超过1.14亿，成为世界第一糖尿病大国，印度和美国分别列居第二、第三位。

　　WHO预计2005～2015年中国用于防治糖尿病及相关心脑血管疾病的经费高达5577亿美元，美国每年用于糖尿病的医疗费用为2500亿美元，可见，糖尿病给国家、社会、家庭带来沉重的经济负担。

　　解决2型糖尿病流行的关键在于预防：美国糖尿病预防研究（DPP）27个中心临床试验证实加强运动、饮食控制可以减少50％2型糖尿病发病的危险；改善胰岛素抵抗和保护胰岛β细胞功能是预防葡萄糖耐量异常者转化为2型糖尿病的关键；防治代谢综合征是降低糖尿病心血管并发症的重要措施；发挥中医药的优势和特长是我们永恒的主题。

　　本书是在原著《中西医结合糖尿病学》的基础上，删除了糖尿病的实验室诊断、抗生素的选用等非特异性章节，全面更新了体例、内容，吸收了近年来国内外糖尿病领域研究的最新进展、最新成果；临床部分增附病案。全书共38章，第1章至第5章主要介绍中西医糖尿病发展史、基础理论、研究进展、研究思路和方法；第6章至第16章系统介绍中西医糖尿病的病因病机、中医辨证、诊断、分型、综合治疗、预防措施、教育及护理；第17章至第37章阐述糖尿病急性、慢性并发症的综合防治；第38章介绍本人从事糖尿病临床与科研的心得，汇集为"糖尿病中医辨证理论探索心得"，旨在启迪临床，拓宽科研思路，作为引玉之砖。

随着国内外对糖尿病基础研究不断深入与迅速发展，知识不断更新，为了适应临床、科研需求，拟在原著《中西医结合糖尿病学》的基础上，纳入近代中医、西医基础与临床研究的新进展、新成果，对部分章节进行调整、修改、补充和完善。

全书贯穿本人临床经验、科研思维，突出中医特色，发挥中医药优势，积极应用现代医学科学技术，促进中西医两套不同医学模式的有机结合，融会贯通，以注重中西医病症范畴的统一，提高知识层面和掌握实用技能为主要目的。力求突出系统性、全面性、实用性、科学性、前沿性和新颖性。

由衷地感谢中国工程院王永炎院士、中国科学院陈可冀院士、中国中医科学院曹洪欣院长的大力支持，在百忙中为本书作序。感谢苏诚炼主任医师全力以赴协助撰写。撰写过程中得到中国中医科学院广安门医院领导、内分泌科倪青主任、魏军平处长、胡东鹏处长及张润云、陈思兰、李鸣镝、陈世波等主任医师，北京中医药大学附属东直门医院龚燕冰院长，天津中医药大学中医学院王洪武院长，广西中医药大学庞健丽教授及内分泌科全体医护人员的支持、关照、协助，使本书顺利竣稿，在此一并致以诚挚的感谢！

本书由本人凭借计算机为工具而撰写完稿，由于学识所限，计算机技能粗浅，谬误之处在所难免，敬请各位学者、同仁与广大读者不吝赐教，感激之至！

林 兰

2022 年 7 月 1 日

目 录

绪　论

　　古代有关糖尿病的记载，最早见于世界闻名古国中国、埃及、希腊、印度、罗马等，距今已有数千年历史。在这些古代文献记载中，以中国对糖尿病的论述最早，内容最为丰富。纵观中国糖尿病发展史，肇始于春秋战国时期的《黄帝内经》，该书成书于公元前500年至公元前400年，首先对消渴病的病因、症状、病机、分类、治疗、禁忌、预后等进行了系统的论述；启蒙于汉晋；发展于唐、宋、金元时期；成熟于明清；中华人民共和国成立后进入临床辨证论治、实验研究的新时代，取得了可喜的成就。

第一章
世界医学对糖尿病的认识及其发展史

第一节　世界医学对糖尿病的最早认识

西方国家第一个对糖尿病症状进行描述的是罗马帝国时期的 Aulus Cornelius（公元前 30 年至公元 50 年），Aretaeus（公元 30 ～ 90 年）最先将此病命名为"Diabetes"，至 1675 年英国医生 Thomas Willis 发现尿有甜味，Williaam Cullen 以希腊文命名其为"尿病"，并在 Diabetes 后边加上 Mellitus，意思是尿甜如蜜，即名"Diabetes Mellitus"（糖尿病），这个记载要比中国晚了一千余年。由于中国长期处于封建闭锁状态，因此虽然最早在临床发现"小便至甜"的现象，而未能引起世人的注目，得不到广泛传播。反之，较中国晚一千余年的 Thomas Willis 却受到人们的关注，其成果被誉为举世瞩目的发现。

在糖尿病早期阶段，现代医学对糖尿病的认识经历了一个漫长而艰苦的阶段，不断得到认识、发展、完善。

一、糖尿病的早期诊断

在公元前 400 年印度医学文献中有"蜜甜尿"的记载。公元 2 世纪 Cappad Aretaeu 对糖尿病症状、预后进行了精辟的描述："这是一种非常可怕的痛苦，在人类中并不经常出现，患者溶化的肌肉和机体流入尿中。病人小便就如同开了渡槽，再也不能停止。病人的生命是短暂的、不愉快的、充满痛苦的。无止境地饮水，却与大量的尿液不成正比……患者将会反复出现恶心、疲劳、烦渴，并且过了不久，他们就会死亡。"不难看出，这些描述是针对 1 型糖尿病及糖尿病酮症酸中毒的临现，由于当时尚无外源性胰岛素，所以患者的命运是非常悲惨的。

公元 5 ～ 6 世纪，印度医生发现糖尿病患者尿有黏稠感，对蚂蚁有很强的吸引力，表明尿液有甜味，并发现患病者中有肥胖的老年人和瘦小的年轻者，后者生存时间更为短暂等现象，从而对糖尿病作出初步诊断；同时提出该病有老年糖尿病和青少年糖尿病之分，并进一步指出青少年糖尿病患者寿命比较短等结论。1788 年英格兰医生 Thomas Cawley 发现胰腺损伤后可以引起糖尿。18 世纪 Matthew Donson 进一步发现，糖尿病患者的血清与其尿液一样含有糖分，其尿中的甜味来源于血液。

二、早期糖尿病模型制备及实验研究

19 世纪法国医生 Claude Bernard 发现葡萄糖在肝脏中储存，高血糖是糖尿病的特征之一，通过破坏延髓制备糖尿病模型。Minkowski 和 Von Mering 切除狗的胰腺制备糖尿病模型。德国医生 Paul Langerhans 证实胰腺中的细胞团能分泌"降低血糖的物质"，后来这些细胞团被命名为"Langerhas 胰岛"。1906 年比利时医生 Jean De Meyer 将从胰腺细胞团分泌的能降低血糖的物质命名为"Insulin"，即胰岛素。

三、胰岛素制剂的诞生与发展

（一）胰岛素制剂的研制

1921 年在大量实验研究基础上，由年轻的外科医生 Banting 和 Best 教授制成了第一个治疗糖尿病的胰岛素制剂。这是历史性的发现，两人于 1923 年共同获得诺贝尔医学和生理学奖。胰岛素的临床应用给 1 型糖尿病患者带来了生的希望，挽救了无数在死亡线上挣扎的患者，使糖尿病酮症死于昏迷者显著减少，明显延长寿命。随着胰岛素的发现，人们对糖尿病、糖尿病并发症的控制和研究进入了一个新的历史时期。当时胰岛素生产量不足，不能完全满足临床需要。

1923 年丹麦生理学家 August Steenbeng Krogh 在北欧生产胰岛素，并创立了诺和诺德公司。20 世纪 30 年代中期所生产的胰岛素均是短效和酸性的，患者每天需要多次注射才能使血糖得到满意控制。为了减少注射次数于 1946 年 Hans Christan Hagedom 应用结晶的方法，成功地研制出世界第一批 NPH 胰岛素。N 代表中性，P 代表鱼精蛋白，H 代表发明者。

（二）胰岛素的纯化

Banting 和 Best 从动物胰腺中提取的胰岛素纯度是非常低的。它含有前胰岛素原、胰岛素的中间产物、胰岛素多聚体、去氨基胰岛素、胰高血糖素、生长抑素、胰腺多肽以及血管活性肠肽等杂质。1926 年 Abel 和他的助手研制出胰岛素结晶体，这是胰岛素生产史上又一个重大突破。通过这种方式可以清除所有污染的蛋白质，从而大大地降低了注射部位局部反应的发生率。

20 世纪 70 年代早期，由于层析分离技术得到广泛应用，使动物胰岛素制剂进一步纯化。将胰岛素从杂质中分离出来，通过双层分离所得到的胰岛素为单组分胰岛素（MC）。由于高纯度胰岛素的使用，显著降低了胰岛素所致的过敏反应、皮下脂肪萎缩等副作用。

（三）人胰岛素的合成

1963 年，人胰岛素首次从人尸胰腺中提取。

1965 年，中国、美国、德国三国的科学家分别独立地进行了胰岛素的人工化学合成。中国首次获得了具有充分生物活性晶体的牛胰岛素，在国际上赢得了巨大荣誉。

1974 年，Sieber 从氨基酸中化学合成人胰岛素。

1979 ~ 1981 年，Goeddel 进行 DNA 技术生物合成和半合成两种技术得到平行发展，胰岛素的产量初步满足了临床需要。

1980 年，Markussen 以猪胰岛素作为底物，应用"半生物合成"技术。猪胰岛素含有 51 个氨基酸与人胰岛素相似，所不同的是猪胰岛素 B 链（B30）上是丙氨酸，而人胰岛素在同位置上是苏氨酸。在酶的作用下，可将苏氨酸替代猪胰岛素上的丙氨酸，而制成人胰岛素，但在产量上仍不能满足临床对人胰岛素的需求。

应用基因工程 / 重组 DNA 技术所生产的胰岛素，称为生物合成人胰岛素。这种基因工程 / 重组 DNA 可改变有机体 DNA 编码的遗传特点，因此可以产生出异源性的蛋白质，用于插入活有机体的异源性基因，可以通过基因合成的方法获得。诺和诺德应用酵母菌作为活有机体以生产人胰岛素，有下列优点。

1. 可以在仅有葡萄糖、维生素、盐的简单基质中生长。

2. 能向生长基质中分泌胰岛素。

3. 仅有少量的蛋白质被分泌到周围环境中。

4. 不分泌对人有害的物质。

5. 生长稳定，增殖很快。

6. 酵母菌细胞能够分泌完整的人胰岛素分子，并呈完好的三维结构。

（四）胰岛素剂型的发展

1. 可溶性常规胰岛素

在胰岛素发现后的前 15 年里，生产的只有酸性可溶性常规胰岛素可供临床应用。这种胰岛素在皮下吸收较快，30 分钟起效，持续时间为 8 小时。由于起效快、作用时间短，则又称短效或速效胰岛素。主要有猪胰岛素、牛胰岛素或两者混合胰岛素。

速效胰岛素类似物（Aspart）注射后胰岛素迅速吸收，药代动力学曲线接近生理状态下的胰岛素分泌。双效胰岛素 Aspart30 是预混制剂，含 30% 可溶性常规胰岛素和 70% 鱼精蛋白结合的结晶 Asp。速效和中效混合可使血糖得到控制，减少注射次数。

2. 鱼精蛋白胰岛素（同种异型——NPH）

由于与胰岛素相结合的蛋白质是从鱼精液中提取的。这是一种单链，含 30 个氨基酸的多肽，则称之为鱼精蛋白，与胰岛素结合后形成一种能延长作用时间的胰岛素制剂，称为同种异型胰岛素（NH）。本剂型的特性为所有的胰岛素和所有的鱼精蛋白结合，在溶液中没有多余的成分与短效胰岛素结合。

3. 胰岛素锌悬浊液——长效胰岛素

1953 年发展长效胰岛素系列：非结晶猪胰岛素（Semiente、半 - 慢）、结晶牛胰岛素（Ultralente、长 - 慢）、Lente 是 Semiente 与 Ultralente 以 3∶7 的比例预先混合。

4. 长效胰岛素类似物

随着基因工程技术的发展，一批长效胰岛素类似物相继问世，该类胰岛素以模拟正常人胰岛素的基础分泌，每天注射一次，其半衰期长达 25 小时，持续作用时间达 42 小时，主要有下列三种长效胰岛素类似物。

（1）甘精胰岛素：为一种新型的长效基础胰岛素类似物，安全、稳定而持久地控制空腹血糖，减少低血糖发生率，与餐前速效胰岛素或口服降糖药合用，更能有效地控制血糖，实现血糖达标。与普通胰岛素一样，它可增加葡萄糖的利用，加速葡萄糖的无氧酵解和有氧氧化，促进肝糖原和肌糖原的合成和贮存，并能促进葡萄糖转变为脂肪，抑制糖原分解和糖异生，从而使血糖降低；此外，能促进脂肪的合成，抑制脂肪的分解，使酮体生成减少，纠正酮症酸血症的各种症状；促进蛋白质的合成，抑制蛋白质的分解等优点。

作用机制：甘精胰岛素是通过基因重组技术生产的长效胰岛素类似物，其降糖效果与胰岛素泵相似、但它与普通胰岛素的不同之处在于 A 链羧基端的最后一个天门冬氨酸（Asn）被甘氨酸（Gly）所取代，使六聚体更加稳定；B 链羧基端的 31 和 32 位连接了 2 个精氨酸（Arg），导致等电点由 5.4 提高到 6.7。经过上述分子改变后的胰岛素，在酸性条件下，呈无色透明溶液状；在生理条件下，溶解度则很低。其皮下注射后立即聚合，溶解度降低，形成甘精胰岛素沉淀物，因此被延迟吸收，作用时间延长。由于此两位置不参与胰岛素受体的结合，故这种改变并不影响胰岛素的生物活性。甘精胰岛素起效缓于 NPH，而降糖作用时间却较长，可持续 24h，无明显的峰值出现，因而可较好模拟正常胰岛素分泌。

临床应用：适合于低基础胰岛素的替代治疗，在 1 型糖尿病和 2 型糖尿病患者中使用甘精胰岛素治疗后血糖控制满意。在胰岛素强化治疗中，甘精胰岛素是首选。口服降糖药物血糖控制不满意者，可以加入甘精胰岛素治疗。

不良反应：低血糖为最常见的不良反应，特别是在改用甘精胰岛素的前 4 周较易发生，其他不良反应较为少见。

（2）德谷胰岛素（insulin degludec）：又称诺和达，是第三代基础胰岛素，超长效胰岛素类似物，降糖作用超长效，且能减少低血糖风险。第二代是 NPH 胰岛素，由人胰岛素锌晶体与鱼精蛋白结合制成。德谷胰岛素 2018 年在中国上市，2019 年秋季被纳入医保目录。美国糖尿病学会（ADA）2011 年会中发布多项德谷胰岛素的新近研究结果，进一步探索从分子结构到降糖作用的特点，显示皮下注射后呈多六聚体构型的德谷胰岛素，具有平稳的药代动力学特点，可持久、平稳、长期降糖，低血糖风险小。

作用机制：德谷胰岛素在多六聚体中加入螯合剂（EDTA）螯合锌离子，结构即被破坏。皮下注射后，随着苯酚的迅速弥散，德谷胰岛素双六聚体的两端打开，相互作用，形成可溶的、独特的多六聚体长链，这种长链无法透过毛细血管壁，使得德谷胰岛素在注射部位形成胰岛素储库，大大延缓了其吸收入血的速度。随着锌离子的缓慢释放，德谷胰岛素多六聚体长链的末端解离，缓慢而持续地释放出德谷胰岛素单体。胰岛素单体可与白蛋白可逆性结合，起到缓冲作用，进一步延缓德谷胰岛素到达靶组织的时间，德谷胰岛素与胰岛素受体具有更高的亲合力，因此当德谷胰岛素单体到达靶组织时，可以迅速地与靶组织上存在的高浓度胰岛素受体相结合，发挥其降糖作用。

临床应用：无论对于 1 型还是 2 型糖尿病，都具有强大的血糖控制。作为一种新型基础胰岛素，德谷胰岛素较甘精胰岛素具有更为有利的药代动力学和药效学特性。德谷胰岛素半衰期接近 25 小时，稳态血药浓度作用时间超过 42 小时，每天 1 次注射可发挥持久、稳定的降糖作用。达标试验显示，德谷胰岛素和甘精胰岛素疗效相似，低血糖事件大幅减少。对于 1 型糖尿病患者德谷胰岛素的用法，每日一次（联合餐时速效胰岛素）；对于 2 型糖尿病患者，德谷胰岛素可单独使用，也可联合口服降糖药。可用于老年（≥ 65 岁）患者，同时适用于肾功能或肝功能不全的患者。

不良反应：低血糖为最常见不良反应，可有水钠潴留，容易出现水肿，局部出现硬结等。

（3）利拉鲁肽：利拉鲁肽通过基因重组技术，利用酵母生产的人胰高糖素样肽 –1（GLP–1）类似物，是长效的 GLP–1 类似物。

作用机制：GLP–1 是一种内源性肠促胰岛素激素，能够促进胰腺 β 细胞葡萄糖以葡萄糖浓度依赖的模式刺激胰岛素的分泌，以葡萄糖浓度依赖的模式降低过高的胰高糖素的分泌，当血糖升高时，刺激胰岛素分泌，同时抑制胰高糖素分泌；反之，在低血糖时利拉鲁肽能够减少胰岛素分泌，不影响胰高糖素的分泌；利拉鲁肽具有轻微延长胃排空时间以降血糖。

利拉鲁肽在人体中的药代动力学和药效动力学特点均适合每天一次性给药，皮下注射给药后，其作用时间延长机理：使吸收减慢的自联作用；与白蛋白结合对二肽基肽酶 IV（DPP–IV）和中性内肽酶（NEP）具有更高的酶稳定性，从而具有较长的血浆半衰期。利拉鲁肽能够通过减轻饥饿感和能量摄入降低体重和体脂量，研究证实后脑 GLP–1Rs 在调节 liraglutide 对雄性大鼠的厌食作用中，可减少食物摄入，减轻体重。胰高血糖素样肽 –1 受体（GLP–1R）激动剂 liraglutide 利拉鲁肽已被批准用于治疗肥胖症。

诺和力的主要优势具有保护胰岛 β 细胞功能。对全球 40 多个国家 4000 多名糖尿病患者进行的 LEAD 研究证明，诺和力可以改善 β 细胞胰岛素分泌的数量和质量，因此有可能延缓糖尿病的发展进程。

临床应用：利拉鲁肽（诺和力）每日注射一次，可在任意时间注射，无须根据进餐时间给药。经皮下注射给药，注射部位可选择腹部、大腿或者上臂。在改变注射部位和时间时无须进行剂量调整，每天同一时间注射，最好选择最方便时间，以便具有依从性。本品不可静脉注射；肌肉注射的起始剂量为每天 0.6mg。至少 1 周后，剂量应增加至 1.2mg。预计再过一周左右可将剂量增加至 1.8mg。利拉鲁肽可与二甲双胍联合，无须改变二甲双胍的剂量；利拉鲁肽也可与磺脲类药物联合治疗，与磺脲类药物联用时，应适当减少磺脲类药物的剂量以防范低血糖的风险。调整利拉鲁肽的剂量时，无须进行自我血糖监测，而与磺脲类药物联合治疗则需调整磺脲类药物的剂量，应进行自我血糖监测。

不良反应：①最常见的不良反应为胃肠道不适：恶心和腹泻非常常见，呕吐、便秘、腹痛和消化不良常见。在治疗开始阶段，这些胃肠道不良反应发生频率较高，在治疗持续数天或数周内减轻；②可有头痛和上呼吸道感染。③低血糖尤其与磺脲类药物联用时较为常见。④轻度肾功能损害时，不需要进行剂量调整；中度肾功能损害患者适当调整剂量；不推荐诺和力用于终末期肾病。⑤肝功能损害：不推荐诺和力用于轻、中、重度肝功能损害患者。

注意事项：①部分有过敏反应；②孕妇及哺乳期妇女慎用；③本品不得用于 1 型糖尿病患者或用于治疗糖尿病酮症酸中毒；④不得用于有甲状腺髓样癌（MTC）既往史或家族史患者以及 2 型多发性内分泌肿瘤综合征患者；⑤纽约心脏病学会（NYHA）分级Ⅰ–Ⅱ级的充血性心力衰竭治疗中，尚无报道，故不推荐本品用于充血性心力衰；⑥伴随一过性的胃肠道不良反应，包括恶心、呕吐和腹泻。发现使用其他 GLP–1 类似物与发生胰腺炎风险相关；已有少数急性胰腺炎的报道；应告知患者出现持续性腹痛，怀疑发生了胰腺炎，应该停用本品；⑦临床相关试验报告本品有升高血降钙素、甲状腺肿和甲状腺肿瘤在内的甲状腺不良事件。

5. 诺和胰岛素

诺和胰岛素：是一种蛋白质激素，由胰脏内的胰岛 β 细胞分泌，胰岛素参与调节糖代谢，控制血糖平衡，可用于治疗糖尿病。其分子量为 5808 道尔顿。胰岛素应用于临床数十年，从抗原性较强的第一代动物胰岛素发展到基因重组且需餐前 30 分钟注射的第二代人胰岛素；1921 年 7 月 27 日进一步成功地研发出现在可以模拟生理性人胰岛素分泌模式的胰第三代胰岛素类似物。

作用机理：胰岛素是由胰脏内的胰岛 β 细胞受内源性或外源性物质如葡萄糖、乳糖、核糖、精氨酸、胰高血糖素等的刺激而分泌的一种蛋白质激素，可促进糖原、脂肪、蛋白质合成。外源性胰岛素主要用于糖尿病治疗。胰岛素品种有猪和人胰岛素两种。诺和灵 R、优泌林 R 和甘舒霖 R 为人胰岛素，有优泌乐（赖脯胰岛素）和诺和锐（门冬胰岛素）等。按发挥作用时间不同，有下列品种。

（1）短效胰岛素：本品注射后 30 分钟开始作用，持续 5 ～ 7 小时，可用于皮下、肌肉注射及静脉点滴，一般在餐前 30 分钟皮下注射。

（2）中效胰岛素：有诺和灵 N，优泌林 N 和甘舒霖 N。本品注射后 3 小时起效，6 ～ 8 小时为作用高峰，持续时间为 14 ～ 16 小时。作用持续时间的长短与注射的剂量有关。中效胰岛素可以和短效胰岛素混合注射，亦可以单独使用。中效胰岛素每日注射一次或两次，应根据病情决定。皮下或肌肉注射，但不可静脉点滴。中效胰岛素是混悬液，抽取前应摇匀。

（3）长效胰岛素（包括鱼精蛋白锌胰岛素）：来得时（甘精胰岛素）、诺和平（地特胰岛素），本品一般为每日傍晚注射，起效时间为 1.5 小时，作用可平稳保持 22 小时左右，且不易发生夜间低血糖，体重增加的不良反应亦较少；国产长效胰岛素是鱼精蛋白锌猪胰岛素，早已在临床使用。本品注射后 4 小时开始起效，8 ～ 12 小时为作用高峰，持续时间约 24 小时，其缺点是药物吸收差，药效不稳定。长效胰岛素一般不单用，常与短效胰岛素合用，不可作静脉点滴。

（4）预混胰岛素：是将短效与中效胰岛素按不同比例（30/70、50/50、70/30）预先混合的胰岛素制剂，如诺和灵 30R 为 30% 诺和灵 R 与 70% 诺和灵 N 预先混合的胰岛素。选择 30/70 或 50/50、70/30 是根据病人早餐后及午餐后血糖水平来决定早餐前一次剂量皮下注射；根据晚餐后及次日凌晨血糖水平来决定晚餐前皮下注射剂量。

临床应用：诺和灵 R 是短效胰岛素；短效胰岛素联合长效胰岛素来得时，或长效胰岛素与速效诺和锐联合，治疗各时段高血糖者，其疗效可与胰岛素泵相媲美。①诺和灵 30R 即 30% 诺和灵 R 和 70% 诺和灵 N 预先混合而成，具有短效和中效共同的作用特点。可以每日注射两次，覆盖全天的血糖；②诺和灵 50R 就是 50% 诺和灵 R 和 50% 诺和灵 N 预先混合而成，同样具有短效和中效共同的作用特点。每日注射两次，覆盖全天的血糖；③胰岛素类似物即诺和锐门冬胰岛素，又称门冬胰岛素诺和锐 30 和诺和锐 50 预混胰岛素，为长效短效胰岛素的混合。

胰岛素注射液用法与用量：①皮下注射：一般每日三次，餐前 15 ～ 30 分钟注射，必要时睡前加注一次小剂量。剂量根据病情、血糖、尿糖由小剂量（视体重等因素每次 2 ～ 4U）开始，逐步调整。1 型糖尿病患者每日胰岛素需用总量多介于每千克体重 0.5 ～ 1U，根据血糖监测结果调整。2 型糖尿病患者每日需用总量变化较大，在无急性并发症情况下，敏感者每日仅需 5 ～ 10U，一般约 20U，肥胖者对胰岛素敏感性较差，需要剂量相对增加。在有急性并发症（感染、创伤、手术等）情况下，对 1 型及 2 型糖尿病患者，应每 4 ～ 6 小时注射一次，剂量根据病情变化及血糖监测结果调整。②静脉注射：主要用于糖尿病酮症酸中毒、高血糖高渗性昏迷的治疗。可静脉持续滴入每小时成人 4 ～ 6U，小儿按每小时体重 0.1U/kg，根据血糖变化调整剂量；也可首次静注 10U，加肌内注射 4 ～ 6U，根据血糖变化调整。

不良反应：①低血糖较为常见，低血糖发生的频率随患者人群、剂量方案和血糖控制水平的不同而变化。②胰岛素治疗初始阶段，可发生屈光不正、水肿和注射部位反应。③注射部位疼痛、发红、荨麻疹、炎症、瘀青、肿胀和瘙痒；这些反应通常为一过性。④快速改善血糖水平控制可能发生急性痛性神经病变，这种症状通常是可逆的。⑤胰岛素强化治疗可能会暂时性恶化糖尿病视网膜病变，但长期改善血糖控制可以降低糖尿病视网膜病变进展风险。⑥特定的不良反应表现为全身性过敏反应（症状可能包括全身性皮疹、瘙痒、出汗、胃肠道不适、血管神经性水肿、呼吸困难、心悸和血压下降），虽十分罕见，但有可能危及生命。⑦脂肪代谢障碍：注射部位可能发生脂肪代谢障碍。

注意事项：由于在跨时区旅行时，患者要在不同时间使用胰岛素和进餐，请在旅行前征求医生的意见。

四、口服降糖药的问世与发展

（一）磺脲类降糖药

1. 第一代磺脲类降糖药

1956 年，早期引入的化合物氯磺丁脲（BZ-55）和甲苯磺丁脲（D-860）投入使用，对 2 型糖尿病可改善临床症状，纠正异常代谢，降低血糖等，是糖尿病患者治疗的主要药物之一；临床使用可改善代谢但并不能减少慢性并发症的发展，并可增加心血管并发症的死亡率。至 20 世纪 90 年代初期，第二代磺脲药以优降糖为代表在临床上得到广泛应用，作为一线用药。于 90 年代末期以格列齐特、格列本脲、格列喹酮等为代表的第三代磺脲类药物出现。磺脲类药物是一个成员众多的大家族，近年来，不断有新品种格列美脲和剂型、格列吡嗪控释片、格列齐特缓释片面世。临床第一代已基本被淘汰，应用较多的是第二代和第三代磺脲类药物。由于磺脲类药物品种众多，各种磺脲类药物的药动学、药效学、不良反应等有诸多差异，因此，必须选择合适的药物。现第三代仍是临床上 2 型糖尿病的一线用药，主要通过刺激胰岛素分泌而发挥作用，餐前半小时服药效果最佳。第二代磺脲类药物迟早被取代，优降糖是最早应用于临床的第二代磺脲类药物，是降糖效果最强、作用持续时间最长的一种磺脲类降糖药。一般口服后 20 ～ 30 分钟起效，高峰在 2 ～ 6 小时，其半衰期为 10 ～ 16 小时，作用持续时间长达 24 小时。优降糖主要在肝脏中代谢，其代谢产物的 50% 经胆道排出，50% 经肾脏排出。优降糖最常见、最严重的副作用是低血糖，严重时足以致死，临床已不常用。

2. 第二代磺脲类药物

（1）达美康：口服后 30 分钟起效，2 ～ 6 小时达高峰，半衰期 10 ～ 12 小时，作用持续时间为 12 ～ 24 小时，属于中效制剂。该药主要在肝脏代谢，60% ～ 70% 从肾脏排泄。作用比较温和，药效持续时间比较长。除了刺激胰岛素分泌以外，达美康还有降低血液黏稠度，减少血小板凝聚性，预防和治疗糖尿病血管并发症的作用，适用于有心血管并发症、高黏滞血症以及老年糖尿病患者，是应用较多的磺脲类降糖药物之一。达美康每片 80mg，餐前半小时口服。开始每日 40 ～ 80mg，每日 1 ～ 2 次，每日最大剂量为 320mg（4 片），分 2 ～ 3 次服用，血糖稳定后可改用维持量。

格列齐特缓释片：该药吸收好，生物利用度高，有效剂量每片 30mg，每日剂量范围 30 ～ 120mg，每日 1 次给药，早餐前服用，可以平稳控制全天血糖，使低血糖事件发生率较低，在肥胖患者中不会引起体重增加，伴有心血管疾病的糖尿病患者也可以安全使用。

（2）格列吡嗪：本药吸收完全而迅速，服药 30 分钟起效，在 1 ～ 3 小时达血糖浓度高峰，半衰期仅 2 ～ 4 小时，药效可维持 6 ～ 12 小时。本品主要由肝脏代谢，在 24 小时内经肾脏排出 97%，是一种短效磺脲类降糖药，最适合餐后血糖居高不下的糖尿病患者。由于其药效持续时间短，故引起低血糖的风险也很小，所以对老年人比较适宜。本品有 2.5mg（如迪沙片）和 5mg 两种规格，每次 2.5 ～ 5mg，每日 3 次，餐前半小时服用，每日最大剂量为 30mg，老年糖尿病患者每日剂量以不超过 20mg 为宜。

瑞易宁：口服 6 ～ 12 小时达到最大药效浓度，并相对稳定地释放格列吡嗪。服药后全天血药浓度波动小，可维持 24 小时有效血药浓度。服药 5 天后血药浓度达到稳态，老年患者达到稳态需要 6 ～ 7 天的时间。控释片通过肠道后，完整的药壳随粪便排出体外。每片 5mg，推荐与早餐同服。起始剂量为 5mg，每日 1 次，根据血糖情况可进一步增加剂量，每次加 5mg，最大剂量为 20mg/d。常用剂量为 5 ～ 10mg/d。本品不可掰服，患有严重胃肠疾患者忌用。

（3）格列喹酮（糖适平）：经口服后吸收快而且完全，半衰期短，仅为 1 ～ 2 小时。格列喹酮最大的特点是 95% 可通过胆汁排出，自肾脏排出的比例不足 5%，而且作用温和，很少引起低血糖。这些特点使其具有广泛的使用范围，特别适合老年以及有轻、中度糖尿病肾病的患者使用。格列喹酮每片 30mg，每日 3 次，餐前半小时服用，每日最大剂量 180mg。

3. 第三代磺脲类药物

格列美脲（万苏平、亚莫利）口服吸收快速，服用后血药浓度 2 ～ 3 小时达峰值，降糖作用持续 24 小时以上，属于长效制剂，每天服用 1 次即可。本品 60% 经肾排泄，40% 经胆道排泄，由于本药是通过双通道排泄，故可用于轻度肾功能不全的糖尿病患者。与第一、二代磺脲类降糖药相比，相同剂量的格列美脲降糖活性最高，由于其较低的有效血药浓度和葡萄糖依赖的降糖作用，故低血糖发生率低而且程度较轻，增加体重的作用不明显，对心血管系统的影响很小。由于本品独特的化学结构，分子内侧链上的两个 SH 基团，使其对服用其他磺脲类药物失效者也可能发挥良好的降糖作用。此外，该药还具有胰外降糖作用，不会导致高胰岛素血症，在与胰岛素合用时，可减少胰岛素用量。总之，格列美脲具有降糖作用迅速、持久、高效、安全、患者用药依从性高等优点。格列美脲有每片 1 毫克、2 毫克两种片剂，初始剂量为 1 ～ 2 毫克，每日 1 次，以后可以根据血糖监测结果逐渐增加剂量，一般患者每日剂量为 1 ～ 4 毫克，最大剂量每天不超过 6 ～ 8 毫克。每日 1 次顿服，建议早餐前服用，服用时不宜嚼碎。

特别提示：由于磺脲类降糖作用最强，导致低血糖的风险最大、服用拟从小剂量开始，逐渐加量，根据空腹及餐后 2 小时血糖调整用药剂量；其中优降糖所致的低血糖经过处理以后，要继续留观 2 ～ 3 天，这是因为本药的半衰期长，有可能再次引起低血糖；70 岁以上或有肝肾功能不全的患者不宜服用；适用于血糖较高的中青年 2 型糖尿病患者。

（二）双胍类降糖药

50 年代双胍类降糖药，所研制的苯乙双胍、二甲双胍得到了广泛应用。由于双胍类药易引起乳酸性酸中毒危及生命等不良反应。于 20 世纪 70 年代除了中国和印度外，大多数国家已停止使用苯乙双胍。近年来通过大型糖尿病临床前瞻性研究（UKPDS）认为该类药能改善糖、脂代谢，提高机体对胰岛素敏感性，降低胰岛素抵抗，可延缓、减少慢性并发症，而重新被启用。应注意用药指征和剂量，可作为肥胖型 2 型糖尿病一线用药。

作用机制：双胍类药物的降血糖作用不依赖于胰岛功能的完整性，对于胰岛功能完全丧失的糖尿病患者，双胍类药仍有降血糖作用。

1. 促进葡萄糖在肝中无氧酵解和利用。

2. 抑制肠道对葡萄糖的吸收。

3. 抑制肝糖原异生和葡萄糖的生成。

4. 增强机体对胰岛素的敏感性。

5. 抑制胰高血糖素的分泌。

6. 降低食欲。

临床应用：可适用于下列糖尿病患者。

（1）中年以上发病 2 型糖尿病患者，尤其肥胖型患者经饮食和运动控制无效者。

（2）磺脲类药物出现继发性失效者，可改用双胍类药物，或与之联合使用。

（3）1 型和 2 型糖尿病患者在使用胰岛素治疗时，都可以加用二甲双胍，以减少胰岛素剂量，防止出现低血糖反应。

（4）有胰岛素抵抗的糖尿病患者，可加用双胍类药物，以稳定病情。

不良反应：①胃肠道反应，可见食欲下降、恶心、腹部不适、腹泻、口中有金属味等。②乳酸血症，长期大量使用能引起乳酸血症、酮血症。肝肾功能不良者更易发生。主要是由于本类药物增加了糖的无氧酵解所致。

（三）α-葡萄糖苷酶抑制剂

α-葡萄糖苷酶抑制剂是一种以延缓碳水化合物吸收，降低餐后高血糖、可干预糖耐量受损的口服降糖药制剂，降糖平稳，安全性高，可降低心血管并发症的发生率。常用的 α-葡萄糖苷酶抑制剂主要有阿卡波糖、伏格列波糖、米格列醇等，适用于单纯饮食治疗和体育锻炼不能满意控制的 2 型糖尿病，尤其是肥胖者。

作用机制：α-葡萄糖苷酶抑制剂的降糖机制是通过抑制肠黏膜上的 α-葡萄糖苷酶，使淀粉分解为葡萄糖的速度减缓，减少和延缓小肠对葡萄糖的吸收，以降低血糖，尤其对餐后高血糖的作用较明显。葡萄糖苷酶抑制剂不刺激胰岛素的分泌，单独使用本类药物不会引发低血糖，可减少血糖的波动。可以明显降低糖尿病并发心血管病变的概率，对心肌梗死的改善作用较显著。

临床应用如下。

（1）通过饮食和运动治疗血糖得不到满意控制的糖尿病患者，尤其是肥胖者。

（2）可单独应用于单纯饮食治疗的 2 型糖尿病患者，也可用于磺脲类和双胍类联合应用治疗的 2 型糖尿病患者。

（3）无明显空腹高血糖，以餐后血糖升高为主的 2 型糖尿病患者，最适宜单独使用 α-葡萄糖苷酶抑制剂。

不良反应：主要表现为腹胀、腹痛、腹泻、恶心、呕吐，也可出现胃肠痉挛性疼痛、顽固性便秘等。少数患者可见乏力、眩晕及皮肤瘙痒等。从小剂量开始，逐渐加量是减少不良反应的有效方法。

注意事项：①严重肾功能损害（肌酐清除率低于 25mL/min）者；②18 岁以下患者；③孕妇以及哺乳期的妇女禁用；④有明显消化和吸收障碍的慢性胃肠功能紊乱患者禁用。⑤患有肠胀气而可能恶化的疾患（如 Roemheld 综合征；⑥严重的疝、肠梗阻和肠溃疡）的病人禁用。⑦α-葡萄糖苷酶抑制剂与其他口服降糖药或胰岛素联合应用时，如发生低血糖，应静注或口服葡萄糖治疗，服用蔗糖或一般甜食无效。

（四）噻唑烷二酮类药物（TZDs）

噻唑烷二酮类是一类新型的胰岛素增敏剂，最早环格列酮，继则曲格列酮（TRG）进行临床开发研究；然后相继罗格列酮（RSG）、吡格列酮（PIO）问世。于 1997 年该类药物进入临床，由于它能改善胰岛素抵抗和相关一系列病理生理变化，近年来在临床得到了广泛应用和重视。

作用机制：噻唑烷二酮类药是激动过氧化物酶体 – 增殖体活化受体 γ（PPAR γ）激动剂。增加脂肪细胞、肝细胞及骨骼肌细胞对胰岛素的敏感性，促进胰岛素靶细胞对血糖的摄取、转运和氧化利用；降低血糖及游离脂肪酸的水平，降低肝葡萄糖的输出，保护 β 细胞功能，增强葡萄糖转运子 –1 和葡萄糖转运子 –4 对葡萄糖的摄取以降低血糖。

临床应用：目前临床应用的有比格列酮、罗格列酮，降低空腹和餐后的血糖。纠正血脂紊乱、抗炎、抗肿瘤和改善动脉粥样硬化，防止糖尿病血管并发症、脏器纤维化，同时适合肥胖、高血压、血脂异常、多囊卵巢综合征等。

罗格列酮比二甲双胍和格列本脲作用缓和，可以延缓进行性的高血糖，优于二甲双胍、格列苯脲，适用于 2 型糖尿病胰岛素抵抗及糖耐量减低者。

不良反应：最常见的不良反应是呼吸道感染、头痛、肝功能异常，可出现轻度或中度水肿，贫血及红细胞减少，体重增加等等。

（五）格列奈类降糖药（Pepaglinide）

格列奈类是一种非磺脲类新型的胰岛 β 细胞介导的促胰岛素分泌剂，不含磺酰脲基团，具有抗高血糖活性，调节餐时血糖，又称为餐时血糖调节剂（PGR）。我国上市的主要有瑞格列奈（诺和龙）、那格列奈（唐力）、米格列奈。

作用机制：主要通过刺激胰岛素分泌及改善胰岛素抵抗降低餐后血糖的药物，降低糖化血红蛋白 0.5 到 1.5%。需要在餐前服用，可以单独使用，也可与其他的药物联合应用。格列奈类药物特别适用于具有餐后血糖升高、胰岛细胞功能尚未丧失的 2 型糖尿病患者。

临床应用：格列奈类药通过促胰岛素的分泌、起效快、作用时间短，较磺酰脲类能更好地控制餐时血糖的增高，降低餐后血糖峰值，与双胍类合用可以发挥协同效应，格列奈类药物促胰岛素分泌，二甲双胍改善胰岛素抵抗，两者协同作用，可降低糖化血红蛋白值 1.38%，减少低血糖发生率，安全性良好，并能预防糖尿病的心血管并发症等。

不良反应：①胃肠道反应：腹泻或呕吐，常见。②低血糖：发生率低，程度轻且限于餐后有低血糖反应；③体重增加和高胰岛素血症；④肝肾功能减退者慎用；⑤中重度肝疾病者应慎用。

（六）二肽基肽酶 – 4 抑制剂（DPP-4）

二肽基肽酶 – 4 抑制剂是近年临床使用率增长最快的新型口服降糖药。国内已上市的 DPP-4 抑制剂有西格列汀、维格列汀、沙格列汀、阿格列汀和利格列汀等 5 种药

（表 1-1）。

作用机制：在营养物质，特别在葡萄糖刺激下，肠道 L 细胞可分泌一种葡萄糖浓度依赖性的"胰高血糖素样肽 -1（GLP-1）"，进入血液后，可刺激胰岛 β 细胞分泌胰岛素，同时抑制胰岛 α 细胞分泌胰高血糖素。DPP-4 抑制剂使内源性 GLP-1 上升 2～3 倍。因此，DPP-4 抑制剂的降糖作用略弱于 GLP-1 受体激动剂。临床研究结果显示，DPP-4 抑制剂可使空腹血糖降低 0.5～1.0mmoL/L，餐后血糖降低 2.0～3.0mmol/L，糖化血红蛋白（HbA1c）降低 0.5%～0.9%，降糖作用中等。DPP-4 抑制剂不会引起低血糖，胃肠道不良反应小，尤其适用于老年患者，甚至伴有轻度认知障碍的老年患者。

临床应用：二肽基肽酶 -4（DPP-4）抑制剂能够特异性抑制 DPP-4 酶活性，显著提高体内肠促胰岛素浓度，改善胰岛 β 及 α 细胞功能，发挥其降血糖作用，且无低血糖发生，患者耐受性良好。1 周给药 1 次 DPP-4 抑制剂（曲格列汀）能有效控制 2 型糖尿病（T2DM）的血糖和糖化血红蛋白浓度，不良反应较轻，患者依从性显著优于其他降糖药，具有较好的临床应用前景。DPP-4 抑制剂（阿格列汀）每天 1 次，不良反应为轻度、耐受性良好为一大优点。肠促胰素类口服药物二肽基肽酶 4 抑制剂通过改善胰腺 α 和 β 细胞功能等途径降低血糖，是一类具有良好应用前景的糖尿病治疗药物。

不良反应及注意事项：① DPP-4 抑制剂胃肠道反应轻微，主要不良反应有鼻咽炎、头痛、上呼吸道感染等。② 5 种 DPP-4 抑制剂，均不会增加心血管相关的风险，但沙格列汀、阿格列汀有增加心力衰竭住院事件的潜在风险。③ 2015 年美国 FDA 发布警示信息，称 DPP-4 抑制剂可引起关节痛，若出现持续性关节痛请立即就医（DPP-4 抑制剂可引起关节痛以至重度或致残）。④若出现持续性的剧烈的腹痛，请立即就医（DPP-4 抑制剂可引起急性胰腺炎）。⑤利格列汀属于 CYP3A4、p- 糖蛋白的弱到中等强度抑制剂，但一般不会抑制其他药物的代谢，但是需避免与利福平等 CYP3A4 或 p- 糖蛋白诱导剂合用。⑥切记沙格列汀片不得掰开服用！⑦西格列汀、阿格列汀在体内也较少被代谢，主要以原形经胆汁从粪便排泄，很少与其他药物发生相互作用。维格列汀经水解失活，不影响 CYP 同工酶，发生相互作用的可能性较低。肝、肾功能不全患者中使用利格列汀时不需要调整剂量。

表 1-1　5 种 DPP-4 抑制剂作用时间及计量表

药品	消除半衰期	剂量范围
西格列汀	12.4 小时	100mg/d qd
维格列汀	3 小时	100mg/d bid
沙格列汀	2.5 小时	5mg/d qd
阿格列汀	21 小时	25mg/d qd
利格列汀	12 小时	5mg/d qd

（七）达格列净

达格列净是一种新型降糖药，通过抑制近端肾小管钠 - 葡萄糖协同转运蛋白 2 介导的葡萄糖重吸收，促进尿糖排泄而发挥降糖作用；具有独特的不依赖于胰岛素分泌的降糖途径，现有的临床研究显示，SGLT-2 抑制剂不论单药还是联合用药，都具有非常确凿、有效的降血糖效果。2015 美糖尿病协会（ADA）和欧洲糖尿病研究协会（EASD）均推荐 SGLT-2 抑制剂为 2 型糖尿病的二、三线用药，且可与二甲双胍或其他降糖药联合使用。目前全球共有 6 种 SGLT-2 抑制剂上市，分别为：Canagliflozin（坎格列净）、Dapagliflozin（达格列净）、Empagliflozin（恩格列净）、Ipragliflozin（依格列净）、Luseogliflozin（鲁格列净）以及 Tofogliflozin（托格列净）。其中，达格列净已经通过国家食品药品监督管理总局（CFDA）的批准在中国上市。

作用机制：对 2 型糖尿病的治疗是通过抑制肾脏在机体糖代谢而实现的，葡萄糖在肾小球滤过，并在肾近曲小管重吸收。葡萄糖在生物体内不能自由通过细胞膜的脂质双分子层，必须借助于细胞膜上的葡萄糖转运蛋白。钠依赖葡萄糖运载体（SGLTs）是一类在小肠黏膜和肾脏近曲小管中发现的转运基因家族，肾脏重吸收葡萄糖的过程主要由 SGLTs 介导。其中，SGLT-1 和 SGLT-2 最为重要，SGLT-2 起主导作用。SGLT-1 主要分布在小肠刷状缘和肾脏近曲小管较远的 S3 段，少量表达于心脏和气管，是一种高亲和力、低转运能力的转运体。SGLT-2 主要分布在肾脏近曲小管 S1 段，是一种低亲和力、高转运能力的转运体，其主要生理功能是在肾脏近曲小管完成肾小球滤过液中 90% 葡萄糖的重吸收，其余 10% 由 SGLT-1 完成。SGLT-2 选择性抑制剂作为降糖药新靶点由于其特异性分布在肾脏，对其他组织、器官无显著影响；胰岛素抵抗的糖尿病患者仍可受益；且具有不易发生低血糖风险、不增加糖尿病患者体重等优势。研究发现 SGLT-2 抑制剂可以保护胰岛 β 细胞功能。Brunton 研究发现与安慰剂组相比，达格列净单药疗法可使 HOMA-2%B 由 13.2% 上升到 17.3%；达格列净合并二甲双胍疗法可使 HOMA-2%B 由 8.3% 上升到 13.4%。达格列净合并沙格列汀可使 HOMA-2%B 增加 24.9%；坎格列净 300mg 可使 HOMA-2%B 升高 22.8%。SGLT-2 可有效减轻体重、控制血压。对于合并高血压的 2 型糖尿病患者，不仅能有效降低血糖，还有降压效果。降压可能源于渗透性利尿的作用。在用 SGLT-2 抑制剂（恩格列净）对 7000 例心血管高危的 2 型糖尿病患者临床试验中，跟踪 3.1 年结果显示，每日 10mg 或 25mg 的 SGLT-2 抑制剂可明显降低心血管病高危 2 型糖尿病患者心血管病的风险（主要降低非致死性心肌梗死、心血管死亡和非致死性卒中的发生风险），这证实 SGLT-2 抑制剂确是具有降低心血管疾病风险的降糖药。

临床应用：达格列净不仅能有效控制 2 型糖尿病患者的血糖，而且对于轻、中度肾功能不全患者还有潜在的肾脏功能保护作用。在饮食和运动基础上，本品可作为单药治疗用于 2 型糖尿病成人患者改善血糖控制。

不良反应：① EMPA-REG OUTCOME 的一项前瞻性临床研究发现 SGLT-1 会诱发基因变异，可导致严重的腹泻，甚至危及生命。②由于 SGLT-2 抑制剂主要是通过肾脏发挥其在血糖稳态调节的作用，因此其肾脏安全性的问题一直备受关注。③ SGLT-2 抑制剂其主要的不良作用是可增加患者生殖道感染风险，主要为生殖系统霉菌感染、泌尿系统感染。④容量不足、SGLT-2 抑制剂发生酮症酸中毒的比例增大。本品不适用于治疗 1 型糖尿病或糖尿病酮症酸中毒。⑤ SGLT-2 与胰岛素和胰岛素促泌剂合用引起低血糖。⑥可使低密度脂蛋白胆固醇升高。

综上所述，近代糖尿病发展史：20 世纪 20 年代发明胰岛素；30 年代发明长效胰岛素；50 年代发明口服降糖药；60 年代提倡糖尿病教育；70 年代研制出高纯度胰岛素、胰岛移植、测定 HLA、抗体；70 年代后期开展 HbA1c 测定、血糖监测；80 年代基因重组人胰岛素，加强糖尿病教育；90 年代研制出胰岛素类似物、胰岛素增敏剂以及开展 DCCT、UKPDS 等大型临床研究，降糖药物得到了长足的发展。

五、降压药物的研究进展

高血压是一种常见、多发病的慢性进行性疾病。降压药在近 20 年，尤其近 10 年来有了较大发展。50 年代前无特效的降压药，50 年代萝芙木和神经节阻断药问世；以后陆续出现了肼苯哒嗪、氯噻嗪类、胍乙啶；70 年代出现了可乐宁、β-受体阻断剂、哌唑嗪；近年来又研制出肾素-血管紧张素系统抑制剂等抗高血压药。降压药主要通过影响交感神经系统、肾素-血管紧张素-醛固酮系统和内皮素系统等对血压的生理调节起重要作用而发挥降压效应。目前临床常用的降压药有五大类。

（一）利尿剂

它主要作用是通过排钠，减少细胞外的容量，降低外周阻力，是常用的基础降压药，作用温和，无耐药性，通过大量排泄水和钠，使心脏排血量减少，血压下降。常有的利尿药如下。

1. 氢氯噻嗪

此药作用于肾脏远曲小管，抑制钠重吸收，对肾有损害，易发生低血钾、低血钠等不良反应。

2. 呋塞米（速尿）

呋塞米在髓袢抑制钾、钠重吸收，从而引起低血钾、低血钠等不良反应。

3. 螺内酯（安替舒通）

安替舒通利尿作用比较缓和，是对醛固酮增多症引起的继发性高血压的特效药。由于减少钾的排泄，常与噻嗪类利尿剂联合使用，既可增加利尿效果，又可避免低血压，长期单独使用可能引起高血钾。

注意：螺内酯可引起男性乳房发育等女性化倾向，所以年轻男性高血压患者使用要慎重。

（二）β 受体拮抗剂

β 受体拮抗剂通过抑制中枢和外周 RAAS、抑制心肌收缩、减慢心率、阻断肾上腺素 α 受体，直接扩张血管而降压，降压力度较强，由于血压下降而反射性引起心率增快，对少数患者会诱发心绞痛；最大的副作用是体位性低血压（卧位或蹲位突然站立等体位改变时出现低血压甚至虚脱）。因其副作用大，临床不作为一线降压药。1960 年上市，代表药物美托洛尔。β 受体阻断剂分为三代，具体如下。

1. 第一代非选择性 β 受体阻断剂

这一类药不选择地阻断三种受体，引起心率减慢、血压下降，引起支气管痉挛，诱发哮喘，还干扰糖代谢，导致血糖升高，降压能力不强，副作用多，基本被淘汰。

2. 第二代选择性 β1 受体阻断剂

代表药为美托洛尔、阿替洛尔，比索洛尔等，可降低血压，减慢心率，对气管和血糖没有影响，是目前 β - 受体阻断剂的主力军，可优先选择。

3. 第三代也是非选择性 β - 受体阻断剂

这是在 β1 受体阻断剂基础上添加了 α - 受体阻断剂，拮抗了第一代药的副作用而且降压效果更好，是 β - 受体阻断剂这一类药中的新星。代表药为阿罗洛尔、卡维地洛等。

β - 受体阻断剂对心脏有保护作用，对以舒张压高为主的高血压者，对焦虑症引起的高血压以及精神因素占主要作用的高血压可优先选择。

β - 受体阻断剂的绝对禁忌证是 II 度以上房室传导阻滞。

（三）钙通道阻滞剂（钙拮抗剂、CCB）

此类药主要通过阻止电压依赖型钙通道，减少细胞外钙离子进入血管平滑肌细胞内，减弱兴奋 - 收缩耦联，降低阻力血管的收缩反应。1970 年上市的称钙拮抗剂，由于该类药名中均有"地平"二字，又称地平类，代表药氨氯地平，通过阻断心肌和血管壁平滑肌细胞膜上的钙离子通道，直接扩张血管，使血压降低。CCB 是一个大家族，目前分为三代，具体如下。

1. 第一代硝苯地平

这类药起效快，药效维持时间短，需要每天服用 3 次。服用后血压显著降低，由于迅速扩张血管，患者感到头痛头晕，面红耳赤，心跳加快。硝苯地平由于起效快、失效快的特点，服用三次后血压波动较大。而且长期单独使用硝苯地平降压容易引起猝死，故硝苯地平已经被禁用于长期降压，仅用于恶性高血压和特别高的血压临时降压使用，为了安全性尽量避免使用。

2. 第二代硝苯地平控释片

为了克服硝苯地平的缺点，以延长药物释放时间，达到延长降压作用持续时间，减少副作用的目的，代表药物硝苯地平控释片、硝苯地平缓释片出现。每天服用 1 ～ 2 次，易出现面红耳赤等副作用，长期使用会出现牙龈增生、下肢轻度水肿等不良反应。此类药物不能掰开服用。

3. 第三代氨氯地平

第三代氨氯地平是目前维持时间最长的降压药，半衰期长达 35 ～ 50 小时，因此不需要缓释或控释，每日服用一次，24 小时平稳控制血压。该药吸收和疗效不受患者胃肠道功能和食物的影响，可以与大多数药物一起服用，可以掰成两半服用。由于作用持续时间长，漏服一次不会影响血压升高。因此是最常用的 CCB，也是目前最常用的降压药之一。

（四）血管紧张素转换酶抑制剂

血管紧张素转换酶抑制剂（ACEI）具有降压作用，可以延缓和逆转心室重构，阻止心肌肥厚的进一步发展，改善血管内皮功能和心功能，减少心律失常的发生，能提高生存率。临床上常用的 ACEI 有卡托普利、依那普利、贝那普利、福辛普利、雷米普利等。转换酶抑制剂 1980 年上市，由于药名中含有"普利"二字，通俗称普利类降压药。其作用机制如下。

（1）减少血管紧张素Ⅱ的生成，抑制血管紧张素转换酶，使血管紧张素Ⅱ的生成减少，可减少醛固酮分泌，使水钠潴留减轻，静脉回心血量减少，有利于减轻心脏前负荷。同时还减少缓激肽的降解，使血管扩张，外周阻力降低，心脏前后负荷减轻，心输出量增加。左心室舒张末期压力和容积随之减小，心室壁张力降低，肾血管阻力下降，肾血流量增加，也有利于心功能的改善。

（2）预防或逆转心血管重构，抑制心肌和血管的肥厚、增生，延缓或逆转心室和血管重构，改善心脏和血管的舒缩功能，提高心肌和血管的顺应性。临床应用：①高血压。ACEI 对高血压的疗效好，轻中度高血压患者单用 ACEI 即可控制血压，联合用利尿药可增强疗效。肾血管性高血压因其肾素水平高，因此用 ACEI 治疗特别有效。对伴有心衰或糖尿病、肾病的高血压患者，ACEI 为首选药。②充血性心力衰竭与心肌梗死。ACEI 能降低心衰的死亡率，改善充血性心力衰竭预后，延长寿命，其效果优于其他血管舒张药和强心药。ACEI 能降低心肌梗死并发心衰的病死率，改善血流动力学和器官灌流。③糖尿病性肾病和其他肾病。因肾小球囊内压升高可导致肾小球与肾功能损伤，ACEI 对 1 型和 2 型糖尿病，无论有无高血压均能改善或阻止肾功能的恶化。除多囊肾外，对其他原因引起的肾功能障碍如高血压、肾小球肾病、间质性肾炎等均有较好疗效。ACEI 是肾脏病和糖尿病患者高血压的首选药物。

不良反应：有干咳、血管性水肿、低血压、肾功能损害、高钾血症等。偶见头痛、眩晕、疲乏、恶心、脱发、性功能减退、淤胆性黄疸、急性胰腺炎、肌内痛性挛缩等。

注意事项：对本类药物过敏者禁用；有血管性水肿、妊娠高血压、严重肾功能损害或高钾血症者禁用；严重贫血、缩窄性心包炎、肥厚或限制性心肌病、原因未明的肾功能不全等患者慎用。

六、降脂药研究进展

降脂药是指降低血脂水平的药物。血脂是血浆中的中性脂肪（甘油三酯和胆固醇）和类脂（磷脂、脂、固醇、类固醇）的总称，广泛存在于人体中，是生命细胞的基础代谢必需物质。血脂是人体中一种重要的物质，但是不能超过一定范围。血脂过高容易造成"血稠"，在血管内壁上沉积，形成斑块，这些"斑块"增多，增大，容易堵塞血管，使血流变慢，严重时阻断血流；发生在心脏，引起冠心病以至心肌梗死；发生在大脑，则出现脑中风；堵塞眼底血管，将导致视力下降、失明；发生在肾脏，引起肾动脉硬化，肾功能衰竭；发生在下肢，则出现肢体坏死、溃烂等。此外，高血脂可诱发胆结石、胰腺炎，加重肝炎，导致男性性功能障碍、老年痴呆等疾病。在临床常用的诸多降脂药，归纳起来可分为五大类：

（一）他汀类

他汀类药物，即 3- 羟基 -3 甲基戊二酰辅酶 A（HMG–CoA）还原酶抑制药，是目前最有效的降脂药物，能强效地降低总胆固醇（TC）和低密度脂蛋白（LDL）。

他汀类降脂药物是细胞内胆固醇合成三羟基三甲基戊二酰辅酶，即 A（HMG–CoA）还原酶的抑制剂。于 1987 年第一个问世的洛伐他汀（lovastatin）被获准用于治疗高脂血症以来，络绎不断增加了洛伐他汀（lovastatin）、辛伐他汀（simvastatin）、普伐他汀（pravastatin）、氟伐他汀（fluvastatin）、阿托伐他汀（atorvastatin）和瑞舒伐他汀（rosuvastatin）等 6 种供临床选用。

作用机制：他汀类通过抑制细胞内胆固醇合成早期阶段的限速酶，使细胞内游离胆固醇减少，反馈性上调细胞表面 LDL 受体的表达，因而使细胞 LDL 受体数目增多及活性增强，加速了循环血液中极低密度脂蛋白（VLDL）残粒、中等密度脂蛋白或（IDL）及低密度脂蛋白（LDL）的清除。

他汀类药物可在一定程度竞争性抑制 HMGCoA 还原酶，抑制 TC 在体内的合成过程而降低 TC 水平，其次可以通过上调 LDL 受体表达降低血浆中 LDL、VLDL 含量，另外他汀类药物还能促进 TG 的水解过程共同达到降低 TC、LDL 和 TG 含量，是一种典型的复合性降脂药。近 20 年来临床研究显示，他汀类是当前防治高胆固醇血症和动脉粥样硬化性疾病的重要药物。

临床应用：代表品种洛伐他汀、普伐他汀等在临床中应用范围广，效果好，在合并有高血压、糖尿病伴高血脂症患者的治疗中，显著降低心肌梗死、心绞痛、脑卒中等心脑血管病的发病率，并能明显改善患者的冠状动脉血管硬化状况，降低患者的致死率、致残率，提高患者生存质量。

根据不同他汀药的特点、作用强度、安全性、药物相互作用、患者具体条件选择合适的他汀类药物。凡单用 1 种他汀药的标准剂量不足以达到治疗目标者，可选择他汀类药或与其他降脂药联合应用。

不良反应及注意事项：在启用他汀类时，要检测谷丙转氨酶（ALT）、谷草转氨酶（AST）和肌酸肌酶（CK），治疗期间定期监测；服用他汀期间出现肌肉不适或无力症状以及排褐色尿时应及时报告，并进一步检测 CK。如果发生或高度怀疑肌炎，应立即停止他汀治疗。

（二）贝特类

贝特类药又称苯氧芳酸类药物，主要有氯贝特、非诺贝特。该类药物具有苯氧芳酸特殊结构，是 PPARA 的激动剂，适用于高脂血症、复合型脂质代谢异常者。

作用机制：此类药物通过激活过氧化物酶增生体活化受体 α（PPARα），刺激脂蛋白脂酶（LPL）、载脂蛋白 A Ⅰ（apoA Ⅰ）和载脂蛋白 A Ⅱ（apoA Ⅱ）基因的表达；通过抑制甘油二酯酰基转移酶（DGAT）的生物酶活性来发挥阻碍体内 TG 合成的药理作用；上调 APOC Ⅱ 来增加脂蛋白脂肪酶活性并最终促使 LDL-C、CM、TC 发生水解，保护 HDLC 不被水解从而达到降低 TC 含量、调节脂质代谢的目的；抑制载脂蛋白 C Ⅲ（apoC Ⅲ）基因的表达，增强 LPL 的脂解活性，有利于去除血液循环中富含 TG 的脂蛋白，降低血浆 TG 和提高 HDL-C 水平，促进胆固醇的逆向转运，并使 LDL 亚型由小而密颗粒向大而疏松颗粒转变。

临床应用：研究证实贝特类药物能纠正异常脂质代谢，对降低 TG、TC 含量具有显著的效果，同时该类药物有溶栓、抗凝、抗动脉硬化等功效，可应用于冠心病、心肌梗死、脑卒中等心血管疾病的初级、二级预防，对于 2 型糖尿病患者的临床治疗有良好效果。贝特类药物主要有非诺贝特片（0.1g，tid；微粒化胶囊 0.2g，qd）、苯扎贝特（0.2g，tid）、吉非贝齐（0.6g，tid）。贝特类药可使 TC 降低 6%～15%，LDL-C 降低 5%～20%，TG 降低 20%～50%，HDL-C 升高 10%～20%，适合高 TG 血症或以 TG 升高为主的混合型高脂血症和低 HDL-C 血症者。

不良反应及注意事项：消化不良、胆石症，单用或与他汀类合用时可发生肌病，长期大剂量地服用出现肝毒性作用，LDL 升高，增加肌病发生的风险，严重肾病和肝病禁用。

（三）烟酸类

烟酸类降脂药属于 B 族维生素，大剂量应用具有明显的降脂作用。

作用机制：烟酸能抑制脂肪组织中的脂解和减少肝脏中极低密度脂蛋白合成和分泌，促进脂蛋白脂酶的活性，加速脂蛋白中 TG 的水解，降 TG 作用明显。

临床应用：临床发现烟酸有既降低胆固醇又降低甘油三酯，同时升高 HDL-C 的作用。常规剂量可降低 TC 10%～15%，降低 LDL-C 5%～20%，降低 TG 20%～40%，并使 HDL-C 轻度至中度升高，适用于高 TG 血症，低 HDL-C 血症，或以 TG 升高为主的混合型高脂血症。临床证实，烟酸能降低冠脉堵塞事件，减少总死亡率。

不良反应及注意事项：颜面潮红、高血糖、高尿酸（或痛风）、上消化道不适等。慢性肝病和痛风者慎用；溃疡、肝毒性和高尿酸血症者禁用。

（四）胆酸螯合剂

此药作用主要为碱性阴离子交换树脂，在肠道内能与胆酸呈不可逆结合，因而阻碍胆酸的肠肝循环，促进胆酸随大便排出体外，阻断胆汁酸中胆固醇的重吸收。通过反馈机制刺激肝细胞膜表面的 LDL 受体，加速 LDL 血液中清除，结果使血清 LDL-C 水平降低。胆酸螯合剂可使 TC 降低 15%～20%，LDL-C 降低 15%～30%；HDL-C 升高 3%～5%；对 TG 无降低作用甚至稍有升高。临床试验证实这类药物能降低主要冠脉事件和冠心病死亡率。

胆酸螯合剂常见不良反应有胃肠不适，便秘，影响某些药物的吸收。此类药物对异

常 β 脂蛋白血症和 TG＞4.52mmol/L（400mg/dL）为绝对禁忌症，相对禁忌证为 TG＞2.26mmol/L（200mg/dL）者。

（五）依折麦布降脂药

依折麦布通过与小肠中具有胆固醇、脂质、甾体转运功能的 NPCL 刷样蛋白相结合来抑制胆固醇（TC、LDL）被血液吸收，通过抑制肝脏 CYP7A1 及小肠 NPC1L1 的表达，从而发挥调脂作用。依折麦布的作用靶点是小肠绒毛刷状缘上的 NPC1L1。NPC1L1 是一种跨膜蛋白，负责转运肠道中的胆固醇进入细胞，胆固醇转化为胆汁酸，通过胆固醇 7 羟化酶（CYP7A1）及胆固醇羟化酶（CYP7A1）2 种替代途径，抑制了 CYP7A1；即抑制了胆固醇至胆汁酸的转化，从而可抑制胆固醇的排出。这是一种常见的选择性 TC 吸收抑制剂，临床应用研究发现单独应用降脂的效果不理想，故作为辅助性降脂药。

七、糖尿病学会、协会、联盟组织的形成与发展

（1）1935 年英国成立糖尿病协会。

（2）1941 年美国也成立了糖尿病协会（ADA）。

（3）1950 年成立国际糖尿病联盟（IDF），是国际范围唯一的针对糖尿病患者和医生工作者提供帮助的组织。IDF 为非政府机构，与世界卫生组织及美洲卫生组织保持行政关系。IDF 的宗旨是与会员协会共同努力，提高糖尿病患者的健康及生活质量。其目前在 142 个国家发展了 183 个会员协会。

（4）1965 年在意大利 Montecatini 成立欧洲糖尿病研究协会（EASD），现有会员达 5 万余人，下设 15 个专业研究会。协会宗旨是鼓励支持糖尿病研究，广泛传播研究成果，迅速推广临床应用。主要刊物有 Diabetologia。每年在欧洲不同城市举办年会。这些组织、联盟在糖尿病基础和临床研究领域里发挥了极大的作用。

八、糖尿病食谱的出台

20 世纪 50 年代，欧美等西方国家推荐意见：提倡低碳水化合物占总热量 55%～65%，蛋白质 15%，脂肪 25%～30%，饱和脂肪酸应当少于 25%～30%，食盐 6g/d 等为糖尿病人的食谱，为现在合理制定糖尿病食谱，奠定了良好的基础。

九、糖尿病研究新阶段

20 世纪 60 年代以后对糖尿病的研究，取得长足的发展。

（一）建立放射免疫法测定胰岛素

1960 年 Berson 和 Yalow 博士创建了具有高度灵敏和特异性的放射免疫法测定人血浆胰岛素，推动了糖尿病学和内分泌学领域的发展。两人均获得了诺贝尔奖。1996 年 Steiner 等用放免方法分离胰岛素原和 C- 肽。

（二）胰腺移植的临床应用

20 世纪 30 年代提出胰腺移植，至 60 年代后期广泛进行试行。近年开展胰岛细胞的移植，1994 年全球已有 6 千例 1 型糖尿病患者接受胰腺移植治疗，成功率达 62%。此法可减少胰岛素用量，有小部分患者短时间内可停用胰岛素，而大部分不能停用胰岛素。

十、糖尿病分型的沿革

随着对糖尿病的发病原因和发病机理的不断深入研究，对分型和诊断标准不断修改和完善。

（一）1980 年以前的分型

1. 按发病年龄分为成年型糖尿病和青少年型糖尿病。
2. 按病情分为轻、中、重型糖尿病。
3. 按血糖波动情况分稳定型和不稳定型糖尿病（又称脆性糖尿病）。
4. 按症状明显与否分显性糖尿病与隐性糖尿病（或化学型糖尿病）。
5. 按是否需要胰岛素治疗又分胰岛素依赖型糖尿病（IDDM）和非胰岛素依赖型糖尿病（NIDDM）。
6. 按对胰岛素敏感程度而分胰岛素敏感型和胰岛素不敏感型（胰岛素抵抗型）。

（二）1980 年世界卫生组织（WHO）分型

1965 年以后随着对糖尿病病因、发病机理等基础研究的不断深入，发现旧有的分型法存在一定的片面性和局限性。1980 年 WHO 根据美国国家卫生实验室（NIH）建议修正后，分为胰岛素依赖型（Ⅰ型、IDDM）、非胰岛素依赖型（Ⅱ型、NIDDM）、糖耐量异常（IGT）、妊娠糖尿病、继发性糖尿病等。

（三）1997 年 ADA 分型

美国糖尿病协会（ADA）提出分：1 型糖尿病、2 型糖尿病、其他特殊类型糖尿病、妊娠糖尿病。因按 IDDM、NIDDM 分型，在治疗上易被误解是否需要胰岛素，为此，进一步提出删除 IDDM、NIDDM，并以 1、2 取代 Ⅰ、Ⅱ，改为 1 型糖尿病、2 型糖尿病。该协会同时认为 IGT 是引起糖尿病的一种危险因素，尚不能构成糖尿病的类型，因而未被作为分型之列。

（四）1999 年 ADA、WHO 分型

在 1997 年分型的基础上，经 WHO 专家咨询报告与国际糖尿病联盟－西太地区委员会（IDF-WPR）商议于 1999 年正式公布的分型。

（1）1 型糖尿病：主要为 β 细胞受破坏，胰岛素严重缺乏。

（2）2型糖尿病：主要为胰岛素抵抗伴胰岛素相对不足、胰岛素分泌缺陷。

（3）妊娠糖尿病：妊娠期发生糖尿病、妊娠期糖耐量异常（不包括糖尿病患者妊娠）。

（4）其他特殊类型糖尿病：含 β 细胞功能缺陷、胰岛素功能缺陷、胰腺外分泌病、内分泌病、化学或药物引起的糖尿病等。

十一、糖尿病诊断标准的沿革

（一）1978 年中国诊断标准

早期各国意见分歧，缺乏统一标准。由中国卫生部组织对 14 省市 30 万人进行流行病调查，结果显示发病率为 0.67%，按调查情况拟定的诊断标准如下。

进行 100g 葡萄糖耐量试验：空腹血糖 ≥ 125mg/dL（7mmol/L）、半小时后血糖 ≥ 200mg/dL（11.1mmol/L）、1 小时后血糖 ≥ 189.9mg/dL（10.55mmol/L）、2 小时后血糖 ≥ 149.4mg/dL（8.3mmol/L）、3 小时后血糖 ≥ 126mg/dL（7mmol/L）。50 岁以上者每增加 10 岁，100g 葡萄糖负荷后 1 小时血糖值增加 10mg/dL（0.56mmol/L）等。符合上述 5 项标准中的 3 项即可诊断糖尿病。

（二）1980 年标准

1979 年美国 ADA 专家委员会提出并经 WHO 修正同意，1980 年暂行标准如下。

糖尿病：空腹血糖 ≥ 140mg/dL（7.84mmol/L），餐后 2 小时后血糖 ≥ 200mg/dL（11.14mmol/L）。

葡萄糖耐量（IGT）低减：空腹血糖 < 126mg/dL（7.06mmol/L），餐后 2 小时后血糖 140 ～ 199mg/dL（7.8 ～ 11.0mmol/L）。

（三）1985 年 WHO 标准

1. 糖尿病标准

（1）有糖尿病症状，具备下列任何条件之一者即可确诊糖尿病。

空腹血糖 ≥ 140mg/dL，一日中任何时间血糖 ≥ 200mg/dL，空腹血糖 < 126mg/dL，经口服 75g 葡萄糖耐量试验 2 小时血糖 ≥ 200mg/dL。

（2）无糖尿病症状，具备下列任何条件之一者即可确诊糖尿病。

两次空腹血糖 ≥ 140mg/dL，口服 75g 葡萄糖耐量试验 1 和 2 小时血糖 ≥ 200mg/dL，重复空腹血糖 ≥ 140mg/dL 或葡萄糖负荷后 2 小时血糖 ≥ 200mg/dL 者。

2. 糖耐量低减（IGT）标准

空腹血糖 < 126mg/dL，口服 75g 葡萄糖负荷后 2 小时血糖 140 ～ 200mg/dL 之间者。

3. 妊娠糖尿病标准

参照上述标准。

（四）1999 年标准

美国 ADA 重新审议，WHO 专家咨询报告确定标准。

1. 静脉血浆葡萄糖水平评定标准

糖尿病（DM）标准：空腹血糖≥ 7.0mmol/L（126mg/dL），或葡萄糖负荷后 2 小时或随机血糖≥ 11.1mmol/L（200mg/dL）。

糖耐量低减（IGT）标准：空腹血糖< 7.0mmol/L（126mg/dL），葡萄糖负荷后 2 小时血糖 7.8 ～ 11.1mmol/L（140 ～ 200mg/dL）。

空腹血糖受损（IFG）标准：空腹血糖 6.1 ～ 7.0mmol/L（110 ～ 126mg/dL），2 小时血糖< 7.8mmol/L（126mg/dL）。

2. 毛细血管血浆葡萄糖的相应值

糖尿病标准：空腹血糖≥ 7.0mmol/L（126mg/dL），2 小时血糖≥ 12.2mmol/L（222mg/dL）。

糖耐量低减标准：空腹血糖< 7.0mmol/L（126mg/dL），2 小时血糖≥ 8.9mmol/L（160mg/dL）且< 12.2mmol/L（220mg/dL）。

空腹血糖受损标准：空腹血糖≥ 6.1mmol/L（110mg/dL）且< 7.0mmol/L（126mg/dL），2 小时血糖< 8.9mmol/L（160mg/dL）。

十二、医疗技术的革新

（一）建立血糖自我检测

简便快速血糖测定仪在临床普遍应用（毛细血管），对改进糖尿病治疗方案、提高医疗质量、预防低血糖、预防酮症酸中毒、增强安全性等具有重要的指导意义，也是防止糖尿病急性并发症发生的重要措施。

（二）建立糖化血红蛋白（HbA1c）的测定

糖化血红蛋白水平，可以正确反映 2 ～ 3 个月的血糖控制情况，较检测空腹血糖、餐后血糖更为确切可靠，同时可作为监测糖尿病慢性血管并发症的重要指标。

十三、提倡强化治疗的意义

（一）DCCT 临床试验

1993 年由美、英、加拿大多个中心对糖尿病控制和并发症的研究（DCCT）证实，对 1 型糖尿病严格控制血糖，空腹血糖 3.9 ～ 6.7mmol/L，餐后血糖< 10mmol/L，HbA1c < 6.5%。5 年后糖尿病视网膜病变（DR）发病率减少 50%，延缓 DR 恶化为增殖性视网膜病变的危险达 47%，可减少 50%～ 60% 各种慢性并发症的发生。

（二）UKPDS 试验

1998 年，英国前瞻性糖尿病多中心研究（UKPDS）对 2 型糖尿病进行强化治疗，历经 10 余年的研究结果提示：严格控制血糖可减少 1/4 ～ 1/3 各种慢性并发症。这两个具有历史意义的研究成果，为今后对糖尿病并发症的防治开拓了新的思路，具有极其重要的指导意义，是糖尿病研究领域里新的里程碑。

第二节　中国糖尿病认识发展史及其贡献

公元前 4 世纪在《黄帝内经》中就有"甘美肥胖，易患消渴"的记载。隋代（公元581 ～ 618 年）甄立言在《古今录验方》载有"渴而饮水多，小便数，无脂似麸片甜者，皆消渴病也"。王焘所著《外台秘要》进一步阐述"夫消渴者，每发小便至甜，医者多不知其疾"。这说明古代医家观察到消渴病多饮、多尿、尿有甜味等临床特征，无疑昔日的消渴病即是如今的糖尿病，是世界医学中最早的文字记载。王焘其父王玉敬指出"尿闻之有水果味，尝之甜味"，充分体现出古人对糖尿病并发急性酮症酸中毒有了深刻的认识。

中医对消渴病的认识、辨证、论治，在实践中形成了完整的理论体系，总结出中药、针灸、推拿、按摩、气功、饮食、运动以及民间单方、验方治疗消渴病的经验，千百年来在防治糖尿病中发挥了重要作用，丰富了世界医学宝库，作出了卓越的贡献。我国民族医学如藏医、蒙医、回医、傣医、苗医等在防治糖尿病上也各有特色，可惜我们对此缺乏研究，只能遗憾地留下一块空白。

一、消渴病病因病机的记载

（一）饮食因素

1. 饮食失调

在《素问·奇病论》云："此人必数食甘美而多肥也，肥者令人内热，甘者令人中满，故其气上逆，转为消渴。"《素问·通评虚实论》亦云："凡治消瘅仆击，偏枯痿厥……甘肥贵人，则高粱之疾也。"消瘅即消渴；仆击即急性脑卒中，卒然昏倒，甚至不省人事；偏枯即半身不遂，认为三者与肥胖有密切关系。后世医家进一步阐明了消渴病与酒、色的关系，如《景岳全书》云："消渴病，其为病之肇端，皆膏粱肥甘之变，酒色劳伤之过，皆肥贵人病之，而贫贱者少有也"。《千金方》记载"凡积久饮酒，未有不成消渴者"。《卫生宝鉴》称"夫消渴者，饮水百盏尚恐不足，若饮酒则愈渴"。不难看出，古代医家不仅精辟地论述了消渴病的病因病机与饮食、肥胖关系密切，同时进一步阐明了消渴病可发生脑卒中。由上所见，中医学对消渴病的病因病机、临床症状、并发症的描述与现代医学认为糖尿病由于营养过剩、形体肥胖、运动量少可致胰岛素抵抗，诱发 2 型糖尿病的发病原因和发病机制以及糖尿病并发冠心病、高血压、高血脂症、肥胖症、脑卒中等并发症，称为 CHOAS，又称为"X"综合征或代谢综合征等诸多方面是一致的。

2. 久服丹药

中国自隋、唐以后，达官仕人为了壮阳、养生、益寿延年之目的，以服五石散为时尚。唐代服食丹药的帝王有唐太宗、唐高宗、唐宪宗、唐宣宗等。丹药中有丹砂、雄黄、曾青、白矾、灵磁石等含砷化物或氰化物。久服中毒、致残，引起其他疾病者不乏其人，皇甫谧服丹石致瘫痪就是鲜明的例子。隋朝太医博士巢元方在《诸病源候论·消渴病诸候》中指出消渴病因"少服五石丸散，积经年岁"而成。《隋书》记载隋炀帝服壮阳丹药患消渴。孙思邈《千金要方》谓："贞观十年，梓史李文博先服白石英久，忽然房道强盛。经月余，渐患消渴，经数日小便大利，日夜百行以来，百方疗之。渐以增剧，四肢羸辍，不能起立，精神恍惚，口舌焦干而卒。此病虽稀甚可畏也。"这精辟地论述了因服白石英引起消渴，病情渐益加重以至达到不可救药的地步，据史家描述为"燥甚""病渴且中燥""肤泽日消枯""疽发背"而终。至元代朱丹溪在《格致余论》中说："自唐时太平日久，膏粱之家，惑于方士服石长生说，多服丹石，迄宋至今未已也。"古代因服丹石不仅引发消渴病，同时伴发皮肤病变等屡有记载，其危害深重显而易见。

3. 酒色过度

中医学认为，酒色过度是导致慢性虚损病症的两大致病因素。酒具燥热辛烈之性，能腐肠烂胃，伤津耗液。《千金要方·消渴》中谓："凡积久饮酒，未有不成消渴者，然则大海凝冰而酒不冻，明其酒性酷热，物无以加，脯炙咸盐，此味酒客多嗜不离口，三觞之后，制不由己，饮澉无度，咀嚼酢酱，不择酸咸，积年长夜，酣兴不解，遂使三焦猛炙，五脏干燥，木石犹且焦枯，在人何能不渴。"宋·罗天益《卫生宝鉴》认为饮酒不仅可致消渴病，并可使病情加重，发生变病。"夫消渴者，饮水百盏，尚恐不足，若饮酒则愈渴……或变为水肿，或变为背疽，或足膝发恶疮，致死不救"，指出因饮酒过度引发糖尿病肾病、坏疽、皮肤疖肿。元代朱丹溪在《丹溪心法·消渴》中谓："酒面无节，酷嗜炙……于是炎火上蒸，脏腑生热，燥热炽盛，津液干燥，渴饮水浆，而不能自禁。"明·孙一奎《赤水玄珠·渴门》中亦云："年过五十，酒色无惮，忽患下消症，日夜小便二十余度，味且甘。"这精辟地论述了因酒色无节引起消渴病的发病机理及其相关变病。可见古代医家深刻地认识到酒色的危害性，二者可使人迷失本性，亡国倾城。故将"酒色"二字相提并论，由于色欲过度，多耗肾精，消渴病其本在肾。《千金要方·消渴》中说："盛壮之时，不知慎惜，快情纵欲，急意房中，稍至年长，肾气虚竭……此皆由房室不节之所致也。"这说明酒色不节是导致消渴病及其兼症的主要因素，戒酒节欲对防治消渴病具有重要意义。由于酒的主要成分为乙醇，长期饮用可使肝糖原合成降低，损害胃肠，引发急、慢性胰腺炎，促进动脉粥样硬化，影响微量元素及各种维生素的吸收，增加肥胖等促进糖尿病及其并发症的发生和发展。

（二）精神因素

自古以来我国历代医家非常重视情志因素与疾病的关系，把调养情志作为治疗消渴病的一项重要内容。在《灵枢·五变》首先提出消渴瘀血证"此人薄皮肤而目坚固以深者，长冲直扬，其心刚，刚则多怒，怒则气上逆，胸中蓄积，血气逆留，髋皮充肌，血脉不行，转而为热，热则消肌肤，故为消瘅"。这说明古人已认识到"多怒"易发生消瘅。《外台秘要》亦载消渴病人多因"悲哀憔悴，伤也"。刘完素所著的《三因论》"夫消渴者，或因饮食服饵失宜……或因耗乱精神，过违其度"，"消渴病人……不节喜怒"。清·杨乘六在《医宗己任篇·消症》中说："消之为病原于心火炽炎……然其病之始，皆由不节嗜欲，不慎喜怒。"《慎斋遗书·渴》亦谓："心思过度……此心火乘脾，胃燥而肾无救。"并强调指出消渴病人"不节喜怒，病虽愈犹可以复作"。可见，古人对情志引发消渴病的机理作了细致的论述，认为怒而气滞，气滞导致血瘀，瘀久化热，热耗气阴，津液亏虚，敷布无能，发为消渴，并可因情志不节而致病情复发。现代医学认为在正常情况下，胰岛素的分泌是受下丘脑—垂体—胃肠轴（肠腺、胰腺）调节，并受下丘脑—垂体—肾上腺轴、甲状腺轴、胸腺轴的影响。当长期精神紧张、情绪激动、心情压抑皆可引起上述内分泌轴、免疫网络功能紊乱，使"血糖自稳"障碍，诱发或加重糖尿病。从上所见，中医有关精神因素诱发或加重糖尿病病情的观点与现代医学颇为相似。可见，加强糖尿病人的心理教育对防治糖尿病具有至关重要的意义。

（三）体质因素

古代医家注重体质因素，认为体质强弱、五脏盛衰与疾病有着密切关系。赵献可在《医贯·消渴论》中说："人之水火得其养平，气血得其养，何消之有？"说明体质强弱是消渴病发生的关键。在《灵枢·五变》云："五脏皆柔弱者，善病消瘅"，"余闻百疾始期也，必生于风雨寒暑，外循毫毛而入腠理，或为消瘅。"（消者，消烁也，亦因消耗而形体消瘦也；瘅音单，热也，久病伏热之意）。这论述了机体五脏柔弱，风雨寒暑等外邪乘虚而入引发消渴病。

机体阴虚燥热可诱发消渴病，如《素问·阴阳别论》谓："二阳结谓之消。"《素问·气厥论》说"大肠移热于胃，善食而瘦，谓之食亦"（食亦，胃中结热，饮食不为肌肤，能食而形体消瘦）。二阳指胃和大肠，胃为水谷之本，气血生化之源；若阳明气结，胃火炽盛，燥热蕴内，大肠津枯而致消渴；《素问·气厥论》还说："心移热于肺，传为鬲消。"

关于消渴病的预后在《素问·气厥论》中指出"肺消者饮一溲二，死不治"。先贤论述了脏腑燥热，胃肠热盛发为消渴病的机理。心肺二脏俱居膈上，上焦火盛，肺津被灼，气化敷布失常，津燥口渴，发为膈消；肺燥，水谷津液直趋膀胱，则饮一溲二，说明病情严重，类似高渗利尿。此外，《黄帝内经》依据不同的病因病机及临床症状，分别列出"消渴""消瘅""肺消""膈消""消中"等病名达13种之多，开中医认识消渴（糖尿病）之先河。

综上所见，中医学强调了体质因素，认为机体脏腑的虚衰、津亏燥热是发生消渴病的内在因素，为消渴病之本。现代医学认为糖尿病是与遗传基因相关的疾病；中医的体质因素与遗传基因是否有着必然的联系，有待进一步探讨。

二、消渴病症状的描述

历代医家对消渴病临床症状的描述，涵盖了消与渴。所谓"消"则指消谷善饥（中消），形体消瘦；"渴"即口渴引饮（上消）、小便频数、尿如脂膏（下消）者，正如王肯堂《证治准绳·消瘅篇》所述："渴而多饮为上消（经谓膈消），消谷善饥为中消（经谓中消），渴而便数有膏为下消（经谓肾消）"。清代秦皇士《症因脉治》中记载"其症随饮随渴，随食而随饥，随溺而随便"。这与现代医学对糖尿病"三多一少"症状，三多指"多饮、多食、多尿"，一少指"体重减轻，明显消瘦"的描述不谋而合。

1. "三多症"的描述

汉·张仲景《金匮要略》有"男子消渴，小便反多，以饮一斗，小便亦一斗"，"渴欲饮水不止"，"渴欲饮水，口干舌燥"，"脉浮，小便不利，热消渴"，"脉浮发热，渴欲饮水，小便不利"等记载，古人精辟地论述了消渴病多饮多尿的临床症状。金·刘完素《三消论》亦指出消渴病人"饮水百杯，尚犹未足"。又云"小便不利者，有水气，其人苦渴"；《诸病源候论·渴利候》云："夫渴利者，随饮小便是也"，"小便昼夜二十余行，至三四升，极瘦不减二升也"，"厥阴之为病，消渴……食即吐蛔"，提出蛔虫病可引起消渴病。从上所见，先贤不仅描述了消渴病的症状，同时指出消渴病伴有小便利与不利，饮水后吐与不吐之分；认为饮水多小便利者为消渴病，小便不利为水饮病。Joslin认为对糖尿病"虚弱无力，多尿，多饮与多食是最普通的症状，多尿最为常见"等症状的叙述与消渴病的症状是一致的。

三消发病机理，晋·王叔和《脉经》中云："所食之物皆化为小便。"唐《外台秘要》亦载"肾气不足，虚损消渴，小便数，腰痛"指出小便频数系由食物生化而成；腰痛、小便频数为肾气虚损所致。《圣济总录》记载"消渴饮水不辍，多至数斗，饮食过人而不知饱"，"饮水自救"，"多食自给"。《苏沈良方》云"……忽得渴疾，日饮数斗，食倍常，而数溺"。清·陈士铎《辨证奇闻》说："消渴证大渴恣饮，一饮数十碗，始觉稍快，易饮得食则渴减，饮则渴尤甚"；"趺阳脉数，胃中有热，即消谷饮食，故大便必坚，小便即数"。《千金要方》亦说："大便干实，或渴而且利，日夜一石。"《兰室秘藏》云"口干舌燥，小便频数，大便闭涩，干燥硬结"。戴思恭《证治要诀》载："三消，小便即多，大便必秘。"《金匮要略》指出"大便必坚，小便必数"等。

古人不仅描述了消渴病多饮、多食、多尿等"三多"症，同时对"三多"症的发病机理进行了深入的分析和论述，并进一步指出多尿与便秘的辨证关系，认为小便数，口渴多饮，大便秘结为邪热内盛，煎熬津液，水液直趋下行所致。现代医学对糖尿病多饮、多食症的描述与之类似；糖尿病高血糖时，由于高渗多尿，使肠道水分丢失引起大便秘结。

2. "一少"症状的描述

消渴以阴虚为本，燥热为标，二者互为因果。燥热伤津，阴血不足，皮肤、肌肉、筋脉失于濡养，日久而形体消瘦。《千金要方》记载："四体羸辍，不能起立。"晋·王叔和《脉经》亦载消渴病人"日就羸瘦……舌焦燥。"宋《圣济总录》谓："久病消渴之人，筋骨羸劣，肌肉瘦瘁。"金·刘完素亦云"能食而瘦"，"饮食不为肌肤"。由此所见，消渴病经久不愈，耗伤气阴；脾气虚衰，不能化水谷之精微以濡养四肢百骸；肾气虚衰，开阖失司，水谷精微由小便排出则出现形体消瘦，筋骨羸劣，甚至破䐃脱肉，不能起立。《千金方》称其"甚可畏也"等病症；与糖尿病中后期发生营养不良表现为恶液质或糖尿病肌病、肌肉萎缩之征相似。

3. 其他症状的描述

消渴病除表现"三消"外，尚伴随其他症状，见于《千金要方》"夫内消之为病，当由热中所作也，小便多于所饮，令人虚极短气，精神恍惚"。明《普济方》亦记载消渴病人"睡眠不安，四肢倦怠"。《诸病源候论·大渴后虚乏候》指出："夫人渴病者，皆由脏腑不和，经络皆虚所为，故病虽瘥，气血未复，仍虚乏也。"《内消候》进一步解释"利多不得润养五脏，脏衰则生诸病"。不难看出，先贤观察到消渴病在三消症的基础上，由于久病必虚，气血虚衰，濡养脏腑不足，经络失养而出现短气、四肢倦怠、神失所舍、精神恍惚、心失所养、睡眠不安等消渴病兼症。宋《圣济总录》进一步发现消渴病兼有消渴躁烦、消渴口舌干燥、消渴腹胀、消渴后虚乏、消渴小便白浊等症。并有"四肢疼痛""心狂意乱""烦躁恍惚""脚弱无力""腿胫细瘦"等症记载。这一系列症状的描述，实际为消渴病的并发肢体血管、胃肠、泌尿、神经、精神等病变。仅凭这些症状的描述虽然难以判断为糖尿病的并发症，但古人能如此具体描述，实已难能可贵。

由此可见，中国古代医家对糖尿病症状的记载，由简及繁，内容极为丰富。凡现代医学对糖尿病及其并发症的描述，古均有之。在庞杂支离的记载中，可寻出消渴病发生发展的规律和最终结局。在诸多描述中，尤为精辟的是三消症状，对多饮描述为"日饮数斗"，多尿被形容为"小便昼夜百十行"，食多被称"食常数倍"等，具体，形象，客观。三多症状在同一病人身上不必悉具，可有一或两症为主即可，其他兼症各有侧重。先贤以小便气味、有脂、无脂划分三消；以便溺甜与不甜区别消渴病和消渴症；充分体现了古代医家辨病与辨证相结合的思路，也是中医学的精华所在。值得注意的是，中医学所记载的消渴病主要为现今的糖尿病；而消渴症涵盖了尿崩症、甲亢、糖尿病以及其他内分泌疾病。

三、消渴病兼症记载

糖尿病患者多系病而不知，或知而未治，或治而不当，使血糖长期处于高水平，慢性高血糖是导致各种急慢性并发症的基础。糖尿病的变病及其并发症复杂多变，可波及全身各脏腑、组织、器官、系统，故《圣济总录·消渴门》说："消渴病多转变，宜知慎忌。"糖尿病并发症总的病机为"脏衰生诸病"，引起脏衰的原因为燥热阴虚，"小便利，排尿多"，"津液涸竭"，"不能调养五脏"等因素而易发生多种变病。

（一）中风

糖尿病并发脑血管病是 2 型糖尿病致死致残的主要原因之一，在经典著作《黄帝内经》中有关消渴与脑血管病的关系即有专门论述。明代戴元礼《证治要诀·消渴》亦云

"三消久之……手足偏废如风疾，非风也"。《素问·通评虚实论》亦云："凡治消瘅仆击，偏枯痿厥……甘肥贵人，则高粱之疾也"，指出消渴病日久，气血不足，肢体筋脉失于濡养，或阴血不足，血液流行不畅，阻涩经络，皆可导致偏瘫。并进一步分析中风是由于肥贵之人过食膏粱厚味之品而变生，这与现代医学认为糖尿病患者由于摄入热量过高而引起高脂血症，促进脑动脉粥样硬化，发生脑血管病变的发病机制同出一辙。

（二）痈疽

古代医家发现消渴病最严重的兼症为痈疽，相当于现代医学的皮肤感染，特别是化脓性感染。《内经》云："高粱之变，足生大疔。"《圣济总录》："能食而渴者必发脑疽、背痈"，"消渴之人常患痈疾"。隋·巢元方《诸病源候论》指出：消渴"其病变多发痈疽"，或"生疮"。

发病机理可从两个不同的侧面进行解释：一是"小便利则津液竭，津液竭则经络涩，经络涩则营卫不行，营卫不行则热气留滞，故成痈疽"。二是"渴利虽瘥，热犹未尽，发于皮肤，皮肤先有风湿，风湿相搏，所以生疮"。王焘《外台秘要》亦有同样的记载。一般皮肤感染有"疖""疮""疔""痈"之分。其疮面深而恶者为"疔"，疮面浅而大者为"痈"。唐·孙思邈《千金要方》"消渴之人，愈与未愈，常需思虑有大痈，何者。消渴之人必于大骨节间发生痈疽而卒，所以戒之在大痈也"。这强调"痈"是糖尿病一种严重的并发症，也是主要的死亡原因。宋·许叔微目睹友人久患消渴，终因痈而卒，在《普济本事方》中写道："余亲见友人邵任道，患消渴疾数年，果以痈疽而卒。"《古今医案》亦载"消渴多传疮痈，以成不救之疾"。《圣济总录》记载消渴病发脑疽，情势更为凶险，"能食而渴者，必发脑疽、背痈"。刘河间在《三消论》中指出"夫消渴者，多变疮癣痤痱之类"，说明消渴病容易并发皮肤感染和其他皮肤病变，与现代医学的观点是一致的。其疮面经久不愈，难以收口，古代医家称其为"脏气虚乏"，"余热未尽"，"经络不行，血气壅涩"。所指"病情凶险"与感染发生败血症的情况相似。

（三）肺部疾患

张仲景在《金匮要略》中指出："热在上焦者，因咳为肺痿。肺痿之病从何得之？师曰：或从汗出……或从消渴，小便利数……重亡津液故得之。"亦云"肺痿吐涎沫而不咳者，其人不渴，必遗尿，小便数……若服汤已渴者属消渴"。金·刘河间在《三消论》中把"虚热蒸汗，肺痿劳嗽"作为消渴病兼证，明确指出了肺痿与消渴病的关系，肺痿是咳嗽日久不愈，肺气受损，津液耗伤，肺叶痿弱的一种病证，临床上以气短，乏力，咳吐浊唾涎沫，反复发作为特点。其描述与现代医学中糖尿病并发肺结核、慢性支气管炎、肺纤维化等疾病相似。

（四）性功能障碍

糖尿病性功能障碍主要表现为性行为和性功能异常，最常见的为阳痿。然而在古代最早发现的为"强中"，即性功能亢进，这是与现代医学认识的不同之处。巢元方在

《诸病源候论·消渴门》中有八候，强中即为其中一候，谓"强中者，茎长兴盛不衰，精液自出，是有少服五石散……及至年衰，血气减少，肾虚不能制精液，若精液竭，则诸病生矣"。这可能与当时所服药物有关。

古代医书中亦有消渴病并发阳痿与生殖能力减退的记载。如《外台秘要》引《古今录验方》云："阴痿弱，小便数者，此肾消病也。"阴痿弱有两种含义：一指阳痿；二指外阴痿软，形体缩小，发育不全。《三因方》亦指出"饮食倍常，阴器常兴，不交精出"。李东垣在《东垣十书》中载消渴外阴有多种病变，如"阴头短缩"，"两丸甚冷"，皆为糖尿病患者在性功能方面的变化。《三因方》"治强中……虚热注于下焦，最为难治"，指出糖尿病并发性神经功能障碍预后不佳。

（五）下肢坏疽

我国古代医家早就认识到，消渴病出现下肢坏疽是一种凶险而严重的并发症，预后不良。如《卫生宝鉴》谓消渴病人"或发背疽，或足膝发恶疮，致死不救"。清魏之琇《续名医类案》亦载："一男，因服药后作渴，左足大趾患疽，色紫不痛，若黑若紫即不治。"其所描述的症状及其预后与糖尿病下肢血管神经病变所致的坏疽是一致的。

（六）眼部疾患

眼部疾患是消渴病常见的并发症，历代医家对此记载颇多。中医学把糖尿病视网膜病变出现视物渺茫，蔽昧不清，飞蚊走动者称为"视瞻昏渺"；视一为二者称为"视歧"，或"复视"；后期出现失明者称为"目盲"。刘完素在《三消论》云："夫消渴者，多变聋盲目疾。"《宣明方论》亦谓消渴病日久可"变为雀目内障"。明戴思恭《证治要诀》中也载"三消日久，精血即亏，或目无所见，或手足偏废"。李东垣云当归润燥汤"治消渴，舌上白干燥，眼涩，黑处见浮云"。古书所记载的"视歧""复视""目盲""雀目内障"等临床症状与现代医学中的糖尿病视网膜病变、糖尿病白内障、青光眼等相似。

（七）水肿

古代医家认为消渴后期，可转变为水肿，病情较重，预后不良。《圣济总录》记载："此病久不愈，能为水肿痈疽之病"；并说"脾土也，土气弱则不能制水。消渴饮水过度，脾土受湿而不能有所制，则泛溢妄行于皮肤肌肉之间，聚为浮肿，胀满而成水也"；"消渴后成水气，面目并膝胫浮肿"。《医宗金鉴·消渴》亦云消渴病"若不能食，湿多苔白滑者，病久则转变水肿，泻泄"。消渴病日久，脾肾双亏，脏气衰竭，脾虚不能制水，肾虚不能化气行水，导致水肿为其必然结果，即所谓"五脏之伤，穷必及肾"，深刻地阐述了消渴久病所出现水肿的临床症状和发病机理，与糖尿病肾病、肾病综合征、肾功能不全颇为类似。

（八）消化系统疾病

消渴病日久可影响脾胃、肝胆，脾气虚弱，清阳不升，浊阴不降，乱于中焦；或湿郁化热，胆汁排泄不利，产生腹胀、泻泄、黄疸。《圣济总录·消渴》云："消渴饮水过度，内侵脾土，不能制水，故胃胀则为腹胀之疾也。"李东垣在《兰室秘藏》指出消渴病的多种胃肠道症状，"食不下，腹时胀满，浑身色黄，目白睛黄，甚则四肢痿弱无力，面尘脱色，胁下急痛"。古代医家阐述的临床表现和病理机制与糖尿病并发肝胆疾患、胃肠功能紊乱、胃轻瘫等相类似。

（九）其他

《圣济总录·消渴》记载有"烦躁恍惚""燥热昏闷""心中烦躁""惊悸不安""精神恍惚"等十几种表现。清《张氏医通》说消渴病重时可"昏昏嗜卧"，类似糖尿病并发酮症酸中毒昏迷前期的描述。金·刘完素《三消论》指出了消渴病多种急慢性并发症及其转变规律，"身热头痛，积热黄瘦，发热恶寒，虚热寒战，或膈痰呕吐，烦热烦渴，或燥湿泻痢，或目疾口疮，或咽喉疼痛，或风火昏眩，或挣热盗汗，或肺痿痨嗽"。消渴病的转变途径多样"上为咳嗽喘，下为痔痢"。李东垣《兰室秘藏》指出口腔并发症"上下齿皆麻，舌根强硬肿痛"。明·缪仲淳《先醒斋广笔记》亦云"牙痛牙落"。消渴病后期出现肌病"肌肤瘦羸"，"腿胫细小"，或"转筋"。《诸病源候论·渴利候》："夫渴数者，其人必眩，背寒而呕……其久病变或发痈疽，或成水疾"。

总之，消渴病的并发症多种多样，不胜枚举。不难看出古人所描述症状类似糖尿病并发酮症酸中毒、高渗昏迷所出现的精神症状等急性病变，并发肝胆疾病、上呼吸道感染、消化道疾患、肠胃病变、口腔炎、牙周炎、肌萎缩等慢性病变。

四、消渴病的理论探讨

科学理论的确立，无不是通过反复实践、反复认识，从认识中得出理性结论。历代医家在长期与消渴病做斗争的医疗实践中，不断总结经验，逐渐上升为理论而形成各自的学术理论，形成不同流派。

（一）消渴病的学术争鸣

晋代王叔和著《脉经》从脉候的角度论消渴病之轻重虚实和预后。如《脾候歌》曰："脾脉实兼虚浮，口干饶饮水，多食亦肌虚"；又《杂病歌》曰："消渴脉数大者治，虚小病深危难脱"。隋代的太医博士巢元方《诸病源候论》将消渴归纳为"消渴候""消病候""大病后气虚候""渴利候""渴利后虚损候""渴利后发疮候""内消候""强中候"共八候。认为导致消渴病的主要原因"由少服五石散，积经年岁"而成。自晋始，为求长生，服五石散风靡一时。五石散系金石壮阳之品，久服燥热伤阴，肾阴被灼，虚阳独亢，热郁血瘀，"发为消渴，凝为痈疽"，危害甚烈。至于服五石散能否诱发糖尿病，虽难以定论，但从服药者出现"食不厌多""食不畏多"等中消之证，至少可以推测，五石散可能使隐性糖尿病或糖耐量低减者转变为临床糖尿病。可见，五石散通过增强食欲，饮食过量诱发糖尿病。

至于消渴并发痈疽，巢氏指出："渴利之病，随饮小便也，此为服药石之人，房室过度，肾气虚耗故也……然肾虚不能制水，故小便利，其渴利虽瘥，热犹未尽，发于皮肤，皮肤先有风湿，湿热相搏，所以发疮。"这首次详细地阐述了消渴病并发痈疽的病因病机。其临床症状与糖尿病并发皮肤感染相一致。

自晋至唐，研究消渴病人才辈出，涌现了许多消渴病专著。如谢南郡撰的《疗消渴众方》、孙思邈的《备急千金要方》创制了许多治疗消渴病方药。孙氏立清热泻火、生津止渴之大法。《备急千金要方》消渴门共 52 方，其中天花粉 23 方，麦冬 16 方，地黄 12 方，黄连 10 方，玉竹 5 方，黄芪 4 方。所创玉泉丸、玉壶丸、黄连丸等方沿用至今。《千金方》黄连丸方中生地、黄连在当时治疗消渴病中使用频率颇高，反映了当时对消渴病治疗突破了经典中多从肾气虚立论，重视肾气丸的思路，创立了清热滋阴治疗消渴病的基本法则，对后世产生了深远影响。基于此的启迪，近年有人应用黄连治疗糖尿病。

王焘在《外台秘要·消渴消中门》引《古今录验方》云："消渴病有三：一渴而饮水多，小便数，无脂似麸片甜者，皆消渴病也；二吃食多，不甚渴，小便少，似有油而数者，此即消中病也；三渴饮水不能多，但腿肿脚先瘦小，阴痿弱，数小便者，此即肾消病也。"以服药后"得小便咸如常"，为病向愈，说明当时服药后的变化，以小便有无甜味作为判断本病是否好转的标准。书中还对尿甜发生机理进行了朴实而科学的论述："消渴者，原其发动此则肾虚所致，医者多不知此疾，今略陈要。按《洪范》稼穑作甘，以物理推之，淋饧醋酒作脯法，须臾既皆能甜也。足明人食之后，滋味皆甜，流在膀胱。若腰肾气虚，则上蒸精气，气则下入骨髓；其次以为脂膏，再次为血肉也，其余别为小便，故小便色黄，血之余也。骚气者，五脏之气，咸润者，则下味也。腰肾既虚冷，则不能蒸于上，谷气则尽下为小便者也，故甘味不变。"这是古人在缺乏实验手段的条件下，经过长期实践观察，应用推理论证建立起来的假说，与现代科学的认识已相接近，确实难能可贵。书中在药物治疗方面载方 47 首，药味约有 98 味之多。

宋代王怀隐等著《太平圣惠方》其中有"三消论"一卷，明确提出了"三消"一词，云"夫三消者，一名消渴，二名消中，三名消肾"。"一则饮水多而小便少者，消渴也；二则吃食多而饮水少，小便少而赤黄者，消中也；三则饮水随饮便下，小便味甘而白浊，腰酸消瘦者，消肾也"。这与《外台秘要》的论述相似。其中，消肾类似今日之糖尿病，自此之后，多数医家根据消渴"三多"症状的偏重不同而分上、中、下三消。王氏并依其证候表现、并发症和预后的不同，将消渴病分为 14 种证候类型进行论治，载方 177 首，常用药以人参、花粉、黄连、甘草、麦冬、知母、地黄等清热滋阴为主。

金元时期出现了刘河间、李东垣、朱丹溪、张子和等四大医家。刘河间创燥热病机学说，他在《河间六书·消渴》中引证《黄帝内经》"二阳结谓之消"之说，把消渴病机归属于"燥热"。他还大胆地提出"诸涩枯涸，干劲皴揭，皆属于燥"，作为《黄帝内经》病机十九条的补充。认为"消渴之疾三焦受病也"，有上消、中消、肾消之分。"上消者，上焦受病，又谓之膈消病也，多饮水而少食，大便如常，或小便清利，知其燥在上焦也，治宜渗湿润燥；中消者，胃也，消而饮食多，小便黄，经曰'热能消谷'，知热在中，法宜下之，至不饮食则愈；肾消者，病在下焦，初发淋下如膏浊之状，致病成而面色黧黑，形瘦而耳焦，小便浊而有脂，治法宜养血以清肃，分其清浊而自愈也"。刘氏不仅阐述了三焦的临床特征，提出治疗原则，同时突破了经典中有关消渴的概念，对消渴病的病因病机大胆地提出"燥热"学说，并归纳为：一饮食失宜；二精神过劳；三大病之后引起胃肠干涸，而气液不得宣平，阴气损而血液表虚，阳气悍而燥热郁甚。刘氏《三消论》中说"三消者燥热一也"，把消渴病种种症状和病机，归于"燥""热"二字。"燥热太甚而三焦肠胃之腠理怫郁结滞，致密壅塞，而水液不能浸润于外，荣养百骸"。其在治疗上倡导宣津布液，并归纳出治疗消渴的原则："补肾水阴寒之虚，泻心火阳明之实，除肠胃燥热之甚，济身中津液之衰。"由于刘氏抓住了消渴病因病机中"燥热"与"阴虚"之要害，颇受后世推崇。

李东垣《东垣十书·消渴论》在刘完素《三消论》的基础上，进一步提出"津液不足，结而不润，皆燥热为病"，主张"上焦渴，小便自利，白虎汤"；"中焦渴，大小便不利，大承气汤，有六经发渴，各随经药治之"，并创立了生津甘露饮等新方。可见李东垣的清热润燥治疗消渴病的学术观点，是刘完素"火热论"学术思想的继承和发展。

朱丹溪《丹溪心法·消渴证治》综合了金元各家学说，发展了滋阴理论。他认为"肺为津液之脏，自上而下三焦脏腑皆囿于天一真水之中。《素问》以水本在肾，末在肺者此也，真水不竭安有所谓消渴哉"。"人惟淫欲恣情，酒面无节，酷嗜炙煿糟粕咸酸酢醢甘肥腥膻之属，复以丹砂玉石济其私。于是炎火上蒸，脏腑生热，燥热炽盛，津液干焦，渴欲水浆，而不能自禁"。故其在治疗上提倡"养肺、降火、生血"为主要法则，用药上慎用辛燥之品，提出"三消皆禁用半夏"，誉花粉"乃消渴神药也"，用黄连以清热止渴，设立藕汁饮以养阴生津，治疗消渴。在实践中，朱氏观察到消渴并发腹泻，先用"白术白芍炒为末调服"，与现代医学关于糖尿病合并胃肠自主神经病变之论述相吻合。可见朱氏倡导"阳常有余，阴常不足"的理论在消渴治疗上以滋阴降火大法为主要依据。

张洁古《治法机要·消渴证》中对消渴病的临床见证及病因病机做了论述，在治疗上提出养血以肃清为法则。张从正《儒门事亲》认为三消当从火断，均不外乎除燥热、养阴津为主导思想，此与朱丹溪相似。

综上所述，消渴病学术至唐宋金元得到较大发展，从孙思邈的清热泻火，到刘完素的"三消"学说，再到朱丹溪的清热养阴，日趋完善，奠定了中医清热养阴治疗消渴病大法的基础。

（二）消渴病理论自成体系

东汉时期，张仲景在《黄帝内经》的基础上，较为详细地论述了消渴病的病因、病机和辨证论治。《金匮要略·消渴小便不利淋病》说："渴欲饮水，口干舌燥者，白虎加人参汤主之。"辨证为肺胃热盛，热伤津液之候，用白虎汤清解肺胃之热，人参益气培元。后世医家赵以德乃宗《黄帝内经》"心移热于肺，传为鬲消"，称之为上消，该篇又说："寸口脉浮而迟，浮即为虚，迟即为劳，虚则胃气不足，劳则营气竭"，"趺阳脉浮而数，浮即为气，数即消谷而大坚（一作紧），气盛则溲数，溲数即坚，坚数相搏，极为消渴"。此从营、卫、气、血、虚竭和胃气热盛的角度，阐述了消渴的病理机制。寸口脉候心肺，心主血属营，肺主气属卫；浮为阳虚胃气不足之象，迟为血脉不充，营血亏虚之候，浮迟并见，表明消渴病本虚之实质；趺阳脉以候胃，脉浮而数，为胃气热盛，热能消谷耗津，故易饥而大便坚硬。气有余便是火，水为火逼，故小便频数，溲数津伤，肠失濡养而大便坚，故因胃热气盛，出现消谷善饥，便坚溲数之症，后世名之为"中消"。 该篇还说："男子消渴，小便反多，以饮一斗，小便一斗，肾气丸主之。"其认为肾气虚弱，阳气衰微，上不能蒸腾津液于肺，下不能气化达于膀胱，致开阖失职，故饮一斗，小便亦一斗，后世谓之"下消"。 张仲景根据消渴病不同证候，立三消辨证之法，辨明肺胃津伤、胃热、肾虚的病因病机，用人参白虎汤清泄肺胃，生津止渴；用肾气丸补益肾气，阴阳双补助气化以治下消。上述辨证思维和用药方法，经两千多年临床锤炼，成为治消渴病主方，为后世消渴病辨证论治奠定了基础。

（三）消渴病中药论治法则

1. 甘酸养阴

明清两代已经形成了消渴病辨证论治体系，并展开了不同流派的学术争鸣。明代医家重在对消渴病治法的探讨。楼英《医学纲目》中指出："以甘温之药为之主，以苦寒为之使，以酸为之臣；以辛苦缓急，食酸以收之，心火旺则肺金受邪，金虚则以酸补之；此以甘温及甘寒之剂于脾胃中泻心火之亢盛，足治其本也。"此宗《黄帝内经》"虚则补其母，实则泻其子"之意，提出甘酸养阴法则治疗消渴病的观点。

2. 调补脾肾

戴元礼注重益气，其在《证治要诀·消渴》中云："三消得之气之实，血之虚，久久不治，气甚虚，则无能为力矣。"并学习一僧人专用黄芪饮（即黄芪六一汤：黄芪、甘草）加减治疗三消的经验，把益气放在治疗的首位，对后世医家用补气疗法颇有影响。

李梴《医学入门》中提出："热在上焦，心肺烦热，舌赤唇红，少食引饮，小便数者，四物汤合生脉散加天花粉、地黄汁、藕汁、乳汁，酒客加葛汁"，"热在中焦，脾胃消谷善饥，不甚渴，小便赤数，大便硬者，四物汤加黄柏、石膏、黄芩以降火热，甚者调胃承气汤、三黄丸"，"热在下焦，肾分精竭，饮水自救，随机溺下，小便混浊如膏淋然，腿膝枯细，面黑耳焦形瘦者，四物加知母、黄柏、五味子、玄参、人乳汁善调水也"。不难看出，李氏治消渴的观点是在朱丹溪养阴降火基础上发展起来的。其在治疗上主张治消渴以心脾、肝肾为关键，但重在补脾益肾，于《医学入门·消渴》中谓："治渴初宜养肺降心，久则滋肾养脾。盖本在肾，标在肺，肾暖则气上生而肺润，肾冷则气不上生而肺焦，故肾气丸为消渴良方也。然心肾皆通乎脾，养脾则津液自生，参苓白术散是也。"

3. 注重补肾

赵献可力主三消肾虚学说，提倡治三消当以治肾为本。在《医贯·消渴论》中指出消渴的病因病机为"其间摄养失宜，水火偏盛，津液枯槁，以龙雷之火上炎，煎熬既久，肠胃合消，五脏干燥，令人四肢瘦削，精神倦怠"。其在治疗上主张以治肾为本，提出"治消之法，无分上中下，以治肾为急，惟六味、八味及加减八味丸，随证而服，降其心火，滋其肾水，而渴自止矣"。

代表明代补肾学说的除赵献可外，当首推薛己。《薛氏医案》用加味八味丸治消渴（即去附子加五味子）。其次《证治要诀类方》也用此方治疗消渴并发痈疽。实际上体现了仲景肾气丸治疗消渴病的学术思想。他们与宋元医家反对用肾气丸的观点不同，形成了寒凉与温补学派争鸣的局面。以后主张治肾以治消渴者有张璐、林佩琴、喻昌、张景岳、陈士铎、陈修园等。这对当时与后世均有相当的影响。

明代张景岳注重辨证论治，在《景岳全书·消渴论治》中，论述了消渴阴阳虚实辨，认为"消渴证有阴阳，尤不可不察，如多渴者曰消渴，善饥者曰消谷，小便淋浊如膏者曰肾消，凡此者，多由于火盛则阴虚，是皆阳消之症也，至于阴之义，则未有知之者。盖消者消灼也，亦消耗也，凡阴阳气血之属，日见消败者，皆谓之消，故不可尽以火证为害"。他对消渴病辨证分析中肯，强调消渴不能一概以火证而论，实有阴阳虚实之变。"以三消者古人悉认为火证，然有实火者，以邪热有余也，有虚火者，以真阴不足也"。治疗上，基于赵献可治消渴以肾为本的观点，并于《论治》中提出"火在中上二焦者……则皆宜白虎汤主之……若水亏于下，火炎于上，有不得不清者，宜玉女煎加减，一阴煎之类主之"。"若果属胃火，别无虚证，宜三补丸、玉和散、白虎汤及抽薪饮之类，皆可择而用也。若消属虚证者，当以补肾为本"。张氏既论述了上中二焦以清为主，又强调了下焦以补肾为本，提出了温补肾阳的法则。"若下焦淋浊全无大火者，乃气不摄精而然，但宜壮水养气，以左归饮、大补元煎之类主之。若火衰不能化气，气虚不能化液者，又当以右归饮、右归丸、八味地黄丸之类主之。若下焦无火而兼消者，当以固肾补阴为主，宜秘元煎、固阴煎及苓术菟丝子丸主之"。其认为消渴多本元亏损，当从根本以滋化源，宜在养阴的基础上以补阳；在补阳的基础上以益气，使精血渐复，阴气渐充，其病必愈。

4. 倡导补肾水，泻心火，除肠燥，生津液

宋·刘河间在《玉机微义·消渴门》中总结前人经验，提出治疗消渴病四种基本法则："夫治此疾者，补肾水阴寒之虚，而泻心火阳热之实，除肠胃燥热之甚，济身中津液之衰，使道路散而不结，津液生而不枯，气血利而不涩，则病日矣。岂不以滋润之剂养阴以制燥，滋水而充津液哉。"又进一步解释"下部肾水虚，不能制其上焦心火，使上实热而多烦渴，下虚冷而小便利。若更服寒凉剂则元气转虚，而下部肾水转衰，则上焦心火尤难治也，但以暖药补养元气。若下部肾水得实而盛，退上焦心火，则自然渴止，小便如常而病愈也。若此未明阴阳虚之道也。夫肾水属阴而本寒，虚则为热；心火属阳而本热，虚则为寒。若肾水阴虚，则心火阳实，是谓阳实阴虚而上下俱热也。以彼言之，但见消渴数溲，妄言为下部寒尔。其知胃肠燥热使之然也……阳实阴虚而燥热甚也，小便利而常少，阴实阳虚不能制水，小便利而常多。此又不知消渴小便多者，盖肠胃之外燥热太甚，虽饮水入肠胃之内，终不能浸润于外，故渴不止而小便多"。这精辟地论述了消渴病的发病机理，并倡导了补肾水、泻心火、除肠燥、生津液四大法则，对后世影响颇大。

5. 调养脾阴

周慎斋治消渴强调以调养脾胃为主，特别重视养脾阴，如《慎斋遗书·渴》中云："盖多食不止饱，饮多不止渴，脾阴不足也"。"专补脾阴之不足，用参苓白术散"。

6. 从肝论治

清代医家对消渴的认识与治疗，在总结前人经验，吸取精华的基础上，亦有所创见。如对消渴的发病机理，黄坤载、郑钦安认为消渴之病责之肝，成为本病从肝论治的理论基础。黄氏在《四圣心源·消渴》说："消渴者，足厥阴之病也。厥阴风木与少阳相火为表里……凡木之性专欲疏泄……疏泄不随……则相火失其蛰藏。"又在《素灵微蕴·消渴解》中说："消渴之病，则独责肝木，而不责肺金。"郑氏在《医学真传·三消其于何因》说："消症生于厥阴风木主气，盖以厥阴下水而上火，风木相煽，故生消渴诸证。"

7. 从痰湿论治

对消渴的治疗费伯雄补充发展了化痰利湿治法，其在《医醇剩义·三消》中认为："上消者……当于大队清润中，佐以渗湿化痰之品，盖火盛则痰燥，其消灼之力，皆痰为之助虐也，逢原饮主之。中消者……痰入胃中，与火相乘，威力更猛，食入即腐，易于消灼……清阳明之热，润燥化痰，除烦，养胃汤主之。下消者，肾病也……急宜培以清利，乌龙汤主之。"陈修园则根据脾喜燥恶湿的生理特点，在《医学实在易·三消症》中强调"以燥脾之药治之"，阐述了痰湿蕴脾，化热灼伤脾阴胃津而致消渴的病因病机，主张燥湿化痰，健脾和中用理中汤、白术加瓜蒌根治疗。

8. 益气养阴

消渴病辨证论治发展到清代趋于成熟。自刘河间《三消论》立三消燥热学说以来，与赵献可力主消渴治肾为本学说各成体系。陈士铎、喻昌极力主张消渴以治肾为本的观点。陈士铎在《石室秘录·消渴证治》中指出："消渴之证虽分上、中、下，而肾虚以致渴，则无不同也。故治消渴之法，以治肾为本，不必问其上、中、下三消也。"在治疗上其自制"合治汤"。《消渴证治》中指出："吾有一方最奇，名合治汤，熟地三两，山茱萸、麦冬各二两，车前子五钱，玄参一两，水煎服，日日饮之，三消自愈。"又曰"此方补肾而加清火之味，似乎有肾火者宜之，不知消证，非火不成也"。其强调消证为火证，故极力反对桂附辛热之品。"又何必加桂附之多哉"。喻昌《消渴论》中指出"消渴之患，始常于微，而成于著，始于胃而极于肺肾，始而以水沃焦，水入犹能消之，既而以水投石，水去而自若"。喻氏阐述了消渴证最后归结于肾，故又强调以治肾为本。叶天士《临证指南医案·消渴》曰"三消一证虽有上、中、下之分，其实不越阴虚阳亢，津涸热淫而已"，明确地提出了阴虚燥热的观点。在用药上，养阴药占主导地位。《古今图书集成·医部全录》治消渴共91方，其中天花粉35方，麦冬35方，地黄31方，山药12方，黄连19方，黄芪19方，葛根13方，与现代中医临床对现代消渴辨证多为气阴两虚，用药多选用养阴、益气、清热之品基本吻合。

民国时期张锡纯著《医学衷中参西录》认为"消渴，即西医所谓糖尿病"，故创玉液汤及滋膵饮，认为消渴"其人饮食甚勤，一时不食即心中怔忡，且脉象微弱者，系胸中大气下陷，中气亦随之下陷，宜用升补气分之药，而佐以收涩之品，与建补脾胃之品……若误用承气下之，则危不旋踵"。玉液汤（生山药、生黄芪、知母、生鸡内金、葛根、五味子、天花粉，注云："消渴之证，多由元气不升，此方乃升元气以止渴也，方中以黄芪为主，得葛根能升元气，而又佐以山药、知母、花粉以大滋真阴，使之阳升而阴应，自有云行雨施之妙也。用鸡内金者，因此证尿中皆含有糖质，用之以助脾胃强建，化饮食中糖质为津液也。用五味子者，取其酸收之行，大能封固肾关，不使水饮急于下趋也"。滋膵饮（生箭羽、大生地、生怀山药、净萸肉、生猪胰子）取六味地黄汤三补之品加黄芪、猪胰子而成。"盖膵为脾之副脏，迨至膵病累及于脾，致脾病不能散精达肺，则津液少，不能通调水道，则小便无节，是以渴而多饮多溲也"。"盖猪胰子即猪之膵，是人之膵病，而可补以物之膵也"。这对消渴病的治疗具有重大影响。

五、消渴病的防治

古代医家不仅重视药物治疗，而且注意饮食、生活、精神等方面的调摄，提出了许多行之有效的方法，至今仍有重要的使用价值。

（一）运动疗法

《外台秘要》引赤松子云："解衣惵卧，伸腰瞋少腹，五息止，引肾，去消渴，利阴阳。解衣者，使无坚碍，惵卧者无外想，使气易行；伸腰者，使肾无逼蹙；瞋者大怒，使气满少腹者；摄腹牵气，使无息即止之；引肾者引水来咽喉，润上部，去消渴枯槁病；利阴阳者，饶气力也"。王焘亦指出消渴病人如何运动锻炼，"养性之道，不欲饱食便卧，终日久坐……人欲小劳，但莫久劳疲极也，亦不可强所不能堪耳"。又说消渴病人"不得每夜食，食必即需行步，食稍畅而坐卧"。《诸病源候论·消渴门》载消渴病人应"先行一百二十步，多者千余步，然后食"，为我国古代运动疗法治疗消渴病的肇始。

（二）饮食疗法

唐代孙思邈是世界消渴病饮食疗法的鼻祖，《千金要方》指出"安身之本，必须于食……不知食宜者，不足以全生"。"食既排邪而安脏腑，悦神爽志，以资气血……安疾之本，必资于食，救疾之速，必凭于药"。并认为医者应当懂得怎样使病人去调养饮食；"若能用食平疴、释情、遣疾者，方可为良工"。"夫医者，当需先晓病源，知其所犯，以食治之，食疗不愈，然后命药"。其强调指出消渴病有三禁，消渴"疗之愈否，属在病者，若能如方节慎，旬月而瘳，不自爱惜，死不旋踵。方书医药，实多有效，其如不慎者何？其所慎有三：一饮酒，二房室，三咸食及面。能慎此者，虽不服药而自可无它，不知此者，纵有金丹，亦不可救，深思慎之"。《外台秘要》亦指出消渴病的饮食宜禁，"此病特忌房室，热面并干脯一切熟肉、粳米饭、李子等"。《圣济总录》亦说："慎此者服药之外，当以绝食欲，薄滋味为本。"不难看出，古代医家对消渴病非常注重饮食疗法，并明确指出消渴症的忌酒、忌房事过度、忌主食不节等三大禁忌，与现代医学的饮食疗法颇相雷同。

（三）精神疗法

七情六欲过极是导致疾病的重要因素，调养情志在治疗方面亦是不可忽视的重要环节，所以《景岳全书》云消渴病人："初觉燥渴，便当清心寡欲，薄滋味，减思虑，不治可瘳；若一毫不谨，纵有名医良剂，则必不能有生矣"。明王肯堂《证治准绳》亦载："不减滋味，不戒嗜欲，不节喜怒，则病愈而可复作；能从此三者，消渴亦不足忧矣"。这充分地体现出古代医学注重精神疗法与现代医学中的心理疗法相一致。

六、糖尿病中医药现代化的研究

近代中医和中西医结合防治糖尿病取得了令人瞩目的成就。研究手段从单纯的降血糖和尿糖，发展到深层次的分子酶学、分子生物学。动物模型从化学性动物模型发展到自发糖尿病动物模型和转基因模型。治疗药物从汤药发展到丸剂、冲剂、片剂、胶囊等多种剂型。药理研究从复方发展到提取有效成分和单体。研究范围由单纯降糖发展到调节血脂、改善循环、纠正血液黏附因子、改善血液动力学及降低胰岛素抵抗等。尽管新的口服降糖药不断涌现，胰岛素广泛应用于临床，但中医药综合疗法对于糖尿病及其糖尿病引起的并发症，具有疗效稳定，无毒副作用，并能调节机体内环境，改善体质，改善胰岛素抵抗状态，调节糖脂代谢，增强血糖自稳等优点。在轻型、中型糖尿病的防治工作中仍占有一定优势，特别是预防糖尿病前期发展成 2 型糖尿病，降低或延缓 2 型糖尿病的发病率以及防治慢性并发症呈现了特有的优势。

随着现代科学技术的高度发展，与中医学相互渗透，大力开展了糖尿病中医药治疗机理的研究，取得了可喜的成绩。对"证"的深入研究、建立了"辨证客观化""诊断定量化""证候规范化"等与客观指标关联的体系；糖尿病中西医结合研究进入更高层次，不仅从临床实践中筛选出一批疗效可靠的方药，并开展单味药和复方降糖机理的研究；以及针灸、推拿、按摩、点穴、熏洗、药浴等糖尿病的综合治疗；对中医糖尿病辨证的微观指标与中医降糖机理的相互规律进行了探讨，使我国中西医结合防治糖尿病临床与基础研究不断取得新的成就，不论从广度和深度都达到了一个新的水平，为中医药防治糖尿病走向世界，与世界医学接轨奠定了良好的基础。

（一）糖尿病辨证规范化研究

现代医学的糖尿病与中医学的"消渴"，既有联系，又有区别，二者不能等同，亦不能混淆。中医学"消渴"的概念包括两个方面：即广义的消渴和狭义的消渴，广义的消渴泛指以多饮、多食、多尿等为主症的一类病证，它包括现代医学的糖尿病、甲亢、尿崩症、库欣综合征等具有上述症状的内分泌疾病者。狭义的消渴，又称为消渴病，仅指"多饮、多食、多尿，尿有甜味，如脂如膏，日久而形体消瘦"为主要特征的一种疾病，相当于现代医学的糖尿病。

随着科学的进步，检查手段的提高，也给消渴病以新的含义和生命力，消渴病的辨证规范化正在确立。它包括上述的病名规范化、定义规范化、指标规范化、诊断规范化四项基本内容。规范化标准应遵循三条最基本的原则：第一，概念明确，特异性强，不易与其他疾病相混淆；第二，指标确切，针对性强，简单明了，易于掌握，便于推广普及；第三，辨证分型符合病变发展规律和中医辨证论治规律，易于临床总结，易于中西医学术交流和汇通。基于上述原则，选用狭义消渴病的概念加以充实、改进、完善，使之从广义的消渴病中独立出来，可与现代医学糖尿病具有相同的含义，将有利于中西医结合糖尿病的防治，以及在实际应用中的沟通，从中发现两者的有机联系，打破以往"三消辨证"的藩篱，总结出糖尿病新的辨证论治规律。在糖尿病并发症防治方面，通过深入细致的研究，寻找出不同并发症的个性及辨证论治的特殊性，又总结出普遍性，这样既能体现糖尿病共性，又能体现出某一种或几种并发症同时存在的个性；根据辨证论治，制定出切实可行的方案，发现有效方药，对糖尿病并发症的防治有重要作用。

（二）中医证型与客观指标的研究

不少学者对糖尿病中医辨证分型中的"证"与某些客观指标的联系进行了研究，将宏观辨证与微观辨证结合起来，探讨中医宏观上的"证"在微观上的物质基础，开展"证"本质的研究，出现了可喜的苗头。

1. 胰岛素功能

中国中医科学院广安门医院于 1982 年开始对糖尿病进行大样本病例临床中医辨证的前瞻性研究。依据不同证候及相关指标，将糖尿病分为阴虚热盛型、气阴两虚型、阴阳两虚型三型，并通过对 1288 例患者进行胰岛素功能测定，分别测定空腹及 100g 馒头餐后 1、2、3 小时的血糖、血浆胰岛素、C- 肽、胰高血糖素等时相各取均值。结果提示阴虚热盛型表现了胰岛素抵抗为主:4 个时相（空腹、餐后 1、2、3 小时）胰岛素和 C- 肽水平为三型中最高，均值高于正常范围，释放曲线属胰岛素正态高分泌型，呈现了高胰岛素、高 C- 肽血症；红细胞胰岛素受体测定，提示胰岛素受体数目减少，胰岛素与受体的特异性结合率降低；胰高血糖素和血糖均明显高于正常，但低于其他两型；该型血糖升高的原因与存在胰岛素抵抗、胰岛素受体缺陷、高胰高血糖素血症等因素有关。气阴两虚型 4 个时相胰岛素、C- 肽水平略高于正常，较阴虚热盛型为低，而胰高血糖素较高，3 者均值均于第 2 小时达高峰，胰岛素、C- 肽呈现延缓分泌，呈现了胰岛素抵抗和 β 细胞功能紊乱。阴阳两虚型 4 个时相胰岛素、C- 肽均值为三型中最低，餐后无明显升高，曲线呈低平状态，而胰高血糖素最高，血糖餐后呈直线上升，并持续高浓度不降，与胰高血糖素呈正相关，而与胰岛素呈负相关，表现了胰岛素分泌不足，胰岛 β 细胞功能受损严重以及高胰高血糖素血症而致使血糖异常升高。这一研究为中医对糖尿病的临床分型，以及随病程进展证型转化提供了科学依据。

腾岳民等用益气养阴中药配合饮食控制治疗糖尿病 50 例，认为益气养阴法对改善糖耐量和胰岛素分泌功能有双向性调节作用。刘畅等对 142 例老年前期及老年期糖尿病患者辨证分型与胰岛素的相关性研究结果提示，阴虚热盛型 36 例居中，气阴两虚型 94 例最多，阴阳两虚型 12 例最低，三型胰岛素分泌曲线分别呈高分泌型、普通分泌型、低分泌型。这与广安门医院的结论相一致。这对临床辨证分型具有较高的参考价值。

2. 胰岛素反调激素的测定

血液循环中存在着胰岛素的反调激素或称为胰岛素的拮抗物。当神经—内分泌免疫网络功能失调，使血糖升高，是 2 型糖尿病产生胰岛素抵抗的原因之一。激素类胰岛素拮抗物在 2 型糖尿病中最多见的有皮质醇、儿茶酚胺、胰高血糖素等。皮质醇增多可引起胰岛素受体亲和力降低，在周围组织产生对抗胰岛素的作用。肾上腺素能使 α-受体兴奋，可抑制 β-细胞释放胰岛素，β-受体兴奋可促进肝糖原的分解，二者均可使血糖升高。儿茶酚胺类激素还可通过 cAMP 依赖性蛋白激酶活性使胰岛素受体 β-亚单位丝氨酸或苏氨酸磷酸化，降低 β-亚单位的酪氨酸激酶活力，从而使胰岛素的效应减弱，增强胰高血糖素拮抗胰岛素的作用。

（1）血浆皮质醇含量的测定：徐鸿达通过测定清晨 8h 血浆皮质醇浓度，发现糖尿病病人平均含量为 $20.51 \pm 3.0 \mu g\%$，明显高于正常人的 $13.85 \pm 1.79 \mu g\%$（$P < 0.05$）。同时发现糖尿病阴虚型患者血浆皮质醇平均含量 $34.55 \pm 11.85 \mu g\%$，明显高于气阴两虚型的 $17.06 \pm 2.81 \mu g\%$ 和阴阳两虚型的 $21.57 \pm 6.35 \mu g\%$（$P < 0.05$）。焦敬贤也有类似的报道，同时发现皮质醇的浓度随着阴虚症状的加剧而增大。郎氏对 2 型糖尿病皮质醇水平及节律变化的观察，证明皮质醇可直接作用于胰岛 β-细胞，减低胰岛素分泌功能，促进糖原分解，间接刺激胰高血糖素的分泌，引起血糖升高，出现口渴、多饮等阴虚证候。以上对皮质醇的测定，为糖尿病的辨证分型提供了一定的参考依据。

（2）血浆性激素含量的测定：邝安堃等测定 40 例女性绝经期 2 型糖尿病患者血浆性激素，发现雌二醇（E2）、睾酮（T）两者比较明显低于正常绝经者，表现为卵巢功能减退。当肾虚症状得到改善，血浆 E2/T 值上升，血糖下降。肾气虚与阴虚两组之间无明显差别。对 46 例男性患者作了同样的测定，结果雌二醇浓度较高，E2/T 值上升。经用补肾药调节阴阳后，E2/T 值下降（$P < 0.05$），从而推测 E2、T 的浓度与肾虚有一定的关系。邝氏还研究了育龄妇女患者血清和唾液性激素变化与肾虚的关系，18 例中肾气虚 15 例，肾阴虚 3 例，治疗前空腹血糖 $12.66 \pm 0.7 mmol/L$。5 例停经患者血清和唾液雌二醇、孕酮及睾酮水平均较正常对照组明显降低，13 例有月经的患者，其血清和唾液雌二醇、孕酮水平显著下降，睾酮水平上升，雌二醇与睾酮比值下降。在口服降糖药物的基础上，加用补肾中药（党参、黄芪、淫羊藿、枸杞子、熟地、玉米须、蚕蛹、桃树胶）治疗后，血糖降至 $8.18 mmol/L$（$P < 0.001$），肾虚症状改善，血清和唾液性激素趋于正常。亦有学者发现糖尿病肾阴虚、肾气阴虚、肾阴阳两虚三型中，T、E2 及 E2/T 的比值逐渐递减。

（3）血浆甲状腺激素的测定：张氏报告 2 型糖尿病，中医辨证分阴虚热盛、气阴两虚、阴阳两虚三型，血浆 T3、T4 均有不同程度的下降，并以 T3 尤为明显，称为低 T3 综合征，与对照组比较有显著性差异。研究结果提示 T3、T4 值随阴虚热盛→气阴两虚→阴阳两虚型依次递减。说明糖尿病严重程度与 T3、T4 降低程度呈正相关，为糖尿病微观辨证提供了参考依据。T3 之所以降低与 T4 转变成 T3 的酶活性降低有关。

（4）肾上腺皮质和髓质激素代谢产物测定：糖尿病患者可出现下丘脑—垂体—肾上腺轴（皮质轴或髓质轴）的功能失调，测定肾上腺皮质和髓质激素的代谢产物对临床有一定的意义。李氏对 2 型糖尿病阴阳两虚型患者测定 24 小时尿 17 羟（17-OHCS）、17 酮（17-KS）以及儿茶酚胺的含量，结果发现三项均值较正常人为高，与血浆皮质醇浓度增高相一致，可以推测糖尿病气阴两虚型在一定程度上存在有肾上腺皮质和髓质功能增强。李凤翠观察了 30 例患者治疗前后 24h 尿 17- 羟、17- 酮、儿茶酚胺的变化，发现服用降糖丸后 24 h 尿 17-OHCS、17-KS、儿茶酚胺的水平下降，说明该方可通过拮抗皮质醇、儿茶酚胺等升糖激素而降低血糖。

张崇祥对 94 例糖尿病患者按中医辨证分为肺热津伤、胃火炽盛、肾阴不足、阴阳两虚四型，研究了中医证型与激素变化的关系，结果表明，其间有一定的规律性：不同证型有不同的病理基础，4 型的 17-KS、17-OH、VMC 数值按排列顺序依次增高，与胰岛素、肾上腺皮质及髓质激素、甲状腺功能状态关系密切。同时肺热津伤型与胃火炽盛型相关激素水平近似。阴虚热盛是其共同的病理表现，故认为可合并为肺胃燥热型，糖尿病患者有一定程度的肾上腺皮质和髓质功能增强。

（三）脂代谢紊乱相关指标的测定

脂代谢紊乱是糖尿病患者的主要代谢紊乱之一，糖尿病患者常伴有高脂血症，尤其是高甘油三酯血症。2 型糖尿病主要表现为低密度脂蛋白升高（LDL），LDL 是主要的致动脉硬化脂蛋白，同时伴有高密度脂蛋白（HDL）降低；HDL 具有防止胆固醇在血管壁沉积的功能，许多学者将 HDL 作为预测冠心病的灵敏指标。中药的降糖、降脂作用在临床上得到充分证实。张凯珍等以蚕蛹每日 25g 水煎服治疗糖尿病 86 例，结果有效 61 例，血糖显著下降，胆固醇亦有所下降。吴仕九等用滋肾荣精丸治疗肾虚型糖尿病，有效率 87.69%，主要作用机理是通过增加肝糖原含量，调节血糖，并降脂减肥。查良伦等在研究天寿液（生地、熟地、黄芪、葛根、黄连等）对糖尿病患者红细胞膜活性和能量代谢的影响时发现，治疗后的红细胞膜脂区流动性和血清高密度脂蛋白水平比治疗前明显增高（$P < 0.01$），血清胆固醇水平和血糖水平比治疗前显著下降（$P < 0.001$）。陈梦月等以补肾益气、活血生津法，自拟三消胶囊（黄芪、蚕蛹、玉米须、石斛、生蒲黄、淫羊藿等），采用双盲法治疗糖尿病 122 例，治疗 3 个月后血糖、血脂、糖化血红蛋白与安慰剂比较有显著性差异（$P < 0.05$）。张发荣等益气养阴、活血化瘀法组方糖复康，治疗本病及脂代谢紊乱 200 例，结果提示：本方能降低患者的空腹血糖及尿糖，升高空腹胰岛素水平。这些作用与达美康相似，且能显著降低甘油三酯、胆固醇、低密度脂蛋白、极低密度脂蛋白、动脉硬化指数、载脂蛋白 B100 水平，升高高密度脂蛋白、载脂蛋白 A1 水平，其作用优于对照组达美康。施赛珠等把 60 例患者随机分为治疗组和对照组，发现口服降糖药加益气活血药比单纯口服降糖药治疗者，其高脂血症及动脉硬化指数的改善有显著性差异。认为加用益气活血药对血糖基本控制后依然伴有脂代谢紊乱的糖尿病患者尤为适宜。

日本人曾对人参做了许多研究，人参的主要成分为人参皂苷，可降低血糖，增强和促进糖酵解，并有降脂作用，给健康人服人参粉 6 小时后血中 β- 脂蛋白下降，HDL 上升。人参皂苷 Rb2 可使血中总胆固醇和低密度脂蛋白胆固醇显著下降。

（四）抗糖脂代谢药物的探索

蔡渊等观察玉泉丸对四氧嘧啶高血糖大鼠和肾上腺素高血糖大鼠有明显的降糖降脂作用，组织切片发现，肝糖原浓度增加，且能提高血环磷酸腺苷的浓度。孟庆棣等对若干有代表性的古典消渴方进行实验研究，发现八仙长寿丸有较好的抗动物高血糖作用，并发现其降糖作用不是刺激胰岛 β 细胞分泌功能，可能是对糖代谢某一环节的调控，能降低血脂，提高淋巴细胞的转换率，增强自身免疫。张国良等研究证实，加味桃核承气汤能显著降低糖尿病大鼠的血糖，降低血清总胆固醇（$P < 0.05$）及动脉硬化指数（$P < 0.05$），提示此方有纠正糖尿病大鼠脂代谢紊乱和预防动脉粥样硬化的作用。柴润芳等发现胰活散（黄精、鬼箭羽、沙参、枸杞子、丹参、生地等）可明显降低糖尿病大鼠空腹血糖、果糖胺、胆固醇浓度，自身服药前后对照，以及服药后与玉泉丸比较均有显著性差异（$P < 0.01$）。程益春等用健脾降糖饮（生黄芪、白术、山药、葛根、黄精、枸杞子、天花粉等）对四氧嘧啶糖尿病小鼠的研究发现，该药能降低对四氧嘧啶小鼠的血糖，降低家兔的空腹血糖，并提高耐糖能力，降低鹌鹑的总胆固醇、游离胆固醇和甘油三酯，升高高密度脂蛋白（$P < 0.05$ 或 0.01），并有抗疲劳作用。吴燧荣等应用黄精多糖（黄精的乙醇提取物）研究表明黄精多糖主要药理为调节免疫功能，拮抗自由基损伤，抗衰老，调节代谢作用。实验结果发现一定剂量黄精多糖（相当于生药 $16g \cdot kg^{-1} \cdot d^{-1}$）可显著降低实验动物血脂水平，与辛伐他汀无明显差异（$P > 0.05$），并能抑制动脉内膜泡沫细胞形成的药效。赖雁妮等实验证实黄芪多糖能改善 STZ 诱导糖尿病大鼠的糖、脂代谢，并能延缓糖尿病肾病的发展，在一定程度上具有保护肾脏功能的效应。红花油系为红花的种子油（简称红花油）含主要成分十八碳二烯酸即亚油酸达 80% 以上，能降低实验性动物血清 TC、TG、LDL-C 水平。

（五）清除氧自由基损伤的研究

梁晓春等用金芪降糖片（银花、黄芪、黄连等）治疗糖尿病 40 例，治疗 2 个月后，血糖、胆固醇、红细胞乙酰胆碱酯酶、糖化血红蛋白等均下降（$P < 0.05$ 或 $P < 0.001$），红细胞超氧化物歧化酶（SOD）显著升高（$P < 0.001$）。梁氏在动物实验研究中发现，金芪降糖片在降糖降脂的同时，可降低血清丙二醛的含量，升高血清超氧化物歧化酶与丙二醛的比值，与对照组均有显著性差异（$P < 0.05$）。郭赛珊等以仙贞片（淫羊藿、女贞子、黄芪、丹参、何首乌、菟丝子、枸杞子）治疗肾虚血瘀型患者 34 例，设安慰剂对照组 34 例，结果提示仙贞片在降血糖、升高高密度脂蛋白胆固醇及红细胞超氧化物歧化酶活性，降低血清过氧化脂质含量方面，治疗前后比较以及与对照组比较均有显著性差异（$P < 0.05$ 或 $P < 0.01$）。张艳萍等用利多尔（以绞股蓝为主要成分制成的胶囊）研究发现，其对四氧嘧啶大耳白兔有明显的降糖作用，且利多尔各治疗组治疗前后全血超氧化物歧化酶活性明显升高，与阴性对照组比较差异显著（$P < 0.01$），过氧化脂质含量明显低于阴性对照组（$P < 0.01$）。谢宗长等在人参抗实验性大鼠脂质过氧化物损伤的研究中发现，人参不仅可降低糖尿病大鼠的空腹血糖，而

且可以降低其心肌和红细胞的过氧化脂质含量，提高超氧化物歧化酶活性，从而减轻自由基对大鼠心肌和红细胞所造成的过氧化损伤，其作用优于对照组维生素 E。有学者报道以中药降糖片（黄芪、太子参、知母、草决明、黄连、川芎等）治疗气阴两虚型糖尿病 60 例，结果提示该药不仅有较好的降糖和改善血流变学的作用，而且还能提高红细胞超氧化物歧化酶含量，抑制血清丙二醛的生成，降低红细胞乙酰胆碱酯酶水平。说明该药既可改善糖代谢，还可影响自由基和乙酰胆碱酯酶的代谢。天津医科大学曲竹秋教授应用中药"糖尿停"对糖尿病大鼠的实验研究表明，"糖尿停"能明显提高血清 SOD 含量，降低 LPO 的效应优于维生素 E（VE）（$P < 0.05$）。VE（α – 生育酚）是自由基的一种非酶类清除剂，能竞争性抑制生物膜上不饱和脂肪酸的过氧化反应，保护机体免受自由基和 LPO 的损害。自由基（FreeRadical）是指具有未配对电子的原子，自由基性质不稳定、活性强，具有连锁反应性，能迅速攻击生物膜的脂类、糖、蛋白质以及细胞内的核酸，使脂类和糖发生氧化反应、蛋白质变性、酶失活、DNA 多核苷酸主链断裂等。正常人体内存在自由基生成和清除系统，使其处于动态平衡。当自由基产生增加而清除不及时，则可损伤机体。这说明中药复方具有较好的清除自由基，抑制过氧化反应等作用。

（六）改善胰岛素抵抗与胰岛素抵抗综合征

胰岛素抵抗是引发 2 型糖尿病的发病因素，同时又是胰岛素抵抗综合征的病理基础。干预胰岛素抵抗和胰岛素抵抗综合征为当前研究的热点。

1. 胰岛素抵抗与胰岛素受体

胰岛素受体数目减少，结合力下降，受体后缺陷等是胰岛素不敏感的主要病理因素。对 2 型糖尿病的防治的重点，立足于提高胰岛 β 细胞功能，改善胰岛素抵抗。熊曼琪等用加味桃核承气汤基础实验研究表明该方能降低糖尿病及正常大鼠的空腹血糖，促进胰岛素分泌，抑制胰高血糖素的分泌，对胰岛内分泌细胞有一定的修复功能及增加胰岛 β 细胞的分泌颗粒，刺激肝糖原合成，抑制肝糖原分解，增加糖尿病大鼠肝细胞膜胰岛素受体数目，从而使机体对胰岛素的敏感性增强而改善胰岛素抵抗。李惠林等以加味桃核承气汤（黄芪、大黄、桃仁、桂枝、炙甘草、生地）治疗链脲佐菌酶素诱发的糖尿病大鼠，结果提示：治疗组治疗前后胰高血糖素明显低于对照组（优降糖组），胰岛素水平明显高于对照组。可见在增加胰岛素分泌的同时，抑制胰高血糖素分泌是该方降糖作用的重要机理。

薄家璐等报道用甘露消渴胶囊对四氧嘧啶性高血糖小鼠和大鼠肾上腺素性高血糖有明显的降糖作用，提示该胶囊可能是通过改善肾上腺素对胰岛素的拮抗而发挥降糖作用的。宋丽晶等在三消治（人参、黄芪、生地、枸杞子、茯苓等）治疗糖尿病的研究中发现，该方对四氧嘧啶性高血糖小鼠有降低血糖和保护胰岛 β 细胞的作用，可使肾上腺皮质激素受体数目减少、结合力下降，并可提高胰岛素受体数目及其功能，起到整体调整和受体调节性治疗作用。陈晶等在胰岛灵（人参、黄芪、丹参等）对四氧嘧啶性糖尿病大鼠红细胞胰岛素受体及脂质过氧化物的影响研究中发现，胰岛灵能提高胰岛素受体数目和胰岛素受体的亲和力，降低脂质过氧化物脂质浓度，从而达到降低血糖，防治并发症的目的。

常风云等应用消渴康（由人参、黄芪、丹参、山药、天花粉、水蛭等组成）对糖尿病大鼠胰岛素敏感指数及受体的影响实验研究，结果提示：该药能增强胰岛素与受体的亲和力，增加受体数目，提高胰岛素敏感性，改善胰岛素抵抗。

2. 胰岛素抵抗与瘦素

赵旭燕等应用糖脂消（由黄芪、丹参、汉防己、地骨皮、水蛭等12味药组成）对糖尿病大鼠合并高血压的实验研究提示，模型组 HOMA-IR（稳态模型 24.67±4.65）、瘦素（LP 3.09±1.54）显著高于对照组（HOMA-IR10.45±5.39、LP 1.17±0.70），两者呈平行性升高，说明大鼠体内同时存在胰岛素抵抗和高瘦素血症。相关分析显示，瘦素与胰岛素呈负相关，而与 HOMA-IR 呈正相关，认为瘦素参与胰岛素抵抗的形成，有以下论据。

（1）胰岛素与瘦素具有双向调节：瘦素通过激活胰岛 β 细胞的瘦素受体，介导 ATP 钾通道，使 β 细胞超极化，而抑制胰岛素的释放。同时研究证实，高胰岛素血症可刺激瘦素的合成和分泌，引起高瘦素血症，产生瘦素抵抗，降低对胰岛素的抑制，使胰岛素水平升高，加重胰岛素抵抗。

（2）瘦素可减弱胰岛素的生物效应：体外培养的大鼠脂肪细胞置于低浓度瘦素（1nmol/L）中可降低胰岛素敏感性，高浓度（30nmol/L）完全抑制了胰岛素对脂肪细胞的作用。这表明瘦素可显著影响胰岛素的生物效应。

（3）瘦素可引起胰岛素抵抗：瘦素能促进内脏脂肪的分解，使血循环游离脂肪酸（FFA）增多。高 FFA 可降低组织细胞对葡萄糖的摄取和利用，诱导肝糖输出，促进基础胰岛素的分泌，并降低肝脏对胰岛素的灭活等而导致高胰岛素血症，加重胰岛素抵抗。本实验结果提示糖脂消能明显降低糖尿病大鼠血清胰岛素、HOMA-IR、LP 水平而改善胰岛素抵抗。

3. 胰岛素抵抗与免疫

新近研究认为炎症是胰岛素抵抗的触发因素，也是诱发动脉硬化（AS）的病理基础。C- 反应蛋白（CRP）是炎症反应主要标志之一，常作为 AS 进展的检测指标。王智明等应用中药调肝泻火法对 30 例 2 型糖尿病胰岛素抵抗者进行干预治疗，临床观察结果显示：胰岛素敏感指数（IAI）上升、C- 反应蛋白下降，治疗组优于二甲双胍对照组。表明调肝泻火中药具有控制炎症，预防 AS，提高免疫功能，改善胰岛素抵抗的作用。

4. 环核苷酸的测定

第二信使 cAMP、cGMP 对细胞代谢及生理功能等发挥着极其重要的作用。已有报道指出，胰岛素能刺激脂肪细胞使 cGMP 升高，同时 cAMP 下降，认为胰岛素与胰高血糖素对 cGMP 和 cAMP 呈彼此相反的影响，提出 cAMP 和 cGMP 是胰岛素的第二信使，且 cAMP 水平与胰岛素受体量有关。邝氏提出 cAMP、cGMP 血中含量及其比值可以作为衡量阴虚、阳虚的指标。劲氏等对糖尿病患者的 cAMP、cGMP 测定，发现 cAMP 明显低于正常人，而 cGMP 又明显高于正常人（cAMP/cGMP 比值下降）。张氏通过对 31 例糖尿病人及 10 例正常人环核苷酸（cAMP、cGMP）含量的测定及其比值的变化规律，实验结果提示：31 名糖尿病人中，阴虚热盛型 7 例，cAMP 含量近似正常人，cGMP 含量低于正常人，cAMP/cGMP 比值显著升高（$P < 0.01$）。气阴两虚型 16 例，阴阳两虚型 8 例，其检验结果相似，为 cAMP 含量低于正常人，cGMP 含量高于正常人，cAMP/cGMP 之比值显著降低（$P < 0.01$），尤以阴阳两虚型病人比值下降更为显著。上述指标变化与临床表现颇为一致，糖尿病病程越长，病情越重，阳（气）虚症状就越明显，环核苷酸的变化，特别是 cAMP/cGMP 的比值降低就越显著。

李氏观察了 33 例气阴两虚型 2 型糖尿病血浆 cAMP 的含量，认为气阴两虚型 2 型糖尿病患者 cAMP 均值较正常明显降低，且病程越长，空腹血糖浓度越高，其降低的幅度越大，与中医"久病多虚"的气阴两虚证改变颇为一致。

（七）糖尿病血瘀证的基础研究

祝氏于 1980 年对 30 例糖尿病人的观察发现，几乎全部病例均有舌暗或有瘀斑，舌下静脉青紫或曲张，首次提出糖尿病夹瘀血证，并在以后的研究中认识到糖尿病多见于气阴两伤，进而导致气虚血瘀、气滞血瘀，影响津液的敷布而加重消渴。多数临床研究者依据中医"久病必虚""久病必瘀""久病入络"等理论，结合临床观察，推论糖尿病血瘀证的发病机理为阴虚、气虚所致。有关学者还做了如下深入研究。

1. 血液流变学

Dinienfass 认为糖尿病有红细胞聚集、血小板聚集、血浆黏度增高等变化，可导致血液高黏滞状态。Ditzcl 有关实验结果表明：正常人全血黏度为 68 帕秒，而糖尿病者为 79 帕秒，两者有明显差异。翁氏对 40 例糖尿病患者血液流变学各项指标的观察，发现糖尿病人全血比黏度升高。男性患者与正常人无明显差异，而女性患者则明显升高。用 ELD 旋转度计，对 5 个不同切迹的测定，全血比黏度值糖尿病人无论男女均与正常人有十分显著性差异。血浆比黏度男性则反较正常人为低（$P < 0.05$），血沉男性患者较正常人为快。女性患者的全血比黏度、血浆比黏度、红细胞压积等均较正常女性为高。红细胞电泳时间较正常人明显延长。翁氏等以 20 种常用活血化瘀药分别治疗高分子右旋糖酐所造成的实验性瘀血家兔动物模型，提示它们有降低血液黏度，抑制血小板聚集，防止血栓形成及抑制红细胞聚集，改善红细胞变形的作用。

刘氏对糖尿病、糖尿病并发冠心病及单纯冠心病三组病人进行血液流变学观察，结果发现三组血流变学各项指标均较正常人为高，其中尤以糖尿病合并冠心病者为突出，与其他两组相比也有显著性差异（$P < 0.05$），三组全血比黏度均随血球压积而增高，其中糖尿病合并冠心病组更为显著，血浆比黏度随纤维蛋白原的黏度而增高。他们还对糖尿病并发血管神经病变患者作了类似的观察，结果提示糖尿病患者中普遍存在着血液流变学的异常现象。即使在临床上尚未确立血瘀证诊断者也存在着血液流变学的异常，他们推测此种改变可能为血瘀的基础，随病情的演变，血流变性异常加重，二者呈平行关系。魏江磊用补阳还五汤治疗原发性成人糖尿病 30 例，观察到该方能降低患者血液黏度，扩张血管，从而改善高凝状态，缓解脏器缺血。郭氏报道糖尿病患者血液处于高

凝状态，红细胞聚集性升高，变形力下降，血小板高凝异常。梁晓春等用益气养阴活血方治疗气阴两虚血瘀证患者 68 例，结果提示患者的全血比黏度、血浆黏度、红细胞压积及红细胞滤过指数均有显著性降低（$P < 0.05 \sim 0.01$）。

杨三喜等将老年糖尿病病人分为治疗组和对照组各 21 例，均给以降糖药，治疗组加用健脾益肾、活血化瘀药（党参、生地、熟地、山药、丹参、山楂、陈皮、半夏、苍术、山茱萸、茯苓、当归、淫羊藿、红花、肉桂），每日一剂；对照组用烟酸肌醇酯治疗，2 个月为一疗程。结果治疗组血糖、血脂及血液流变学检查等各项指标比对照组均明显下降（$P < 0.05 \sim 0.001$），表明健脾益肾、活血化瘀药对老年糖尿病高凝状态所致血管病变有治疗和预防作用。劭启惠等认为血瘀贯穿于糖尿病的整个过程中，主张以活血化瘀法为主治之，自拟活血方（丹参、生蒲黄、鬼箭羽、茺蔚子、当归、虎杖、水蛭），阴虚加生地、麦冬、黄精；气虚加黄芪、太子参；阳虚加淫羊藿、菟丝子。结果发现此方对血糖、血脂、血浆比黏度及渗透压等均有显著疗效。

有学者对糖尿病患者血液流变学观察，认为糖尿病患者有以下特点：①高凝状态：纤维蛋白原溶解活性降低；②高聚集状态：血沉加快，低切变速率下全血黏度高；③高浓度状态：血浆中纤维蛋白原增加；④高黏状态：全血比黏度、血浆比黏度、全血还原黏度增高。这几种状态使糖尿病患者微血管流态明显障碍，血液中易形成网络结构，易于形成血瘀及血栓倾向，导致血管并发症的发生。

此外，祝氏、邵氏等在研究中也取得了类似的结果。这对糖尿病血瘀证的研究提供了一定的依据。汪氏认为，血瘀是以血液的病理生理变化为主要发病机理，血瘀证共同的病理基础是"血脉瘀滞"。人体是一个既有流体又有固体的有机整体，人体就是在血的流体中完成气血运行的生命活动。血行一旦瘀滞，就导致疾病。糖尿病血瘀证的微观研究给临床活血化瘀治疗提供了理论依据。

由此可见，糖尿病血管病变与中医血瘀证有着共同的病理基础，均为血流不畅、血液瘀滞、血脉瘀阻。血管病变与血瘀证的分布均按阴虚热盛、气阴两虚、阴阳两虚而递增，病情也随之加重，表明有共同的分布规律和发展趋向。血瘀证与血管病变为同一病理改变的两种不同表现，血瘀证为血管病变临床证候的体现，血管病变则为血瘀证的具体病理基础，两者同出一辙，互为因果。

2. 血小板功能

施氏对 76 例糖尿病患者的临床观察，发现有血瘀证者血小板聚集率明显高于无血瘀证者。也有学者发现糖尿病者血小板第Ⅳ因子活性明显高于正常人。朱氏通过对 24 例 2 型糖尿病用丹参、潘生丁治疗，结果发现丹参能使糖尿病兼有血瘀证者的血小板高聚集状态得到显著改善。丹参为常用的活血化瘀药，从另一个侧面揭示了糖尿病血瘀证的实质。于氏进一步采用四君子汤、四物汤、八珍汤等益气补血之品对家兔血瘀模型进行实验性治疗，结果提示具有抗血小板聚集作用（$P < 0.05$）。此不仅反证气虚、血虚可致血瘀，而且为益气养血治疗血瘀证开拓了新的思路。邝氏测定男性 2 型糖尿病患者促血小板凝聚的 TXA_2 代谢产物 TXB_2 升高，而抗血小板凝聚的 PGI_2 的代谢产物 6-Keto-PGF-1α 降低，阴虚组较气虚组患者更为明显，反映了体内血小板自发性聚集

β－血小板球蛋白高于正常。此种异常气虚组较阴虚组明显，使用益气补肾药治疗后，症状得到改善，TXB$_2$含量趋于正常。陈氏等发现在糖尿病有微血管病变的患者中，血小板聚集功能增高较无血管变化者更为显著。同时，血小板释放反应异常，血小板促凝血活性升高，提示糖尿病表现为血瘀证者，有凝血和抗凝血机制的异常。

3. 甲皱微循环的测定

甲皱微循环测定也是研究糖尿病血瘀证的主要指标之一。中国中医科学院广安门医院曾对 107 例糖尿病患者甲皱毛细血管观察，发现糖尿病患者视野模糊，管袢不整齐，粗细不均匀，与正常人相比有明显差异，其管袢畸形，迂曲扩张的数目明显多于正常人，毛细血管袢内的流态提示红细胞聚集增多，袢顶瘀血、出血，乳头下静脉丛出现机率增多，血流速度减慢，线粒体较少，上述结果与正常人相比均有显著性差异（$P < 0.05$）。可见人体气血相依，气行血行，气虚推动无力，而血行瘀滞。当机体阳气虚衰，血流缓慢，血细胞相对吸附、聚集瘀滞于局部血管时，导致微血管瘀血，静脉端迂曲扩张、扭曲等一系列变化，可作为糖尿病"血瘀"的诊断依据。翁氏对 35 例糖尿病人也作了相同的观察，其中 24 例占 68.6% 的患者甲皱微循环发生异常改变。这种应用现代技术观察微血管及血流情况，以深入研究糖尿病微血管病变和血瘀证，对糖尿病的基础和临床研究具有一定的意义。

施赛珠等研究了 76 例 2 型糖尿病患者中有血瘀证占 52%，认为糖尿病的中医辨证分型以气阴两虚最常见，但夹杂瘀证者并不少见。且瘀证与糖尿病并发症有密切关系，可能是糖尿病较后期的表现。治疗组加服益气活血中药后，高脂血症及动脉硬化指数皆明显改善，推测益气活血药可以预防 2 型糖尿病血管病变。

（八）糖尿病辨证论治的研究

1. 糖尿病辨证论治的基础研究

许多学者应用现代科学技术对糖尿病中出现的"证"进行了深入细致的研究，取得了令人信服的客观数据。目前中医药治疗糖尿病的作用机理主要从胰岛素释放、胰岛素的反调激素、肾上腺皮质和髓质激素的代谢产物、清除氧自由基损伤、胰岛素抵抗等研究。

2. 糖尿病辨证论治的临床研究

现代中医对糖尿病的辨证论治，主要是借鉴古代医家治疗消渴病经验，总结出有效的验方和单方，在此基础上化裁而成。实验证明，不少治疗消渴的古方，经千百年临床锤炼，疗效确切。目前，虽对本病辨证分型未取得统一意见，但临床常用的治疗大法可归纳为以下 4 种。

（1）清热润燥法：糖尿病早期在临床上表现为口干多饮、易饥多食、多尿，辨证属肺胃燥热之证，立法清热润燥。方药如消渴方、白虎汤、白虎加人参汤、玉女煎、竹叶石膏汤、千金黄连汤等。药以清肺胃之热为主，佐以养阴，如生石膏、知母、麦冬、生地、玄参、玉竹等。安阳地区医院采用白虎汤加减，服药 3 ~ 6 剂后改用经验方（芡实、白扁豆、益智仁、薏仁各 30g，公鸡 1 只，去毛及内脏，洗净后将上药填入公鸡体腔内，用针线缝合切口，入砂锅煮熟），汤、鸡、药均可食用。每 1～2 天 1 剂，3～5 剂后，改为每 7～10 天 1 剂。治疗 21 例血糖下降，尿糖转阴，总有效率 95%。田永淑用抑糖汤（熟地 20g，生石膏 30g，麦冬 20g，天花粉 20g，山药 30g，益智仁 10g，五倍子 6g，石斛、覆盆子、桑螵蛸、萆薢各 15g），治疗 215 例，有效率 70%。查氏用白虎汤合大补阴丸加减治疗燥热型取得一定疗效。张氏将糖尿病辨证分为 6 型，其中肺胃阴虚型治以滋阴润燥，药用天冬、麦冬、葛根各 30g，花粉、沙参、白芍、生地、玄参各 20g。胃热型治以清热补阴，药用生石膏、熟地各 60g，黄连、石斛、葛根各 10g，知母 12g，花粉、白芍、麦冬各 20g。

日本学者大林正康实验证实人参白虎汤的降糖作用在于它的综合疗效。其中，以知母为主导，当人参、知母相配伍，降糖作用减弱，如加入石膏可增强降糖效应。如用一定量的知母，加大人参用量，知母呈现拮抗作用。相反，人参一定量，增加知母用量，呈现了知母的降糖效果。可见，不同比例的配伍会产生不同的效应。

（2）益气养阴法：近代名医施今墨主张用黄芪配山药降血糖。祝谌予用增液汤和生脉饮治疗糖尿病已见于报道。广安门医院在辨证的基础上，采用益气养阴的降糖甲片（黄芪、天花粉、麦冬、太子参等）治疗糖尿病病人 605 例，总有效率 76.4%。其中气阴两虚型达 81%。并在治疗前后做胰岛素释放实验，使血浆胰岛素浓度升高，血糖下降，治疗前后有显著性差异（$P < 0.05$）。近代名医张锡纯擅长用黄芪治疗消渴病，自拟 "滋膵饮" 一方（黄芪、山药、生地、山茱萸、猪胰子），其认为黄芪能引清气上达于肺，与吸入之气相合而化水，并能鼓舞胃中津液上行，摄下焦气化，故能治消渴。张氏、周氏、河南平顶山中医门诊部、阳江城西卫生院用该方化裁，取得了较好疗效。李氏用降糖丸（红参、黄芪、白术、茯苓、葛根、大黄、黄连、五味子、甘草等）治疗 20 例糖尿病，有效率 85%。江苏省南通医学院用降糖饮（黄芪、熟地、花粉、黄连、五味子）加减及玉米须煎水代茶，以益气养阴固本之法取得了改善临床症状，降低血糖的效果。陈氏用消渴平片（黄芪、人参、知母、花粉、天冬、五味子、沙苑子、枸杞子、五倍子、丹参、黄连、葛根等）治疗 2 型糖尿病 113 例，总有效率 89.4%。祝氏通过上千例糖尿病人的临床观察，并拟定出分型治疗方案：阴虚型用沙参、麦冬、枸杞子、当归、川楝子各 10g，丹参 30g，生地、熟地各 15g，以滋阴生津，兼以活血；气阴两虚型用黄芪、玄参、丹参、生牡蛎各 30g，山药、党参、麦冬、五味子各 10g，苍术、生地、熟地、葛根、茯苓各 15g 以益气养阴，兼以活血；气阴两虚火旺型于上方加清热之品。腾氏以益气养阴药组方治疗 50 例 2 型糖尿病患者，有效率达 82%。刘氏用人参降糖片（黄芪、人参、花粉、生地、麦冬、知母、生石膏、茯苓、山药、甘草、地骨皮、玉米须）治疗 33 例，有效率 63.3%。赵氏用五加参降糖片（刺五加、泽泻、葛根）治疗 24 例，有效率为 75%。程氏等用消渴平片（黄芪、人参、花粉、麦冬、知母、葛根）治疗 333 例，有效率 81.1%。陈氏对气阴两虚型用沙参、麦冬、五味子、花粉、玉竹、女贞子治疗，有效率 94.2%。刘氏对 2 型糖尿病用黄芪、山药、苍术、玄参、生地、花粉等益气养阴药为基本方加减，阴虚肺燥加消渴方，肾阴亏损加玉女煎，阴阳两虚加肾气丸，均取得了较满意的疗效。王氏用降糖益心丸（苍术、甘草、丹参、

牛膝、寄生、白芍、川芎、五味子、蒲公英、黄精、泽泻、黄连、山药、白术、生地、玄参、柴胡、丹皮、枸杞子、麦冬、葛根、红参须等）治疗 113 例，有效率 40.7%。

王氏等对补气药人参作了实验研究，提示人参对高血糖有抑制作用，但不能完全纠正四氧嘧啶糖尿病狗的代谢障碍。临床观察到人参可以减少糖尿病人胰岛素的用量。

（3）治肾为本法：赵献可主张"治消之法，无分上、中、下，先以治肾为急"。"惟六味、八味随证而服，降其心火，滋其肾水，则渴自止"。他推崇治肾为本的观点，对后世影响颇深。以六味丸为主治疗糖尿病之法至今仍广泛应用。有 13 个单位应用六味地黄丸加减治疗糖尿病，阴虚火旺者加黄柏、知母；阳虚火衰者加肉桂、附子，共治疗 124 例，获得了满意疗效。河北省故城县卫生局系统以六味地黄丸为基本方治疗 104 例，天津市第一人民医院以六味地黄丸和地玉合剂（熟地、玉米须）治疗 2 型糖尿病，使临床症状改善以至消失，血、尿糖下降。原北京地方工业局职工医院用地黄、天冬、枸杞、人参、山茱萸等量配成合剂，治疗 20 例，有效率 80%。王氏等用五味地黄合剂（生地、人参、天冬、枸杞、山茱萸）为主治疗 50 例，其中 32 例血糖下降，36 例自觉症状消失。北京协和医院用地黄合剂（人参、生地、天冬、枸杞、山茱萸）为基本方，配合体育、气功、降糖西药治疗 92 例，表明可明显改善临床症状，有一定的降低血糖作用。傅氏等用生地、熟地、泽泻、丹皮、茯苓、山茱萸、白芍、苍术、甘草、丹参、牛膝、桑寄生、川芎、五味子、蒲公英、黄精、黄连、白术、玄参、薏仁、柴胡、黄芪、淫羊藿、当归、石斛等药加减治疗 40 例，有效率为 72.5%。安氏用甘露消渴胶囊（生地、熟地、菟丝子、山茱萸、茯苓、泽泻、党参、麦冬、天冬、当归）治疗 2 型糖尿病 102 例，显效 30 例，有效 57 例，无效 15 例。血糖平均下降 45.68±4.5mg/d。邝氏等对 26 例绝经后 2 型糖尿病患者在口服降糖药控制不满意的情况下，加用甘温补肾、益气升阳、生津活血的中药，药用党参 30g，黄芪 30g，仙灵脾 15g，枸杞 12g，玉米须 30g 等随证加减，治疗 3 个月，空腹血糖平均由 237mg/d 下降至 164mg/d，平均下降 73mg/d；甘油三酯由 186mg/d 降为 167mg/d；血浆雌二醇下降，但雌酮、孕酮、睾酮上升。

（4）注重活血化瘀：糖尿病及其并发症患者，多表现为舌质紫暗，或有瘀斑，或舌下静脉曲张，或心胸憋闷、刺痛、肢体疼痛，或眼底出血及血管瘤等，属中医瘀血证。现代医学研究表明，糖尿病患者大多存在血脂增高，血液浓度增加，红细胞变形能力减弱，血流缓慢，血液处于高黏滞状态。这与中医学"血不活，有瘀滞"病理改变相似。从现代医学病理解剖角度看，胰岛透明变性和纤维变性，肾小球硬化，动脉硬化，同血液的高黏滞状态有密切联系。至于中晚期糖尿病人大多存在不同程度的血管、神经病变，在临床表现的瘀血症状更为突出。因此，活血化瘀法治疗糖尿病及其并发症，日益受到重视。

大多数临床工作者采用辨证论治使用活血化瘀法。祝氏对糖尿病辨证为血瘀型者治以活血化瘀法为主，自拟降糖活血方（木香、当归、益母草、赤芍、川芎、丹参、葛根）、补阳还五汤、血府逐瘀汤、膈下逐瘀汤、冠心Ⅱ号方等取得一定疗效。程氏对糖尿病血瘀证分为四型。其中脾虚瘀滞型用健脾逐瘀降糖汤（当归、丹参、山药各 30g，赤芍、川芎、泽兰、五倍子、生鸡内金各10g，苍术、莲子肉各12g，红花、枳实各6g）。陈氏治疗老年性糖尿病痰瘀互结型用自拟祛瘀化痰汤（桔梗、牛蒡子、白芍、桃仁、皂角、路路通、竹节三七、黄芪、白术、当归）。周氏对糖尿病阴虚与血瘀并见者，用六味地黄丸配桃仁、赤芍、丹皮、丹参、泽兰、鬼箭羽等活血祛瘀药取得了较好的疗效。

部分临床工作者，以辨病为主施用活血化瘀法。邵氏对糖尿病各种并发症，主张补肾活血并重。糖尿病合并视网膜病变者用杞菊地黄丸加槐花、参三七、丹参；糖尿病肾病以济生肾气丸加丹参、卫茅等；合并冠心病者以六味地黄丸加丹参、失笑散、天竺黄、瓜蒌等；合并神经病变见下肢麻木者用六味地黄丸加鸡血藤、忍冬藤，疼痛者加血竭、制乳香和没药等，取得了较好疗效。高氏以参芪桃仁汤（党参、黄芪、生地、生石膏、丹参各30g，桃仁、红花各6g，苍术15g，知母20g，当归12g）为主，结合不同并发症，随证加减，分别对糖尿病并发肾病、末梢神经炎、皮肤病、视网膜病变等20例，治疗1个月，其中19例血糖稳定在80～110mg/d。临床症状明显减轻，甲皱微循环显著改善，各种并发症随着血糖下降也得到不同程度的控制。魏氏用补阳还五汤治疗30例糖尿病，其中24例合并不同程度的冠心病、白内障、肾病、视网膜病变，结果有效率86.7%，并降低了血液黏度，扩张血管，改善了血液高凝状态。梁氏也用补阳还五汤治疗气虚血瘀型糖尿病60例，取得较好疗效。王氏对112例糖尿病合并血管病变患者，用D860为基础治疗，并设立中西医结合组，用益气养阴活血化瘀汤（生地、黄芪、石斛、丹参各30g，玄参25g，玉竹、花粉各20g，黄精、太子参、虎杖、当归、赤芍各15g），西药用潘生丁为对照组，各治疗56例。其中有效率分别为83.9%、62.5%。两组有显著差异（$P < 0.05$），提示中西医结合治疗组疗效较好。郭氏报告用中西医结合治疗30例，夹瘀血者，在原方基础上加丹参、赤芍、红花、川芎，总有效率为93.33%。翁氏用活血液（川芎、丹参、红花等制成针剂，10mL加入生理盐水中静点，10d为1疗程）治疗糖尿病症状改善有效率为43.5%，同时观察到全血黏度降低，红细胞电泳时间增快，扩大型血小板明显减少，血小板聚集数降低，微循环显著改善。牛满山对糖尿病眼底出血活动期用凉血止血、益气养阴法。药用女贞子、旱莲草、茜草根、白茅根、大黄、三七粉、黄芪、山药、苍术；吸附期用丹参、泽兰、红花、益母草、旱莲草、郁金、黄芪、山药、苍术；恢复期用益气养阴、软坚散结法，予以黄芪、苍术、玄参、女贞子、菟丝子、生牡蛎、川芎、红花、海蛤粉、贝母等取得较好疗效。唐氏采用养阴清热、益气化瘀法治疗糖尿病性坏疽30例，以知柏地黄丸加薏仁、苍术、银花、玄参、当归、黄芪等。湿性坏疽加菖蒲、连翘；干性坏疽加桃仁、红花、水蛭。结果疗程治愈13例，显效9例，好转6例，无效2例，总有效率93.3%。

（5）治疗糖尿病的中药：对糖尿病辨证论治中药使用，通过对中华人民共和国成立后40多年来部分医学杂志上治疗糖尿病常用中药经不完全统计达100种（不含治疗并发症的中药）呈现出一定的规律。按其功能分类如下。

清热药：黄连、黄柏、黄芩、大黄、生石膏、山栀、丹皮、赤小豆、竹叶。

养阴药：花粉、知母、玄参、生地、麦冬、天冬、白芍、乌梅、石斛、地骨皮、玉竹、首乌、黄精、沙参、酸枣仁、泽泻。

益气药：党参、西洋参、生晒参、太子参、黄芪、刺五加。

健脾药：山药、苍术、白术、薏仁、茯苓、砂仁、鸡内金、麦芽、扁豆、芡实、莲肉、甘草、糯米。

活血药：当归、川芎、丹参、泽兰、鬼箭羽、赤芍。

补肾药：熟地、枸杞、山茱萸、菟丝子、金樱子、蛇床子、沙苑子、覆盆子、五味子、女贞子、桑螵蛸、益智仁、旱莲草、怀牛膝、冬虫夏草、杜仲、龟甲、桑寄生、鳖甲、胡桃肉、巴戟天、肉苁蓉、仙茅、仙灵脾。

其他：葛根、白僵蚕、桑根皮、菝葜，蚕蛹、荔枝核、马齿苋、椿根皮、五倍子、浮萍、龙骨、牡蛎、柴胡、藕汁、猪胰、萆薢、桃树胶、广木香、肉桂、附子、远志、芦根、虎杖、仙鹤草、佩兰、海蛤壳。

上述糖尿病常用的 100 味中药里，按处方使用频率最高的前 12 味依次是花粉、麦冬、玄参、黄芪、山药、生地、知母、五味子、黄连、党参、枸杞、生石膏。

1957 年胡氏统计部分中医治疗消渴方剂，其中 16 味常用中药出现依次是生地、花粉、麦冬、黄芪、山药、五味子、知母、枸杞、人参、黄连、甘草、白芍、玄参、玉竹、葛根、苍术。日本研究生药降血糖主要有生地、玄参、花粉、枸杞子、天冬、麦冬（见《汉方》中文版 1989 年 9 期）。从上述中华人民共和国成立后中医治疗糖尿病用药规律的分析可以看出，益气养阴药居主导地位。其中花粉又为众药之魁，佐证了《丹溪心法》中说"天花粉，消渴神药也"这一论点。同时也可以看出，当代治疗糖尿病用药处方，基本上脱胎于宣明黄芪汤、白虎汤、六味地黄丸、千金黄连汤等。

（九）单验方及复方药理研究

1. 单味药降糖作用的研究

从植物中寻找安全而有效的治疗糖尿病药物，鼓舞着不少临床工作者对单验方进行研究。见于报道的有苦瓜、番石榴、亚腰葫芦、僵蚕、桑白皮等。如解放军 197 医院用苦瓜针剂治疗糖尿病 29 例，有效率达 79.3%，对实验性四氧嘧啶小白鼠腹腔注射苦瓜粗提物与胰岛素受体、抗体，结果均呈现明显的结合反应，表明它与胰岛素有共同的抗原性生物活性。广西医学院用番石榴治疗 2 型糖尿病 166 例，有效率达 80%。可能其主要成分为黄酮苷。实验研究结果表明：其降糖的作用原理不是直接改善人体内胰岛素的分泌功能，可能是提高了周围组织对葡萄糖的利用率，有类似盐酸苯乙脲的作用，同时还有促进 [131] 碘 - 胰岛素与靶细胞膜上专门受体结合的作用。北京人民医院自 1972 年开始，用单味中药亚腰葫芦的煎剂、片剂、针剂，分别治疗 26 例 2 型糖尿病，总有效率为 80.2%，并观察到该药对患者症状改善比较显著。北京医院用桑白皮治疗糖尿病，也观察到一定的降糖作用。他们推想可能因桑白皮使胃肠减慢对葡萄糖的吸收有关。无锡市人民医院用僵蚕治疗糖尿病 27 例，也取得了一定疗效。张氏等用荔枝核加工成浸膏片治疗 2 型糖尿病 45 例，有效率为 62.2%。罗氏报告葛根有降血糖作用。中医药受到国际医学界的关注，加拿大两位学者对中药人参研究证实"人参有助于血糖控制"，

"人参制剂餐后血糖与胰岛素下降 40%，显著改善肝和胰岛素敏感性"，"其降糖作用类似 α - 葡萄糖苷酶抑制剂"，"表现安全，无副反应"。

2. 复方降糖作用机理的研究

北京协和医院早在 1971 年开始，应用民间古方玉锁丹（五倍子 500g，龙骨 62g，云苓 124g 研末水丸，每次服 3 ～ 6g，每日 3 次）治疗 2 型糖尿病 50 余例，对其中 31 例进行临床总结，有效率 87%。初步认为该药有降血糖和尿糖作用。动物实验发现五倍子中的水解鞣酸对肝脏有一定的毒性。80 年代以后大量的临床资料，报道中药复方能提高胰岛素与其受体敏感性，增加胰岛素受体数目，纠正高胰岛素血症，改善胰岛素抵抗以及改善血液动力学等不同角度的报道，阐明了降低血糖、血红蛋白、血脂等对糖尿病的防治发挥重要作用。

3. 中药降糖有效成分作用的研究

从中药中提取降糖有效成分的研究，受到许多学者的重视。张禾等报道荔枝核是无患子科荔枝的种子，性味甘温涩，无毒。主要成分为皂苷，α - 亚甲环丙基甘氨酸。实验证明荔枝核能有效地降低四氧嘧啶高血糖大鼠的血糖值，其作用机理可能是提高机体及周围组织对葡萄糖的利用率。黄连主要含小檗碱，对正常小鼠、自发性糖尿病小鼠及四氧嘧啶糖尿病小鼠都有降血糖作用。实验证明：小檗碱未影响胰岛素的分泌与释放，也未影响肝细胞膜胰岛素受体的数目与亲和力，其可能为受体后效应。实验观察到小檗碱可对抗注射葡萄糖引起的血糖升高，抑制以丙氨酸为底物的糖原异生，其降糖作用与血乳酸的升高密切相关，因而小檗碱可能通过抑制糖原异生或促进糖酵解产生降血糖作用。并能降低血清胆固醇水平，抑制 ADP 诱导的家兔血小板聚集，有利于改善糖尿病患者的凝血异常。实验动物病理检查发现黄连素有促进胰岛 β 细胞修复的作用。张氏研究发现黄连素能改善 STZ 诱发的糖尿病大鼠的胰岛素对抗状态。

包天桐等研究发现，人参的主要成分人参皂苷的降糖作用不同于胰岛素和降糖灵，其既能减少四氧嘧啶对细胞的破坏，也能促进剩余细胞对胰岛素的分泌。铃木裕等从朝鲜人参中分离出具有降糖活性的糖类人参多糖 A、B，人参多糖 B30mg/kg 腹腔给药后 7h，发现血中胰岛素水平显著增加，据此认为降血糖作用是促进胰岛素的增加，而对肝代谢系中限速酶活性的测定未见糖再生系抑制。人参多糖 A、B 对链脲佐菌素高血糖小鼠及伴有高胰岛素血症自发糖尿病小鼠有降血糖作用，可见存在胰岛素量增加以外的作用。王氏等从草药女贞植物的果实女贞子中，提取出一种无色棱形晶状体，其称之为女贞素，类似现代的齐墩果酸，对四氧嘧啶糖尿病小鼠具有稳定的降血糖作用。

中国医学科学院药物研究所申竹芳认为，葛根素可能是葛根治疗糖尿病的主要成分之一。选用最低有效剂量的葛根素与小剂量（无效量）的阿司匹林组成复方后，降糖作用加强。降糖时间可延长到 24h，能降低血清胆固醇，减少毛细血管通透性，并抑制血小板的聚集。初步形态学观察还提示，复方可能促使四氧嘧啶高血糖胰岛 β 细胞的恢复。

4. 中药降糖药物的筛选及评价

中药治疗糖尿病在临床上证实有显著降糖疗效，大量的实验研究显示了其作用机理。中国中医科学院中药所胡世林报告，一般的药理研究方法，初步阐明了某些方药的作用。

（1）玉竹、苍术、地骨皮等可显著降低四氧嘧啶实验性高血糖。

（2）蜂乳、桑叶可显著降低四氧嘧啶和肾上腺素性实验性高血糖。

（3）知母既有降低血糖又有降低血脂的作用。

（4）人参能刺激胰岛素的生成和分泌等。

（5）其他降血糖的药：枸杞（根）、龙芽槐木（皮）、篱天剑（全草）、紫杉（叶）、玉米须、虎杖（根及根茎）、石榴皮、仙鹤草、玄参、葛根、苍耳。人参和知母具有拮抗作用。

但许多情况下，实验结果与中医临床疗效并不一致，天花粉虽有"消渴神药"之称，但动物实验却表现为升高血糖，其原因十分复杂。其中给药途径、加工方法等可能是原因之一。如日本研究，山茱萸中有一种醇溶成分有很好的降糖作用，服丸剂有效，但水煎无效。胡氏认为，系统地研究重点药物如天花粉、生地、知母、黄芪、山药、人参、葛根、玄参、苍术、麦冬、地骨皮、蒲黄、苏木、蜂乳、白僵蚕等，然后组成新复方和新剂型，将会提高中医药治疗本病的疗效。

（十）中药组方的思路和方法

1. 以中医理论指导用药

（1）三消论治：金·刘完素在其《三消论》中按糖尿病"三多一少"的轻重程度，分属于上、中、下三个不同的部位，而将消渴分为上、中、下三消，并云："渴而多饮为上消，消谷善饥为中消，小便混浊如膏为下消。"上消属肺，中消属胃，下消属肾，分别代表三个不同的脏腑和病变阶段。其将病机归纳为"三消者，燥热一也"，根据不同的病位和病机制定不同的治疗原则，如清热润肺，清胃泻火，养阴补肾，滋阴生津等，具有重要的指导意义。代表方剂有消渴方、玉女煎、六味地黄汤、金匮肾气丸等，以这些方为基础方进行随症加减。上消用黄芩、天冬、麦冬、桑皮、地骨皮、太子参；中消用生地、生石膏、知母、石斛、玉竹、黄连、天花粉；下消用山药、山茱萸、枸杞子、黄精、黄柏、生地、熟地。

（2）脏腑论治：脏腑论治是一切论治的基础，以脏腑为纲，进行辨证治疗是糖尿病治疗最常用的法则，古人提出从肺论治、从脾论治、从胃论治、从肝论治、从肾论治等展开了不同流派的学术争鸣，使中医学治疗糖尿病的理论得到了很大的发展。

从肺论治：认为消渴病由于肺燥阴虚所致，治宜清热润肺，药物有沙参、天冬、麦冬、桑皮、地骨皮、太子参；邪热袭肺，治拟清解肺热，药物有蝉蜕、蚕蛹、金银花、连翘、金荞麦根等。

从脾论治：根据脾阴虚、脾气虚、脾虚痰湿之不同，治则各异：糖尿病燥热已去而津液未复者，则用滋养脾阴药物，有山药、白扁豆、石斛、玉竹等；脾气虚宜健脾益气，药有黄芪、太子参、西洋参、高丽参、茯苓等；痰湿内蕴治宜健脾燥湿化痰，药有半夏、苍术、苡米、厚朴、大腹皮、泽泻等。

从胃论治：胃火炽盛治宜清泄胃火，养阴生津，药有生石膏、知母、玉竹、黄连；大便干结则泻热通便，药用生大黄、玄参、玄明粉。

从肝论治：肝阴不足，肝阳偏亢者治拟滋阴、养肝、柔肝，药用枸杞子、女贞子、旱莲草、白芍、山茱萸。肝气郁结则疏肝解郁，用柴胡、薄荷、郁金、延胡索。

从肾论治：肾阴不足治宜滋补肾阴，药用山药、山茱萸、枸杞子、黄精、生地、熟地、龟甲胶、鳖甲；肾阳虚亏者用鹿角胶、菟丝子、补骨脂、巴戟天、肉桂、肉苁蓉等。

总之，根据脏腑、阴阳、气血盛衰，邪正消长的不同，从脏腑论治为糖尿病的临床治疗提供了规范化、标准化，使中医学治疗糖尿病方中有法，法中有方，推动糖尿病脏腑论治深入研究。

（3）审因论治：随着对糖尿病认识的不断加深，糖尿病的病因病机在"三消论治"基础上有了新的突破。有人提出了"阴虚血瘀学说""气阴两虚学说""气血两虚学说""阴虚燥热学说""痰湿内蕴学说"等为糖尿病的病因病机注入了新的内容和活力。气虚者用黄芪、人参、太子参、山药、五味子；阴虚用麦冬、天冬、生地、玄参、天花粉；血虚用当归、白芍、阿胶、益母草；痰湿用苍术、白术、茯苓、苡米、泽泻、赤小豆；血瘀用当归、丹参、桃仁、红花、赤芍、姜黄、乳香、没药、川芎、鸡血藤；活血通络的有穿山甲、地龙、王不留行，结合脏腑辨证灵活应用。

2. 中医药现代化的研究

（1）胰腺与脾功能相关性：有人从现代医学的角度，认为胰的生理功能相当于中医学的"脾"。由于食物中的糖、脂肪、蛋白质以及各种微量元素等营养物质在体内的消化，需经过胰腺外分泌细胞，分泌胰淀粉酶、胰脂肪酶、胰蛋白酶等对食物进行一系列生化作用后，机体方能吸收利用。当胰腺分泌的这些消化酶的作用减弱或功能失常，各种物质的消化、吸收发生障碍，则出现"垂体 – 下丘脑 – 胰腺轴""肠 – 胰腺轴"等功能失调，机体得不到足够的营养，其临床表现类似于中医脾虚气血生化之源不足，表现倦怠乏力，饮食不能濡养肌肤，形体逐渐消瘦等症状。胰岛素是人体能源利用的原动力，又是糖原分解与合成的始动环节，当胰岛素缺失，使血液中的葡萄糖不能被组织充分利用，促使脂肪和蛋白质的分解增强，这时脂肪分解为无氧代谢，不能充分氧化，代谢过程中使酸性物质堆积，产生酮血症，以至出现酮症酸中毒。在临床则出现口渴多饮，易饥多食，小便频数等症状加重，明显消瘦等肺胃热盛的证候，由此推论胰腺的生理功能相当于中医"脾"的功能。命门是机体重要组成部分，为元阴元阳的物质基础。当命门之火不足，不仅会出现发育迟缓，形瘦神疲，百骸失煦的阳虚之征。同时命门之火过盛时，机体就会出现烦渴、燥热、热毒等火热现象，同时出现血糖异常升高，从而推理解剖学上的胰腺功能与中医学上脾的功能非常相似。因此，大补脾气可促进机体对各种营养物质的利用。大量研究证实黄芪、党参、白术、茯苓等中药可促进机体胰岛素的分泌；并发现桑白皮、地骨皮、知母、苦瓜等可清解胃热与养阴增液，有利于各种营养物质的利用与代谢。

脾主运化水谷精微，升清的功能相当于胰腺的外分泌功能部分，各种消化酶是实现其作用的主要物质基础。脾运化水谷精微到身体各部，包括五脏六腑、四肢百骸、皮毛筋骨等周身各脏腑组织器官；胰岛素是实现其作用的物质基础之一，糖尿病胰岛 β 细胞功能低下，胰岛素绝对或相对不足，类似脾运化水谷精微的功能不足，脾为胃行其津液的物质基础匮乏，故产生一派以脾虚为主要表现的各种糖尿病症状。李梴云："养脾则津液自生，参苓白术散是也。"有人用以益气健脾为主的方药组成的方剂通过对四氧嘧啶兔的实验研究证明：能增加胰岛 β 细胞的数目，恢复胰岛 β 细胞的功能，反证了脾虚是糖尿病的主要病机。胰岛素受体与受体后缺陷，一定量的胰岛素不能发挥应有的生物学效应，多见于体质比较肥胖的病人，"胖人阳虚多痰"，属脾虚不运，不能为胃行其津液，精微物质不能泛布周身，停聚体内，为痰为饮，表现为脾气虚与痰湿内停，与胰岛素抵抗颇相似，治疗拟补气化痰，方用六君子汤与二陈汤加减化裁。有人用健脾化痰法为主组成的方剂，对链脲佐菌素大鼠糖尿病动物模型实验研究发现：有增加周围葡萄糖的利用，增强胰岛素敏感性的作用。

因此，把现代医学对胰腺分泌功能的认识引入中医学的辨证论治，为临床用药开拓了新的思路和方法，有利于发现新的药物。

（2）糖自稳与激素、阴阳的相关性：糖、脂肪、蛋白质是人体能量来源的物质基础，要依赖升糖激素与降糖激素的调节。降糖激素主要指胰岛素，升糖激素包括胰高血糖素、生长激素、肾上腺素与去甲肾上腺素等。二者类似于中医学的阴－阳关系，正常情况下处于相对的动态平衡，血糖与机体能量代谢保持稳定。在严重的精神创伤、应激、郁闷等因素的作用下，升糖激素与降糖激素的功能发生紊乱，糖自稳被打破，会发生严重的高血糖或低血糖。对已有糖尿病的患者，上述因素可诱发或加重糖尿病。身心因素是糖尿病的重要病因。有人认为凡能使血糖升高的因素属于阳，而使血糖降低的因素属于阴，胰岛素使血糖降低表现为一派气虚、阳虚的征象；胰高血糖素类激素升高表现为糖、脂肪在体内堆积，出现一派阳热、火盛的征象，此火热多为气郁化火，或湿郁化火，血瘀化火。知其阴阳之所在，以平为期，舒其气血，令其条达，而致和平。有情志因素者当用舒肝理气，方如柴胡疏肝散；气郁化火者又宜疏肝解郁清热，方如丹栀逍遥散；痰湿内蕴当燥湿化痰，方如二术二陈汤；痰郁化热宜清热化痰，方如黄连温胆汤、瓜蒌贝母半夏丸；血瘀者当活血化瘀，方如血府逐瘀汤；瘀血化热又当化瘀清热，方如凉血解毒汤；伤阴者均可兼以养阴，有热者清热，充分体现了辨证论治的灵活性，提高糖尿病的治疗效果。

（3）糖脂代谢紊乱与痰湿的相关性：糖、脂肪、胰升糖素、肾上腺素等是人体必需的物质。糖、脂肪在体内堆积，胰升糖素、肾上腺素等升高成为糖尿病一系列病变的基础，血糖堆积可导致"慢性糖中毒"；脂肪堆积可导致"高脂血症、肥胖症、脂肪肝"导致"脂中毒"。高血糖和高脂肪在体内不能被利用，构成对人体有害的物质，成为第二病理产物，为痰为饮，为湿为浊，为滞为瘀，又反过来作用于人体，阻碍脾胃的运化，气血的运行，津液的输布等。这些物质留滞日久，还可变成浊毒。因此有医家提出"排毒理论"，化痰祛浊解毒，活血凉血解毒，促进体内有毒物质的代谢与排泄，不失为一种新的思路和方法。有学者提倡在常规治疗糖尿病药物中加入金银花、连翘、丹皮、紫草、赤芍、生地、玄参、黄连、地锦草、鱼腥草、泽兰、大黄、泽泻、茵陈、车前子、大腹皮可提高临床治疗效果。

（4）胰腺病理改变与热盛、阴虚的相关性：胰腺的病理改变是糖尿病的病理基础。

1型糖尿病相当一部分患者有上感病史，开始胰腺的胰岛发生炎症，逐渐胰岛受到炎症的破坏，胰岛数目及β细胞数目减少，胰岛素分泌减少，最后发生纤维化和萎缩，胰岛素分泌绝对不足或缺如。2型糖尿病则随着年龄的增长，胰岛自身的分泌功能减退，单位面积数目胰岛素分泌减少。胰岛局部的微血管硬化，供应胰岛细胞的能量不足，胰腺发生纤维化、增生、肥大、淀粉变性等导致胰岛分泌功能不足。其次，进食高热量饮食或身体肥胖，机体对胰岛素的需求增加，或机体对胰岛素发生抵抗，造成胰岛素分泌的相对不足。因此，对1型糖尿病在早期或有上感症状者，表现为热盛为主，重在清热，以清热解毒，滋阴生津为主，消除胰岛局部的炎症，保护胰腺，常用药有生石膏、知母、麦冬、生地、玄参、金银花、连翘、蒲公英；中期以阴虚为主，重用养阴，佐以清热，常用药有太子参、麦冬、生地、玄参、玉竹、天花粉、黄精等。兼热盛者佐以清热，兼血虚者养血；后期胰岛素绝对不足，出现气血两虚或阴阳两虚，应益气养阴，补养气血，或阴阳双补，以改善机体的虚弱症状和增加胰岛素的分泌，常用药有黄芪、党参、当归、麦冬、山药、五味子、黄精等。肾阳虚明显者加鹿茸、鹿角胶、肉苁蓉、菟丝子、巴戟天等药；肾阴虚明显者用熟地、山茱萸、女贞子、枸杞子、龟甲胶等药。2型糖尿病的治疗要点一是辨证用药；二是应用能促进胰岛β细胞分泌胰岛素的药如黄芪、党参等；三是改善胰岛微循环障碍，应用活血化瘀的药如当归、丹参、赤芍、三七、桃仁等；胰腺纤维化或淀粉样变应用软坚散结的药如贝母、丹皮、皂刺、生牡蛎、夏枯草等；四是改善对胰岛素抵抗，提高周围组织对胰岛素的敏感性，降低胰岛素抵抗的药有半夏、白术、苍术、茯苓、黄连等健脾燥湿类药。

（5）根据实验研究指导用药：近30年来许多学者对单味药及复方进行了大量的基础实验研究和临床观察，肯定了一大批具有降低血糖或抗高血糖作用的中药。对实验性糖尿病家兔口服麦冬水提取物每日500mg/kg，连续4d，血糖值显著下降，并促进胰岛β细胞恢复，肝糖原较对照组有增加趋势。正常小鼠口服麦冬多糖100mg/kg有明显降低血糖作用，给药后1h血糖浓度降低54%。四氧嘧啶所致糖尿病小鼠口服麦冬多糖200mg/kg能明显降低血糖水平，给药后4～11h降血糖作用最显著，麦冬多糖的作用不随剂量增大而增强。山茱萸醇提取物对四氧嘧啶和肾上腺素性糖尿病大鼠有明显的降低血糖作用，对链脲佐菌素（STZ）所形成的糖尿病大鼠同样具有显著的降糖效果，但对正常大鼠血糖无明显影响，提示山茱萸对1型糖尿病患者可能有一定调节血糖作用。静滴STZ诱发糖尿病后给予山茱萸粉剂、乙醚提取剂及进一步分离的齐墩果酸、乌苏酸，然后测定血糖、尿糖，结果提示山茱萸粉剂、乙醚提取剂及乌苏酸均能明显地降低血糖、尿糖，说明乌苏酸是山茱萸抗糖尿病的活性成分。用大鼠副睾脂肪组织实验发现山茱萸有胰岛素样作用。多数实验证明玉竹具有一定降血糖作用，口服浸膏对家兔血糖先升后降，对葡萄糖、肾上腺素及四氧嘧啶糖尿病动物模型高血糖均有抑制作用。玉竹的甲醇提取物对正常及STZ诱发的糖尿病小鼠有显著降糖作用，其中醇提物水溶部分和正丁醇部分都有降低血糖功效，玉竹甲醇提取物对肾上腺所致的高血糖小鼠降糖作用尤为明显。

常用单味药如下。

①种子类：枸杞子、覆盆子、五味子、菟丝子、五倍子、生栀子、金樱子、女贞子、荔枝核。

②全草类：桑皮、桑枝、桑椹子、桑叶。

③动物类：蚕蛹、僵蚕。

④清热类：黄芩、黄连、地骨皮、丹皮。

⑤养阴类：生地、玄参、麦冬、天冬、山药、天花粉。

⑥补肾类：山茱萸、黄精、熟地。

⑦补气养血类：芍药、黄芪、茯苓、三七。

⑧其他：亚腰葫芦、泽泻、番石榴、苦瓜。

根据上述药物的主治、功能、性味在辨证论治的基础上，结合患者的体质进行灵活选用亦不失为一种方法。

（6）根据尿糖用药：糖为人体内的营养物质，尿糖为精微物质从小便而出。"肾司二便""肾主藏精""脾主运化、主升清"，所以尿糖增多与脾肾关系较为密切。肾失固摄，封藏不固，尿糖从小便而出；或脾气虚弱，脾不升清，精微下注，尿糖增多。因此，有学者提出用山药、山茱萸、金樱子、桑螵蛸、芡实等补肾摄精药，以达到降低尿糖之功效；白术、苍术、鸡内金、黄芪等益气健脾升清药物既能降血糖，又能降尿糖。近代名医施今墨提出苍术配玄参降尿糖，以玄参清"血中伏火"；山药配黄芪降血糖，以"益气升清"，为临床根据血尿糖水平治疗糖尿病提供了一条思路。

（7）根据胰腺分泌功能选择用药：调整胰腺功能，促进胰岛素分泌，降低胰高血糖素，加强周围组织对胰岛素的利用。常用的药物有黄芪、太子参、知母、麦冬、生地等。糖尿病患者有约 1/3 ~ 1/2 血脂升高，特别是甘油三酯升高明显，可以在辨证论治的基础上适当加入鸡内金、泽泻、槐米、大黄等降脂中药。结合血流变及微循环检查结果，加入当归、丹参、桃仁、红花、川芎、赤芍、水蛭、虻虫、土鳖虫、益母草、泽兰、三七、血竭等降低血黏度、血小板聚集率，或改善甲皱微循环障碍的药物。

（十一）开展针灸、气功治疗研究

近年来，针灸、推拿、按摩、气功等方法治疗糖尿病崭露头角。综合运用上述疗法，可起到健脾、补肾、泻热作用，对糖尿病及其并发症有较好的疗效。

1. 针灸疗法

有关报道针刺脾俞、胰俞、肾俞，对四氧嘧啶糖尿病大鼠模型可降低肝糖输出。对高糖和肾上腺素所致的高糖动物模型，电针可减低血糖。谌氏通过对 24 名糖尿病患者针刺治疗，显效 45.8%，总有效率 79.16%，并观察到针刺既有调整胰岛素的分子水平，又有调整中枢神经系统对该部的重新控制作用。其中针刺后的胰岛素靶细胞受体功能增强，可能为降低血糖的重要作用机理之一，同时还观察到针刺有一定防治糖尿病并发症的作用，有待进一步探讨和证实。

2. 气功按摩疗法

气功具有体育疗法和身心疗法的双重作用。中国古代称其为导引、吐纳、炼丹、守神、存想、静坐、坐禅等心身锻炼方法。气功的本质在于"调身、调心、调息"。气功主要分动、静两大类，以肢体锻炼为主的为导引类功法，属动；以呼吸锻炼为主的为吐纳类功法，属静功。在动功的发展中，形成了如下体系：以仿生动作为主体的五禽戏，主要为健身保健作用；与医学关系密切的八段锦，主要为防病治病作用；与武术相结合的易筋经，主要为强身壮力作用。

2003 年国家体育总局健身气功管理中心，为发掘传统的八段锦功法的不同流派，结合现代医学观念，将基本功进行编排，使健身气功八段锦得到了发展。八段锦最大的特点是"动中求静"，肢体的运动与宁静合而为一。有作者通过八段锦锻炼对 2 型糖尿病患者生理心理作用进行了相关的临床观察，结果发现糖尿病患者的血糖、血脂、糖化血红蛋白、血清 C- 肽、微循环、免疫功能、体重指数等指标均得到了不同程度的改善，呈现了一定程度降低胰岛素抵抗功用，减慢糖尿病并发症的发生和发展的作用。引用 SCL-90 量表于练功前后观察，显示本功法对消除糖尿病患者焦虑因子，显著降低敌对因子，提高患者生存质量，调节糖尿病患者的心理和生理发挥了积极的作用。

沈氏报告鹤翔桩气功对 20 例糖尿病患者有降血糖作用，口服葡萄糖耐量实验的各时相血糖均有下降，其中以空腹及餐后半小时为明显，其机理可能与具有保护胰岛 β 细胞功能及促进靶细胞对糖的利用有关。广安门医院气功科应用动静结合的八段锦对糖尿病患者进行培训，取其静功以调节患者心态，养身静心；动功以达到健身练体的作用。观察了 150 例患者血糖有不同程度下降。

藏福科教授认为，按摩治疗糖尿病主要通过调节气血，加强新陈代谢，促进肌糖原合成，达到降低血糖，改善症状。按摩手法：用按揉法以疏通冲脉、任脉、督脉、带脉、阴跷脉、阳跷脉、手足三阴、手足三阳经脉。反复 3 ~ 5 次，可使全身经络疏通，气血舒畅，有利于组织对葡萄糖的吸收和利用。

综上所述，当代中医治疗糖尿病继承了前人的经验并有较大发展。在饮食、运动、身心三大基本治疗的基础上，开展中药、针灸、推拿、按摩等综合治疗，对糖尿病及其并发症取得了一定的疗效。尽管目前单纯采用中医药对中、重型糖尿病的降糖效果尚不满意，但中医从调整阴阳气血入手，对消除或减轻症状，减轻或延缓并发症，以及与口服降糖药或胰岛素联合应用，两者可产生协同作用，增强降糖力度，而减少西药降糖药的用量。中药对中、轻型糖尿病的疗效毋庸置疑，且无肝肾损害，不易发生低血糖，产生继发性失效等方面的作用。1979 年 9 月世界卫生组织糖尿病专家委员会上有美国、印度、埃及、墨西哥等国家的专家均报告了他们寻找植物降糖药的研究成果，表明西方国家的医学家已打破化学药品治疗糖尿病的传统观念，崇尚天然药物，为将来研究植物降糖药物奠定了基础。我国是中医药的故乡，是最早发现糖尿病而且有着丰富治疗经验的国家。我们要进一步提高中医药治疗糖尿病的临床疗效，研究其辨证论治的内涵，揭示"清热""益气""养阴""补肾""活血"等疗法对糖、脂代谢和胰岛 β 细胞功能以及其他内分泌激素功能的作用机理，从而研究出疗效高、无毒副作用的植物降糖药物。这就要求中医、西医、中西医结合三支力量团结协作，广开思路，科学设计，坚持不懈地努力，去完成历史赋予我们的使命。

第二章
糖尿病流行病学及防治对策

第一节　糖尿病流行病学

一、全球糖尿病发病现状

无论在发达国家还是发展中国家，随着生活模式的改变，社会老龄化，糖尿病的发病率正逐年增加。WHO 对 2 型糖尿病预测患病人数：1994 年约 1.20 亿，1997 年约为 1.35 亿，2000 年为 1.75 亿，2010 年为 2.39 亿。2003 年 18 届国际糖尿病联盟（IDF）报道，目前全世界已有 1.94 亿人（5.1% 成年人口）罹患糖尿病。2006 年 19 届 IDF 报道患病人数增至 2.46 亿，预计 2025 年将达 3.8 亿；2018 年，IDF 发布，全球约 4.25 亿，平均每 11 个人中就有 1 位糖尿病患者。预计 2030 ～ 2045 年城市糖尿病患病人数估计达 4.154 亿～ 5.388 亿，患病率分别为 11.9% 和 12.5%，糖尿病相关死亡人数 2019 年约有 420 万人。糖耐量低减（IGT）人数为 3.14 亿（成年人口 8.2%），预计 2025 年将达 4.72 亿。IGT 人群约 70% 转化为 2 型糖尿病，而其知晓率低，约有 40% 的患者未被确诊，潜在于健康人群中，已确诊的患者 60% 未能得到有效控制。目前世界糖尿病患病人数最多的前 3 位国家，中国 1.14 亿，为全球第一糖尿病大国，印度 7940 多万，美国 1700 多万。2 型糖尿病为糖尿病人群的主体，占糖尿病的 90% 以上。世界各国 2 型糖尿病的患病率差距较大，其中发病率最高的地区和人种是太平洋岛国瑙鲁和美国皮玛（Pima）印第安人。今后糖尿病发生主要在发展中国家，预计增长率高达 170%，而发达国家增长率为 42%。

（一）2 型糖尿病发病特点及趋向

2 型糖尿病的发病率在全球范围内呈逐年增加，是世界各国共同的规律，尤其在发展中国家和部分发达国家增长更快，并随年龄增长而急剧上升。美国 65 岁以上人群发病率已接近 20%。不同人群发病率有较大差异：欧洲白人 30 ～ 64 岁组发病率为 3% ～ 10%，美国印第安 Pima 人高达 50%。亚洲太平洋地区各国已诊断的 2 型糖尿病人数占全球 2 型糖尿病总数的一半（86.6/157.3 百万）。这种势头在本世纪初将继续发展。因此认为 21 世纪是糖尿病世纪，特别是 2 型糖尿病将成为中国、印度等亚太糖尿病流行的大国。通常 2 型糖尿病 45 ～ 50 岁后发病，但南亚人 20 ～ 30 岁发生 2 型糖尿病越来越普遍，甚至青春前期就发生 2 型糖尿病。这些年轻 2 型糖尿病发病的特点：起病多隐匿、肥胖、黑棘皮病、缺乏糖尿病症状、有阳性家族史，少数患者发病急，具有三多一少症状和酮体，短期需胰岛素治疗。

儿童 2 型糖尿病不断增加：日本、香港、澳大利亚均有报道，最小年仅 8 岁。日本儿童 2 型糖尿病比 1 型糖尿病更为常见，约占儿童 DM（糖尿病）的 50%～80%。据统计 1991～1995 年儿童 2 型 DM 发病率为 1976 年～1980 年的两倍。目前 1 型糖尿病虽然仍是世界范围内儿童中患病率最多的病型，但在今后的 10 年内 2 型糖尿病很可能成为儿童糖尿病的主要病型。

前 IDF 主席 Sir George Alberti 说："这些数据使我们对糖尿病这个包袱有了更深刻的了解，并给我们敲起了警钟——我们正一步步走向有史以来最大的健康灾难。"世界卫生组织（WHO）和国际肥胖工作组（IOTF）指出全球 58% 的糖尿病患者体重指数超过 $25kg/m^2$，西方国家 90% 的 2 型糖尿病是由超体重引起的。已确诊的糖尿病人群中 60% 控制不良，久之将发生各种慢性并发症。IDF 新主席 Martin Silink 指出："令人烦恼的是受糖尿病和 IGT 影响的人群以 40～59 岁为最多，在经济上，他们正处于生产劳动的年龄。如果现在还不采取行动阻止糖尿病继续增长的话，到 2025 年，政府和社会安全保障部门无法保证数百万人得到合理治疗的风险将显著增加。"西方国家和地区用于糖尿病及其并发症的经费占整个卫生经费的 25%，美国现有糖尿病患者 1700 万，每年医疗开支经费为 2000 亿美元。我国未来 5～10 年每年用于糖尿病患者的医疗经费约 2000 亿人民币。

（二）1 型糖尿病发病特点

2003 年巴黎 IDF 会议指出 1 型糖尿病在任何年龄都可以发病，但最常见的是儿童和年轻人。流行病学调查资料提示，全世界不同地区 1 型糖尿病发病率有很大的差别：最高的是芬兰，高达 36.0/10 万人口；东南亚地区较低，2.0/10 万人口；我国 1988～1996 年调查为 0.59/10 万人口，是世界上 1 型糖尿病发病率最低国家之一；发病率随年龄增长呈阶段性增加。欧洲糖尿病协作组于 1989～1994 年对欧洲 2800 万儿童的前瞻性研究结果：前南斯拉夫的发病率为 3.2/10 万人口；芬兰为 40.2/10 万人口，1 型糖尿病每年平均增长率 3.4%，其中 0～4 岁为 6.3%，10～14 岁为 2%～4%；西班牙 Badajoz 省 10～14 岁为 23.4/10 万人口。多数在 15 岁以前的儿童和未成年人发病，发病与季节有一定关系，以秋冬（10 月份）发病率最高。

患 1 型糖尿病和 2 型糖尿病的人群在比例上差异显著。1 型糖尿病患病率约 0.1%～1%，美国为 0.4%。2 型糖尿发病率更高，其范围为 2%～10%。在世界范围内 2 型糖尿病的患病率有着非常显著的区域、种族的差异。2 型糖尿病发病率最高的是北美土著人，有的太平洋国家成年人群约 50% 患有糖尿病。资料显示，仅亚洲已确诊的糖尿病人数约占全球 2 型糖尿病人总数的一半。在该地区的一些国家中，约有四分之三的糖尿病患者未被诊断；得到诊断的人群中，还有 2/3 的糖尿病患者得不到理想的管理；在接受治疗的患者中，只有 1/3 的病人得到良好控制。1995 年国际糖尿病联合会西太平洋地区委员会发布的"西太平洋糖尿病宣言"与其相关的"行动计划"提出，今后5年的努力目标是减少糖尿病的发病率，使所有糖尿病患者得到有效治疗，预防和减少并发症，并制订了"2型糖尿病实用目标和治疗"指南。近年来指南对亚太各国2型糖尿病防治发挥了重要作用，特别是一些对糖尿病早期干预，以及对糖尿病心血管并发症干预的大型临床试验的结果，对今后治疗糖尿病及其并发症发挥了积极的推动作用。亚洲太平洋地区仍是2型糖尿病流行的重灾区，其中20～30岁人群的年轻人受到糖尿病累及越来越明显，成为他们严重的问题。在成年人群中，2型糖尿病的患病率呈现较大差异，中国患病率为3.2%，而瑙鲁和巴布亚新几内亚高达40%～50%的患病率。2型糖尿病高危种族有密克罗尼西亚人、波利尼西亚人、美拉尼西亚人、移居的亚洲印度人、华人以及澳大利亚土著居民等。

二、中国糖尿病发病现状和特点

（一）糖尿病流行病调研的回顾

1978～1989年上海对本地10万人群进行流行病学研究统计显示，糖尿病患病率2.23%。

1979年10月在兰州召开的全国第一次糖尿病研究经验交流会上，成立了全国糖尿病研究协作组，拟定了我国第一个糖尿病诊断标准。

1980～1981年对全国30万人群调查，患病率为6.09‰。

1987年中日友好医院与大庆糖尿病防治组对25～74岁人群抽样108660人，患病率为7.5‰。

1989年山西忻州、北京、辽宁三地糖尿病患病率分别为0.2%、2.35%、2.93%。

1990年北京市对中老年糖尿病患者进行抽样调查，发现40岁以后患病率为5.3%，根据住院糖尿病人统计，患者达3.5%～5.6%，其中60岁以上老年人高达6%～8%。

1994年卫生部（现卫健委，下同）组织全国糖尿病普查，成年人患病率为3.5%～5.6%，15年增加2倍～4倍。

1996年中华人民共和国卫生部制定并下发了《1996～2000年国家糖尿病防治规划纲要》，开创了全国范围内有组织、有领导、有目标、规范化、大规模防治DM的新局面，是指导我国糖尿病防治的纲领性文件。

（二）患病率高、病情隐匿

据新近统计，我国糖尿病患者超过5000万，葡萄糖耐量低减（IGT）者约4000万，且大量无症状的糖尿病病人未被发现。已确诊的患者中，估计约有60%的患者血糖控制很差，久之将会导致严重慢性并发症，最后致残、致死。这些可观的数字已成为主要的社会公共卫生问题，尤其是原为贫穷的地区，经济发展越快糖尿病发病率上升越快，政府及糖尿病患者家属正在付出巨大代价。据统计，美国自1987～1992年每年直接或间接用于糖尿病的经费开支从210亿美元增至920亿美元。在我国，糖尿病的治疗费也以惊人的速度增加，如不采取积极有效的防治措施，预计今后糖尿病的治疗费用将比美国更加昂贵。

由于 2 型糖尿病病情隐匿，缺乏典型的糖尿病症状是引起漏诊的主要因素，部分患者虽有糖尿病症状，但未能引起足够的重视，没有及时测定血糖，部分患者注重检测空腹血糖，而忽略餐后血糖等因素而致漏诊。我国城市中约有 50%，农村高达 95% 的糖尿病患者存在于正常人群中未被发现，只有 25.60% 的患者得到诊断。

（三）糖尿病并发症

中华医学会糖尿病分会于 2001 年组织全国 24 座城市 496 例糖尿病住院患者的回顾性分析：

表 2-1　中国糖尿病并发症发病情况（%）

DM 分型	高血压	脑血管	心血管	DM 足	视网膜	DM（肾）	神经病变
T1DM	9.1	1.8	4.0	2.6	20.5	22.5	44.9
T2DM	34.2	12.6	17.1	5.2	35.7	34.7	61.8

由表 2-1 所示：两型患者最常见的并发症均为糖尿病神经病变、视网膜病、肾病。T2DM 并发高血压、心血管比例较高。

（四）发病地域性差别

以辽宁、北京、宁夏、甘肃、云南、福建等省市地区发病率较高；山西、新疆、贵州等省和地区发病率较低，说明不同地理位置、不同民族、不同生活习惯与糖尿病关系密切。

1996 年由北京预防医学科学院牵头对 11 个省市参加的全国糖尿病流行病调查，结果见表 2-2、表 2-3。

表 2-2　11 城市 DM 及 IGT 患病率

地区	受检人数	糖尿病（DM）		糖耐量减低（IGT）	
		例数	患病率（%）	例数	患病率（%）
吉林	3568	134	3.76	156	4.37
内蒙古	3730	82	2.20	158	4.24
北京	3751	234	6.24	231	6.16
宁夏	3550	84	2.37	85	2.39
甘肃	3700	132	3.57	143	3.86
山东	3284	144	4.38	250	7.61
河南	3554	124	3.49	138	3.88
江苏	4218	136	3.22	161	3.82
浙江	5051	118	2.34	285	5.64

地区	受检人数	糖尿病（DM）		糖耐量减低（IGT）	
		例数	患病率（%）	例数	患病率（%）
四川	3350	173	5.16	314	9.37
广东	4995	193	3.86	310	6.21
合计	42751	1548	3.62	2236	5.63

注：11 个省市城乡患病率的分层。

城乡差别：同一地区、同一城市中，城市患病率远高于农村，城市发病率为农村的 1～4 倍。在亚太地区的资料提示 PNG 高地农村人发病率只有 1.5%～2.5%，而 PNG 城市则为 15%～20%。斐济农村为 2%～2.5%，而城市为 10%。

表 2-3　城市与农村 DM 及 IGT 患病率

地区类型	糖尿病（DM）		糖耐量低减（IGT）	
	例数	患病率（%）	例数	患病率（%）
大城市	460	4.58	536	5.78
中小城市	274	3.37	338	4.20
乡镇农村	205	2.56	383	5.02
贫困农村	18	1.71	220	3.14

（五）发病与年龄、体形的相关性

根据 11 省市 30 万人糖尿病调查结果表明，糖尿病患病率随年龄的增高而增加，40 岁以下少见，40 岁以后急剧上升，发病高峰在 60 岁，可达 42.7‰。

据 1996 年的调查资料对发病年龄的分层所示，以 40 岁以后糖尿病和糖耐量异常者的发病率明显增加，60 岁以后发病率最高（表 2-4）。

表 2-4　年龄与糖尿病发病率的关系

年龄（岁）	DM 例数	（%）	IGT（%）
20～	9440	0.56	1.98
30～	12259	1.36	3.25
40～	9561	3.02	5.74
50～	6139	7.04	7.84
60～	5352	11.34	11.62

注：11 个省市不同年龄患病率的分层。

糖尿病发病与性别无显著性差异，但男性高峰在 70 岁，为 4.69%，女性高峰在 60 岁，为 4.33%。资料表明体力劳动低于脑力劳动，学生、儿童、农民较低，干部和知识分子较高。无论男女，各年龄组超重者糖尿病患病率显著高于非超重者，前者大约是后者的 3 ～ 5 倍，尤其是 40 岁以后，超重者糖尿病患病率上升更为明显；男女均在 60 岁达高峰，分别为 100.74‰和 95.80‰。

对 11 个省市不同体重指数（BMI）与糖尿病患病率的分层见表 2-5。

表 2-5　BMI 与 DM、IGT 发病率的关系

BMI（kg/m^2）	DM		IGT	
	例数	发病率（%）	例数	发病率（%）
< 25	723	2.47	1128	3.85
≥ 25	310	5.83	424	7.97
≥ 27	440	8.48	562	10.83

第二节　糖尿病防治目标、对策、措施

一、防治目标与任务

加强糖尿病的三级预防工作，努力控制糖尿病患病率上升趋势，改善糖尿病患者生存质量，提高糖尿病患者的生存率，降低致残率、死亡率。

（一）防治目标

一级预防：对高危人群早期预防，避免发生糖耐量异常或糖尿病。

（1）新生儿及早产婴儿不吃牛奶蛋白，以免使新生儿易感。

（2）服自由基清除剂，如烟酰胺。

（3）一旦发现糖耐量异常，即用胰岛素治疗，使胰岛 β 细胞休养，减少胰岛炎自身免疫反应。

（4）应用全身免疫抑制剂及非特异性免疫调节剂，此类方法皆为探索阶段与研究阶段，设计要慎重，避免引起青少年及家属的紧张与误解。

二级预防：是对葡萄糖耐量异常（IGT）者进行早期干预，以防止由隐性阶段移行为显性阶段，成为糖尿病；或及时发现无症状的糖尿病患者，找出早期干预治疗的有效方法。

三级预防：减少或延缓糖尿病并发症的发生与发展，提高生存质量，降低致死率、致残率。

（1）预防急性并发症及感染等。

（2）预防慢性并发症。

关键是对新发现的糖尿病及 IGT 者应尽早定期检查有无大血管病变及微血管病变；积极控制血糖在正常或接近正常，因慢性"糖中毒"既是大血管也是微血管病变的独立危险因素。同时，认真控制肥胖、高血压、脂代谢紊乱、吸烟、大量饮酒、过食肥甘等不利因素，去除不良的生活习惯，劳逸结合，合理饮食，适当运动，正确使用药物治疗。

（二）防治任务

1. 建立健全各级糖尿病防治领导机构。
2. 普及糖尿病知识教育，加强糖尿病人管理。
3. 研究制定一套适合我国膳食习惯和体育锻炼的糖尿病防治措施。
4. 规范糖尿病质量与护理，加强糖尿病科研工作。

二、防治策略与措施

（一）防治对策

1. 加强机构建设

对糖尿病防治组织机构加强建设，有长远的综合防治计划和具体实施措施。

（1）加强培训：对糖尿病研究专业队伍加强培训，制定切实可行的培训计划。

（2）培养防治骨干：有计划地采取多种途径、多种方法培养一批糖尿病防治骨干队伍。

（3）建立培训中心：通过糖尿病防治培训中心，推广有效的防治措施。

（4）培养专科护士及营养师：培养一批糖尿病教育者、糖尿病专科护士、糖尿病营养师等。

2. 建立健全糖尿病防治网

（1）对糖尿病相关情况进行登记，定期汇报，统计分析；建立糖尿病资料数据库，通过监测网数据库准确获得糖尿病发病率、并发症、致残率、死亡率和有关危险因素。

（2）积极组织部、市县级、基层医院糖尿病三级防治网。

一级：对受试地区广大民众进行糖尿病基本知识教育，提高对糖尿病基本知识的认识，建立健康的糖尿病生活方式。

二级：进行糖尿病或糖耐量低减筛查和监测工作，并对发现的糖尿病高危人群和糖耐量低减者进行社区干预，以降低糖尿病的发病率。

三级：培养城乡医护人员，使之尽快提高糖尿病诊治水平，以使全部糖尿病患者得到正确、合理的管理和治疗，避免或减少糖尿病并发症的发生和发展。

3. 开展糖尿病教育、促健康活动

（1）提高防治意识：包括提高糖尿病专业人员在内的所有医务人员对糖尿病防治工作重要性的认识，提高疗效，严格控制血糖，防止、减少、延缓并发症的发生和发展。

（2）加强自我监护：加强对糖尿病患者及其家属、亲友有关糖尿病知识的教育，提高其糖尿病知识和防治意识，增强自我监护、治疗及应激能力。

（3）提高社会关注：提高全社会对糖尿病的认识和重视。关爱糖尿病患者，使糖尿病患者能得到同等的学习机会、工作机会，使患者感到自己是社会的重要成员，取得平等权利。

（4）开展康复活动：积极开展和组织糖尿病患者参加各种社会公益活动和康复锻炼，不断提高体质和生活质量。

（二）预防措施及策略

1. 制定中长期规划，指导糖尿病防控

国家层面出台了一系列防控政策：中长期规划、糖尿病管理规范，以指导及推动全国的糖尿病防治工作。

自 2015 年起国家卫生和计划生育委员会（现国家卫生健康委员会）启动高血压、糖尿病分级诊疗试点工作，发布了《糖尿病分级诊疗服务技术方案》等具体实施方案以来，我国各级公共卫生机构、临床医疗机构和学会、协会根据各自功能定位积极主动地搜集数据，开展糖尿病防治工作。疾病预防控制机构与临床专家合作相继开展糖尿病及其危险因素大型流行病学调查及糖尿病疾病负担研究，为了解中国糖尿病防治现况及为政府制定相应的防治策略提供了佐证，指导基层医疗卫生机构开展基本公共卫生服务；临床医疗机构除了承担糖尿病治疗任务、开展学科建设和科学研究外，还积极参与糖尿病分级诊疗建设，指导社区加强能力建设，开展糖尿病防治宣传教育。基层医疗卫生机构承担了糖尿病基本医疗和基本公共卫生服务等任务。此外，中华医学会、中国医师协会等发挥专家集成优势，在糖尿病防治工作中发挥重要作用。自 2003 年起，CDS 发布和更新了 5 版糖尿病防治指南，并开展一系列糖尿病防治专项行动。

2016 年，国家实施慢性病综合防控策略《规划纲要》，到 2030 年实现全人群、全生命周期的慢性病健康管理，基本实现糖尿病患者管理干预全覆盖，同时要求建立专业公共卫生机构、综合和专科医院、基层医疗卫生机构"三位一体"的重大疾病防控机制，建立信息共享、互联互通机制，推进慢性病防、治、管整体融合发展，实现医、防结合。

2017 年，国务院颁布《中国防治慢性病中长期规划》，要求到 2025 年社区糖尿病患者管理人数要达 4000 万，规范管理率达到 70%，同时提出了糖尿病高危人群健康干预项目。此外，我国自 2009 年起就将糖尿病基层防治管理工作作为国家基本公共卫生服务管理项目在全国推广实施。

为了进一步提升基层糖尿病防治工作水平，受国家卫生健康委员会委托，成立了国家基层糖尿病防治管理办公室，持续推进基层糖尿病防治管理工作，努力实现基层糖尿病防治工作的同质化和规范化。糖尿病综合管理是国际上公认的管理策略。

2. 2 型糖尿病防治原则

（1）防止和纠正肥胖。

（2）避免高脂、高糖和低纤维素饮食。

（3）饮食热量保证合理体重、工作及生活能力。

（4）食物成分合理，碳水化合物以非精制富含可溶性纤维素为主，多吃蔬菜。

（5）避免严重精神创伤及外伤。

（6）避免或少用对糖代谢不利的药物。

（7）增加体力活动。

（8）妇女妊娠时患糖尿病IGT，分娩的婴儿将来易肥胖，罹患糖尿病，故要通过饮食，必要时胰岛素治疗，尽可能使血糖控制正常；妊娠时肾糖阈低，尿糖不是血糖控制的良好指标；妊娠时营养不良，分娩的婴儿体重减低，以后发生糖尿病的机会增多。妊娠时有糖代谢异常者，妊娠后更应该采取预防糖尿病的措施。

3.1 型糖尿病预防

发病前静脉葡萄糖实验早期第一时相胰岛素释放减少，此方法可用来筛选1型糖尿病前期病人，筛选集中在1型糖尿病第一代亲属，其较一般人群发生糖尿病危险高10倍，但95%～97%的人可不发生糖尿病，85%～90%的1型糖尿病患者并无第一代糖尿病。

第三章
糖尿病中医生理病理基础

第一节　津液代谢与糖尿病的关系

一、津液的生理功能

津液是构成人体和维持人体生理活动的基本物质之一，是机体一切正常水液的总称，具有滋润和濡养的生理功能，体内各组织、器官、脏腑所分泌的如胃液、肠液、涕、泪、汗、唾等均属津液。津液是由津和液组成，两者作用相辅相成，"津"质地清稀，存在于气血之中以利于气血的流行通畅，主要分布于体表及体内脉管中的血液；"液"质浊而稠厚，藏于骨节、筋膜、颅腔之间，以滑利关节滋养脑髓。津与液同源于水谷所生化，两者通常合称为"津液"。主要有以下功能：

（一）滋润肌肤毛发

津液布散于体表，滋养毛发，润泽肌肤，使毛发富有光泽，肌肤丰满富有弹性。渗入血脉的津液，成为组成血液的基本成分之一，内脏里的津液起着濡养和滋润脏腑的作用，使脏腑柔和，能顺利地进行功能活动。渗入骨与髓的津液，具有充养和濡润骨髓、脊髓、脑髓的作用。当津液不足，肌肤无津液以滋润而毛发干燥枯槁，皮肤粗糙如树皮；津液大量耗伤，则肌肤干燥瘪陷，没有弹性，可见于糖尿病高渗脱水。流转九窍的津液，滋养和保护眼、鼻、口等黏膜。津液充足则九窍滋润；津液不足，则口干舌燥，嘴唇干裂，齿板燥，眼窝凹陷。在目则眼睛干涩，视物不清，见于糖尿病高糖严重脱水；在鼻则鼻干无涕，甚则燥裂，鼻出血。当胃津不足，不能腐熟水谷而食纳欠佳；高血糖脱水，使肠液干燥则燥屎内结而便秘等。

（二）营养周身

津液是构成人体的主要成分之一，分布全身，无处不有。津液同时是气的载体，是气存在于体内及其运动变化的场所。津液与气在形态、性质、功能方面各不相同，但在生成、运行、输布等方面则关系密切：两者均来源于水谷精微，运行于周身，津能载气，气能生津，气能行津，故津与气相辅相成，相互为用。

1. 津液与气的关系

（1）气可行津，津停气阻：津液的生成、输布、排泄均依赖于气的升降出入运动。在病理上，气不化水则影响津液的输布，当津液停滞，蕴结化为痰饮积聚，可阻碍气机通畅，即所谓"水停则气阻"。可见，气化失司与津液停滞两者互为因果。

（2）气旺生津，气随液脱：脾胃气旺则津液充足，气有固摄功用，可控制津液的排泄。脾胃精气虚亏则津液来源不足，见于糖尿病气阴两虚；气虚不固而见多饮、多尿、多汗等津液流失的病理现象。反之，气依附于津液，津液不足会影响气的固摄，见于糖尿病患者出现低血糖时，大汗淋漓，可导致"气随液脱"的结果。所以，气必须存在于属阴有形之津液中才不会失散，人体的气必须依附于津液而存在，运动变化于津液之中。

2. 津液与血的关系

津血同源，同为饮食水谷精微所化生，主要功能均为营养、滋润，均属于阴。在生理上，津液是血液重要组成部分，《灵枢·痈疽》指出："中焦出气如露，上注溪谷而渗孙脉，津液和调，变化而赤为血。"可见两者相辅相成，互为一体。当严重伤津脱液，表现为津液枯燥，使血液浓缩而易发生脑梗死等血管病变，可见于糖尿病高渗脱水。

二、津液的代谢

津液的代谢，包括生成、输布、排泄是一个很复杂的生理过程，是多个脏腑生理活动的结果。正如《素问·经脉别论》所说："饮入于胃，游溢精气，上输于脾，脾气散精，上归于肺，通调水道，下输膀胱，水精四布，五经并行。"津液来源于饮食物质，其生成首先靠胃、小肠、大肠吸收饮食水谷中的精微、水分、营养，即所谓胃的"游溢精气"作用；小肠主液，分别清浊，吸收饮食中的大部分营养和水，然后把糟粕下输大肠，吸收食物残渣中的残余水分形成粪便排出。胃将所吸收的水谷精微输送到脾，由脾布散全身，即脾的"散精"。脾的散精有赖于肺的宣发和肃降，肾的蒸腾气化等功能的协同以及三焦为通道输布全身。津液代谢主要过程如下：

（一）脾的散精转运

津液来源于饮食水谷，通过胃的"游溢"，脾的"散精"而成。脾对精液的转输称"脾气散精"，主要表现在将津液上输于肺，通过肺的宣发肃降输布全身的脏腑、形体、诸窍，即《素问·经脉别论》之谓"脾气散精，上归于肺"；同时将津液直接向四周布散至全身，即《素问·玉机真脏论》所说脾的"灌注四傍"等功能。可见，脾在津液代谢过程中处于首要地位，当津液输布代谢失常，临床上可出现消渴、痰饮、水肿等病症。

（二）肺的通调水道

肺的通调水道作用，主要表现为肺接受从脾转输来的津液，一方面通过宣发将津液向上向外宣发至人体上部和体表、皮毛；另一方面通过肃降，把津液向下向内输布至肾脏、膀胱及下部形体等。如《素问·经脉别论》说："脾气散精，上归于肺，通调水道，下输膀胱，水精四布，五经并行。"可见，肺是通过宣发和肃降，将水下输膀胱、肾及下部，将津液向全身布散而达到通调水道之目的。若肺的宣发肃降功能失调，则发生一系列的津液运行障碍，如津液缺乏而消渴，津停肺阻为痰饮，津停水泛成水肿等。

（三）肾的开阖气化

《素问·逆调论》说："肾者水脏，主津液。"肾对津液输布代谢的开阖作用，主要体现于：肾中精气的蒸腾气化，推动着津液的生成、输布和代谢。从饮入于胃后的胃"游溢精气"，脾的运化和"散精"，肺的宣发肃降"通调水道"，直至肾本身的化生尿液和膀胱的排尿，贮尿等，都赖于肾中精气的蒸腾、气化推动和调节。再者，肾通过肾精的蒸腾气化，将代谢后的津液化生为尿液，下输膀胱，排出体外，同时通过闭藏精气的功能，将精微物质返流于全身，即《素问·上古天真论》说的"肾者主水，受五脏六腑之精而藏之"。

此外，津液的输布与排泄和肝密切相关。肝的疏泄功能正常，使气机调畅，有利于津液的向上向外环流，不致停滞；若肝失疏泄，气机不畅，往往影响津液的运行。肝气郁结时，常常津液停滞而生痰成饮。经肾与膀胱气化的水液，通过三焦水道下输膀胱，即《素问·灵兰秘典论》说："三焦者，决渎之官，水道出焉。"

总之，津液的生成、输布、排泄是一个非常复杂的过程，通过有关脏腑的协同作用，使津液输布外达皮毛，内注脏腑，其中以肺、脾、肾为主。因此，有关脏腑的病变也可以影响津液的生成、输布、排泄。

三、津液代谢失常是糖尿病的病理基础

糖尿病古称"消渴"。消者，消谷善饥，形体消瘦；渴即烦渴引饮，小便频数。临床所见，有不同程度的多食，多饮，多尿，形体消瘦等"三多一少"症。糖尿病主要为阴精亏损，燥热偏盛，阴虚为本，燥热为标的本虚标实证。病位主要在肺、脾、肾三脏，以津液输布代谢失常为主要病理基础。肺主治节为水之上源，肺不布津则口渴多饮，肺治节失职，津液下行而小便频数；脾主运化"为胃行其津液"，脾失健运，机体缺乏津液濡养则可出现乏力、口渴、消瘦等症状；肾为先天之本，对津液的输布和代谢起主宰作用，如肾阴亏损，虚火上炎，上燔心肺之津则烦渴引饮，中灼脾胃之津液则消谷善饥，精微随津液下泄则尿多味甜。病程日久，脏腑越亏，津液越耗，肾不化气上升，津液不布则口渴多饮，下焦不摄则夜尿频多。肺、脾、肾三脏在发病过程中互相影响，肺燥津伤，津液不得输布，则脾胃失于濡养，肾精失于滋助；胃热偏盛则上灼肺津；肾阴不足虚火上炎则可燔灼肺胃之津等。可见肺燥、胃热、肾虚等糖尿病的常见之证与津亏液耗的津液代谢失调直接相关。津液失调是糖尿病发生的前提和重要的病理基础。

第二节　精的代谢与糖尿病的关系

一、精的代谢

精是构成人体和维持机体生命活动和生殖能力的主要基本物质,《素问·金匮真言论》说:"夫精者,身之本也。"精有广义、狭义、肾中精气之分。广义之精泛指人体内的液态营养物质;如机体中的血、津液以及从饮食中吸收的"水谷之精微"均属于"精"的范围,均可以统称为"精气"。《景岳全书·杂证谟·脾胃》中说:"人之始生,本乎精血之原,人之既生,由乎水谷之养。非精血无以立形体之基,非水谷无以成形体之壮。精血之司在命门,水谷之司在脾胃,故命门得先天之气,脾胃得后天之气也。是以水谷之海本赖先天为之主,而精血之海又必赖后天为之资。"这说明先天之精和后天之精之间具有相互依存、相互充养、相互化生的相辅相成关系。可见,广义之"精"是相对"气"而言的。气属阳,无形而动,为活动的表现;而精属阴,有质而静,是生命活动的内涵,是气的物质基础和能量来源。

狭义之精是指生殖之精,其中包括禀受于父母的生殖之精,因其与身俱来,常先身生,故称之为"先天之精"。如《灵枢·决气》说:"两神相搏,合而成形,常先身生,是谓精。"以及《灵枢·本神》所说"生之来,谓之精",实际上是构成人体胚胎的原始物质,包括机体发育成熟后自身形成的生殖之精(精子和卵子)。如《素问·上古天真论》所说"二八,肾气盛,天癸至,精气溢泻,阴阳和,故能有子",即是指机体自身形成的生殖之精。

肾所藏之精亦称"肾中精气"。肾中精气的来源,一者为"先天之精",禀承于父母的生殖之精;二者为"后天之精",为人出生后,机体从饮食中摄取的营养物质和脏腑生理活动过程中化生的精微物质。如《素问·上古天真论》说:"肾者主水,受五脏六腑之精而藏之。故五脏盛,乃能泻。""先天之精"和"后天之精"二者相互依存,"先天之精"赖"后天之精"的不断培育和充养,才能充分发挥其生理作用;"后天之精"又赖于"先天之精"的活力资助,才能不断摄入和化生。二者在肾中密切结合组成肾中精气,以维持机体的生命活动和生殖能力。

二、精的生理功能

(一) 促进生长发育和生殖功能

《素问·上古天真论》说:"女子七岁,肾气盛,齿更发长。二七而天癸至,任脉通,太冲脉盛,月事以时下,故有子。三七,肾气平均,故真牙生而长极。四七,筋骨坚,发长极,身体盛壮。五七,阳明脉衰,面始焦,发始堕。六七,三阳脉衰于上,面皆焦,发始白。七七,任脉虚,太冲脉衰少,天癸竭,地道不通,故形坏而无子也。丈夫八岁肾气实,发长齿更。二八,肾气盛,天癸至,精气溢泻,阴阳和,故能有子。

三八，肾气平均，筋骨劲强，故真牙生而长极。四八，筋骨隆盛，肌肉满壮。五八，肾气衰，发堕齿槁。六八，阳气衰于上，面焦，发鬓颁白。七八，肝气衰，筋不能动，天癸竭，精少，肾脏衰，形体皆极。八八，则齿发去。"人从幼年开始，随着肾中精气的逐渐充盛而出现"齿更""发长"等迅速生长现象，以后又随着肾中精气的不断充盛而产生了一种称作"天癸"的精微物质。由于"天癸"的作用，促使机体的性腺发育而进入青春期，在女子出现按期排卵"月事以时下"；在男子则出现"精气溢泻"的泄精现象，性机能逐渐成熟而具备了生殖能力。人到中年后，随着肾中精气的逐渐衰少，"天癸"也随之逐渐衰少而至衰竭，出现性机能和生殖能力的逐渐衰退，形体也日渐衰老而进入老年期。可见，肾中精气是机体生命活动之本，肾气的盛衰是机体生、长、壮、老、已之本；机体的齿、骨、发的生长状态是观察肾气盛衰的外候，判断机体生长发育状况和衰老程度的客观标志。

（二）维持机体"阴平阳秘"

肾精和肾气的功能活动状态可有阴阳之分。对机体各脏腑组织器官起滋润濡养作用者为肾阴；对机体各脏腑组织器官起温煦推动作用者为肾阳。肾阴又称"元阴""真阴"；肾阳又称"元阳""真阳"，肾阳和肾阴在人体内部既相互对立制约，又相互联系依存，共同维持着机体相对平衡的"阴平阳秘"状态。当外感内伤侵袭人体，阴阳的对立统一关系被破坏，相对的动态平衡被打乱，就会发生肾阴、肾阳失调，出现肾阴虚、肾阳虚、肾阴阳两虚等病理变化。如肾阴不足可出现潮热盗汗、头晕耳鸣、男子遗精及女子梦交等症。肾阳不足可见神疲乏力、腰膝冷痛、形寒肢冷、小便频数或失禁，以及女子宫寒不孕、男子阳痿早泄等症。

肾阴和肾阳两种功能和活动状态是人体各脏阴阳的根本。《类经附翼·求证录》说："五脏之阴气，非此不能滋，五脏之阳气，非此不能发。"肾阴阳失调时，会导致其他各脏的阴阳失调，如肾阴虚不能滋养肺阴，可致肺肾阴虚，燥热内生而出现口渴引饮、干咳无痰、大便秘结、烦躁易怒等症；肾阴虚而不能涵养肝阴，则肝肾阴虚而肝阳上亢，甚至肝风内动；肾阴虚而不能上承于心，可致心肾阴虚，心火上炎；肾阳虚不能温化脾阳，可致脾肾阳虚而内生寒湿或水气泛滥；肾阳虚不能温煦心阳可致心肾阳虚等。反之，其他脏腑的阴阳失调，日久也必累及于肾，耗损肾中精气，致肾的阴阳失调，此"久病及肾"的理论依据。

三、精虚是糖尿病及其并发症的基础

先天禀赋不足，肾精亏虚；后天劳逸失度，饮食不节，精失充养，是糖尿病发生的根本原因。肾的藏精功能失常则肾失闭藏，精气流失，导致肾中精气不充而亏虚，脏腑气血阴阳失调，体内气、血、津液亦即糖、蛋白质、脂肪等代谢紊乱而出现糖尿病多饮，多食，多尿，形体消瘦等"三多一少"之阴虚热盛等证候。久病肾气越亏，命门相火亢盛而致阴虚内热或阴虚火旺，壮火可以食气，出现形体消瘦，腰膝酸软，五心烦热或潮热盗汗，舌红少苔，脉虚细而数等气阴两虚证；因阴损及阳而出现肾阳虚损，命门

火衰之证，全身怕冷，男子阳痿，女子宫寒不孕，甚则水肿或尿闭，尿频或尿失禁；肾阳虚损，脾的运化功能随之减弱，出现下利清谷、五更泄泻等阴阳两虚证。

糖尿病日久，精气亏耗，脏腑越虚，人体内的阴阳动态平衡遭到破坏，脏腑功能失调而出现"雀目""水肿""心悸""中风""坏疽""泄泻"等一系列并发症，严重影响糖尿病患者的预后。可见阴精虚亏是发生糖尿病及其并发症的重要基础。

第三节　气的代谢与糖尿病的关系

一、气的代谢

中国古代哲学家认为，世界上一切事物都是由气构成的，万物由气化生。气有两种不同形态存在于宇宙中：一是弥散而剧烈运动的状态，由于细小、弥散、不停运动，难以直接察知，故称"无形"之气；另一种是凝聚状态，细小而散在的气，集中而凝聚在一起，就成为看得见摸得着的实体，故称"形质"。习惯上，把弥散状态下的气称为"气"，把有形质的实体称为"形"。气构成宇宙万物，世界上的一切运动变化，都是气的运动变化的具体表现。

气也是维持人体生命活动的基本物质，是人体脏腑、经络等组织器官生理活动的产物，是组织器官进行生理活动的物质基础，是不断运动着的极细微物质。气的活动力很强，具有推动温煦作用，属阳，机体内的新陈代谢，脏腑、经络等组织器官进行生理活动均依赖于气的推动和温煦。

人体内的气依据不同的分布部位，不同的来源，有不同的功能，就有元气、宗气、营气、卫气等不同名称。元气为先天之精生化而来，禀生之后，又为水谷精微的滋养和补充，为各种气中最基本的一种。元气为人体生命活动之原动力，当机体元气越充沛，脏腑组织功能越健旺，身体越健康；反之，先天禀赋不足，或久病损伤，元气衰惫而可发生糖尿病。宗气由肺吸入的清气与水谷之气结合而成，聚于胸中。宗气的主要功能是推动肺的呼吸和心血的运行，同时对视听言等各种机能均有影响，故又称为"动气"。营气为水谷精微中富含营养濡润的部分所生化之气，富含营养物质，主要分布于血脉之中，为血液组成部分而营行周身。营气与血可分而不可离，故被并称为"营血"。卫气为水谷精微中慓疾滑利的部分所生化之气，为人体内阳气的一部分，其活动能力强而且快，主要功能为护卫肌表、抗御外邪、控制腠理开阖、温煦脏腑、润泽皮毛等。

人体的气来源有三：禀承于父母的先天精气，饮食中的水谷精气，以及存在于自然界的清气。"先天之精气"来源于父母的生殖之精，是形成胚胎的原始物质，是人体生命活动的基本来源。人出生后，"先天之精"藏于肾，为肾中精气的主要组成部分，是人体生长发育和生殖之本。水谷之精气来源于饮食，故也称"谷气"，是维持人体生命活动和化生气血的主要物质来源。人一离开母体，就靠肺呼吸自然界的清气，以维持生命活动。可见，人体气的生成过程，除与先天禀赋、后天饮食营养、自然环境等状况有关外，还与机体本身的肾、脾胃、肺的生理功能状态关系密切。

人必须从自然界摄取清气才能维持生命。人的生命活动，实质上就是人体气的运动和变化。《素问·六节藏象论》说："天食人以五气，地食人以五味。五气入鼻，藏于心肺，上使五色修明，音声能彰；五味入口，藏于肠胃，味有所藏，以养五气，气和而生，津液相成，神乃自生。"自然界供给人以清气，由鼻吸入；地供给人以味（营养物质），经口摄入肠胃。气与味是维持人体生命活动不可缺失的物质。在人的生命活动中，气化是最基本的运动。如人食入水谷，在肠胃中消化后，其精微被吸收，糟粕被排出；精微物质又被进一步转化为津液、营血、卫气等运行于全身。在气的升降出入运动的作用下将体内的血、津液、水谷精微等布散至全身。人体的任何运动都是由气推动，没有气的推动就没有生命的存在。总之，人要不停地摄取自然界的气才能生存，人体内的一切运动与变化，都是在气的作用下发生的。所以，气是维持生命活动的基础。

二、气的生理功能

气的生理功能概括为五个方面：推动、温煦、防御、固摄、气化。

（一）推动作用

这主要是指气以自身的活力和运动，推动和促进机体的生长发育，气是以自身的活力及其升降出入的运动，激发机体各方面的生理活动。若气不足或气的活力和运动减弱时，则气的推动和激发作用减弱，机体各方面的生理活动也随之减退，妨碍机体的生长发育或出现早衰现象；影响血和津液的运行时，可致血虚和津液亏少；血行不畅或血行迟缓还可致血瘀；影响津液的运行可使津液停滞而形成痰湿、水饮等。

（二）温煦作用

这主要是指气对于机体的脏腑、经络、皮肤、筋骨等组织器官和血、津液具有温煦作用。气的温煦作用是通过气自身的不断运动和由气推动脏腑、经络等组织器官的生理活动而产生热量实现的。气的温煦失常则可出现两种情况：气虚则寒，表现为畏寒喜热，四肢不温，体温低下，血和津液运行迟缓等；气郁则热，常由某些原因影响气的流通，气被郁滞于某一局部，聚而不散，郁而化热。

（三）防御作用

这主要是指气具有防止外邪侵入人体而致病的作用，即卫气护卫全身的肌表，调节腠理之开合，防止外邪从皮毛侵入人体的作用。若气的防御作用减弱，全身的抗病能力也随之减弱，腠理稀疏，肌表不固，外邪乘虚入侵而致病。

（四）固摄作用

气对血、津液、精液等液态物质具有固护统摄，防止无故流失的作用。固摄作用还可表现为维持脏腑正常位置，防止脱垂的作用。固摄血液，使其行于脉中，防止溢出脉外；固摄汗液、尿液、唾液、胃液、肠液等，控制其分泌量、排泄量、排泄时间，以防其无故流失；固摄精液，使其不致妄泄损耗等。气的固摄功能失调，有导致体内液态物质大量丢失的危险，见于糖尿病患者气不摄血，可引起眼底视网膜出血；气表不固，气不敛津则自汗不止，大汗淋漓，小便失禁，尿频尿多，见于糖尿病高血糖或并发自主神经病变；气不摄精，肾失固藏，见于糖尿病性神经功能病变而出现遗精、滑精、早泄等症。若气虚固摄能力不足，可出现脏器下垂，如胃下垂、子宫下垂等表现。

（五）气化作用

这主要是指通过气的运动所产生的各种变化，即气在运动中自身所发生的变化。如各种气的生成及其代谢；血、津液、精的生成和代谢及相互转化等。气的自身运动有两种：一为气的化生，脾胃水谷精气可分化而生成营气和卫气，与肺吸入的清气相结合，化生为宗气。肾中"先天之精"得到水谷精气的培育可化生为元气等。二是清气转化为浊气，气在机体组织中转化为能量，被组织利用后即转化为浊气，通过呼吸及肌腠的汗孔排出体外，相当于机体内营养物质的分解代谢。

三、气的运行

气的运行又称气机。人体内的气是一种活动能力很强的精微物质，流行全身，无处不到。不同的气，其运行方式不同，运动的基本方式为升、降、出、入四种。升指气自下而上的运动；降指气自上而下的运动；出指气由内向外的运动；入指气由外向内的运动。四种运动之间必须保持平衡协调，通畅无阻。气的升降出入的失调为气机失调；气正常的运行为气机通畅；气的运行不畅为气机不畅、气滞、气机郁阻。气在体内以血和津液等为载体而存在，所以气的运动体现于脏腑和经络等组织器官的生理活动。

气机失调的表现：气滞为某些部位气机失调或阻滞不通；气逆指气上升太过或下降不足；气陷指清气在下不能升举，多由气的上升不及所致；气脱指气不能内守大量外逸而出现固摄失常，营养精微物质脱失的表现；气闭为气不能外达郁结闭塞于内。

四、气机失调是糖尿病发病的病理基础

糖尿病的发病与脏腑功能失调，体内糖、脂肪、蛋白质等物质代谢紊乱直接相关。当气机失调，出现气的运行阻滞，或运行逆乱，或升降失调，出入不利则可引起脏腑功能紊乱，变生多种疾病，是糖尿病发生的主要病机之一。脾肾气虚，运化固摄失常，蕴久化热，肺气虚则卫气不固，外邪乘袭，郁久耗伤气阴，则可出现口干喜饮，消谷善饥，烦热多尿等糖尿病阴虚内热之症。七情内伤，肝气郁结，气郁化火伤阴，则肺胃热盛，发为消渴。消渴日久，脏腑越亏，则可出现气滞、气逆、气陷、气脱等症状，引起一系列糖尿病并发症的病理变化，使病情错综复杂。可见气机失调是糖尿病及其并发症的根本原因。

第四节　血的代谢与糖尿病的关系

一、血的代谢

血主要由营气和津液所组成，运行于脉中，循脉流注全身，对人体起营养与滋润作用，是构成人体和维持人体生命活动的基本物质之一。《灵枢·决气》说："中焦受气取汁，变化而赤，是谓血。"这说明血是一种红色的液体，脉为血府，是血液运行的管道，全身的血都在脉中流行。血溢脉外为出血，溢出脉外的血称为"离经之血"。

营气和津液都来源于脾胃对饮食物质的运化而生成的水谷精微，故说脾胃为气血生化之源。《灵枢·邪客》指出"营气者，泌其津液，注之于脉，化以为血"，说明营气是血液主要组成部分，对血液的生成具有重要作用。《张氏医通》说："气不耗，归精于肾而为精；精不泄，归精于肝而化清血。"这进一步阐明了精气血之间可以相互转化。津液也是化生血液的主要物质基础。由于营气和津液都来源于脾胃运化饮食而生成的水谷精气，故饮食营养的优劣和脾胃运化功能的强弱，直接影响着血液的化生。饮食营养的长期摄入不足，或脾胃运化功能失调，不能化水谷为精微，均可影响血液的化生而致血虚。对血液化生不足的治疗，主要通过饮食营养的摄入和调理脾胃的运化功能。因血之久虚而致肾精不足者，则需温肾填精，以增强肾中精气的蒸腾气化，以助脾胃之运行，资精血之间互生互化。总之，血的生成以水谷精微、营气、精髓作为物质基础，通过脾胃、肺、心、肾、肝等脏腑活动功能而完成。

二、血的生理功能

血具有营养和滋润全身的功能。血在脉中循行，内至五脏，外达皮肉筋骨，如环无端，运行不息，不断地对全身的脏腑、形体、九窍等组织器官，起着营养和滋润作用，以维持其正常的生理活动。血的主要生理功能有以下三种：

（一）濡养组织、器官

人体的脏腑、形体等各部分的营养及其功能活动，都依靠血的濡养，血液充盈则面色红润，皮肤与毛发润泽，筋骨劲强，肌肉丰满，脏腑坚韧；血液不足则面色萎黄，皮肤与毛发枯槁，筋骨痿软拘急，肌肉瘦削，脏腑脆弱。"血盛则形盛，血弱则形弱"。

（二）为运动、感觉等功能活动提供能量

《素问·五脏生成》说："肝受血而能视，足受血而能步，掌受血而能握，指受血而能摄。"这说明了感觉和运动对血液营养的依赖关系。血液充盈则感觉与运动正常；血虚则常见头晕，眼花，视物不清，耳鸣，四肢麻木，运动无力，或筋骨拘挛，甚至痿废不用。

"血脉和利，精神乃居"。若人的气血充盈，血脉调和而通利，则表现为精神充沛，神志清晰，感觉灵敏，活动自如。无论何种原因引起的血虚、血热或血液运行失常，都

可能出现精神衰退，健忘，失眠多梦，烦躁，甚则精神恍惚，惊悸不安，谵妄等神志失常的临床表现。

三、血的生成、输布异常是糖尿病及其并发症的病理基础

血液属中医"精"的范畴。血液的敷布和转运正常，则体内糖、脂肪、蛋白质代谢正常，气血通利，体格健壮。若血液的输布运行失常，则可导致血瘀、血热、血虚等一系列病理变化，体内脏腑功能紊乱，气血津液代谢失常而发为消渴。血的运行与五脏皆相关，"诸血者，皆属于心"，"肝藏血，心行之"，"血宣布于肺"，"人卧血归于肝"，"肝藏血"，"脾统血"。可见，推动血液运行的是心，保持脉道通利的是肺与肝，储藏统摄血液，防止出血的是肝与脾，调节阴阳，影响血行的是肾。糖尿病的发病以脾肾气阴两虚为基本病机。脾胃为气血、津液生化之源，当脾不"散精"胃不"游溢"则精血虚亏，上不能滋润于肺，肺阴不足，通调水道失司而口渴多饮；脾气不足，无以温煦固摄而乏力多汗；气虚推动血脉运行不利而血行不畅，或肝郁气滞而使血脉瘀滞等；可见血与心、肝、肺、肾等脏腑功能息息相关。脏腑功能失常，影响气、血、津液运行则出现糖尿病一系列症状，影响血液运行则出现血瘀证。瘀血既是脏腑功能失调的病理产物，又是导致脏腑病变的主要病理因素。瘀血常贯穿糖尿病整个病程的始终，也是导致糖尿病并发症尤其是血管病变的主要病因。所以目前认为血的病理是糖尿病及其并发症发生的根本。

第五节　痰的代谢与糖尿病的关系

一、痰的形成

痰与饮系相对而言，痰和饮同为水液代谢障碍而形成的病理产物，以稠浊为痰，清稀为饮。《景岳全书》说："饮清澈而痰稠浊。"痰有"有形之痰"和"无形之痰"之分。"有形之痰"一般指肺部渗出的和呼吸道分泌的痰，也称外痰，为狭义之痰。"无形之痰"是体液在机体停滞积聚，逐渐蕴结而成，故称内痰或广义之痰。"百病皆由痰作祟""痰为百病之母"是说痰常随气机升降流行，内留脏腑，外达筋骨皮肉而形成多种疾病。当痰阻于肺，肺失宣降则出现咳喘咯痰之呼吸道疾病；痰阻于心，心血不畅，胸闷心悸之胸痹见于糖尿病冠心病；痰迷心窍则神昏，谵语见于糖尿病合并酮症酸中毒或合并脑血管病变；痰火扰心则发癫狂见于糖尿病患者交感神经兴奋症；痰停于胃，胃失和降则恶心呕吐，胃脘痞满见于糖尿病胃轻瘫等胃肠功能紊乱；痰在经络筋骨，可致瘰疬痰核，肢体麻木，或半身不遂，或阴疽流注等；痰浊上犯于头则眩晕昏冒；痰气凝结咽喉，则可出现咽中梗阻、吞之不下、吐之不出的梅核气。

（一）脾为生痰之源

脾的运化功能体现在两个方面：运化水谷精微和水液。脾运化水液的功能是指脾将

饮食中的水液吸收并输布周身，并将各组织器官利用后的水液及时转输给肾，通过肾的气化作用形成尿液排出体外。若脾气虚弱，或脾胃升降功能障碍，体内的水湿或精微物质变化而为痰。故《诸病源候论》说："劳伤之人，脾胃虚弱，不能克消水浆，故有痰饮也。"《景岳全书》亦谓："夫人之多痰，皆由中虚使然。果使脾强胃健，如少壮者流，则水谷随食随化，皆成气血，焉得留而为痰，惟其不能尽化，十留一二，则一二为痰；十留三四，则三四为痰矣。"临床所见，糖尿病患者体形以肥胖居多，胖人多脾虚，痰湿壅盛，痰湿淤久，化热伤津，久病入络为其主要病机。

（二）肺为贮痰之器

肺主气司呼吸，具有宣发肃降，通调水道之功。肺为娇脏，易外感六淫，可致肺失宣降，而咳咯痰涎，喘息痰鸣，水津不布小便短少。"肺为水之上源"，"肺主行水"，脾运化后的水谷精微、津液靠肺的宣发肃降，布散于全身，以充养滋润各组织器官，并将代谢产物通过汗孔排出体外。肺气肃降，水液经由三焦而不断向下输送至肾和膀胱，然后化作尿液排出体外。若肺失宣肃，则治节无权，津液的输布与排泄障碍，水液停聚成痰。若肺阴不足，虚火灼津，炼液成痰，或肺气郁久化热，热盛伤津成痰。根据脏腑相关理论，脾肾之气虚弱，湿聚成痰或水泛为痰，均可上渍于肺。肺本身宣降失常，水津不布易生痰涎；脾肾等脏腑功能失调，易生痰上壅于肺，故有"肺为贮痰之器"之说。肺生之痰因感邪途径和性质不同，有热痰、湿痰、燥痰、寒痰、风痰之异。治疗时宜权衡主次轻重，灵活辨证施药。

（三）血瘀酿痰

《灵枢·痈疽》说："津液和调，变化而赤为血。"心主一身之血脉，津血同源。若心气虚弱，则气滞血瘀成痰，或他脏痰浊乘虚而入，蒙蔽心窍；若心阳不振，气血失常，可致心脉痹阻，气血津液凝聚成痰。《类证活人书》说："心包络之痛，有痰涎停伏，窒碍不通而痛。"此为化痰法治疗心血管疾病提供了重要的思路。目前在临床应用中药治疗脑血管系统疾病、抑郁证、躁狂证、顽固性失眠症等常以痰蒙心包论治，从化痰开心窍取效。痰瘀学说源远流长，是中医学特有的病因病机理论，涉及临床各学科的多种疾病。近年来，有关糖尿病痰瘀本质的基础和临床研究不断深入，从痰瘀论治糖尿病及其并发症，已成为治疗的主要治则之一。

（四）气滞聚饮蕴痰

肝主疏泄，调畅精神情志和全身的气血津液的正常运行。肝失疏泄则全身气机不畅，血运失常，致水谷精微、气血津液等运行不畅，发生各种痰病、瘀证、痰瘀相兼之证等。如梅尼埃病之痰饮上逆者，慢性肝炎痰浊阻络者，糖尿病之肝气不舒，痰瘀互结证等。

（五）肾虚精亏生痰

《素问·逆调论》说："肾者水脏，主津液。"《素问·灵兰秘典论》"肾者，主蛰，封藏之本"。人体内水液的正常代谢及运行，靠肾的阴阳协调，开阖有度。若肾的阴阳失调，开阖失度则水液内停凝而为痰，肾精亏虚，阴损及阳或阳损及阴，均可致水湿内停成痰成饮，故曰"肾为痰之本"，"盖痰即水也，其本在肾，其标在肺"。《景岳全书》"五脏之病，俱能生痰，故痰之化无不在脾，痰之本无不在肾。"糖尿病肾病晚期肾阳虚衰，体内水液代谢紊乱，痰浊阻络可致水肿、关格之症。

此外，三焦不利亦易聚饮成痰。《素问·灵兰秘典论》说："三焦者，决渎之官，水道出焉。"三焦为水液代谢的通道，三焦气化，靠肾中阳气的温煦，才能得以实现。若三焦气化失常，则气血郁滞，水液运化失常，痰浊内生。正如《济生方》所说："若三焦气塞，脉道壅闭，则水饮停聚，不能宣通，聚而成痰饮，为病多端。"

二、痰是糖尿病及其并发症的病理基础

由于痰饮所致的病症繁多，故有"百病皆由痰作祟"之说。痰饮病症随痰饮停聚的部位不同而临床表现不同，因"肥人多痰湿"，无形痰饮多见于肥胖之人，所以肥胖者被称为"痰湿之体"。痰湿之体指"内痰"集聚，涵盖了肥胖型糖尿病。肥胖者存在高胰岛素血症、胰岛素抵抗。胰岛素抵抗是 2 型糖尿病主要发病因素，可见痰饮可诱发 2 型糖尿病。由于痰饮输布失常，当痰湿痹阻心脉可引起胸闷心悸，见于糖尿病心脏病；痰湿痹阻脑络，蒙闭清窍引发糖尿病脑血管病；"肾为痰之本"，当肾阳虚衰，痰浊阻络可引起水肿、关格等糖尿病肾病。可见痰是导致糖尿病及其并发症发生的重要病理基础。

中医学对痰病认识很早，《诗经·风》即有"陟彼阿丘，言采其虻"之句。经研究"虻"就是常用化痰之药贝母。长沙马王堆出土的汉代帛书《五十二病方》中，有半夏、杏仁、服零（茯苓）、白付子（白附子）、皂荚、虻（贝母）等十几味化痰药。《黄帝内经》中不但有关于痰病的描述，而且还有治疗单方。《素问·奇病论》说："口甘……此肥美之所发也，此人必数食甘美而多肥也，肥者令人内热，甘者令人中满……治之以兰，除陈气也。"以一味芳香气清之兰草方，治疗因痰热扰胸，胃肠秽浊之"口甘"症。《灵枢·邪客》："目不瞑，不卧出者……饮以半夏汤一剂，阴阳已通其卧立至。"以半夏汤治疗脾胃失调，痰浊中阻之"目不瞑"（失眠症）。东汉张仲景的《金匮要略》首创"痰饮"病名。以后的《诸病源候论》《千金要方》《圣济总录》《济生方》等皆有"痰饮"专篇。后世医家对痰病理论多有发挥，如金元时期的医家张子和将痰分为"风痰""热痰""湿痰""食痰"，并提出"痰迷心窍"之说。明代李梴指出"气痰"乃七情郁结而致，提出"百病兼痰"之说等等。治痰之药和治痰之方则不可胜数。

综上所见，痰的病症与糖尿病相关的并发症有密切联系，可见无形之痰是导致"消渴病"和消渴病兼病的病因和病理基础，相当于糖尿病伴有胰岛素抵抗及诱发糖尿病和糖尿病并发症。

第六节　瘀血与糖尿病并发症的关系

一、瘀血的形成

瘀血是指离经之血积存体内，或血液运行不畅，阻滞于经脉脏腑内。瘀血既是疾病过程中形成的病理产物，又是某些疾病的致病因素，包括凝血、著血、留血、恶血、血痹等。

《灵枢·禁服》说："陷下者，脉血结于中，中有著血。"《素问·调经论》说："孙络外溢，则经有留血。"《灵枢·贼风》说："若有所堕坠，恶血在内而不去。"这些对瘀血的认识，既有症状的描述，又有病因病机的阐发。

汉代张仲景首创"瘀血"病名。其所著的《金匮要略》列有"惊悸吐衄下血胸满瘀血病脉证并治"专篇："病人胸满，唇痿，舌青，口燥，但欲漱水，不欲咽，无寒热，脉微大来迟，腹不满，其人言我满，为有瘀血。"对于瘀血的治疗，在《妇人产后病脉证并治》篇有："产后腹痛，法当以枳实芍药散，假令不愈者，此为腹中有干血著脐下，宜下瘀血汤治之。"后世医家对瘀血理论多有发挥，最有代表性的医家清代王清任对瘀血病证颇多研究，并丰富和发展了补气活血和祛瘀活血等治则。"立通窍活血汤，治疗头面四肢周身血管血瘀之症；立血府逐瘀汤，治疗胸中血府血瘀之症；立膈下逐瘀汤，治疗肚腹血瘀之症"（《医林改错》）。清代医家唐容川著《血证论》，立专篇论述瘀血，"世谓血块为瘀，轻者非瘀；黑色为瘀，鲜血非，此论不确。既是离经之血，虽清血鲜血亦是瘀血，治疗总以去瘀为先"，并详论了瘀血在不同部位的证候及治法方药，对后世开展活血化瘀的理论和临床研究奠定了基础。

瘀血的形成：一为气虚、气滞、血寒、血热等而导致血行不畅，血液凝滞；二为内外伤及其他原因造成离经之血淤积体内而形成瘀血。

（一）气虚血瘀

气为血之帅，气行则血行。气虚不能推动血液正常运行，血液阻滞而形成瘀血。《灵枢·营卫生会》说："老者之气血衰，其肌肉枯，气道涩。"这说明气虚不能促进血液循环而引起气道涩，营卫之气通行不畅，而致血运阻滞成瘀。

（二）气滞血瘀

由于情志不遂，内伤七情，肝气郁结，气机失调，气血逆乱，而致气滞血瘀。古有"大怒则形气绝，而血菀于上"（《素问·生气通天论》）。"内伤于忧怒则气上逆……凝血蕴里而不散"（《灵枢·百病始生》）。"跌仆闪挫……必气为之震，震则激，激则壅，气或因所壅而凝聚一处……气凝则血亦凝矣"（《杂病源流犀烛》）。

（三）寒凝血瘀

机体感受寒邪，寒性收引，可致气滞血瘀。如《素问·举痛论》说："寒气客于小肠膜原之间，络血之中，血泣不得注于大经，血气稽留不得行，故宿昔而成积矣。"《素问·调经论》说："寒独留则血凝泣，凝则脉不通，其脉盛大以涩。"《灵枢·百病始生》说："卒然外中于寒，若内伤于忧怒则气上逆……温气不行，凝血蕴里而不散。"

（四）邪热致瘀

《伤寒论·太阳病脉证并治》说："太阳病不解，热结膀胱，其人如狂……外解已，但少腹急结者，乃可攻之，宜桃核承气汤。"此为通常所说的太阳蓄血证。此书还有论说："阳明证，其人喜忘者，必有蓄血，所以然者，本有久瘀血。"此即热邪致瘀。

（五）离经血瘀

清代医家唐容川《血证论》说："凡离经之血，与荣养之血，已联绝而不合。此血在身不能加以好血，而反阻新血之化机。故凡血证，总以去瘀为要。"内外伤出血，或血热妄行出血，均为离经之血所致的瘀血。

瘀血形成以后，正常血液失去濡养作用，局部或全身血液运行不畅而发生出血、疼痛、瘀肿、肿疡，以及其他瘀血症状。瘀血的病证特点因瘀阻的部位和形成瘀血的原因不同而异。如瘀阻于心则心悸胸闷，心痛，唇甲青紫，甚则神昏，汗出，肢厥；瘀阻于肺则胸痛，咳血或吐脓血；瘀阻胃肠可见脘腹痛，呕血，大便色黑如漆；瘀阻于肝可见胁痛，痞块；瘀血攻心可致发狂；瘀阻胞宫则少腹疼痛，月经不调，痛经，闭经；瘀阻肢体可致肢端坏疽，肌肤局部青紫疼痛。

二、瘀血是糖尿病及其并发症的病理基础

瘀血是糖尿病最常见的兼夹之证，见于糖尿病的多种血管病变。糖尿病多以阴虚为本，阴虚则生内热，热邪灼津成痰，痰瘀互阻为患。糖尿病以气阴两虚证居多，极易因阴虚致瘀，气虚致瘀；后期阴阳两虚，可因阳虚寒凝致血脉瘀阻。随其瘀阻的部位不同，而有不同的临床表现。瘀阻心脉合并冠心病可出现烦躁不安，胸闷憋气，心悸气短，甚则心痛彻背，背痛彻心；痰瘀阻于脉络，血不荣筋而出现半身不遂，口眼㖞斜，可见于合并脑血管病变；瘀阻经脉血不归经，见于合并视网膜病变眼底出血；瘀血阻滞，经脉失养，不通则痛，见于合并血管神经病变等。可见，瘀血是导致糖尿病合并血管神经病变的主要原因和病理基础。

第四章
基本物质代谢、调节与糖尿病关系

糖、蛋白质、脂肪、维生素、无机盐和水是构成人体的六大主要物质。其中糖、蛋白质、脂肪与机体新陈代谢关系最为密切。新陈代谢是机体与周围环境不断进行物质交换的过程，是生命活动的象征。物质代谢包括消化、吸收、中间代谢及排泄四个阶段。大分子物质水解成小分子物质，小分子物质穿过肠黏膜细胞进入血液和淋巴系统，此即谓之吸收过程。物质代谢包括分解代谢和合成代谢两个方面。在分解代谢中，物质被分解释放出能量供机体生命活动的需要，最终变成终末产物而排出体外；在合成代谢中，机体把消化吸收后的营养物质转化成自身组织器官的组成部分。分解代谢、合成代谢及物质在体内互相转变和能量的转移，总称为中间代谢。

第一节　糖代谢与调节

植物通过光合作用合成糖，动物直接或间接地从植物中获得所需的能量。人类所需能量的 50% ~ 70% 来自糖。提供能量是糖的最主要生理功能。糖类也是组织结构成分，广泛分布于生物体内，如蛋白多糖和糖蛋白是构成结缔组织、软骨和骨的基质；糖蛋白和糖脂是细胞膜的成分。免疫球蛋白、激素等则是体内具有特殊生理功能的糖蛋白。

从细菌到人都含有糖类。植物在进行光合作用时，摄取结构简单的低等物质二氧化碳和水。利用太阳能将两者合成复杂的富含能量的糖类。人类摄取植物的糖类，利用氧又把它分解为二氧化碳和水，同时释放的能量，用于合成另一种复杂的物质三磷酸腺苷（ATP），提供机体生命活动所需要的能源；一部分转化为能量维持体温。糖类化合物由碳、氢、氧三种元素构成，在其基本单位中 H、O 元素的比例与它们在水分子中的比例相同，而且每有一个水分子就有一个 C 原子，故糖类化合物又称碳水化合物。

一、糖的生理功能

（一）糖的分类

糖主要有单糖、双糖和多糖（表 4-1）。人类食品中大多含糖：如主食米、面含有葡萄糖；蜂蜜、水果含有果糖；甜菜、甘蔗中含有蔗糖；牛奶含极少量的乳糖；饴糖里含有麦芽糖；一些蔬菜如马铃薯、藕等也含一定量的糖；绿叶蔬菜中含糖量较低。

含糖食物进入消化道后，除可溶性的糖立即被分解为单糖吸收外，多糖类的淀粉在唾液淀粉酶，十二指肠内的胰 a– 淀粉酶作用下，水解为麦芽糖。麦芽糖、蔗糖、乳糖等为双糖。经过肽酶、蔗糖酶、麦芽糖酶的彻底降解变为单糖——葡萄糖和半乳糖。单糖由小肠黏膜迅速吸收进入血循环。小肠上部是吸收各种单糖的部位。糖的吸收是依靠消耗能量的主动吸收过程，此过程是在钠存在的条件下，借助肠黏膜刷状缘的载体（一种蛋白质），先有选择地将葡萄糖及半乳糖等运至细胞内，然后再扩散到血液中。

表 4–1　糖的分类、存在形式

分类	定义	结构	种类	来源
单糖	不能水解最简单位	六碳糖	葡萄糖从葡萄中提取，又称右旋糖、半乳糖	血糖全是葡萄糖 α 型二糖及淀粉
		五碳糖	果糖，又称左旋糖 核糖，脱氧核糖	乳汁中乳糖水解后 蜂蜜、水果汁、核酸
双糖	2 个糖单位组成		右旋糖、麦芽糖水解产生葡萄糖、乳糖；右旋糖水解产生葡萄糖、半乳糖、蔗糖、右旋糖、二糖水解产生葡萄糖、果糖	食糖、人乳 6%～7%，牛乳 4.5%、甜菜、甘蔗
多糖	8 个以上糖单位组成		淀粉（葡萄糖的储存形式）、糖原（葡萄糖多聚体）、纤维素	稻米、小麦、红薯、动物肝脏、肌肉、植物茎的结构成分

注：由 2～8 个糖单位组成的糖为寡糖；而寡糖中最重要和最多的是由 2 个糖单位组成的二糖。

（二）糖的功用

1. 糖的转运

糖进入细胞是组织中糖代谢的第一步。糖进入细胞的方式，因人体各组织细胞膜的结构和功能而异。在红细胞、水晶体、骨细胞中，糖跨膜运转速度很快，能很快达到细胞内外浓度的平衡。肝细胞的通透性很大，细胞膜载体也能快速运转，迅速摄取和释放葡萄糖。脑组织可随血糖的浓度变化而改变摄取量，血糖低时摄取能力较差。脂肪组织和肌肉组织中，细胞膜上的葡萄糖转运载体受胰岛素调节。小肠腔内和肾小管腔内葡萄糖浓度极低，可通过主动输送吸收。葡萄糖进入细胞的速度，还受胰岛素等多种因素调节。在脂肪细胞中，胰岛素能促使内织网上形成的葡萄糖载体转移到细胞膜上，增加膜上载体的数目，从而提高其转运糖的功能。在缺乏胰岛素的情况下，肌肉及成纤维细胞对葡萄糖的通透性也很差。生长激素、糖皮质激素等则对抗葡萄糖的转运，可减少糖的摄入。

2. 糖原储备

糖原是碳水化合物的储存形式，葡萄糖是其运输形式，二者都是人体的主要碳水化合物，均可氧化释放出能量。糖原主要在肝内合成，储备在肝内。肝糖原随机体需要而分解为葡萄糖进入血液。肌肉内可合成肌糖原，储备于肌肉内，作为肌肉活动的能量加以利用。人体内糖原的含量在肝脏是 105g 左右，在肌肉是 245g 左右。

人体内糖原储备有限，正常人每小时从肝中释出 210mg 葡萄糖 / 千克体重。如果没有外源补充，10 多小时肝糖原即将耗尽。事实上，绝食 24 小时血糖仍保持正常范围；长期饥饿时，血糖亦仅略微下降，这对于依赖葡萄糖作为主要燃料的脑非常重要，成人脑每天消耗葡萄糖约 120g，其他如红细胞、肾髓质等共消耗 40g，这些葡萄糖是肝脏从非碳水化合物合成的。机体从非碳水化合物前体合成葡萄糖，即将非糖物质如氨基酸、乳酸、甘油、丙酮酸等转变为葡萄糖及糖原，以维持机体对葡萄糖的需要的生化过程称为糖原异生。糖原异生经常不断地进行，在长期饥饿时糖原异生更加强烈。糖原异生的主要原料为乳酸、氨基酸、甘油。乳酸来自肌糖原酵解；甘油来自脂肪；氨基酸来自食物及蛋白质分解代谢。在饥饿早期，氨基酸主要为丙氨酸和谷氨酸的形式经血液输送到肝脏，每天可异生成 90g 葡萄糖供机体需要。氨基酸来自肌肉蛋白质。长期饥饿时，脑所需的能量由酮体提供，从氨基酸异生成糖减弱。肝脏为糖原异生的主要场所；肾皮质也有异生糖和将葡萄糖释放入血的能力，但正常时仅为肝的 1/10。酸中毒时肾内糖原异生加强，可占全身糖原异生的 40% 左右。人体的糖原异生作用，视摄入饮食多寡，体力活动强弱，代谢变动范围等情况存在着差异，可波动在 0 ~ 300g。正常人三餐吸收的糖降解到空腹水平以后，血糖由异生的糖原补充，一般每日约生成 100 ~ 150g 葡萄糖，其中肝脏生成占 90% 以上，肾脏生成小于 10%。

3. 糖的供能

糖的主要功能是在体内氧化，供给机体生命活动所需要的能量。氧化 1g 糖可释放 16.6kJ（4kcal）热量。一般地说，机体所需能量的 70% 以上是由食物中的糖提供的。因此糖是体内主要能源物质。葡萄糖在细胞浆内转变为丙酮酸，再经过三羧酸循环进一步氧化，生成二氧化碳和水，释放出能量。人体维持正常体温、代谢、器官功能以及活动和劳动主要依赖糖的氧化供能。确切地说，人体所需能量主要来自糖的有氧氧化。1mol 葡萄糖完全氧化成二氧化碳和水时，可净生 38mol 的三磷酸腺苷（ATP），而糖酵解产生大量乳酸，由于乳酸分子中包含大量能量没有被利用，故只产生 2mol 三磷酸腺苷。糖的有氧氧化所产生的能量，是糖酵解的 18 ~ 19 倍。只有少数组织器官如红细胞、皮肤、睾丸、视网膜等，在正常情况下靠糖酵解来供应能量。若糖酵解所产生的乳酸在体内堆积，可产生乳酸性酸血症。降糖灵的机理之一就是加强糖酵解过程。糖酵解产生大量的乳酸，正常乳酸通过三羧酸循环氧化和糖异生的途径而降解。而对糖尿病患者来说容易乳酸堆积，诱发乳酸性酸中毒。

二、糖的代谢

葡萄糖经血液运至代谢器官，再通过细胞膜进入代谢部位。人体利用葡萄糖的方式：

（一）糖的代谢产物

糖在代谢途径中会形成一些重要的中间物质，如与脂类结合形成糖脂，是组成神经组织与细胞膜的成分。糖与蛋白质结合成糖蛋白，是一些具有重要生理功能的物质，如抗体、某些酶和激素、基底膜也是一种糖蛋白。糖尿病肾病和糖尿病视网膜病变的病理变化，就是基底膜和基底膜样物质的广泛增生。黏多糖（氨基多糖）可与蛋白结合成黏蛋白，是构成结缔组织的基质，具有多种复杂功能。过量的葡萄糖能通过代谢途径变成脂肪，以甘油三酯的形式储存于脂库。因此，进食过多的糖，特别是蔗糖，超过能量消耗时转变成脂肪，是使体重增加而肥胖的主要原因。此外，糖还能转化成氨基酸和蛋白质。

（二）糖原异生

基本上糖原异生是糖酵解的逆行过程。糖酵解途径中，己糖激酶反应、磷酸果糖 –1– 激酶反应、丙酮酸激酶反应是 3 个最主要的基本上不可逆的反应，必须经过特异酶的催化才能逆行而完成糖异生。这三步反应也是控制糖原异生的关键反应。糖原异生受代谢产物的调节，腺苷酸 ATP、ADP、AMP 等，通过磷酸果糖激酶、果糖二磷酸酶起主要调节作用。

三、血糖的激素调节

机体的各种代谢和各组织器官间的协调，主要靠激素调节。调节葡萄糖激素中最重要的是胰岛素、胰高血糖素、肾上腺皮质激素、生长激素等均可影响血糖水平。

（一）胰岛素

胰岛素（insulin）是体内唯一的降低血糖的激素，也是唯一同时促进糖原、脂肪、蛋白质合成的激素。胰岛素的分泌受血糖控制，血糖升高立即引起胰岛素分泌，血糖降低胰岛素分泌也减少。胰岛素降血糖是多方面的作用：

1. 转运葡萄糖进入细胞内

促进肌肉、脂肪组织细胞膜的载体转运葡萄糖进入细胞内，与肝、肌肉等细胞膜的胰岛素受体结合后，从细胞膜释出一分子量 1000 ～ 1500 的多肽作为第二信使，抑制 cAMP 的蛋白激酶，激活使糖原合成酶去磷酸的蛋白磷酸酶，使糖原合成酶活性增加而磷酸化酶活性降低，加速葡萄糖在肝、肌肉合成糖原，减少糖原分解。

2. 加速糖的有氧氧化

通过第二信使激活丙酮酸脱氢酶磷酸酶而使丙酮酸脱氢酶激活加速丙酮酸氧化为乙酰 CoA，从而加速糖的有氧氧化。

3. 抑制肝糖异生

可抑制肝内糖原异生，抑制脂肪组织内对激素敏感的脂肪酶，抑制葡萄糖氧化，减少肝糖异生的原料，且促进利用葡萄糖，从而使血糖降低。

4. 生理状态下胰岛素分泌与血糖的关系

基础状态下血糖的水平主要取决于肝糖输出率，肝糖输出增加，则空腹血糖升高，两者之间呈正相关。空腹状态下的胰岛素与升血糖的拮抗激素相互作用，是保证肝糖稳定输出，使基础状态下的血糖维持在正常水平的主要调节因素。"小量"与"持续稳定"是基础胰岛素分泌的两大特点。

（二）胰高血糖素

胰高血糖素（glucagon）的合成和分泌过程与胰岛素相似。调节血糖浓度与胰岛素相拮抗。降低血糖或血内氨基酸升高均可刺激胰高血糖素分泌。胰高血糖素调节和分泌的相关因素如下。

1. 促肝糖原分解

糖在正常生理条件下，血糖降低时，胰高血糖素可通过肝脏细胞膜受体，激活依赖 cAMP 的蛋白激酶，从而抑制糖原合成酶，使肝糖原迅速分解，血糖升高。

2. 加速糖异生，抑制糖分解

胰高血糖素可抑制 6- 磷酸果糖 -2- 激酶，而激活果糖二磷酸酶，减少 2，6- 二磷酸果糖的生成，从而加速糖异生，抑制糖的分解，引起血糖升高。

3. 抑制组织对葡萄糖摄取

胰高血糖素可激活磷酸烯醇型丙酮酸羧激酶，抑制肝丙酮酸激酶，加速肝摄取血中的氨基酸，使糖异生加强。胰高血糖素激活脂肪组织内激素敏感脂肪酶，加速脂肪酸动员时，脂肪酸可抑制周围组织摄取葡萄糖，从而间接地升高血糖。

（三）糖皮质激素

肾上腺皮质分泌的皮质醇等对糖、氨基酸、脂类代谢的作用较强，对水和无机盐代谢的影响很小，故称为糖皮质激素或糖皮质类固醇。糖皮质激素可促进肌肉蛋白分解，分解的氨基酸转移到肝脏进行糖异生，使血糖水平升高。糖皮质激素存在时，其他促进脂肪酸动员的激素才能发挥最大效应，糖皮质激素的这种促进脂肪酸动员作用，使血中游离脂肪酸升高，抑制周围组织摄取葡萄糖。

（四）肾上腺素

肾上腺素是强有力的升高血糖激素。其作用机制是通过肝和肌肉的细胞膜受体的联接，激活磷酸化酶，加速糖原分解。在肝糖原分解为葡萄糖，在肌肉则生成乳酸，通过乳酸循环间接升高血糖水平。肾上腺素调节血糖的水平主要在应急状况下发挥作用，对经常性，尤其是进食情况引起的高血糖波动没有生理意义。

四、糖代谢异常与糖尿病

（一）糖代谢异常

糖代谢紊乱是糖尿病的主要始动环节，为胰岛素缺乏引起高血糖。在缺乏胰岛素使己糖激酶及其功能活性下降，磷酸化减弱，使葡萄糖利用减少，肝糖原输出增多。胰岛素可加强糖原合成酶的催化作用，胰岛素缺乏时糖原合成减少，是引起高血糖的主要病理机制。糖尿病患者胰岛素缺乏，使体内磷酸果糖激酶和丙酮酸激酶合成减少，糖酵解减弱。进入细胞内的葡萄糖，在 6- 磷酸葡萄糖脱氢酶及 6- 磷酸葡萄糖酸脱氢酶的催化下，生成还原型辅酶Ⅱ（NADPH），脂肪酸、胆固醇和类固醇激素合成时，消耗大量的 NADPH。NADPH 的合成又受胰岛素的调节，胰岛素减少时 NADPH 的合成也减少。2 型糖尿病早期由于胰岛素分泌相对增多，脂肪合成增多；糖尿病晚期，胰岛素分泌减少，脂肪合成减少而消瘦。糖尿病时胰岛素分泌不足，三羧酸循环减弱，丙酮酸在体内积聚，可引起酮症。维持正常血糖浓度有赖于胰岛素和升糖激素之间的平衡。糖尿病时两者失平衡出现下列情况：

1. 胰岛素减少，胰升糖激素相对升高。

2. 糖原分解增多和糖原异生增强。

3. 胰高血糖素和儿茶酚胺，通过 cAMP 蛋白激活系统激活磷酸化酶，促使 1– 磷酸葡萄糖转化为 6– 磷酸葡萄糖，再经过肝内磷酸化酶水解为葡萄糖从肝内输出。胰岛素抑制肝和脂肪组织中 cAMP 的活性，与胰高血糖素和儿茶酚胺相拮抗。

4. 胰岛素减少时，糖原分解增多则血糖升高。糖氨基酸（如丙氨酸、丝氨酸、苏氨酸、甘氨酸等）、丙酮酸、乳酸、甘油等经糖酵解的逆方向生成葡萄糖，此过程主要在肝内完成。胰生糖素、儿茶酚胺及肾上腺皮质激素促进糖原异生，使肝糖输出增多升高血糖。

（二）糖代谢异常的病理改变

当血糖浓度＞ 8.8mmol/L（160mg/dL）则尿糖可呈阳性；当血糖浓度＞ 33.3mmol/L（600mg/dL）则有可能发生糖尿病性非酮症性高渗昏迷或酮症性酸中毒。长期高血糖可诱发心、脑、肾、视网膜等的病变；高血糖可促使糖基化血红蛋白和糖基化白蛋白升高，导致氧的解离困难引起组织缺氧，血液黏稠度增加，血流瘀滞，血小板的凝聚功能亢进，致使小动脉、小静脉和微血管扩张，小血栓广泛形成，引起糖尿病性微血管病变，最后导致多脏器功能损害。

第二节 脂肪代谢与调节

一、脂肪的生理功能

脂肪组织是一种特殊的结缔组织，含有大量脂肪细胞，密集的脂肪细胞在生命活动中起重要作用。脂肪是由 1 分子甘油和 3 分子脂肪酸结合组成的脂以及脂类物质（磷酸和固醇），又称甘油三酯（TG）或三酯酰甘油。

（一）贮备功能

脂肪是人体内含量最多的脂类，绝大部分存积于脂肪组织中。在细胞内，脂肪主要以油滴状微粒存在于胞浆中。各种组织内甘油三酯不断地更新。外源性脂肪通过血浆运转，以游离脂肪酸形式进入脂肪细胞，再合成脂肪储存。体内合成的内源性脂肪主要在肝脏中进行，也可通过血浆转运而进入脂肪细胞储存。储存的脂肪不断降解，以游离脂肪酸形式进入各组织氧化利用，使脂肪代谢处于动态平衡。总之，脂肪的功能主要是氧化供能，维持体温衡定，保护内脏器官和促进脂溶性维生素的吸收。

脂肪组织还是机体的能源"仓库"，它具有双重作用：在进食后将多余的糖和蛋白质（主要是糖）以甘油三酯形式储存起来。饥饿时又动员脂库，分解甘油三酯以满足机体对能量的需要。1g脂肪在体内完全氧化所释放的热量为37.8kJ（9kcal），是1g糖或1g蛋白质氧化所释放的能量（4kcal）的2倍多。全身组织除脑和红细胞外，约有一半热量来自脂肪。糖虽是人体最理想的供能物质，但体内储存有限，肝糖原和肌糖原总共300～500g。进餐后肝内糖原的储存大约仅能用6小时，必须靠糖异生来维持机体的需要。这时候，蛋白质异生为葡萄糖，而脂肪的利用可大大减少蛋白质的消耗。

（二）脂肪的消化、吸收、转运

脂肪的消化主要依靠消化道的脂肪酶，在小肠中通过胰液中的脂肪酸和胆质酸盐进行。食物中的甘油三酯在胆盐的作用下水解为甘油一酯、脂肪酸。只有少数脂肪完全水解为甘油和脂肪酸。消化过程中，磷酸和胆固醇酯也被消化分解。在小肠壁细胞中吸收的脂质消化物又重新合成甘油三酯和磷酯，部分胆固醇与脂肪酸结合成胆固醇酯。部分甘油三酯与胆固醇酯形成小滴，表面覆盖以胆固醇、磷酯和蛋白质，即形成乳糜微粒。乳糜微粒和极低密度脂蛋白，通过淋巴导管进入血循环。

不论从肠道吸收的食物脂类、由肝脏合成的脂类，还是降解储存脂肪，都必须通过血液循环才能输送到其他组织。这些存在血浆中的脂类统称为血脂。

血脂主要包括：①甘油三酯、甘油二酯、甘油一酯。外源性来自食物乳糜微粒，内源性来自肝脏合成；②磷酯；③胆固醇和胆固醇酯；外源性胆固醇来自食物，内源性胆固醇主要在肝脏和小肠合成；④非酶化脂肪酸，即自由脂肪酸。

血脂一般难溶于水，不像糖那样单独游离存在。脂质在血浆中必须与蛋白质结合成水溶性的脂蛋白复合体，才能便于转运。实际上，血浆中的脂质95%以上是与载脂蛋白结合的。由于脂质与血浆中的α、β球蛋白相结合，以脂蛋白的形式而处于稳定状态。因此，脂蛋白既是脂质的运输方式，也是血浆中脂类的主要存在形式。人体血浆脂蛋白的命名和分类方法见表4-2。

表4-2　人体血浆脂蛋白的命名和分类表

按密度法	按电泳法	运转对象
乳糜微粒（CM）	乳糜微粒	外源性甘油三酯
极低密度脂蛋白（VLDL）	前B脂蛋白（a_2）	内源型甘油三酯
低密度脂蛋白（LDL）	B脂蛋白	胆固醇
高密度脂蛋白（HDL）	脂蛋白（a_1）	磷酯及胆固醇

二、脂肪的代谢

血浆中的脂质，一部分在组织中构成细胞的组成成分（基本脂肪），一部分作为能源而被利用；剩余部分则以脂肪组织的形式而储存起来（储存脂肪）。基本脂肪以磷酯、胆固醇为主，其成分所含脂肪酸不超过 60%，而储存脂肪以中性脂肪为主，脂肪酸可达 90%。乳糜微粒经淋巴管进入血液后运送到脂肪、肌肉、心脏和肝脏等组织。经这些组织微血管壁中的脂蛋白脂酶作用，分解其中部分的甘油三酯，释放出甘油和脂肪酸。甘油和脂肪酸可在脂肪组织重新合成甘油三酯储存起来，或在全身组织氧化供能。甘油主要在肾脏和肝脏进行代谢。在肝肾经甘油磷酸激酶催化成磷酸甘油，后者再经脱氢酶作用生成磷酸二羟丙酮，然后通过糖代谢途径进一步氧化。磷酸甘油也可再合成甘油三酯或用作糖原异生原料。

脂肪酸与血清蛋白相结合运往肝脏、肌肉、或其他组织氧化供能，或在肝脏合成甘油三酯。脂肪酸经活化后，在肝脏氧化生成乙酰乙酸、β – 羟丁酸和丙酮，统称为酮体。它是脂肪酸正常代谢的产物。肝脏只能产生酮体，不能利用。酮体经血液运至肝外组织如心、脑、乳腺、肌肉等迅速氧化供能。当 1 型糖尿病胰岛素不足和 2 型糖尿病在应激情况下出现呕吐、腹泻脱水时，代谢紊乱加重，脂肪分解加速氧化。当氧化不完全，使酮体迅速堆积，超过组织利用速度时，由肾脏排出呈现酮尿症。若酮体生成速度超过机体利用及肾脏排泄速度时，血酮体升高为酮血症（超过正常高限 2mmol/L），临床表现为酮症。酮体堆积过多，发生代谢性酸中毒，称糖尿病酮症酸中毒。

脂肪合成原料是脂肪酸和磷酸甘油。合成最旺盛的部位是肝脏，其次是乳房和脂肪组织。脂肪酸以糖代谢产生的乙酰辅酶 A 为原料。磷酸甘油由糖代谢过程中产生的磷酸二羟丙酮还原而成。

三、脂肪代谢的激素调节

激素对脂肪和脂肪酸的合成具有调节、储存、动员作用。脂肪酸的合成有快速促进和慢速调节。脂肪代谢是受神经内分泌调节，与脂代谢相关的激素可分为生脂激素和解脂激素两类。这两类激素均与脂肪细胞膜上的受体结合才能发挥作用。

（一）解脂激素的调节

儿茶酚胺、前列腺素、甲状腺素、促肾上腺素、促肾上腺皮质激素、胰高血糖素均属解脂激素。这些激素通过作用于脂肪组织、第二信使 cAMP 激活脂肪酶磷酸化，加强脂肪水解，促进脂动员。不同部位、不同大小脂肪细胞对激素的敏感性不同。肠系膜和大网膜的体积小，属小脂肪细胞。小脂肪细胞内磷酸二脂酶的活性比大脂肪细胞为低，所以脂解作用比大脂肪细胞强。脂肪细胞在人体内的分布受性激素的影响，雌激素使女性脂肪组织呈特殊分布。不同部位的脂肪细胞对激素的敏感性与脂肪细胞受体数目不同有关。胰高血糖素对脂肪组织作用与肝脏不同，不能改变乙酰辅酶 A 羟化酶及脂肪酸合成酶的活性，也不抑制脂肪酸的合成，可减少甘油三酯的合成。肾上腺素在脂肪细胞中限制了甘油三酯的合成，是脂肪细胞中拮抗胰岛素作用的主要激素。甲状腺激素、儿茶酚胺等主要促进脂肪动员。

（二）生脂激素的调节

胰岛素是控制脂肪组织摄取和利用葡萄糖及糖合成脂肪的主要生理因素，为生脂激素。胰岛素能促进脂肪酸的合成，促进肝脏合成甘油三酯，促进细胞内甘油三酯的合成与储存，并具有较强的抗脂解作用。在脂肪细胞中，胰岛素增强游离脂肪酸活化及磷酸甘油转酰基酶活性，以利形成甘油三酯，增加 3- 磷酸甘油的合成，有利于脂肪酸重新酯化，减少脂肪酸的释放。胰岛素能促进血糖进入脂肪细胞代谢。

（三）脂肪组织的内分泌调节

控制脂肪组织代谢的高级中枢为下丘脑。肥胖是由于脂肪组织过量堆积而形成的病症。肥胖可分为肥大性和肥大增殖性两种。成年人以脂肪增大为主要表现，脂肪数目不变。肥胖与遗传和内分泌失调有关。在血糖增高情况下，由于糖酵解加强，3- 磷酸甘油生成增多，促进脂肪酸的酯化作用，可以减少酯解时产生的脂肪酸从脂肪细胞动员出来，重新组合成三酰甘油。肾上腺素促进脂解和酯化，胰岛素发挥抗脂解作用等，解脂激素和生脂激素参与脂肪的合成、储存、动员、分解作用。

（四）瘦素（Leptin）的调节

瘦素是脂肪组织在血循环中调节能量平衡因子，是肥胖基因（ob 基因）编码产物的受体，脂肪组织分泌的循环激素与瘦素受体结合调节体内的能量、脂肪贮存、内分泌功能、造血、生殖等。瘦素与位于下丘脑和脂肪组织的瘦素受体结合后，发挥调节能量代谢和体脂平衡的作用。瘦素受体（OB-R）是瘦素发挥作用的重要中介物质。Bemoi 研究发现瘦素受体基因变异与早发性（≤ 45 岁）糖尿病有关，所以瘦素受体基因又被称为糖尿病基因。鲁红云等研究认为中国人存在瘦素受体基因变异，该基因变异与体重指数（BMI）、腰臀比、舒张压、TG、TC、胰岛素敏感指数（ISI）呈正相关，与 HDL 呈负相关。

瘦素受体调节体内脂肪主要途径：

1.瘦素通过中枢神经（下丘脑），降低食欲，减少能量摄入，因此瘦素又称饱食因子。

2.瘦素通过提高代谢率，交感神经功能加强，增加能量消耗达到平衡。

3.瘦素可以抑制乙酰 CoA 羧化酶基因的表达，直接抑制脂肪组织中脂类的合成。

4.瘦素对体重的调节是通过瘦素受体介导。

四、脂代谢异常与糖尿病

正常人摄入的脂肪经消化，吸收，氧化为乙酰辅酶 A 等。在柠檬酸酶的催化下大部分乙酰辅酶 A 与草酰乙酸合成柠檬酸进入三羧酸循环氧化，生成二氧化碳和水并放出热量，胰岛素可加强柠檬酸酶的活性。部分乙酰辅酶 A 生成脂肪，部分经肝脏转化为酮体进入血循环。正常人血酮浓度 < 5mg/L，可随时被氧化，不会发生酮症。糖尿病

胰岛素不足时，脂肪正常代谢途径受阻，脂代谢紊乱：磷酸戊糖通路减弱，合成脂肪所必需的还原型辅酶Ⅱ（NADPH）减少，脂肪合成减少，患者消瘦。糖酵解明显减弱，中间代谢产物 1,3 磷酸二羟丙酮生成减少，转化为脂肪的必需原料 3- 磷酸甘油减少，脂肪合成减少。在缺乏胰岛素的情况下，大量脂肪分解为 α- 甘油磷酸和游离脂肪酸进入肝脏，生成大量乙酰辅酶 A。胰岛素缺乏，导致乙酰辅酶 A 不能进入三羧酸循环而转化为酮体。酮体生成过多，过快，氧化缓慢，则发生酮尿和酮血症，严重时发生酮症酸中毒和昏迷。

第三节　蛋白质代谢与调节

蛋白质是构成一切细胞和组织结构的重要成分，是生命活动最重要的基础物质，复杂的生命活动需要千万种具有独特功能的蛋白质互相配合才能完成。蛋白质约占人体总重量的 18%，人体内含有 10 万种以上不同结构的蛋白质，大部分存在于人体的肌肉组织中，少量存在于血液、软组织、骨骼和牙齿中。

一、蛋白质的生理功能

蛋白质按其功能分为结构蛋白和工作蛋白两类：结构蛋白由许多长形蛋白链彼此缠绕在一起，构成人体天然结构蛋白，组成人体的许多结构，因此按外形的构象又叫纤维蛋白。结构蛋白包括肌肉、毛发、指甲、结缔组织、皮肤、骨髓、动静脉和肌腱等。工作蛋白由特定的链扭曲形成的球状结构组成，又称球形蛋白，"控制和转动"着生命的进程。工作蛋白则包括酶（生物化学催化剂），大多数激素（生物化学信使），在膜和体液中的载体以及保护剂（如抗体、球蛋白）等。

（一）蛋白质的化学结构

1. 单纯蛋白质

此类蛋白质由 α- 氨基酸组成，包括白蛋白、球蛋白、谷蛋白、醇溶蛋白、硬蛋白等。

2. 结合蛋白质

此类蛋白质由单纯蛋白质和非蛋白质分子结合而成。按蛋白质的辅基成分进一步可分为核蛋白、糖蛋白、黏蛋白、磷蛋白、色蛋白、脂蛋白、金属蛋白等。

3. 衍生蛋白质

此类蛋白质为蛋白质分解的中间产物，如胨、肽等。

4. 蛋白质营养价值

（1）完全蛋白质：能充分被机体吸收利用、维持生存和促进生长的蛋白质，最优质的蛋白质。

（2）不完全蛋白质：不能充分被机体吸收利用的，较差的蛋白质。

（3）半完全蛋白质：介于完全蛋白质和不完全蛋白质二者之间。

（二）蛋白质的消化、吸收、合成

人体不断地从食物中吸收蛋白质，以维持组织生长，更新与修复。食物蛋白的这种功能极为重要，是不能用糖类和脂类所能代替的。蛋白质也是能量来源之一，1g蛋白质在体内氧化供能约为16.8kJ（4kcal）。这只是蛋白质的次要功能。

1. 蛋白质的消化

食物蛋白质的消化、吸收是人体氨基酸的主要来源。食物蛋白质水解为氨基酸及多肽后才能被机体吸收、利用。食物蛋白质的消化自胃中开始，主要在小肠中进行。胃中消耗蛋白质的酶是胃蛋白酶。蛋白质经胃蛋白酶作用后，主要分解为多肽及少量氨基酸。胃蛋白酶对乳中的酪蛋白有凝乳作用，这对乳儿十分重要。食物在胃中停留时间较短，因此蛋白质在胃中消化很不完全。在小肠中，蛋白质的消化产物及未被消化的蛋白质再受胰液及肠黏膜细胞分泌的多种蛋白酶及肽酶的共同作用，进一步水解为氨基酸，故小肠是蛋白质消化的主要场所。一般正常人，食物蛋白质的95%可被完全水解。但是，一些纤维状蛋白质只能部分被消化。

2. 蛋白质的吸收

食物中的植物和动物蛋白质，在消化道经多种蛋白水解酶的催化，水解成氨基酸及小分子的多肽。蛋白质被酶水解并不是随机的，需要一种特定的酶，只能作用于蛋白质的一个特定部位。蛋白质水解后主要在小肠被吸收，吸收的氨基酸首先进入血液，由血液运送到全身各个器官，随后摄入细胞内进行合成或分解代谢。食物中氨基酸进入人体后，主要在遗传基因的严格控制下，组成各种各样的人体所需蛋白质。血液中的氨基酸主要来源于：

（1）食物蛋白质经消化水解为氨基酸吸收至血。

（2）组织蛋白质不断进行异化过程，分解为氨基酸释放入血，这也是人体组织的自我更新。

（3）肝脏从糖、脂类等物质转化为氨基酸，释放入血。

3. 蛋白质的合成

人体蛋白质的生物合成过程十分复杂，需要氨基酸作为原料，ATP供能，还需要特定的酶，以及受遗传控制的特殊的核酸。正常情况下，人体不断合成各种蛋白质。每种蛋白质所需氨基酸的数量、种类、顺序都是固定不变的。

二、蛋白质的代谢

人体内没有储存蛋白质的特殊场所，肌肉便成为蛋白质的临时调节"仓库"。饥饿时肌肉处于负氮平衡，其中的蛋白质降解释放氨基酸；进食后，食物中的蛋白质经肠道消化吸收，以氨基酸形式参加体内蛋白质合成以补充消耗。血中氨基酸进入细胞后的主要去路如下：

（一）蛋白质合成

组织细胞合成肌肉蛋白、血浆蛋白、血红蛋白、酶蛋白等合成蛋白质。

（二）合成生物活性物质

蛋白质合成活性肽和生物胺：肾上腺素、甲状腺素、胰岛素、生长激素、活性肽、生物胺等。

（三）蛋白质氧化分解

蛋白质氧化分解为氨基酸、二氧化碳、水，释放能量。氨基酸主要在肝脏合成尿素经肾排出体外，或保存于谷氨酰胺之中储备起来。血中氨基酸还能通过糖异生途径变成糖原。

三、蛋白质的激素调节

胰岛素作用的主要靶组织是肝脏、脂肪、肌肉。胰岛素对 DNA–RNA 的转录过程有刺激作用。对肝脏一些合成性（储备性）酶系统也具有刺激作用。

（一）胰岛素的调节作用

1.增加脂细胞中脂蛋白酶的合成和肌肉摄取氨基酸，从而加强了血浆乳糜微粒及甘油三酯的降解清除。抑制蛋白质分解和释放氨基酸，阻止氨基酸转化为葡萄糖。

2.促进糖尿病患者甘油三酯的合成，对清除甘油三酯起重要作用。

3.对肝脏分泌的极低密度脂蛋白（VLDL）有两种相互对立的作用，使糖尿病患者血浆 VLDL 的产生随患者的情况有很大的差异，肥胖者因游离脂肪酸入肝合成 VLDL 增加而导致血甘油三酯升高，通过减少碳水化合物摄入而降低血胰岛素和甘油三酯水平。

4.降低血中 LDL– 胆固醇（LDL 为低密度脂蛋白），升高 HDL– 胆固醇（HDL 为高密度脂蛋白）。

（二）胰高血糖素的调节作用

胰高血糖素能抑制蛋白质的合成，增加肌肉蛋白质的降解，促进氨基酸糖异生。抑制肝脏分泌甘油三酯、胆固醇、VLDL 载脂蛋白的合成。

四、蛋白质代谢异常与糖尿病

糖尿病患者由于胰岛素缺乏引起蛋白质合成减少，分解增加，出现负氮平衡；血浆中的成糖氨基酸如丙氨酸、甘氨酸、苏氨酸、丝氨酸、谷氨酸等浓度下降；并被肝脏摄取转化为葡萄糖，进一步升高血糖，这种糖异生在糖尿病中约占肝糖总量的30%～40%，而正常人约为15%～20%。血浆中成酮氨基酸如亮氨酸、异亮氨酸、

α-氨基丁酸等成倍上升，在肝中脱氨生成丙酮，导致酮症和酮症酸中毒。由于蛋白质代谢呈负氮平衡，使患者肌肉萎缩，消瘦，乏力，抵抗力降低，容易发生感染，手术后刀口不易愈合。糖尿病肾病后期可发生低蛋白血症。

第四节　脂蛋白代谢与调节

血浆中脂质为一大类不溶于水的脂溶性物质。当与蛋白质结合成脂蛋白（LP）时才在血液中存在和运转。血浆脂蛋白是非极性的甘油三酯和胆固醇酯组成的疏水核心，外包以带有极性的磷脂、游离胆固醇及各种具有特殊功能的蛋白质，经非共价结合而形成的大分子复合体，它是脂质的运输方式，也是血浆中脂质主要存在形式。

一、脂蛋白的生理功能

（一）脂蛋白的组成、分类、结构

血清脂蛋白是由脂质和载脂蛋白组成的可溶性生物大分子（见表4-3、表4-4）。

1. 脂蛋白的组成

脂质主要有胆固醇酯（CE）、甘油三酯（TG）、游离胆固醇（FC）、磷脂（PL）、游离脂肪酸（FFA）、高密度脂蛋白（HDL）、低密度脂蛋白（LDL）、中间密度脂蛋白（IDL）、极低密度脂蛋白（VLDL）、乳糜微粒（Chylomioron, CM）等，是机体主要能量来源和细胞结构的成分。脂蛋白是一系列颗粒大小、密度、脂质与蛋白结合组成各异的复合体。载脂蛋白（apo）主要包含apoA、apoA Ⅰ、apoA Ⅱ、apoA Ⅲ、apoA Ⅳ、apoB1-100、apoC、apoC Ⅰ、apoC Ⅱ、apoC Ⅲ、apoE等。载脂蛋白在代谢中发挥主要作用：维持脂蛋白结构的稳定性，为相应受体识别和结合的配体，调节脂蛋白酶的作用等。

2. 脂蛋白的分类

根据脂蛋白的水合密度由低到高分为乳糜微粒（CM）、极低密度脂蛋白（VLDL）、低密度脂蛋白（LDL）、高密度脂蛋白（HDL）等四种。各种不同密度的脂蛋白可进一步分为各种微细的亚组成分。HDL可分为HDL1、HDL2、HDL3。脂蛋白的作用，是把脂质由合成部位转运到各组织，供组织利用、储存、代谢、降解等。

3. 脂蛋白的结构

血浆脂蛋白结构的共同特性为非极性的脂质CE和TG组成脂蛋白的核心；两性、极性、水溶性成分（LP、Chol、载脂蛋白）组成脂蛋白外壳。所有的载脂蛋白结合区含有两性和脂质核相互作用；载脂蛋白非结合区的结构决定其重要的生物学功能。

4. 脂蛋白的转运

不同脂蛋白的脂类转运方式与功能各异。载脂蛋白及亚类有几十种，常见有20余种，在维持脂蛋白结构、密度，转运脂质，参与酶活性调节，识别细胞表面的脂蛋白受体等方面起着重要作用。

表 4-3　主要载脂蛋白结构与功能

名称	所载脂蛋白	血浆浓度（mg/dL）	合成部位	主要功能
AI	HDL	120	肝、肠	激活 LCAT，转运胆固醇
AII	HDL2，HDL3	35	肝、肠	抑制 LCAT
AIV	LDL，CM	15	肝、肠	激活 LCAT，转运胆固醇
B48	CM	微量	肠	转运肠 CM
B100	VLDL，LDL	100	肝	与受体结合
CI	VLDL，HDL，CM	7	肝	激活 LCAT，抑制肝摄取 LP
CII	VLDL，LDL，CM	4	肝	激活 LPL，抑制肝摄取 LP
CIII	VLDL，LDL，CM	13	肝	抑制脂蛋白脂酶 -1
D	LDL	6	肝	转移 LP 中的 CE
E2-4	VLDL，LDL，CM	5	肝、巨噬 C	与受体结合
F	HDL	2		

注：LCAT= 磷脂酰胆碱 – 胆固醇转酰基酶；LP= 脂蛋白。

表 4-4　血浆脂蛋白的分类、特性、分子量

脂蛋白分类	密度（g/mL）	颗粒直径（μm）	分子量
高密度脂蛋白 HDL2	1.063 ～ 1.125	90 ～ 120	360000
HDL3	1.125 ～ 1.120	50 ～ 90	175000
低密度脂蛋白（LDL）	1.019 ～ 1.063	180 ～ 250	2300000
中间密度脂蛋白（IDL）	1.006 ～ 1.109	250 ～ 350	5 ～ 10000000
极低密度脂蛋白（VLDL）	0.93 ～ 1.006	300 ～ 800	10 ～ 20000000
乳糜微粒（CM）	< 0.93	750 ～ 12000	> 7400000000

（二）脂蛋白的代谢

1. 高密度脂蛋白（HDL）

HDL 主要转运细胞膜上的胆固醇和磷脂。肠源性 HDL 主要含载脂蛋白 A2（APOA2），新生的 HDL 由肝和肠合成，也可来自 CM、VLDL 的代谢产物。肝源性 HDL 主要含载脂蛋白 E（APOE）。卵磷脂胆固醇酯酰转移酶在 HDL 的 APOA1 激活下可催化新生 HDL 中的磷脂与胆固醇相互反应，形成胆固醇酯储存于 HDL 中心，使 HDL 逐渐由新生时的盘状，转变为球状，HDL 表面有空位，为从细胞膜表面获得胆固醇和磷脂创造了有利条件。HDL 可将其胆固醇酯转移到 VLDL、LDL 中。人血浆中存在胆固醇酯转移蛋白与载脂蛋白的共同作用，使胆固醇酯迅速转移到 HDL、VLDL 或 IDL 中的甘油三酯，胆固醇及磷脂等也可转运到 HDL。HDL 还可通过与受体结合而内吞的方式进入肝脏进行降解。研究表明，HDL 可通过多种形式转运各组织中的胆固醇

到肝脏进行排泄。HDL 对冠状动脉起保护作用。

2. 低密度脂蛋白（LDL）

LDL 是血浆中含胆固醇最多的脂蛋白，其载脂蛋白 APOB100 主要由 VLDL 不断分解而来，当肝内胆固醇较多时可直接分泌 LDL 进入血中，成为血浆 LDL 的主要来源之一。LDL 在血浆中更新较慢，主要通过各组织表面膜上的 LDL 受体结合而内吞降解。LDL 与受体结合后，可在细胞表面的被膜陷窝外内吞，形成囊泡在胞浆内移动，最后与溶酶体融合，经各种溶酶体酶作用，载脂蛋白、磷脂、胆固醇酯均被水解，释出胆固醇通过溶酶体膜进入胞液，以抑制 LDL 的摄取和受体合成，促进脂酰辅酶 A– 胆固醇酯酰转移酶和 β– 羟基 –3– 甲基二酰辅酶 A 还原酶的活性，减少胆固醇的合成；胆固醇被脂化而储存在胞液中，使细胞内胆固醇可维持稳态平衡，此即 LDL 的代谢途径，对调节血浆 LDL 浓度有较大意义。血浆 LDL 异常升高可导致动脉粥样硬化。

3. 极低密度脂蛋白（VLDL）

VLDL 的主要功能是运输肝脏中合成的内源型甘油三酯，其所含的载脂蛋白 C 对甘油三酯水解起辅助作用。在肝细胞内织网中，甘油三酯与载脂蛋白 B100 结合，在高尔基体中渗入胆固醇，以新生 VLDL 形式释放入血。低脂饮食时，肠黏膜也可分泌一些 VLDL 入血。各种促使肝中脂肪合成的因素，常可增多 VLDL 的分泌而使血中 VLDL 升高。VLDL 异常升高可引起动脉粥样硬化。中间密度脂蛋白（IDL）实质上是 VLDL 去除部分甘油三酯后的残骸。约 50% 的 IDL 经过肝窦时与肝细胞膜上载脂蛋白 E 受体结合而内吞降解。一般情况下，IDL 仅是 VLDL 转变的 LDL 的过渡状态，故正常空腹血中几乎测不出 IDL 的存在。

4. 乳糜微粒（CM）

CM 的主要功能是运输外源性甘油三酯，调节体内胆固醇的合成。从消化道吸收的甘油三酯等脂类，在小肠黏膜上皮细胞内织网中，与载脂蛋白 AI、AII、AIV、B 等合成新生的 CM，通过淋巴系统进入血液时，接受来自 HDL 的载脂蛋白 C 及载脂蛋白 E，同时丢失载脂蛋白 AI，AIV 使 CM 成熟，并将其运载的甘油三酯通过血液循环输送到脂肪细胞及肌肉组织中。CM 在血浆中降解很快，正常人空腹血中测不出来。

（三）脂蛋白的激素调节

1. 甲状腺素的调节

甲状腺素能加速甘油三酯及 LDL 降解。

2. 肾上腺素的调节

肾上腺素能增加肌肉蛋白质的分解，促进葡萄糖异生，使 VLDL 降解障碍，使血浆胆固醇、甘油三酯初期下降，以后出现上升现象。正常情况下，通过激素的相互作用，保持人体蛋白质代谢的动态平衡。

3. 儿茶酚胺的调节

儿茶酚胺可加强 VLDL 分泌，使血中甘油三酯升高，并伴以高胆固醇血症。

4. 去甲肾上腺素的调节

在剧烈运动，交感神经兴奋、激动、创伤等应急情况下，甚至吸烟都会由于交感神经兴奋，使肝脏分泌过多的 VLDL。

5. 性激素的调节

雌激素能增高血浆 HDL 及 LDL 水平，而雄性激素则相反。孕激素降低血浆 HDL-胆固醇及 VLDL- 甘油三酯，甚至也能降低 LDL- 胆固醇。动物实验证实雌激素促使肝对 LDL 的摄取与降解，故认为绝经前妇女比绝经后妇女或男性更有效地降解血浆低密度脂蛋白。

二、脂蛋白代谢异常与糖尿病

糖尿病患者几乎都有血浆脂蛋白代谢异常，其中以极低密度脂蛋白（VLDL）和高密度脂蛋白（HDL）代谢异常最突出，低密度脂蛋白（LDL）也有一定程度的改变。血浆脂蛋白代谢异常是糖尿病合并动脉硬化的主要机制之一。

（一）2 型糖尿病脂蛋白代谢

VLDL 增高是最常见的脂蛋白改变，表现为甘油三酯（TG）及 VLDL 内甘油脂浓度的升高，VLDL 成分改变，生成分子颗粒较大的富含 TG 的 VLDL。改变 APO-C 与 APO-E 载脂蛋白较少见。糖尿病时的高血糖可使 APO-AI、APO-CI、CII、CIII、B100、E 的含量均下降，而 APO-AI 增高，并且有相应的基因表达下降。APO-C 可控制脂蛋白脂酶的活力，而 APO-E 则影响 VLDL 与受体结合的亲和力，对 VLDL 代谢有重要意义。高血糖可通过某些途径，直接诱发 VLDL-TG 的生成增加。2 型糖尿病患者 VLDL-TG 生成过多，在糖尿病伴有 TG 水平增高的患者最为突出，改善血糖可以减轻 VLDL-TG 的生成过多。2 型糖尿病 VLDL-APO-B 生成也可有增高，肥胖的糖尿病患者较消瘦的糖尿病患者 VLDL-APO-B 的生成更高。继发于 2 型糖尿病的 VLDL 变化的机制极为复杂，其主要机制可能是因进入肝脏的基质，特别是葡萄糖及游离脂肪酸过多，使 VLDL-TG 生成增加。

（二）2 型糖尿病脂蛋白代谢的特点

2 型糖尿病时，虽有胰岛素相对缺乏，但其绝对水平仍高于非糖尿病者，即有高胰岛素血症，而 VLDL 的生成与胰岛素浓度呈正相关。

应用正常血糖钳夹术进行实验结果证实，VLDL-TG 与胰岛素抵抗之间呈正比，提示 2 型糖尿病时 VLDL 增加与胰岛素抵抗有直接关系，而不是胰岛素浓度增高的结果。

2 型糖尿病时脂蛋白脂酶（LPL）均增高，不论以任何方式改善糖尿病病情后，LPL 活性均增高。故 2 型糖尿病时 LPL 的活性下降，可能反映胰岛素分泌异常或胰岛素抵抗。

2 型糖尿病患者的 LDL 改变常不固定，可具有潜在的引起动脉硬化作用。由于外周血糖增高，使非酶促糖化增加，APO-B 被糖化后，可导致 LDL 不能与受体结合，造成其代谢改变，具有中度高血糖的糖尿病，LDL 的糖化为 2% ～ 5%。LDL 糖化也影响其与内皮细胞的相互作用，即在 2 型糖尿病时 LDL 的糖化可加速和促进它在血管壁内沉积，LDL 可能受两个对立机制的影响，一是清除率下降可使 LDL 增加，另一方面 LDL 直接清除增加又可导致 LDL 生成的减少。此两个过程相对幅度可决定 LDL 的最后浓度。残留的 VLDL 与 LDL 颗粒的流动有导致动脉硬化的潜在作用，也就是 LDL 胆固醇在血管壁沉积。

2 型糖尿病的胆固醇浓度常下降，主要为亚成分 HDL2 下降，LDL2 内的胆固醇 / 磷脂比值增高。脂肪分解过程中 HDL 更新率降低，与 LPL 活性及 VLDL 清除率下降有一致性。由于肝脂酶在 HDL 代谢中起重要作用，因此 2 型糖尿病脂蛋白与肝脂酶的改变与 HDL 下降有关。胰岛素抵抗本身有可能通过某些机制影响 HDL 浓度。

（三）1 型糖尿病脂蛋白代谢特点

1 型糖尿病时 VLDL–TG 的上升与糖尿病控制程度常有显著的关系。在 1 型糖尿病引起酮症酸中毒时 VLDL 显著增高。强化胰岛素治疗可降低 VLDL 的生成，使 VLDL–TG 低于正常。1 型糖尿病在胰岛素缺乏时 LPL 活性降低，经胰岛素治疗后可以重新增高。LDL 浓度可随血糖程度而变化。当病情控制不良时 LDL 增高，LDL– 胆固醇水平也与血糖的控制有关。胰岛素缺乏者的 HDL 下降，经胰岛素治疗后，血糖得到控制，则 HDL 水平上升，甚至高于正常。这说明外周必须有较高的胰岛素浓度，才能有足量胰岛素进入肝脏。控制良好的 1 型糖尿病患者，其 HDL 增高，一般以 HDL2 增高为主。表明胰岛素不论是通过脂蛋白脂酶或其他途径，均可促使转移，使 HDL2 物质增加。在控制良好的 1 型糖尿病患者，肝脂酶活力较低，HDL/HDL3 比值较高，肝酶对调节 HDL 水平的作用及胰岛素的影响与 2 型糖尿病相似。

第五节　胰腺与胰岛素

Langerhas 于 1869 年首先在胰腺中发现胰岛组织，至 1889 年 MinkowskiJ 及 Mering 切除犬的全部胰腺而导致糖尿病之后，从而认识胰腺具有内分泌功能。胰岛是一个具有调节、贮存、转运、动员体内营养物质的器官，主要合成和分泌胰岛素、胰高血糖素、生长激素抑制激素（简称生抑素）等，其中胰岛素是人体内唯一能促进营养物质，特别是糖类贮存的激素。

一、胰岛组织学特征

胰腺位于胃的后下方，横躺在十二指肠之上，长 12 ～ 15cm，宽 3 ～ 4cm，厚 1.5 ～ 2.5cm，重为 60 ～ 100g，呈长条形，分胰头、胰体、胰尾三部分组成。人体胰腺中有 100 万～ 200 万个胰岛。每个胰岛大小不一，直径在 20 ～ 300μm 之间。

胰腺由两类功能不同的腺体组成：一为有导管的外分泌腺，是机体主要的消化腺；二为无导管的内分泌腺，主要分泌胰岛素、胰高血糖素、生长抑素和胰多肽等多种激素。

（一）外分泌部

此部分主要分泌有关消化的物质：胰淀粉酶、胰脂肪酶、胰蛋白酶原、碳酸氢钠及水分等，以构成胰液。每日有 1000 ～ 2000mL，通过胰管流入十二指肠，参与食物的消化，故曾被称为胃—肠—胰内分泌系统。

（二）内分泌部

成人胰腺内约有 100 万～ 200 万个胰岛。胰岛分布于胰腺各部，尤其体部和尾部，犹如江湖岛屿而得名称胰岛。每个胰岛直径为 75 ～ 175μm，其总量为胰腺的 1%～ 2%。胰岛内主要有四种细胞：

1.α－细胞（或 A 细胞）

α－细胞占胰岛细胞的 15%～ 20%，细胞体较大，大部分分布在胰头和胰体部位的胰岛细胞团的表面。α－细胞胞浆内含有嗜酸性颗粒，具有分泌胰高血糖素功能，大部分在胰尾和胰体的胰岛皮质。通过 Grimelius 嗜银反应或胰高血糖素的免疫细胞化学技术，在电子显微镜下，α－细胞含有胰源性分泌颗粒。这种分泌颗粒外部带有清晰的晕轮，中心为一高电子密度呈椭圆形或圆形偏心的核心。这些颗粒分泌主要分泌和贮存胰高血糖素、前胰高血糖素、胰高血糖素样多肽（GLP–1、GLP–2）。

2.β－细胞（或 B 细胞）

β－细胞占胰岛细胞的 75%～ 80%，胞体较小，位于细胞团的中央，胞浆内含有长方形桔黄色颗粒，主要分泌和贮存胰岛素。糖尿病患者 β 细胞变性和萎缩，抗胰岛素抗体就定位于 β－细胞颗粒内。

胰岛淀粉样多肽（IAAP）：又称胰淀素，由 37 个氨基酸残基组成。IAAP 生成定位于 β－细胞。IAAP 在 2 型糖尿病致病中，发挥多种作用。IAAP 和 IAAP 相关前质体是由 β－细胞产生的，是胰淀素的单体。胰淀素在胰岛细胞中沉积，并随年龄增长而增加。2 型糖尿病中发现 IAAP 有抑制骨骼肌中基础和胰岛素刺激后糖原合成的作用，表明人类异常的 IAAP 转换（合成增加／或清除降低）对 2 型糖尿病的发生起着非常重要的作用。

3.δ－细胞（或 D 细胞）

δ－细胞仅占胰岛细胞的 2%～ 5%，位于 α 细胞和 β 细胞之间，胞浆呈蓝色，主要分泌生长素释放抑制激素（简称生长抑素）和胃泌素。δ－细胞的分泌颗粒在人胰岛中被称为第三类内分泌细胞。D 细胞颗粒比 α－细胞和 β 细胞的分泌颗粒要大，此颗粒含有一个圆的较低或中等度质地均匀细致的电子密度核心，外有包膜紧密包裹。以往认为 D 细胞主要分泌胃泌素样多肽链。于 1975 年人们用免疫荧光法证实 D 细胞内含有生长抑素。生长抑素主要功能为抑制胰岛素、胰高血糖素的作用。

4.PP 细胞（或 F 细胞、肠嗜铬细胞）

PP 细胞以前称 F 细胞，主要分泌胰腺多肽（PP），含有 36 个氨基酸残基的肽链，进食或迷走神经刺激均可引起 PP、5–羟色胺（5–HT）释放，又称为胰腺中第四种激素，主要分布于胰头边缘"富含 PP 细胞"处。PP 细胞是最晚在胰岛内聚群的内分泌细胞，PP 细胞分泌颗粒分布于胰岛外周、导管区、腺泡内，具有分泌胰腺多肽（PP）的作用，在电子显微镜下，PP 细胞很少，分泌颗粒较小。

胰岛所有细胞在大小、形态、核和胞浆成分的一般结构非常相似。通过电子显微镜对不同分泌颗粒的大小、形态、镜密度等超微结构进行鉴别。胰岛细胞这种特殊分布称为多种细胞区。α、β、δ 细胞的特异性排列，使内分泌功能相互影响，各细胞均可影响相邻细胞的分泌，构成内分泌系统，对调节正常内分泌功能具有重要作用。

（三）胰岛的血供

胰岛组织血运非常丰富，血流量为外分泌腺的 5 ～ 10 倍，占胰腺总血流量的 20%，当血糖水平升高时，可继续增加，血流从脾和十二指肠动脉分支供应胰岛组织。在胰岛内小动脉构成高密度的互相吻合的毛细血管袢，小动脉血液首先输入富含 β - 细胞的胰岛髓质核心区域，将胰岛素带到 α、D、PP 细胞中，以影响它们的活性。胰岛内的各种细胞可以通过它们之间的缝隙结合以调节它们各自的功能活性，这种缝隙结合能使相邻细胞发生影响。胰岛细胞的分泌物对胰腺外分泌的作用以血液为介导。胰腺激素通过多种方式对正常胰岛细胞功能发挥作用，如胰高血糖素可以刺激胰岛素的释放，而生长抑素则抑制它的分泌等。

二、胰岛内激素

（一）胰岛素（INS）

1922 年首次从胰腺中分离出能降低血糖的物质。1926 年获得了结晶的胰岛素。1954 年，阐明了胰岛素的氨基酸组成并证实由二条碳链组合。1965 年我国首次用化学方法合成了具有生物活性的结晶牛胰岛素，随后进一步发现胰岛素原由胰岛素 A 链、B 链、C 链形成三维结构，运至高尔基囊泡内，C 链被酶裂解为 C 肽和胰岛素贮藏在同一分泌颗粒中，然后释放到血液中。成人每天基础胰岛素分泌量为 24U，C 肽释放量与胰岛素相同。由于 C 肽不被肝脏或外周组织所摄取，因此通过测定 C 肽可以估算胰岛素的释放量。β 细胞的胰岛素分泌功能被葡萄糖传感器调控。较高浓度血糖可诱发胰岛素释放，而较低血糖水平则抑制胰岛素的释放。葡萄糖刺激有效浓度为 4mmol/L，最大浓度为 5.5 ～ 17mmol/L；所有必需氨基酸对胰岛素均有刺激作用，并能加强葡萄糖对胰岛素的分泌。

1. 胰岛素的结构和特性

胰岛素是一种蛋白质，人胰岛素的分子量为 5734，在 pH2.5 ～ 3.5 的环境中比较稳定，在碱性溶液中易受破坏，冰冻可降低生物活性。胰岛素由 17 种氨基酸的 51 个分子组成两个氨基酸链，分别称为 A 链和 B 链，两链之间有双硫键。胰岛素前身为单链多肽，称为胰岛素原。胰岛素 A 链有 21 个氨基酸，B 链有 30 个氨基酸，两链之间由两个胱氨酸的双硫键所连接，硫键断裂而分成胰岛素和 C 肽。

2. C 肽的特性及其作用

由 31 个氨基酸所组织的连接肽，称为 C 肽。C 肽进入血液中，一般认为无生理功能，也有人认为具有类似胰岛素样作用。空腹时血清 C 肽为 1.0±0.23ng/mL，24 小时由尿中排出为 36±7μg，糖尿病患者血中 C 肽水平降低。测定 C 肽具有以下意义：

（1）鉴别低血糖发生的原因，是外源性胰岛素过量还是自身胰岛素分泌过多，自身胰岛素分泌过多者多见于胰岛细胞瘤。

（2）应用胰岛素治疗的糖尿病患者，测定 C 肽以判断 β 细胞功能。

（3）胰岛细胞瘤进行手术治疗，测定 C 肽可判定胰岛素细胞瘤是否切尽。

（4）判断糖尿病是否进入缓解期，决定是否继续应用胰岛素治疗。

3. 胰岛素的来源

胰岛素的来源：胰岛素是由人、猪、牛、羊、马等的胰腺中提取，它们的分子之间有 3 ～ 4 个氨基酸的差异，均能发挥应有的生物效应，但易成为抗原。猪胰岛素与人胰岛素仅一个氨基酸之差，因此糖尿病患者应用猪胰岛素耐受性较好。一般胰岛素产品其纯度为 95%，其余 5% 为胰岛素聚合体、胰岛素原及其降解产物。为了减少胰岛素抗体所制备的高纯度的"单峰胰岛素"仍可产生抗体。1977 年将胰岛素基因移植到大肠杆菌体内产生胰岛素获得成功，制备出人胰岛素，具有高生物效应，低胰岛素抗体，现已广泛应用于临床。

4. 胰岛素的合成和分泌

胰岛素的合成是由 β 细胞从血液中摄取氨基酸，各种氨基酸进入 β 细胞后在粗面内质网表面的核糖（微粒体）上形成胰岛素原；胰岛素原从内质网脱离，移到高尔基复合体上形成未成熟的 β 颗粒。高尔基复合体上形成芽孢样突起，未成熟 β 颗粒离开高尔基体，进入胞浆，成为带膜的泡，即为分泌颗粒，也就是显微镜下看到的 β 颗粒。在分泌颗粒内，胰岛素原在酶的作用下脱去连接肽而形成胰岛素分子，此时未成熟的颗粒变为成熟颗粒。在成熟颗粒中有胰岛素和 C 肽。通过 β 颗粒释放后进入血循环；胰岛素和 C 肽同时分泌进入血液中，并经门静脉血液进入肝脏，有 40% ～ 50% 胰岛素在肝脏被灭活，其余部分通过体循环输送到全身靶细胞。从 β 细胞分泌释放到血循环的物质中，胰岛素及 C 肽占 94%，胰岛素原及中间产物占 6%，胰岛素有生物活性，而 C 肽及胰岛素原无生物活性。成年人每日分泌 2mL（50U）胰岛素，口服葡萄糖后可升高 5 倍之多。

5. 胰岛素分泌的调控

决定胰岛素分泌的主要因素为血糖浓度，同时代谢性、内分泌性、神经性等因素也可影响 β 细胞。β 细胞对葡萄糖刺激产生应答而释放胰岛素，两者的关系呈"类 S 型"。域值为 2 ～ 4mmol/L，当葡萄糖浓度低于 5mmol/L 时，不影响胰岛素释放的速率，当细胞外葡萄糖水平在 5.5 ～ 17mmol/L，胰岛素分泌速率将最大提高，葡萄糖浓度在 8mmol/L 时，达最大半数刺激值。这种特征性计量——反应曲线的形状，主要是由葡萄糖激酶的活性调控。葡萄糖激酶是 β 细胞葡萄糖磷酸化的限速因子，可作为"葡萄糖传感器"，既可作为葡萄糖酵解过程中三磷酸腺苷（ATP）发挥作用的起始点，又是它的调控点。

在正常 β 细胞中，胰岛素的释放是通过细胞排粒作用来完成的。颗粒移到接近细胞膜，通过细胞摄粒作用，重新吸入细胞中，被循环入 Colgi 体中，以备使用。分泌颗粒向细胞膜转运可以进行独立调控，细胞颗粒在细胞膜的区域内聚集，形成膜下颗粒池，这些较容易被利用的颗粒池的释放，可反映在葡萄糖刺激后第一时相迅速的胰岛素释放的应答。

6. 胰岛素的转运和代谢

胰腺每日分泌胰岛素 2mL，正常人空腹胰岛素在 30U/mL 以下，进餐后可升到 50 ～ 150U/mL。胰岛素以游离和结合两种形式存在。结合形式占大部分，主要与 β－球蛋白结合，并与游离部分保持平衡。游离部分可与胰岛素受体结合。结合率的变动在生理上具有重要意义。胰岛分泌的胰岛素 40%～ 50% 在肝内被分解。体外所注射的胰岛素，90% 在 20 分钟内从血中消失，从尿中排泄不到 20%，其余大部分被组织吸收，被肝脏灭活。肝组织有两种胰岛素灭活系统，一种是使胰岛素的双硫键断裂分子中胱氨酸还原成半胱氨酸，胰岛素即被纯化或灭活；另一种是使胰岛素肽链断裂，肽链断裂后分子也即失去效能。由于胰岛素分泌后在肝肾等组织破坏，其半衰期为 4.8 分钟，而 C 肽半衰期为 10 ～ 11 分钟，故测定血中胰岛素浓度未必能准确反映分泌情况，而测定 C 肽以反映 β 细胞分泌功能较为优越，且不受胰岛素抗体的干扰。

7. 胰岛素的生理功能

胰岛素为一种多生物学效应的激素，在生理上保持营养物质代谢平衡，维持内环境恒定，调控细胞生长、增殖，保证正常的生长发育：

（1）对糖代谢的影响：胰岛素在体内对葡萄糖代谢作用，主要通过促进葡萄糖进入细胞内，促进糖原合成，促进葡萄糖在细胞内的氧化。主要作用与途径有：①促进葡萄糖载体的运转：葡萄糖进入骨骼肌、心肌和脂肪，必须通过糖载体系统才能进入细胞内。这种载体通过利用糖的限缩过程，影响膜的糖载体转运进而影响糖代谢的速度。细胞膜上的载体为一种蛋白质，膜外高浓度的葡萄糖与载体结合转运至细胞内侧，然后葡萄糖与载体脱离，进入细胞内。②加速葡萄糖磷酸化：在糖酵解过程中，胰岛素可提高磷酸酶的活性，促进组织对葡萄糖的吸收和利用，提高组织对葡萄糖吸收的速率。促进葡萄糖进入细胞内，同时能加速葡萄糖在细胞内氧化，为机体提供能量和释放 CO_2。葡萄糖合成糖原，或在细胞内氧化、酵解均需变为 6- 磷酸葡萄糖，这是一个限速反应。在肝内由葡萄糖激酶催化，在肌肉和脂肪，则由己糖激酶所催化。可见胰岛素促进葡萄糖磷酸化的过程是影响糖代谢的重要途径之一。③加速三羧酸循环：葡萄糖经过 6- 磷酸葡萄糖的阶段，转变为丙酮酸。丙酮酸进入三羧酸循环，促进丙酮酸脱氢酶的活性，使丙酮酸加快生成乙酰辅酶 A；胰岛素又能活化柠檬酸合成酶，促进乙酰辅酶和草酰乙酸合成柠檬酸，从而推动三羧酸循环，使丙酮酸氧化成 CO_2、H_2O。三羧酸循环被加强，加速葡萄糖的氧化，ATP 生成增多，又为葡萄糖转化为 6- 磷酸葡萄糖提供了能源，结果促进了糖原的合成和糖转化为脂肪等。④促进糖原合成和抑制分解：胰岛素增加糖原的合成，抑制糖原的分解。肝脏是糖原合成和贮存之处。胰岛素不能直接促进葡萄糖进入肝细胞。胰岛素可以通过刺激葡萄糖激酶，促进细胞内葡萄糖转化为 6- 磷酸葡萄糖，降低肝内游离葡萄糖，使细胞内外葡萄糖浓度产生差异，胰岛素间接促进葡萄糖进入肝脏。胰岛素将葡萄糖转变为肝糖原和肌糖原贮存于肝细胞或肌细胞内，同时也有将肝糖原或肌糖原分解为葡萄糖进入到血液中，输送到全身的功能，从而起到调节血糖的作用。⑤抑制糖原异生：糖原异生系指蛋白质、脂肪等非糖物质转变为糖原。糖原异生主要在肝脏进行。异生的糖原可分解为葡萄糖进入到血中以补充血糖。胰岛素在肝内主要为抑制肝糖原的异生，即抑制肝糖原的分解。反之在胰岛素缺乏时，糖原异生增强，糖原分解增加，而使血糖升高。在生理情况下，影响肝脏摄取葡萄糖的因素取决于：在胰岛素达到饱和浓度时，肝摄取量和葡萄糖的剂量呈正相关；在高血糖情况下，摄取率与胰岛素浓度呈正相关。

（2）对脂肪代谢的影响：①胰岛素促进脂肪合成：胰岛素通过诱导酶蛋白的合成，提高酶活性，直接增加葡萄糖的膜运转和利用，促进糖原和脂肪合成。胰岛素主要通过乙酰辅酶 A 和还原型辅酶 Ⅱ 合成脂肪酸，维持乙酰辅酶 A 羧化酶正常水平以及提供甘油等情况下促进合成脂肪。②抗脂解作用：胰岛素对靶细胞（脂肪细胞、肌细胞）有较高的亲和力，胰岛素与其结合表现为抗脂肪分解作用。促进对葡萄糖的摄取和增加对脂肪的合成。③能加强脂肪细胞摄取血中的脂肪酸和合成脂肪的能力，增加体内脂肪的贮存。当胰岛素缺乏时，脂酶活性增加，增强了脂肪的分解，血和肝脏中脂肪酸增加。同时胰高血糖素增加，促进游离脂肪酸释放，使一部分脂肪酸进入三羧酸循环，产生二氧化碳和水。胰岛素不足使乙酰辅酶 A 堆积，转化为乙酰乙酸和 β 羟丁酸，可诱发酮体症。

（3）对蛋白质代谢的影响：血浆胰岛素水平是维持正常蛋白质和氨基酸代谢，维持氮平衡的重要因素。胰岛素促进蛋白质合成，抑制蛋白质分解，主要通过以下几个环节：①胰岛素促进氨基酸合成蛋白质，从而减少糖原的异生，并能稳定溶酶体的作用，防止溶酶体中组织蛋白酶的释放，减少组织蛋白酶的分解。②促进氨基酸通过膜的运转进入细胞内，促进氨基酸的活化与 tRNA 相结合。③促进转录生成 mRNA 在体外培养的肌组织中加入胰岛素后，RNA 合成显著增加。说明胰岛素刺激了 "基因" 转录过程；④增强核蛋白体 "翻译" 过程，实验证明在纤维母细胞的培养液中加入胰岛素，则核蛋白的合成增加。

综上所述，胰岛素通过促进糖原、脂肪、蛋白质的合成，并抑制分解，从而促进了营养物质的贮存。这就是胰岛素作为 "贮存激素" 的基本生理功能。

8. 胰岛素的调节

（1）神经调节：胰岛内存在肾上腺能神经和胆碱能神经。当交感神经兴奋时通过去甲肾上腺素作用于 α - 受体，抑制胰岛素的分泌。迷走神经兴奋时可使胰岛素分泌增加。刺激下丘脑内侧核可抑制胰岛素的分泌，而损伤内侧核则增加胰岛素的分泌。进餐时由于直接或通过血糖升高引起迷走神经兴奋，或同时通过胃肠刺激胰岛素的分泌。

（2）消化道激素调节：肠黏膜分泌的胃泌素、促胰液素、胆囊收缩素、抑胃肽等多种消化道激素进入血液可刺激胰岛素的分泌。其中抑胃肽的作用强而持久，在血液内的浓度也高于其他激素，为调节胰岛素分泌的主要胃肠激素。消化道激素与胰岛素的关系称为肠－胰岛轴。

（3）肾上腺激素调节：肾上腺素和去甲肾上腺素均可明显地抑制胰岛素的分泌。其主要通过抑制 β－细胞上的 α 受体而达到抑制胰岛素的分泌。应用 α 受体阻滞剂可阻断这种抑制作用。肾上腺素或去甲肾上腺素通过减少 cAMP 而抑制胰岛素的分泌。故有人认为肾上腺素的作用主要为降低 Ca^{++} 被 β 细胞所摄取从而抑制胰岛素的释放。

（4）cAMP 的调节：胰岛 β 细胞内存在腺苷酸环化酶 –cAMP– 磷酸二酯酶系统。许多能刺激 cAMP 生成的药物，如胰高血糖素、β－肾上腺素能兴奋剂、TSH、ACTH 等以及能抑制磷酸二酯酶的药物，如咖啡因、茶碱等，均能刺激胰岛素的分泌，同时使 β 细胞内 cAMP 浓度增加。

cAMP 的作用：可作为糖的调节剂，通过对葡萄糖的影响而刺激胰岛素的分泌；活化 Ca^{++} 的转运系统，增加 Ca^{++} 的内流。

（5）其他激素调节：血中生长激素增多时，不仅胰岛素合成和分泌增加，同时伴有胰岛组织增生，生长激素对胰岛的作用是直接作用，这种作用比较缓慢。ACTH 和 TSH 无论在体内或体外均可刺激胰岛素的分泌，但必须依赖葡萄糖的存在，可能与 β 细胞内 cAMP 的增加有关。甲状腺素对胰岛素没有即时效应，但甲状腺素对维持胰岛正常功能具有一定作用。糖皮质激素对胰岛 β 细胞的分泌没有即时影响。长期给予糖皮质激素可改变 β 细胞的超微结构，使 β 颗粒减少，降低胰岛素的分泌。

（二）胰高血糖素

胰高血糖素是一种多肽类激素，由 29 个氨基酸组成，具有明显的升血糖作用，由胰岛 α 细胞分泌颗粒所分泌的激素。胰高血糖素的分泌受营养物质、自主神经、胰岛素、胃肠道激素的调控。胃肠道也能分泌胰高血糖素，称为肠类胰高血糖素。胰高血糖素的生理功能：

1. 胰高血糖素对葡萄糖的作用

在正常生理条件下低血糖时，应激引起的交感神经的活动，以及与进餐相关的副交感神经活动所介导的间接作用等均可刺激胰高血糖素的分泌。高血糖时则抑制其分泌，抑制胰高血糖素分泌的血糖阈值为 2.78mmol/L（50mg/dL），可见 α 细胞对血糖的反应比 β 细胞更敏感，但尚不足引起胰岛素分泌的血糖浓度，可抑制胰高血糖素的分泌。胰高血糖素主要功能为促进营养物质进入血液。在生理情况下，当血糖降到 3.89mmol/L（70mg/dL）时，胰腺就分泌大量胰高血糖素。

胰高血糖素升高血糖的原理：主要激活细胞膜内的腺苷环化酶，促进细胞内 cAMP 的合成。cAMP 促进糖原的分解。在肝内 cAMP 促进无活性的磷酸化酶转化为具有活性的磷酸化酶，催化糖原分解为 1–磷酸葡萄糖，最后变为葡萄糖进入血内，引起血糖升高。同时促进肝糖原的分解，甚至使肝糖原耗竭；并在肝内使氨基酸、短链脂肪酸转变为葡萄糖或糖原；此外促进丙酮酸和乳酸异生糖原而使血糖升高。

2. 对脂肪、蛋白质的作用

胰高血糖素能激活肝脏脂肪酶，促使脂肪分解，促进外周脂肪的动员，从而提高血中脂肪酸的水平，表明胰高血糖素具有动员脂肪的重要生理作用。由于脂肪酸升高反而抑制胰高血糖素的分泌。在正常饮食时或葡萄糖供应充分时，进食蛋白质，可使胰岛素和胰高血糖素同时分泌增加，此时的氨基酸大部分被合成蛋白质。胰高血糖素可加速蛋白质的分解和合成降低，可使酶体活化，促进氨基酸进入肝脏，增加转氨酶和尿素的合成。胰高血糖素能促进摄入氨基酸，通过糖原异生的途径转化为葡萄糖，使血糖升高。

3. 其他作用

胰高血糖素能抑制胃酸和胃蛋白酶的分泌，并能降低胃泌素的分泌或有拮抗胃泌素的作用，可使心肌细胞 cAMP 增加，从而使心跳加快、加强，心输出量增加，增加心肌耗氧量。但其又有利钠、利尿作用，可用于糖尿病心脏病心功能不全。

（三）生长抑素

生长抑素（生长素抑制因子）的细胞广泛分布于丘脑、消化道、胰腺、神经末梢等组织。在 D 细胞中所释放的生长抑素为相邻的 β 和 α 细胞分泌的胰岛素，胰高血糖素重要的抑制因素。通过降低 cAMP 而抑制胰岛素的分泌。在血液中含量很低，因此生长抑素不是循环激素，而是作为局部激素或神经传递物质，通过邻分泌，经细胞外液间隙弥散到邻近靶细胞以传递局部信息。生长抑素对胰岛素和胰高血糖素的分泌均具有抑制作用，不仅抑制基础分泌，在葡萄糖、赖氨酸、胰高血糖素等刺激胰岛素分泌及由赖氨酸刺激胰高血糖素的分泌时，生长抑素均能起到抑制作用。当灌注液中添加 Ca^{++} 可逆转。这种抑制作用，提示生长抑素通过抑制胰岛细胞对 Ca^{++} 的摄取而抑制胰岛素和胰高血糖素的分泌。

（四）PP

PP 为一种含有 49 个氨基酸残基的多肽，主要在自主神经的调控下分泌。进餐后或低血糖期间可引起 PP 的分泌。截至目前 PP 的生理功能尚不十分清楚。PP 不影响胰岛素、胰高血糖素、生长抑素的分泌，这些作用有待证实。

（五）胰岛激素间相互制约和协调

胰岛 β 细胞分泌的胰岛素、α 细胞分泌的胰高血糖素、δ 细胞分泌的生长抑素，三者在胰岛内相互制约，相互刺激，保持动态平衡。即胰高血糖素可刺激胰岛素和生长抑素的分泌；胰岛素可抑制胰高血糖素的分泌；而生长抑素抑制胰高血糖素和胰岛素；胰岛素能否抑制生长抑素至今未定。三种激素的相互制约，有助于体内代谢平衡的调节。在糖尿病时，这三种细胞间的正常关系遭到破坏。低胰岛素血症型糖尿病，β 细胞功能减弱或缺如，α 细胞周围组织液中没有或只有少量胰岛素、α 细胞抑制降低，分泌增强，胰高血糖素升高，引起高血糖。高胰岛素血症型糖尿病，β 细胞并不减少，但因 δ 细胞缺乏，α 细胞附近缺乏生长抑素，引起 α 细胞分泌大量胰高血糖素，也可导致高胰高血糖素血症。此时,外源性胰岛素无法纠正。胰腺所含的三种内分泌细胞构成为一体,调节营养物质平衡,保持细胞外液中营养物质的稳定性。当葡萄糖进入细胞外液的速率加快,或离开细胞外液的速率减慢就会出现高血糖;反之,则出现低血糖。胰腺三种激素均参与维持细胞外液的调节。胰高血糖素作为能量释放激素,将促进糖原分解和糖原异生,使进入细胞外液中的葡萄糖增加;而胰岛素作为能量激素贮存激素,则加强组织细胞对葡萄糖的摄取,并转变为糖原,从而使细胞液中葡萄糖浓度降低;生长抑素则抑制葡萄糖从肠道吸收,控制葡萄糖进入体内的速率。可见血糖的稳定有赖于这三种激素作用的调节,保持一定比例,维持体内营养物质的稳定。

三、胰岛细胞的生理电活动

(一) β 细胞的动作电位

1968 ~ 1970 年间 Dean 首先用细胞内记录的方法对小鼠离体胰岛 β 细胞进行研究。结果发现胰岛 β 细胞对葡萄糖非常敏感,当葡萄糖浓度 4mmol/L 就可以导引出动作电位。随葡萄糖浓度的增加,发生动作电位的胰岛 β 细胞数目也逐渐增加。当葡萄糖浓度达到 28mmol/L 时发生动作电位的胰岛 β 细胞数目增至最大。葡萄糖引起的 β 细胞电活动具有节律性(周期性)变化的特点:爆发性放电活动、静息性放电活动、两者交替出现。单个活动电位持续时间 25 ~ 50ms,电压为 1 ~ 4mV。Pace 等进一步观察到胰岛素本身也可以抑制葡萄糖诱发的胰岛 β 细胞的电活动。这种活动使静息电位增高,同时使发生动作电位的 β 细胞数减少。这一实验结果提示在胰岛素分泌的调节中可能有反馈机制的存在。

(二) 胰岛 β 细胞动作电位的机制

葡萄糖诱发胰岛 β 细胞动作电位的机制尚不清楚,目前有两种观点:

1."葡萄糖受体"学说

Hellman 等认为胰岛 β 细胞膜上可能存在"葡萄糖受体",根皮苷与葡萄糖竞争受体而抑制葡萄糖引起胰岛素的分泌。Pace 等则认为 β 细胞的动作电位也是葡萄糖分子与葡萄糖受体相互作用的一种反应。由于这些观点缺乏"葡萄糖受体"存在的依据,论据不充分。

2.触发胰岛 β 细胞动作电位的产生

Dean 和 Mathews 等认为葡萄糖是通过某种代谢产物而触发胰岛 β 细胞动作电位产生的。实验证明凡能抑制胰岛 β 细胞对葡萄糖摄取的物质,也能阻滞葡萄糖诱发胰岛 β 细胞动作电位的产生。应用根皮苷能阻止胰岛素对葡萄糖的摄取,同时能抑制诱发胰岛 β 细胞对动作电位的产生和胰岛素的分泌。另有研究发现能被胰岛素代谢的单糖可诱发胰岛 β 细胞的动作电位。从而推想葡萄糖可能是通过某一代谢产物而引起胰岛 β 细胞对动作电位的产生和胰岛素的分泌。但这一观点存在着不同的分歧意见。

（三）离子在胰岛 β 细胞静息电位和动作电位产生中的作用

1. 静息电位与 K^+、Na-K 泵的关系

神经细胞静息电位主要决定于 K^+ 通透性和膜内外 K^+ 浓度差。当膜对 K^+ 通透性降低或膜内外 K^+ 浓度差减小时，则静息电位也减小。反之，膜 K^+ 通透性增高或膜内外 K^+ 浓度差增大，静息电位也增大。神经细胞静息电位的大小与 Na-K 泵呈正相关，Na-K 泵的活动降低时静息电位减小。在胰岛 β 细胞活动中也有类似现象。增加离体胰岛培灌液中 K^+ 的浓度，使胰岛 β 细胞膜内外 K^+ 的浓度差减小时，静息电位降低，出现去极化现象。

2. 动作电位与 Na^+ 的关系

神经和肌肉的动作电位主要决定于 Na^+ 的内流。实验研究证实在胰岛 β 细胞活动后的复极过程中，Na-K 泵参与活动。

3. 动作电位与 Ca^{2+} 的关系

胰岛培灌液中增加 Ca^{2+} 的浓度可以增加葡萄糖诱发的动作电位的振幅。当培灌液中去掉 Na^+ 而增加 Ca^{2+} 的浓度，则胰岛 β 细胞表现出高振幅的葡萄糖诱发电位。而除去培灌液中的 Ca^{2+} 的浓度，同时降低培灌液中 Na^+ 的浓度至 26mmol/L，则不产生葡萄糖诱发的动作电位。可见，胰岛 β 细胞动作电位，主要是由 Ca^{2+} 的内流而成的。

四、胰岛素与糖尿病

胰岛素通过促进葡萄糖进入肌细胞、脂肪细胞、肝脏，抑制糖原磷酸化酶活性，提高糖原合成活性，促进糖原合成；加强葡萄糖磷酸化，增加葡萄糖转运，增加葡萄糖利用和摄取；抑制糖异生，抑制酮体生成；促进糖酵解，抑制肝糖原、肌糖原的分解和增加糖原储存；增加肌糖原合成和贮备等作用使血糖维持在正常水平；基础胰岛素与升血糖的拮抗激素相互作用，是保证肝糖稳定输出，使基础状态下血糖（空腹血糖）维持在正常水平的主要调节因素。当胰岛素缺乏肝糖输出增加，可降低葡萄糖氧化，降低肝糖原、肌糖原的合成；促进糖原分解等，从而使血糖升高诱发糖尿病。

第六节　微量元素与糖尿病

人体大约由 60 种左右的化学元素组成。其中碳、氢、氧、氮所形成的化合物占体重的 96%；钙、磷、硫、钾、钠、镁和氯约占 3.95%；余下的约 0.05% 即为体内的微量元素。人体每日从体外随食物或饮水摄入一定的微量元素，又从尿、便、汗腺等排出一定的量，通过机体调节维持两者动态平衡。不少微量元素已被证实是人体的必需元素，它们主要通过影响酶的活性从而调节人体的代谢。糖尿病是一种常见的内分泌代谢性疾病。微量元素在人体内含量虽少，但它们为多种酶、辅酶、辅基等组成的主要成分，在人体内发挥重要作用。许多学者以微量元素作为切入点进行深入研究，发现糖尿病患者有多种微量元素含量异常。

一、铬与糖尿病

铬是人体内必需的微量元素，是启动胰岛素对周围组织作用的辅助因子，参与糖代谢。缺铬时出现葡萄糖耐量减低，周围组织对内源性、外源性胰岛素敏感性下降。铬一般以三价铬形式的复合物存在于各种食物中，被誉为"葡萄糖耐量因子"（GTF）。1959年美国学者 Mertz 和 Schwarz 发现 Cr^{3+} 的生物学作用，这改变了人类营养学的观念。现已证实铬能增强胰岛素的作用。Rabinowity 等观察到 1 型糖尿病比正常人尿排铬量为多。铬缺乏的糖尿病患者常伴有血管病变，表明铬与动脉硬化有着相关性。2003 年第 18 届 IDF 会议上，荷兰学者研究报告中称："在西方社会，对代谢控制不良的 2 型糖尿病患者，铬治疗可降低 HbA1c 水平，并改善脂代谢。"从此 Cr^{3+} 的生物学作用机制的研究引起了人们的普遍关注。

（一）铬的来源

Cr 主要来源于食物，以 Cr^{3+} 的形式存在于食物的灰分中。谷类食物含有灰分，食品精制则丢失大量灰分，所以长期食用精制食品是导致缺 Cr 的主要原因。啤酒、猪肾脏、肉类、糊精含丰富的 Cr，水也含有一定量的 Cr。

（二）铬与胰岛素的关系

Cr 是胰岛素与细胞膜之间的桥梁，Cr 的存在有利于胰岛细胞与细胞膜受体之间的连接。Cr、胰岛素、膜组成三元复合物而行使胰岛素的代谢作用。Cr 与胰岛素 A 链上的二个 S 原子和膜上的二个 SH 基连接而成三元复合物。Cr^3 与胰岛素的关系，表现为胰岛素在体内所发挥的作用需要铬的参加，而 GTF 只能在胰岛素存在的情况下，才能发挥生物效应。GTF 通过调节胰岛素与靶细胞膜上的胰岛素受体使胰岛素发挥其最大的生物效应。

2003 年在巴黎召开的第 18 届 IDF 会议上指出："饮食中添加吡啶甲酸铬（chromiumpicolinate）可能有助于 2 型糖尿病患者控制疾病。"佰灵顿佛蒙特大学 Wong 博士研究认为："基因表达分析提示吡啶甲酸铬可能下调人类骨骼肌基因，这些基因可能参与细胞胰岛素作用，特别是肿瘤坏死因子和泛素相关蛋白"，"吡啶甲酸铬能够影响糖尿病的治疗，因此所需要的胰岛素水平可以减少"，"由于这一细胞内通路与胰岛素抵抗有关，使其成为解释在几项临床研究中观察到的吡啶甲酸铬有利于增加胰岛素敏感性的可能机制"。美国哈佛公共卫生学院一项研究发现，脚趾甲铬水平低下可增加糖尿病患者心血管疾病危险性，Swapnil Raipathak 硕士认为"铬可以改善胰岛素的敏感性"。

（三）铬与葡萄糖耐量因子（GTF）

GTF 是广泛存在于啤酒、猪肾和糊精等物质中，具有生物活性的有机含 Cr 的复合物。GTF 在体内可增强胰岛素活性，其作用明显大于无机 Cr。有人认为 Cr^{3+} 的活性形式是 GTF，机体内具有 Cr^{3+} 烟酸，氨基酸有合成 GTF 的能力。Cr^{3+} 存在于铬—烟酸低分子量有机铬复合物，凡 Cr^{3+} 与烟酸或氨基酸形成的复合物，均具有 GTF 的作用。Jeajeebboy 曾报道，人体缺乏铬时，可出现以下情况：

1. 葡萄糖耐量降低。
2. 葡萄糖能量不能得到充分利用。
3. 血游离脂肪酸浓度增高。
4. 出现神经病变。
5. 氮代谢异常，出现氮质血症。

（四）铬与血脂的关系

铬是启动胰岛素对周围组织作用的辅助因子，参与糖的代谢。缺乏铬时糖尿病患者血脂和胆固醇明显升高，并出现动脉粥样硬化病变。长期食用含铬高的食品者，动脉粥样硬化的发生率显著低于缺铬的患者。

（五）铬与蛋白质的关系

铬对蛋白质代谢有一定的影响，糖尿病患者血清铬含量降低，尿铬增高，血 Cr/Cre 的比值增大。2003 年第 18 届 IDF 会议上有荷兰、英国等学者的报告中指出，饮食中添加吡啶甲酸铬有助于代谢控制不良的 2 型糖尿病患者降低 HbA1c，并改善脂代谢。研究者认为吡啶甲酸铬可增加磷酸化蛋白激酶 B，该酶是一种细胞内特有的依赖蛋白，可以促进葡萄糖进入细胞内。Cefalu 博士进一步指出："由于这一细胞内通路与胰岛素抵抗有关。"补充铬可以提高糖尿病患者的胰岛素敏感性。

二、锌与糖尿病

锌是人体必需的金属元素，Scott 首先提出锌与糖尿病有着密切的关系，糖尿病患者的胰腺中锌的含量比正常人低 50%～25%。胰岛素含锌量高，锌能延长胰岛素的作用。锌涉及碳水化合物、脂肪、蛋白质和核酸的代谢。锌能协助葡萄糖在细胞膜上的转运，每一分子胰岛素中有两个锌原子，锌参与胰岛素的合成、分泌、贮藏、降解、生物活性和抗原性有关。缺锌时机体对胰岛素的敏感性减低，表现为胰岛素抵抗。锌主要分布在胰岛 β 细胞的分泌颗粒中，锌能促进胰岛素原转化为胰岛素，需要锌激活羧肽酶，锌能提高胰岛素蛋白的稳定性。可见缺锌是发生糖尿病的原因之一。锌在十二指肠吸收并与载体蛋白结合。糖尿病时蛋白质呈负氮平衡，影响锌与载体蛋白结合时使肠道吸收障碍。动物实验中发现胰岛 β 细胞缺锌时，胰岛素分泌颗粒减少，血清胰岛素水平降低。高胰岛素血症需消耗大量的锌，可致低血锌。当吸入氧化锌的烟尘可引起血糖升高达 140～170mg%，出现糖尿，这是否为应激反应或 / 锌的刺激结果，有待深入研究。缺锌的糖尿病患者易发生动脉粥样硬化和骨病。糖尿病患者血锌低，尿锌高，Cu/Zn 的比值增大，有人推测可能通过锌的辅酶变化而导致糖和脂肪代谢紊乱。

三、镁与糖尿病

镁是机体生活所必需的微量元素之一，镁能激活许多酶系统，为细胞代谢所必需的物质；在蛋白质消化过程中能激活相关的肽酶，能缓解神经冲动和肌肉收缩，与钙的兴奋作用相拮抗，催化活动需要镁；ATP 磷酸基传递 ADP 是转磷化酶的作用，必须由镁激活；核糖核酸的代谢需要镁。许多糖尿病患者表现为低镁血症，血清镁和红细胞镁均低于正常水平，尿镁增高。胰岛素的分泌需要酶的参与，缺镁时影响胰岛素的分泌，产生胰岛素抵抗，并易发生糖尿病视网膜病变和糖尿病心脏病变。

四、铜与糖尿病

铜与铁是形成血红蛋白所必需的物质，铜是正常能量代谢所必需的酶系统的成分，能促进骨骼结构发育、血管系统发育。铜在体内与多种酶有关：主要与细胞色素氧化酶、超氧化物歧化酶、酪氨酸酶、多巴氧化酶、过氧化氢酶、过氧化物酶、单氨氧化酶等酶的活性相关。研究认为铜元素作用使胰岛素拮抗激素增高，发生血糖升高，糖尿病患者出现血清铜／锌比值高于正常人。铜与锌是一对互相拮抗的元素，铜、锌在肠道吸收过程中竞争性与同一载体蛋白结合，因此补充锌可以抑制铜的吸收。糖尿病血糖得到控制时铜／锌比值明显降低，可见铜能平衡胰岛素与血糖的作用。糖尿病肾病患者血清铜含量明显增高。

五、镉与糖尿病

镉可以抑制线粒体内氧化磷酸化过程，抑制过氧化磷酸化过程，抑制过氧化酶、转移酶、淀粉酶、还原酶、麦芽糖酶等活动。糖尿病肾病患者镉含量高于正常人。

六、锰与糖尿病

锰是人体必需元素之一。锰可激活多种酶，当机体内缺锰时将影响胰岛功能。实验提示缺锰的豚鼠糖耐量下降，空腹血糖高于对照组 40%，血糖的下降率不到对照组的 50%，说明组织对外源性葡萄糖的利用率降低。这与依赖锰激活的酶的活性下降有关，使丙氨酸羧化酶下降，羧基转换酶及异柠檬酸脱氢酶活性受限制，导致羧酸循环障碍，影响胰岛功能。

七、镍与糖尿病

镍是胰岛素的一个辅基，少量镍可使胰岛素分泌增加，以至出现低血糖。1972 年有人报导 50μgNiCl2 喂养家兔 5 个月，发现肝糖原增加 26.4%、肌糖原增加 14.7%、糖耐量实验血糖高于对照组 19.7%，且持续较长时间。镍主要使胰岛素分泌增加及影响与糖代谢有关的酶作用。

八、钒与糖尿病

钒是一种促进机体生长发育、新陈代谢的重要微量元素之一。Tolman 发现钒酸盐对葡萄糖代谢具有重要的影响，主要作用机制：钒酸盐可增加糖载体的传递速度，促进葡萄糖从细胞外进入细胞内；钒酸盐通过增强葡萄糖激酶活性，促进葡萄糖磷酸化；钒酸盐直接刺激丙酮酸脱氢酶系统，促进葡萄糖氧化；钒酸有加强糖原合成，抑制糖异生等作用；Fagin 认为钒酸盐可以刺激胰岛细胞分泌胰岛素等，从而在糖代谢过程中发挥重要作用。

九、硒与糖尿病

硒是谷胱甘肽过氧化物酶（CSH-Px）的辅助因子，CSH-Px 存在于机体的肝脏、肺脏、胰脏、骨骼肌、眼睛的晶状体、白细胞等组织中，这种酶对正常代谢过程中所产生的有毒物质——过氧化物具有破坏作用，可阻止其对细胞膜结构的损害。硒是 CSH-Px 酶的主要组成之一，以有机结合形式存在于食物蛋白质中，维生素 E 可以促进机体对硒的吸收。糖尿病患者血清硒显著低于正常健康人。缺硒时，胰腺内 Mn-SOD 含量减少，自由基消除受阻，导致 B 细胞功能障碍，胰岛素分泌减少。

第五章
胰岛素抵抗与代谢综合征

第一节　胰岛素抵抗

胰岛素抵抗（Insulin Resistance 简称 IR）：指机体器官、外周组织对胰岛素（INS）反应不敏感，使胰岛素不能发挥应有的生物学效应。进一步促进胰岛素的分泌，可引起高胰岛素血症。早在 1879 年 Lancereux 和 Lapiethe 在其论文中提出"瘦人糖尿病和胖人糖尿病"间接地提出胰岛素抵抗的存在。1936 年 Himsworth 在《柳叶刀》杂志上发表了"胰岛素敏感糖尿病和胰岛素不敏感糖尿病"（Insulin 敏感的和 Insulin 感觉迟钝的糖尿病）为机体对胰岛素敏感或抵抗的最早记载。1970 年由 Berson 和 Yalow 提出"需要超过正常量的胰岛素始能在胰岛素的效应器上产生正常的生物效应"等对胰岛素抵抗的记载。胰岛素抵抗产生机理很复杂，至今尚未完全阐明。现已证实 IR 不仅与糖尿病有关，同时是葡萄糖耐量减低、肥胖症、高血压病、冠心病、脑血管病以及动脉粥样硬化症等血管疾病的共同危险因素。

胰岛素受体是一种跨膜糖蛋白复合体，广泛分布于各种组织：肝、脂肪细胞、骨骼肌、心肌、红细胞、白细胞、成纤维细胞、淋巴细胞，以及脑、肺、肾等组织中，是决定组织对胰岛素刺激反应的关键。胰岛素受体内物质代谢调节，一个脂肪细胞约有 10000 个胰岛素受体分子，定位于细胞膜表面，当胰岛素受体异常可引起胰岛素抵抗。

一、胰岛素抵抗的发生机制

（一）生理性与病理性胰岛素抵抗

1. 生理性胰岛素抵抗

生理性胰岛素抵抗对机体具有保护作用，是机体维持生理平衡的一个调节反应。如机体饥饿状态，血循环中胰岛素水平下降，周围组织对胰岛素敏感性也相应降低，这时体内脂肪组织释放额外的非脂化脂肪酸作为空腹状态的主要能源，使机体免于低血糖发生，这种胰岛素抵抗对人体是有益的；同样在应激情况下，机体反应性增加与胰岛素相拮抗的激素分泌，为了抗衡升血糖素，胰岛素水平相应增加，使机体免于发生高血糖，所表现的 IR 具有生理性保护作用。

2. 病理性胰岛素抵抗

病理性胰岛素抵抗是诱发糖尿病、糖耐量低减（IGT）的病因和发病基础，是由于机体内源性胰岛素储备不足，或分泌异常胰岛素，或胰岛素原转化胰岛素不完善等而致引起的胰岛素抵抗。这些胰岛素具有生长因子样的作用，促进动脉壁平滑肌和纤维组织增生，TC 转运至动脉壁沉积，降低斑块分解导致动脉管壁结构和功能改变，促进动脉粥样硬化，为高血压、心脑血管病及肥胖等代谢综合征的共同危险因素。

（二）遗传性和获得性胰岛素抵抗

1. 遗传性胰岛素抵抗

遗传性胰岛素抵抗主要有胰岛素受体基因遗传，葡萄糖转运因子遗传，线粒体以及胰岛素信号蛋白等基因遗传。基因遗传 IR 与遗传关系密切，涉及的基因非常复杂。2003 年美国 Reaven 教授指出："即使血糖在正常范围，印度族男女的血浆胰岛素水平高于其他族人种"，并强调，"不论是白种人还是印度后裔，个体间对胰岛素敏感性的差异仍有 50% 是由生活方式所决定"。

2. 获得性胰岛素抵抗

获得性胰岛素抵抗主要为后天运动过少、饮食摄取过高热量、老龄化、某些药物以及高血糖、FFA 升高、肥胖等均可导致胰岛素抵抗。有学者认为 BMI 与 IR 密切相关，体重愈重，IR 程度也愈重；可有显著的差异，约有 1/6 的个体体重正常 BMI 在 $20 \sim 25kg/m^2$ 者存在 IR；而个别 MBI $> 30kg/m^2$ 的个体可不存在 IR。

（三）胰岛素抵抗靶组织

1. 肝源性胰岛素抵抗

肝脏是糖代谢的重要器官，是葡萄糖产生和利用的靶组织，受胰岛素调控。机体 75% 以上的内源性葡萄糖来自肝脏，通过糖原的分解和糖异生。肝源性胰岛素抵抗时，肝脏对葡萄糖的摄取和利用降低，肝糖原减少；脂肪分解加速，血游离脂肪酸（FFA）浓度增高，FFA 进入肝内竞争性抑制葡萄糖氧化，促使乙酰 CoA 增加，激活肝糖异生关键酶（丙酮酸羧化酶），抑制丙酮酸脱氢酶活性和糖原合成酶活性降低，则糖氧化和糖原合成减少，乳酸增多，成为肝糖异生的底物，而导致肝糖产生增多。

2. 外周性胰岛素抵抗

由胰岛素介导的葡萄糖 80% 被骨骼肌摄取和利用。当外周存在胰岛素抵抗时，骨骼肌对葡萄糖的摄取和利用减少，外周胰岛素水平升高，肌糖原合成生成减少。2004 年美国糖尿病学者 DouglasE Befroy 等在 64 届 ADA 会上报告，他们分别对胰岛素抵抗个体与健康者骨骼肌、肝脏、全身脂肪酸代谢特点进行比较研究。结果发现胰岛素抵抗个体，肌肉组织中胰岛素诱导的葡萄糖摄取降低 60%，并因线粒体氧化磷酸化降低，骨骼肌细胞脂类水平升高 80%，研究者认为骨骼肌细胞脂肪代谢异常是发生胰岛素抵抗的主要原因，这一异常源于个体自身的遗传缺陷。而 Matthew W Hulver 等进一步研究显示后天因素对胰岛素抵抗的影响，发现肥胖者个体骨骼肌的脂肪摄取及相关基因的表达显著增加。体外实验提示肥胖者骨骼肌对游离脂肪酸摄取提高 2 倍～ 3 倍，多种转运蛋白的表达和翻译以及细胞膜与胞浆内的脂肪酸结合蛋白升高，研究者认为肥胖是发生胰岛素抵抗的关键原因，细胞内脂肪聚集为胰岛素抵抗的基础。

3. 脂源性胰岛素抵抗

脂肪组织在躯干部、腹部、内脏器官和网膜周围的脂肪堆积引起胰岛素抵抗。脂肪细胞在糖脂代谢过程中发挥重要作用，通过抑制胰岛素，加强脂解使 FFA 和非脂化脂肪酸（NFFA）释放增多，FFA 进入肝内可降低肝细胞胰岛素受体与胰岛素的结合，抑制胰岛素降解，抑制胰岛素信号蛋白和葡萄糖转运因子等称为"脂毒作用"，引起外周高胰岛素血症。脂肪细胞并能分泌 TNF-α、IL-6、瘦素、纤溶酶原激活抑制剂 -1（PAI-1）以及脂联素等脂肪细胞因子加重胰岛素抵抗。

（四）胰岛素受体缺陷

1. 胰岛素受体缺陷种类

胰岛素受体缺陷主要表现为胰岛素受体功能或结构异常。功能异常指胰岛素受体数目减少及亲和力降低，使胰岛素与其受体结合减少；结构异常指胰岛素受体基因突变，使受体功能完全或部分丧失，导致受体抵抗，主要有下列 5 类：

Ⅰ 类抵抗：胰岛素受体基因外显子 2、内含子 4 和外显子 5 突变导致胰岛素受体合成障碍（婴儿妖精症）。

Ⅱ 类抵抗：受体蛋白翻译后加工，分子折叠障碍，使胰岛素受体不能从细胞的粗面内质网及高尔基体移位至细胞膜，则细胞膜数目减少，突变点主要在 α 亚基的 N 端 Gly 为中心的重复处。

Ⅲ类抵抗：表现为胰岛素受体亲和力降低，使胰岛素与受体结合率降低。

Ⅳ类抵抗：胰岛素受体的 β 亚基酪氨酸酶活性降低，致 β 亚基自身磷酸化障碍，穿膜信号传导异常。

Ⅴ类抵抗：基因突变引起胰岛素受体降解加速。突变位点在 α 亚基的 Lys460Gln 及 Asn462Ser 等处。

2. 胰岛素受体抵抗

（1）胰岛素受体前抵抗：胰岛素受体前抵抗指胰岛 β 细胞分泌结构不正常的胰岛素或胰岛素原转化为胰岛素不完全，为生物活性减低的变异性胰岛素与胰岛素受体结合时产生胰岛素抵抗。这种胰岛素前体抵抗具有下列特点：空腹血糖正常或增高，伴高胰岛素血症，血清中胰岛素生物活性降低，对外源性胰岛素反应正常，体内无胰岛素或存在胰岛素受体的自身抗体、胰岛素结构异常。胰岛素受体前抵抗的病理机制：主要为先天性胰岛素基因突变，可导致胰岛素一级结构改变和胰岛素生物活性降低，发生胰岛分子病，造成胰岛素抵抗，胰岛素降解加速，受体前胰岛素抵抗。胰岛素受体基因突变，突变的类型大多为纯合子或复合型杂合子和受体酪氨酸激酶区段的杂合子。胰岛素受体底物（IRS）基因变异，目前发现较多的为 972 位甘氨酸为精氨酸所代替多态性。当 IRS-1 蛋白变异型在体外细胞中表达时，引起磷酸酰肌醇 -3 激酶（PI-3K）与 IRS-1

结合的特异性缺陷，使 PI-3K 活性降低 36%。表明胰岛素信号转导中关键性信号蛋白基因的多态在胰岛素抵抗中发挥作用。

（2）胰岛素受体水平抵抗：胰岛素受体是一跨膜的大分子糖蛋白，属于酪氨酸激酶家族成员。研究发现已有 30 多种胰岛素受体基因突变或片段缺失与严重的胰岛素抵抗相关。临床有多个综合征如：A 型胰岛素抵抗、妖精症、脂质萎缩性糖尿病、黑棘皮病、高雄激素血症、高胰岛素血症以及可伴有生长受阻及面容异常等与胰岛素受体基因突变有关。胰岛素受体基因突变可通过多种机制影响受体功能的发挥：①胰岛素与受体的结合力下降；②受体数目减少；③受体生物合成率下降；④胰岛素向细胞内转运过程异常；⑤酪氨酸激酶活性下降；⑥受体的降解加速；⑦受体再利用障碍；⑧存在胰岛素受体抗体，可引起典型的胰岛素抵抗综合征，常见于女性患者、自身免疫性疾病、高胰岛素血症，通过检测胰岛素受体抗体可确诊。

（3）胰岛素受体后抵抗：葡萄糖转运因子异常：胰岛素有促进葡萄糖进入细胞内的作用，但葡萄糖进入细胞内进一步代谢主要通过管道弥散和依赖于细胞膜上特异性葡萄糖转运因子。葡萄糖转运因子是一组结构相似的蛋白质，在不同的组织各具特异性。现已发现 5 种不同的葡萄糖转运因子及其编码基因，分别位于不同的组织细胞：Glut1（红细胞）、Glut2（肝脏和胰岛 β 细胞）、Glut3（大脑）、Glut4（肌肉、脂肪）、Glut5（小肠）等五种，其中起主要作用的为 Glut4。这些转运因子的基因突变导致转运因子表达数量下降和合成异常，结果胰岛 β 细胞对循环中葡萄糖感受的敏感性降低，肝脏对葡萄糖的摄取减少，肌肉和脂肪组织摄取葡萄糖障碍，发生胰岛素抵抗。

3. 胰岛素受体（INSR）抗体

胰岛素受体（INSR）抗体既是一种蛋白质又是抗体，可加重胰岛素抵抗，血中胰岛素水平很高，而与胰岛素受体的结合率很低，见于肥胖或使用过胰岛素患者，特别是应用动物胰岛素容易产生 INSR 抗体，胰岛素用量很大而血糖仍然不能得到控制，为获得性胰岛素抵抗。

受体在调控区域进行自动磷酸化能力的变异可使受体失去作为酪氨酸激酶的能力，致胰岛素作用下降。其中任何一个环节发生障碍均可引起胰岛素受体数目减少或亲和力降低产生胰岛素抵抗。胰岛素受体抗体的作用形式：一是直接阻断胰岛素与 INSR 结合；二是从立体结构上降低胰岛素与 INSR 的亲和力；三是加速 INSR 降解，导致靶细胞受体后脱敏作用。

（五）葡萄糖激酶（GCK）基因突变

葡萄糖激酶是葡萄糖代谢过程中的一个关键酶，能催化葡萄糖转变为 6- 磷酸葡萄糖，特异性地在肝脏和胰岛 β 细胞中表达。该酶在肝细胞中通过葡萄糖磷酸化而促进肝对葡萄糖的摄取与代谢；在胰岛 β 细胞葡萄糖磷酸化也是兴奋胰岛素分泌的一个必要步骤。如果 GCK 的结构和功能发生改变，将影响肝细胞和胰岛 β 细胞对葡萄糖的摄取和利用，结果导致肝脏胰岛素抵抗及胰岛 β 细胞对循环葡萄糖刺激敏感性降低，胰岛素分泌障碍。对许多家系调查研究发现，GCK 基因突变所致的糖尿病临床表现不一：可为早发，呈显性遗传的 MODY 型，也可呈晚发的 2 型糖尿病，甚至呈现妊娠糖尿病，或仅有糖耐量减退。大多数研究证实 GCK 基因突变与超重 / 肥胖的 2 型糖尿病关系更为密切。

（六）胰岛淀粉样多肽（IAAP）异常

胰岛淀粉样多肽又称胰淀素（mylin），与胰岛素以 1：7 的比例同时由 β 细胞分泌，为由 37 个氨基酸组成的多肽激素，目前被认为是胰岛素的拮抗剂，对胰岛细胞有旁分泌或自分泌作用。已证明 IAAP 在 2 型糖尿病、IGT、肥胖患者的胰岛沉积或生成增加，破坏了糖和激素进出胰岛细胞的通道，损坏 β 细胞功能，并可减少横纹肌对葡萄糖摄取，加重胰岛素抵抗。随着对人类基因谱研究不断发展，发现更多的目的基因，胰岛素受体 / 受体后环节的多因素遗传而造成的胰岛素抵抗，可望获得突破性进展。

（七）胰岛素受体转运、信号转运障碍

1. 受体转运障碍

正常情况下 INSR 翻译后在内质网内被糖基化，然后被水解成两个亚单位（pre-A 和 pre-B）并在高尔基体中加工为成熟的胰岛素受体，最后转运到细胞膜。当基因突变干扰翻译后 INSR 的加工，影响受体蛋白不能裂解成亚单位，受体从细胞内转运到膜发生障碍，则使细胞膜上 INSR 数目减少。胰岛素在生理情况下只需靶细胞膜上约 10% 的胰岛素受体可发挥最大作用，如脂肪细胞 10% 的胰岛素受体与胰岛素结合可达到胰岛素刺激葡萄糖运转的最大效应，其余 90% 受体作为"备用受体"，这种现象称为受体的"可饱和性"。任何靶细胞膜受体被胰岛素占用达到 10%，均会产生最大效应。当达到最大效应时胰岛素继续增加，生物效应并不因此而增加，因靶细胞膜上的胰岛素受体之间存在负性调节。

2. 细胞信号转运障碍

胰岛素受体有 α-亚基与 β-亚基。受体 α-亚基与胰岛素的结合呈高亲和，β-亚基固有酪氨酸激酶活性。酪氨酸激酶活性是胰岛素信号传递最基本的条件，受体与受体 α 亚基结合产生穿膜信号，激活 β-亚基内的酪氨酸激酶，使 β-亚基进行自动磷酸化，酪氨酸激酶活性增加作用于磷酸蛋白酪氨酸残基使之磷酸化。这些磷酸化底物参与胰岛素刺激后的磷酸化的系列反应，可调节或诱导胰岛素特异作用。丝氨酸 / 色氨酸磷酸化可导致胰岛素信号削弱；抑制胰岛素诱导的酪氨酸磷酸化，体内存在糖皮质激素、高渗应激（高血糖）、游离脂肪酸（FFA）、血小板生长因子（PCGF）、TNF-α 等引起胰岛素信号下调等细胞信号转运障碍而导致胰岛素抵抗。

胰岛素通过刺激关键位点酪氨酸磷酸化实现生理效应，当高胰岛素血症时，胰岛素受体功能受阻；高血糖使蛋白酪氨酸激酶（PTP）活性降低，信号传导受阻；血浆细胞膜糖蛋白 -1（PC-1）表达明显升高，抑制胰岛素受体酪氨酸激酶活化和信号传导。肥胖时脂肪组织产生的细胞因子引起全身胰岛素抵抗。

3. 受体基因调控障碍

胰岛素受体基因表达受细胞代谢状态和细胞分化状况调控。成纤维细胞分化成为脂肪细胞，成肌细胞分化为肌细胞，可以导致胰岛素受体 mRNA 水平及受体表达的增加。胰岛素受体可以显著地调节蛋白质的半衰期。稳定状态的胰岛素受体 mRNA 含量受前脂肪细胞向脂肪细胞分化的显著刺激。因此，胰岛素受体为一组基因，在细胞分化期间规划着对特异性信号的应答，并参与这些细胞中的某些代谢功能。代谢功能紊乱影响受体基因调控而产生胰岛素抵抗。

4. 二酰基甘油基转移酶过于表达

二酰基甘油基转移酶（DGAT）是甘油三酯合成的关键酶，是一种微粒体酶，由酰基化的辅酶 A 和二酰基甘油以共价键的形式结合，可被甘油二酯特异激活，酰化作用可以增强活性。DGAT 分布广泛，在所有组织均可以检测到其基因的表达，尤其在甘油三酯代谢旺盛的组织：脂肪组织、骨骼肌、小肠等表达最多。DGAT 过于表达使组织甘油三酯合成增多，甘油三酯在胰岛中堆积对胰岛 β 细胞产生毒性作用，引起继发性胰岛素分泌障碍。肌肉组织过多甘油三酯将降低对胰岛素的敏感性，减少葡萄糖的吸收和利用，产生胰岛素抵抗。Kelpe 等利用基因杂交技术，使 DGAT 在胰岛 β 细胞内过度表达，结果发现 72 小时后明显抑制高血糖刺激的胰岛素分泌，24 小时内未受到影响。同时发现 DGAT 过度表达使高软脂酸盐合成甘油三酯的量增加了一倍，高软脂酸盐对胰岛 β 细胞具有抑制作用。结果表明，DGAT 和高软脂酸盐影响胰岛 β 细胞分泌的共同功能是甘油三酯在胰岛的堆积。DGAT1 属胆固醇酰基转移酶基因家族。DGAT1 缺乏可以降低组织中甘油二酯水平，降低脂肪细胞的大小和数量，提高瘦素的活性。甘油二酯是合成甘油三酯的底物，其水平下降可增加能量消耗，减少组织甘油三酯的堆积，提高骨骼肌对胰岛素的敏感性。总之，DGAT 与胰岛素抵抗密切相关，DGAT 过度表达可损害高血糖刺激的胰岛素分泌，降低靶组织对胰岛素的敏感性。DGAT1 缺乏可使小鼠胰岛素和瘦素敏感性增高，尚待进一步研究。

5. 长链脂酰 CoA

长链脂酰 CoA（LCACoA）为脂质生物合成和脂肪酸氧化的中介，可影响组织对葡萄糖的摄取和糖代谢关键酶的活性，并通过除葡萄糖——脂肪酸循环以外的机制，影响胰岛素效应而致胰岛素抵抗。LCACoA 引起胰岛素抵抗的机制：LCACoA 主要影响葡萄糖摄取和运转，脂肪酸能使基础和胰岛素刺激的葡萄糖运转或磷酸化能力下降，肌肉内脂代谢直接通过减少葡萄糖磷酸化和 6- 磷酸葡萄糖（G-6-P）水平介导的葡萄糖代谢；LCACoA 可直接调节葡萄糖的运转，抑制己糖激酶（HK）和调节葡萄糖 -6- 磷酸酶、果糖 -1,6- 二磷酸酶和磷酸烯醇式丙酮酸羧激酶等关键酶基因的表达；G-6-P 是糖原合成酶的别构激动剂，在糖原合成过程中 LCACoA 抑制效应，降低 G-6-P 的浓度，故 LCACoA 能影响糖原合成和分解的平衡；LCACoA 和蛋白激酶 C（PKC）影响胰岛素信号传导。LCACoA 是合成甘油二酯（DG）的前体物质，而 DG 是 PKC 的内源性激动剂。LCACoA 能通过转化为 DG 或直接发挥作用来活化 PKC；脂质可诱导不同 PKC 异构体的活化而影响胰岛素信号传导通路；PKC 并能通过胰岛素受体 -β 亚单位丝氨

酸 / 苏氨酸磷酸化抑制胰岛素受体激酶（IRK）的活性，下调酪氨酸受体、胰岛素受体的数量等机制引起胰岛素抵抗。LCACoA 与脂毒性作用：FFA 长期作用使基础胰岛素分泌增加和葡萄糖刺激的胰岛素分泌减少称脂毒性，实验证明 FFA 可以通过调控与代谢相关酶基因的表达来改变 β 细胞的功能，使乙烯 CoA 羧化酶（ACC）失活及下调基础和葡萄糖刺激的 ACC 基因表达，内生 FFA 氧化增加，增加基础胰岛素的分泌。同时，还可以通过抑制过氧化物酶体增殖物受体（PPAR）α、GLUT2、GK 或胰岛素原（PINS）mRNA 的表达使胰岛素分泌减少，阻止胰岛素抵抗。

总之，LCACoA 等细胞内脂质与胰岛素抵抗关系密切，任何减少组织内脂质的方法，如诱导脂肪酸氧化基因的表达，增加脂肪酸 β 氧化，降低脂质的聚集，都可改善胰岛素抵抗。

（八）胰岛素抵抗与炎症、免疫

早在 20 世纪 70 年代研究发现炎症时空腹胰岛素和胰高血糖素异常升高，糖耐量低减。80 年代发现肿瘤、感染、创伤患者中，血循环肿瘤坏死因子（TNF-α）水平升高，TNF-α 可影响糖脂代谢，产生胰岛素抵抗。90 年代进一步证实在炎症时，炎症细胞因子（含 TNF-α、白细胞介素因子 IL-1、IL-6、IL-8、干扰素等）在多种组织中影响葡萄糖浓度的稳定。炎症可以激活免疫系统，引起广泛的代谢改变。在急性炎症时期，炎症细胞因子和内分泌激素（胰岛素、胰高血糖素、儿茶酚胺等）构成一个复杂的体液交互反应网络系统。各种介质相互交叉作用，引起各种临床表现。许多生理应激状态，均可启动急性免疫反应，引起全身胰岛素抵抗。2 型糖尿病存在亚临床炎症：一般认为 C 反应蛋白（CRP）和白介素（IL）是糖尿病和 CVD 高度相关的独立危险因素。临床研究表明应用过氧化物酶体增殖活化受体 -γ（PPAR-γ）激动剂通过转录机制影响炎症通路，使患者的 1 型纤溶酶原激活物抑制因子（PAI-1）水平降低。这些抗炎作用的综合效果，是通过改善参与血管和动脉粥样硬化的细胞代谢或直接激活这些细胞的 PPAR-γ，使心血管疾病的发生危险性降低。

阿司匹林在糖尿病领域中的应用：早于 100 年前由德国医生发现，阿司匹林具有降低空腹血糖和胰岛素样作用。阿司匹林是水杨酸类药，具有消炎、镇痛、退热、抗血小板集聚功用。临床应用中发现药物剂量不同其功效也不同：小剂量阿司匹林（80 ～ 100mg/d）可抑制环氧化酶 -1（COXI），抑制前列环素的生成，抑制血小板集聚；中剂量（650mg/d）抑制 COXI 和 COX2；大剂量（6 ～ 10g/d）可持续缓解慢性炎症，抑制转录基因 NF-KEB 活性。在临床，糖尿病患者应用磺脲类降糖药，血糖控制不满意时，配合阿司匹林可提高降糖效应，甚至出现低血糖反应，不难看出阿司匹林具有改善胰岛素抵抗效应或炎症，免疫与胰岛素抵抗有着某种有机的关系，有待进一步研究。

二、胰岛素抵抗的相关因素

（一）胰岛素抵抗的环境因素

1. 慢性高血糖

高血糖可降低胰岛 β 细胞葡萄糖诱导的胰岛素分泌，使胰岛素作用的靶细胞膜上胰岛素受体数目减少和功能异常，这称之为高糖毒性作用；长期高血糖可使胰岛 β 细胞丧失对葡萄糖刺激的反应与高糖下调 β 细胞 Glut2 mRNA 表达及脂肪酶 C 激活，磷酸肌醇水解，影响 β 细胞信号传递，及肌细胞 Glut4 mRNA 表达，骨骼肌对葡萄糖利用和肌糖原合成减少，影响 IRSI/PI3K，引起冠状动脉内皮的胰岛素抵抗，或引起血脑屏障功能均降低，脑葡萄糖作用减少。

高血糖引起的胰岛素抵抗多数是可逆的，是获得性的，通过饮食控制、运动可改善胰岛素抵抗。

2. 摄入热量过多，体力活动过少

长期摄入高热量食品，体力活动不足，能量消耗减少，使肝脏和骨骼肌等靶器官的细胞膜游离脂肪酸增加，脂肪细胞抑制胰岛素，加强脂解释放 FFA。FFA 竞争性抑制葡萄糖氧化，抑制胰岛素作用和降解，降低胰岛素与受体结合，分泌脂肪细胞因子抑制胰岛素信号转导、GluI4 转运等，导致胰岛素受体对胰岛素敏感性降低，产生胰岛素抵抗。研究证实，高脂血症不仅引起胰岛素抵抗，并可促使胰岛 β 细胞凋亡。

（二）胰岛素抵抗与肥胖

早在 1927 年 E.Pjoslin 指出 2 型糖尿病是"因肥胖而起，因肥胖而终"。大量的流行病学研究表明，以超体重或肥胖为特征的 2 型糖尿病患者心血管病发生的危险性主要为胰岛素抵抗而发生血脂紊乱、高血压、高血糖和血管内皮细胞异常。胰岛素抵抗综合征与糖尿病的因果关系：从生物角度，胰岛素抵抗可导致高血糖；血糖调节受损程度与胰岛素抵抗综合征的严重程度有着明显的量效关系；在 5～10 岁的儿童中，总胆固醇、甘油三酯和血压已与胰岛素抵抗和胰岛素敏感性有显著的相关性；可预测 25 年后发生 2 型糖尿病的危险性；胰岛素抵抗与 2 型糖尿病的特异关系，通过早期干预，强化饮食和运动可减少糖尿病的发生；伴有或不伴有明显高血糖的肥胖，是一种常见的胰岛素抵抗状态；肥胖伴随着血浆空腹胰岛素水平的升高，此胰岛素水平与血循环中单核细胞、脂肪细胞、骨骼细胞和肝脏中的胰岛素受体数目呈反比；肥胖者体重每增加30%～40%，机体胰岛素敏感性下降30%～40%；肥胖糖耐量正常者，胰岛素敏感性只有正常的 70%；在中心型肥胖者中，胰岛素抵抗远较外周型肥胖者为重。肥胖者空腹及葡萄糖负荷后血浆胰岛素水平明显高于正常人，胰岛素代谢率明显降低。肥胖是胰岛素抵抗和高胰岛素血症的原因，而不是结果。

值得注意的是仅用体重指数作为肥胖指标是不够确切的。用直接的方法测定体脂容量，发现体脂容量与胰岛素抵抗呈正相关。腹型肥胖者内脏脂肪堆积，常与胰岛素抵抗相伴。而这些体脂容量增加的胰岛素抵抗患者若用粗略的 BMI 衡量，常被误诊为非肥胖症。因此，体脂容量测定是一项能解释"正常"体重的胰岛素抵抗患者更为灵敏的指标。

1. 肥胖是胰岛素抵抗的独立因素

研究表明胰岛素抵抗与肥胖，尤其是中心型肥胖密切相关。脂肪细胞通过抑制胰岛素，加强脂解 FFA 增多，降低胰岛素与受体结合，抑制胰岛素降解，抑制胰岛素信号传导，胰岛素受体数目相对减少，胰岛素与受体结合力减低，胰岛素受体自身磷酸化缺陷，葡萄糖转运因子及其酶类异常以及摄食过多，年龄增长，长期缺乏体力劳动等可加重胰岛素抵抗。肥胖者体重每增加 30% ~ 40%，胰岛素敏感性下降 30% ~ 40%，肥胖 IGT 者胰岛素敏感性只有正常的 70%。中心型肥胖者胰岛素抵抗比外周型肥胖者严重，内脏肥胖引起餐后高胰岛素血症，影响胰岛素信号转导，减少胰岛素与受体的结合，肥大的脂肪细胞降低胰岛素抗脂解作用，减少脂肪合成，使 FFA 增多，加重胰岛素抵抗。

内脏肥胖者存在餐后高胰岛素血症，通过负反馈机制下调胰岛素受体基因，减少胰岛素受体蛋白的合成，减少与受体的结合以及影响胰岛素信号转导，胞膜胰岛素受体密度降低，胰岛素与受体的结合因之减少。肥大的脂肪细胞对胰岛素的抗脂解和脂肪合成不敏感，而对脂解激素敏感，则进入门静脉的 FFA 增多。骨骼肌细胞和肝细胞抵抗的表现为胰岛素介导的肌葡萄糖摄取及利用降低，胰岛素对肝糖产生及输出减弱，肥胖肌细胞膜上胰岛素受体数目减少与胰岛素的亲和力降低，对胰岛素不敏感。当肥胖得到改善，其受体的数目和亲和力可以恢复。

2. 脂肪细胞因子

近年研究发现脂肪细胞能分泌抵抗素（resisin），肥胖和糖尿病患者的血循环中抵抗素水平显著增高。TNF-α 促进脂肪分解引起血浆 FFA 水平增高，抑制肌肉组织胰岛素受体的酪氨酸激酶活性，抑制 TNF-α 的磷酸化和抑制 GLUT4 的表达，肥胖和糖尿病患者血抵抗素水平也因此而增高，抵抗素可降低组织对葡萄糖摄取和抵抗素后摄取回升，可见 TNF-α 和抵抗素对胰岛素抵抗形成起着重要的作用。

3. 游离脂肪酸（FFA）增多

FFA 的主要作用是促进肝糖生成，减少葡萄糖的利用。FFA 被细胞摄取并在细胞内氧化，在肌肉组织抑制碳水化合物的氧化和葡萄糖的摄取，在肝脏中促进葡萄糖的输出，在糖尿病时胰岛素分泌障碍，增加肝糖输出。过多 FFA 氧化时产生大量乙酰辅酶 A，促进丙酮酸羧化酶活性，有利于糖异生。所以任何导致细胞内 FFA 氧化率增高的因素，都能减少葡萄糖在周围组织的吸收和利用，引起胰岛素抵抗。有研究指出，患有心血管疾病的日本人伴有胰岛素抵抗、高胰岛素血症者，其血浆脂联素浓度下降。肥胖性 2 型糖尿病的发病，最早为肥胖，然后血浆脂联素下降，发生 2TDM 时脂联素继续下降。

4. 胰岛素抵抗与瘦素

自 1994 年发现瘦素以来取得突飞猛进的发展，于是研究肥胖基因（ob 基因）编码的蛋白质 – 瘦素便成为当今的热点。瘦素是脂肪细胞所分泌的，通过多种组织及其多种形式的瘦素受体，作用于下丘脑和外周的多个位点，影响机体生理系统和代谢通路，可降低食欲和减少摄食并可产热。瘦素的基因突变缺失或下丘脑瘦素不敏感或发生抵抗可发生肥胖。通过人体研究证实瘦素过多或瘦素缺乏均可引起肥胖。空腹血浆瘦素与胰岛素介导的葡萄糖处理率呈负相关，胰岛素抵抗与瘦素抵抗有相似作用，瘦素抵抗在中枢系统是引起肥胖和 2 型糖尿病的主要机制。

（1）瘦素与胰岛素：瘦素是调节体内物质与能量代谢的两种重要激素，二者关系密切，对多个种族、不同性别的人群研究发现，胰岛素与瘦素呈正相关。生理状态下，胰岛素可刺激脂肪细胞分泌瘦素，而瘦素可通过细胞膜上的受体作用于胰岛 β 细胞，抑制胰岛素的分泌。通过胰岛素 - 脂肪细胞轴作信息形成反馈环路，调节体内的物质和能量代谢。血中免疫反应性胰岛素（IRI）是一组由结构类似的特异性胰岛素（或称真胰岛素、净胰岛素、SI）、胰岛素原（PI）以及胰岛素原裂解物等组成。这些结构类似胰岛素在生理活性、理化性质和代谢途径各不相同。因此，测定 IRI 作为推测胰岛素、胰岛素敏感性、胰岛 β 细胞功能等与瘦素的关系不够确切。目前认为 2 型糖尿病存在原发的胰岛 β 细胞功能缺陷，出现"不成比例的高胰岛素原血症"，表现为 PI/SI、PI/IRI比值增高。国内外有关研究认为"不成比例的高 PI 血症"是一种普遍现象，PI/SI 比值增高能否作为评价胰岛 β 细胞功能，是否使胰岛素 - 脂肪细胞功能改变，影响瘦素水平，促进糖尿病和肥胖的发生有待进一步探讨。

最新研究发现脂肪细胞具有保护非脂肪细胞免于脂类过度堆积，并促使进入非氧化代谢途径；这种保护需要瘦素的作用：减少脂肪生成，增加非脂肪细胞内 β - 氧化，将过多胰岛细胞脂肪酸（脂肪酸）不必要的能量转变为热量消散，也就是限制脂肪酸进入潜在的毒性非氧化代谢途径。脂肪酸过载，在骨骼肌可以引起胰岛素抵抗；在心肌可损害心功能；在胰岛则使 β 细胞功能失调、凋亡及引起糖尿病。瘦素过度表达可减少脂肪细胞和非脂肪细胞（胰岛内的甘油三酯水平）。

（2）瘦素与胰岛细胞凋亡：实验研究发现 FFA 可引起 NO 增加，诱导一氧化氮合酶（NOS）mRNA 表达上调，应用烟酰胺和氨基胍可阻止 NOSmRNA 的表达，减少NO 及 β 细胞功能失调，同时阻止 β 细胞破坏和增生。在 Ca^{++} 作用下，活化各种 Ca^{++}依赖性酶，进一步激活核酸酶、蛋白酶、谷氨酰胺转移酶，引起一系列凋亡特征性改变，最终导致细胞凋亡。经应用瘦素，阻止 β 细胞自身免疫损伤，可防止自身免疫性糖尿病的发生。

（3）瘦素的作用：恢复葡萄糖刺激胰岛素分泌（GSIS）。糖尿病时 β 细胞功能失调，葡萄糖转运因子 -2（GLUT-2）表达下降。通过瘦素与胰岛细胞共同培养，实验结果提示：GLUT-2 表达有所上调，但并非瘦素依赖，而胰岛素分泌则明显增加，表明胰岛素的分泌对瘦素具有依赖性。近期研究证明生理范围内的血浆胰岛素即可快速调节瘦素。胰岛素是血浆瘦素浓度的决定因素，参与调节热卡摄入对瘦素的效应，这种作用必须在高血糖或能量高利用率的条件下进行，饥饿时瘦素水平降低，正常血糖的高胰岛素血症并不升高瘦素水平，因此瘦素作用结果将导致胰岛素抵抗。

瘦素主要影响食物的摄入，当瘦素缺乏时就会丧失饱食感，导致摄食过多；瘦素部分缺乏引起体脂增加。由脂肪细胞产生的脂联素与肥胖程度呈负相关，脂联素可增强胰岛素敏感性。

(三) 升糖激素抵抗

长期高血糖、应急状态，其他促使儿茶酚胺（CA）、生长激素（GH）、胰高血糖素（GG）、糖皮质激素、甲状腺素等分泌，均可使胰岛素生物效应降低。糖原异生增加，糖原分解加速，葡萄糖清除加快，对葡萄糖反应脱敏（减少感光性）等均可引起胰岛素抵抗。

Shulman 教授指出"65 ～ 74 岁年龄段 40% 存在胰岛素抵抗。体重正常的老年人群血糖水平、血浆胰岛素水平均较高"。应用血糖钳夹试验发现有明显胰岛素抵抗，他们肌肉中脂肪含量是体重正常年轻人的两倍，肝细胞脂肪含量是后者的三倍，而他们的肌肉对葡萄糖的摄取仅为后者的一半。Shulman 教授进一步研究发现老年人群线粒体脂肪酸氧化和 ATP 合成均降低 30% ～ 40%。于是他们所得出的结论："随年龄的增加，肌肉线粒体功能降低，导致细胞内脂肪沉积而引起胰岛素抵抗。"

总之，胰岛素受体任何一环节的缺陷均可导致胰岛素抵抗：包括许多与葡萄糖代谢的酶类、激素等。人们预测，随着对人类基因谱研究不断发展，发现更多的目的基因。胰岛素受体 / 受体后环节的多因素遗传而造成的胰岛素抵抗，可望获得突破性进展。

(四) 胰岛素敏感因素

美国斯坦福大学 Reaven 医生指出，肥胖和体质因素对胰岛素敏感性的影响各占 25%，遗传因素占其余的 50%。欧洲人与亚洲、墨西哥人不同，但同一家族的人其胰岛素敏感性基本相似，说明遗传因素对胰岛素敏感性具有重要的影响。

Reaven 医生提出判断胰岛素抵抗（IR）的方法：空腹血糖受损（IFG）诊断胰岛素抵抗的敏感性为 0.10，特异性为 0.97；糖耐量低减（IGT）的敏感性为 0.26，特异性为 0.95；空腹胰岛素水平升高的敏感性为 0.66，特异性为 0.83；葡萄糖负荷后 2 小时胰岛素水平的敏感性为 0.71，特异性为 0.86。并认为甘油三酯（TG）> 30mg/dL，TG/HDL-C（甘油三酯 / 高密度脂蛋白胆固醇）> 3 和胰岛素水平 > 15mg/mL 是诊断胰岛素抵抗合适的截点。体重指数（BMI）> 25 的个体 60% 存在胰岛素抵抗，腰围 > 88cm（女性）、> 102cm（男性）胰岛素抵抗发生率为 68%。

胰岛素抵抗因素见表 5-1。

表 5-1　胰岛素抵抗因素简表

胰岛 β 细胞异常	胰岛素受体前抵抗	靶细胞的缺陷
变异性胰岛素	胰岛素降解增强	胰岛素受体缺陷：胰岛素受体数目减少、胰岛素受体结合力减弱
高胰岛素原血症	血循环中胰岛素拮抗物	胰岛素受体后缺陷：
胰岛素原异常裂产物	①免疫性拮抗物：胰岛素抗体、胰岛素受体抗体；②激素类拮抗物（升糖激素等）；③其他：如血中游离脂肪酸增高	①葡萄糖转运体异常；②葡萄糖转运酶结构异常 / 缺陷

（五）胰岛素抵抗的危害性

胰岛素抵抗的危害性见图 5-1。

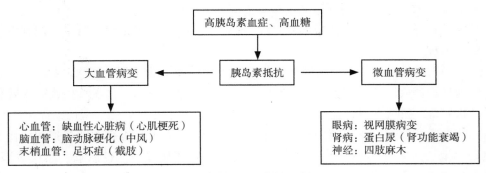

图 5-1　胰岛素抵抗的危害性

三、胰岛素抵抗与 2 型糖尿病

50 年前 Himthworth 和克尔发现肥胖、老年、不易发生酮症的糖尿病患者对外源性胰岛素不敏感，说明机体本身胰岛素不缺乏 / 或机体对胰岛素敏感性降低为其重要的病理因素，不能用单一的胰岛素缺乏解释 2 型糖尿病，认为机体内存在着胰岛素抵抗因素。历经半个多世纪后的今天，糖尿病仍然以胰岛素抵抗为主要研究内容，2 型糖尿病的胰岛素抵抗仍为当今研究的热点。Hanerji 报告 2 型糖尿病中 92% 表现有胰岛素抵抗，可见胰岛素抵抗在 2 型糖尿病中广泛存在。

2 型糖尿病的病理生理学特征是肝脏、脂肪组织、骨骼肌对胰岛素抵抗，以及胰岛 β 细胞分泌胰岛素减少（β 细胞功能降低）等因素的作用导致血糖升高和出现慢性并发症。研究证实在 2 型糖尿病出现临床症状之前就存在胰岛素抵抗。为了维持正常血糖浓度，胰岛增加胰岛素的分泌，内源性胰岛素水平升高。随着病程延续，胰岛素抵抗加重，胰岛 β 细胞功能减退，胰岛素分泌不能代偿胰岛素的抵抗，血糖升高，胰岛素水平降低，导致 2 型糖尿病的发生，可见胰岛素抵抗为 2 型糖尿病发病启动因素。糖尿病时 GLUT-4 功能降低，葡萄糖是一种亲水性物质，不能自由透过脂膜，帮助它穿过膜进入细胞内的蛋白质称为葡萄糖转运因子（GLUT-4）。GLUT-4 低下使外周组织对葡萄糖的摄取和利用减少和肝糖输出增加等增强胰岛素抵抗。

存在胰岛素抵抗时，胰岛 β 细胞对葡萄糖刺激的胰岛素释放反应迟缓，高峰后移以及恢复迟缓；口服葡萄糖或进餐后胰岛素分泌量减少，包括静脉给予葡萄糖后胰岛素的早期释放（第一时相）显著减弱或消失。

四、胰岛素抵抗的评价

（一）胰岛素抵抗判断方法与程序

1. 患者血糖正常而有高胰岛素血症者：应作 OGTT 检测；OGTT 结果提示正常，BMI

小于 25kg/m² 者，无须继续进行检测。

2. 患者体重正常而 OGTT 异常，应归入高血糖之列，并进一步检查。

3. 患者只有血糖升高，血清胰岛素可低于正常，或正常，或高于正常，应作胰岛素和 C 肽释放试验，进行葡萄糖钳夹试验更为准确可靠。

4. 胰岛素释放试验提示胰岛素或 C 肽升高，BMI 大于 25kg/m²，血糖正常者为代偿性胰岛素抵抗。

5. 胰岛素释放试验提示血清胰岛素和 C 肽水平低下者为 1 型糖尿病。

6. 胰岛素释放试验胰岛素正常，血胰岛素水平正常或升高，需继续检查有无胰岛素分子结构异常，抗胰岛素抗体或胰岛素原分泌过多。

7. 胰岛素释放试验显示胰岛素作用下降，必须排除血中是否存在胰岛素拮抗物（甲状腺素、生长激素、胰高血糖素等）、肾功能衰竭、肝硬变、恶性肿瘤、感染等因素，均不能解释胰岛素抵抗者，则可能为靶细胞缺陷。

8. 葡萄糖钳夹技术、间接热卡测定可阐明病变的器官和葡萄糖代谢异常发生于需氧还是无氧糖酵解阶段。测定单核细胞或红细胞的胰岛素受体结合率，可了解患者是否有胰岛素受体抗体或受体缺陷。如果这些检查均正常，可采用分离的脂肪细胞或肌肉活检研究受体后缺陷，如胰岛素受体酪氨酸激酶活性、丙酮酸脱氢酶及细胞内代谢产物等。通过受体分析，可证明受体发生在 α 或 β 亚基，并禁食 24 小时观察这些缺陷是否可逆等。

（二）胰岛素抵抗测定的意义

1. 胰岛素抵抗的检测

是按一定量的胰岛素所产生的生物学效应进行评估，若产生的生物学效应低于应该产生的预计水平，即为胰岛素抵抗。表明胰岛素在促葡萄糖摄取和利用受损。胰岛素抵抗常伴有高胰岛素血症，故有人以高胰岛素血症来表示胰岛素抵抗。其实高胰岛素血症与胰岛素抵抗两者的含义不同，不能混为一谈。比如当 β 细胞功能衰竭时，即使存在胰岛素抵抗，并不表现为高胰岛素血症；反之，当胰岛细胞瘤时呈现显著的高胰岛素血症，并不一定存在胰岛素抵抗。因此，高胰岛素血症只不过是胰岛素抵抗的一种继发表现。

血胰岛素水平受胰岛素抵抗程度、胰岛素代谢清除率、β 细胞分泌功能的影响；对糖尿病患者胰岛素抵抗程度的判定可指导口服降糖药及胰岛素的使用；非糖尿病患者胰岛素抵抗的测定有助于血管病变病情的控制，脂代谢紊乱的纠正；胰岛素抵抗的测定可判断胰岛素受体、受体前及受体后水平缺陷程度，胰岛素摄取和利用障碍发生部位，对糖尿病的治疗具有重要意义。

2. 胰岛素抵抗判定依据

胰岛素水平高于正常，指在同一样本筛选实验中的均值高于正常。当胰岛素水平大于总体样本均数值 ±2SD 时，即为高胰岛素血症，小于 1SD 者为正常。胰岛素释放曲线高于正常：测定空腹胰岛素值和葡萄糖负荷后 60、120 分钟的总和值，当其分别超过正常糖耐量人群的 75% 时，即为高胰岛素血症。

（三）胰岛素抵抗的评价

1. 正常血糖胰岛素钳夹技术（euglycemic insulin clamp technique，EICT）

此技术于 1979 年由 De Fronzo 创立。这种钳夹技术测定的胰岛素介导的葡萄糖代谢率（M 值 mg/min·kg^{-1}）是目前世界上公认测定胰岛素抵抗的"金指标"。

方法：受检者空腹 12 小时，常规抽血测定基础血糖和胰岛素水平，然后静滴胰岛素 1.5mU/min·kg^{-1} 共 4 分钟，使血胰岛素水平维持在 100μIU/mL，以此速率保持不变，然后静滴 2% 葡萄糖（2mg/min·kg^{-1}），每隔 5 分钟检测一次血糖，并调整葡萄糖输入浓度。以外源性胰岛素控制血糖在正常水平（5.2±0.1mmol/L），持续 60 分钟，血清胰岛素浓度在 50μIU/mL 以上，能抑制 90% 肝脏内源性葡萄糖。外源输入的葡萄糖量等于机体所有组织摄取葡萄糖量，即胰岛素介导的葡萄糖代谢率或单位胰岛素代谢葡萄糖量，就是通常被称为的胰岛素敏感指数。即在维持血糖稳态情况下，计算单位体表面积（或每千克代谢体重）每分钟代谢葡萄糖的量。当血浆胰岛素浓度在 100μIU/mL 维持正常血糖所需要的外源葡萄糖不足 150mg/min·kg^{-1} 时，表明有胰岛素抵抗。所消耗的葡萄糖越多，提示机体对胰岛素越敏感，葡萄糖利用率就越高；反之，则不敏感，利用率低。使用此法应注意血糖、血浆胰岛素批内及批间变异系数，以免影响测定结果。本法对于测定胰岛素抵抗最为精确，但价格昂贵又费时，目前只适用于研究。

2. 胰岛素释放曲线

美国著名糖尿病专家 Caro 评价胰岛素耐量试验中，葡萄糖和胰岛素曲线下面积比值，可以反映胰岛素敏感性。在测胰岛素释放曲线同时测定葡萄糖耐量（GTT），如血胰岛素水平增高，而血糖未见相应降低，这间接反映了胰岛素抵抗。由于空腹血糖浓度是受胰岛素浓度调节，于是简化为空腹血糖 / 空腹胰岛素比值作为胰岛素抵抗指标，并提出 FPD（mg/dL）/FINS（μU/mL）低于 6 时，作为肥胖、胰岛 β 细胞功能缺陷的糖尿病患者，操作简单、实用，适合于临床及大规模人群检查。

3. 胰岛素抑制实验（IST）

1993 年由 Reaven 提倡，从静脉注射外源性胰岛素，以抑制内源性胰岛素的分泌，测定 30 ～ 40 分钟血中葡萄糖下降率。由于该方法经常发生低血糖，未被广泛应用。近年来进行修正，对胰岛素用量由 0.1U/kg 体重降为 0.05U/kg 体重。这种方法在一定程度上能显示胰岛素缺乏情况，由此测定机体对胰岛素的利用率，判断胰岛素抵抗。但仍不可避免地发生低血糖。

4. 最小模式方法（MMM）

此为一种较为公认的胰岛素敏感性测定方法。具体操作：按特定时间抽取 32 次血，将血糖输入计算机数学模型中进行计算。这种方法需要足够内源性胰岛素才能正确评价胰岛素敏感性。由于该方法技术复杂、费时、价格贵，在群体中难以推广应用。

5. 胰岛素抵抗指数

在正常人群中，空腹胰岛素水平就是很好的胰岛素抵抗指数。而在糖尿病人群由于胰岛素分泌缺乏，此时空腹胰岛素水平已不能代表机体的胰岛素抵抗。

6. 稳态模型（Homa Mode）的胰岛素抵抗指数（HomoaIR）

此指数用于评估 IR（Homa–IR）及 β 细胞功能（Homa）。Homa 模型是根据血糖和胰岛素在不同器官（胰腺、肝、周围组织）相互影响而建立的数学模型。这模型主要适用于空腹血糖和胰岛素值，以评估胰岛素抵抗（Homoa IR）、β 细胞功能（Homoa IS）、血浆胰岛素水平。用下列公式计算 IR 及 β 细胞功能。

Homoa IR=FINS/22.5e–I.FPG。Homoa IS=20×FINS/（FPG–3.5）。该方法开始因公式形式表达复杂，难于理解其物理意义一度被冷落。于 1996 年经过改良，只需做一次简化的 75gOGTT 及胰岛素释放试验，采血 2 次（空腹和糖负荷后 2h），测定血糖 IR ＝ FBG（空腹血糖）×FINS（空腹胰岛素）/22.5；β 细胞功能＝ 20×FINS/（FPG–3.5）。

7. 胰岛素敏感性（HOMA–ISI）与胰岛素抵抗程度（HOMA–IR）比值

Vinik 等以 HOMA–ISI/ HOMA–IR 比值，以衡量不同胰岛素抵抗程度下，胰岛素分泌能力的研究。

该方法的优点：操作简单，价格便宜，比较可靠，对病人无损伤而受到欢迎。有专家推荐此法可作为对糖尿病流行病学研究的选用方法。但对评估 β 细胞功能时受到胰岛素抵抗严重程度的影响。

李光伟等测定的空腹血糖及空腹胰岛素值，按公式：1/FBG×FINS 的自然对数进行计算，经与葡萄糖钳夹试验进行对比及流行病调查研究中应用，表明能较好反映胰岛素的敏感性。

（四）判断胰岛素抵抗的临床意义

1. 为 2 型糖尿病防治提供策略

以胰岛素抵抗为靶点，对多危险因素进行综合防治。根据传统观念降糖为糖尿病治疗的主要手段，实践表明虽然血糖可以得到控制，多种 MS 组分达到预期效果，也无法解释 2 型糖尿病心血管疾病（CVD）发病率的升高。

（1）强化降糖可降低微血管病变的发生率：1998 年 UKPDS 通过强化降糖临床试验可降低微血管病变的发生率，而对大血管病变疗效未达显著性，并发现对高血压进行强化降压要比强化降糖取得更显著的效果。

（2）新确诊的 2 型糖尿病患者已有血管并发症：新确诊的 2 型糖尿病患者约 50% 已有不同程度的血管并发症。对糖尿病血管病变的传统认识是高血糖促进动脉粥样硬化引起管腔狭窄，借助血管造影可判断管腔狭窄程度。近年来研究证实，胰岛素具有新的血管活性作用，胰岛素可引致内皮细胞源性一氧化氮依赖性血管舒张。胰岛素血管舒张作用，有助于加强其促进骨骼肌对葡萄糖的摄取以及调节血管张力。在胰岛素抵抗状态下，胰岛素介导的内皮细胞依赖性血管舒张功能受损，内皮细胞功能异常，代谢综合征发生，大血管病变危险性增加。

（3）无症状 2 型糖尿病患者存在大量"亚临床"动脉硬化：应用现代诊疗技术，测量颈动脉内膜基质厚度，分析动脉壁钙化情况，发现无症状 2 型糖尿病患者存在大量

"亚临床"动脉硬化，进一步揭示了血管病变的机制，对胰岛素抵抗与血管内皮细胞功能失调的研究，发现糖尿病血管病变并非为单纯高血糖的毒性作用，而是多种代谢异常的结果。

综上所述，对 2 型糖尿病及心血管病变的防治，应打破单纯降糖的藩篱，转向改善胰岛素抵抗为中心，全面控制代谢紊乱及多种危险因子的综合防治措施。

2. 为 2 型糖尿病早期干预提供依据

大量的证据表明对 IGT 进行早期干预，可使相当数量 IGT 人群维持 IGT 状态以至逆转为正常糖耐量（NGT）。如不采取相应的有效措施，则大多数 IGT 即将发展成 2 型糖尿病。在 IGT 人群中可以观察到与糖尿病相类似的病理生理特点，即伴有胰岛素抵抗及胰岛 β 细胞功能下降，并存在不同程度的高胰岛素血症、高脂血症、高尿酸血症、高血压、肥胖等多种代谢异常的代谢综合征。在 2 型糖尿病发病率和患病率不断升高的背景下，对 IGT 人群进行干预，以延缓甚至中断糖尿病，促进 IGT 逆转为 NGT，预防心血管并发症具有至关重要的意义。

3. 为 2 型糖尿病药物选用提供思路

鉴于代谢综合征处于多重危险因素之下，2 型糖尿病患者一旦出现冠状动脉心脏病（CHD）其预后差，80% 死于心血管病变。所以对糖尿病的控制，强调"不仅以血糖水平为单一指标，而是以血糖为中心，全面控制 2 型糖尿病病程中合并的代谢异常以及其他多种危险因子"。治疗目标在于"能够预防，延缓各种并发症及器官损害"。近年来对降糖药物的研究取得了巨大进展，新药层出不穷，主要有 α - 糖苷酶抑制剂、噻唑烷二酮类药、格列奈类等。目前尚在研究或在国外已进入临床试验的药物有 GLP-1 类似物、DPP-IV 抑制剂、PPAR α 、γ 双靶点作用的药物等。不同的药物有不同的作用特点。

第二节　代谢综合征

一、代谢综合征的演变

40 多年前就有人描述过高血压、甘油三酯、血尿酸和胰岛素水平之间的关系。1988 年 G.Reaven 首先提出胰岛素抵抗和高胰岛素血症之间的相互关系及其作用，它包括一系列与胰岛素抵抗有关的代谢及生理紊乱，命名为"Syndrome X"。同年由 Reaven 根据机体存在胰岛素靶组织（骨骼肌、脂肪组织、肝脏）对胰岛素的外周抵抗、糖耐量低减（IGT）、高胰岛素血症、VLDL-TG 增高、HDL-C 降低、高血压等病症，首先提出"X 综合征"名称。1989 年 Kaplan 依据肥胖（躯干性）、高血糖（IGT、DM）、高血脂（TG 增高）、高血压称为"致命四重奏"。此后研究进一步延伸扩大到肥胖（腹部性或内脏性肥胖）、血脂异常（以中小而密的 LDL，IDL 颗粒增多）、动脉粥样硬化、冠心病、多囊卵巢综合征等以多种病症同时出现或相继出现，这一现象提示这些病症可能存在一个共同的病理生理机制，即胰岛素抵抗及糖、脂代谢异常构成了这一类疾病的发病基础，故提出"共同土壤学说（common soil）"，为胰岛素抵抗相关性环节。鉴于综合征与多种危险因素有关又称"多危险因素综合征"。Dfronzo 等称之为代谢综合征（胰岛素抵抗，IR）并提出冰山理论（意为发现的只是暴露的一小部分病人，大量的病人隐含未被发现）。澳大利亚学者称为 CHAOS（C- 冠心病、H- 高血压、高血脂、A- 成年起病的糖尿病、O- 肥胖、S- 卒中）综合征。

在此之前关于高血压、糖尿病、冠心病、脑卒中等疾病，一般认为是各自独立的、互不相干的病症。糖尿病患者伴有高血压、心脑血管病者，可解释为是糖尿病的并发症。而对非糖尿病患者出现的心血管事件就难以用并发症来解释，现在可用胰岛素抵抗的共同土壤学说，得以圆满解释。这表明这些疾病既独立又有胰岛素抵抗和糖脂代谢紊乱"共同土壤"的内在有机联系，所以认为胰岛素抵抗是多种代谢性疾病的标志和共同的病理生理基础。

"代谢综合征"是指糖尿病或糖调节受损（IFG、IGT）、高血压、血脂紊乱、全身或腹部肥胖、高胰岛素血症伴胰岛素抵抗、微量白蛋白尿、高尿酸症及高纤溶酶原激活抑制物（PAI-1）等多种代谢异常聚集于同一个体的现象。这些代谢异常大多为动脉粥样硬化性心、脑及周围血管病变（简称为血管病变）的危险因素，故"代谢综合征"是多种组分心血管疾病的高危人群的常见表现。

二、代谢综合征的病因与机制

（一）胰岛素抵抗是代谢综合的独立因素

胰岛素抵抗（IR）与高胰岛素血症对代谢综合征（MS）发病起到重要的作用，通过多种机制促进高血压、血脂异常、IGT、DM、冠心病发病。主要作用机制：通过代偿性高胰岛素血症，引起儿茶酚胺升高，交感神经兴奋增强，小动脉阻力加大和胰岛素介导的肾小管对钠的吸收而引起高血压；胰岛素抵抗与脂肪细胞代谢、脂蛋白代谢相关酶活性、脂肪酸、糖代谢异常、胰岛 β 细胞功能缺陷相关，并促发 DM、IGT；高胰岛素血症可直接或间接致动脉粥样硬化，并与多种冠心病易患因素密切相关。

（二）瘦素与代谢综合

瘦素由脂肪细胞合成、分泌，通过下丘脑 – 垂体 – 肾上腺轴激活交感神经系统参与血压调节。瘦素通过抑制食欲、减少能量摄取、增加能量消耗、抑制脂肪合成等途径，调节脂肪代谢。当瘦素基因突变或缺失可导致机体肥胖，瘦素水平与肥胖程度呈正相关。瘦素抑制基础葡萄糖（GS）及 GS 刺激的胰岛素分泌，引发肥胖性 2 型糖尿病导致代谢综合征。

（三）脂肪细胞因子与代谢综合

脂肪组织能分泌瘦素、脂联素、抵抗素、肿瘤坏死因子 –α（TNF-α）、白介素 –6（IL-6）、血管紧张素、PAI-1 等。

1. 脂联素

脂联素通过直接或间接的方法增加胰岛素的敏感性，促进外周组织摄取脂肪酸，降低肌肉、肝脏、血循环中 FFA（游离脂肪酸）和 TG 浓度，改善高脂血症所引起的胰岛素抵抗。脂联素抑制血管平滑肌细胞增生，抑制 TNF-α 基因表达，对炎症反应呈负调节作用，对心血管系统具有间接保护作用。

2. TNF-α

TNF-α 通过促进脂解使 FFA 水平增高，抑制肝葡萄糖转运子（GLUT-4）的合成与胰岛素受体底物 -1 的酪氨酸磷酸化而诱发胰岛素抵抗。

3. 纤溶酶原激活物抑制剂 -1（PAI-1）

高胰岛素血症和胰岛素原可引起 PAI-1 增高，促进心脑血管病变的发生和发展。

总之，脂肪细胞因子互相影响，引起动脉粥样硬化的发生为代谢综合征的病理基础之一。

（四）代谢综合征的先天与后天因素

大量资料证明，组成代谢综合征的疾病有先天遗传易感性和后天获得性两类：

1. 遗传易感性

遗传易感性有着共同的遗传基因，在遗传背景前提下存在质异性和差异性，分为 A、B 两类：

A 型代谢综合征：患者具有严重胰岛素抵抗，主要为内合子有 AG（AA）突变，外显子有 Val 140 Leu 发生突变。β 细胞分泌变异性胰岛素或胰岛素原转化为胰岛素发生障碍。

B 型代谢综合征：引起胰岛素抵抗的病因很多，其共同特点均存在胰岛素抗体、胰岛素受体抗体、胰岛素靶细胞缺陷、GLUT 功能障碍、浆细胞分化抗原（PC-1）异常以及其他原因等。

2. 后天获得性

获得性胰岛素抵抗主要表现在肝脏、骨骼肌、脂肪组织等对胰岛素刺激葡萄糖摄取抵抗及高胰岛素血症；常见于现代化生活方式导致的病症，伴有肥胖、动脉粥样硬化、冠心病、脑血管意外病症、女性各种原因所致的雄性激素增多、血凝及尿酸代谢紊乱，甚至出现微量白蛋白尿等被称为"新世纪综合征"，越来越受到人们的关注。

三、代谢综合征的工作定义

代谢综合征的定义和描述在过去 10 年间发生巨大变化，出现了多种版本的定义。

（一）国际糖尿病联盟的代谢综合征全球共识定义（2005 年）

国际糖尿病联盟（IDF）于 2005 年 4 月在德国柏林召开的第一届糖尿病前期暨代谢综合征（MS）大会，经过充分证据回顾和讨论后，在 WHO 和 ATP Ⅲ 的基础上对 MS 的诊断标准达成了共识并颁布了 IDF 代谢综合征的全球共识定义。这是国际上首次达成的比较有广泛共识性的代谢综合征新定义。

1. 国际首次达成广泛共识性的代谢综合征新定义

代谢综合征具备条件：中心性肥胖、腰围（BMI ＞ 30kg/m² 可作为中心性肥胖，不需测腰围，为种族特异性）。参见表 5–2、表 5–3。

表 5–2　凡具备中心性肥胖加下列任意两项

血脂异常	高血压	高血糖
高甘油三酯：≥ 1.7mmol/L（150mg/dL） 低 HDL–C：男性＜ 1.03mmol/L（40mg/dL） 　　　　　女性＜ 1.29mmol/L（500mg/dL） 或针对血脂异常的特殊治疗	收缩压：≥ 130mmHg 舒张压：≥ 85mmHg，或已确诊高血压正在治疗者	FBG ≥ 5.6mmol/L（100mg/dL） PBG ≥ 7.8mmol/L（140mg/dL） 或既往诊断过 2TDM

注：若 FBG ≥ 5.6mmol/L（100mg/dL），强烈推荐进行 OGTT 试验，但定义并非必需。

表 5–3　国家、种族特殊的腰围值

国家 / 种族	IDF 腰围（中心性肥胖的指标）	
欧洲人	男性 94cm	女性 80cm
南亚人	男性 90cm	女性 80cm
中国人	男性 90cm	女性 80cm
日本人	男性 85cm	女性 90cm

2. 代谢综合征的"白金标准"定义

IDF 发现与 MS 相关的其他代谢指标：体脂分布的测量指标，除 TG 和 HDL–C 外的血脂异常指标，OGTT 所揭示的糖代谢异常指标，胰岛素敏感性 / 胰岛素抵抗指标，血管 / 内皮功能紊乱指标，各种炎症指标，各种促血栓形成指标和激素指标等与 MS 相关。因而，建议采用这些指标进行更广泛和深入地研究代谢综合征的病因。

3. 代谢综合征新定义的宗旨

IDF 承认目前人类对代谢综合征的认识是非常有限的，新定义只是便于临床医师早期识别 2 型糖尿病和心血管疾病的高危人群，进一步制定更好的代谢综合征定义。代谢综合征定义 / 诊断标准仍然处在不断完善中。IDF 的代谢综合征新定义有待完善的内容：代谢综合征的病因；最佳和最具有预测能力的代谢综合征定义或其组分；血压与其他组分的关系；危险因素间的不同聚集方式与心血管病变结局之间的关系；代谢综合征各组分的简便和复杂评价指标与临床事件之间的关系；针对代谢综合征所有组分的有效治疗措施对心血管危险性的确切影响；如何在不同人群中能更好地发现具有代谢综合征的高危人群。

（二）WHO 定义（1998 年）

1998 年 WHO（世界卫生组织）首次发表了代谢综合征的定义（简称为 WHO 定义）以胰岛素抵抗（IR）作为代谢综合征发生的最重要的病因。因此代谢综合征的核心组分是通过胰岛素敏感性测量所得到的高胰岛素水平或反映胰岛素抵抗状态的糖尿病或糖尿病前期（糖调节受损）。WHO 制定定义的初衷是在当时国际上尚无统一的代谢综合征定义的前提下，从学术研究的角度提出，主要目的是激发人们对研究代谢综合征的兴趣，并以定义为中心的研究，完善代谢综合征的临床和病因学。

WHO 的定义不同于 IDF 的定义，不以中心性肥胖作为诊断代谢综合征的必要条件；WHO 标准中对中心性肥胖的切点采用腰—臀比值，并认为 BMI > 30kg/m^2 的个体其胰岛素抵抗的程度与中心性肥胖相当；血压的切点为收缩压 ≥ 140mmHg、舒张压 ≥ 90mmHg；影响动脉粥样硬化的血脂异常甘油三酯（TG）切点与 ATP Ⅲ一致，该切点属于具有边缘危险性的血脂异常；HDL-C 切点属于临床疾病诊断切点；糖代谢紊乱血糖切点 FBG ≥ 6.1mmol/L、PGB ≥ 7.8mmol/L；WHO 的定义将微量白蛋白尿（MAU）列入 MS 的诊断标准中。

（三）ATP Ⅲ定义

美国成人胆固醇教育计划成人组第三次报告关于 MS 定义（简称 ATP Ⅲ定义）主要依据是对美国人群研究中所获的科学数据。该定义在国际上包括非欧洲人血统人群等其他国家人群。研究显示不同人种中心性肥胖的腰围标准和体重指数（BMI）有明显的质异性；关于血压切点主要依据美国"国家高血压教育项目"JNC 报告中提出的，将收缩压 120 ～ 130mmHg、舒张压 80 ～ 89mmHg 之间的血压水平定义为"高血压前期"，该期血压水平患者有发展为临床高血压的高危险性。并建议在该期主要通过生活干预以减少临床高血压病的发生。血脂异常切点甘油三酯（TG）ATP Ⅲ较 WHO 的定义相应切点水平为高，而 HDL-C 切点属于边缘危险性血脂异常，尚未达到临床疾病范围。ATP Ⅲ与 IDF 均未将尿微量白蛋白列入 MS 诊断标准中。

（四）对代谢综合征的全面研究

随着对代谢综合征的深入研究，代谢综合征特征、组分、危险因素、诊断标准等都有了新的变化。2005 年 ADA 年会上从不同角度进行了报告：

1. 对代谢综合征临床表现的新认识

新观点为血脂低密度脂蛋白胆固醇（LDL-C）水平升高不是代谢综合征的组分，而 LDL 颗粒大小的异常则是代谢综合征的组分。通过核磁共振（MRI）测定 LDL 颗粒总数及小 LDL 颗粒数，研究发现与载脂蛋白 B（ApoB）相比上述指标和代谢综合征的相关性更高。采用 MRI 方法测定 LDL 颗粒大小识别代谢综合征优于采用梯度凝胶电泳方法。

2. 代谢综合征和尿白蛋白

美国亚利桑那州研究者对 ≥ 15 岁的糖尿病和非糖尿病 Pima 印第安人，评价了 NCEP-ATP Ⅲ定义的代谢综合征组分对尿白蛋白排泄率升高的发病率的影响。对 1296 例非糖尿病和 446 例糖尿病 Pima 印第安人接受 4.6 年随访，研究结果发现尿白蛋白升高在非糖尿病个体中为 10%，在糖尿病个体中为 33%。平均动脉压在这两组中都是发生白蛋白尿的风险预测因子。该研究强调白蛋白尿测定，因白蛋白尿增加与心血管及肾脏疾病的危险性关系密切。

3. 代谢综合征和脂肪肝

非酒精脂肪肝已被人们意识到是代谢综合征和胰岛素抵抗的组分之一。2型糖尿病及代谢综合征患者 ALT（血清谷丙转氨酶）、AST（血清谷草转氨酶）升高非常多见。IRAS 研究对无糖尿病或无代谢综合征的 625 例受试者评估肝功能对代谢综合征发生的价值。5 年后 20% 发生代谢综合征与 ALT、AST 水平与代谢综合征组分出现的数量相关。可见肝功能测定有助于鉴别代谢综合征人群，为代谢综合征的预测指标。

4. 妇女中的代谢综合征

加拿大魁北克 Laval 大学 Jean-PierreDespres 等做的一项研究，评价 NCEP-ATP Ⅲ定义，空腹甘油三酯水平和腰围对妇女发生冠心病风险的评价。曾接受过冠脉造影检查无冠脉疾病的 254 例，年龄在 32 ～ 82 岁的妇女；腰围＞ 80cm；空腹甘油三酯升高（＞ 15mmol/L）定义为高甘油三酯 / 大腰围表型。研究结果为高甘油三酯 / 大腰围表型 73.2% 符合 NCEP-ATP Ⅲ定义的 MS 5 条指标中的 3 条；这两种标准均能预测冠心病的发生。因此，甘油三酯水平升高合并中心性肥胖同样可以预示妇女发生冠心病的危险。

5. 儿童中的代谢综合征

美国土著族的 2 型糖尿病发病率很高。儿童和青少年 2 型糖尿病不断增加，因此，代谢综合征导致 2 型糖尿病过早发生。在一项对 545 例土著青少年（12 ～ 19 岁）代谢综合征发生情况的研究中，代谢综合征诊断采用 NCEP-ATP Ⅲ定义标准。结果发现 16% 的男性和 49% 的女性腰围超标；49% 的男性和 78% 的女性 HDL-C 水平降低；男女均有 8% 的甘油三酯升高。因此，筛查空腹血脂水平和腰围（或 BMI）对发现早期青少年代谢综合征具有重要性。

6. 1 型糖尿病中的代谢综合征

澳大利亚一项研究，观察了 427 例 1 型糖尿病患者中代谢综合征的发生情况，结果显示 15% 的患者符合 WHO 的工作定义。将患者按病程长短分组后，病程大于 20 年的患者代谢综合征的发生率最高，表明 1 型糖尿病测定相关指标有助于代谢综合征的诊断。

7. LADA 中的代谢综合征

英国的一项研究对 129 例新发生的糖尿病患者，按 NCEP-ATP Ⅲ定义分为有和无 MS 两组，测定谷氨酸脱羧酶（GAD）抗体。结果有 72% 的患者合并 MS；而 28% 未合并 MS；这些未合并代谢综合征的患者比较消瘦，GAD 阳性率为 10.8%；而合并代谢综合征的阳性率仅 1.1%。表现为 2 型糖尿病无代谢综合征症状的患者事实上可能属于缓慢进展的自身免疫性 1 型糖尿病（LADA）。

综上所述，对代谢综合征多项定义的研究结论：无论采用何种工作定义，诊断为代谢综合征都意味着患者具有发生心血管疾病和 2 型糖尿病的高风险性。

四、代谢综合征的临床表现

（一）肥胖

肥胖是代谢综合征的源头，大量的流行病学研究表明，以超体重或肥胖为特征的 2 型糖尿病患者是心血管病发生的高危人群。代谢综合征与糖尿病从生物角度看，胰岛素抵抗可导致高血糖及血糖调节受损，其程度与代谢综合征的严重程度有着明显的量效关系；从 5 ～ 10 岁的儿童中，总胆固醇、甘油三酯和血压已与胰岛素抵抗和胰岛素敏感性有显著的相关性，可预测 25 年后发生 2 型糖尿病和出现血管病变的危险性；通过早期干预、强化饮食和运动可减少其发生；伴有或不伴有明显高血糖的肥胖，是一种常见的胰岛素抵抗状态；肥胖伴随着有血浆空腹胰岛素水平的升高，此胰岛素水平与血循环中单核细胞、脂肪细胞、骨骼细胞和肝脏中的胰岛素受体数目呈反比；肥胖者体重每增加 30% ～ 40%，机体胰岛素敏感性下降 30% ～ 40%；肥胖糖耐量正常者，胰岛素敏感性只有正常的 70%；在中心型肥胖者中，胰岛素抵抗远较外周型肥胖者为重。肥胖者空腹及葡萄糖负荷后血浆胰岛素水平明显高于正常人，胰岛素代谢率明显降低，肥胖是胰岛素抵抗和代谢综合征的主要病理基础。

（二）高血压

早在 20 年前 Welborn 等发现高血压患者的空腹胰岛素、血糖及各时相的血浆胰岛素水平均高于健康人。近年来发现高血压人群中普遍存在胰岛素抵抗、高血压与体重无显著相关性而与高胰岛素血症密切相关。高血压患者中发生糖尿病为正常血压者 2.5 倍；糖尿病患者约 1/3 合并高血压；并发肾脏损害引起高血压者达 70% ～ 80%。代谢综合征判断标准，要求血压 ≥ 140/90mmHg。

1. 高血压早期就存在胰岛素抵抗

研究发现在高血压前期，空腹血浆胰岛素水平已经高于正常；高血压治疗后血压恢复正常而胰岛素抵抗仍然存在，证实胰岛素抵抗非高血压所致；正常大鼠饲以高果糖饲料，导致胰岛素抵抗，出现高胰岛素血症，引起高血压；空腹胰岛素浓度较高的个体，高血压及其他代谢紊乱的发生率高于空腹血浆胰岛素较低的个体。可见胰岛素抵抗是高血压发生的主要病理基础，高血压是代谢综合征的重要组分。

2. 高血压中的胰岛素抵抗

2 型糖尿病患者高血压的发生率较非糖尿病者为高；肥胖特别是腰 / 臀围比率＞ 1 的中心型肥胖较非肥胖者高血压患病率明显升高。近年应用胰岛素钳夹技术进一步证实血压水平与胰岛素水平、胰岛素抵抗关系密切。Reaven 等研究发现，缺血型心电图改变的高血压患者的胰岛素敏感性比心电图正常的高血压患者更为严重，表现有高胰岛素血症和低 HDL-C 水平。

3. 血管内皮功能障碍

糖基化蛋白在血管内壁沉积，导致多种细胞因子释放，肾素血管紧张素系统激活，一氧化氮减少，内皮素（ET-1）增多以及 Na^+-K^+-ATP 酶、$Ca^{++}-ATP$ 酶活性增强、Na^+-H^+ 泵的活动，使细胞内 Na^+ 及 pH 值增高，增强血管平滑肌的收缩，血压升高，加重代谢综合征。

（三）冠心病（CHD）与代谢综合征

1. 高胰岛素血症是缺血性心脏病（IHD）的独立危险因素

大量的流行病基础和临床研究证实，冠心病危险因素为肥胖、高血压、高脂血症、胰岛素抵抗等。研究发现 2 型糖尿病的高胰岛素血症主要是胰岛素原增加，其中 40% 免疫活性胰岛素为 32、31- 胰岛素原，15% 是免疫活性完整的胰岛素原。仅 32、31- 胰岛素原与冠心病因子 HDL-C 呈负相关，而与血浆纤溶酶原激活物抑制剂 -1（PAI-1）呈正相关，而胰岛素与 CHD 危险性缺乏相关性。PAI-1 在血管内皮和肝脏中合成，其活性受胰岛素原样分子的调控。高胰岛素血症刺激肝脏 PAI-1 的合成。糖尿病合并冠心病 PAI-1 活性增高，胰岛素抵抗为主要危险因素。IGT 及 2 型糖尿病患者较非糖尿病患者动脉粥样硬化发生年龄提前，冠心病的发生率明显提高，滋生糖尿病与冠心病的共同土壤为胰岛素抵抗。不论有无糖代谢异常，高胰岛素血症就是冠心病的先兆，存在于冠心病的各个阶段。

2. 血管内皮细胞功能失调与代谢综合征

研究发现，血管内皮细胞是胰岛素敏感的靶细胞，是调节血管动力学及其复杂功能的信号传递系统。内皮细胞的特性是分泌多种激素或细胞因子：一氧化氮（NO）、内皮素 AI-1、II 等。这些均能抑制血管平滑肌细胞的增生及动脉壁中层向内膜迁徙，是预防血管斑块形成的关键；抑制血管内皮细胞粘附分子及防止血小板在内皮黏附；NO 为强力的血管扩张剂。血管内皮细胞的产生受胰岛素调控，2 型糖尿病及肥胖的非糖尿病者，由于胰岛素产生减少，冠状动脉内皮细胞功能失调。

胰岛素抵抗相关因素（高胰岛素血症、高血糖、血脂紊乱等）激活胰岛素的蛋白激酶（MAPK）信号系统，使冠状动脉内皮细胞功能受损，内皮细胞失去抗粥样硬化的保护作用，出现粥样硬化的病理变化。在降低阻断 MAPK 途径，阻止高胰岛素刺激的细胞增殖，促进动脉粥样硬化。当 MAPK 途径激活，多种生长因子（血小板衍生生长因子等）对平滑肌细胞增殖作用增强，合成和分泌大量细胞外基质蛋白及降低纤溶活性，促进血栓形成。

3. 高胰岛素血症是缺血性心脏病的独立因素

胰岛素作为一种生长因子，促使动脉血管壁平滑肌及纤维结缔组织增生，促进胆固醇转运至动脉平滑肌细胞，降低脂质斑块的分解清除，促进平滑肌细胞及成纤维母细胞中脂质合成及 LDL 受体的活力，加重脂代谢异常，高血压可增加冠心病的危险性，使血黏度增高，血流动力学异常，导致微血栓形成。

4. 微量白蛋白尿与代谢综合征

流行病学研究表明，微量白蛋白尿（20 ～ 200μg/min）是胰岛素抵抗综合征的重要成员之一，代表肾病早期的亚临床期，是诊断糖尿病肾病的金标准，也是心血管疾病的独立危险因素。据有关资料提示微量白蛋白尿者心血管患病率及死亡的危险性增高 1 倍。

（四）脂质代谢异常与代谢综合征

胰岛素抵抗所产生的高胰岛素血症、内脏性肥胖、伴游离脂肪酸升高，进一步降低 HDL-C。低 HDL-C 血症为心血管疾病的重要的独立危险因素。2 型糖尿病患者 30%～50% 伴有血脂异常，血脂异常的特征与胰岛素抵抗所致血管粥样硬化的特征和机制相似。

1. 胰岛素抵抗引起动脉粥样硬化的典型脂相

胰岛素抵抗引起动脉粥样硬化的典型脂相为高甘油三酯（TG）、高 LDL-C，尤其小而密 LDL-C 增高，HDL-C 降低。高 TG 血症与动脉粥样硬化的关系在于循环中的甘油三酯主要存在极低密度脂蛋白（VLDL）及中密度脂蛋白（IDL），富含 TG 的脂蛋白 75% 是 IDL，25% 是 VLDL。所以 TG 升高主要是 IDL 升高。小而密 LDL 水平升高多伴有高 TG 和低 HDL 与血浆胰岛素呈负相关。空腹血浆胰岛素浓度的升高与甘油三酯浓度的升高和血浆 HDL 胆固醇浓度下降呈显著相关性，并且先于脂质代谢紊乱。2 型糖尿病患者脂质代谢异常主要为血浆游离脂肪酸（FFA）浓度升高，富含甘油三酯的 VLDL 浓度升高及 HDL 浓度下降，构成了胰岛素抵抗，是糖尿病血管病变的危险因素。

2. 脂质毒性

游离脂肪酸（FFA）被细胞摄取并在细胞内氧化而使血游离脂肪酸升高，FFA 可损害周围组织对葡萄糖的利用。细胞内游离脂肪酸氧化率增高，葡萄糖摄取和分解受到抑制，则产生胰岛素抵抗。FFA 升高会促进肝糖生成，减少葡萄糖的周围利用；FFA 抑制 GLUT4 活性，使 IRS-1/ 磷脂酰肌醇 -3（PI_3）激酶活性下降；2 型糖尿病患者存在肌糖原合成障碍，引起高胰岛素血症，脂肪细胞对胰岛素的抗脂解作用敏感性降低，脂肪组织体积增大尤其内脏脂肪增多；血浆 FFA 增高抑制胰岛素介导的葡萄糖摄取和利用降低，发生肝胰岛素抵抗，胰岛素抑制血浆 FFA 作用下降，血浆 FFA 浓度上升，可进一步损害胰岛 β 细胞功能，这称为"脂质毒性"作用。大量脂质在胰岛中沉积，甘油三酯分解产生的 FFA 可诱导 β 细胞凋亡，使周围组织胰岛素抵抗的代偿能力降低而促进糖尿病和心血管病变的发生。

3. 极低密度脂蛋白、甘油三酯与代谢综合征

胰岛素抵抗通常伴有高胰岛素血症、高 FFA；进入肝脏的 FFA 增多，促进肝脏合成及释放 VLDL；胰岛素抵抗患者，胰岛素抗溶脂作用减弱，增加 VLDL 和 TG 的合成；脂蛋白酶的活性下降，VLDL 代谢缓慢，清除率降低，VLDL 浓度升高；肝脏的 LDL 受体具有储备容量，血浆甘油三酯水平升高可引起 LDL 浓度升高；目前认为，胰岛素抵抗与"小而密 LDL"为 B 型 LDL，高甘油三酯血症、低 HDL 同时存在，这种小而密 LDL 颗粒是动脉硬化的主要危险因子。

在胆固醇转运酶（CETP）的作用下，甘油三酯蛋白（TRL）中的 TG 与 HDL 胆固醇酯（CE）过度交换，使 HDL 中的 TG 升高，形成富含 TG 的 HDL，在肝脂酶（HL）的作用下，将 HDL 中的 TG 分解，形成小而密 VLDL。胰岛素抵抗时 VLDL 分解减少，这种小而密 VLDL 的胆固醇逆向转运功能低下，抗动脉粥样硬化作用降低，则表现为 HDL-C 降低，而 LDL-G 升高。

4. TNF-α 与代谢综合征

脂肪细胞可合成和分泌肿瘤坏死因子（TNF-α）。TNF-α 通过抑制 GLUT4 的合成，降低 GLUT4mRNA 表达和 GLUT4 蛋白含量；抑制红细胞胰岛素受体的自身磷酸化；性激素结合球蛋白（SHBG）是肝脏产生的一种循环类固醇结合球蛋白，是维持雄激素 / 雌激素相对平衡的间接指标。胰岛素水平升高使 SHBG 生成减少，导致糖、脂肪、胰岛素代谢障碍；胰岛素受体底物（IRS-1 和 IRS-2）可由胰岛素介导，引起丝氨酸磷酸化；TNF-α 抑制胰岛素的作用与 IRS 蛋白的丝氨酸磷酸化被抑制有关。TNF-α 抗体可使胰岛素介导的葡萄糖摄取转为正常。血 TNF-α 与肥胖程度、血胰岛素水平呈正相关。

（五）多囊卵巢综合征

多囊卵巢综合征（PCOS）是一种卵泡发育障碍性疾病，是生育年龄阶段妇女常见的内分泌失调性疾病。主要为月经紊乱、稀发以至闭经、多毛、肥胖、不育、痤疮、黑棘皮症等。1980 年 Burghen 研究发现 PCOS 患者基础胰岛素水平和葡萄糖刺激后胰岛素水平均高于正常人群，血清雌激素水平与胰岛素水平呈正相关，首次提出胰岛素抵抗参与 PCOS 的发生。1988 年 Reaven 发现 PCOS 在临床、病理生理、生化等改变与胰岛素抵抗综合征有许多共同点。应用葡萄糖钳夹试验 PCOS 的胰岛素介导的葡萄糖处理率（IMGD）明显降低，说明 PCOS 胰岛素敏感性低下，PCOS 患者每千克体重每分钟葡萄糖清除能力降低 30%～40%。机体反应性地胰岛素分泌增加，高胰岛素血症引起卵巢雄性激素产生过多，后者可促进肌肉组织的发育，同时抑制卵泡发育成熟，加重 PCOS 病变。美国 John E Nestler 教授指出，持续无排卵综合征和高胰岛素血症在生育年龄妇女中的发生率为 6%～10%，其中 50%～60% 为无排卵性不育症患者的病因，这些妇女大多数存在胰岛素抵抗。瑞典一项回顾性研究发现，20 世纪 50 年代接受卵巢楔形切除术的 PCOS 妇女发生心梗的危险增加了 6.4 倍。

五、代谢综合征的诊断标准

代谢综合征目前在国际上尚缺乏统一诊断标准，多数学者自行拟定工作定义。

（一）NCEP-ATP Ⅲ 标准（2002）

2002 年美国国家胆固醇教育计划成人治疗组第三次指南（NCEP-ATP Ⅲ）对代谢综合征的诊断标准，符合以下 3 个或 3 个以上条件者即可诊断：①肥胖标准：中心型肥胖，男性腰围＞ 102cm、女性腰围＞ 88cm；②血脂：甘油三酯（TG）≥ 150mg/dL（1.69mmol/L）；HDL-C：男性＜ 40mg/dL（1.04mmol/L）、女性＜ 50mg/dL（1.29mmol/L）；③血糖：FPG ≥ 110mg/dL（6.1mmol/L）、2hPG ≥ 140mg/dL（7.8mmol/L）＜ 200mg/dL（11.1mmol/L）；④血压：≥ 130/85mmHg。

（二）WHO 标准（1999 年）

DM、IFG、IGT 或 homa 法示胰岛素抵抗，并符合下列 2 条或 2 条以上：

1. 腰臀比（WHR）：男性＞ 0.90、女性＞ 0.85，及（或）BMI ＞ 30kg/m^2；

2. 血脂：高甘油三酯（TG）≥ 150mg/dL（1.69mmol/L）；或低 HDL-C：男性＜ 35mg/dL（0.9mmol/L）、女性＜ 39mg/dL（1.0mmol/L）。

3. 尿白蛋白：尿白蛋白排泄率≥ 20mg/min，或白蛋白 / 肌酐≥ 30mg/g。

4. 血压：≥ 140/90mmHg。

（三）ACE（美国内分泌学会）胰岛素抵抗综合征标准

凡具备以下 1 个或 1 个以上表现者可确诊为胰岛素抵抗综合征：

1. 心血管病、高血压、PCOS（多囊卵巢综合征）、NAFLD（非酒精性脂肪性肝病）或黑棘皮病。

2. 2 型糖尿病、高血压或心血管病的家族史。

3. 有妊娠期糖尿病或 IGT 史。

4. 非高加索人种。

5. 久坐的生活方式。

6. BMI ＞ 25kg/m^2 和（或）腰围：男性＞ 40 英寸、女性＞ 35 英寸。

7. 年龄＞ 40 岁。

8. TG ＞ 150mg/dL。

9. HDL-C：男性＜ 40mg/dL、女性＜ 50mg/dL。

10. 空腹血糖 110 ～ 125mg/dL 或餐后 2 小时血糖峰值 140 ～ 200mg/dL（ACE 的 IRS 不包括糖尿病）。

11. 血压：≥ 130/85mmHg。

（四）EGIR（胰岛素抵抗综合征欧洲研究组）标准

空腹高胰岛素血症（＞ 75 百分位数）并符合以下 2 条以上的标准：

1. 空腹血糖：≥ 6.1mmol/L，但不是糖尿病。

2. 血压：≥ 140/90mmHg 或治疗中的高血压。

3. TG ＞ 2mmol/L、HDL-C ＜ 1mmol/L 或治疗中的高脂血症。

4. 腰围：男性≥ 94cm、女性≥ 80cm。

（五）中华医学会糖尿病分会（CDS）建议胰岛素抵抗综合征诊断标准

凡具备以下 4 项中的 3 项或全部者：

1. 超体重或肥胖：BMI ＞ 25.0kg/m^2。

2. 高血糖：FPG ≥ 110mg/dL（6.1mmol/L）及（或）2hPG ≥ 140mg/dL（7.8mmol/L）及（或）已确定糖尿病并进行治疗者。

3. 高血压：≥ 140/90mmHg 及（或）已确定高血压并进行治疗者。

4. 血脂紊乱：空腹血 TG ≥ 150mg/dL（1.7mmol/L）及（或）空腹血 HDL-C：男 < 0.9mmol/L（35mg/dL）、女 < 1.0mmol/L（39mg/dL）。

六、代谢综合征的防治原则与措施

（一）防治原则

全面综合纠正胰岛素抵抗是防治代谢综合征的关键；减肥尤其中心型肥胖是防治代谢综合征的前提；纠正高 TG、LDL、低 HDL 是防治代谢综合征的重要措施；全面控制 2 型糖尿病，兼顾胰岛素抵抗引起的代谢紊乱，干预糖尿病前期防止移为 2 型糖尿病及心血管病是防治代谢综合征的主要目标。

1. 治疗目的

针对代谢综合征中心型肥胖、胰岛素抵抗、糖耐量受损、高血压、脂代谢紊乱等作为治疗靶点。

2. 治疗策略

针对代谢综合征危险因素，糖尿病危险因素，从糖尿病前期全面控制，综合防治，简称为 ABCDE：A（Aspirin）为抗血小板、抗凝、溶栓、扩张血管；B（Blood pressure control）为抗高血压；C（Cholesterol lowering）是调脂；D（Diabetes control）为控制血糖；E（Education）是 DM 教育、饮食、运动、BMI 或腰围或腰臀比值达标。

（二）防治措施

1. 饮食疗法

（1）限制总热量摄入：2 型糖尿病尤其肥胖性患者降低热量摄入使体重逐渐下降至标准体重；调整糖、脂肪、蛋白质的比例；维持饱和脂肪、单不饱和脂肪、多不饱和脂肪的比例（1：1：1）。

（2）提倡复合糖：糖以复合淀粉的形式提供，减少单糖、双糖尤其蔗糖摄入。增加食物中可溶性纤维：总膳食纤维每日 27 ～ 40g，其中可溶性纤维 22 ～ 25g/d。

（3）合理饮食结构：20 世纪 90 年代 WHO 提出"人群营养素目标"推荐"四低二高一平衡"的膳食结构：高膳食纤维、高维生素、低碳水化合物、低糖、低脂肪、低盐和平衡蛋白质。鼓励病人进食含纤维素高的缓慢性碳水化合物，是治疗糖尿病，特别是防治胰岛素抵抗，提高胰岛素敏感性的基本方法。因此，设计有利于增强胰岛素作用的食物，总热量低于标准体重的总热量 30%，碳水化合物占总热量的 50% ～ 55%。饮食治疗的目的是维持正常代谢需要的前提下，尽快使体重降至正常范围。美国加利福尼亚大学的 Ronald Krauss 医生探讨饮食疗法对 IRS 特征性致动脉粥样硬化血脂异常的影响。

随着饮食中碳水化合物（CHO）的增加，B 型 LDL 增加，提示限制 CHO 摄入可以改善动脉粥样硬化性的血脂异常。

2. 运动疗法

运动可起到胰岛素样作用，短期或长期锻炼可使胰岛素刺激的葡萄糖代谢得到改善，促进外周组织对葡萄糖的利用，改善细胞内葡萄糖代谢，促进葡萄糖的转运，直接起到降糖的功效，说明运动本身就有胰岛素样作用。运动可加速脂肪分解，促进过剩脂肪的消耗，增加靶组织对胰岛素的敏感性，改善受体及受体后缺陷。运动还可减肥，降压，降低高胰岛素血症及其引起的代谢紊乱，促进有氧代谢等有利于胰岛素作用的发挥。

（三）中医药疗法

中药对降糖、降脂、降压具有自身独特的优势，中药成分复杂，具有多靶点作用特性，尤适合多系统损害的疾病，同时中药毒副作用小，相对安全。故中医拟在宏观辨证基础上，通过调节机体阴阳气血，达到阴平阳秘，大量研究表明中药作用稳定而持久，近年研究结果，初步归纳如下：

1. 单味中药对胰岛素抵抗的作用

中药不仅在减轻糖尿病症状和防治并发症上具有独特的优势，同时通过多途径、多环节改善胰岛素抵抗的作用，既具有促进胰岛 β 细胞的分泌作用又有胰腺外效应。Atla-Ur-Rahman 等于 1967 ～ 1988 年间，对 343 种有抗糖尿病的植物药进行观察总结，认为有下列作用机理：中药作用于胰岛 β 细胞刺激胰岛素分泌；抑制 α 细胞对升高血糖素的分泌；增强胰岛素及抗肾上腺素的作用；抑制糖异生关键酶活性，刺激葡萄糖激酶等合成。国内有学者认为"中药防治糖尿病的关键在于改善胰岛素抵抗"，具有下列作用：减少胰岛素拮抗物，见于降低胰高血糖素、T3、T4 等；促进糖原合成，抑制糖原分解；促进外周组织对葡萄糖的利用；调整胰岛素分泌；增加靶细胞对胰岛素的敏感性。近来又有学者认为中药可通过调节神经内分泌免疫网络发挥作用，降低胰岛素反调激素水平，增强糖自身稳态，改善机体整体功能。

2. 复方对胰岛素抵抗的作用

熊曼琪等用加味桃核承气汤（黄芪、桃仁、桂枝、大黄、玄明粉、麦冬、生地、甘草）治疗 2 型糖尿病临床观察结果表明，该方具有降糖、降脂、改善症状、防治并发症的作用。实验研究证实该方能增加胰岛 β 细胞分泌胰岛素，抑制胰高糖素的分泌，抑制肝糖分解，刺激肝糖原合成，增加大鼠肝细胞膜胰岛素受体，还能提高靶细胞对胰岛素的敏感性，增强胰岛素的生物效应。广安门医院用益气养阴的降糖甲片对 2 型糖尿病的临床观察，结果提示该药能增加红细胞受体数目，提高胰岛素特异结合率，纠正高胰岛素血症。通过多元回归分析，以血糖作因变量，胰高血糖素、基础胰岛素、优降糖、益气养阴药作自变量，结果发现胰高血糖素异常升高是导致高血糖的重要因素之一。同时将优降糖、益气养阴药作自变量，胰岛素、胰高血糖素、胰岛素受体数目作因变量，结果表明益气养阴药可促进低反应型胰岛素分泌，并能降低高反应型胰岛素水平，同时降低胰高血糖素，增加胰岛素受体数目，而达到改善胰岛素抵抗的目的。梁晓春等用金芪降糖片（金银花、生黄芪、黄连等组成）治疗气阴两虚型 2 型糖尿病 40 例，结果表明该药对 2 型糖尿病患者和糖尿病小鼠均有明显的降低血糖的作用，并观察到治疗后血清胰岛素水平有下降趋势，提示对改善胰岛素抵抗有一定作用。推测此作用与周围组织对葡萄糖的利用或抑制肠道对葡萄糖的吸收有关。尹氏观察玉泉丸对四氧嘧啶高血糖大鼠和肾上腺素能大鼠高血糖的实验结果表明，该方有显著的降血糖、降血脂作用，提高血浆 cAMP 浓度。陈可冀院士所研制的清脂降糖片对 60 例代谢综合征临床观察结果，表明该药能降低 FBG、PBG、HbA1c、FINS、ISI、BP；改善 TC、TG、LDL、HDL；可降低代谢综合征体重指数、腰围、腰臀比，说明清脂降糖片具有改善代谢综合征患者临床症状、降糖、调脂、降压，减轻体重等功用，对改善胰岛素抵抗发挥了积极作用。

3. 中药有效成分对胰岛素抵抗的作用

（1）人参：一般认为人参的降糖有效成分为人参多糖、人参皂苷和人参水提物。人参多糖可促进糖原分解，抑制乳酸合成肝糖原，降低肝糖原含量，刺激琥珀酸脱氢酶 / 细胞色素氧化酶的活性，使糖的有氧氧化作用增强；人参皂苷可增加肝葡萄糖激酶活性，加速葡萄糖氧化，增加肝糖原合成，进而降低血糖；人参水提物可较强刺激胰岛 β 细胞分泌胰岛素，增强葡萄糖对胰岛素的敏感性，抑制肾上腺素引起的小鼠血糖升高，抑制脂肪组织释放游离脂肪酸。

（2）黄连：黄连的主要成分为小檗碱，实验研究表明：小檗碱不影响胰岛素的分泌和释放，也不影响肝细胞膜胰岛素受体数目和亲和力，但可改善受体后效应；还可抑制丙氨酸为底物的糖原异生，促进糖酵解而产生降糖作用。

（3）黄芪：黄芪具有提高红细胞 Na^+–K^+–ATP 酶活性，提高组织细胞的氧化磷酸化能力，促进机体的能量代谢。黄芪多糖（APS–G）给小鼠腹腔注射有双向调节血糖作用。可使葡萄糖负荷后小鼠的血糖水平显著下降，并能明显地降低肾上腺素引起的小鼠血糖升高反应；对苯乙双胍致小鼠实验性低血糖有明显的对抗作用，而对胰岛素性低血糖无明显影响。超微结构观察表明：APS–G 对小鼠肝细胞无损害，能增加肝糖原含量，改善肝性胰岛素抵抗。

（4）大黄：实验性 2 型糖尿病大鼠红细胞胰岛素受体结合力下降与胰岛素拮抗性有关，应用大黄治疗四周后，血清胰岛素水平降低，红细胞胰岛素受体结合力恢复正常。

（5）生地黄：生地含地黄低聚糖等，在降低实验性糖尿病大鼠血糖的同时，使肝糖含量增加，葡萄糖 –6– 磷酸酶活性下降；血浆胰岛素水平明显升高，伴血浆皮质酮含量下降。故生地通过对胰岛素及其拮抗激素，如糖皮质激素相互作用，进而影响到肝糖代谢及糖代谢的其他环节，使异常或紊乱的糖代谢向正常转化。该药对神经内分泌免疫网络引起的代谢紊乱具有良性调节作用。

（6）知母：有学者采用知母、天花粉、黄精、玄参的水提物分别对正常人体外红细胞胰岛素受体影响的研究结果表明，知母水提液能降低胰岛素与人红细胞胰岛素受体的结合率；而天花粉、黄精、玄参的水提液对胰岛素受体结合率无明显影响。并认为此为正常人的体外实验，尚不能否定其影响胰岛素受体结合率而发挥降糖作用。

（7）枸杞：枸杞根有类似苯乙双胍的作用，提高周围组织对葡萄糖的利用。枸杞子复方制剂五子衍宗丸对链脲佐菌素诱导的糖尿病大鼠模型有类似优降糖的降糖效应，主要通过促进肝细胞对糖的摄取，加强糖原的合成。

（8）番石榴：番石榴叶制剂对正常胰岛素或高胰岛素血症的糖尿病患者有效，而对低胰岛素的糖尿病患者无效，提示其作用并非直接改善胰岛 β 细胞的分泌功能；其有效成分黄酮苷可促进胰岛素与受体的结合。其降糖机理为提高周围组织对葡萄糖的利用率。

（四）口服降糖药物分类及选择

口服降糖药物的类别：双胍类药、磺脲类药、α – 葡萄糖苷酶抑制剂、格列奈类药、DPP–4 抑制剂、GLP–1 类似物、二肽基肽酶 –4 抑制剂、达格列净等药。

1. 双胍类药物

双胍类药物具有增强胰岛素敏感性，改善胰岛素抵抗；延缓 / 减少肠道对葡萄糖的吸收；尚有轻度减肥，改善脂质异常及血管保护作用。此药是近年来倍受世界各国糖尿病专家推崇治疗肥胖性 2 型糖代谢综合征的首选药物，被誉为胰岛素增敏剂，是一种适合肥胖型糖尿病患者选用的不刺激胰岛素分泌的药物，可降糖，降脂，改善胰岛素抵抗及其代谢紊乱。代表药物有二甲双胍、二甲双胍缓释片，能够减少肝脏葡萄糖的输出，达到降低血糖的作用。

2. 磺脲类降糖药（SU）

SU 类药属于促胰岛素分泌剂，第二代 SU 类药除刺激胰岛素释放外，兼有增强胰岛素外周的作用，又可刺激胰岛 D 细胞分泌生长抑素，可抑制胰岛 α 细胞分泌胰高血糖素，能减少基础肝糖输出，减少肝对胰岛素的摄取，增加葡萄糖的吸收和利用，降低血浆游离脂肪酸（FFA），促进脂肪合成，提高受体数目，加强胰岛素受体后作用。故对 40 岁以上，空腹血糖 < 300mg/dL（16.6mmol/L）的非肥胖 2 型糖尿病患者仍作为一线用药，注意最好选用短效磺脲类降糖药。磺脲类的药物，代表药物有格列齐特、格列本脲、格列喹酮等。

3. 格列奈类药

格列奈类药物是一种新型非磺脲类的促胰岛素分泌的药物，可与胰岛 β 细胞膜上的特异性受体结合，促进与受体耦联的 ATP 敏感性钾通道关闭，抑制钾离子从 β 细胞外流，细胞膜去极化，钙通道开放，钙离子内流，是苯甲酸或苯丙氨酸的衍生物。这些药物似乎第一时相可刺激胰岛素分泌，起效快，作用时间短，较磺酰脲类更好地控制餐时血糖的增高，降低餐后血糖高峰。其安全性良好，极少发生餐后低血糖，具有改善胰岛素抵抗，抗动脉粥样硬化及抗氧化应激等作用。格列奈类代表药物有瑞格列奈、那格列奈、米格列奈。格列奈类药物可以单独或与双胍类、噻唑烷二酮联合使用治疗糖尿病。

4. α – 葡萄糖苷酶抑制剂（CIGE）

α – 葡萄糖苷酶抑制剂主要作用在小肠内皮细胞刷状缘内竞争性抑制葡萄糖淀粉酶、蔗糖酶和麦芽糖酶的活性，能延缓并减少蔗糖、麦芽糖及其对碳水化合物的吸收，降低餐后高血糖以及空腹血糖，从而减轻对胰岛的刺激，有助于肥胖型 2 型糖尿病的控制。常用的有拜糖平，降糖作用缓和，可以作为配合饮食控制使用的一线药物，或与磺脲类降糖药、双胍类药合用。通过降低 FBG 和 PBG 以降低葡萄糖毒性作用，改善餐后高胰岛素血症而提高胰岛素敏感性，改善胰岛素抵抗。调节肠 – 胰岛素轴相关激素，促进抑胃肽（GIP）、肠促胰液素、C 肽等餐后释放，GIP 餐后升高，启动 β 细胞，提高胰岛素敏感性，GIP 延缓胃排空，延迟肠道对碳水化合物吸收，调节餐后血糖。α – 葡萄糖苷酶抑制剂代表药物有阿卡波糖、伏格列波糖等。

5. 噻唑烷二酮类药

噻唑烷二酮类药是 PPAR–γ 激动剂，可介导胰岛素对葡萄糖利用，减轻 2 型糖尿病、IGT、非糖尿病但具有胰岛素抵抗的胰岛素抵抗者。噻唑烷二酮类药能提高胰岛素敏感性 91%，改善 β 细胞功能 60%，使骨骼肌内胰岛素敏感性增加，抑制肝糖异生，调控脂肪细胞，改善胰岛素抵抗和内皮细胞功能紊乱。此药对 2 型糖尿病和肥胖患者能促进胰岛素刺激对葡萄糖的利用，通过改善细胞对胰岛素的反应而使机体对自身所产生胰岛素的敏感性增加，不促进胰岛素分泌，具有明显改善心血管疾病危险因子的作用。

6. 二肽基肽酶 –4 抑制剂（DPP–4）

二肽基肽酶 –4（DPP–4）又称为 T 细胞表面抗原 CD26。DPP–4 是一种体内的酶，主要作用是分解体内的蛋白质，其中一种就是胰高血糖素样肽 –1（GLP–1），它由肠道细胞分泌，可以通过刺激胰岛素、抑制升糖素、抑制胃排空和让胰岛细胞重生的方式来降低血糖。

适应证：本品适用于治疗 2 型糖尿病。①当饮食和运动不能有效控制血糖时，可作为单药治疗。②当单独使用盐酸二甲双胍仍不能有效控制血糖时，可与盐酸二甲双胍联合使用。③当磺脲类药不能满意控制血糖时，可与磺脲类药联合使用。④同样可与胰岛素联合使用。

目前 DPP–4 抑制剂众多，已上市药物包括西格列汀、维格列汀、沙格列汀、阿格列汀及利格列汀。众多研究显示与二甲双胍相比，DPP–4 抑制剂降低 HbA1c 的疗效略弱于前者，与噻唑烷二酮类药物及糖苷酶抑制剂类药物作用效果相似。DPP–4 抑制剂低血糖风险影响很小，对体重影响呈中性。有研究显示 DPP–4 抑制剂对亚洲人群、BMI 低的人群更有效。

DPP–4 抑制剂参与众多生物学过程，除抑制肠促胰素外，还表达于众多不同类型的细胞表面，这可能会潜在改变免疫功能。当出现感染时，免疫调节效果可能会升高。

7. GLP–1 类似物

GLP–1 是由小肠 L 细胞分泌的一种内源性活性多肽，它可作用于胰岛 β 细胞，促进胰岛素分泌而降血糖。GLP–1 是以葡萄糖依赖的方式起作用，即当葡萄糖水平高于一定阈值，GLP–1 才促胰岛素分泌，当血糖降下来了，GLP–1 就不起作用了，故不易引发低血糖，降糖效果优良温和。GLP–1 具有保护胰岛 β 细胞，促进增殖、抑制凋亡，抑制高血糖素的合成释放，延缓胃排空、抑制食欲、帮助减重，对糖尿病慢性并发症中的大小血管病变、神经病变均有改善。GLP–1 在体内的半衰期不到 2 分钟，极易被

DPP-4（二肽基肽酶 -4）降解而产生 GLP-1 类似物。

GLP-1 类似物 2009 年首次在美国糖尿病协会（ADA）和欧洲糖尿病研究学会（EASD）的指南中被推荐纳入治疗流程，目前已成为继二甲双胍之后的首选降糖药之一，作为降糖药新星。

肠道是机体重要的内分泌器官，肠道内分泌细胞在代谢调节中的作用日益受到重视。Elrick 等发现，在血糖变化水平相同的情况下，与静脉注射葡萄糖相比，口服葡萄糖可引起更多的胰岛素分泌，这种现象被称为"肠促胰素效应"。人体内主要有两种肠促胰素：葡萄糖依赖性胰岛素释放肽（GastricInhibitoryPolypeptide，GIP）和胰高血糖素样肽 1（glucagon-likepeptide-1，GLP-1）。GLP-1 通过刺激胰岛素前体基因表达而合成胰岛素。这个效应主要是通过 GLP-1 与 β 细胞的 GLP-1 受体结合后激活了环磷酸腺苷依赖的蛋白激酶 A 信号通路。同时，GLP-1 也可以通过抑制胰岛 α 细胞释放的胰高糖素而降低血糖。在临床前研究中发现，GLP-1 对胰腺的作用还包括保护 β 细胞，增加 β 细胞量。活性 GLP-1 在循环中的半衰期为 2 分钟，经 DPP-4 酶迅速代谢，经肾消除。GLP-1 作用广泛，可刺激胰岛素的分泌与合成，促胰岛素分泌作用呈明显的葡萄糖依赖性。GLP-1 还可增加胰岛 β 细胞数量并抑制胰腺 α 细胞分泌胰高血糖素。GLP-1 的半衰期很短，在体内会很快被二肽基肽酶 4 水解，而 GLP-1 类似物通过对人 GLP-1 进行结构上的修饰，从而可以模拟天然 GLP-1 的生理作用，又不容易被二甲基肽酶 4 水解，延长了半衰期，增加了活性 GLP-1 在体内的浓度。

目前在国内上市的人 GLP-1 类似物为利拉鲁肽、贝那鲁肽（谊生泰）、艾塞那泰（百泌达）、利拉鲁肽（诺和力）、利西拉来、阿必鲁泰、度拉鲁肽等。DPP-4 酶对 GLP-1 的分解作用，使 GLP-1 在生理浓度范围内有一定程度的升高，因此该类药物主要能提高人体内源性生理水平的 GLP-1，延缓生理剂量 GLP-1 的分解并延长发挥作用。

GLP-1 类似物不良反应：①易致感染：鼻炎、支气管炎；②免疫系统疾病：易引起过敏反应；③易引起低血糖；④易发生头晕、头痛、嗜睡等。

8. SGLT2 抑制剂（达格列净）

此为一种新型降糖药，通过抑制近端肾小管钠 - 葡萄糖协同转运蛋白 2 介导的葡萄糖重吸收，促进尿糖排泄而发挥降糖作用。

目前已上市的 SGLT2 抑制剂主要有：达格列净（dapagliflozin）、卡格列净（canagliflozin）、恩格列净（empagliflozin）、伊格列净（ipragliflozin）、托格列净（tofogliflozin hydrate）、鲁格列净（luseogliflozin）。其中达格列净作为非胰岛素依赖性的降糖药。2014 年，美国 FDA 批准达格列净在美国上市。2017 年，由国家药品监督管理局（前称为国家食品药品监督管理总局）正式批准上市，成为第一个在我国上市的 SGLT2 抑制剂。

SGLTs 家族有 200 多名成员，其中 SGLT1 和 SGLT2 在人体生理中起着重要的作用。SGLT1 分布在小肠、肾、心、脑，介导葡萄糖在小肠的吸收，并有助于肾脏对葡萄糖的重吸收。SGLT2 主要分布在肾脏，负责肾脏过滤的大部分葡萄糖的重吸收。SGLT2

在肾脏糖代谢中发挥主导作用，肾脏中的 SGLT1 重吸收肾曲小管近端未被 SGLT2 重吸收的葡萄糖。作为 SGLT2 特异性抑制剂，达格列净通过抑制 SGLT2，阻止原尿中葡萄糖在肾脏中重吸收回血液，促进其在尿液中的排泄，由此达到降低血糖的目的。达格列净已被美国及欧洲糖尿病学会推荐为 T2DM 治疗一线 / 二线用药。FDA 批准达格列净的起始剂量为 5mg，根据患者血糖控制需求和耐受情况可调整至最大剂量 10mg，口服每日一次，餐前餐后均可。而欧洲药品管理局（EMA）推荐达格列净的起始剂量为 10mg，重度肝功能不全者可从 5mg 开始。达格列净可通过单一给药或与其他降糖药联用发挥降糖作用。

临床上可单药或者与其他降糖药，联用治疗 2 型糖尿病，疗效显著，安全性高。

（五）抗高血压药选择

1. 利尿剂

医学研究表明利尿药初期的降压机制是排钠利尿，使细胞外液和血容量减少，血压降低。利尿药长期降压机制是由于利尿使钠离子浓度降低，通过一系列复杂的调节过程，导致血压下降，而心输出量不变。

长期应用利尿药，密切关注利尿药排钠、钾易引起低血钾，低血钠；利尿剂可明显干扰胰岛素及糖代谢，加重胰岛素抵抗，恶化糖代谢，甚至诱发 IGT 移行为 2 型糖尿病。

2. β 受体阻滞剂

β 受体阻滞剂是一种常用的降压药物，适用于不同类型及程度的高血压患者，特别是心率过快的中青年，有效控制血压，有效抑制了交感神经活性。经过相关临床研究表明，一次服用药物，可促使患者的血压持续下降 24 小时，非常适用于心动过速且合并高血压的人群，该药物和血管扩张剂及钙拮抗剂合用，其降压效果更好，并适用于严重的高血压危象。

β 受体阻滞剂主要通过抑制肾上腺素能受体，减慢心率，减弱心肌收缩力，降低血压，减少心肌耗氧量。β 受体阻滞药主要是与儿茶酚胺对 β 受体起竞争性结合，从而阻断儿茶酚胺的激动和兴奋作用，防止儿茶酚胺对心脏的损害，改善左室和血管的重构及功能；阻滞心脏 β_1 受体而表现为负性变时、负性变力、负性传导作用而使心率减慢，心肌收缩力减弱，心排血量下降，血压略降而导致心肌氧耗量降低，延缓窦房结和房室结的传导，抑制心肌细胞的自律性，使有效不应期相对延长而消除因自律性增高和折返激动所致的室上性和室性快速性心律失常。

（1）β 受体阻滞剂分为脂溶性和水溶性两种

1）脂溶性：心得安、心得静、美多心安、醋丁酰心安等；其中脂溶性 β 受体阻滞剂容易通过血脑屏障在中枢神经系统中达到较高浓度，但目前仅对特发性震颤有独特的治疗意义。用后产生失眠、多梦、抑郁等副作用。目前有资料证实在心肌梗死后心绞痛的预防和治疗方面，减低心肌梗死猝死率疗效较好。可能与脂溶性 β 受体阻滞剂的中枢抑制有关。脂溶性 β 受体阻滞剂通过血脑屏障的量决定于血浆蛋白结合性（低者易入）及脂溶性两个因素，而作用强度则取决于受体局部的药物浓度、受体数目及亲合性等。脂溶性越强，则胃肠吸收越快，越安全，也更可能在肠壁、肝脏内大量代谢及排出。任何影响肝脏代谢的因素，如肝酶诱导剂（苯巴比妥）、肝酶抑制剂（甲氰咪胍）及肝血流量的变化均可对这一部分药物产生影响。肝功能不全时则产生体内蓄积。脂溶性药物与血浆蛋白结合率高，半衰期短，约 2～6 小时。

2）水溶性：心得宁、氨酰心安、索他洛尔。水溶性 β 受体阻滞剂则主要在肾脏内代谢，以原形从尿中排出，肾功能不全时会在体内蓄积。吸烟和饮酒可降低通过肝脏代谢的脂溶性药物的血浆含量，但不降低水溶性药物含量、水溶性药物与蛋白结合率低，药物作用时间长，（半衰期可达 6～16 小时），一般均为长效制剂。

（2）β 受体阻滞剂又有选择性与非选择性

1）选择性 β₁ 受体阻滞剂：如氨酰心安、美多心安；值得注意的是药物对 β 受体的选择性是相对的，当大剂量使用 β 受体阻滞剂时，即使选择性 β₁ 受体阻滞剂也能产生 β₂ 受体的阻滞作用。通常 β 受体阻滞剂无 β 受体刺激作用，如心得安、氨酰心安、美多心安、噻吗心安等，但部分 β 受体阻滞剂如醋丁酰心安、心得静、心得平、心得舒等，则具有内源性拟交感活性，除阻滞 β 受体外又可刺激 β 受体，这种刺激作用在交感活性较低时才表现出来。如安静时交感神经活性降低，此时用醋丁酰心安则可增加平静时心率，但在运动时不增加心率，有时在体位性低血压时使血压部分回升，而在血压正常或升高时无此作用。β 受体阻滞剂是选择性地与 β 肾上腺素受体结合，从而拮抗神经递质和儿茶酚胺对 β 受体的激动作用的一种药物类型。肾上腺素受体分布于大部分交感神经节后纤维所支配的效应器细胞膜上，其受体又分为 3 种类型，即 β₁ 受体、β₂ 受体和 β₃ 受体。可引起心率和心肌收缩力增加、支气管扩张、血管舒张、内脏平滑肌松弛和脂肪分解。这些效应均可被 β 受体阻滞剂所阻断和拮抗。β₁ 受体主要分布于心肌，可激动引起心率和心肌收缩力增加；β₂ 受体存在于支气管和血管平滑肌，可激动引起支气管扩张、血管舒张、内脏平滑肌松弛等；β₃ 受体主要存在于脂肪细胞上，可激动引起脂肪分解。这些效应均可被 β 受体阻滞剂所阻断和拮抗。

2）非选择性 β 受体阻滞剂，如心得安。这种非选择性 β 受体阻滞剂，对 β₁、β₂ 受体均有阻滞作用。冠状动脉可因 α 肾上腺素的作用而发生收缩现象。β 受体阻滞剂，特别是非选择性 β 受体阻滞剂能够阻滞 β 受体作用，从而使 α 肾上腺素介导的冠状动脉收缩作用明显增强，这样就增加了冠脉阻力，故在治疗不稳定型心绞痛时要慎用。β₁ 受体兴奋可引起肾脏分泌肾素量的增加，β₂ 受体兴奋可引起肾血管扩张、支气管扩张。因此，β 受体阻滞可引起肾素下降，肾灌注下降及支气管痉挛。

临床应用：具有抗高血压、抗心肌缺血、通过抑制肾素释放而发挥一定的阻断肾素血管紧张素醛固酮系统作用，可改善心脏功能和增加左心室射血分数、抗心律失常等。具有心血管保护效应。临床常用药：①阿替洛尔：又叫做氨酰心安。适用于各种原因所致的中、轻度高血压病选择性 β₁ 肾上腺素受体阻滞药。本品为心脏选择性 β 受体阻断剂，无膜稳定作用，无内源性拟交感活性。一般用于窦性心动过速及早搏等，也可用于高血压、心绞痛及青光眼。口服吸收率约为 50%，小剂量可通过血脑屏障。蛋白结合率 6%～10%。服后 2～4 小时作用达峰值，作用持续时间较久。半衰期为 6～7 小时，主要以原形自尿排出。在血液透析时可予以清除。阿替洛尔可影响胎儿血流动力学状态而导致妊娠早期胎儿宫内发育受限，因此妊娠期不推荐选用。②美托洛尔：此药物同样属于选择性 β 受体阻滞剂，对于治疗高血压、心律失常、心绞痛、心肌梗死等病效果显著，可取得非常满意的疗效，在治疗高血压时，患者在规定的剂量内，应当共用药物四周时间，一般在治疗两周之后，患者的血压逐渐下降，而心率不会随着下降，有效改善了患者的头昏、心悸等症状。③盐酸索他洛尔：适用于危及到生命的快速室性心律失常患者，对于高血压也有显著的疗效，可有效控制患者血压，减轻了头晕以及头痛等不适的症状。

不良反应：①代谢系统：1 型糖尿病患者应用非选择性 β 受体阻滞剂可掩盖低血糖的一些警觉症状如震颤、心动过速。②呼吸系统：可导致气道阻力增加，故禁用于哮喘或支气管痉挛性慢性阻塞性肺病。③中枢神经系统：可产生疲劳、头痛、睡眠紊乱、失眠、多梦和压抑等。④撤药综合征：长期治疗后突然停药可发生，表现为高血压、心律失常、心绞痛恶化。⑤有关资料提示 β 受体阻滞剂使用 3 ～ 6 年后糖尿病危险性增高 28%。⑥充血性心力衰竭。心肌 β 受体被抑制后，使心肌收缩力减弱，在心肌有病变或心功能处于临界状态者， β 受体阻滞剂可诱发心功能不全。⑦体位性低血压。

3. 钙离子拮抗剂（Calcium Antagonists）

钙离子拮抗剂又称钙通道阻滞剂（Calcium Channel Blockers），主要通过阻断心肌和血管平滑肌细胞膜上的钙离子通道，抑制细胞外钙离子内流，使细胞内钙离子水平降低而引起心血管等组织器官功能改变。临床常用的有硝苯吡啶、异搏定、硫氮唑酮等。对心脏作用主要是抑制心肌去极化过程中第二时相钙离子内流，降低细胞内钙，减弱心肌收缩力，降低心肌氧耗量，同时抑制窦房结和房室结的钙内流，使窦房结自律性下降，房室传导减慢，心室率降低，常用药有异搏定、氮唑酮。治疗剂量的 Ca^{++} 拮抗剂对胰岛素和糖代谢有一定影响。

4. 血管紧张素转化酶抑制剂（ACEI）

血管紧张素转化酶抑制剂（ACEI）是一种抑制血管紧张素转化酶活性的化合物。血管紧张素转化酶催化血管紧张素 I 生成血管紧张素 II，后者是强烈的血管收缩剂和肾上腺皮质类醛固酮释放的激活剂。肾缺血时刺激肾小球入球动脉上的球旁细胞分泌肾素，肾素对肝脏合成的血管紧张素原起作用形成血管紧张素 I，在血管紧张素转化酶的作用下，形成血管紧张素 II，血管紧张素 II 有强烈的收缩血管作用，其收缩血管作用是肾上腺素的 10 ～ 20 倍。血管紧张素 II 还可使肾上腺皮质球状带分泌醛固酮，促使水、钠潴留，最终产生高血压。肾素 – 血管紧张素 – 醛固酮系统对高血压的发生、发展作用是多方面的。ACEI 用药后外周血管扩张，总外周阻力降低，血压下降，在降压同时不减少心、脑、肾等重要器官的血流量，不干扰交感神经反射功能，不引起体位性低血压，对高肾素及正常肾素高血压的降压效果显著，对低肾素高血压也有降压效果，长期应用可使左心室肥厚退缩，一般用药 15 分钟见效，1 ～ 2 小时达高峰。一般认为血管紧张素转化酶抑制剂（ACEI）能促进外周组织摄取葡萄糖，增加胰岛素的敏感性。开搏通可通过舒血管作用明显改善 2 型糖尿病及原发性高血压患者肝脏及周围组织对胰岛素的敏感性；尚能使血浆缓激肽水平升高而有助肝糖输出。卡托普利能使胰岛素敏感指数增加18%。恩那普利可使血糖降低并有抗高血压作用。

美国糖尿病协会2005年推荐糖尿病高血压首选ACEI。初始治疗无微量白蛋白尿用ACEI、ARB、β受体阻滞剂；有微量白蛋白尿用ACEI、ARB；>55岁且有一项心血管危险因素用ACEI；常需3种药物才能使血压达标。

5.α受体阻滞剂

α受体阻断药能选择性地与α受体结合，竞争性阻断神经递质或α受体激动药与α受体结合，从而拮抗α受体激动所产生的一系列效应。根据药物作用持续时间的不同，可将α受体阻断药分为两类：一类是与儿茶酚胺互相竞争受体而发挥α受体阻滞作用的药物，因为与α受体结合不甚牢固，起效快而维持作用时间短，称为短效α受体阻断药。又称竞争性α受体阻断。常用的有酚妥拉明（立其丁）和妥拉唑啉（苄唑啉）。另一类则与α受体以共价键结合，结合牢固，具有受体阻断作用强、作用时间长等特点，称为长效类α受体阻断药，又称非竞争型α受体阻滞药。如酚苄明（苯苄胺）和哌唑嗪。

作用机制：长效α受体阻断药的临床应用与酚妥拉明相似，临床用于治疗外周血管痉挛性疾病，也可用于休克和嗜铬细胞瘤所致的高血压的治疗。①通过阻断血管平滑肌α₁受体和直接舒张血管平滑肌作用，使血管扩张，外周阻力降低，血压下降。②作用于心脏，由于直接扩张血管及阻断α₁受体，血压下降反射性引起心脏兴奋，使心肌收缩力加强、心率加快、心排出量增加。也可通过阻断去甲肾上腺素能神经末梢突触膜α₂受体，促使神经末梢释放去甲肾上腺素引起兴奋。③有拟胆碱和拟组胺样作用，可使胃肠平滑肌兴奋、胃液分泌增加，出现恶心、呕吐、腹痛、腹泻、胃酸过多等症状。④本类药物与α受体以共价键结合，结合牢固具有受体阻断作用强、作用时间长等特点，又称非竞争性α受体阻断药。药理作用与短效类相似。该药起效缓慢、作用强而持久，其扩张血管及降压作用与血管功能状态有关。当交感神经张力高、血容量低或直立体位时，其扩张血管及降压作用明显。

临床应用：①血管痉挛性疾病：可用于闭塞性脉管炎、雷诺症（肢体动脉痉挛）及冻伤后遗症等。②具有扩张血管降低外周血管阻力，兴奋心脏增加心排出量，改善微循环增加组织血液供应等作用，适用于治疗感染性、出血性及心源性休克，也可与去甲肾上腺素合用。给药前必须补足血容量。③急性心肌梗死和顽固性充血性心力衰竭：通过扩张小动脉，使外周阻力下降，减轻心脏后负荷；通过扩张小静脉使回心血量减少，减轻心脏前负荷。同时使肺毛细血管压降低，减轻肺水肿，有利于改善冠脉供血，纠正心衰。④肾上腺嗜铬细胞瘤：用于该病骤发高血压危象及术前治疗。可用于该病的鉴别诊断，有猝死的报道，应慎重。⑤糖尿病并发高血压症时可选用α受体阻滞剂，该类药物不仅具有降压作用，亦可一定程度上减轻胰岛素抵抗，改善脂代谢。

注意事项：①短效α受体阻断药于冠心病、胃炎、溃疡病者慎用。②长效α受体阻断药于肾功能不全及冠心病者慎用。

抗高血压药的选择见表5-4。

表 5-4　抗高血压药的选择

中文通用药名	英文药名	达峰时间（小时）	半衰期（小时）	常用剂量
普萘洛尔	Propranolol	1～1.5	2～3	20～90mg，bid～tid
阿替洛尔	Atenolol	2～4	6～10	12.5～50mg，qd～bid
拉贝洛尔	Labetalol	1～2	5.5	50～100mg，q12h，最大600mg/d
比索洛尔	Bisoprolol	3～4	10～12	2.5～10mg，qd
酒石酸美托洛尔	Metoprolol Tartaric	1～2	3～4	50～100mg，bid
琥珀酸美托洛尔（缓释剂）	Metoprolol (succinate)	3～7	12～24	47.5～190mg，qd
卡维地洛	Carvedilol	1	6～7	12.5～50mg，bid
阿罗洛尔	Arotinolol	2	10～12	10～20mg，bid
奈必洛尔	Nebivolol	0.5～2	12～19	5mg，qd

（六）降脂药选择原则

选择能降低 FFA、甘油三酯的降脂药，提高 HDL-C 的同时降低空腹血糖、胰岛素和 C 肽水平，改善机体对胰岛素的敏感性的药物。临床常用的必降脂、氯贝特、诺衡等能降低游离脂肪酸，减少肝糖原异生，并改善周围组织对胰岛素的敏感性而降低血糖；该药还可降低甘油三酯，增高 HDL-胆固醇，可望降低糖尿病心血管并发症的危险，但此类药物有明显的胃肠道副作用，加重胆结石。新近他汀类药物得到广泛应用，可选择性减低胆固醇，但对 LDL-C 不能达到理想控制，所以提倡服用固定剂量他汀类药物的同时配合服用 10mg 依替米贝可使 LDL-C 下降23%（表 5-5）。

表 5-5　抗高血脂药的选择

	贝特类	他汀类	胆酸结合脂	烟酸	其他类
主要作用	降 TG、降心血管病危险、升 HDL-C	降 TG、LDL-C	降 TC、LDL-C	降 TC、LDL-C	n-3 脂肪酸、降 TG，LP（a）
次要作用	降 LDL-C、提高 INS 敏感性	降 TG	降 TG	升 HDL-C	
副作用	胃肠道反应、胆石症、肌酸肌酶升高	肝酶升高	胃肠道反应	肝毒性、高尿酸、高血糖	推荐不用于预防冠心病
禁用	肾功能损害	禁用慢性肝病	TG≥4、B 脂蛋白血症	禁用慢性肝病	

（七）其他

升糖激素拮抗剂如胰岛素拮抗剂、胰升糖素拮抗剂正在研制阶段；新型降低游离脂肪酸药物包括脂肪酸释放抑制剂、脂肪酸氧化抑制剂，正在开发；补充微量元素钒、铬等亦有一定效果。

第六章

糖尿病病因与病理

糖尿病病因到目前为止，尚未完全阐明。研究结果表明，糖尿病是由多遗传基因和环境因素引起的一种综合征。由于病因上的异质性，导致临床上的多样性。近年来，随着基础医学研究的不断深入，糖尿病的遗传学、免疫学、分子生物学的飞速发展，从微观上对糖尿病病因的研究，取得了令人可喜的进展。中医历代医家在千百年的临床实践中，对消渴病的病因，从宏观上进行深入探讨，形成了较为完整的理论体系，在临床实践上具有重要的指导意义。

第一节　1型糖尿病的病因与发病机理

糖尿病为多遗传基因、生活方式、环境因素、免疫缺陷等多种因素相关的病症。临床以胰岛素不足和胰岛素抵抗所引起的代谢异常为主要表现。根据不同的病因、发病机理（图6-1）、症状特征分为1型糖尿病、2型糖尿病，两者发病均与遗传因素有关，继发于其他疾病而出现高血糖者，称为继发性糖尿病综合征，新近改称为其他类型糖尿病及妊娠糖尿病。

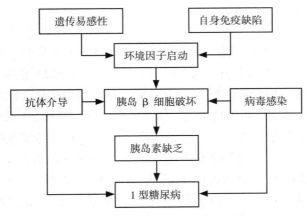

图6-1　1型糖尿病发病机理示意图

一、遗传易感性

本病主要以遗传易感人群为背景，在自身免疫缺陷、病毒感染、环境等因素的基础上，胰岛 β - 细胞受损，引起胰岛素严重缺乏。

1 型糖尿病的单卵双胞胎发病一致率为 30%～50%，兄妹积累发病率 20 倍于无家族史人群，父亲是 1 型糖尿病对子孙后代的影响比母亲更为显著。迄今发现与 1 型糖尿病发病有关的基因位点已超过 20 个，其中 HLA（人类白细胞抗原）基因为主效基因，其余皆为次效基因，没有单一基因可直接导致糖尿病，1 型糖尿病是多基因、多因素的共同作用结果。

HLA 是人体主要组织相容性抗原，为高度等位基因的复合遗传系统。研究发现 1 型糖尿病 HLA 基因在白细胞第 6 对染色体短臂上的组织相容性抗原 A、B、C、D、DR 等位点。通过基因筛选，已发现 12 个 1 型糖尿病的易感基因。按易感基因的强弱、效应而分为主次。1 型糖尿病主要基因 HLA–Ⅱ 中 DQ 和 DR 的编码基因，为主效基因，其余均为次效基因。研究认为 HLA–Ⅱ 类抗原的定位在 HLA–D 区（含 DQ、DR、DP 三个亚区）。1980 年北京协和医院分析我国 1 型糖尿病的 HLA 分型，$HLA-DR_3$ 频率占 55%，一般人群只占 14%。可见 $HLA-DR_3$ 与 1 型糖尿病有高度的相关性。

目前公认 $HLA-DRA_{52}$ 位精氨酸和 DQB_{57} 位非门冬氨酸两个等位基因对 1 型糖尿病具有高度易感，联合构成了 1 型糖尿病易感基因。遗传因素赋予个体的仅是 1 型糖尿病的易感性，其表达是受环境因素影响，只有基因和环境因素协同作用，个体才能发生糖尿病。家系调查发现 1 型糖尿病患者中，单卵双生糖尿病共显性为 30%～50%。同卵双生同胞如 15 岁以后发生 1 型糖尿病，则与非同卵双生同胞共显性相似。1 型糖尿病在儿童时期发病，年龄愈小，则遗传因素在发病中所起的主导作用愈大。

二、免疫缺陷

目前认为 1 型糖尿病是由 T 淋巴细胞介导的，以免疫性胰岛炎和选择性胰岛 β 细胞损伤为特征的自身免疫性疾病。自身免疫缺陷引发 1 型糖尿疾病备受关注。

（一）胰岛细胞抗体（ICA）

Bottazzo 于 1974 年首先发现 1 型糖尿病患者血液中 ICA 阳性，Macouish 进一步用免疫荧光法测定出血循环确实有 ICA。ICA 是一种 IgG 免疫球蛋白，同时存在胰岛素自身抗体（IAA）、谷氨酸脱羧酶抗体（GADA）、胰岛细胞抗体（ICA）、胰岛素受体抗体、葡萄糖转运体、酪氨酸磷酸酶蛋白抗体（ICA_{512}、IA2）等。1 型糖尿病患者一级亲属发展为 1 型糖尿病的危险性增高。应用免疫荧光法检测胰岛细胞抗体（ICA）、抗胰岛素抗体（AIA.64KD）的个体胰岛免疫病理于临床 10 余年前就发生改变。

抗谷氨酸脱羧酶抗体（GAD65）：见于 60%～80% 新诊断的 1 型糖尿病。抗胰岛细胞抗体（ICA）：见于 60%～70% 的新诊断患者。抗胰岛素抗体（IAA）：见于 30%～50% 发病年龄小的患者，较大年龄发病的患者中少见。

检测自身抗体的意义：是诊断 1 型糖尿病的标志；预测 1 型糖尿病的发病，决定因素为抗体的种类而非抗体滴度；1 型糖尿病的一级亲属，一种抗体阳性者 5 年发病率 10%，两种抗体阳性者 5 年发病率 50%，三种抗体阳性者发病风险高达 60%～80%，已诊断为 2 型糖尿病的患者中，抗 GAD65 抗体阳性占 5%～10%，抗 IA2 抗体阳性占

2%～4%，这些患者可能实际上是 1 型糖尿病。

（二）HLA 基因作用

1. 三元体启动特异性免疫

目前认为 1 型糖尿病是由 T 淋巴细胞介导的自身免疫性疾病。组织相容性抗原（MHC）、T 细胞受体（TCR）、抗原肽构成三元体，即抗原 –TCR、抗原 –MHC 及 MHC–TCR 之间都出现了相互作用的结合部位、成分或活性中心。三元体启动特异性免疫最终激活 T 细胞。自身组织通过自身耐受使自身抗原所在靶组织免遭攻击和排斥。MHC 易感基因在 1 型糖尿病发病中不足 50%，说明 1 型糖尿病发病还与其他因素有关。

2. HLA 抗原是一种遗传标志

遗传易感人群可促进或抑制自身免疫反应；HLA 具有 1 型糖尿病发生的相关背景，HLA 位于 6 号染色体，含有超过 200 个基因，编码 Ⅰ 型和 Ⅱ 型分子。Ⅱ 型分子基因位于 HLA–DP、–DQ 和 –DR，在巨噬细胞等抗原提呈细胞表达，其中 DR、DQ 位点的基因与 1 型糖尿病密切相关，Ⅰ 型分子基因位于 HLA–A、–B 和 –C；易感基因 HLA 单倍型 RB1*0302–DQA1*0301，尤其是与 RB1*0201–DQA1*0501 同时存在时，糖尿病发病风险增加 10 ～ 20 倍；DRB1*0602–DQA1*0102 等为保护基因，与 T1DM 相关。

我国 1 型糖尿病的 HLA 分型：HLA–DR$_3$ 频率占 55%，RR 为 7.89，一般人群中 HLA–DR$_3$ 占 14%，说明 HHL–DR$_3$ 与 1 型糖尿病高度相关。

近年来对 1 型糖尿病易感基因非 MHC 定位的研究，虽无统一的结论，但对 MHC 和非 MHC 易感基因进行筛选，可望确定 1 型糖尿病高危对象。

（三）HLA Ⅱ 类等位基因

1 型糖尿病是胰岛 β 细胞自身免疫缺损的疾病，与 HLA Ⅱ 类等位基因有很强的关系。对 208 位相互间没有关系的白种 1 型糖尿病患者和 120 位正常人进行对照，结果见显示 SDFI–3A 变异与早发（＜ 15 岁）1 型糖尿病有高度相关性。这可能是来自机质细胞因子 –1 参与自身免疫过程，最终导致 1 型糖尿病。HLA Ⅱ 类特异抗原 DR$_3$、DR$_4$ 在 1 型糖尿病淋巴细胞中频率显著增高。HLA 系统是免疫遗传的标志。新诊断的 1 型糖尿病患者 50%～ 60% 外周血细胞中，具有杀伤力强的 T 淋巴细胞 CD$_8$ 数量显著增加。这有力地支持了 1 型糖尿病发生的自身免疫学说。

（四）相关免疫性

1. 1 型糖尿病与 Ⅱ 类抗原

1 型糖尿病与 Ⅱ 类抗原（D 区）相关联，而 Ⅱ 类抗原与自身免疫疾病有关。印度用放射免疫法测定 ICA$_{512}$/IA2 和 SOX13 的自身抗体，结果提示，亚洲印度人的抗 SOX13 抗体频率高于欧洲人。

2. 1 型糖尿病与免疫性疾病

1 型糖尿病患者可同时伴发其他免疫性疾病。临床资料提示 1 型糖尿病患者或糖尿病的亲属患有"桥本甲状腺炎""甲状腺功能亢进""重症肌无力""甲状腺功能低下""甲状旁腺功能低下""肾上腺皮质功能低下"等自身免疫性疾病。这证实了1型糖尿病的发生与免疫缺陷有关。糖尿病合并肾上腺炎和桥本氏甲状腺炎三者组合的症候群称为 Schmidts 综合征。免疫抑制剂能防止1型糖尿病的发生。

3. 牛奶中的免疫抗原性物质

Porch 和 Johnson 等报道缺乏母乳喂养的婴幼儿1型糖尿病的发生率显著增高。Karjalainen 等测定新发生的1型糖尿病患儿血清中抗牛血清蛋白（BSA）抗体增高。具有免疫的 BSA 抗体，只对具有 HLA–DR 或 –DQ 特异性抗原易感基因者敏感，引发胰岛 β 细胞抗原抗体反应，致 β 细胞受损引发1型糖尿病。1988年英国 Metcalfe 对新发生的1型糖尿病者的调查，发现人乳喂养具有肠道免疫能力，具有预防1型糖尿病发生的作用。而牛奶蛋白有较强体液免疫反应，激活免疫过程，产生过多抗体，损伤胰岛 β 细胞。抗体浓度随年龄增长而降低，故提倡母乳喂养至少9个月以上再改喂牛奶。关于牛奶蛋白是否诱发1型糖尿病的问题，目前在争论之中。研究证实父母生活方式改变、应激状态、物理创伤等因素可诱发1型糖尿病。

三、病毒感染

（一）胰小岛炎

致病病毒主要包括腮腺炎病毒、风疹病毒、巨细胞病毒及柯萨奇 B_4 病毒等。

1. 病毒进入细胞，直接迅速破坏。

2. 病毒进入细胞，长期滞留，使细胞生长。

3. 速度减缓，寿命缩短。

4. 病毒抗原在细胞表面表达，引发自身免疫应答，细胞遭受自身免疫破坏（分子模拟引起自身免疫）。

Gamble 等对新发病的糖尿病患者进行血清学研究，结果发现患者血清中含有柯萨奇 B_4 病毒，对抗体 IgM 滴定效价比较，糖尿病病史2年以上的血清抗浓度为高，比其他病毒引起的抗体浓度也高，进一步证实该组糖尿病的发生与柯萨奇 B_4 病毒感染有关。1956年，Kibriok 及 Beni Rochke 首次报告柯萨奇 B_4 病毒导致糖尿病，于1964年由成人急性胰腺炎患者细胞中而分离出此种病毒，并对1型糖尿病发病死亡者进行病理观察，发现胰岛内有大量淋巴细胞浸润，称为"胰小岛炎"。胰小岛炎引起胰岛细胞选择性破坏，导致 β 细胞自身抗原释放，启动自身免疫过程，诱发糖尿病。1979年美国国立卫生研究院对一例10岁糖尿病酮症酸中毒死亡者解剖发现，胰岛 β 细胞广泛坏死，从血浆中分离出柯萨奇 B_4 病毒，确诊为病毒性糖尿病。并将病毒接种到小鼠、猴及人 β 细胞培养基，证实确由柯萨奇 B_4 病毒引起病变。1971年 Burch 等对柯萨奇 B_4 病毒感染小鼠进行病理观察，发现胰外分泌和内分泌组织均有淋巴细胞浸润，病灶呈轻度细胞变性、广泛坏死及炎症反应等，电镜超微结构可见到腺泡细胞胞浆内质网状结构异常，胰小岛内细胞变性、破碎、坏死，胰岛淋巴细胞浸润。这进一步证实病毒感染诱发1型糖尿病。

病毒抗原与宿主抗原两者之间存在相同序列，β 细胞中有很高表达的 GAD，与柯萨奇 B_4 病毒的 P_2C 蛋白有很多相似性，GAD64 中 24 个氨基酸残基有 10 个与 P_2C 蛋白相同，有 9 个与 P_2C 蛋白相似。胰岛 β 细胞受破坏而引发 1 型糖尿病。病毒可直接破坏胰岛 β 细胞，引起严重胰岛素缺乏，使无糖尿病病史的患者突然出现高血糖及急性酮症酸中毒，以致死亡。病毒在糖尿病发病过程中不直接引发糖尿病，而是发挥启动和媒介作用，激发胰岛 β 细胞自身免疫，诱导 HLA 产生自身抗原，激活自身反应性 T 细胞释放细胞因子，使胰岛 β 细胞凋亡而发生 1 型糖尿病。

（二）流行季节

目前认为病毒感染、牛奶蛋白和亚胺及化学物质的摄入是环境因素的导火索，Gamble 等分析糖尿病发病的季节以夏、秋、冬三季为多，尤以 7 ～ 10 月为多，这与柯萨奇 B_4 病毒流行季节相一致。大多数患者均为 30 岁以下发生 1 型糖尿病。

（三）应激

Sten 和 Charles 研究发现新诊断的 1 型糖尿病与患者早期生活经历有关。这些年轻的患者经历过亲属的死亡、父母的离异、家庭的变故、疾病的困扰、情感的冲击等心理创伤，或在疲劳、寒冷、感染、中毒等诱发因素作用下，打乱了正常心理生活或生理的动态平衡。当应激时间延长或机体反应强度增加，使机体耗竭最后的抗拒应激能力，从而引发糖尿病。80% 的患者于糖尿病发病前经受过不同程度心理、生理的应激。目前多数学者认为有遗传因素或有免疫学缺陷的个体，某一个阶段在一个或几个外界因素的作用下，可激活一系列反应，最终导致 β 细胞完全损害和胰岛素缺乏。

应激是通过下丘脑、垂体、肾上腺轴，或通过对副交感神经系统发挥作用。临床上将应激分为四种类型：Ⅰ 型为突然受到刺激，如受到急性攻击；Ⅱ 型为其他因素诱发，如丧失亲人、失恋；Ⅲ 型为因慢性间断性刺激，如长期人际关系紧张、工作不顺心；Ⅳ 型为慢性长期受到刺激，如残疾、其他疾病的困扰等。这些可通过共同的病理生理途径发挥作用而导致高血糖。

（四）1 型糖尿病发病的环境因素

1 型糖尿病发病的环境因素见表 6-1。

表 6-1　1 型糖尿病发病的影响因素

病毒	β 细胞毒性物质	其他
腮腺炎病毒	苯异噻二嗪	牛奶蛋白
风疹病毒	噻唑利尿酮	精神应激
柯萨奇病毒 B_4 和 B_5	四氧嘧啶	不良生活方式
巨细胞病毒	链脲霉素	
脑心肌炎病毒	戊双咪、Vacor（CN-3 吡啶甲基 N-P- 硝基苯尿素）	

（五）1型糖尿病的危险因素

1型糖尿病的危险因素见表6-2。

表6-2　1型糖尿病的危险因素

危险因素	发病率
背景人群	0.4%
同胞的平均危险	6%
HLA一致的同胞	12%
单亲患1型糖尿病（母亲、父亲）	2%～3%、5%～7%
双亲均受累	5%～20%
单卵双胞胎	35%～70%
终生累积发病率	0.9%

第二节　2型糖尿病的病因与发病机理

2型糖尿病是一组极具异质性的代谢性疾病。具有家族聚集性、同卵双生子发病高度一致性，以及具有明显的遗传易感性。对2型糖尿病家系的遗传模式研究发现，除按照经典的孟德尔遗传规律传递外，绝大部分普通2型糖尿病的传递模式不严格遵循孟德尔遗传规律，属于多基因遗传性疾病，并受环境因素的严重影响。流行病资料提示糖尿病母亲，其后代子女易发生2型糖尿病。因此，2型糖尿病为多种复杂的病理生理缺陷所致，由遗传因素和环境因素共同引发，主要环节为胰岛素分泌不足和胰岛素抵抗。

一、多基因遗传

随着生物分子学技术的发展，DNA重组技术的应用，对2型糖尿病基因遗传的研究逐渐深入，主要是针对胰岛素抵抗和胰岛素基因的研究。

（一）胰岛素（INS）基因

胰岛素基因发生突变，引起胰岛素的一级结构改变，使胰岛素与胰岛素受体结合发生障碍，不能发挥胰岛素生物活性而引发糖尿病。其特点：高血糖伴高免疫活性，高胰岛素血症，而患者血清中提取的INS生物活性降低，对外源性INS反应正常。对有关的家系分析，其遗传方式为常染色体显性遗传，多见于南印度人。

（二）ISR-1基因

胰岛素受体底物-1（ISR-1）是胰岛素信号传导分子，组织细胞内ISR-1蛋白水平的高低和ISR-1的结构与功能状态及酪氨酸磷酸化有关，是胰岛素信号传导的基础。胰岛素与胰岛素受体结合后，磷酸化的胰岛素受体β亚基与细胞浆内的ISR-1互相结合，促使 ISR-1 酪氨酸磷酸化，向多个方向传递信息。当 ISR-1 浓度降低或 ISR-1 结构和活性异常时，胰岛素信号在细胞内传导受阻滞。ISR-1 表达下降是引起胰岛素抵抗的原因之一。Rondinone 等发现肥胖者的脂肪细胞 ISR-1 表达量（为正常人的 50% 或更低）可作为预测胰岛素抵抗和 2 型糖尿病的标志。

（三）胰岛素受体基因

胰岛素受体（INS-R）是一跨膜的大分子糖蛋白，属酪氨酸激酶族受体。目前发现 30 种以上 INS-R 基因点突变或片段缺失与严重 INS 抵抗有关。临床发现多个综合征与 INS-R 基因突变有关，可见于 A 型 INS 抵抗、妖精症（Leprechaumism）、脂肪萎缩性糖尿病等，多发生于中国人、白种人。临床常见的 2 型糖尿病引起的 INS 抵抗是否有 INS-R 基因异常有待进一步研究证实。

（四）胰岛淀粉样多肽基因

胰岛淀粉样多肽（isler amyloid polypep，IAPP）或胰淀素（diabetes-associated pep，DAP）为 37 氨基酸多肽，系胰岛 β 细胞合成和分泌的一种新激素。在 β 细胞内与胰岛素比例（IAPP/INS）为 0.05～0.1，因遗传或获得性因素使 IAPP/INS 比值增高。胰淀素的纤维沉积于 β 细胞内质或高尔基体，引起 β 细胞凋亡，导致 2 型糖尿病的发生。Kahn 对 2 型糖尿病患者的尸检中发现，β 细胞重量减少 40%～60%，这与胰小岛中的胰淀素沉积有关。1901 年 Opief 发现 90% 以上的 2 型糖尿病的胰小岛中有胰淀素沉积。

（五）葡萄糖激酶基因

1. 酶学特性

葡萄糖激酶（GCK）具有高度组织分布特异性，存在于成熟肝细胞和胰岛 β 细胞内，对葡萄糖亲和力低，不受 6- 磷酸葡萄糖抑制。6- 磷酸葡萄糖是胰岛素分泌的信号，由于 DNA 突变，引起酶结构的改变，可降低葡萄糖激酶的活性，与葡萄糖在动力学上有协同作用。

2. GCK 组织特异性

GCK 在肝脏主要受胰岛素调节，胰岛素可使其活性升高。胰岛 β 细胞 GCK 则只受葡萄糖的调节，而不受胰岛素的调节。

3. GCK 对 2 型糖尿病病因和发病机理的意义

GCK 作为确定 MODY 易感性基因的一个模型，MODY 是 2 型糖尿病的一种亚型，其特点为早期发病，常染色体显性遗传，临床表现类似晚期发病的普通型 2 型糖尿病。GCK 基因突变系糖尿病的遗传致病因素之一。GCK 基因突变所致的糖尿病临床表现不一，可为早发的 MODY 型，也可为晚发的 2 型糖尿病，甚至为妊娠糖尿病或葡萄糖耐量低减。这与不同基因突变引起的酶活性降低程度、个体中其他发病因素有关。

（六）线粒体基因

线粒体（mt）基因突变糖尿病由 Van den Omweland 等于 1992 年发现。线粒体 tRNA 基因上核苷酸顺序（nt）3243A–G 点突变引发糖尿病。线粒体氧化磷酸化（OXPHOS）障碍而致胰岛素刺激的糖原合成减少，不仅是 2 型糖尿病，同时是消瘦的正常血糖子代胰岛素抵抗的重要因素。

1. 线粒体基因突变糖尿病特点

（1）呈母系遗传。此为线粒体绝缘体特殊遗传方式，即家族内女性患者的子女均可得病，而男性患者的子女不得病。

（2）不典型 2 型糖尿病。表现为起病早，正常体形或消瘦，治疗病程中常需要改用胰岛素治疗，伴胰岛 β 细胞功能减退。此称胰岛素缺乏型或胰岛素需要型 2 型糖尿病或缓慢进展型 1 型糖尿病，胰岛细胞抗体检测为阴性。

（3）神经性耳聋、听力障碍为本病的一个重要标志。听力障碍的程度不一，耳聋可晚于糖尿病数年。家系内具本病突变者可呈不同的临床表现型：2 型糖尿病伴听力障碍，或轻度障碍，或无听力障碍可伴其他神经、肌肉表现。

2. 线粒体基因突变糖尿病诊断

（1）起病早，多于 40 岁以前发生的 2 型糖尿病者。

（2）体重指数（BMI）低于一般 2 型糖尿病者。

（3）对口服降糖药易发生继发失效，需用胰岛素治疗的 2 型糖尿病者。

（4）胰岛 β 细胞功能减退者。

（5）2 型糖尿病伴有神经性耳聋者。

（6）有糖尿病及（或）耳聋家族史或有母系遗传者。

（7）2 型糖尿病患者或家族中有明显肌萎缩、眼外肌麻痹等神经肌肉病变。

（七）糖原合成酶基因

糖原合成酶（GS）是糖原合成的限速酶，2 型糖尿病早期一级家属中 GS 的合成和水解异常。1995 年 Orho 等克隆分离出肌糖原合成酶基因，该基因定位于染色体。编码 GS 的基因有两个等位点：A1 是一个内含子单碱基改变（C–T），从而在 GS 产生一个新的酶切位点。A2 等位基因频率在芬兰人 2 型糖尿病中比非糖尿病者高 4 倍，中国汉族人群中 A2 等位基因频率在 2 型糖尿病和正常人群无明显差异，说明 2 型糖尿病具有遗传异质性差异。

（八）解偶联蛋白 2（UCP_2）基因

解偶联蛋白 2（UCP_2）基因定位于 11q 染色体区，该区域与高胰岛素血症及肥胖相联系，在人类骨骼肌、脂肪、肺、心、肾、胃及胰腺等组织、器官中广泛表达。解偶联蛋白 2 位于线粒体内膜上的质子转动体，正常情况下可产生质子漏，与 ATP 产生过程解偶联，能量以产热形式消耗，不以 ATP 形式贮存，参与机体能量平衡的调控。中国人 UCP$_2$ 基因 A/V55 变异与糖负荷 3 小时胰岛素总值（SUM）、胰岛素曲线下面积（AUC）、HOMA β 细胞功能相关，C 肽总值及 C 肽曲线下面积变化与胰岛素有相同趋势。因此，认为 UCP$_2$ 基因 A/V55 变异与中国人 2 型糖尿病患者葡萄糖兴奋后胰岛素分泌过程相关，提示该变异参与中国人 2 型糖尿病胰岛素分泌的病理生理过程。

（九）候选基因

用候选基因法在染色体显性遗传的 T2DM 研究发现有 200 多个被筛选基因，其中，胰岛素受体底物 –1（ISR-1）G972R 的多态可增加 2 型糖尿病的发生率；过氧化物酶体增殖物激活受体 – γ（PPAR-γ）和 P12A 的多态性为 2 型糖尿病相关的易感基因。Deeb 等报道 PPAR2 A12 携带者可降低 PPAR γ 与同源启动子结合的亲和性，引起体重指数降低，增加胰岛素敏感性，同时缓解高脂饮食引起的脂肪细胞肥大、肥胖以及胰岛素抵抗；1 型蛋白磷酸酶糖原相关调节亚单位 3（PPPIR3）在胰岛素调节糖原合成酶的过程中发挥主要作用。其他许多基因的多态也可影响 2 型糖尿病、肥胖和胰岛素敏感性，目前仍有待进一步研究证实。

综上所见，2 型糖尿病易感基因的研究目前处于起步阶段，随着人类基因组序列的完成，对群体连锁不平衡的模式进行深入研究，分子生物学技术的发展以及统计学分析方法的有效结合，为今后全基因组扫描连锁不平衡分析定位复杂性疾病易感基因和预测普通 2 型糖尿病发病的易感基因位点提供可靠的依据。

二、炎症因子及相关激素

糖尿病是一种炎性疾病，是心血管疾病的等危症。随着病程进展，胰岛 β 细胞进行性衰竭，胰岛素抵抗是 2 型糖尿病发病的关键因素。研究认为亚临床炎症与胰岛素抵抗发展成 2 型糖尿病有关。现已证明有些炎症因子在多种组织中能影响血糖浓度：内皮细胞功能紊乱，NO 与血管反应性降低；纤溶系统异常，PAI-1、CRP、黏附分子、MMP-9 等升高，核心为 NF-κB 激活；微量白蛋白尿增加；高同型半胱氨酸血症；餐后血糖异常；血管壁异常、IMT 增生、钙化、顺应性降低等。

（一）白介素 –6（IL-6）

IL-6 是一种多功能因子，涉及机体炎症反应，参与造血、骨代谢、能量代谢、调节脂肪。在一项 27628 例非糖尿病妇女参加的前瞻性研究中，随访 4 年有 188 例发展为糖尿病，这些病例基础 IL-6 水平较对照组高（$P < 0.01$），IL-6 最高组发展为糖尿病的危险性为最低组的 7.5 倍。在一组肥胖、胰岛素抵抗的男性病人中有 28% IL-6 升高，与体重指数（BMI）、体脂百分比、C 肽水平无关，表明 IL-6 是发展糖尿病的独立危险因素。IL-6 受血糖调节，高血糖时可促进胰岛 β 细胞分泌 IL-6，IL-6 又可促进 B 淋巴细胞分化，产生大量 IgG，进而杀伤性 T 淋巴细胞克隆过度激活，产生细胞毒性作用，共同引起胰岛 β 细胞死亡。IL-6 还能升高血清游离脂肪酸（FFA），促进脂质氧化，抑制脂肪组织脂蛋白脂酶活性而对抗胰岛素的作用。

（二）C-反应蛋白（CRP）

CRP 是反应炎症的敏感指标，近年的研究发现其血浆浓度与糖尿病及血管并发症的发生和发展相关，从而提出糖尿病的炎症假说。C-反应蛋白可以预测糖尿病未来风险及评估临床疗效的实用性，具有免疫识别特性及免疫调节功能，能增加白细胞反应性、补体的固定，清除炎症部位细胞碎片，是亚临床系统感染的一个敏感性指标。研究者在苏格兰进行冠心病预防研究，5 年随访，单变量分析发现 CRP 是发展为 2 型糖尿病的重要预测因子。CRP 水平每增加一个均值标准差（SD），发展为 2 型糖尿病的危险比（HR）增加 1.55。多变量分析 BMI、甘油三酯、血糖，结果显示糖尿病组与对照组 CRP 水平有明显差异（HR=1.3），CRP 水平最高组发展 2 型糖尿病的危险度（RR）是最低组的 3 倍。Pradhan 等前瞻性研究发现，发展为糖尿病者基础 CRP 水平较对照组高。CRP 水平最高组进展为糖尿病的相对危险度（RR）是最低组的 15.7 倍。Pickup 等认为慢性炎症可能是胰岛素抵抗的启动因子。

新近研究发现空腹血糖 > 7.0mmol/L 的糖尿病患者 CRP 明显增高。因此认为 2 型糖尿病可能是细胞因子介导的炎症反应，是一种免疫性疾病，炎症在糖尿病的发病机制中起媒介作用。此外，IL-1、TNF、IL-6 等细胞因子、巨噬细胞、脂肪细胞、内皮细胞均可能参与糖尿病的发病。长期过度分泌 IL-1、TNF 可导致胰岛 β 细胞分泌胰岛素功能受损，产生胰岛素抵抗。这些细胞因子均可增加 CRP 合成。各种刺激、营养过剩等因素可导致细胞内因子 IL-6、TNF-α 增强分泌，促使肝脏增加合成 CRP，并通过抑制胰岛素受体酪氨酸酶活性而加重胰岛素抵抗。

Ridker 等研究发现血浆 CRP 基础浓度可以预测未来心肌梗死和中风的危险，其机制不十分清楚，可能与下列因素有关：①认为动脉粥样硬化是炎症性疾病，为内皮功能障碍所致。长期慢性炎症刺激平滑肌细胞移动和增生，局部受损害，会增加白细胞或血小板对内皮细胞的粘附性、通透性、促进血凝并导致产生血管活性因子、细胞因子、生长因子，从而促进肝脏合成 CRP 增加。②高胰岛素血症可刺激动脉平滑肌并由中层向内层移位促进动脉硬化，刺激结缔组织增生，各种生长因子在动脉内沉积，促进内皮细胞素 1 基因表达，增加内皮素受体数量和内皮素缩血管作用，促进血凝，减低纤溶，导致血病变。CRP 增生反映内皮细胞功能障碍。因此，血浆 CRP 升高可间接反应血小板聚集，炎症细胞因子激活，是机体自身调节反应。

（三）肿瘤坏死因子（TNF-α）

TNF-α 可调节慢性炎症和多种代谢紊乱，在胰岛素抵抗中起重要作用。肥胖者（BMI30 ~ 40kg/m²）分泌的 TNF-α 为非肥胖者的 7.5 倍。TNF-α 浓度与胰岛素敏感指数（SI）呈负相关。Gema 等认为 TNF-α 抑制过氧化物酶体增殖物，激活受体-γ（PPAR-γ）活性。PPAR-γ 能通过增加肝脏脂肪酶的活性，促进脂肪酸 β 氧化使其降解。PPAR-γ 在不同免疫细胞和血管壁细胞中表达，并具有抗炎和促进细胞凋亡作用。TNF-α 可引起胰岛内巨细胞活化，释放 IL-1 诱导一氧化氮合酶（NOS）在 β 细胞内表达，抑制胰岛素作用，抑制血管内皮细胞 NOS 的活性，减弱 NO 所致的血管舒张作用，促进多种生长因子、细胞黏附分子的表达，引起内皮功能紊乱，参与糖尿病大血管病变的发生。

（四）白细胞

Barbora 等研究证实，外周白细胞计数增高是预测胰岛功能和 2 型糖尿病发病的因素。他们对纳入研究的 352 个非糖尿病者进行糖耐量、高胰岛素钳夹试验，快速测定胰岛素分泌反应（AIR）等。进行随访（5.5±4.4 年）后，发现糖耐量正常组的 272 人中有 54 人发生糖尿病，糖尿病组 54 人的白细胞与体脂百分比及胰岛功能相关。校正年龄、性别、白细胞后，结果显示仍与体脂百分比及胰岛功能独立相关。

（五）γ-球蛋白

γ-球蛋白是免疫系统非特异性的标志物。研究显示美国印第安人中 γ-球蛋白升高可预测糖尿病发病。γ-球蛋白水平每升高一个标准差，糖耐量正常者发展为糖尿病的危险性增加 20%，而对糖耐量异常者发展为糖尿病则无差异，说明 γ-球蛋白可作为糖尿病早期预测指标。

（六）脂联素

脂联素是脂肪细胞分泌的特异性血浆激素类蛋白，与肥胖、糖尿病、胰岛素抵抗有关，并参与炎症反应。Yokta 认为脂联素对免疫炎症起负调控作用，通过抑制成熟巨噬细胞的功能对抗急性炎症反应，抑制粒、单核细胞系生长，在慢性炎症中起作用。脂联素在 mRNA 水平及蛋白质水平抑制 A 型巨噬细胞清道夫受体（MSR）表达，抑制脂多糖诱导的 TNF-α 产生。脂联素在血管壁上沉积，通过 cAMP- 蛋白激酶 A（PKA）抑制血管平滑肌细胞的增生，调控内皮细胞的炎症反应。

脂联素与肥胖关系密切，BMI 每减少 21%，血浆脂联素水平增加 46%。脂联素可诱导胰岛素介导的胰岛素受体酪氨酸磷酸化，提高胰岛素敏感性，在 2 型糖尿病早期脂联素水平开始下降，与胰岛素抵抗呈负相关。

（七）瘦素

瘦素是肥胖基因编码，由白色脂肪组织分泌的蛋白。瘦素通过多种组织，多种形式的瘦素受体对中枢和外周多位点的作用，影响机体许多生理代谢通路。瘦素激活血管内皮细胞 PKA 使脂肪酸氧化增加，增加氧自由基的产生，增加单核细胞趋化蛋白 -1 的转录，导致炎症损伤。瘦素对胰岛素具有双向调节作用，瘦素可促进内脏脂肪分解，使 FFA 浓度升高，FFA 干扰肌肉对胰岛素的敏感性，同时使肝脏对胰岛素灭活能力下降，导致胰岛素抵抗。瘦素又能抑制磷酸烯醇丙酮羧激酶活化以减低肝脏胰岛素抵抗的作用。

三、胰岛 β 细胞功能缺陷

（一）分泌异常胰岛素

多数学者认为 2 型糖尿病胰岛素分泌不是缺乏而是过多，临床存在高胰岛素血症。1989 年，Temple 应用真胰岛素测定法，发现患者游离胰岛素水平并不高。近年来研究证实，2 型糖尿病测定的胰岛素包含无生物活性的前胰岛素原、胰岛素原转化中间产物。用常规放免法测定，对两者与胰岛素无法区分。前胰岛素原、胰岛素原转化中间产物 / 胰岛素（PI/I）增高，是胰岛素分泌缺陷的标志。高胰岛素原血症掩盖了部分胰岛素分泌低下征象，多半出现高血糖。发生高胰岛素原血症的原因是由于胰岛 β 细胞功能障碍。

（二）胰岛素分泌节律异常

胰岛素对葡萄糖刺激感知丧失或反应迟钝，导致分泌节律异常。胰岛素对葡萄糖刺激第一快速分泌时相消失（正常情况 β 细胞接受葡萄糖刺激后，0.5 ～ 1 分钟后出现，持续 5 ～ 10 分钟），第二时相延缓分泌（正常情况分泌峰值在刺激后 30 分钟出现）。胰岛素分泌异常，表现为胰岛素分泌的脉冲数、频率、振幅改变，节律紊乱，使胰岛素分泌与血糖水平不同步，导致高血糖。

（三） β 细胞功能减退

β 细胞进行性功能减退是 2 型糖尿病的主要特征。患者最初主要表现为第一相胰岛素分泌缺失，血胰岛素分泌比例不当的高胰岛素原血症，呈现 β 细胞功能紊乱，特点为血糖尚能代偿胰岛素分泌缺陷。实验研究证实，切除狗 65% 的胰腺后，其应答反应下降了 75%，而残余的胰岛 β 细胞对葡萄糖的敏感性增加，葡萄糖诱导的第一相胰岛素分泌并未显著下降，空腹血糖仍然维持在正常水平。这表明尽管胰岛 β 细胞数量减少，但残余的"正常" β 细胞功能仍对葡萄糖的敏感性具有代偿能力。对 2 型糖尿病的尸检中发现，90% 患者有胰淀粉样物质沉积，20% ～ 50% β 细胞缺失，而未出现高血糖。从而说明早期单纯 β 细胞数量减少、功能紊乱不会导致高葡萄糖血症；随着 β 细胞数量不断减少， β 细胞功能不断恶化，最终第二相胰岛素分泌缺陷，并出现基础及稳态衰竭，血糖升高，发生糖尿病。用以评估 β 细胞功能（HOMAB）的方法很多，如葡萄糖钳夹技术、微小模型法等，其中改良 HOMAB 法简单易行。应用 75g 葡萄糖进行 OGTT 及胰岛素释放试验，分别测定空腹血糖和空腹胰岛素及葡萄糖负荷后 2 小时血糖和胰岛素。用下述公式计算胰岛素抵抗和 β 细胞功能。

IR ＝ FI（空腹血浆胰岛素浓度）×G（空腹血糖）/22.5

β 细胞功能＝ 20×FI/（G-3.5）

（四）胰岛素靶组织作用减弱

胰岛素自 β 细胞分泌后大部分进入门静脉，50% 由肝脏摄取。2 型糖尿病患者肝脏对胰岛素摄取减少，不能抑制肝糖生产和肝糖输出，主要表现为空腹血糖升高。餐后由胰岛素介导的肌肉对葡萄糖摄取和利用减少，表现为餐后血糖升高；血游离脂肪酸（FFA）水平增高，抑制 β 细胞胰岛素分泌，抑制肝细胞与胰岛素结合，降低胰岛素抑制肝糖生产和输出作用，抑制肌细胞葡萄糖运转因子（Glut4）的活性，降低葡萄糖氧化及肌糖原合成，为肝脏提供生糖底物，促肝糖异生。

（五）受体缺陷

机体、器官、组织对胰岛素作用敏感度降低，伴高胰岛素血症、高血糖、肥胖，同时空腹及糖负荷后胰岛素分泌水平正常或偏高，或高峰后移临床呈现出对胰岛素不敏感者，称为胰岛素抵抗。引起胰岛素抵抗的主要原因为胰岛素基因突变，引起胰岛 β 细胞数目减少，产生结构异常胰岛素。结构异常胰岛素使胰岛素生物活性降低，称为"变异胰岛素"。2 型糖尿病患者的胰岛 β 细胞数目较正常减少 50% 以上，使胰岛素储备功能减低。内源或外源性胰岛素产生抗体，降低或阻断与受体结合，胰岛素抗体可使胰岛素效应降低，导致胰岛素抵抗性糖尿病。在胰岛 β 细胞膜表面上有一种专与葡萄糖结合的受体，这种受体称为"葡萄糖受体"，只有葡萄糖与其受体结合，葡萄糖才能刺激 β 细胞分泌胰岛素，抑制胰高血糖素和生长激素抑制激素的分泌，"葡萄糖受体"缺陷，则导致血糖升高。

（六）胰岛素拮抗激素

1. 胰岛内激素

（1）胰高血糖素：α 细胞分泌胰高血糖素。正常人受到葡萄糖刺激，抑制胰高血糖素分泌，2 型糖尿病患者分泌则不受抑制或升高。在胰岛素分泌相对减弱时，胰高血糖素升高，则加重糖尿病，并可导致糖尿病酮症。中国中医科学院广安门医院内分泌科于 1982 年曾对 262 例 2 型糖尿病影响血糖升高的多因素进行多元回归分析，结果提示胰高血糖素绝对或相对升高是 2 型糖尿病患者血糖升高的主要因素之一。

（2）生长抑素：δ 细胞分泌生长抑素和胃泌素。资料提示，链佐霉素诱发的糖尿病大鼠，胰腺 δ 细胞增多，出现高生长抑素血症。这可能与胰岛素抑制胰高血糖素介导的生长抑素分泌功能衰竭有关。

（3）胰多肽（PP）：PP 细胞分泌胰多肽，可促进肝糖原分解，抑制合成，抑制葡萄糖刺激胰岛素释放，使血糖升高。正常人血浆胰多肽随年龄而增高。2 型糖尿病患者中血浆胰多肽高于正常，表明 2 型糖尿病的发生与 PP 分泌紊乱有关。

2. 胰岛外激素

（1）前列腺素：前列腺素（PGE）可抑制胰岛素分泌，而用水杨酸盐可抑制内源性PGE 的合成（抑制环氧酶），使胰岛素分泌增加。葡萄糖刺激可使 2 型糖尿病患者胰岛素基值上升，PGE 则抑制胰岛素释放，导致血糖升高，促进糖尿病的发生和发展。

（2）其他内分泌激素：生长激素、肾上腺皮质激素、促性腺激素、儿茶酚胺、胰淀粉素等激素与胰岛素相拮抗。通过加速内脏脂肪沉积，抑制胰岛素释放，抑制胰岛素刺激肌肉合成糖原等，可导致葡萄糖耐量异常，促进 2 型糖尿病发生。

四、2 型糖尿病发病相关因素

（一）环境因素

1. 饮食结构不合理

合理的饮食结构是保持标准体重的前提。饮食失控，摄入热量过多，若超过体内所需的热量，体内三羧酸循环会将多余的热量转化为脂肪而引起肥胖。肥胖是胰岛素抵抗的主要标志，也是代谢综合征的主要指标。肥胖导致胰岛素抵抗而诱发 2 型糖尿病。自 1929 年报道肥胖与糖尿病的关系以来，大量的研究证实肥胖与 2 型糖尿病的发生呈正相关。Westund 等对挪威 3751 例 40 ～ 49 岁男性 2 型肥胖性糖尿病患者进行定量前瞻性研究，发现 2 型糖尿病发生速度随体重升高而加速增加。1997 年～ 2003 年，美国 DM 发病率增加 41%，其中 89% 是超重或肥胖导致的。体重每增加 1kg 患 DM 危险性增加 5%，肥胖者发生 DM 的危险性为正常人的 3 倍，有 50% 发生 DM，80% 2TDM 患者体重超重，肥胖使 2TDM 患者缩短寿命 8 年以上。WHO 报道，全球有 10 亿人超重，其中肥胖者 3 亿多。我国有 2 亿 6 千万人超重或肥胖。青少年 DM 有 85% 是因为肥胖，85% 2 型糖尿病患者由肥胖导致，尤其是中心型肥胖。2005 年第 65 届 ADA 会议指出，DM 发病率上升最重要原因是"肥胖"，并推荐将 $BMI > 28.9kg/m^2$ 作为肥胖诊断标准。

2. 体力活动减少

流行病学调查结果表明，缺乏体力活动是 2 型糖尿病的一个重要危险因素。Tabylor 报告，在年龄和控制肥胖因素之后，休息或轻体力活动者糖尿病的发生率，为中等以上体力活动者的 2 倍。另有报告糖尿病发生率与基础体力活动强度呈负相关。体力活动可以增加热量的消耗，使血循环中多余的葡萄糖转化为能量、水和二氧化碳，而达到降低血糖的效应，起到了类似胰岛素样的作用。体力活动不足，体内热量消耗减少，能量堆积使机体发胖，增强胰岛素抵抗而诱发或加重 2 型糖尿病。

3. 心理因素

世界精神病学协会年会指出人类已从"躯体疾病时代"进入"精神疾病时代"，心理疾病已成为 21 世纪的"世纪病"，成为人类的敌人。心理状态已被 WHO 列为评价人体健康的四大指标之一。应激是指机体对各种刺激发生反应，打乱了正常的心理、生活或生理的动态平衡。Seyle 认为在应激时血糖升高可作为重要指标。有学者研究提示应激是通过下丘脑 - 垂体 - 肾上腺轴或通过副交感神经系统的刺激产生的，这种应激时间长或机体反应强度大则促使糖尿病的发生。

1948 年 Mirsky 发现心理应激情况下可发生糖尿病，表明机体对应激的生理和心理变化不适应。许多学者相继研究进一步证实，机体的免疫系统与下丘脑 - 垂体 - 肾上腺轴之间相互作用，二者被应激所激活，导致 2 型糖尿病的发生具有重要意义。Bjorntorp 发现应激能激活下丘脑，导致机体处于防御或挫败反应状态，有心理、社会障碍的患者挫败反应更明显，使血流动力学改变，引起血糖升高。应激可加重易感者的临床糖尿病。情感应激具有个体差异，心理应激需要个体化。近年利用 MedLine 和 PsycINFO 发现，糖尿病使抑郁症患病率上升，其中糖尿病女性抑郁症的患病率为 28%，高于男性 18%。

4. 营养不良

（1）出生时体重：Heles 对 400 例婴儿分别测定其出生时的体重、一岁以后的体重、64 岁后的体重，以探讨体重与 2 型糖尿病的相关性，结果提示：出生时体重低者到中年可能出现葡萄糖耐量降低。出生时低体重，可能是因为胎儿时期宫内营养不足及胰腺 β 细胞低下以至衰竭。这表明宫内环境可能为后代发生糖尿病的重要决定因素。

（2）长期营养缺乏：营养物质缺乏，尤其蛋白质不足，可引起胰岛素分泌障碍，而导致糖尿病。这种情况多见于非洲和东南亚热带以木薯为主食的国家和地区，所流行的糖尿病表现为发病年龄早，胰岛素严重缺乏；血糖高而不易出现酮症，呈现了酮症抵抗，其临床表现既不同于 1 型糖尿病，也不同于 2 型糖尿病，以往称"热带糖尿病"。1985 年，WHO 将其归属于"营养不良性糖尿病"。

（3）微量元素缺乏：主要缺乏微量元素铬（Cr）。Cr 存在于食物中，通过胃肠道吸收。Cr 的主要生物效应是作为胰岛素与胰岛细胞膜之间的桥梁。Cr 可连接胰岛素与细胞膜形成三元复合物，行使胰岛素的代谢作用；Cr 通过与胰岛素 A 链上的二个 S 原子和膜上的二个 SH 基连接而构成具有生物效应的三元复合物。有关研究证实，2 型糖尿病患者因胰岛素抵抗，使血浆胰岛素水平上升，继则动员体内 Cr 释放到血液中，则尿中含 Cr 量增加，Cr 随尿而排泄增多，久而久之，体内缺乏 Cr 而导致糖尿病或加重糖尿病。

（二）遗传因素

1. 肥胖型糖尿病

Baird 对 50 位肥胖型和非肥胖型糖尿病患者的同胞兄弟姐妹进行 OGTT（口服葡萄糖耐量试验），发现肥胖型糖尿病患者及其肥胖的同胞兄弟姐妹糖尿病的发生率为 27.3%，而非肥胖型糖尿病患者的发生率为 4.8%。Knowler 等研究显示，若双亲一个或两个患糖尿病，则肥胖型糖尿病发生率加速升高。双亲均无糖尿病，则肥胖致糖尿病的作用不明显。这表明肥胖是促进糖尿病发病的危险因素。据统计，体重正常者糖尿病发病率为 0.7%，超过标准体重 20% 者，糖尿病发生率为 20%，超重 50% 者糖尿病发病率高达 50%。Joslin 报告 50 岁以内正常体重者糖尿病发病率较低，而 50 岁以上的肥胖者，糖尿病发病率高达 80%。这是由于肥胖导致胰岛素抵抗而诱发 2 型糖尿病。

2. 母系效应

法国糖尿病中心报告，536 例 2 型糖尿病患者一级亲属中，女性患者占 33%，男性为 17%，表现了母系效应。Martin 发现妊娠糖尿病妇女，其子代糖尿病发生率较血糖正常妊娠组高。

3. 多次受孕

妇女多次受孕会刺激胰岛细胞，使胰岛 β 细胞过度疲劳。美国科学家对 1186 名

40 岁以上妇女进行葡萄糖耐量试验，结果发现，每次怀孕使年过 40 岁的妇女患 2 型糖尿病的可能性增加 16%，糖耐量下降 10%。

综上所述，2 型糖尿病的发病机制非常复杂，主要在遗传易感和环境获得因素的基础上，是以胰岛素抵抗、胰岛素受体缺陷、胰岛 β 细胞功能紊乱为主要环节等多种因素综合作用的结果。

2 型糖尿病的发生发展程序：多食、肥胖等因素→持续刺激 β 细胞→高胰岛素血症→靶细胞胰岛素受体降调节→靶细胞对胰岛素敏感性降低→脂肪贮存过多的靶细胞存在受体后缺陷→胰岛素抵抗营养物质（特别为葡萄糖）清除减慢→血糖升高→ β 细胞负荷过大→ β 细胞衰竭→胰岛素分泌降低→受体后缺陷加重→血糖进一步升高。所以无论是 1 型糖尿病还是 2 型糖尿病，均属于多因素症候群。

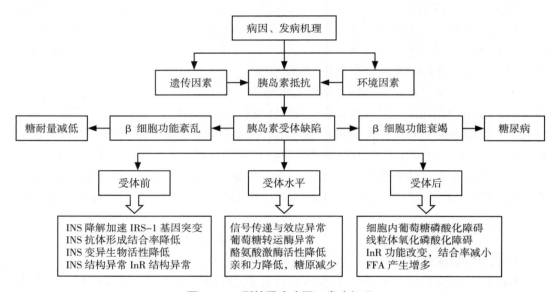

图 6-2　2 型糖尿病病因、发病机理

五、其他类型糖尿病的发病因素及机理

因其他疾病或药物等诱发的糖尿病称"继发性糖尿病"或"继发性糖尿病综合征"。

（一）胰腺疾病

急性或慢性胰腺炎、胰腺肿瘤、胰腺切除等，影响胰岛 β 细胞分泌功能，使胰岛素缺乏而引起糖尿病。

（二）内分泌疾病

垂体瘤（或肢端肥大症）、库欣综合征、甲状腺功能亢进、胰岛 a 细胞瘤、胰岛 D 细胞生长抑素瘤、嗜铬细胞瘤等内分泌疾病均可分泌相应的激素，这些激素均与胰岛素相拮抗，或加重代谢亢进，增加胰岛 β 细胞负担而诱发糖尿病。

（三）肝脏疾病

由于肝脏病变，肝细胞对葡萄糖贮备糖原的能力降低，糖异生及对胰岛素灭活能力减弱，导致代谢紊乱，可出现葡萄糖耐量低减。肝炎病毒可诱发胰小岛炎，损伤胰岛β细胞的功能而导致糖尿病。这类糖尿病大多数是可逆的，随着肝脏病变的好转，糖耐量异常得到恢复。少数胰岛损害严重者可致永久性糖尿病，可见于急性肝炎、慢性活动性肝炎、坏死性肝硬化、酒精性肝硬化等。

（四）药物所致

有些药物可引起血糖升高，诱发糖尿病或加重糖尿病。如利尿药有呋塞米、利尿酸钠、噻嗪类利尿剂；抗高血压药；水杨酸类药有阿司匹林、吲哚美辛；糖类皮质醇、儿茶酚胺、生长激素、胰高血糖素等均可诱发葡萄糖耐量低减或糖尿病。

六、糖尿病分子病因学研究进展

随着基础研究的深入，分子生物学为糖尿病病因研究开辟了新的途径，解释了许多以前无法解释的现象，呈现了令人乐观的前景。1953 年 Watson 和 Crick 发现了 DNA 双螺旋结构，并揭示了 DNA 自我复制的机制，为分子生物学树立了里程碑，是人们开始用分子生物学语言解释人类遗传学现象。1966 年 Nirenberg 等破译了人类的遗传密码，并提出遗传信息传递的中心法则。1972 年 Boer 等发现了 DNA 限制性内切酶和连接酶等。1985 年 Mullis 等人发明了聚合酶链反应（PCR），进一步促进了基因工程的发展。在上述基础理论和基本技术发明的基础上，有研究者建立了重组 DNA– 基因工程技术，而今已成为分子生物学核心技术，并已渗透到生命学科的各个领域，揭示和研究糖尿病发病机制与特定基因结构、功能、基因表达及其调控，并利用基因重组工程技术，研制和合成人胰岛素。糖尿病分子病因学研究手段日趋先进，内容日益丰富，正逐渐由基础迈向临床，是糖尿病研究领域中进展较快的学科之一。

（一）糖尿病分子病因学研究现状

1. 糖尿病分子病因学

糖尿病分子病因学从分子遗传学角度研究糖尿病与组织相容性抗原系统（人类白细胞抗原）之间的关系。有学者发现西方白种人中 11 号染色体胰岛素基因高度变异区（HVR）Ⅰ类等位基因频率显著增高，认为是 1 型糖尿病的独立危险因素。但绝大多数研究均显示 1 型糖尿病的发病与 HLA Ⅱ类抗原基因区有密切关系。目前比较明确与 1 型糖尿病发病有关联的是Ⅱ类抗原基因区的 DR3/DR4 杂合因子、DQB；基因 57 位非麦门冬氨酸纯合子（non–ASP/non–ASP）以及 DQA52 位上精氨酸纯合子（52ARG+ 或 ARG+）。以往认为 2 型糖尿病发病与 HLA 无明显关系，并以此作为 1 型糖尿病与 2 型糖尿病发病遗传本质异质性的区分。进入 90 年代，随着分子生物学基因分型研究的深入，发现 2 型糖尿病某些亚群与 HLA 存在一定关联，再次引起人们对 HLA 和 2 型糖尿病研究的兴趣。目前分子生物学研究的焦点是 2 型糖尿病与胰岛素抵抗相关基因的关系。

基因是机体控制各种形状的遗传单位。基因极少数位于线粒体内，多数位于细胞核内的染色体上。染色体的化学组成主要是脱氧核糖核酸（DNA）和组蛋白。由许多脱氧核糖核酸互相连接而成的长链便是 DNA 分子。每个脱氧核糖核酸含有脱氧核糖、磷酸、碱基。每个基因所含的碱基由 100 多万到数百万不等。人类结构基因的总数为 5 万～ 10 万。90% 的 DNA 不参与多肽序列的编码，以保证染色体结构的稳定性、确定染色体终端的特异性序列及有丝分裂或减数分裂时的附着位置。

2. 分子病因学研究的意义

糖尿病有明显遗传倾向，不同种族、不同地区、不同个体之间存在明显差异，这些差异是由构成该病基因的种类、数量、基因突变性质所决定。分子病因学研究的意义：阐明糖尿病遗传异质性的基因异常基础，从分子水平对糖尿病进行一级干预；探索临床前糖尿病的分子生物学诊断方法；从分子水平阐明 1 型糖尿病自身免疫发病机理；深入 2 型糖尿病系多基因 – 多因子遗传性疾病分子生物学研究；探索各种基因与 2 型糖尿病关联情况，2 型糖尿病遗传异质性与临床表现型特点，2 型糖尿病与高血压、高血脂、冠心病等常见并发症之间的分子生物学关系。

（二）糖尿病基因遗传机制

遗传物质基础为基因，基因可以发生变异，当基因变异通过一定方式传递给后代而发生疾病时，这种因传递所发生的疾病就称为遗传病。

1. 遗传病特点

（1）患者在亲祖代和子孙代之间，即家庭成员中有一定数量患同样疾病。

（2）有血缘关系的近亲结婚所生育的子代中所发生遗传病的比例高于一般群体。

（3）孪生兄弟（姐妹）具有显著的共显性。

（4）人体的细胞组成、生理功能、生化反应等主要由蛋白质进行。蛋白质的构成单位是氨基酸。氨基酸的特异性受基因控制，通过转录 DNA 分子上的遗传信息传递到 mRNA，录有 DNA 特定遗传信息的 mRNA 穿过核膜进入细胞质，将 mRNA 上转录的遗传密码翻译成氨基酸顺序，合成特定的肽。当基因发生变异，则相应的结构蛋白、酶、激素也发生变异，从而导致病理、生理改变，可发生有遗传倾向的糖尿病。

2. 遗传病的传递方式

（1）染色体变异。

（2）单基因遗传病（又称孟德尔遗传方式传递）。

（3）多基因遗传病（也称多基因遗传病）。糖尿病常表现为家族聚集现象，主要受多对基因控制，每对基因之间并没有显性和隐性区分，而是共显性。多个基因的任何一个基因对遗传的性状和糖尿病形成的作用是微小的，只有通过积累或叠加的互补作用，并受环境因素的影响才能发病。所以糖尿病被称为是多基因遗传病。

（三）糖尿病的基因诊断

全血中有核细胞、颊黏膜上皮细胞、尿道上皮细胞、精子细胞、孕妇绒毛、羊水细胞及胎儿有核细胞等均可作为基因 DNA 检测对象，进行 DNA 诊断。由于遗传病发病基础的基因变化具有异质性，可有基因完全缺失或 DNA 中置换个别碱基而给基因诊断带来困难，所以基因诊断有一定限度。基因诊断的主要工具为探针：有 cDNA 探针与某基因编码顺序相应的 DNA 片段；或基因探针为某基因的编码或非编码或基因间顺序的 DNA 片段；或寡核苷酸探针为具有某短段 DNA 顺序特异性的合成寡核苷酸，也称 ASO 探针。

1. 基因诊断方法

应用基因组探针或 cDNA 探针与待检标本的 DNA 进行杂交，对基因的突变进行直接分析称为直接法，又可分下列方法。

（1）点杂交法即将受检标本 DNA 与标志的探针进行杂交。

（2）限制性内切酶谱（限制性内切酶简称内切酶）主要识别 DNA 分子内部碱基序列，裂解特定长度的 DNA 片段与特定基因探针进行杂交，获得特异 DNA 片段的基因图谱，通过相关鉴别，获得待检基因是否正常的结果。

（3）寡核苷酸杂交即将已知突变基因核苷酸序列探针与受检基因杂交，如受检者 DNA 能与突变基因寡核苷酸探针杂交，表明受检者为突变基因的纯合子，反之为不存在这种基因突变。

（4）体外扩增法通过人工合成对与所要检测的目的基因碱基序列互补的寡核苷酸进行 PCR 反应，应用直接分析，提高 DNA 的灵敏度。目前广泛应用于遗传病基因诊断和突变基因的鉴别。

应用与突变紧密连锁的遗传标记进行连锁分析而达到诊断目的的方法称为间接法。

2. 聚合酶链反应（PCR）

（1）建立 PCR 酶解突变检测技术：PCR 酶解突变检测技术是一种非常有效而简便的体外基因扩增技术。Mullis 等人所发明的聚合酶链反应（PCR），进一步促进了基因工程的发展，实现了体外无限制扩增核酸片段的愿望。PCR 反应是由模板变性、引物退火、DNA 聚合酶延伸三个简单步骤组成的重复循环反应。每一个循环中合成的产物可以作为下一个循环的模板，每循环一次靶 DNA 的拷贝数即按几何数增长，可使基因扩增数十万到数百万倍。扩增的片段可通过电泳进行观察。PCR 反应特异性强、灵敏度高，极微量的 DNA 即可作为扩增的模板，得到大量的扩增片段。应用 PCR 酶解突变检测技术对我国 2 型糖尿病患者进行研究，确认了其存在 TRNA 突变基因。建立适于临床的 PCR 酶解突变检测技术的实验研究，对开展基因诊断具有重要意义。

（2）PCR 插入 / 缺失多态检出技术：通过应用 PCR 插入 / 缺失多态检出技术，确认血管紧张素转换酶 I 基因与 2 型糖尿病合并冠心病亚组明显相关，是一种普遍存在的现象。在 2 型糖尿病、冠心病、高血压不同组合的群体研究中发现，这种关联在伴或不伴 2 型糖尿病及高血压中均可见到。

（四）Southern—限制性内切酶片段多态技术

细胞的基因组 DNA 用特定的内切酶水解得到许多长度互不相等的片段，借助凝胶电泳可以获得一个由大片段到小片段的连续带谱，由基因组得到某一特定位置。应用该技术对糖、脂代谢有关的激素、酶、受体、载体或转运蛋白等十多个候选基因与 2 型糖尿病群体进行研究，发现胰岛素受体基因、载脂蛋白 B 基因、载脂蛋白 A 基因、Ⅰ–CⅢ–A Ⅳ基因簇、葡萄糖激酶基因、磷酸烯醇式丙酮酸羧激酶等基因与 2 型糖尿病及肥胖伴糖尿病家族史有明显关联。高甘油三酯血症或冠心病等亚组也呈现了不同程度的相关性。

（五）等位基因特异性寡核苷酸斑点杂交（ASO–D）技术

人类基因组中常有基因缺失、点突变、片段的插入或缺失，以及重组系列的增加或减少等。不同个体的 DNA 在同一限制性内切酶作用下，DNA 片段长度出现差异，称为限制性片段长度多态性（RFLP）。RFLP 可用 Southern 印迹交叉法检出，也可用 PCR 检测。当基因突变部位和性质已明确时，可以合成等位基因特异性的寡核苷酸探针（ASO）。通过 PCR 结合 ASO，即 PCR–ASO 技术，先将含有突变的基因片段进行体外扩增，再与 ASO 作点杂交，该方法简单，只需少量基因组 DNA 即可。

应用该技术对 HLA DQA1 和 DQB1 进行研究，我国与其他国家和地区研究的结果基本一致，与 2 型糖尿病普遍关联。而 2 型糖尿病与 HLA DQA 基因关联的等位基因与 1 型糖尿病不同。

（六）微卫星多态基因标志技术

应用微卫星多态基因标志技术对家族性 2 型糖尿病家系候选基因进行连锁分析。这种高杂合度基因标志可在个别较小 2 型糖尿病家系内得出基因连锁结论。因 1 型糖尿病为自身免疫介导的细胞受到破坏，2 型糖尿病为胰岛素抵抗和细胞功能障碍的多基因疾病，二者均呈遗传异质性，并有各自分子遗传学基础。前者分子生物学研究内容比较单一，也比较明确，后者病因复杂，候选基因较多，研究尚处于初期阶段。国内项坤三等抽取 485 名在上海和美国旧金山的中国人，在对其六个基因的限制性内切酶片段长度多态性（RFLP）与 2 型糖尿病的关联研究中发现，胰岛素受体、载脂蛋白 AI、载脂蛋白 B 三个基因与中国人 2 型糖尿病发病有一定关联；RFLP 频率有明显的种族差异，而且同细胞受到破坏，RFLP 基因型对肥胖糖尿病与非糖尿病的肥胖在病因上并不相同。有学者研究发现，四氧嘧啶糖尿病鼠脂肪组织葡萄糖转运蛋白 GLUT 4mRNA 表达减少，基因表达减少引起相应蛋白减少可能是糖尿病胰岛素抵抗的原因之一。

（七）基因的连锁分析

临床实践中，直接检测突变基因进行基因诊断的疾病有限，故多数采用基因连锁分析，因为同一染色体上相邻基因一起复制传代，连锁的基因可以作为遗传标志。通过鉴定连锁基因标志判断是否存在致病基因或疾病易患性基因标志。基因连锁分析多数采用 RFLP（点突变）技术，进行家系分析，家系中关键成员如父母、祖父母等为 RFLP 杂合子，以便确定异常结构分布在哪一条染色体，子代中有患病的纯合子，以便确定异常结构从哪条染色体遗传下来。

全基因组扫描连锁分析是用于鉴定 2 型糖尿病易感基因的方法，可寻找与 2 型糖尿病相关的易感区域。Hanis 等用全基因组扫描将墨西哥裔美国人 2 型糖尿病家系的易感区域定位于 2q37.3 区域，并命名为 NIDDM1。Cox 等发现位于 15 号染色体的 CYP19 基因区域与 2q37.3 相互作用可增加 2 型糖尿病的发生率。由于扫描得出的连锁区域较大，很难找到真正的易感基因。APM1 基因区域为 2 型糖尿病易感区域。APM1 编码脂肪细胞分泌蛋白 ACRP30，即脂联素。研究发现肥胖型 2 型糖尿病患者网膜和皮下脂肪组织中脂联素表达降低，血浆脂联素水平也降低，并与胰岛素抵抗相关。由肥胖诱导的糖尿病模型用脂联素治疗后可使血糖、游离脂肪酸和甘油三酯水平下降，使骨骼肌和肝脏中甘油三酯含量降低，改善胰岛素抵抗。有研究者在中国汉族人中用基因组扫描技术查找 2 型糖尿病易感基因，对中国东部和东南部 478 位家系成员，其中含 282 位糖尿病患者的基因进行分析，结果提示这些人群的家系中，20 号染色体隐藏有与 2 型糖尿病连锁的基因，这些与疾病有关的基因称为易感基因。

（八）mRNA 水平检测

mRNA 水平检测也属于基因诊断，可以判断基因是否正常，是否有正常的转录功能。同时 mRNA 是基因转录的产物，是基因模板的扩增，所以检测 mRNA 的灵敏度比检测 DNA 高。

（九）糖尿病基因治疗现状

基因治疗是利用重组 DNA 技术将外源正常基因导入目的基因细胞，使外源基因制造的产物纠正或补偿因基因缺陷引起的异常，进行有效表达，从而达到治疗的目的。主要包括下列三方面：目的基因的获得；靶细胞的选择；有效的基因转移手段。根据转基因的靶细胞不同，可分为生殖细胞基因治疗、体细胞基因治疗。

1. 细胞基因治疗

目前采用的均系体细胞基因治疗，主要用于 1 型糖尿病。随着人胰岛素基因克隆技术的发展，已通过转基因的方法建立起胰岛素分泌体细胞来治疗糖尿病鼠。因胰岛 β 细胞是自身免疫攻击对象，故不能以胰岛 β 细胞作为靶细胞。1 型糖尿病体细胞基因治疗的靶细胞应选择既易于取出体外培养、转移和移植，又有利于胰岛素基因表达和具有加工前胰岛素成为成熟胰岛素能力的组织特异性表达细胞。1 型糖尿病基因治疗目前仅停留在动物实验水平。

研究的靶细胞主要有两类：鼠肝细胞、鼠垂体前叶的促肾上腺皮质激素瘤细胞，经表达载体转染人 cDNA 后均分泌人胰岛素，能促使糖尿病鼠血糖改善、体重恢复，显示了利用胰外组织进行糖尿病体细胞基因治疗的可能性。

2. 糖尿病基因治疗的关键

基因治疗的关键环节为胰岛素基因表达生理调控，分泌水平过高则造成低血糖而死亡，分泌不足又达不到治疗目的。正常 β 细胞胰岛素合成及释放的生理调控，主要受血葡萄糖浓度影响。对胰岛素分泌机制调节的研究和利用，就是应用分子生物工程技术改造胰岛分泌细胞为具有稳定正常葡萄糖刺激的胰岛素释放反应细胞系，即模拟正常 β 细胞功能的胰岛素分泌细胞系。此亦为基因治疗的一个组成部分。其次，1 型糖尿病基因免疫治疗正在使用，该方法是免疫介导的基因预防和治疗，将激活特异性破坏 T 细胞的自身抗原基因导入并表达。

（十）今后的方向与任务

1. 寻找目的基因

目的基因是糖尿病治疗的关键，要在众多的相关基因中进行筛选，找出起决定性作用的基因。充分利用各种分子生物学方法广泛进行研究，对家系进行连锁分析 2 型糖尿病和迟发型 1 型糖尿病家系一代以上亲属、患病同胞，遗传基因分析 DNA 顺序技术，对糖尿病候选基因进行分子扫查。

2. 糖尿病亚组的基因研究

糖尿病有 1 型糖尿病与 2 型糖尿病，2 型糖尿病又有胰岛素抵抗与非抵抗、低胰岛素与高胰岛素血症、肥胖与非肥胖、胰岛 β 细胞分泌功能障碍与否的不同，肥胖也有腹型肥胖与全身肥胖之异。这些病理生理情况均有其各自的分子遗传学基础。对 2 型糖尿病亚组分子病因学研究较全组研究更为合理，能反映出同为糖尿病不同亚组的分子生物学特征，为一级干预治疗提供依据。

3. 糖尿病并发症的分子病因学研究

目前认为不能将冠心病、高血压、高血脂单纯看作糖尿病大血管并发症，这些疾病以及血脂紊乱、肥胖等可能有共同又各异的分子遗传学基础，在人群中呈疾病集结状态。从分子水平对这些疾病进行联合研究，明确它们之间的关系，有助于了解这些可呈集结又单独存在的状况。同时有助于解释均为糖尿病，为何有的发生肾病，有的发生视网膜病变，有的血糖较高但无并发症，有的血糖不高反而产生严重并发症。糖尿病并发症可能有其独特不同的糖尿病发病的分子病因学基础，不远的将来，这些目前无法解释的现象可能会从分子水平得到阐明。

第三节　糖尿病的中医病因和发病机理

糖尿病按临床表现，隶属于中医学中"消渴"范畴。引起消渴病的病因，可上溯到两千多年前，最古老的经典《黄帝内经》中《灵枢·五变》云："五脏皆柔弱者，善病消瘅。"强调了五脏柔弱在消渴病中的意义，将消渴病的病因归于五脏"脏脆"，开先天禀赋不足、五脏柔弱之先河。所谓"消渴"中"消"，系指消谷善饥，形体消瘦；"渴"则指口渴引饮，小便频数。"消渴"有广义和狭义之分：广义的"消渴"，凡具有"消"

和"渴"的症状者均属于消渴，涵盖了西医学中的甲状腺功能亢进、尿崩症、颅咽管瘤、库欣综合征等具有"消"和"渴"病症的内分泌疾病者；狭义之"消渴"即为消渴病，既具备了"消"和"渴"的症状，同时伴有尿甜的特征，唐代《外台秘要》引《古今录验》论云："渴而饮水多，小便数，无脂似麸片甜者，皆消渴病也。"系统地论述了饮多食多、小便频数等消渴症状，并指出小便"无脂似麸片甜者"为消渴病。不言而喻，文中所述的消渴病即是如今的糖尿病，百病中唯独糖尿病尿中含糖分而有甜味。

明代《景岳全书》中指出消渴病当分虚实："使治消证而不辨虚实，则未有不误矣"。随着后世医家临证实践的不断深入，中医理论日趋完善，能从情志、饮食、劳伤、外感等方面认识病因。而且从病因引起的脏腑病理变化认识到阴虚与燥热是消渴病（糖尿病）的"主旋律"，两者互为因果，临床上表现出肺燥、胃热、肾虚的病理变化。

一、五脏柔弱的内在因素

中医理论认为"正气内存，邪不可干"，"邪之所凑，其气必虚"，说明中医学十分重视机体内在因素的作用。《灵枢·五变》曰："人之善病消瘅者，何以候之？少俞答曰：五脏皆柔弱者，善病消瘅。"（瘅读"单"音，比喻疾病症状像自然界的旱天一样）。《灵枢·本脏》曰"心脆则善病消瘅热中"，"肺脆则苦病消瘅易伤"，"肝脆则善病消瘅易伤"，"脾脆则善病消瘅易伤"，"肾脆则善病消瘅易伤"，又曰："耳薄不坚者，肾脆。"指出之所以发消瘅，皆因五脏脆弱。清代张隐庵认为："盖五脏主藏精者也。五脏脆弱则津液微薄，故皆成消瘅。"深刻地认识到消渴病之所以发生，主要在于五脏虚损的内在因素。这类似于西医学的免疫功能低下容易遭受各种病因的侵袭而发病，1型糖尿病中的1_A型就是自身免疫缺陷型疾病。这说明古代医学深刻地意识到自身抗病能力的重要性。

（一）肾精虚亏

五脏柔弱易发消渴病的主要机理：五脏之中肾为先天之本，起到主导作用。肾为元阴元阳之脏，水火之宅。肾的生理功能为主津液、藏精，五脏之精气皆藏于肾；五脏六腑之津均赖于肾精之濡养；五脏六腑之气皆赖于肾气之温煦。当先天不足，禀赋羸弱则呈现出一系列病理变化。由于真阴虚亏，孤阳无依，肾不能管束津液，津液直输膀胱而致小便频数，量多，浑浊黏腻如脂膏，尿有甜味。水谷精微不能充养肌肤，则形体消瘦虚弱。正如《医学体用》云："肾消者实，即上中消之传变，肺胃之热入肾，火势大盛，势必劫夺真阴，或其人平日以药石耗其真，女色竭其精，阳强于外，阴不内守，肾水枯竭，相火独炽，渴饮善溺小便混浊如膏。经云，肾者胃之关，关门不利则水无底止而为消渴。"阐述了消渴病其位在肾，其本为阴精亏虚，机体抗病能力低下而患消渴病。

（二）肾气不足

《金匮要略》中指出："男子消渴，小便反多，以饮一斗，小便一斗，肾气丸主之。"阐明了肾阳虚衰、肾气不足发为消渴病的临床表现。《景岳全书》进一步指出："又有阳不化气，则水精不布，水不得火则有降无升，所以直入膀胱，而饮一溲二，以致源泉不滋，天壤枯痼者，是皆真阳不足，火亏于下之消证也。"精辟地论述了消渴病是由于肾阴虚引起肾阳虚所致的发病机理。消渴病基于肾阴亏虚，阴病及阳而致肾气、肾阳虚损，预示着消渴病发展加重的趋势，肾阳亏虚，津不化气，气化失常，饮一溲二。这类似糖尿病血糖未能得到控制，出现了高渗脱水所致的口渴多饮、小便频数、尿量多等症状。

（三）阴虚阳亢

因肾阴久亏，阴精耗损，雷龙之火上炎，一发而不可遏制。火游于肺而上渴，火游于胃而中饥，火烁阴精，阳强无制，阴不内守，而小便浑浊如膏，真阴遂泄而成下消。《王旭高临证医案》中指出"阳亢阴亏，一水不能胜五火之气，燔灼而成三消，上渴，中饥，下则溲多，形体消削"，进一步阐述了消渴病病情加重，出现阴竭阳亢的病理机制。这相当于糖尿病典型的"三多"症状，见于糖尿病高血糖以致发生糖尿病酮症或酮症酸中毒的情况。

（四）气阴俱虚

由于五脏失于肾精濡养而柔弱，气阴皆虚；复因饮食不节，损伤脾胃，后天水谷精微生化不足；或内伤七情，郁怒肝火伤阴；或房劳失度，耗伤肾精肾气；或外感六淫，乘虚而入，久滞化热，更耗阴伤气，导致阴愈虚而热愈盛，热愈盛则阴愈伤之恶性循环，终成消渴病。

综上所述，《黄帝内经》十分注重"五脏皆弱者，善病消瘅"的理论。说明古代医家已认识到消渴病发病的内因起主导作用，这与西医学研究证实糖尿病的发病与遗传因素、免疫缺陷、胰岛素缺乏或胰岛素抵抗等内在因素有关极其相似，值得深入探讨。

二、肝郁气滞的情志病变

长期情志不舒，精神抑郁，肝失调达，气机不畅，肝郁气滞，久郁化火，肝火燔灼，耗伤阴液而致消渴病，临床主要发生如下病变。

（一）灼伤肺阴

肺主肃降，肝主升发，升降相因，则气机条畅。郁怒伤肝，气郁化火，肝经气火上逆犯肺，肺热阴伤，不能通调水道，肺失敷布津液而引发消渴病。这相当于西医学中，由于心理障碍引起相关内分泌激素调节失衡而使糖尿病加重出现的一系列症状。

（二）耗伤肾水

肝肾乙癸同源，肝有赖于肾水涵养，肝火亢盛，暗耗肾水，阴不制阳，更耗肾阴。肾为水之下源，肺为水之上源，肾水被耗，化源不足，水不能上承于肺，充养于胃，而致肺燥、胃热更甚。胃为仓廪之官，腐熟水谷，胃热阴伤则口渴引饮无度，消谷易饥，肺热不能通调水道而小便浑如脂膏，发为消渴病。

（三）热伤胃阴

肝体阴而用阳，性喜条达。郁怒伤肝，肝火亢盛，木横克土，热耗胃阴，胃火偏盛。脾胃表里相关，胃为阳土，腐熟水谷；脾为阴土，功主运化，为胃行其津液。忧思伤脾，脾失健运，不能敷布津液；胃失濡养，燥热愈炽。《灵枢·五变》曰："怒则气上逆，胸中蓄积，血气逆留，髋皮充肌，血脉不行，转而为热，热则消肌肤，故为消瘅。"《医宗己任编》云："消之为病，一源于心火炽炎……然其病之始，皆由不节嗜欲，不慎喜怒。"《外台秘要》曰："悲哀憔悴，伤也。"刘河间在《三消论》中指出："消渴者……耗乱精神，过违其度，而燥热郁盛之所成也，此乃五志过极，皆从火化，热盛伤阴，致令消渴。"叶天士在《临证指南医案·三消》中指出："心境愁郁，内火自燃，乃消渴大病。"《世医得效方》云："时常烦燥，因而思虑劳心，忧愁抑郁……心火炎上，肺金受克，口干舌燥，渐成消渴。"《类证治裁》亦云："心火消渴，小水赤涩者，清心莲子饮。"古代医家精辟地阐述了精神因素加重消渴病的病理机制，与西医学因心理障碍加重糖尿病的观点不谋而合。

综上所述，历代医家对消渴的病因均十分注重精神因素，认为七情所伤，肝气郁结，久郁化火伤阴，上耗肺津，中伤胃液，下损肾水，为消渴的主要病因和发病机理。这与西医学在有关心理应激状态下，可诱发或加重糖尿病的观点颇有相似。早于1928年，Cannon就发现紧张刺激可引起内分泌紊乱，促使肾上腺素、去甲肾上腺素、甲状腺素等激素分泌增加，这些激素与胰岛素相拮抗。近代研究进一步证实，当处于焦虑状态时，血浆胰岛素含量显著降低，胰高血糖素增加，使血糖升高。可见，心理因素可促发糖尿病的发生，并使症状加重。SeyleH指出在应激情况下，可引起心理障碍，打乱正常的心理和生活状况，而诱发糖尿病。糖尿病是一种终身疾病，并发症发生率很高，患者心理障碍的发生率高达30%～50%，主要表现为焦虑、抑郁、强迫、恐怖等症，明显降低生活质量，这与中医七情致病的理论颇相一致。

三、饮食不节，脾胃损伤

饮食治疗是所有糖尿病治疗的基础，是糖尿病自然病程中不可缺少的重要措施。健康的饮食通过脾胃运化精微，化生气血，濡养五脏，洒陈六腑，维系人体的新陈代谢。《丹溪心法·消渴》云："酒面无节，酷嗜炙煿……于是炎火上熏，脏腑生热，燥热炽盛，津液干焦，渴饮水浆而不能自禁。"描述了饮食不节，素嗜酒醴肥甘，恣食辛辣，或饥饱无度，积食停滞，损伤脾胃，诸疾由生，发为消渴。

（一）脾失健运

脾为后天之本，水谷生化之源，功主运化。饮食不节，损伤脾胃，脾失健运，湿浊内蕴，蕴久化热，胃火炽盛，热灼阴伤，胃阴不足，津不上承于肺，而致肺燥。正如《症因脉治》曰："酒湿水饮之热，积于其内，时行湿热之气，蒸于其外，内外合受，郁久成热，湿热转燥，则三消乃作矣。"阐明了饮食不节，脾失健运，脾湿内蕴，热耗阴津而导致消渴病的发病机制。这与西医学主张控制饮食，减少热量摄入，维持标准体重，以预防或改善胰岛素抵抗，延缓或阻止机体向糖尿病前期或糖尿病转移的观点一致。

（二）嗜食伤胃

由于嗜食膏粱厚味、醇酒辛炙之品，蕴热伤胃。如《灵枢·师传》云："胃中热则消谷，令人悬心善饥。"说明了胃中燥热，津液枯耗，欲饮食以资充填，而食随火化，乃消谷善饥。水谷精微耗竭，不能充养肌肤，则形体日瘦。《症因脉治》曰："多食易饥，不为肌肉，此燥火伤于胃，即中消症也。"《辨证录·消渴门》云："胃消之病，大约成于膏粱之人者居多。燔熬烹炙之物，肥甘醇厚之味，过于贪饕，酿成内热，津液干枯，不得不求济于外水，水入胃中，不能游溢精气，上输于肺；而肺又因胃火之炽，不能通调水道，于是合内外之水建瓴而下，饮一溲二，不但外水难化，且平日素酝，水精竭绝。"古代医家阐明了因饮食不节、嗜食厚味而耗伤胃阴，胃火灼盛而致消渴病的临床表现及其发病机理，并指出因饮食不节而加重病情，这与糖尿病患者饮食不佳引起高血糖的表现相似。

（三）阳明燥实

《素问·阴阳别论》云："二阳结谓之消。"《张氏医通》解释曰："二阳者阳明也，手阳明大肠主津，病消则目黄口干，是津不足也。足阳明胃主血，热则消谷善饥，血中伏火，乃血不足也。结者，津液不足，结而不润，皆燥热为病也。"刘河间《三消论》又曰："胃与大肠热结而渴者。"历代医家阐明了由于饮食不节，引起大肠实热燥结的病理机制。胃与大肠相表里，胃热化燥伤津，大肠无津濡润，则大肠热结，热结上蒸于胃腑，又加重胃中燥热，最终导致手足阳明，二阳热结，大便秘结不通，阳明腑实而致消渴病。便秘是糖尿病患者临床常见的症状之一，主要由糖尿病合并自主神经胃肠功能紊乱，或高血糖脱水引起。

综上所述，不难看出中医认为饮食不节是引起脾胃功能失常，导致肠胃燥结。正如清代钱一桂在《医略》中指出："夫肥甘膏粱之疾，同属于热，然非酒色劳伤，脾失传化之常，肾失闭藏之职，何以至此。"十分深刻地揭示了肾阴虚的内在因素和饮食不节的外在原因，两者相互影响，共同导致了消渴病及其临床症状的病理过程。

西医学认为，过多摄入碳水化合物、脂肪、蛋白质等饮食是导致肥胖的主要原因。肥胖者常伴有高胰岛素血症，呈现了胰岛素抵抗。当胰岛素不能代偿胰岛素抵抗时，即发生 2 型糖尿病。控制饮食、防止肥胖是当前预防 2 型糖尿病发生的主要措施。酗酒可降低肝脏对葡萄糖的贮备能力，促进糖原分解，加重肝细胞损害，以致加速肝硬变而使糖尿病加重。总之，西医的观点与中医的认识同出一辙。

四、外感六淫首先袭肺

"邪之所凑，其气必虚"，由于素体禀赋不足，卫外不固，腠理稀疏，外邪乘虚而入；或肾气不充，气血两亏，少年、儿童为稚阳之体，五脏柔弱，易感外邪。《灵枢·五变》曰："余闻百疾之始期，必生于风雨寒暑，循毫毛而入腠理……或为消瘅。"又如《灵枢·本脏》曰"肺脆则苦病消瘅易伤"，"心脆则善病消瘅热中"，说明卫气虚，腠理不固，心肺柔弱，易感外邪，外邪内蕴，蕴久化热，热耗肺阴发为消渴病。其主要的表现如下。

（一）六淫袭肺

《症因脉治》云："燥火三消之因。或赫羲之年，燥气从令；或干旱之岁，燥火行权；或秋令之月，燥气太过；燥火伤人，上则烦渴引饮。"阐明了六淫燥热太过，外邪袭肺，肺气不宣，蕴而化热，热耗肺阴而引发消渴病。燥火灼伤肺津，肺失治节，不能输布水谷精微于周身，直趋膀胱，而出现口渴多饮、尿多而甜、形体消瘦等临床表现。这与 1 型糖尿病感受病毒感染而诱发糖尿病的机理类似。

（二）肺胃燥热

外感六淫之邪，化燥伤阴，热势弥漫，渴欲饮水而不能自禁，以渴饮为主，表明热邪仍以在上焦为重，表现为口干舌燥、气短汗出、神疲乏力等肺胃热盛的证候。《金匮要略》指出："渴欲饮水，口干舌燥者，白虎加人参汤主之。"《金匮要略心典》注云："此肺胃热盛伤津，故以白虎清热，人参生津止渴，盖即所谓上消膈消之证。"说明病情在燥火伤肺的基础上有所加重，病邪由表入里，由卫分进入气分，相当于糖尿病患者复因感染而使病情加重。

西医学对糖尿病病因的研究证实，1 型糖尿病的部分患者因病毒感染而启动了自身免疫病变，引发胰小岛炎，胰岛 β 细胞遭受损坏而发生糖尿病；2 型糖尿病患者在外感后可使血糖升高，病情加重，甚至出现糖尿病酮症酸中毒。可见中医学中六淫致病的理论与西医学中病毒感染引发糖尿病的理论基本一致。两种不同医学体系，得出了同一糖尿病病因病机的基本结论。

五、劳逸失度，肾精亏虚

《素问·上古天真论》云："起居有常，不妄作劳，故能形与神俱。"阐明了适度的活动或劳动，休息有序，有助于机体对水谷精微的转运和输布，疏通气血，强壮筋骨，增强体质。所以生活起居必须要有规律，有节制，方能形神俱备，身体健壮。否则过于操劳、劳逸失度常可发生下列病症。

（一）过劳伤神

《素问·举痛论》云："劳则气耗。"《世医得效方》云："因思虑劳心，忧愁抑郁……心火炎上，肺金受克，口干舌燥，渐成消渴。"先贤指出过度劳累会劳伤心脾。脾为后天之本，为气血生化之源，劳伤脾气，健运失司，生化无源，水谷精微无以濡养脏腑，气血虚亏，则五脏阴液不足。脾气虚亏，脾不为胃行其津液，则胃火亢盛，火灼津伤，而出现胃热；或思虑过度，劳伤心脾，阴血暗耗，心神失养，心火偏亢，心火上炎，熏灼肺金；或过劳伤肾，肾阴不足，水不上乘，肺阴不足而口干舌燥，渐成消渴。说明过度劳累，以妄为常，脾气耗伤，胃津虚乏，肾虚肺燥会引起消渴病。故主张活动要适度，不宜过度劳累和紧张。这与西医学认为过度激烈活动，易导致乳酸堆积产生酮症，或思虑过度或过于紧张，均可引起交感神经兴奋，引起儿茶酚胺等抗胰岛素激素的分泌，诱发或加重糖尿病的观点相一致。

（二）过逸伤气

《素问·宣明五气》曰："久卧伤气，久坐伤肉。"说明贪图安逸，久卧少动，则脾气受伤，不能输布水谷精微，津液运行阻滞，气血瘀滞，久郁化火。上述病理变化同样能导致消渴病。加强运动不仅为提高体质，同时是糖尿病尤其是肥胖型糖尿病患者的基本治疗措施。活动可以改善胰岛素抵抗，降低血糖；若活动不足，所摄入的热量转化为脂肪引起肥胖，增加胰岛素抵抗而导致糖耐量异常，以至发生或加重糖尿病。

（三）房劳伤肾

宋代陈无择在《三因极一病证方论》中指出："渴病有三，曰消渴、消中、消肾……消肾属肾，盛壮之时，不自谨惜，快情纵欲，极意房中，年长肾衰，多服丹石。"《圣济总录》把"房劳过度，精血虚竭"作为"肾消"的重要病因，说明房室无度，损伤肾元。肾为先天之本，肾主一身之阴，肾精耗竭，燥热内生。肾阴亏虚，则心、肝、肺、脾、胃等脏腑阴液俱虚，阴虚燥热而消渴诸症丛生。阴阳互根，肾阴不足，阴损及阳，而致肾阴阳两虚。在《金匮要略》中记载："男子消渴，小便反多，以饮一斗，小便一斗，肾气丸主之。"提倡消渴病后期拟用温补肾阳之法。《景岳全书·十八卷》曰："阳不化气则水精不布，水不得火则有降不升，所以直入膀胱而饮一溲二。"进一步阐明了肾阳虚，肾气不足，会出现消渴病的三消证候。这与西医学认为纵欲过度，交感神经兴奋，可促使升糖激素尤其胰高血糖素的分泌，引起血糖升高、高渗性脱水，可加重糖尿病症状及病情的观点相一致。

总之，消渴病之所以发生，不外乎先天不足、饮食不节、劳逸失度、感受外邪、内伤七情等因素耗伤肺、胃、肾、肝阴，导致阴虚燥热而诱发消渴病。阴虚与燥热为其发病的主要机理，其中阴虚为本，燥热为标，两者相互影响，互为因果。正如明代孙文胤言："真水不竭，自足以滋养，乎脾而上交于心，何至有干枯消渴之病乎？唯肾水一虚，则无以制余火，火旺不能扑。""煎熬脏腑，火因水竭而益烈，水因火烈而益干，阳盛阴衰，构成此症，而三消之患始剧矣，其根源非本乎肾耶。"可见肾水虚竭的结果为上不能济心火之烁肺，"肺脏消烁，气失所持"，发为上消；中不能润泽脾胃，脾气热燥，成为中消；下则肾火自亢，灼烁阴液，必为下消。这与西医学认为糖尿病是由多种遗传基因、环境因素、心理因素、饮食因素、运动因素等导致，产生机体胰岛素缺乏和胰岛素抵抗，从而引起糖、脂肪、蛋白质等代谢异常，引起糖耐量低减或糖尿病及其相关的临床症状的观点颇相类似。

第七章
糖尿病的诊断与中医辨证分型

第一节　糖尿病的诊断

糖尿病典型症状为多饮、多尿、多食之"三多"症，同时伴有消瘦乏力之"一少"症，统称为"三多一少"症。糖尿病临床表现不一，差异较大，初诊时相当一部分2型糖尿病患者缺乏典型糖尿病症状，或体检中发现血糖尤其餐后2小时血糖升高；或因出现糖尿病急性酮症酸中毒，或高渗性昏迷在急诊时发现糖尿病；或因出现糖尿病慢性并发症就医时而发现糖尿病。关于糖尿病的诊断标准，1980年以前国际上缺乏统一标准，以后几经修改，不断得到补充和完善。

一、糖尿病的诊断标准

（一）1999年WHO/ADA糖尿病、IGT、IFG诊断标准

1999年糖尿病、IGT、IFG诊断标准见表7-1。

表7-1　1999年糖尿病、IGT、IFG诊断标准

	血糖 mmol/L（mg/dL）		
	静脉全血	毛细血管	静脉血浆
糖尿病（DM）			
空腹血糖（FBG）	≥ 7.0（126）	≥ 6.10（110）	≥ 7.0（126）
餐后2小时/随机（PBG）	≥ 10.0（180）	≥ 11.0（198）	≥ 11.1（200）
糖耐量低减（IGT）			
空腹血糖（FBG）	< 6.1（110）	< 7.0（126）	< 7.0（126）
餐后2小时/随机（PBG）	6.7 ~ 9.9（120. ~ 178.2）	7.8 ~ 11.0（140 ~ 198）	7.8 ~ 140（140 ~ 198）
空腹血糖受损（IFG）			
空腹血糖受损（IFG）	5.6 ~ 6.0（100.8 ~ 108）	5.6 ~ 6.0（100.8 ~ 108）	6.1 ~ 6.9（110 ~ 124.2）
餐后2小时/随机 PBG	< 6.7（120）	< 7.8（140）	< 7.8（140）

注：1. 该标准指出凡空腹血糖或餐后 2 小时血糖之一达到标准者即可确诊为糖尿病；并确定糖耐量低减和空腹血糖受损的标准。

2. 血糖测定用葡萄糖氧化酶法，推荐以静脉血浆葡萄糖值为主。

3. 糖尿病前期——调节受损：指血糖水平高于正常而未达到糖尿病诊断标准，即 6.10mmol/L（110mg/dL）≤空腹静脉血糖＜ 7.0mmol/L（126mg/dL），称为空腹血糖受损（IFG）；7.8mmol/L（140mg/dL）≤葡萄糖负荷后 2 小时血糖＜11.1mmol/L（200mg/dL），称为糖耐量受损（IGT，以往称为糖耐量低减或减退）；IFG 和 IGT 均可发展为糖尿病，因此将两者称为糖尿病前期。

4. 空腹静脉血糖＜ 6.1mmol/L（110mg/dL）伴葡萄糖负荷后血糖值＜ 7.8mmol/L（140mg/dL）者可视为正常。

（二）2005 年 ADA 修正 DM 诊断标准

2 型糖尿病由于缺乏临床症状，约有 1/3 的患者被漏诊。2005 年 ADA 将评估糖尿病高危人群标准由 FBG ≥ 6.10mmol/L（110mg/dL）修正为 FBG ≥ 5.6mmol/L（100mg/dL）；餐后 2 小时血糖仍然为≥ 7.8mmol/L（140mg/dL）。按新标准对高危人群评估其发展成糖尿病的危险性，确诊为糖尿病的人数是 1999 年标准的 2 倍。

（三）糖尿病诊断标准的历史回顾

1. 1979 年我国糖尿病的诊断标准

我国 1979 年在甘肃兰州召开全国糖尿病研究专题会议，提出了我国糖尿病暂行诊断标准，1980 年卫生部（现卫健委）批准并颁布的暂行标准如下。

（1）具有糖尿病及其并发症的典型症状，同时静脉空腹血糖≥ 7.2mmol/L（130mg/dL）和餐后血糖≥ 11.1mmol/L（200mg/dL），为避免误差，应重复检查，符合上述标准者即可确诊糖尿病。

（2）显性糖尿病：有典型糖尿病症状或有酮症史，空腹血糖≥ 7.2mmol/L（130mg/dL），餐后血糖≥ 11.1mmol/L（200mg/dL）；或 OGTT5 个时相（空腹、葡萄糖负荷后半小时、1 小时、2 小时、3 小时）中有 3 个时相大于正常上限者（表 7-2）。

（3）隐型糖尿病：无糖尿病症状，但空腹或餐后 2 小时血糖或 OGTT 达到上述诊断标准者。

（4）糖耐量异常：无糖尿病症状，OGTT 中 5 个时相有 2 个时相静脉血糖值达到或超过上述正常值上限者。

（5）OGTT 试验：对口服葡萄糖 100g 与 75g 的 OGTT 方法进行比较，两者结果近似，仅后者血糖恢复较快。血糖检测用邻甲苯胺法。

（6）非糖尿病：无糖尿病症状，空腹及餐后 2 小时血糖和 OGTT 均正常者。

（7）50 岁以上人群，葡萄糖耐量常有生理性降低。本次会议规定 OGTT 于 1 小时峰值每增加 10 岁，静脉血浆血糖的正常标准增加 10mg/dL。

表 7–2　正常 OGTT 各时相上限值

	血糖值	
	mmol/L	mg/dL
空腹	6.9	125
30 分钟	11.1	200
60 分钟	10.6	190
120 分钟	8.3	150
180 分钟	6.9	125

2. 1980 年 WHO 糖尿病诊断标准

1980 年 WHO 专家委员会在 1979 年美国国立卫生研究院研究资料的基础上，第一次提出统一糖尿病诊断标准：空腹血糖（FBG）≥ 7.8mmol/L（140mg/dL）及餐后 2 小时血糖 ≥ 11.1mmol/L（200mg/dL）。

3. 1985 年 WHO 糖尿病的修正暂行标准

WHO 糖尿病专家委员会根据 1980 年的诊断标准，发现空腹血糖标准与餐后血糖值缺乏一致性，当 FBG ≥ 7.8mmol/L 时，80%～99.5% 的患者 2 小时 PG ≥ 11.1mmol/L；按 2 小时 PG ≥ 11.1mmol/L 作为诊断标准者，约 2/3 的患者 FBG < 7.8mmol/L。为此修正，并推出暂行糖尿病诊断标准（表 7–3）。

表 7–3　1985 年 WHO 建议糖尿病和葡萄糖耐量低减暂行诊断标准

	血糖值 mmol/L（mg/dL）		
	静脉血浆	静脉全血	毛细血管全血
空腹血糖（FBG）	≥ 7.8（140）	≥ 6.7（120）	≥ 6.7（120）
餐后 2 小时或 OGTT	≥ 11.1（200）	≥ 10.0（180）	≥ 11.1（200）
葡萄糖耐量低减（IGT）	< 7.8（140）	< 6.7（120）	< 6.7（120）
餐后 2 小时或 OGTT	≥ 7.8（140） < 11.1（200）	≥ 6.7（120） < 10.0（180）	≥ 6.7（120） < 11.1（200）

（1）有典型 DM 症状（多饮、多尿、多食、消瘦），任何时候血浆葡萄糖 ≥ 11.1mmol/L（200mg/dL）和（或）空腹静脉血浆血糖 ≥ 7.8mmol/L（140mg/dL）可确诊糖尿病。

（2）可疑 DM：OGTT（口服 75g 葡萄糖）2 小时静脉血浆血糖 ≥ 11.1mmol/L（200mg/dL）可确诊糖尿病。7.8mmol/L（140mg/dL）≤ 血糖 < 11.1mmol/L（200mg/dL）为葡萄糖耐量低减。

（3）无 DM 症状，除上述两项诊断标准外，尚需进行 OGTT 试验，重复 OGTT 的 2 小时静脉血浆血糖 ≥ 11.1mmol/L（200mg/dL），或另 1 次空腹血糖 ≥ 7.8mmol/L（140mg/dL）者可以确诊糖尿病。

4. 1995 年 ADA 糖尿病诊断标准

ADA（美国糖尿病学会）与英国糖尿病专家组成委员会建议将 1985 年 WHO 糖尿病诊断标准中空腹血糖由 ≥ 7.8mmol/L（140mg/dL）改为 ≥ 7.0mmol/L（126mg/dL），餐后 2 小时血糖仍然为 ≥ 11.1mmol/L（200mg/dL）不变，并于 1997 年正式公布这一标准。

（四）糖尿病高危人群

1. 有明显的多饮、多尿、多食、乏力、消瘦等典型糖尿病"三多一少"症状者。
2. 特别肥胖或消瘦，尤其肥胖者，常在餐后出现反应性低血糖者。
3. 持续皮肤瘙痒，尤其女性外阴刺痒，排除滴虫、霉菌性阴道炎者。
4. 皮肤经常出现化脓性疖肿、痈肿等感染者。
5. 肺结核进展迅速，进行抗痨治疗疗效不显著者。
6. 过早出现白内障，进展迅速，视力显著减退者。
7. 四肢出现麻木、疼痛等末梢神经病变，或反复尿路感染伴有神经源性膀胱者。
8. 既往无肾病史而出现水肿、尿蛋白甚至尿毒症者。
9. 无其他原因而出现下肢闭塞性脉管炎，或肢端溃疡坏死经久不愈合者。
10. 创伤或手术创口不愈合者。
11. 妊娠有自发性流产史、早产史、死胎史及有巨婴生产史者。
12. 有肾性糖尿者。
13. 有阳性糖尿病家族史者。

凡具备上述临床表现，应及时检测血糖、HbA1c，或做葡萄糖耐量试验以便及早发现糖尿病，及时进行治疗。

（五）糖尿病的鉴诊断

1. 内分泌疾病

（1）尿崩症：为脑垂体后叶病变，包括抗利尿激素分泌和释放减少，引起的中枢性尿崩症和肾小管对抗利尿激素反应降低而引起的肾性尿崩症，临床表现多饮、多尿、消瘦、烦渴、失水等症，与糖尿病相似，但尿崩症血糖正常，无尿糖，尿比重 < 1.004，尿渗透压 < 280mOsm/kg·H_2O，以资与糖尿病相鉴别。

（2）甲状腺功能亢进：为脑垂体分泌促甲状腺激素（TSH）过多，引起甲状腺合成和分泌甲状腺素增高，促使机体新陈代谢增强，临床表现为多食、多饮、消瘦等症状。甲状腺素促进肝糖原的分解，提高儿茶酚胺的敏感性，抑制胰岛素的分泌使血糖升高。这与糖尿病相似。但甲亢主要为甲状腺功能各项指标 T3、T4 等高于正常，并表现有甲亢特有的症状和体征，可与糖尿病相鉴别。

（3）垂体瘤：由于垂体分泌和释放生长激素过多，拮抗胰岛素，促糖异生，引起继发垂体性糖尿病综合征或葡萄糖耐量异常。垂体瘤具有典型的肢端肥大症和巨人症，血浆中生长激素水平高于正常，根据垂体瘤特有的症状以及 X 线、B 超、头颅 CT 等检查，可与糖尿病相鉴别。

（4）库欣综合征（肾上腺皮质功能亢进）：由于肾上腺皮质分泌肾上腺皮质激素过多，抑制胰岛素的分泌，与胰岛素相拮抗，促进糖异生，抑制已糖磷酸激酶，导致葡萄糖耐量降低，诱发糖尿病综合征，引起血糖中等程度升高。糖尿病症状较轻，库欣病具有向心性肥胖，毛发增多，出现脂肪垫、紫纹等特有的体征与症状，通过肾上腺 X 线、B 超、CT 等检查，可与糖尿病相鉴别。

（5）胰岛 a 细胞瘤：胰岛 a 细胞分泌胰高血糖素过多，能拮抗胰岛素功能，促进糖异生和肝糖原分解，抑制胰岛 β 细胞分泌胰岛素，降低组织对葡萄糖的利用等，引起血糖升高。本病患者血浆中胰高血糖素水平异常升高，结合 X 线、B 超、CT 等检查结果，可与糖尿病相鉴别。

（6）胰岛 D 细胞瘤：生长激素抑制激素分泌过多，抑制胰岛素的分泌，与胰岛素相拮抗，促进糖异生而引起血糖升高，出现继发性糖尿病。胰岛 D 细胞瘤患者血液中生长抑制激素水平显著高于正常，血糖呈中等程度升高，通过 X 线、B 超、CT 等检测其结果，可与糖尿病相鉴别。

2. 肝脏病变

肝脏病变使肝糖原贮备减少，糖原异生降低，胰岛素在肝内灭活能力减弱，血糖升高。肝炎病毒可累及胰岛 β 细胞而引起继发性糖尿病，但大多数是可逆的，随着肝功能的恢复，糖尿病的症状也得到缓解以至消失。有肝炎病史和肝病特有体征者，可与糖尿病相鉴别。

3. 胰腺疾病

急慢性胰腺炎、胰腺肿瘤等损伤胰岛 β 细胞分泌胰岛素，可出现继发性糖尿病。本病有其特殊的胰腺病变史，通过 X 线、CT、B 超等检测结果，可与糖尿病相鉴别。

4. 慢性肾病

慢性肾功能不全或尿毒症时，常伴有肾小管浓缩功能失常或肾小管重吸收功能障碍，可出现肾性尿糖；肾功不全引起电解质紊乱，细胞内缺钾影响胰岛素释放，而致血糖升高或葡萄糖耐量异常。本病有肾病史，肾功能不全的各项指标，可与糖尿病相鉴别。

5. 肥胖症

体重超过标准体重的 10%～20% 为肥胖症。肥胖者基础胰岛素水平高，胰岛素对碳水化合物或含氨基酸食品需求增加，表现以餐后胰岛素浓度增高为特征。肥胖可引起胰岛素受体数目减少，对胰岛素敏感度降低，产生胰岛素抵抗，从而增加胰岛的负担。胰岛长期超负荷，可引起胰岛功能减弱，导致糖尿病。肥胖症患者经过严格控制饮食，加强运动，减轻体重，可纠正高胰岛素血症，提高胰岛素敏感性可得到恢复这可与糖尿病相鉴别。

6. 急性应激状态

当感染、发热、外伤、手术、急性心肌梗死、急性脑血管病等应激情况发生时，体内肾上腺皮质激素等与胰岛素相拮抗的激素分泌增高，从而引起一时性血糖升高或葡萄糖耐量异常，待病情稳定，应激因素消除，血糖可以恢复，可与糖尿病相鉴别。如高血糖持续时间较久，应考虑有无糖尿病。

7. 药物因素

长期大剂量服用肾上腺皮质激素、水杨酸类药、噻嗪类利尿剂等药物可引起血糖升高或葡萄糖耐量降低，停药后血糖可逐渐下降，恢复正常，以此与糖尿病相鉴别。

二、糖尿病的分型

随着基础医学不断发展，对糖尿病的认识也日益深入，分型不断得到修正与完善。

(一) 1999 年 WHO/ADA 新分型标准

糖尿病新分型包含临床阶段分型和病因分型。临床阶段分型指在糖尿病自然病程中，患者血糖控制的进展经过可分为：正常血糖阶段；高血糖阶段，包含糖耐量低减（IGT）或空腹血糖受损（IFG）阶段；糖尿病阶段，包含 1 型糖尿病、2 型糖尿病、其他特殊类型糖尿病、妊娠糖尿病四大类。按糖尿病治疗过程又可分为：不需要口服降糖药或应用胰岛素治疗阶段；控制血糖而需要口服降糖药或应用胰岛素阶段；为生存需要口服降糖药或应用胰岛素三个阶段。患者血糖控制状态可在阶段间逆转或进展，或停于某阶段。

糖尿病新分型特点：取消了胰岛素依赖型糖尿病（IDDM）和非胰岛素依赖型糖尿病（NIDDM）名称，保留了 1 型糖尿病和 2 型糖尿病的提法，以免在治疗上带来误解；并用阿拉伯数字取代罗马数字以示区别，即 1 型糖尿病和 2 型糖尿病取代 Ⅰ 型糖尿病和 Ⅱ 型糖尿病；新分型法将 1 型糖尿病分为免疫介导和特发性两个亚型；取消了营养不良相关糖尿病（MRDM）；取消 2 型糖尿病（NIDDM）和葡萄糖耐量低减（IGT）中肥胖与非肥胖亚型；保留妊娠糖尿病；保留 IGT 名称，取消 IGT 作为糖尿病的分型，将 IGT 作为糖尿病病程进展中的一个阶段。

1. 1 型糖尿病

1 型糖尿病由胰岛 β 细胞破坏导致胰岛素绝对缺乏而引起。其按病因不同又分 1A 型（免疫介导 1 型糖尿病）和 1B 型（特发性 1 型糖尿病）两个亚型。

（1）免疫介导 1 型糖尿病（1A 型 DM）：特点：①体液循环中存在胰岛 β 细胞的单株抗体标志：谷氨酸脱羧酶抗体（GAD65）、胰岛细胞抗体（ICA/ICAs）、胰岛素自身抗体（IAA/IAAs）、蛋白质酪氨酸磷酸酶样蛋白抗体（IA-2/ICA512）。② HLA—基因 DOA、DOB、DOR 位点某些等位基因或组成单倍体形频率增加或减少。③易伴随其他自身免疫病：甲状腺抗体阳性，Graves 病、桥本甲状腺炎、肾上腺皮质功能不全。④可发生于任何年龄，发病高峰在儿童和青春期，体形多数不胖。⑤发病年龄不同，发病缓急不一：儿童 1A 型糖尿病发病急、病情重、病变快。多数患者一旦发病，即出现明显的多饮、多尿、多食，在短时间内体重显著减轻，同时伴有酮症或酮症酸中毒，胰岛素严重缺乏或缺如；终生依赖于医源性胰岛素以维持生命；对胰岛素非常敏感，胰岛素不足即出现高血糖、酮症酸中毒，甚至酮症性昏迷；胰岛素过量易出现低血糖；可发生于任何年龄，其中多发生于 20 岁以下的青少年及儿童。成人晚发 1 型糖尿病（LADA）起病缓慢，糖尿病症状不明显，发病 6 个月以内无酮症发生。发病时体形非肥胖，胰岛 β 细胞自身抗体（GDA 抗体、ICA 和 / 或 IAA）阳性，病程中胰岛功能逐渐减退，最终需要胰岛素治疗，表现介于 1 型、2 型之间，故称为隐匿型或"1.5 型"免疫性糖尿病，多在 15 岁以后发病，具有 1 型糖尿病易感基因。

（2）特发性或非典型性 1 型糖尿病（1B 型 DM）：特点：①胰岛 β 细胞功能丧失。②发病初期呈 1 型糖尿病表现，需要胰岛素治疗，病程中胰岛 β 细胞功能不呈进行性减退，数月后或几年可不需要胰岛素治疗，但最后仍需要胰岛素治疗。③胰岛 β 细胞自身免疫抗体阴性。④阳性家族史，起病早。⑤多见于美国黑种人和南亚印度人。

2. 2 型糖尿病

2 型糖尿病主要表现为以胰岛素抵抗为主，伴胰岛素相对不足，主要特点如下。

（1）以胰岛素抵抗为主的特发性病变，60% 为肥胖型，存在胰岛素抵抗，相对性胰岛素缺乏，胰岛素正常或高于正常，晚期胰岛素储备不足，胰岛素水平偏低，可伴有或不伴有胰岛素抵抗。

（2）发病缓慢，病情较轻，发病时可无明显"三多一少"症状，甚至始终无典型症状。

（3）可有潜在性慢性并发症，尤其是血管病变。

（4）以成年发病为主，尤其 40 岁以上发病率急剧上升。

（5）对胰岛素不敏感者，一般不需要胰岛素治疗。轻型可通过饮食控制，加强运动；中、重型加口服降糖药，但在感染、创伤、手术、精神受到强烈刺激等应激情况下，或对口服降糖药产生继发性失效，或有严重急、慢性并发症时需用胰岛素治疗。

（6）有阳性家族史，遗传因素参与的方式及性质极其复杂，有待深入研究。

3. 其他特殊类型糖尿病

（1）胰岛 β 细胞功能遗传缺陷的糖尿病：胰岛 β 细胞功能遗传缺陷是一种单基因遗传性疾病是由基因突变引起 β 细胞功能缺陷，胰岛素分泌减少而导致的成年发病的 2 型糖尿病（MODY）和线粒体遗传性糖尿病。MODY 是青年时发病的 2 型糖尿病，特点为：单基因突变致胰岛 β 细胞功能缺陷；常染色体显性遗传；有阳性家族史；25 ～ 30 岁前发病；发病后 5 年内不需要胰岛素治疗；随着年龄增长，胰岛 β 细胞功能进行性减退；微血管病变发病率较高，尤其是糖尿病视网膜病变；MODY 占糖尿病 2%～ 5%；MODY 病因具有遗传异质性，到目前为止已定位 6 种突变基因（表 7-4）。

表 7-4　不同类型 MODY 的临床特点

	MODY1 HNF-4α	MODY2 GCK	MODY3 HNF-Iα
诊断时最小年龄（岁）	7 ～ 9	1	5
主要胰岛素治疗的比例	30%	2%	30%
2 型糖尿病并发症	常见	少见	常见
病理生理	β 细胞	β 细胞	β 细胞

	MODY1 HNF–4α	MODY2 GCK	MODY3 HNF–Iα
MODY 的发病率	5%	10%～15%	60%～75%
空腹高血糖	高	中	高
餐后高血糖	高	高	高

1999 年 WHO 新分型，建议将 MODY 归为特殊类型糖尿病。按不同染色体上的基因突变将 MODY 分为以下几个亚型。

染色体 12 肝细胞核因子 1α（HNF-1α）基因，即 MODY3。

染色体 7 葡萄糖激酶（GCK）基因，即 MODY2。

染色体 20 肝细胞核因子 4α（HNF-4α）基因，即 MODY1。

染色体 13 胰岛素启动因子（IPF-1）基因，即 MODY4。

染色体 17 肝细胞核因子 1β（HNF-1β）基因，即 MODY5。

染色体 2 神经元性分化因子 /β 细胞 E- 核转录激活物 2，即 MODY6。

（2）线粒体糖尿病：含线粒体 DNA 上常见 tRNAleu（UUR）基因 nt3243 A—G 等基因突变，与糖尿病、耳聋发生关联。以常染色体显性遗传的方式发生基因突变，影响胰岛素原转化为胰岛素，或胰岛素与胰岛素受体结合障碍而导致葡萄糖耐量低减。一般 45 岁前发病，不肥胖，常伴有轻度或中度耳聋，多数无酮体倾向，但需要胰岛素治疗。

（3）胰岛素作用的遗传缺陷（胰岛素受体基因异常）：由于遗传因素使胰岛素受体突变引起胰岛素作用异常，产生胰岛素抵抗，导致糖尿病。可分为以下几型：① A 型胰岛素抵抗：由于胰岛素受体基因突变，产生的胰岛素受体数目和功能存在原发性缺陷引起胰岛素抵抗，导致糖尿病伴黑棘皮病、多囊卵巢综合征。②妖精样综合征：仅见于儿童。患儿发育迟缓，瘦小，前额多毛，四肢长，皮下脂肪少，皮肤松弛。具有特征性面部表现，畸形面容，鼻梁塌陷，下置耳，女婴中有卵巢性高雄性激素性血症、黑棘皮病，以及严重胰岛素抵抗等，对婴儿有致命性影响，最终致夭折而亡。③脂肪萎缩型糖尿病：分全身性和局部性脂肪萎缩、遗传性和获得性脂肪萎缩。可能病变发生于受体后的信号传递障碍，目前不能证明该型糖尿病有胰岛素受体结构和功能异常。

（4）胰腺外分泌病所致糖尿病：为胰腺外分泌病引起的胰腺弥漫性损伤，或局部损伤胰腺，破坏胰岛 β 细胞分泌胰岛素的功能而导致的糖尿病。主要见于胰腺炎、创伤或胰腺切除术后、胰腺肿瘤、纤维钙化性胰腺病等。

（5）药物或化学物诱发的糖尿病：长期服用下列药物，如糖皮质激素、甲状腺素、β- 肾上腺素能激动剂、α- 肾上腺受体抑制剂、噻唑类利尿剂、苯妥英钠、α 干扰素、烟酸等均可诱发糖尿病。

（6）感染诱发糖尿病：某些病毒感染引起胰小岛炎，破坏 β 细胞发生 1 型糖尿病。这些患者血清中可有 1 型糖尿病的特征 HLA 和免疫标志物。常见的病毒有先天性风疹病毒、巨细胞病毒、柯萨奇病毒 B、腺病毒、流行性腮腺炎病毒等。

（7）内分泌腺病引起的糖尿病：内分泌病继发糖尿病的主要疾病有垂体瘤（肢端肥大症、巨人症）、库欣综合征、胰高血糖素瘤、嗜铬细胞瘤、生长抑素瘤、甲状腺功能亢进、醛固酮瘤等。

（8）免疫介导罕见型糖尿病：患者发生两种以上的内分泌腺体自身免疫疾病称为多发性内分泌自身免疫综合征，发病机制与1型糖尿病不同。多发性内分泌自身免疫综合征分1型和2型，两者共同点均有有肾上腺功能不全，甲状腺、甲状旁腺、性功能低下和1型糖尿病。1型多发性内分泌自身免疫综合征有4%发生1型糖尿病，2型多发性内分泌自身免疫综合征有50%发生1型糖尿病。本型呈多代遗传特征，与HLA-DR、DR有关，进行性腺体损伤，主要表现为胰岛素自身免疫综合征（抗胰岛素抗体），抗胰岛素受体抗体等与胰岛素受体结合而阻断周围靶组织中胰岛素，与其受体结合而导致糖尿病。

4. 妊娠糖尿病（GDM）

（1）妊娠糖尿病：指正常妇女在妊娠期间，出现糖耐量减低或糖尿病者，不包含糖尿病妊娠。妊娠糖尿病患者中可存在其他类型糖尿病，只是在妊娠中显现而已，所以要求分娩后6周以上，按糖尿病常规诊断标准确认。

美国妊娠妇女有1%～4%并发GDM。通常在妊娠期间，尤其妊娠第24周以后易发生葡萄糖耐量低减。有研究对GDM患者分娩后6周或6周以上进行OGTT试验，结果显示这些患者大部分血糖可以恢复正常，小部分患者表现为IFG或IGT，极少数仍为1型糖尿病或2型糖尿病。

加强对GDM的检测，加强管理，合理治疗，必要时应用胰岛素治疗，分娩前监护等措施，可降低GDM分娩时的致病率和死亡率。

（2）妊娠糖尿病的诊断：妊娠24～28周需进行50g葡萄糖筛查试验：1小时＞7.8mmol/L者应进行100g葡萄糖诊断试验；在100g葡萄糖诊断试验中，4次血糖测定值中任意有2个或2个以上达到糖尿病诊断标准者即可诊断。对于年龄≤25岁，体重正常，无糖尿病家族史或糖尿病高危群体中的孕妇，无须常规筛查。≥25岁或≤25岁但有肥胖，一级亲属中有糖尿病或高危种群的孕妇，必须在怀孕24～28周进行筛查。

（二）糖尿病分型回顾

1. 1965年WHO糖尿病分型

按发病病因明确与否分为如下类型。

（1）原发性糖尿病：病因不明确，同时根据发病情况和发病年龄，又分为：①儿童或幼年型糖尿病。②成年型糖尿病。

（2）继发型糖尿病：继发于其他疾病而发生糖尿病综合征者。

2. 1980年WHO糖尿病分型

1980年WHO根据美国国立卫生研究院（NIH）专家小组建议推荐糖尿病主要为Ⅰ型糖尿病、Ⅱ型糖尿病，增加了葡萄糖耐量异常（IGT）、妊娠糖尿病和其他糖尿病（表7-5）。

表 7-5　1980 年 WHO/NIH 糖尿病分型

类型	分型
1. 糖尿病	（1）Ⅰ型糖尿病或胰岛素依赖型糖尿病（IDDM） （2）Ⅱ型糖尿病或非胰岛素依赖型糖尿病（NIDDM）
2. 葡萄糖耐量低减（IGT）	
3. 其他糖尿病	（1）胰腺疾病（急慢性胰腺炎、胰腺肿瘤、胰腺切除） （2）内分泌疾病（垂体瘤、肾上腺皮质功能亢进、肾上腺髓质功能亢进） （3）药物性（长期服用糖皮质激素、利尿剂、水杨酸类药物） （4）某些与糖代谢有关的遗传性疾病
4. 妊娠糖尿病（GDM）	

3. 1985 年糖尿病分型

1985 年 WHO 糖尿病研究小组建议在 1980 年分型的基础上进行修改和完善，增加了"营养不良性糖尿病"（MRDM）、Ⅱ型糖尿病和葡萄糖耐量低减均下分非肥胖和肥胖；其余同 1980 年分型（表 7-6）。

表 7-6　1985 年 WHO 糖尿病分型

类型	分型
1. 糖尿病	（1）Ⅰ型糖尿病或胰岛素依赖型糖尿病（IDDM） （2）Ⅱ型糖尿病或非胰岛素依赖型糖尿病（NIDDM）：非肥胖型；肥胖型；营养不良性糖尿病（MRDM）
2. 葡萄糖耐量低减（IGT）	
3. 其他类型糖尿病	（1）胰腺疾病（急慢性胰腺炎、胰腺肿瘤、胰腺切除） （2）内分泌疾病（垂体瘤、肾上腺皮质功能亢进、肾上腺髓质功能亢进） （3）药物性（长期服用糖皮质激素、利尿剂、水杨酸类药物） （4）某些与糖代谢有关的遗传性疾病
4. 妊娠糖尿病（GDM）	

该分型方法在当时得到了广泛认同和应用。

第二节　糖尿病的中医辨证分型

历代医家依据糖尿病的证候进行三消辨证，认为消渴病可分为上、中、下三消。如金代《素问病机气宜保命集》中指出："消渴之疾，三焦受病也，有上消、中消、肾消。上消者，上焦受病，又谓之膈消病也……中消者胃也……肾消者，病在下焦。"从三焦角度进行分类。后世医家对消渴病不断地进行充实和完善，已成体系。近代中医学家拟在前人辨证的基础上，遵循阴阳八纲、五脏六腑、气血津液等理论，对糖尿病进行系统的宏观辨证和微观的检测以探索出糖尿病的共性和衍变规律，进行证候辨证、证型辨证，在实践中得到进一步的充实和提高。兹将中医对糖尿病的辨证分述如下。

一、三消辨证

消渴一症系为邪热耗伤肺、胃、肾之阴，水谷精微输布失常而引起以多饮、多尿、多食、形体消瘦为特征的病证。历代医家对本病做了精辟的论述。《医学心悟》根据消渴不同证候，归纳为上、中、下三消，并指出"渴而多饮为上消，消谷善饥为中消，口渴，小便如脂膏者为下消"。叙述了消渴病的临床症状；清代林佩琴《类证治裁》中曰："三消之症，上轻、中重、下危"，"故肾消者乃上中消之传变，肺胃之热入肾，消烁肾脂"。古人进一步阐明了消渴病的证候、病情的轻重与预后及其衍变规律。这种三消辨证法被众多医家广泛采纳，并沿用至今，为消渴与消渴病的衍变和发展奠定了基础，在临床起到了承前启后的作用，具有重要的指导意义。

（一）上消

上消以烦渴多饮、口干舌燥为主要证候，伴有小便频数而量多，舌红苔薄，脉洪数。上焦肺热，燥热耗伤肺阴，肺失治节，不能输布水谷精微而口干舌燥，烦渴引饮；肺燥则水不化津，水谷精微直趋膀胱，而见小便频数，尿多而甜；内热炽盛而舌红脉洪数。上消证候多见于糖尿病初起或糖尿病控制不佳血糖较高时，所出现的口干多饮是常见临床糖尿病症状之一。

（二）中消

中消以易饥多食、形体消瘦为主症，伴口渴多饮，大便秘结，舌质红或有裂纹，苔黄燥，脉滑数。胃火炽热，则消谷善饥；胃火耗伤水谷精微，无以充养肌肤而形体反益消瘦；胃腑燥热，消灼津液，津不上承则口渴多饮；津液不足，大肠失于濡润而致阳明腑实，则大便秘结；舌红苔黄燥、脉滑数均系燥热炽盛之证候。中消证候见于糖尿病未得到良好控制的多食易饥者。

（三）下消

下消以小便频数，尿多如脂膏，且尿有甜味（有尿糖）为主症，伴有口干舌燥，五心烦热，腰膝酸软，舌偏红苔薄，脉细数或沉细等。

本证为下元真阴亏虚，虚火上炎。阴不上承则口渴欲饮，饮水自救；肾阴虚而肾气不足，肾关失固，则随饮随溺，水谷精微直趋下焦，则小便黄赤，如脂如膏；古有"腿膝枯细为肾消，皆诸消之重，古方谓之强中，又谓之内消"。小便频数，清长而多，伴面色晦暗，耳轮干焦，形寒肢冷，腰膝沉重，阳痿不举，舌胖质淡苔白，脉沉细无力，为肾阳亏虚，封藏失职，约束无权，肾失气化之能，水不化津而直趋膀胱。下消证候见于糖尿病常见的多尿以及并发性功能减退者。

综上所述，不难看出，消渴病的上、中、下三消证候与糖尿病多饮、多尿、多食"三多"症同出一辙，只是孰轻孰重而已，主要表现为以肺燥、胃热、肾虚为主的证候。病机系水亏于下，火炎于上，以阴虚燥热为共同特点。阴虚为本，燥热为标，两者互为因果，阴愈虚则热愈甚，热愈甚而阴更虚，迁延日久，阴损及阳，可导致阴阳两虚。

二、证候辨证

临床上并不是所有的糖尿病均表现有多饮、多尿、多食、形体逐渐消瘦等典型的"三多一少"症，尤其 2 型糖尿病者中有 40%～60% 的患者缺乏典型的糖尿病症状，病情十分隐匿，难以按三消辨证。故拟在三消辨证理论的基础上，进行证候和证型辨证，遵循中医的四诊（望、闻、问、切）、八纲（阴阳、表里、寒热、虚实）以及脏腑等理论，对糖尿病进行系统的宏观辨证。以八纲辨证为纲，以脏腑辨证为目，糖尿病患者具有热盛、阴虚、气虚、阳虚等四大基本证候。

（一）热盛证

热盛之证为邪热亢盛，属于实证、阳证、热证，为脏腑阴阳气血功能失调所引起的病证。《素问·调经论》中有"阳虚则外寒，阴虚则内热"，"阳盛则外热"。热盛证表现为心烦怕热，急躁易怒，渴喜冷饮，易饥多食，溲赤便秘，舌红苔黄，脉弦数或滑数。由于病变部位不同，临床症状各异，又有下列诸证。

1. 肺燥津伤

肺燥津伤证以口渴引饮、小便频数、舌红、苔黄、脉洪数或浮数为主要表现，伴汗多乏力。

本证多系上焦肺脏脆弱，复外感燥火；或内伤七情，木火刑金；或心热移于肺等导致燥火伤肺。《杂病源流犀烛》云："上焦肺也，由肺家实火，或上焦热，或心火煅炼肺金。"《辨证录·消渴门》曰："肺为心火所刑，则肺金干燥。"肺主治节，通调水道。肺燥治节失司，不能输布津液而渴喜冷饮；肺主一身之气，肺燥伤气，气表失固而汗多乏力；肺燥热盛，不能通调水道而溲赤频数；肺与大肠相表里，肺燥阴虚，阳明燥热而便秘；舌脉均为肺燥之候。本证见于 1 型和 2 型糖尿病初起，或血糖控制不良者。

2. 胃火亢盛

本证主要表现为易饥多食，渴喜冷饮，形体日益消瘦，口秽便秘，牙龈肿痛，舌红，苔黄，脉洪数等。

本证多系长期恣食甘甜，醇酒厚味，热积中焦。如在《辨证录·消渴门》中指出："胃消之病，大约成于膏粱之人者居多，燔熬烹炙之物，肥甘醇厚之味，过于贪饕，酿成内热，津液干涸，不得不求济于外水，水入胃中，不能游溢精气，上输于肺，而肺又因胃火之炽，不能通调水道，于是合内外之水建瓴而下，饮一溲二；不但外水难化，且平日素酣，水精竭绝，而尽输于下，较暴注、暴泄为尤甚，此竭泽之火不尽不止也，使肾水未亏，尚可制火，无如膏粱之人，肾水未有素不乏者也。保火之不烁干足矣，安望肾水之救援乎，内水既不可制，势必求外水之相济，而外水又不可以济也，于是思食以济之，食入胃中，只可解火于须臾，终不能生水于旦夕，不得不仍求水以救矣。"本文精辟地论述了由于饮食不节，而引起胃热导致消渴的一系列临床症状及其病理机制。因胃火亢盛而出现消谷善饥；热灼精伤，无以充养肌肤而日益消瘦；热灼胃阴，津不上承而渴喜冷饮；胃热燔灼致牙龈肿痛，口有秽臭。本证见于糖尿病血糖未能得到控制以致出现糖尿病酮症或酮症酸中毒。

3. 心火亢盛

本证表现为心烦急躁，失眠多梦，心悸怔忡，渴喜冷饮，口舌生疮，小便短赤，舌边尖红，苔薄黄，脉洪数。

本证多系劳神过度，心阴被耗。如《类证治裁》中云："心火消渴，小水赤涩。"《灵枢·本脏》说："心脆则善病消瘅热中。"《世医得效方》曰："心中蓄积，时常烦燥，因而思虑劳力……心火炎上，肺金受克，口舌干燥，渐成消渴。"指出由于思虑过度，耗伤心阴，心阴被耗，心火亢盛；同时也可因素为阴虚之体，肾水亏虚，水不上承，水火不济，心肾不交，心火独亢；或可因五志过极化火，心火内炽而心烦；火扰心神而神不守舍，则失眠多梦，心悸怔忡；心开窍于舌，心火上炎，则口舌生疮，热灼阴津而渴喜冷饮；热移于小肠而小便短赤。本证见于因心情紧张而影响对血糖的控制，以及高血糖易引起口腔炎症者。

4. 肝阳亢盛

本证表现为头晕目眩，急躁易怒，伴口干舌燥，失眠多梦，耳鸣失聪，大便秘结，舌红，苔黄，脉弦数。

本证因情志失调，郁怒伤肝，肝郁化火，火性上炎，或热灼肝阴，阴不制阳，肝阳亢盛，或肾水虚亏，水不涵木，肝阳上亢。肝阳上扰清窍而头晕目眩，急躁易怒；肝与心为母子相关，母病及子，肝火偏亢而致心火旺盛；心火旺，扰乱心神，神不守舍，而失眠多梦；阴虚水不上承而口干舌燥；肾开窍于耳，肾精亏虚，而耳鸣失聪；肝阳耗伤阴液，肠失濡润而便秘。正如《王旭高临证医案》所云："阳亢阴亏，一水不能胜五火之气，燔灼而成三消，上渴、中饥、下则溲多，形体消瘦，身常发热。"描述了由于肝阳上亢而引发三消证候的病理机制。本证见于糖尿病并发交感神经兴奋或高血压者。

（二）阴虚证

本证因阴津不足，阴不制阳，而出现口渴喜饮，咽干舌燥、五心烦热，潮热盗汗、头晕目眩，耳鸣腰酸，心悸失眠，遗精早泄，舌红少苔，脉细数等阴虚证候。由于病因和病位不同，临床表现各异，又有下列诸证。

1. 心阴虚

本证表现为心悸怔忡，失眠多梦，五心烦热，伴咽干舌燥，口舌生疮，小便黄赤，大便秘结，舌红少津，脉细数。

本证多因劳神过度，心阴被耗，心火亢盛。心阴不足，心失所养，神不守舍，则心悸怔忡，失眠多梦；心开窍于舌，舌为心之苗，心火亢盛则口舌生疮，心烦怕热；肾阴虚亏，水火不济，肾不交而五心烦热；心与小肠相表里，心热移于小肠而小便黄赤；阴津不足，津不上承而咽干舌燥。本证见于初发糖尿病患者，以及对本病具有紧张、焦虑、顾虑、抑郁等诸多精神症状者。

2. 肺阴虚

本证表现为口渴喜饮，咽干舌燥，干咳气短，痰少而稠，潮热颧红，大便秘结，舌红少津，苔薄，脉数。

本证素为阴虚之体，肺阴不足，或感受燥邪，耗伤肺阴；或肝阴不足，肝火偏亢，木火刑金，肺阴被劫；心火亢盛，耗伤肺阴。正如《辨证录·消渴门》云："肺为心火所刑，则肺金干燥，又因肾水之虚，欲下顾肾，肺气既燥，肺中津液自顾不遑，安得余津以下润肾乎。"本文论述了肺为心火所刑，热耗肺阴，而致肺阴不足；肺为水之上源，通调水道；肾为水之下源，主水液，司二阴；肺阴虚则不能下润于肾，肾得不到肺阴之濡润，而致肾阴虚亏；肾阴虚，水不上承更致肺燥；肺主治节而朝百脉，肺津虚亏，无以布津而口渴喜饮，咽干舌燥；肺阴不足，肺失濡润而干咳无痰；阴虚内热，虚火上炎则潮热颧红；肺与大肠相表里，肺津不足，大肠失于濡润而大便秘结；舌脉均为阴虚之候。本证见于糖尿病并发慢性支气管炎或肺结核等呼吸道病变。

3. 肝阴虚

本证表现为头晕目眩，急躁易怒，伴心烦失眠，咽干舌燥，潮热盗汗，舌红苔黄，脉弦细数。

本证多因五志过极，郁怒伤肝，肝火亢盛，耗伤肝阴。头为诸阳之会，脑为清灵之府，肝阴不足，肝阳上扰，则头晕目眩；肝与心为母子相关，肝阴不足而致心阴虚亏，心失所养则心烦失眠；肝肾同源，肝阴不足而致肾阴虚亏，阴不制阳而急躁易怒；阴津被灼，水不上承而咽干舌燥；阴虚内热则潮热盗汗；舌脉均为阴虚内热之候。本证见于糖尿病并发交感神经兴奋或糖尿病高血压者。

4. 肾阴虚

本证表现为五心烦热，腰膝酸软，潮热盗汗，小便频数，尿如脂膏，伴形体消瘦，口干咽燥，耳鸣耳聋，遗精早泄，舌红少津，苔薄，脉细数。

本证系消渴缠绵不休，上传于下，热灼肾阴，或为先天不足，内伤劳倦，而致肾阴耗损，或酒色思劳过度，真阴被耗。肾与膀胱相表里，肾阴虚亏，阴无所依，则津液管束不力，直输于下，而致小便频数，尿如脂膏；肾精亏虚，脾气不足，水谷精微不能充养机体，而形体消瘦；津不上承而口干咽燥；腰为肾之府，膝为肾之络，肾开窍于耳，肾阴虚则腰膝酸软，耳鸣耳聋；肾虚精关失固而遗精早泄。正如《内经》云："肾者胃之关，关门不利，故聚水而从其类也，上下溢于皮肤，故为胕肿。"《医学体用》指出："肾消者……肾水枯竭，相火独炽，小便浑浊如膏。"《医醇剩义》云："下消者，肾病也，坎之为象，一阳居于二阴之中，肾阴久亏，孤阳无依，不安其宅，于是饮一溲一，或饮一溲二，夹有浊淋，腿股枯瘦，而病益深矣。"论述了肾阴虚亏导致消渴病的临床证候及其发病机理。本证见于糖尿病血糖控制不理想，同时并发糖尿病听神经病变性功能减退者。

（三）气虚证

本证系因阴虚燥热，耗伤正气，引起脏腑功能不足，而表现为倦怠乏力，面色㿠白，少气懒言，自汗不止，头晕目眩，多伴舌体胖大，脉虚细无力等气虚证候。由于病变部位不同，临床症状各异，又有下列诸证。

1. 肺气虚

本证表现为气短乏力，语声低怯，面色㿠白，伴口干舌燥，自汗不止，咳嗽喘息，小便频数，舌胖质淡，苔白，脉虚弱。

本证系于肺消的基础上，因肺燥耗气所致，肺主一身之气，外合皮毛，其气肃降。肺气不足而气短乏力，语声低怯；表虚不固，腠理空虚，易感外邪，肺失肃降而咳嗽；肺与肾为母子相关，母病及子，肺气虚而引及肾气不足，肾不纳气而喘息；气虚不能荣于上而面色㿠白。《金匮要略》中指出："渴欲饮水，口干舌燥者，白虎人参汤主之。"说明先贤已认识到，消渴病燥热伤阴耗气，取白虎汤以清热养阴，人参以补益肺气。本证见于糖尿病并发慢性支气管炎或心肌病、心功能不全者。

2. 心气虚

本证表现为心悸怔忡，气短乏力，伴神疲自汗，面色㿠白，失眠健忘，舌淡红，苔薄，脉虚细。

本证多因消渴日久，耗伤心气，或劳倦内伤，思虑过度而致心气不足。心为五脏六腑之大主，既主神明，又主血脉。心气不足，心不藏神，神无所舍而心悸怔忡，失眠健忘，气短乏力；心气虚不能鼓动血脉，血不上荣而面色㿠白；心与肺同居于上焦，心气虚而引及肺气不足，气表不固而自汗出。本证见于糖尿病并发心肌病、心功能不全者。

3. 脾气虚

本证表现为纳呆便溏，神疲倦怠，肢软乏力，伴脘腹胀满，面色萎黄，形体消瘦，舌淡体胖，苔白腻，或黄腻而润，脉虚弱无力。

本证多素为脾虚之体，或饮食不节，损伤脾胃。脾胃为后天之本，仓廪之官，水谷生化之源。胃为阳土，主腐熟水谷，脾为阴土，功主运化；脾气不足，运化无权，湿浊中阻，脾主升，胃主降，脾胃功能失调，升降失司，气机不畅则纳呆便溏，脘腹胀满；脾主四肢，脾气虚不能输布水谷精微以濡养周身而神疲倦怠，肢软乏力；脾主肌肉，其华在面，脾气虚亏则形体消瘦，面色萎黄；舌脉均为脾虚湿盛之候。如《灵枢·本脏》云"脾脆则善病消瘅易伤"，"唇大而不坚者脾脆"，认为脾开窍于口，通过口唇肌肉的松弛和紧张以观察脾脏功能。《素问·阴阳别论》说："二阳之病发心脾。"《医贯》曰："盖不能食者，脾之病，脾主浇灌四旁，与胃行其津液者也，脾胃既虚，则不能敷布其津液，故渴。"论述了脾消的临床特点及其发病机理。本证见于糖尿病并发胃肠自主神经功能紊乱、胃轻瘫者。

4. 肾气虚

本证表现为耳聋耳鸣，腰膝酸软，头晕目眩，伴夜尿频多，滑精早泄，舌淡红，苔薄白，脉沉细。

本证多系消渴日久，病变由上焦肺胃下及肾。肾为先天之本，功主藏精纳气，开窍于耳，司二阴，久病肾气亏虚，耳窍失充，则耳聋耳鸣；腰为肾之府，膝者筋之府，肾气不足而腰膝酸软；肾精亏虚，不能上充于脑，脑窍空虚则头晕目眩；肾气不足，开阖失司而夜尿频数；肾失封藏，精关失固，则滑精早泄；舌脉均为肾气虚亏之候。《灵枢·本脏》云："肾脆则善病消瘅易伤。"又曰："耳薄不坚者肾脆。"阐明了肾脏功能柔弱者，气化功能差，易发下消。本证见于糖尿病并发听神经病变、性功能减退者。

（四）阳虚证

阴虚证指阳气不足，脏腑功能衰退，出现一系列温煦失职的临床证候，表现为形寒肢冷，面色㿠白，倦怠乏力，舌质暗淡，苔白，脉沉细或沉迟无力。由于病变部位不同，临床证候各异，又有下列诸证。

1. 心阳虚

本证表现为胸闷憋气，心悸气短，形寒怕冷，伴有气息短促，面色㿠白，倦怠乏力，头晕目眩，神情萎靡，身肿小便不利，舌质淡红，舌体胖嫩，脉沉迟或结代。

消渴日久耗伤心气，心气不足，则心悸气短；心气虚亏，心阳不振，则胸闷憋气；阳不制水，水气凌心，则气息短促；阳虚水泛，则一身肿胀，小便不利；湿聚生痰，上犯清窍而头晕目眩；气虚血行不畅，则脉结代。正如《伤寒明理论》云："其气虚者，由阳气内弱，心下空虚，正气内动而为悸也。"阐明了心悸的发生机理。心阳不足，卫外失养，腠理不固而自汗；阳虚则外寒，故形寒肢冷。吴崑曰："夫面色萎白，则望之而知其气虚矣，言语轻微，则闻之而知其气虚矣。"指出心阳不足的临床证候，见于糖尿病并发心脏病、心功能不全者。

2. 脾阳虚

本证表现为纳呆腹胀，脘腹冷痛，大便溏薄，伴有形寒肢冷，面色㿠白，神疲倦怠，或尿少浮肿，舌质暗淡，舌体胖大边有齿痕，苔白腻，脉濡细或濡滑。

本证多系消渴缠绵不休，脾阳耗竭，或劳倦伤脾。脾失健运，而纳呆腹胀，大便溏薄；脾阳不足，升降失司，水湿内停，则脘腹冷痛；四肢失于气化温煦，而形寒肢冷；脾肾阳虚，开阖失司而尿少，小便不利；脾阳虚亏，不能散津化气，水湿泛溢而浮肿；脾虚水谷精微不能濡养周身，则神疲倦怠；气虚血少，脾不上荣于面，则面色㿠白无华。如《治验回忆录》中指出："因病已日久，正气渐衰，内脏不足，又一变而为虚寒，此病情阴阳转化之常规，不足异者。"该文阐明消渴始于燥热阴虚，阴阳互根，阴病及阳而致脾阳虚的发病机理。本证见于糖尿病并发胃肠自主神经功能紊乱、胃轻瘫。

3. 肾阳虚

本证表现为腰膝酸冷，五更泄泻，伴形寒肢冷，小便清长，或腰以下肿，阳痿遗精，舌胖质淡，苔白，脉沉迟。

本证多为消渴日久，由浅入深，由上焦肺胃下传于肾，由阴病及阳而致肾阳虚，可见肾阳虚为消渴病之后期。肾阳亏虚，命门火衰，火不生土，而致脾肾阳虚，运化失司，则五更泄泻；肾阳不足，开阖失司，水湿泛溢而致腰以下水肿；阳虚则机体失于温煦而腰膝酸冷；命门火衰，阳事不举；肾阳为人体诸阳之本，是机能活动的原动力；肾气虚，肾阳亏损，无以气化而精神萎靡；阳气不能外达四末，故形寒肢冷；阳虚气化不利，则小便清长。如《金匮翼》中指出："腰肾虚冷，不能蒸化于上，谷气则尽下而为小便，故甘味不变，下多不止。"《金匮要略》云"男子消渴，小便反多，以饮一斗，小便一斗，肾气丸主之"，"阳不化气则水精不布，水不得火则有降无升，所以饮一溲二，以致泉源不滋，天壤枯涸者，是皆真阳不足，火亏于下之消证也"。古人论述了肾阳虚衰的临床表现及其发病机理。本证见于糖尿病并发糖尿病肾病、肾功能不全、性功能障碍等。

（五）兼夹证

糖尿病临床上除上述热盛、阴虚、气虚、阳虚等四大证候，尚有夹湿和夹瘀等兼夹证。

1. 夹湿证

按夹湿邪寒热的不同，又可分为湿热证和寒湿证。

（1）湿热证：表现为脘腹胀满，口甜纳呆，恶心呕吐，口渴而不多，伴肢体重着，头重如裹，舌体胖大质淡，苔黄腻，脉滑数或弦滑。

多为饮食不节，醇酒厚味，湿热内蕴，脾胃不和。在《素问·奇病论》记载："有病口甘者，病名为何？何以得之？歧伯曰：此五气之溢也，名曰脾瘅。夫五味入口，藏于胃，脾为之行其精气，津液在脾，故令人口甘也，此肥美之所发也，此人必数食甘美而多肥也，肥者令人内热，甘者令人中满，故其气上溢，转为消渴。"阐明了甘美肥腻之品壅滞中宫，故脘腹胀满，口甜纳呆；脾喜燥而恶湿，脾中积热，必夹湿浊，湿浊中阻，升降失司，胃气上逆而恶心呕吐；湿为阴邪，性重着黏腻，机体被湿所困则重着，湿浊上蒙清窍而头重如裹；湿热化燥伤阴而口渴，湿滞中焦则口渴而不多饮；甘为脾之味，脾湿泛溢则口甘。本证多见于1型糖尿病早期尚未得到治疗，或糖尿病血糖未能得到控制，或糖尿病应激情况下发生急性糖尿病酮症或酮症酸中毒者。

（2）寒湿证：表现为脘腹胀满，便溏泄泻，伴有恶心呕吐，形寒怕冷，面色㿠白，四肢不温，舌体胖大质淡，苔白腻，脉沉迟无力。

脾胃阳虚，寒湿中阻，气机不畅而脘腹胀满；脾湿泛溢，而口甜纳呆；脾阳虚亏，中寒复生，运化失司而便溏泄泻；阳虚不能温煦机体四末，则形寒怕冷，四肢不温；脾虚水谷精微不能上荣于面，则面色㿠白无华。本证见于糖尿病后期并发胃肠自主神经功能紊乱者。

2. 夹瘀证

本证表现为肢体麻木，刺痛不移，唇舌紫暗，或舌有瘀斑，舌下青筋显露，伴手足发紫发冷，胸痹心痛，或眼花目暗，或中风不语，半身不遂，苔薄白或薄黄，脉沉细或脉涩不利。

消渴日久，耗阴伤气，阴虚必耗血，阴血同源，阴血不足，血脉不充，血行不畅而血脉瘀滞；气为血之帅，气虚不能帅血，血行不畅，血脉瘀阻；阴虚之极，而致阳虚，阳虚生内寒，寒凝血瘀，血行不畅等均导致血瘀。血脉瘀阻，血不养筋，筋脉失养而肢体麻木，中风不语，半身不遂；血脉瘀阻，不通则痛，而胸痹心痛；寒凝血瘀，阳虚不能温煦四肢，则手足发紫发冷；血虚不能养肝明目，肝脉瘀阻则眼花目暗，唇舌紫暗；舌下青筋显露等均为血瘀之候。本证见于糖尿病并发心血管病变、脑血管病变、视网膜病变以及周围神经病变者。

三、分型辨证

通过临床进行大样本病例的观察，有研究者发现热盛、阴虚、气虚、阳虚这四大证候多数并非单独出现，往往 2 种以上证候互相掺杂相见，证候衍变有其一定的规律，结合客观指标微观检测，进行相关统计，得出规律性的结论，可分下列三型。

（一）三型辨证临床特点

1. 阴虚热盛型

本型以热盛证候为主，兼有阴虚证。肺燥阴伤，口渴引饮；胃火亢盛，消谷善饥，溲赤便秘；肝火偏亢，急躁易怒，面红目赤；心火亢盛，则心烦失眠，心悸怔忡等。本型见于糖尿病早期或血糖未得到良好控制，或对糖尿病具有恐惧、焦虑者。

2. 气阴两虚型

本型以气虚证候为主兼阴虚证。脾气不足，则面色㿠白，倦怠乏力；心气不足，则心悸气短，失眠多梦；肾阴不足，则耳鸣失聪，腰酸膝软；肺阴不足，则咽干舌燥，干咳无痰；肝阴不足，则头晕目眩。本型见于糖尿病中期，病程较长，并发不同程度的心脏病变、听神经病变。

3. 阴阳两虚型

本型以阳虚证候为主兼有阴虚证者。肾阳虚亏，则面色苍白无华，形寒肢冷，阳痿早泄，腰酸耳鸣，夜尿频数；脾阳虚亏，则神疲倦怠，面色㿠白，脘腹胀满，大便溏薄；脾肾阳虚，则五更泄泻；胸阳不振，则胸闷憋气，心悸气短，唇舌青紫。本型见于糖尿病后期，并发心、肾等多脏器功能不全以及胃肠功能紊乱。

（二）分型客观依据

有研究者对 978 例糖尿病患者进行相关指标检测，其结果可作为客观评价三型辨证的依据。

1. 糖尿病证型的比例

通过对糖尿病证候辨证所获取的资料进行分析、归纳、组合，结果显示阴虚热盛型占三型的 12.1%，气阴两虚型占 75.2%，阴阳两虚型占 12.7%。

2. 证型与发病年龄、病程的关系

结果示发病年龄和病程与证型相关，阴虚热盛型患者年龄最小，病程最短；阴阳两虚型患者发病年龄最大，病程最长；气阴两虚型介于上述两型之间。

3. 证型与胰岛功能的关系

通过对 2 型糖尿病血清胰岛素、C- 肽、胰高血糖素以及葡萄糖耐量等胰岛功能进行测定，结果发现曲线分布与证型相关。

测定空腹胰岛素值和葡萄糖负荷后 1、2 小时胰岛素的总和值，分别超过正常糖耐量人群的 75% 时，即为高胰岛素血症，提示胰岛素抵抗。

阴虚热盛型胰岛素和 C-肽呈高分泌型，胰高血糖素低于其他两型而仍高于正常，表明该型以胰岛素抵抗为主；阴阳两虚型分泌不足，葡萄糖负荷后，曲线呈地平状态，而胰高血糖素水平最高，呈现为胰岛功能衰竭伴胰岛素抵抗；气阴两虚型数据均介于两型之间，呈现为胰岛素抵抗及胰岛 β 细胞功能紊乱。

4. 证型与稳态模型胰岛素抵抗与 β 细胞功能

评估稳态模型（homa mode）胰岛素抵抗指数（homa-ir）与 β 细胞功能，根据 1996 年改良简化为作 75g 葡萄糖 OGTT 及胰岛素释放试验。结果所示胰岛素抵抗与胰岛 β 细胞功能三型按阴虚热盛型—气阴两虚型—阴阳两虚型递减。这表明阴虚热盛型以胰岛素抵抗为主，阴阳两虚型胰岛素抵抗减弱，主要与胰岛 β 细胞功能衰竭有关，气阴两虚型鉴于两者之间。

按下列公式计算：胰岛素抵抗指数（Homoa RI）。

$IR = FBG$（空腹血糖）$\times FINS$（空腹胰岛素）$/22$

β 细胞功能（Homoa IS）$= 20 \times FINS/(FPG-3.5)$

5. 证型与胰岛素敏感性的关系

美国 DM 专家 Caro 评价葡萄糖和胰岛素曲线下面积比值可反映胰岛素敏感性。血清胰岛素水平增高，而血糖未见相应降低，间接反映了胰岛素抵抗。他提出空腹血糖（FBGmg/dL）/ 空腹胰岛素（FINSμu/mL）< 6 作为衡量胰岛素敏感性。

结果显示：阴虚热盛型 INS 呈正态高分泌，FBG/FINS < 6，随 INS 增加，比值下降，表明对 INS 敏感；气阴两虚 INS 呈正态延缓分泌，随 INS 增加，FBG/FINS 比值下降，但各时相均 > 6，表明存在 INS IR 和 β 细胞功能紊乱；阴阳两虚 BG/FINS > 16.8，呈延缓低 INS 分泌，提示存严重的 INS IR 及 β 细胞功能衰竭。

6. 证型与脂代谢的相关性

血脂异常与证型相关，血脂异常例数与比例均按阴虚热盛—气阴两虚—阴阳两虚而递增。

7. 证型与体重质量指数（BMI）的相关性

结果示 BMI ≥ 24 随阴虚热盛型、气阴两虚型、阴阳两虚型而递减；相反 BMI ≤ 24 者按三型依次递增，说明 BMI 与证型相关。

8. 证型与并发症的关系

证型与并发症、病情相关性见表 7-7。

表 7-7 证型与并发症、病情相关性

并发症	病情程度	阴虚热盛（例%）	气阴两虚（例%）	阴阳两虚（例%）
高血压	Ⅰ～Ⅱ期	12（10.6）	35（4.7）	8（6.9）
	Ⅲ期		39（5.3）	15（11.2）
心血管病	T-ST 改变	10（8.6）	59（8.9）	13（10.2）
	心律失常	3（2.6）	30（4.1）	9（7.1）
	心梗/心衰		25（3.4）	18（14.2）

并发症	病情程度	阴虚热盛（例%）	气阴两虚（例%）	阴阳两虚（例%）
视网膜	背景型	12（10.2）	41（5.6）	8（6.3）
	增殖型		26（3.5）	15（11.8）
肾病	Ⅱ～Ⅲ期	11（9.5）	38（5.2）	6（4.7）
	Ⅳ～Ⅴ期		23（3.1）	14（11.0）
总计		113（11.6）	749（76.5）	116（11.9）

由表所示，阴虚热盛型并发症发病率较低，病情较轻；气阴两虚型并发症发生率与病情均较阴虚热盛型较多且较重；阴阳两虚型并发症显著多于其他两型，病情最重。

9. 证型与血液流变学的相关性

证型与血液流变学的相关性见表 7-8。

表 7-8　证型与血液流变学

	阴虚热盛（例%）	气阴两虚（例%）	阴阳两虚（例%）
全血比黏度	22（18.9）	218（29.6）	68（53.5）
血浆比黏度	25（21.6）	221（30.1）	61（48.0）
血小板聚集	21（18.1）	209（28.4）	60（47.2）
纤维蛋白元	20（17.1）	199（27.1）	63（49.6）
总计	113（11.6）	749（76.5）	116（11.9）

上表所示，血液流变学异常指标随着阴虚热盛—气阴两虚—阴阳两虚而递增。

四、辨证结语

研究者遵循中医学理论对糖尿病进行证候、证型的宏观辨证，结合客观指标微观检测，证实分型是客观的，是动态变化的，是符合糖尿病演变规律。

1. 三型辨证反映了糖尿病早、中、晚三个阶段。阴虚热盛型为早期，气阴两虚型为中期，阴阳两虚型为晚期，这种演变是符合西医学中将 2 型糖尿病病情进展分为胰岛素抵抗、胰岛 β 细胞功能紊乱、β 细胞功能衰竭，即胰岛 β 细胞所分泌的胰岛素尚能满足胰岛素抵抗所需量，维持正常血糖（NGT）；β 细胞功能紊乱出现葡萄糖耐量低减（IGT）；β 细胞功能衰竭，出现糖尿病。

2. 阴虚贯穿糖尿病病程之始终，是三型的共性，是导致糖尿病发生的内在因素，为糖尿病之本。这符合西医学认为 2 型糖尿病胰岛素抵抗和胰岛素缺乏存在于糖尿病的全过程，是导致 2 型糖尿病的病因和病理基础。1 型糖尿病体液循环中存在胰岛 β 细胞的单株抗体，谷氨酸脱羧酶抗体（GDA）或胰岛细胞抗体（ICA）作为免疫介导的 1 型糖尿病（1A 型 DM）诊断的依据。

3. 病程与发病年龄是分型的基础，客观指标是分型的主要依据。这符合西医学认为大血管病变在 IGT 阶段已存在，而微血管病变则在糖尿病发生后出现，均随病程延长而加重。青年人以微血管病变为主，老年患者以大血管病变为主。多数青少年糖尿病为 1 型糖尿病，2 型糖尿病多数为成年以后发病。

4. 痰湿、血瘀等是糖尿病兼症的病因和病理产物，见于糖尿病代谢综合征的替代终点和非致死性终点。

总之，阴虚为三型之共性，贯穿糖尿病之始终，是导致糖尿病发生与发展的内在因素，为糖尿病之本，热盛、湿浊、血瘀为糖尿病之标。阴虚热盛型见于糖尿病起始阶段，气阴两虚型为中期阶段，所占比例最高，为糖尿病基本证型，阴阳两虚型为糖尿病发展到最后的归宿阶段。三型辨证实际代表了糖尿病病程发展全过程中的早、中、晚三个不同时期。

第八章
糖尿病基础防治

理想控制糖尿病是预防糖尿病并发症发生和发展的前提，理想的控制源于合理的治疗，要做到合理治疗，医生正确诊治是关键，医患合作是控制病情的基础。迄今为止，糖尿病确切病因尚不十分清楚，世界医学领域内尚未研制出能根治糖尿病的理想药物和有效措施。Joslin 曾说过："糖尿病是可以控制的，但是不能治好。"恰如其分地概括了糖尿病治疗的概况。虽然，近年来随着现代医学技术的不断改进，控制糖脂代谢的药品不断涌现，但糖尿病的治疗仍然以控制和纠正糖脂代谢紊乱，防治并发症为主要目标。中医药治疗糖尿病及糖尿病并发症有着悠久的历史，随着医学科学技术的发展与应用，中医药现代化程度不断提高，在糖尿病防治领域里呈现了一定的优势和特长。提倡在医生的指导下，患者坚持控制饮食、有氧运动、调节心态、合理用药等综合治疗。应做到个体化，因人而异，使血糖、血脂维持在正常生理水平。向红丁教授生动地将糖尿病的饮食、运动、心理、药物以及糖尿病检测等比喻为"五匹马一套车"，其中饮食治疗是驾辕的马，将五者紧密配合，构成一套马车。这是引导糖尿病患者走向健康之路的重要策略。同时也可配合气功、针灸、按摩、单验方等治疗。实践证明综合疗法优于单一药物疗法。

第一节　糖尿病防治程序

当发现血糖偏高（IGT）或糖尿病确诊后，拟订合理的治疗方案，是延缓或阻止IGT 向 2 型糖尿病转移，糖尿病患者病情能否得到满意控制的关键。未经任何控制的初发糖尿病或糖调节受损患者的血糖不能代表其真实的血糖水平，此时不能轻易予以降糖药物。因多数患者在发现血糖升高之前，并没有意识到自己患有糖尿病或糖调节受损，未经饮食控制，或食过量含糖类食品，甚至暴饮暴食，或因感染、创伤、手术以及精神刺激等应激情况引发高血糖，此时的血糖水平不能反映病情的轻重。通过饮食控制，加强运动后的血糖水平方能反映患者的病情。临床常见到有些患者，一旦发现血糖升高，或尿糖阳性，医生就予降糖药，甚至初用剂量较大，而不同患者对降糖药的敏感性不同，当降糖药剂量过大，血糖迅速下降，易出现低血糖，甚至因低血糖后反应性出现高血糖，将混淆病情，给治疗带来一定的困难。为了使患者能及时地得到合理的治疗，使病情得到良好控制，应辨别血糖升高的真伪、病情轻重缓急，执行下列治疗程序。

一、无急性并发症治疗措施

凡初次确诊糖尿病或糖调节受损者，必须辨别病情轻重，了解有无急性并发症或应激情况。当血糖较高而无酮症和酮症酸中毒、无感染、无创伤、无强烈精神刺激等急重症及应激情况时，多数为2型糖尿病，可按下列程序进行治疗。

初发者首先控制饮食，进行有氧运动，调整心态，暂不用降糖药物2～4周。经控制后，空腹血糖降到≤7.0mmol/L（126mg/dL），糖负荷后2小时血糖≤7.8mmol/L（140mg/dL）者，拟坚持上述方案，定期监测空腹血糖、餐后2小时血糖、糖化血红蛋白。经上述控制和调整后，空腹血糖仍≥7.8～8.3mmol/L（140～150mg/dL）、餐后2小时血糖8.33～10mmol/L（150～180mg/dL）者，拟在饮食控制、合理运动基础上加中药降糖制剂以调理机体，继续监测血糖。再经2周以上的观察，血糖仍未得到满意控制，则予以小剂量α-糖苷酶抑制剂，检测血糖，按血糖水平每7～14天逐渐调整药量，直至血糖控制满意为止。当降糖药由小剂量调整到达较大量，而血糖仍未满意控制者，应考虑两类药物联合使用。同类药或两类药以至两类药以上联合使用失败时，患者体形明显消瘦者，应改用胰岛素治疗或配合胰岛素治疗。

口服降糖药选择原则：非肥胖2型糖尿病，年龄在45岁以上者，首选用促胰岛素分泌剂：格列奈类、磺脲类降糖药，或配合α-糖苷酶抑制剂；超过标准体重者，应选胰岛素增敏剂：双胍类、噻唑烷二酮类降糖药或配合α-糖苷酶抑制剂等；必须从小剂量开始逐渐调节。

二、有急性并发症防治措施

（一）补充胰岛素、液体

当患者发生糖尿病同时伴有糖尿病酮症或酮症酸中毒、非酮症性高渗性昏迷等紧急情况；或因感染、创伤、心肌梗死等应激情况，血糖≥16.65mmol/L（300mg/dL）者，应予以生理盐水加胰岛素治疗，胰岛素按每小时6～10U静脉滴注，直至血糖降到≤13.8mmol/L（250mg/dL）时，为避免发生低血糖，则改用5%的葡萄糖盐水。补液量应视患者是否有脱水和脱水程度而定，有明显脱水者，则应加速液体补充，液体量应为2500～3000mL/d；老年患者或心功能不全者，液体补充不宜过快过多。

（二）纠正电解质、酸碱度

注意患者是否有电解质紊乱、酸碱度失调，应及时纠正，尤其有重度酸中毒或高渗性昏迷者必须予以高度重视（详见急性并发症）。

三、防治注意事项

在饮食控制、合理运动、调整口服降糖药用量时，必须注意持沉着细致的态度，不宜操之过急，降糖药或胰岛素应从小剂量开始逐量增加，一般2～4周视血糖情况进行调节。避免药量调整过快过大，以免发生低血糖或出现苏木杰现象，尤其是苏木杰现象出现低血糖后的高血糖，混淆病情，严重影响血糖的控制。临床经常见到由于发病初期用药不当，影响病情控制。如 1988 年一位来自河南某中学的中年男教师，初发时空腹血糖为 156mg/dL（8.7mmol/L），本应先进行饮食控制而后视血糖情况再给予适量降糖药。但当地经治医生未经饮食控制即给予优降糖每次 2.5mg，3 次 / 日，服药后患者出现心慌、出汗、肢体颤抖等低血糖现象，由于患者缺乏糖尿病知识，认为是药物过敏，3 天后血糖上升到 210mg/dL（11.7mmol/L），医生加用降糖灵每次 250mg，3 次 / 日，服药后患者更感难受，2 天后血糖上升到 230mg/dL（12.8mmol/L）。医生认为该患者对口服降糖药不敏感，于是改用胰岛素治疗，每日用量由 24U 逐渐增加到 60U 皮下注射，而血糖依然在 200mg/dL（11.1mmol/L）以上，半年来病情一直未能控制，患者感到极度疲劳。于是医生认为该患者对任何药均不敏感，将其转至北京就医。在广安门医院内分泌科门诊和住院。根据患者治疗经过，不言而喻，由于当初未按治疗程序进行，开始即用大剂量降糖药，发生苏木杰现象，而当地医生并未意识到发生低血糖后出现高血糖，不了解血糖居高不下的原因，这给治疗带来了困难。患者在广安门医院住院期间进行饮食调节，加强运动，停用所有降糖药，监察血糖。血糖由入院时 212mg/dL（11.8mmol/L），停药 1 周后降到 161mg/dL（8.9mmol/L），经 3 周调整用药，出院时每日口服优降糖 2.5mg，血糖维持在 120 ～ 130mg/dL（6.7 ～ 7.2mmol/L）。这说明糖尿病初发时首要的就是饮食控制、适量运动，然而再配合适量降糖药，降糖药宜从小剂量开始，随血糖值进行剂量调整。可见认真遵循糖尿病防治程序的必要性和重要性。

第二节　饮食疗法

一、饮食疗法的意义与措施

（一）健康饮食是控制糖尿病的基石

通过宣传教育，使糖尿病患者提高对饮食疗法的认识，懂得建立健康饮食习惯，制定合理膳食谱的重要性和必要性，做到持之以恒，自觉纠正无节制的饮食习惯。但不主张饥饿疗法，必须为机体提供足够的碳水化合物，满足机体最低所需热量，以保证患者正常的生活、工作、学习及正常的生长发育。通过饮食控制可纠正体内糖、脂代谢紊乱，提高胰岛素敏感性，降低胰岛素抵抗，充分发挥胰岛素的生物效应，减轻 β 细胞功能的负荷，达到有效控制体重、降低血糖的目的。1971 年美国大学糖尿病研究计划小组（简称 UGDP）研究结果，认为"单纯饮食治疗比合用药物治疗能更有效地延长患者的生命"。尽管这一观点仍有争议，但饮食疗法确实是糖尿病治疗中至关重要的基础治疗。

制定健康食谱的标准：每日所摄入热量应是生理所需的最低量，必须保证营养丰富的膳食，做到营养平衡，使血糖维持在正常生理水平，提高糖尿病患者生活质量、工作能力，延缓或降低急、慢性并发症的发生，减少对器官的损害，延长寿命，降低死亡率。

（二）合理饮食是维持标准体重的前提

维持标准体重对肥胖者，尤其中老年人防病保健具有十分重要的意义。肥胖是人体健康受到威胁的信号，也是人体衰老的重要象征。美国科学家研究提示：45 岁以上的男子，当体重超过正常体重的 10% 时，体重每增加 0.454kg（1 磅），其寿命就要缩短 29 天。肥胖者大量脂肪在体内堆积，是导致动脉粥样硬化的基础，引起代谢紊乱的主要因素，是诱发糖尿病、冠心病、高血压、脑血管病、痛风等代谢综合征及肝胆疾患等高危险因素和病理基础。

糖尿病患者必须争取达到标准体重 ±10% 的范围内。糖尿患者体重常呈现"两极分化"现象。尤其是 2 型糖尿病患者，在患病前或患病初期，约 80% 为肥胖者，体重超过标准体重的 10% 以至 20% 以上。肥胖的原因与遗传、运动、营养、内分泌代谢因子、种族、年龄、个人文化修养以及社会发展程度等因素有关。其中主要是能量摄入和消耗失衡，使机体脂肪贮存过多所致。脂肪组织的增多降低了机体对胰岛素的敏感性，引起高胰岛素血症，产生胰岛素抵抗，使血糖升高。通过控制饮食、加强运动等有效措施，使体重趋向于标准或接近标准体重，提高机体对胰岛素的敏感性，纠正高胰岛素血症，减轻胰岛素抵抗，有利于血糖的控制。

部分患者"三多一少"症状明显，尤其是 1 型糖尿病患者或 2 型糖尿病患者治疗不及时或治疗不合理，长期处于高血糖状态，导致严重代谢紊乱，使形体日益消瘦，表现为营养不良。这些患者只有通过合理治疗：1 型糖尿病患者应用胰岛素治疗，2 型糖尿病患者选择适当的口服降糖药或应用胰岛素治疗，控制高血糖，纠正糖脂代谢紊乱，恢复体重，有利于糖尿病病情的控制及并发症的防治。

（三）体重是衡量病情的标志

据资料所示，15% 的肥胖者患有糖尿病，85% 的 2 型糖尿病患病早期为肥胖体形，尤其是中心型肥胖。正常体重糖尿病发生率为 0.7%，体重超过标准体重 20% 者糖尿病发生率为 2%；体重超过 50% 者糖尿病发生率达 50%。1975 年美国糖尿病国家委员会议指出："体重超过 20% 的患者，患糖尿病的机会就增加一倍。"2005 年第 65 届 ADA 会议指出 DM 上升最重要的原因是"肥胖"。1997 ～ 2003 年美国 DM 发病率增加 41%，其中 89% 是超重或肥胖，体重每增加 1kg，患 DM 风险性增加 5%。肥胖发生 DM 风险性为正常人 3 倍，50% 发生 DM，肥胖使 2TDM 患者缩短寿命 8 年以上。所以将糖尿病患者能否达到或接近标准体重，作为衡量糖尿病病情控制程度的重要标志。

中国有句谚语"有钱难买老来瘦"是缺乏科学依据的。体形过于消瘦表明机体处于负氮平衡，营养不良，抵抗力降低，耐受寒冷和抗疲劳的能力降低。老年体瘦者皮肤变薄、干燥，皮脂腺排泄减少，易患皮肤病、骨折。50 岁以后的妇女，体重比同龄男性减轻 10% 以上，60 岁后极易发生髋骨骨折。因消瘦者雌性激素水平低下，雌性激素可使体内骨盐量增加，所以"老来瘦"更易患骨质疏松。糖尿病引起消瘦的原因："三多一少"症状严重，病情未能得到控制，导致营养严重缺乏。体重增幅在 10% 以内者，发生骨折的机会显著减少，因脂肪可使雄性激素转化为雌性激素，所以肥胖者不易发生骨质疏松。

总之，糖尿病患者体形过于肥胖或过于消瘦均为不健康的标志，因此努力争取达到标准体重或接近标准体重是维护健康的重要措施。

二、饮食控制的措施、内容、标准

2 型糖尿病轻型患者通过饮食治疗，可使血糖得到有效的控制；对中、重型糖尿病可减少降糖药的用量，并有利于并发症的防治。

（一）饮食控制的措施

1. 主食定时、定量

糖尿病患者的主食要做到定时、定量。根据体力劳动强度、体形、病情的需要决定主食量。保证血糖相对稳定，避免血糖升高和降低反差太大。这是可供医生判断药物疗效和调整药物剂量的依据。

患者必须做到以下几点。

（1）固定主食：指全日主食量分早、中、晚三餐按比例分配；早餐为全日量的 25%，午餐为 45%，晚餐为 30%。或早餐为全日量的 1/5，中午为 2/5，晚餐为 2/5。

（2）定时进餐：三餐必须做到按时进餐，以便建立生物时钟，使体内定时释放以胰岛素为主的相关激素，以利于血糖控制，避免低血糖。

2. 纠正不健康进餐习惯

有些患者早餐不进主食，以牛奶、鸡蛋取代主食，这是不合理的。因为晚餐后需经一夜时间，血糖基本被消耗，如不及时补充碳水化合物，则供应营养大脑的葡萄糖缺乏，易引起头晕，工作效率下降，尤其注射胰岛素或口服降糖药患者，早餐前的治疗按常规进行，药物于 2 小时血浓度达高峰，降糖作用最强，如早餐不进主食，势必易发生低血糖，同时碳水化合物可以促进牛奶的吸收，所以早餐必须进一定量的主食。

3. 执行缓冲饮食

缓冲饮食即在每次主餐中扣留 25 ～ 30g 主食，分别于每两餐之间，即于上午 9 ～ 10 点，下午 3 ～ 4 点和晚上睡前作为加餐。

缓冲饮食目的：缓冲饮食是从正餐中扣留的一小部分主食，这样使三餐中主食量减少，从而可降低主餐后 2 小时血糖高峰值，同时又可避免发生低血糖，使血糖高峰与低谷之间的反差缩小，有利于血糖稳定，控制病情。临床常见到注射胰岛素的患者，睡前尿糖阴性，而次日早上出现高尿糖，可能夜间出现过低血糖，由于低血糖后出现的高血糖，即产生了苏木杰现象。所以缓冲饮食尤适合病情重或病情不稳定者。

4. 灵活调节主食

研究资料提示不同食品的血糖指数不同，英国 Jenkins 指出，不仅不同食物对血糖的影响不同，即使同一种食物，由于烹调技术不同，血糖指数也不同。这表明单凭食物的化学成分来表达食物在体内的生理反应或生化过程是不全面的。必须在执行定时定量原则上，做到个体化，因人制定膳食食谱，定时检测血糖，及时调整降糖药剂量、运动强度。肥胖体形患者空腹血糖 ≥ 11.1mmol/L（200mg/dL），24 小时尿糖 ≥ 10g，每日主食严格控制在 200 ～ 250g（4 ～ 5 两），减少热量的摄入，增强运动量。经调整饮食后血糖和尿糖值得到满意控制，体重有所下降至接近标准范围时，为了保证患者有足够的能量，可以适当增加主食量。消瘦体形或注射胰岛素患者，主食可适当放宽，最高每日可达 450 ～ 500g（9 ～ 10 两）。所以主食控制既要固定又要灵活，以满意控制血糖为准则。

5. 营养要齐全

应进食多种混合食物。食物多样化是获得全面营养的必要条件，主张做到：主食粗细粮要搭配，副食要荤素搭配。

6. 纠正膳食误区

（1）过分强调蛋白质：糖尿病膳食的制定应根据病情、年龄、营养状况、活动强度等而定。有些患者发现蛋白质膳食可使尿糖减少，血糖降低，于是主张以蛋白质取代碳水化合物。错误地认为饮食疗法就是将主食控制的愈少愈好，甚至不吃主食，使机体处于饥饿或半饥饿状态，长此以往，可出现尿酮体阳性。若碳水化合物摄入不足，机体会通过加速蛋白质和脂肪的分解，代谢过程中蛋白质、脂肪分解不完全，产生大量酸性物质在体内堆积而诱发酮症，甚至可出现酮症酸中毒。同时可因蛋白质过度分解，导致营养不良，免疫功能下降。荷兰一位学者曾报道 2 组糖尿病膳食，一组为高蛋白膳食，另一组为普通膳食，11 年后发现高蛋白质组，有 20% 的患者出现临床蛋白尿，而普通膳食组仅 5%，显然高蛋白质饮食增加肾脏负荷，影响肾脏功能。可见应坚持合理的膳食配伍，碳水化合物所提供的热量应占总热量的 55% ～ 60%，蛋白质饮食占总热量的25% 左右，脂肪占总热量 30%。

（2）纠正无节制饮食：部分患者认为"能吃能喝没有病"，明知自己有糖尿病，仍然不限制饮食；有的患者认为过去经济困难，没有条件吃好的，如今经济好转，疾病又使他不能吃好的，感到很亏，于是放松对饮食的控制；也有患者对本病产生悲观情绪，持消极态度，认为反正糖尿病治不好，何必还要限制，所以对饮食从不控制；尚有少数患者错误地理解控制饮食就是控制三顿主餐米、面制作的食品，错误地将糕点、水果等作为解决饥饿感的食品。这听起来很可笑，可临床上常有类似情况，屡见不鲜，致使血糖居高不下。持续高血糖的后果是诸多的并发症，付出的代价将是不可估量的，到那时后悔也无济于事。所以教育患者纠正不恰当的饮食观念，势在必行。

（二）饮食控制内容与热量计算

糖、蛋白质、脂肪等三大物质是机体热量的主要来源。通过饮食控制，使三大物质所供热量分配合理：其中碳水化合物所提供的热量应占总热量的 55% ～ 65%，脂肪为25% ～ 30%，蛋白质提供热量不应超过 15% ～ 20%。

1. 糖的控制

糖主要为机体提供热能，每克糖可生产 4kcal 热量，机体所需热量的 55% ～ 65%

来自于碳水化合物中的糖。有关研究提示，高碳水化合物饮食能改善 2 型糖尿病患者的糖耐量，主要机制为糖能促进胰岛素的分泌，增强周围组织对胰岛素的敏感性，促进葡萄糖的吸收和利用。而糖尿病患者在胰岛素缺乏时，从食物中摄入的糖，不能充分被利用，则引起血糖升高。血糖超过肾糖阈，则糖从尿中排出，出现尿糖。

（1）糖的摄入量：葡萄糖、果糖等单糖，由于分子结构简单，食后吸收快，能迅速进入血液中，引起血糖升高。有人认为果糖所产热值低，吸收后使血糖升高较蔗糖为低，不影响胰岛素水平，主张以果糖取代蔗糖，但糖尿病患者在缺乏胰岛素的情况下，肝脏易将果糖转化为葡萄糖而使血糖升高。水果中含有丰富的单糖，故糖尿病患者在血糖尚未得到满意控制时，应限制对单糖、果糖的摄取。

双糖指由两个单糖组合而成的糖，即由一个分子单糖和一个分子葡萄糖组成，常见的双糖有蔗糖、麦芽糖、乳糖等。双糖食后在小肠内分解为单糖，能很快被吸收，进入血液中，使可血糖突然升高。所以糖尿病患者对双糖的摄入也应加以限制。

食用的碳水化合物主要为多糖，多糖以淀粉的形式存在于谷类、根茎类、硬果类等食品中。淀粉需经过一定的消化、吸收、分解过程，最后成为单糖而进入血液中。由于多糖分子结构较为复杂，消化、吸收、分解较为缓慢，不会引起血糖骤然升高，有利于血糖的控制。

（2）糖摄入量的计算：根据我国国情，居民目前膳食结构中以淀粉为主的碳水化合物是热能的主要来源，占总热量的 50%～65%，可按以下方法计算出每日所需主食量。

①细算法：按劳动强度确定每日每千克体重所需的热量，乘以标准体重即为每日所需的热量，减去摄入的脂肪、蛋白质所产生的热量，则为每日所摄入糖所提供的热量数，再除以糖的食物焦耳数（cal），则得出每日糖所摄入的总热量，最后除以每 100g 主食的含糖量，所得数为每日主食量。如：一位男性中等体力劳动，体重 60kg，蛋白质 70g/d、脂肪 80g/d，计算每日摄入主食量。

总热量 / 日 = 176 千焦（42kcal）/ 千克 / 日 ×60（千克体重数）= 10560 千焦（2520kcal）

糖提供热量 / 日 = 10560 千焦（2520kcal）–16.76 千焦（4kcal）×70–37.7 千焦（9kcal）×80 = 6370 千焦（1520kcal）

摄入糖量 / 日 = 6370 千焦（1520kcal）÷16.76 千焦（4kcal）=380g

主食定量 = 380g÷75（每 100g 面粉含糖量）×100≈500g，即为每日主食定量面粉为 500g。

②粗算法：非住院的糖尿病患者，在家里治疗，一般不能做到上述精细计算，可根据不同体形，劳动强度，用下列粗略方法估算每日所需的主食量。

休息或肥胖者：主食量（米、面、下同）200～250g（4～5 两）/ 日。

轻体力劳动者：主食量 250～300g（5～6 两）/ 日。

中体力劳动者：主食量 300～350g（6～7 两）/ 日。

重体力劳动者：主食量 400～500g（8～10 两）/ 日。

上述所指每日的主食量，为谷类及其制品的重量，不是食品净含糖量。

2. 蛋白质的控制

蛋白质是机体细胞主要组成部分，对机体的生长发育、组织修复、细胞更新起到重要作用，同时是体内合成各种酶、激素的重要原料，是维持生命活动必不可少的物质基础。每克蛋白质可产 4kcal 热量。

（1）蛋白质摄入量的计算：糖尿病患者由于体内糖异生旺盛，蛋白质消耗量大，成年人每天每千克体重所需蛋白质为 0.8 ～ 1.2g，约占总热量的 15%；孕妇、儿童、哺乳期妇女、明显消瘦者可增加到 2 ～ 3g/kg 体重。肾功能正常者，一般估计每日 60 ～ 79g。可按公式计算，例如：一位男性中等体力劳动者，身高 165cm，体重 60kg，摄入糖 380g/d，计算蛋白质量/日。

蛋白质/日所需量为每千克体重 0.9g，每克蛋白质产 4kcal 热量计算：0.9g/kg× 60kg ＝ 54g。

蛋白质提供的热量/日：54g×16.76 千焦（4kcal）＝ 905.04 千焦（216kcal）。

（2）糖尿病肾病：蛋白质从尿中排出增多，在肾功能允许下，可适当增加蛋白质饮食，比肾功能正常者多 20%。但氮质血症、尿毒症及肝功能严重损害者，宜限制蛋白质的摄入。肾功能低下者应放宽限制碳水化合物的摄入。蛋白质的摄入可根据血 BUN 水平而定。

血 BUN：7.14 ～ 10.7mmol/L（1 克/千克体重）。

血 BUN：10.8 ～ 17.85mmol/L（0.8 克/千克体重）。

血 BUN：≥ 17.85mmol/L（0.5 克/千克体重）。

（3）蛋白质品种：可分动物蛋白和植物蛋白。动物蛋白主要有蛋、虾、鱼、鸡肉、牛肉、猪肉等蛋白质，为膳食中的优质蛋白。2 型糖尿病多系中、老年者蛋白代谢以分解为主，合成较慢，故宜在膳食中给予生物价值高的优质蛋白。植物蛋白主要为植物食品中的蛋白质，由于被纤维素所包围，不易与体内消化酶接触，因此植物蛋白要比动物蛋白的消化率低。但经过烹调后的植物蛋白，消化率有所提高，其中大豆经脱脂后，每千克所含蛋白质相当于 2.5kg 的牛肉、2.8kg 瘦肉或鸡肉、1.5kg 鸡蛋、16kg 牛奶等。

3. 脂肪的控制

脂肪是提供热量的主要物质，每克脂肪可产生 37.8 千焦（9kcal）热量，显著高于糖、蛋白质。脂肪在体内起到保护和固定内脏器官的作用。脂肪中的必须脂肪酸是细胞重要成分，缺乏时影响生长发育，以至出现生殖功能障碍。糖尿病患者由于胰岛素、胰岛素受体缺陷以及胰岛素抵抗引起糖、脂代谢紊乱。脂肪摄入量或种类不当，易导致高脂血症或动脉粥样硬化。

（1）脂肪摄入量的计算：总热量减去碳水化合物和蛋白质所提供的热量为脂肪的热量，如：一位男性中等体力劳动者，体重 60kg，摄入蛋白质 70g/d、糖 380g/d，计算脂肪摄入量/日。

总热量/日：176 千焦（42kcal）/千克体重/日 ×60（千克体重数）＝ 10560 千焦（2520kcal）。

脂肪提供热量 / 日：10560 千焦（2520kcal）–70g×16.76 千焦（4kcal）–380g×16.76 千焦（4kcal）= 3018 千焦（720.3kcal）。

脂肪摄入量 / 日：3018 千焦（720.3kcal）÷37.71（9kcal）= 80.03g。

每天摄入脂肪量高于 100g，为高脂饮食，低于 50g 为低脂饮食，可根据饮食习惯及需要而定，按每日每千克体重 0.6 ～ 1g 计算，占总热量的 30%～ 35%。高胆固醇或高脂蛋白血症 Ⅱ 型，每日摄入胆固醇应低于 300mg；高甘油三酯或高脂蛋白血症 Ⅳ 型，则限制总热量和糖的摄入。肥胖患者，多数为高脂血症、高脂蛋白血症，或伴有冠心病、脑血管病等动脉粥样硬化，脂肪摄入量应控制在 30% 以内。

（2）脂肪的种类：糖尿病患者因代谢失调，尽量选用含胆固醇低的食品，每日从食品中摄入胆固醇量低于 300mg。饱和脂肪酸（SFA）主要为动物脂肪、动物内脏、蛋黄、鱼子、黄油、奶油、奶酪、香肠、动物脂肪及油炸食品等，含胆固醇高。食物中含 SFA 量最多的是棕榈酸，其次为硬脂酸、肉豆蔻酸。硬脂酸在体内迅速转化为油酸，对胆固醇无影响，而棕榈酸、肉豆蔻酸升高胆固醇作用最强，但也可升高 HDL-C。不饱和脂肪酸主要有橄榄油、杏仁、豆油、花生油、麻油、玉米油、菜籽油、向日葵油等植物油。不饱和脂肪酸又可分单不饱和脂肪酸和多不饱和脂肪酸。单不饱和脂肪酸（MUFA）：食物中主要成分为油酸，具有降低胆固醇作用。多不饱和脂肪酸（PUFA）：可分为 n-6 和 n-3 两个亚类；食物中 n-6 脂肪酸为亚油酸，属必须脂肪酸，有明显降低降胆固醇、LDL-C、HDL-C 的作用；n-3 脂肪酸特别是二十碳五烯酸（FPA）可降低胆固醇、甘油三酯，降低冠心病（CHD）危险性，为一种必须脂肪酸；富含亚油酸的食物有玉米、大豆、红花、葵花等。

（3）脂肪的选择：非肥胖、血脂正常、无动脉粥样硬化者，脂肪摄入量宜动物脂肪和植物脂肪各 50%；肥胖、高脂血症者，宜用植物脂肪，可降低血脂，预防动脉粥样硬化，但不能过量，否则导致高热量饮食。

4. 饮食热量标准

（1）控制全日总热量：糖尿病患者体重应保持在标准范围内。在治疗初期，首先调整患者的体重，对肥胖型患者严格控制热量摄入，予以低热量饮食；消瘦体形者则增加每天总热量的摄入，使其逐渐达到标准体重。

根据患者工作性质、劳动强度、体形，确定患者每日每千克体重所需的总热量数。

休息：105 ～ 126 千焦（25 ～ 30kcal）/kg/d。

轻体力劳动：126 ～ 147 千焦（30 ～ 35kcal）/kg/d。

中体力劳动：147 ～ 168 千焦（35 ～ 40kcal）/kg/d。

重体力劳动：≥ 168 千焦（40kcal）/kg/d。

例如一位男性患者，体重 60kg，轻体力劳动，每天所需碳水化合物、蛋白质、脂肪的量如下。

总热量 / 日：35kcal×60kg = 2100kcal。

碳水化合物 / 日所需量为：按总量的 60% 计算，每克碳水化合物产 4kcal 热量，即 35kcal×60×60% ÷4kcal = 315g。

蛋白质/日所需量：每千克体重0.9g，每克蛋白质产4kcal计算：0.9g/kg×60kg＝54g。

脂肪/日所需量为：总热量减去碳水化合物、蛋白质提供的热量，脂肪/克产热9kcal计算：（2100kcal/kg–315g×4kcal–54g×4kcal）÷9kcal＝69.3g。

（2）热量的调节：根据体形、劳动强度，计算出一天所需总热量。肥胖者按超标准体重，总热量应减少15%；偏消瘦、体重未达标准的营养不良者，总热量应增加15%；正在生长发育期的儿童、妊娠期妇女、哺乳期妇女每日可按20%～30%提高饮食总热量，或提高到168千焦（40kcal）/千克体重者以至更高。儿童随年龄增长，每千克体重所需热量应适当递减，即1～4岁需209.2千焦（50kcal）；4～10岁为167.4～188.3千焦（40～45kcal）；10～15岁为146.4～167.4千焦（35～40kcal）。

（三）提倡高纤维、高钙膳食

糖尿病患者应增加高纤维膳食，即膳食纤维。膳食纤维被誉称为"人体第七营养素"，根据在水中是否溶解，可分为可溶性和非可溶性两大类。

可溶性膳食纤维：有果胶、藻胶、豆胶等，存在于水果、蔬菜、海藻、紫菜、豆类等食品中。

非可溶性纤维：纤维素、半纤维素、木质素、海藻酸钙等，存在于粗粮、豆类外壳、植物的茎叶。

1. 高纤维膳食的作用

（1）降血糖作用：膳食纤维在胃肠内与淀粉等碳水化合物交织在一起，延缓机体对碳水化合物的吸收，在胃内膨胀，增加容积，呈胶状，减轻对胰岛素分泌的刺激，减轻胰岛的负担，增加胰岛素和胰岛素受体的结合，降低胰高血糖素水平，从而使血糖下降，主要降低餐后高血糖，改善糖耐量，减轻肥胖等。1976年Jenkins等人指出："加入某种可溶性纤维素，尤其对2型糖尿病患者和无糖尿病者均有明显地降低餐后血糖和胰岛素水平的作用，对1型糖尿病患者也有降低餐后血糖的作用。"Kienhm进一步指出："高纤维、高碳水化合物饮食可以使糖尿病病人对胰岛素和磺脲类降糖药的需求量下降。"Mirranda和Horwitz对1型糖尿病患者治疗发现，高纤维饮食主要降低餐后血糖，而对空腹血糖影响不大。1989年Nielson指出"只有在研究对象开始时的血糖值小于13mmol/L的条件下，血糖症反应才是血糖指数的函数（血糖指数是血中复合碳水化合物含量的尺度）"，当研究对象餐前血糖值大于13mmol/L，则血糖症反应同血糖指数呈负相关。研究结果显示，每天饮食总纤维素44g，16周后可使血糖下降0.5mmol/L，糖化血红蛋白下降0.6%。在2型糖尿病患者中，高可溶性纤维素饮食降低血糖，与此取得一致的观点。这对某些患者可能是一种必不可少的治疗方法。

（2）降脂作用：高纤维饮食可延缓胃内排空，减轻饥饿感。膳食纤维形成凝胶体，减少对胆固醇的吸收，促进胆汁的分泌，降低血中胆固醇、低密度脂蛋白水平效应，有利于糖尿病血管并发症的防治。

（3）通便作用：高纤维膳食能增加体积，起到高渗透压作用，使大便软化，促进肠蠕动，缩短肠内容物通过肠道的时间，降低降结肠的压力，有利于大便通畅，缓解便秘。

（4）提高免疫功能：膳食纤维中的木质素可提高吞噬细胞和巨噬细胞的活动，有利于防止感染和肿瘤的发生。同时能阻止胆酸的吸收，促使其从粪便中排出，有利于防止胆石症的形成。

2. 含纤维素的食品

每 100g 圆白菜含纤维素 2.83g。粗粮不仅含纤维素高，同时含有丰富的维生素和微量元素铬、锌，普通面粉含铬量是精白面的 10 倍。故糖尿病患者膳食中配有一定的粗粮如燕麦、荞麦、玉米等较好。

不同食品含膳食纤维量不同，常用食品中所含纤维量见表 8-1：

表 8-1　常见膳食纤维含量（单位·克 /100 克食物）

食物	膳食纤维	食物	膳食纤维
白面	3.5	绿豆	23.5
大米	3.4	海带	23.8
稻米	2.3	水萝卜	1.4
小米	4.6	圆白菜	1.7
玉米	7.8	芹菜	1.6
高粱	7.3	胡萝卜	1.7
燕麦	9.8	蒜苗	2.2
荞麦	12.3	苹果	1.11

3. 应用膳食纤维注意事项

膳食纤维具有诸多优越性，但应注意膳食纤维并非"多多益善"，过量摄入可引起腹胀、消化不良。膳食纤维与食物中的矿物质结合，会降低机体对铁、铜、锌、镁、磷等矿物质的吸收和降低蛋白质的消化吸收率，特别是老年糖尿病者，胃肠功能减弱、肠炎及肠道手术后等患者。因此，要循序渐进增加膳食纤维。

总之，适当摄入膳食纤维是有益的。世界卫生组织在 1991 年提出 20 世纪 90 年代"人群营养素目标"，提倡高膳食纤维、高碳水化合物、低糖、低脂、低胆固醇、平衡蛋白质的"二高三低一平衡"的膳食结构。推荐每人每日膳食纤维摄入量为 27 ～ 40g，其中可溶性膳食纤维 22 ～ 32g/d。美国糖尿病协会（ADA）和美国国立卫生研究院（NIH）提出：通过改变生活方式，摄取适当热量，调整营养素类型和构成比，适量加用膳食纤维，达到控制血糖、血脂、血压的目的。

（四）推崇高钙食品

糖尿病患者基于糖代谢紊乱的同时，常伴有钙磷代谢紊乱，使钙处于负平衡状态，细胞内钙离子水平降低，导致机体内低血钙，尤其是血糖调节失控的糖尿病患者更易出现低钙血症。钙是维持人体正常生理活动、神经肌肉兴奋性、细胞代谢功能的重要离子。老年人常伴有的腰背疼痛、骨质疏松，糖尿病的"夏科氏关节病"等均与缺钙有关。糖尿病加速了老年患者骨骼脱钙的进程，是导致骨折的主要原因。因此，从膳食中摄入一定量的钙是非常必要的。

含钙较高的食品有牛奶、蛋黄、鱼虾、动物骨头等。其中牛奶不仅含钙高，同时蛋白质含量亦高，蛋白中的精氨酸、赖氨酸、乳酸能促进人体对钙的吸收，使牛奶中钙的吸收高达 63%，鱼虾中含有的磷酸钙和碳酸钙的吸收率为 48.8%，所以是纠正缺钙较好的食品。

（五）合理进食水果

新鲜水果含有丰富的维生素 C、矿物质、果胶、葡萄糖、纤维素和果糖。对健康非常有利，但其中含有的果糖、葡萄糖可使糖尿病患者血糖升高，故患者必须根据自己的病情，掌握好吃水果的时机、时间、种类、数量等。

1. 吃水果的时机

（1）血糖未满意控制者：空腹血糖 ≥ 11.1mmol/L（200mg/dL），24 小时尿糖定量 ≥ 10g 者，应严格控制进食水果；血糖 ≥ 8.3mmol/L（150mg/dL），24 小时尿糖定量 ≥ 5g 时，尽量不食或少食水果。

（2）病情控制较好：当血糖控制比较理想，无明显波动，没有经常出现高血糖或低血糖者，空腹血糖 ≤ 7.8mmol/L（140mg/dL），24 小时尿糖定量阴性或微量者，可以适当进食少量水果。

（3）进食水果时间：最好选择餐前 1 ～ 2 小时，或两餐之间。因水果中主要是果糖，果糖是单糖类食品，易被小肠吸收，进入血液内可使血糖升高，可以防止低血糖发生，起到缓冲饮食的作用。如一次进食量较多者，宜适当减少主餐主食量，比如要进食 1 千克（1000g）西瓜（含糖 4%），则主食酌情减少约 50g；进食 200g 左右的桃子或苹果，需要减少 25g 主食，与水果进行交换，以保血糖的恒定。

2. 不同鲜果、干果、硬果类的含糖量

（1）鲜果类

含糖 4% ～ 7% 的水果：西瓜、白兰瓜、草莓、枇杷等。

含糖 8% ～ 10% 水果：鸭梨、柠檬、鲜椰肉、李子、樱桃、哈密瓜、葡萄、桃、菠萝等。

含糖 11% ～ 13% 的水果：百香果、苹果、杏子、无花果、橙子、鲜荔枝等。

含糖 14% ～ 19% 的水果：柿子、鲜桂圆、香蕉、沙果、梅子、石榴、甘蔗等。

含糖 20% ～ 25% 的水果：鲜枣、山楂、海棠等。

（2）干果类

含糖 50% ～ 80% 的干果：干荔枝、干桂圆、红枣干、蜜枣、葡萄干、杏干等。

（3）硬果类

含糖 16% ～ 25% 的硬果：西瓜子、花生米。

含糖 40% ～ 45% 的硬果：栗子。

（4）常见水果的营养成分见表8-2。

表8-2　常见水果100克所含的营养成分

水果	热能（kcal）	蛋白质（g）	碳水化合物（g）	膳食纤维（g）	水果	热能（kcal）	蛋白质（g）	碳水化合物（g）	膳食纤维（g）
菠萝	41	0.5	9.5	1.3	草莓	30	1	6.0	1.1
橙子	47	0.8	10.5	0.6	鲜桂圆	70	1.2	16.2	0.4
橘子	43	0.6	9.7	0.6	李子	36	0.7	7.8	0.9
梨	46	0.4	10.7	2.2	柠檬	35	1.1	4.9	1.3
枇杷	39	0.8	8.5	0.8	苹果	52	0.2	12.3	1.2
葡萄	43	0.5	9.9	0.4	桑椹	49	1.7	9.7	4.1
柿子	71	0.4	17.1	1.4	石榴	64	1.3	14.5	4.9
桃子	48	0.9	10.9	1.3	无花果	59	1.5	13.0	3.0
香蕉	91	1.4	20.8	1.2	杏	36	0.9	7.8	1.3
杨梅	28	0.8	5.7	1.0	杨桃	29	0.6	6.2	1.2
椰子	231	4	26.6	4.7	樱桃	46	1.1	9.9	0.3
柚子	41	0.8	9.1	0.4	鲜枣	122	1.1	28.6	1.9
干枣	264	3.2	61.6	6.2	猕猴桃	56	0.8	11.9	2.6
荔枝	70	0.9	16.1	0.5	海棠	73	0.3	17.4	1.8
橄榄	49	0.8	11.1	4.0	山楂	95	0.5	22.0	3.1
西瓜	34	0.5	7.9	0.2	哈密瓜	34	0.5	7.7	0.2

（六）限制可溶性糖和高盐食品的摄入

1. 可溶性糖类

可溶性糖类主要指白糖、砂糖、蜂蜜加工成的糖果、糕点、饮料等。这些可溶性糖类进食后很快被吸收进入血液内，引起高血糖，有效地冲击胰岛 β 细胞，增加胰岛 β 细胞的负担，故糖尿病患者应严格限制可溶性糖类的摄入以及限制用可溶性糖类做赋形剂的中成药或蜜丸等。因为可溶性糖类主要含有果糖，每100g蜂蜜中含有79.5g的果糖。

2. 高盐类食品

食盐是人们烹调不可缺少的调味品，也是人体内钠、氯离子的主要来源，对维持人体生命必不可少，由于钠盐可引起水潴留而使血压升高，故不能摄取过多。糖尿病患者过多摄取盐类可促进血管并发症的发生和发展，并可促进食欲，增加食量，引起肥胖。因此糖尿病患者宜低盐膳食，每天摄入食盐量＜5g。凡含食盐的调味品如酱油、酱、咸菜、酱菜等均属限制之列。我国北方有高盐饮食习惯，据统计，北京地区平均每人每日摄入食盐量高达17g。该地区心、脑血管病的发病率高，可能与高盐饮食习惯有关。但食盐的摄入量也不能太少，如摄入太少，则可引起肾素－血管紧张素分泌增加，不利于血管病变的防治。美国心脏病学会建议：每日钠盐摄入量不得超过 3g（氯化钠不超过 6g）。

（七）限酒、禁烟

1. 限酒

酒精化学名称是乙醇，为一种小分子物质，含热能的饮料。酒精在体内极易吸收，迅速氧化产热。饮酒是一部分人常见的嗜好，对机体的影响是多方面的，主要取决于饮酒量、饮酒速度、机体营养状况、饮酒时进食多少、肝胰功能及对酒精的耐受性等因素。适量饮酒可温热身体，促进食欲，消除疲劳，缓解紧张，促进血液循环。理论上，每克乙醇能所产生 7.1kcal 的热能，但在体内几乎不能被生物有效利用，更不能转化储藏，糖尿病患者长期过量饮酒可加重糖、脂代谢紊乱。

（1）诱发高血糖：机体在营养状况良好时，酒精过量可促进糖异生；在肝糖原储备充足时，促进肝糖原分解；并能抑制周围组织对葡萄糖的利用而导致血糖升高，或引起糖耐量异常。

（2）诱发低血糖：机体在饥饿或营养状况不佳时，酒精能促进糖的分解；在肝糖原储备不足，酒精可抑制糖异生而易导致低血糖。

（3）诱发酮症及酮症酸中毒：患者的有饥饿、感染、创伤、糖尿病治疗突然中断、食量过多等诱发因素时，酒精可导致酮症及酮症酸中毒。急、慢性酒精中毒可引起血中甘油三酯、胆固醇、低密度脂蛋白升高，高密度脂蛋白胆固醇浓度降低。由于乙醇在肝内氧化时，常伴有抑制脂肪酸氧化和促进组织脂肪酸分解，使游离脂肪酸增加，从而促使肝内极低密度脂蛋白（VIDL）升高，在管壁内的脂蛋白酶的作用下，形成中间型脂蛋白、低密度脂蛋白、高密度脂蛋白（HDL）及甘油三酯。

（4）饮酒对心血管的影响：少量（< 15g）饮酒可以扩张冠状动脉，预防冠心病（CHD）的发作，而饮量过多可诱发冠心病急性事件的发生。总之，酒精对人体的影响弊大于利，尤其对糖尿病患者糖脂代谢影响更大，故糖尿病者最好少饮酒或不饮酒为好。

（5）酒精对机体其他的影响：白酒 90% 在组织内氧化释放热量，1g 酒精可产生 30 千焦（7kcal）热量。酒精促进肝糖分解，糖尿病患者如长期过量饮酒，则使肝糖原储备不足，分解能力下降，进一步损伤肝细胞，引起肝功能障碍，最后导致酒精性肝硬化。此外，过量饮酒可引起酒精性胰腺炎及多脏器的损害，并对酒精依赖成瘾，一次过量可引起精神意识障碍等精神症状。

啤酒含酒精 3%～8%，素有"液体面包"之称，每 100mL 啤酒能产生 159 千焦（36kcal）热量，长期饮啤酒可引起肥胖。啤酒中的啤酒花可刺激消化液分泌，增强食欲，加重肥胖。

果酒含糖 12%，产热更多，每 100mL 红葡萄酒能产生 314 千焦（75kcal）热量。

2. 戒烟

糖尿病患者吸烟会导致冠心病发生的危险性加倍，过早发生微血管并发症。Wilson 荟萃分析结果显示，戒烟可降低心肌梗死死亡率，减少相对危险性 15%～61%。

三、常见食品中的营养成分

（一）常见食品每 100 克所含营养成分

表 8-3　常用食品每 100 克所含营养成分

类别	食品（g）	热能（kcal）	蛋白质（g）	膳食纤维（g）	碳水化合物（g）	食品（g）	热能（kcal）	蛋白质（g）	膳食纤维（g）	碳水化合物（g）
谷类及制成品	小麦粉	342	10.4	2.5	71.8	大米	344	7.6	0.7	76.0
	糯米	35	7.0	0.7	76.0	小米	351	8.8	1.0	71.9
	玉米粉	350	7.7	1.6	77.6					
蔬菜	扁豆	31	2.5	1.7	5.03	豆角	33	2.7	2.2	5.1
	红薯	143	1.4	1.2	33.5	甘薯	95	1.1	0.8	22.2
	土豆	85	1.9	0.5	19.4	菠菜	38	2.1	3.0	6.6
	菜花	23	2.2	0.8	3.1	洋葱头	34	0.8	1.2	7.5
	茭白	21	1.2	1.3	3.7	韭菜	27	2.1	1.4	3.9
	芹菜	19	0.6	1.1	3.9	茼蒿	29	1.9	0.7	4.5
肉类	猪肉	140	22.2	5.7	0	猪里脊	150	18.8	6.3	4.4
	肥肉	438	12.6	43.1	0	牛肉	149	18.6	8.3	0
	羊肉	171	19.1	10.5	0					

（二）常见食物脂肪成分含量

常见食物脂肪成分含量见表 8-4。

表 8-4　常见食物脂肪成分含量（占总热卡百分比%）

食物	饱和脂肪酸（SFA）	不饱和脂肪酸（MUFA）	多饱和脂肪酸（PUFA）	食物	饱和脂肪酸（SFA）	不饱和脂肪酸（MUFA）	多饱和脂肪酸（PUFA）
玉米油	13	25	62	棉籽油	27	19	54
橄榄油	14	77	9	棕榈油	51	39	10
花生油	13	49	33	大豆油	15	30	69
葵花油	11	20	69	黄油	54	30	12
鸡油	30	47	22	牛油	51	44	4
猪油	41	47	12				

注：50%～60% DCI（每日摄入热量）由每日所摄入的谷类及谷类粗制品、水果、蔬菜等提供。

（三）食品交换法

为了使糖尿病患者既做到合理的控制饮食又能拓宽食谱，目前许多国家均制定食品交换法。该法按食品所含的主要成分和同等热量进行组合分类，列出各类食品的单位数，患者可按食品交换法进行交换，随意组成食谱。此法既便于掌握，又能满足患者食谱多样化的愿望。

1. 按每日所需总热卡数进行交换

以糖、蛋白质、脂肪提供热能占总热能的百分比，计算出所需交换单位数，每一交换单位可在等值进行交换。例如50g粮食可与250g马铃薯交换，50g瘦肉可换成一个大鸡蛋或50g豆腐干。50g干面粉＝75g馒头或面条；50g瘦肉＝125g豆腐；鸡蛋（1个30g）＝瘦肉25g（含牛、猪、羊、鸡、鱼、虾等肉品）；100g豆腐＝50g豆腐干；250g牛奶＝350g豆浆＝350g豆腐；含糖3%蔬菜500g＝2%蔬菜750g＝1%蔬菜1000g。

常见食品分类如下：

谷类：每一交换单位含热量180kcal（753千焦），相当于大米或面粉50g；其中含糖38g、蛋白质4g、脂肪1g。

蔬菜类：每份交换单位含热量80kcal（335千焦），其中含蛋白质5g、糖15g。具体各种蔬菜含糖量以"常见食物成分表"为准。

水果类：每份交换单位含热量90kcal（377千焦），其中含蛋白质1g、糖21g。具体各种水果含单糖、双糖量各不相同，对血糖的影响也不同。

瘦肉类：每份交换单位含热量80kcal（335千焦），其中含蛋白质9g、脂肪5g。

豆、乳类：每份交换单位含热量160kcal（670千焦），其中含蛋白质12g、脂肪8g、糖11g。

油脂类：每份交换单位含热量80kcal（335千焦），其中含脂肪9g。

2. 不同热能膳食交换

不同热能膳食交换见表8-5～表8-10。

表8-5 等值豆、乳食品交换表

乳品名	份量（g、mL）	豆制品	份量（g、mL）
鲜牛奶	100mL	豆腐粉	40g
鲜羊奶	110mL	豆腐浆	300mL
淡奶粉	15g	豆汁	500mL
酸牛奶	11mL	豆腐脑	200mL

注：每一交换单位含热量160kcal（670千焦）。其中含蛋白质12g、脂肪8g、糖11g可与表中等值食品进行交换。

表8-6 等值油脂食品交换表

食品名	份量（g）	食品名	份量（g）
花生米	15（30粒）	核桃	15（2个）
葵花子	30	杏仁	15（10粒）
芝麻	15	南瓜子	30
花生油	10mL	芝麻油	10mL

表 8-7　等值蔬菜食品交换表

食品（含糖 1%～3%）	重量（500g）	食品（含糖＞4%）	重量（500g）
叶菜类	白菜、油菜、菠菜、韭菜、圆白菜	鲜豆类	南　瓜 350 柿子椒 350
根茎类	芹菜、茎蓝、青笋、茭白、冬笋	根茎类	胡萝卜 200 白萝卜 350 青蒜苗 200 洋葱头 200
瓜果类	冬瓜、黄瓜、丝瓜、茄子、菜花、苦瓜、西葫芦、西红柿		
其他类	豆芽、鲜蘑	其他类	四季豆 250 鲜藕节 300

注：每一交换单位含热量 80kcal（335 千焦）；其中含糖 15g、蛋白质 5g 可与等值蔬菜交换品交换。

表 8-8　等值水果食品交换表

水果名	重量（g）	个数（大小）	水果名	重量（g）	个数（大小）
鸭　梨	250	2 小个	苹　果	200	2 小个
桃　子	250	2 小个	桔　子	200	2 小个
李　子	200	4 小个	柿　子	200	1 中个
葡　萄	200	20 粒	鲜　枣	100	10 个
香　蕉	100	2 小个	西　瓜	750	2 块
橙　子	350	3 中个	枇　杷	300	8 个
鲜荔枝	200	6 个	鲜桂圆	200	6 个

注：每一交换单位含热量 90kcal（377 千焦），其中含糖 21g、蛋白质 1g 可与表中等值水果进行交换。

表 8-9　糖尿病饮食热量不同营养成分比例列举表

能量 kcal（kJ）	交换单位	蛋白质		脂肪		糖	
		重量（g）	总热量（%）	重量（g）	总热量（%）	重量（g）	总热量（%）
1015（4243）	8	44	17	31	27	140	56
1204（5221）	9.5	51	17	37	27	178	56
1402（5949）	11	62	18	43	27	197	55
1508（6628）	12.5	73	18	48	27	216	55
1792（7491）	14	77	17	53	26	254	57
2016（8427）	15.5	86	17	56	25	292	58
2193（9167）	16.5	90	16	57	23	330	61
2404（10049）	18	98	16	60	22	368	62

注：由表所见不同患者所需热量不同，而营养成分所占总热量的比例相对恒定。

表 8–10　不同热能膳食交换单位列举表

热量 kcal（kJ）	米面 交换单位	蔬菜类		瘦肉类		豆乳类		油脂类		植物油	
		重量（g）	单位	重量（g）	单位	重量（g）	单位	重量（g）	单位	重量（g）	单位
1000（4184）	12.0	150	6	500	1	100	2.0	220	2	15.0	1
1200（5021）	14.5	200	8	500	1	100	2.0	220	2	22.5	1.5
1400（5858）	6.5	225	9	500	1	150	3.0	220	2	22.5	1.5
1600（6694）	18.5	250	9	500	1	150	3.0	220	2	22.5	1.5
2000（8368）	23.5	300	12	500	1	200	4.0	220	2	22.5	1.5
2200（9205）	25.5	400	16	500	1	225	4.5	220	2	30.0	2
2400（10042）	28.0	540	18	500	1	250	5.0	220	2	30.0	2

注：每份交换单位含热量 80kcal（335 千焦）可与表内任何一种食品进行交换。

四、饮食控制的判断标准

体重是判断饮食控制的主要指标之一，主要按标准体重和体形表示。

（一）标准体重的计算

简易计算法：身高（cm）–105 ＝标准体重（kg），或（身高厘米数 –100）×0.9 ＝标准体重（kg）。

体重指数（BMI）：体重（kg）÷ 身高^2（m^2）＝体重指数（BMI）。

WHO 标准：BMI ≥ 25kg/m^2 为肥胖，BMI ≤ 18kg/m^2 为消瘦。

亚太地区标准：BMI ≥ 23.5kg/m^2 为超重，BMI ≥ 25kg/m^2 为肥胖。

（二）体形判断标准

1. WHO 的 BMI 标准

正常：18.5 ≤ BMI ≤ 24.9。

超重：BMI ＞ 25。

1 级肥胖：25 ≤ BMI ≤ 29.9。

2 级肥胖：30 ≤ BMI ≤ 34.9。

3 级肥胖：35 ≤ BMI ≤ 39.9。

4 级肥胖：BMI ≥ 40。

2. 亚洲标准

正常体形：标准体重 ±10 以内者，或 18.5 ≤ BMI ≤ 23.9。

超标准体形：超过标准体重 10% ～ 20%，或 24 ≤ BMI ≤ 27.9。

肥胖体形：超过标准体重 20%，或 BMI ≥ 28。

偏瘦体形：低于标准体重 10% ～ 20%，或 18.5 ≤ BMI ≤ 23。

消瘦体形：低于标准体重 20%，或 BMI ≤ 18.4。

（三）肥胖度、消瘦度标准

肥胖度＝（目前体重－标准体重）÷标准体重×100%。

消瘦度＝（标准体重－目前体重）÷标准体重×100%。

五、中医饮食疗法

饮食疗法在中医学中源远流长，早在《素问·脏气法时论》说："五谷为养，五果为助，五畜为益，五菜为充，气味合而服之，以补精益气。"《伤寒杂病论》中的竹叶石膏汤、甘麦大枣汤、当归生姜羊肉汤等均属于食疗范围。食疗近年来引起了医学界及全社会的关注，成为日常生活和医疗保健中必不可少的内容。糖尿病的饮食疗法更为重要，糖尿病早期表现为阴虚燥热，中期为气阴两虚，后期以阴阳两虚为主要证候，阴虚贯穿于本病的始末。为此，在饮食治疗中应顾及其不同阶段的临床特点，拟将常用食品列举于下。

1. 清热养阴类食品

（1）鲜藕：性寒味甘，功能清热润肺，生津止渴，和中开胃，适用于糖尿病肺胃热盛证见口渴多饮、虚热心烦者，宜煮熟食用。取其清热养阴、补虚开胃、补而不腻之功。

（2）茭白：味甘性寒，无毒，功能清热利湿，除烦止渴，可用于糖尿病兼夹湿热证，湿蕴化热伤津而见胸闷烦渴、二便不利者。取其清利湿热、利而不伤正之效。

（3）白菜：味甘性寒，功能清热利湿，养胃和中，通便润肠，可用于糖尿病肺胃热盛，热伤阴津，而见口干多饮、胸闷心烦、大便秘结者。取其清热和中，生津通便之效。白菜营养丰富，质软爽口，为北方冬、春主菜，受广大群众欢迎。故有"百菜不如白菜"之誉。

（4）菠菜：味甘，性平微凉，滑利，功能清热润燥，适用于糖尿病阴虚内热而引起口渴多饮、头晕目眩、胃脘满闷、大便不畅者。取其清凉润燥之效。由于菠菜含有较多的草酸，如和含钙丰富的食品共同烹调时，易形成草酸钙，不利于机体的吸收，对胃肠有不利影响，故应加以注意。

（5）蕹菜（空心菜）：味甘性平，功能清热除烦，止渴，可用于糖尿病阴虚内热引起的心烦口渴、溲赤便秘者。蕹菜含有较多的营养物质和多种维生素、矿物质，含量丰富而全面，出产于南方，被誉为"南方之奇蔬"。近年来发现有紫色蕹菜含有胰岛素样物质，对糖尿病患者有一定的降低血糖作用。

（6）苦瓜：味甘性平，微凉。功能清热明目，除烦止渴，用于糖尿病阴虚内热，虚火上炎之烦渴引饮、肝旺目赤者，取其清热，泻火除烦。已有学者进行研究提示，本品具有良好的降低血尿糖的作用，糖尿病患者可以长期食用。

（7）黄瓜：味甘性寒，功能清热利湿，生津止渴，适用于糖尿病者燥热烦渴引饮、肢肿小便不利，取其清利除烦之功。黄瓜由于含热量极低，每100克仅含11千卡，所以对肥胖型糖尿病伴有高血压、高血脂症者更为适宜。

（8）瓠瓜（葫芦）：味甘性寒，功能清热解毒，利水止渴，可用于糖尿病燥热内蕴，热蕴生痈，而见烦渴多饮、外生疔肿，用本品内食取其清利，外敷可以解毒消肿。

（9）番茄（西红柿）：味甘酸，性微寒，功能清热利尿，生津止渴，凉血止血，可用于糖尿病伴有高血压、视网膜病变、眼底出血、肾病者，而见口渴多饮、小便不利、视物不清、眼底出血者。番茄含有丰富的维生素 C，同时含有消化酶和有机酸、矿物质等，碳水化合物仅占 1.5% ～ 4%。由于番茄味道甘酸鲜美，营养价值高，深受大家的欢迎，可生食以取代水果，熟食可做菜，老少皆宜，可作为辅佐食品长期食用。

（10）丝瓜：味甘，性平微凉，功能清热凉血，可用于糖尿病湿热内蕴，而致湿热下注、小便不利、尿血尿痛者，取其清利下焦湿热。即糖尿病伴有尿路感染可用本品作为辅佐食品。

（11）冬瓜：味甘淡，性微寒，功能清热止渴，利水消肿，可用于糖尿病并发泌尿系感染或肾病、肾功能不全，症见小便不利、尿频尿痛、肢体浮肿等。取其清利消肿，可作为辅佐食品，冬瓜皮入药主要作用为利水消肿。

（12）芹菜：味甘苦，性微寒，功能清热平肝，利湿通便，可用于糖尿病阴虚肝旺，引起头晕急躁、小便不利、大便秘结者。芹菜是含纤维素较高的常用蔬菜，具有降低高血压、胆固醇作用，是糖尿病并发症高血压、高血脂者的理想食品。

（13）银耳：味甘性平，无毒，功能滋阴润肺，益胃生津，适用于糖尿病肺胃阴虚引起的口渴多饮、干咳无痰、倦怠乏力者。本品滋补而不燥，养阴而不腻，是一味清肺救燥良品，糖尿病者可以长期食用。

（14）绿豆：味甘性寒，功能清热解毒，健脾利湿，适用于糖尿病脾虚湿胜，水湿泛溢而肌表水肿、小便不利，或湿热内蕴，热郁化毒而疔肿满布等糖尿病肾病肾功不全，或糖尿病合并皮肤感染者。取其利水消肿、清热解毒之功。由于本品主要成分为淀粉，在食用时宜和主食进行交换，以免碳水化合物过量而致血糖升高。

2. 健脾益气类食品

（1）蘑菇：味甘性平，无毒，功能健脾和中，理气化痰，适用于糖尿病脾胃气虚证，症见倦怠乏力、胸膈痞满、咳嗽痰多、口干纳差者。取其补中兼清、益气健脾、补而不燥之特点。本品降低血脂，并有一定的降糖作用，可作为糖尿病常用辅助食品。

（2）香菇：味甘性平，无毒，功能益气健脾，和胃止血，适用于老年糖尿病，久病气虚体弱，症见气短乏力、食纳不香、小便频数或失禁者，取其芳香和胃，补而不滞。本品具有降低血脂和抗癌作用。凡糖尿病伴有高血压、动脉粥样硬化并发冠心病、脑血管病及肿瘤患者均可长期食用。

（3）豆腐：味甘性凉，功能益气和胃，清热润燥，适宜糖尿病肾功能正常者作为辅助食疗。本品是以植物蛋白质为主，同时含有脂肪、钙、磷、铁等多种营养成分，为价廉物美之优质食品，当糖尿病并发肾病，出现氮质血症或肾功能不全者，最好少用或不用本品，应用动物优质蛋白为佳。

（4）扁豆：味甘性平，功能益气健脾，化湿和中，适用于糖尿病久病脾虚湿胜，脾胃不和，症见恶心呕吐、纳呆腹泻、倦怠乏力之并发糖尿病胃肠功能紊乱者。取本品健脾和胃，补而不腻，可作为辅助食品长期食用。

（5）豇豆：味甘性平，功能益气和中，利湿消食。糖尿病患者可将其作为辅助食品。

（6）豌豆：味甘性平，功能清热利湿，健脾和中，适用于糖尿病脾胃不和而见胃脘痞满、食纳不香、恶心呕吐、大便溏泻之胃肠功能紊乱者，可作为调理脾胃之辅助食品。但本品含有大量淀粉，食用时宜适当减少主食量。

（7）胡萝卜：味甘辛性温，功能健脾补气，行气消食，可用于糖尿病久病脾虚气滞，症见胃脘胀满、胸闷不畅者，取其理气宽胸之效。胡萝卜是一种营养丰富、食用价值高的蔬菜，其中胡萝卜素的含量每 100 克 3.62mg，相当于维生素 A2015U；同时含有核黄素、叶酸、烟酸等，能提高机体抗病能力，增加冠状动脉血流量，降低血脂，有一定降低血糖的效应，可作为糖尿病伴有高血压、高血脂的常用食品。

（8）圆白菜：味甘性平，功能健脾和中，适用于糖尿病脾胃不和而引起胃脘胀满不适，时有作痛者，取其健脾和中之功。糖尿病并发胃神经功能紊乱、胃张力降低者可将其作为常用食品。本品含有大量维生素 U 样物质，对胃溃疡可缓解疼痛。

（9）蛋类：鸡蛋味甘性平，功能益气补血，滋阴安神，适用于糖尿病气血不足、心神不安、失眠多梦者，可作为蛋白质副食食用。鸡蛋为血肉有情之品，具有良好的养心安神作用，为动物优质蛋白，蛋白质含量为 14.7%，含有 8 种氨基酸，并含有一定的胆固醇，适量食用不会导致高胆固醇血症。但在临床上有部分患者常以鸡蛋取代主食的做法是不对的，碳水化合物摄入不足，而蛋白质过量，会增加肾脏负担。

（10）酸牛奶：甘酸微凉，功能健脾和胃，生津润肠，适用于糖尿病脾胃不和，阴虚肠燥之乏力纳呆、口渴便秘者。本品含有大量乳酸杆菌，能促进胃液分泌，增强消化功能，提高机体对钙、磷、铁等矿物质的吸收，并能降低胆固醇，延缓衰老，是一种良好的糖尿病保健品。

（11）鲜牛奶：味甘性平，功能补虚和胃，可作为糖尿病久病虚劳羸瘦、少食纳差、口渴便秘、体虚气血不足、脾胃不和的主要滋补食疗之品。牛奶具有丰富的营养价值，主要为蛋白质，富有机体 8 种必需氨基酸，所含胆固醇量低于肉类和蛋类，每 100mL中含脂肪 13mg。同时含有丰富的维生素 A、D。长期饮用鲜牛奶，不会引起高脂血症，为糖尿病并发高血压、冠心病患者的理想食品。此外，本品能中和胃酸，保护胃黏膜，也适合糖尿病胃功能紊乱者。

3. 补益脾肾食品类

（1）韭菜：味辛性温，功能温中补虚，行气固精，适用于糖尿病久病不愈，肝肾不足，下元阳气虚亏，而致阳痿遗精、尿频便秘者。温补肝肾，固精助阳。糖尿病并发神经衰弱、习惯性便秘者可将其作为辅助食疗。韭菜古有"起阳草"之称，含有多种维生素、矿物质、纤维素。

（2）木耳：味甘性平，无毒，功能补益脾肾，用于糖尿病久病脾肾两虚，而感腰酸乏力、气不摄血、肠风下血者。本品具有降低血脂、提高机体抗病能力、抗癌作用，可作为糖尿病长期辅助食品。

（3）黑豆：味甘性平，功能清热利水，补益脾肾，适用于老年糖尿病久病脾肾两虚，症见腰酸肢肿、小便不利之糖尿病肾病、肾功能不全者，可作为辅助食品。本品主要含有植物蛋白，应监测尿素氮，避免过食植物蛋白，增加肾脏负担。

（4）羊奶：味甘性温，功能温补脾肾，益精润肠，适用于老年糖尿病久病，体弱羸瘦，脾肾两虚，精亏肠燥之腰酸乏力、口渴便秘者。本品含有丰富的蛋白质、脂肪、维生素 C 等营养成分，脂肪球小而均匀，易被机体消化吸收，比牛奶更适合作为老人、儿童及体弱者的滋补品。

4. 其他食品

（1）竹笋：味甘性寒，功能清热通便，和中消食，可用于糖尿病阴虚热结之大便不通者。该品为一种高纤维素食品，热量极低，具有消食降脂作用。多食可以减肥，是南方常见的食品，更适合 2 型糖尿病肥胖患者。

（2）莴笋：味甘苦，性微寒，功能理气宽胸，通利二便。糖尿病伴有心胸满闷、大便秘结者可将其作为辅助食疗。本品可以生食，也可炒熟食用，含有维生素和纤维素，其叶营养价值比茎更为丰富。

（3）葱头（洋葱）：味甘辛，性平，功能清热化痰，宽胸理气，可用于糖尿病因气虚痰蕴、胸阳不振而感胸闷憋气、气机不畅者。本品含有多种维生素、矿物质，另有报道称其含有前列腺素。本品降低胆固醇，激活血浆纤维蛋白活性成分，糖尿病合并高血脂、冠心病者可将其作为辅助食疗。

5. 食疗验方

（1）荸荠菱菜汤：取菱菜 250g，荸荠 10 个去皮，加适量水，煎煮半小时，以汤代茶，功能清热除烦，生津止渴。适用于糖尿病肺胃热盛之咽干口渴、心烦胸闷者。

（2）百合汤：取新鲜百合 1～2 个，去皮洗净，煮熟呈粥状，功能清泄肺胃，生津止渴。本品适用于糖尿病肺胃阴虚之口渴多饮者，可作为常用食品。

（3）黑豆黄芪汤：黑豆 60g，黄芪 30g，洗净煮熟加盐少许食用。功能补中益气，固表止汗，可用于糖尿病久病气虚，肌表不固之自汗不止者。

（4）草决明海带汤：草决明 15g，海带 30g，洗净煮熟加盐少许食用，功能清肝明目，润肠通便。本品适用于糖尿病并发高血压、视网膜病变者，以及肝火亢盛，上扰头目，症见头晕目眩、面红目赤、躁急易怒、大便秘结者。

（5）冬瓜瓢汤：冬瓜瓢去子晒干备用，用时取 30g 水煮代茶，功能清热解渴，利水消肿。本品用于糖尿病并发肾病、肾功不全，或湿热下注，症见口渴多饮、小便不利、心烦肢肿等症。

（6）豆麦汤：黑豆 30g，浮小麦 30g，莲子 12g，煮熟以汤代茶，功能补益心肾，固摄敛汗。本品用于糖尿病心肾两虚，肌表不固，症见心烦失眠、健忘多梦、腰膝酸软、自汗盗汗、神疲乏力者。

（7）银杞明目汤：银耳 15g，枸杞子 10g，鸡肝 100g，煮汤，加少许食盐、味精，功能补益肝肾，平肝明目。本品适用于糖尿病并发视网膜病变之肝肾阴虚，而见视物模糊、两眼昏花、头晕目眩等症者。

（8）双耳汤：黑木耳、白木耳各 15g，浸泡煮汤，加盐少许饮汤，功能滋阴润肺，补益肝肾。本品适用于老年糖尿病并发高血压、视网膜病变、眼底出血之肝肾不足，阴虚肺燥证，症见头晕目眩、视物不清、双眼昏花等。

（9）人参莲子汤：人参10g（最好用西洋参或太子参），莲子肉12g，煮汤代饮，功能益气健脾，养心宁神。适用于老年糖尿病久病体虚、神疲倦怠、气短懒言、心烦失眠、健忘多梦者。

（10）猪胰淡菜汤：猪胰1具，淡菜60g，淡菜浸泡加水煨煮20分钟后，加猪胰熟透后加调味品则可食用。猪胰味甘性平，健脾益肺，养阴润燥；淡菜味咸性温，补肝益肾，熟食能补五脏，益阳事。本品可用于糖尿病久病不愈，肝肾两虚之腰膝酸软、阳痿不举、形体消瘦、毛发干枯等虚劳诸症。

（11）猪胰汤：猪胰1具，生薏米30g，怀山药120g，黄芪60g，猪胰洗净加水，纳诸药炖汤供食用，功能益气健脾，润燥止渴。猪胰味甘性平，补脾益肺，养阴润燥；黄芪补气，山药健脾和胃，薏米健脾利水。本品适用于糖尿病久病体虚，气虚脾弱，症见气短懒言、神疲倦怠、口渴多饮、大便溏泄等。

（12）鲫鱼汤：鲫鱼1条，黄豆芽30g，通草3g，鲫鱼洗净炖煮加入豆芽、通草煮熟供食，功能利水消肿。鲫鱼味甘性平，益胃和中，补养诸虚；豆芽、通草健脾利水消肿。本品适用于糖尿病并发肾病，肾功不全而肢体浮肿、小便不利、倦怠懒言、神疲乏力、体虚纳差等者。

（13）乌鸡汤：乌鸡1只，洗净加水煮，入陈皮3g，葱、盐适量，功能温中健脾，补益气血。本品适用于糖尿病久病体虚，气血两亏，症见倦怠乏力、气短懒言、喜暖嗜睡者。

（14）甲鱼汤：甲鱼1000g，羊肉500g，洗净加盐、味精、葱、姜等作料，加水炖煮食用。甲鱼滋补肝肾，羊肉温中和胃，适用于糖尿病久病不愈之肝肾不足，阴阳两虚，症见食纳不佳、腰膝酸软、形寒怕冷、耳聋耳鸣、胃脘不适。

（15）山药羊肉汤：羊肉500g，山药100g，葱白30g，生姜15g，黄酒。羊肉洗净切块加水炖煮，入姜、葱、酒等作料，煮熟炖好供食用。羊肉温中壮阳，补中益气。本品适用于老年糖尿病久病体虚，阴阳两虚，气血不足，症见四肢厥冷、肾虚阳痿、遗精早泄、女子宫冷不孕、少腹冷痛、疲乏无力者。

第三节　运动疗法

运动疗法是指有规律且长期坚持体育锻炼，达到提高体质和抗病能力的一种体育活动疗法。它与饮食疗法、心理疗法具有同等重要作用，三者互相配合，形成糖尿病基本治疗的"三大法宝"。中国有句谚语："饭后百步走，活到九十九。"说明运动对于延年益寿能起到积极的作用。我国在隋代就提出消渴病的体育疗法。1935年英国Joslin将运动疗法作为糖尿病治疗三大原则之一，日本糖尿病研究会把饮食疗法和运动疗法在治疗糖尿病中的作用，比作一辆车中的两个轮子，缺一不可。尤其近年来，随着生活模式的改变，以车代步族体力活动的减少，是导致2型糖尿病发病的重要原因。1991年美国加州大学公共卫生学院 S.P.Helmich 指出："体重指数相同时，运动仍然显示出保健作用。"1990 年美国糖尿病协会宣布把运动作为糖尿病管理的手段，特别是对于 2 型糖尿病。这将运动作为一种预防性措施，可见运动疗法受到了普遍的重视。

一、运动的作用与意义

若糖尿病患者能长期有规律、有计划、持之以恒地进行合理运动，将可获得以下效应。

（一）加速糖代谢

1. 长期坚持体育锻炼，增加体能消耗，血循环中的葡萄糖转化能量，而使血糖降低。

2. 运动促进周围组织对葡萄糖的吸收和利用，降低 2 型糖尿病对胰岛素抵抗，增强组织对胰岛素的敏感性，改善葡萄糖耐量，使血糖趋于下降，发挥了类似胰岛素样的作用。Helmich 观察到："随年龄增长，患 2 型糖尿病的危险率增加，通过在空闲时间运动，每增加 500kcal 耗能量，血糖将下降 6%。"同时他进一步推测："运动的效果可使身体肥瘦比产生变化或改变胰岛素敏感度和葡萄糖耐量异常。"Devlin 说："胰岛素抵抗性同高血脂和高血压结合在一起就削弱了葡萄糖在血中的输送，从而增加了患糖尿病的危险性。"

3. 增强运动不仅增加血糖的消耗，同时促使血循环中多余的葡萄糖输送到骨骼肌细胞中转化为肌糖原贮备起来，一旦运动需要增加能量，肌糖原即可释放所需的能量。

（二）纠正脂代谢

1. 长期锻炼能增强脂肪细胞中酶的活性，加速对脂肪的分解，促进组织对游离脂肪酸、胆固醇、甘油三酯的转化和利用，从而降低极低密度脂蛋白与低密度脂蛋白，提高高密度脂蛋白水平，增强脂蛋白酶活性，纠正脂代谢紊乱。

2. 运动加速脂肪分解，为机体增加运动提供足够的能量，消耗体内多余的脂肪，尤其对 2 型糖尿病肥胖型患者，达到减肥之目的，提高胰岛素敏感性，降低胰岛素抵抗。J.Devlin 认为："运动是负能量平衡，使人维持较轻体重的机制"，"运动可以降低血液中游离脂肪酸水平，改变脂代谢。"

（三）防治并发症

1. 预防大血管病变

2 型糖尿病患者通过活动能增加机体肺活量，促使 CO_2 和 O_2 的交换，提高血液中的含氧量，促进血液循环，改善血液动力，改善纤溶系统和血小板功能，纠正糖脂代谢，防止动脉粥样硬化的形成和发展，预防糖尿病高血压、冠心病、脑血管、肢体血管等大血管并发症病变。

2. 预防微血管病变

运动可以改善微循环障碍，增强心肌收缩力，增加心脏每搏输出量，提高心肌功能，防止糖尿病心肌病、糖尿病肾病、糖尿病视网膜病变的发生和发展。老年糖尿病伴有脑梗死、心肌梗死的患者，通过适量活动，可加速血流，促进侧支循环的建立，以利于心功能、脑功能的提高和恢复。Schncider 认为："2 型糖尿病是一种险恶的疾病，在疾病的晚期，经常无先兆，而出现心脏病、眼病和肾功能衰竭。"同时进一步指出："我们从事 2 型糖尿病工作的管理人员，都会在病人失去警惕时感到吃惊，尤其那些削弱了葡萄糖耐受性的患者，他们有得冠心病的危险。"说明加强运动是预防糖尿病血管并发症的重要措施。

（四）调节神经，提高免疫力

适量运动可提高神经体液对脑神经兴奋与抑制的调节，改善糖尿病患者的精神状态。对伴有神经衰弱者，适量运动可逐步提高精神上的耐受力、自制力和决断力，促使入眠，提高睡眠质量，使精神抑郁者振作精神，提高思维能力，开阔心胸。对糖尿病伴血管性痴呆者，加强活动，能改善血循环，延缓智力衰退。体育锻炼还可以促进全身新陈代谢，提高机体抗应激状态，增强吞噬细胞和巨细胞活动功能的免疫机制，从而使机体提高抗感染、创伤等能力。Hornsby 说："运动好像是一种治疗药，你应当维持服用。"

（五）减肥瘦身作用

1. 运动是延长寿命的重要措施

英国糖尿病患病率为 2% ～ 3%，2/3 是肥胖者，其中 75% 是 2 型糖尿病。我国 2 型糖尿病中 10% ～ 20% 为超标准体重的肥胖者。对肥胖的处理是糖尿病管理中的一个重要目标。肥胖本身是引起胰岛素抵抗的主要因素，减肥能降低血糖、血压，调节血脂，增加胰岛素敏感性等效应已被公认。Lean 对减肥的意义判断道："糖尿病确诊后的第一年内减 1kg 体重，可多增加 3 个月的生存，减轻体重 10%，可以增加寿命 35%。"指出肥胖可以影响患者的寿命。

2. 运动是减肥瘦身的主要措施

长期坚持有规律的运动可使肥胖型 2 型糖尿病患者瘦身减肥。如对一个体重为 60kg 的患者，以每小时 6km 的中等速度行走 1 小时，约消耗 200kcal（836 千焦），当每天坚持中速行走半小时，消耗 100kcal（418 千焦），1 年可减肥 4kg。

体形偏胖者由于长期休息或运动量不足，其所摄取的热量多于消耗热量，引起脂肪堆积，使体形愈加肥胖，加重胰岛素抵抗，血糖升高，病情得不到控制。可见运动是 2 型糖尿病减肥瘦身，改善糖、脂代谢，控制病情必不可少的措施。

（六）运动必需个体化

到户外活动可使患者产生回归大自然的愉悦感觉，使人心旷神怡，增强人际交往，可改变部分中老年人的孤独心态，增强新陈代谢，增加抵抗力，有利于血糖的控制。运动可改善糖代谢，加强肌肉对脂肪酸的利用，降低甘油三酯、胆固醇、低密度脂蛋白，提高高密度脂蛋白，有利于恢复脂代谢等作用。但不同的患者对运动的耐受性不同，必须量体裁衣，因人而异，做到个体化。

1. 病情较重患者

病情较重患者适宜缓慢运动，当运动强度超过所摄取热量时，肌糖和肝糖输出增加，可引起交感神经兴奋性增强，儿茶酚、生长激素、皮质醇及胰高血糖素等升血糖激素释放增加，而患者由于胰岛素分泌不足，难以抗衡这些激素，使血糖升高，病情加重。

2. 有严重并发症者

患者并发糖尿病心脏病、心功能不全、严重心律失常、心肌梗死、糖尿病肾病肾功能不全、糖尿病视网膜病变眼底出血、Ⅲ期高血压及脑血管病变等严禁激烈运动。所以运动应根据个人情况，做到量力而行。

二、运动疗法内容与方式

（一）运动的内容

运动方式多种多样，运动内容丰富多彩。可根据病情的轻重、体力的强弱、个人的爱好及客观条件因人而异。

1. 运动量

运动量是运动的核心，运动过极或不足均达不到预期的效果。

运动量测算：运动量＝运动强度 × 运动时间。运动强度指在单位时间内运动所消耗的能量。

运动强度＝所消耗的热量（千卡或千焦）÷ 时间。比如，运动 2 小时所消耗的热量为 280kcal（1173.2 千焦），则运动强度为 140kcal（586.6 千焦）/ 小时。

2. 运动种类

（1）激烈运动：激烈运动即运动强度大，运动所消耗的热量超过所摄入的热量。由于激烈运动可引起交感神经兴奋性增强，儿茶酚胺分泌增加，抑制胰岛素的分泌，促进肝糖原、肌糖原的分解和抑制葡萄糖的摄取，并使胰高血糖素分泌升高，进一步加速糖原分解，而使血糖升高，甚至可发生酮症或酮症酸中毒。所以糖尿病患者不宜激烈运动。

（2）缓慢运动：适合病情较轻或中度患者，特点是能长期坚持，运动强度适中，可增强体质，改善肝糖原、肌糖原的氧化代谢，增强肌肉活动能力，促使肌肉对葡萄糖摄取和利用，使血糖下降。

3. 运动等级

（1）中等度运动：中等度运动指运动时耗氧量占本人最大所耗氧量的 50%～ 60%。此类运动适合于糖尿病病情较轻，尚无严重并发症者。

（2）轻度运动：轻度运动指耗氧量为本人最大耗氧量的 40%～ 45%。衡量标准以中年患者在静止状态心率为 50 ～ 60 次 / 分，运动后上升到 110 ～ 120 次 / 分。静止时心率为 90 ～ 100 次 / 分，运动后上升到 120 ～ 130 次 / 分。轻度运动适合糖尿病患者病情较重，血糖控制不满意或伴有 1 种并发症以上者。

（3）弱度运动：适合病情较重，血糖较高，并发有多种并发症者，运动后的心率应控制在 100 ～ 110 次 / 分。

4. 心率衡量运动量

不同运动量所消耗的热量不同，主要依据心率、耗氧量选择运动强度（表 8-11）。

表 8-11　衡量运动量运动时心率参考表

运动强度	最大耗氧量（%）	心率（次/分）与年龄（岁）				
		< 29	30 ～ 39	40 ～ 49	49 ～ 59	> 60
较强	80 ～ 60	165 ～ 150	160 ～ 145	150 ～ 140	145 ～ 135	135 ～ 125
中等	60 ～ 50	135 ～ 125	130 ～ 120	120 ～ 110	115 ～ 100	100 ～ 90
较弱	45 ～ 40	110 ～ 105	105 ～ 100	100 ～ 95	95 ～ 90	< 90

5. 提倡有氧运动

有氧运动是一种比较温和的运动，可以用运动质和量来衡量。运动的质，指锻炼后的心率在"有效心率范围"。有效心率计算方法如下。

（1）静态心率：清晨起床前的心率（每分钟心率）。

（2）年龄心率计算：一般年龄小的，心率相对快些。计算方法如下：男性最高心率＝205- 年龄 /2；女性最高心率＝ 220- 年龄 /2。

（3）最适合运动心率范围：心率应控制在最高心率的 60% ～ 85%。例如 40 岁男性最高心率为 185 次 / 分。有效心率范围：185×60%＝ 111 次 / 分，185×85%＝ 159 次 / 分，说明运动时心率高于 111 次 / 分，可达到运动预期效果；如高于 159 次分，则表明运动太激烈，尤其对于老年人不安全，故 111 ～ 159 次 / 分为最合适。

（二）运动方式

1. 常用的运动方式

运动方式多种多样：散步、中速或快速步行、慢跑、做广播操、打太极拳、做气功八段锦、做五禽戏、游泳、打球、滑冰、划船、骑自行车等。在有条件的情况下可用活动平板或功率自行车，必须根据个人的病情、体力，因人而异。应每天坚持锻炼，方能起到运动的预期目的。不同运动量、不同运动方式所消耗的能量也不同。

2. 适合老年患者的运动方式

（1）健身走：古往今来都认为健身走是一种陶冶情志、舒畅情怀的活动。尤其在景色幽雅、空气清新的环境里漫步行走，使人心旷神怡，能活动筋骨，促进血液循环，增加心排出量，调节大脑皮层功能，解除疲劳，有助于睡眠和预防骨质疏松。

健身走的速度分：慢速＜ 80 步 / 分，中速 80 ～ 90 步 / 分，快速 100 ～ 110 步 / 分。一天最好步行 6000 步或走 1 小时左右。步行时心率维持在 110 ～ 120 次 / 分为宜。

（2）慢跑：又称健身跑，能长期坚持则可提高心肺功能，增强心脏收缩力，增加心排出量，提高冠脉流量，提高肺活量，增强肺功能，调节大脑皮质，促进大脑皮质与内脏的联系，改善各器官相互协调，调节血管功能，预防动脉粥样硬化，改善脂代谢，达到减肥等作用。

　　健身跑可分为预备活动、慢跑、放松等三个阶段：开始 2 ～ 3 分钟为预备活动，使全身肌肉放松；慢跑时，脚步要轻快，双臂摆动要自然，用鼻吸气，用嘴呼气，做深呼吸，速度 100 ～ 120 米 / 分，以不觉难受、气短为宜；开始跑 5 ～ 10 分钟，逐渐增加 15 ～ 40 分钟；跑步结束后，进行缓慢步行或踏步等放松整理活动。

　　（3）太极拳：是我国传统的健身活动项目，具有健身、延年益寿作用，尤适合老年患者。打太极拳时，须全神贯注，注意力高度集中，眼随手转，步随身换，动作圆滑，连贯稳健，协调自如，缓慢柔和，动中取静，柔中有刚，使肌肉有节奏地舒缩。太极拳可延缓肌力衰退，保持和改善关节灵活性，对调节大脑皮质、促进血液循环具有独特功效。

　　（4）活动消耗热量：不同活动方式所消耗的热量不同，日常活动所消耗的热量见表 8-12、表 8-13。

表 8-12　日常活动消耗热量表（kcal/kg·min）

运动内容	所耗热量	运动内容	所耗热量
广播操	0.1472	穿 衣	0.0287
行 走	0.0510	散 步	0.0464
上 楼	0.1349	下 楼	0.0568
乘 车	0.0375	用 餐	0.0269
自行车	0.0658	开 车	0.0267
休 息	0.0283	睡 眠	0.0173
洗 澡	0.0606	做 饭	0.0686
学 习	0.0283	轻工作	0.0686

表 8-13　几种常运动每小时所消耗的热量（kcal/h，kJ/h）

运动内容	运动强度	运动内容	运动强度
快步走	300（1255.2）	骑自行车	300（1255.2）
游泳	300（1255.2）	跳舞	330（13807.2）
打球	400（1673.6）	滑雪	600（2510.4）
划船	1000（4184）	爬山	500（2095）

（三）运动时间

1.病情较轻者

　　病情较轻，血糖控制较满意，无并发症或有轻度并发症者，适合于中等强度运动。10 分钟内消耗一单位热量（80kcal），持续运动 30 ～ 40 分钟。也就是说中等强度运动需要消耗 3 ～ 4 个单位热量。体力能胜任者，早晚各运动 20 ～ 30 分钟，或早上一次坚持 40 分钟。体力不支或以往缺乏锻炼者，宜在最初开始运动时，每次 10 ～ 15 分钟，逐渐延长到 20 ～ 40 分钟。

2. 病情较重者

病情较重，血糖控制不满意，并伴有两种以上并发症，体力不支者，应进行低强度运动。每次运动消耗 0.5 个单位的热量（40kcal/10 分钟）。开始运动时，每次 5 ～ 10 分钟，逐渐延长到 20 ～ 30 分钟。

（四）运动禁忌证

1. 严禁运动者

（1）糖尿病并发感染、创伤，精神受到强烈刺激等应激情况下不宜运动。

（2）糖尿病并发酮症、酮症酸中毒、高渗状态等急性并发症时禁运动。

（3）糖尿病并发慢性并发症，尤其是肝肾功能不全、心力衰竭、冠心病、心肌梗死、较大面积脑梗死者严禁运动。

（4）糖尿病并发严重下肢血管病变、足坏疽等忌运动。

（5）糖尿病视网膜Ⅲ期以上伴有眼底出血者忌运动。

（6）糖尿病继发性高血压Ⅲ期以上者。

2. 相对禁忌证

（1）糖尿病心脏病：运动后心律不齐、束支传导阻滞、冠心病轻度 T–ST 改变、心肌病者。

（2）糖尿病并发血栓性静脉炎，肢体发凉疼痛，末端青紫，行动困难或间歇性跛行者。

（3）周围神经病变、肢体麻木疼痛、夏科关节病、胃肠功能紊乱、胃轻瘫、腹泻等。

（4）糖尿病并发高血压Ⅱ期以上者。

（5）糖尿病并发中、小面积脑梗死者。

（6）糖尿病血糖控制不稳定，经常出现低血糖或高血糖者。

（7）糖尿病出现临床蛋白尿、氮质血症者。

（五）运动注意事项

1. 适应对象

（1）运动疗法以 2 型糖尿病患者为主要对象，尤以肥胖者更为适合，无严重急慢性并发症及应激情况者。

（2）1 型糖尿病患者应用胰岛素治疗，病情控制稳定，尚无严重并发症者。

2. 运动的监测

在运动前后检测血糖、血压、心率、心律、心电图、尿素氮以及尿常规等。40 岁以上患者必须做心肺功能检查，运动应循序渐进，掌握好运动量，以免发生意外。

3. 注意事项

（1）运动前注意患者思想情绪：情绪不好，或精神欠佳，或身体状况不好者，应避免发生高血糖或低血糖。注意气候变化，在天气寒冷时，老年患者应在室内运动，注意保暖，预防感冒。夏天气候炎热，运动时应及时补充液体，预防中暑。

（2）预防低血糖：注射胰岛素或口服降糖药的糖尿病患者在运动前，必须适当加餐，并携带糖果或含糖食品，以供发生低血糖时应急用。应避开空腹及降糖药作用高峰时运动，以免发生低血糖。

（3）运动前准备：于运动前做好热身运动，柔和地伸展和活动肢体，热身运动约5～10分钟，为进行中等度运动做好准备，避免因骤然运动而致骨骼肌肉受损伤。运动将结束应做好必要的整理运动。

（4）携带糖尿病卡片：运动时患者必须携带卡片，卡片内容为患者姓名、工作单位、电话号码、家庭住址，注明有糖尿病注射胰岛素或口服降糖药。以便发生低血糖昏迷时，为医生抢救提供参考。患者身边平时应备有糖果以备低血糖时食用。

第四节　心理疗法

"心身医学"又称心理生理医学，是一门新发展起来的的学科，主要阐明精神因素与躯体因素之间的关系。人的精神因素、心理状态，以及两者在保持健康、发生疾病、病情转归上发挥着主要作用。随着生物医学模式逐步向心理－社会－医学模式转化，作为医学研究的对象，疾病产生的原因必须从生物学、心理学、社会学三个不同层次，综合考察人的健康和疾病。研究者认为疾病的发生是心理素质、机体、社会等多元因素的综合作用，其中心理发挥主导作用。日本学者石川中认为"糖尿病由于紧张而发病或恶化已是明显的"。由于精神情绪障碍而引起血糖升高以至诱发糖尿病酮症、酮症酸中毒在临床中屡见不鲜。心身疗法的主要目的在于消除患者心理障碍，使其获得自身对疾病的正确认识，树立战胜疾病的信心，消除忧郁，解除思想顾虑，如焦虑等精神状态，充分发挥患者的主观能动性，达到心理平衡。所以为了使糖尿病能获得较好疗效，必须取得患者自觉密切的配合，可见心身疗法在糖尿病治疗中的作用是不可低估。

一、糖尿病情志病的中医辨证与调治

（一）情志病的病因和发病机理

在中医学"天人相应""形神合一"的理论指导下，众医家通过长期的社会实践与医疗实践，总结出以整体观念为基础，以心神概括人体的精神情志为规律，以五脏生理病理活动为中心的心身医学理论体系，逐渐形成了"自然环境—精神情志—疾病"的心身医学模式。在《素问·阴阳应象大论》中指出："天有四时五行，以生长收藏，以生寒暑假湿风；人有五脏化五气，以生喜怒悲忧恐。"又曰：肝在志为怒，怒伤肝；心在志为喜，喜伤心；脾在志为思，思伤脾；肺在志为忧，忧伤肺；肾在志为恐，恐伤肾。这精辟地阐述了自然环境的改变、精神情志的变化与疾病的产生相互间的联系。随着医学水平的不断发展，中医学在其自身发展过程中，逐渐揭示心身疾病的症结、规律、调治措施。

中医学历来十分注重"七情学说",认为喜、怒、忧、思、悲、恐、惊七情,是人体在正常情况下,随着不同环境和不同条件刺激而产生的七种情绪变化。当这些情志变化在正常范围内一般不会致病。而七情刺激太过、太久、太盛,超越了生理调节限度,使人体生理功能失去平衡,脏腑、阴阳、气血功能失调,气机升降失司则,可发生心理障碍性疾病或促使疾病的加重。《灵枢·口问》中说:"悲哀愁忧则心动,心动则五脏六腑皆摇。"《素问·举痛论》指出:"百病生于气也,怒则气上,喜则气缓,悲则气消,恐则气下,惊则气乱,思则气结。"阐明了因精神因素导致脏腑功能失调,发生心身疾病的病因病机。《素问·阴阳别论》中说"二阳之病发心脾",精辟地阐述了因悲哀忧愁等抑郁情志引动心火,心火乘脾,肝郁化火,耗伤津液,劫烁真阴,木横克土,脾失健运,津失输布等一系列病理变化发为消渴病,可见情志病变为导致消渴的主要病因。

(二)情志病的调治

心身疗法是通过医护人员的语言和行为以纠正患者异常心理状态,达到减轻症状、消除疾病之目的。中医心身病疗法最早源于内经,如《素问·五脏别论》指出:"凡治病……观其志意,与其病也。"《灵枢·师传》曰:"人之情,莫不恶死而乐生,告之以其败,语之以其善,导之以其所便,开之以其所苦,虽有无道之人,恶有不听者乎。"强调了诊治疾病时,医生首先要了解患者的精神状态,详细询问病史,应用体贴和蔼的态度,争取患者合作,诚恳认真地规劝和开导,进行细致全面的检查,使消渴病患者增强战胜疾病的信心和毅力,良好地控制血糖,预防并发症的发生与发展,达到"标本相得"的效果。具体方法如下。

1. 宁心静志

常言道"心病还需心药治",心身疾病为情志所致,所以在治疗上应注重精神安慰,使其恬淡虚无。叶天士在《叶氏医案存真疏注》中说:"渴不解,经所谓'膈消'即上消症也,言必移热于肺,火刑金象,致病之由,操心太过,刻无宁静,当祛思虑,遗怀于栽花种竹之间,庶几用药有效。"叶氏不仅论述了上消的发病机理,并提出祛思虑、悠闲静志、调养情志的治疗方法。《内经》中也提到:"恬淡虚无……真气从之,精神内守,病安从来。"这从养生的角度告诫糖尿病患者,不要追求不切实际的幻想,认真对待疾病,保持心理平衡,精神舒畅。可见古代医家发现消渴病(糖尿病)的发病与情绪因素有着密切的关系,通过宁心静志的方法可达到治疗疾病的目的。

2. 抑情顺理

本法主要通过提高患者对消渴病的认识能力,明白情绪激动或抑郁可以导致和加重消渴病的发生和发展的道理,以情智驾驭情感,达到治病的目的。正如《医说·心疾健忘》认为:"求医若明理,以求与其有病而为药。孰若抑情而予治情,斯可明理,若能任理而不任情,则所养可谓善养可谓者矣,防患却疾主要在于兹也。"这段精辟的论述,至今仍为心理治疗的经典理论。《儒门事亲·九气感疾更相为治衍》是一篇关于心理治疗的专论,它精辟地阐发了《内经》理论,综述了多种心理治法。

总之,中医心理疗法历史悠久,源远流长,理论丰富,方法巧妙,行之有效,其中不少至今仍广为流传和引用。

二、糖尿病心理障碍的临床表现

糖尿病是一种长期慢性以至为终生性疾病，需要长期坚持饮食控制、药物治疗，承受各种检验，给患者生活、工作、学习带来很多不便、困难，甚至痛苦。糖尿病各种并发症严重地威胁着患者生命的健康安全，使患者产生诸多心理症状。

（一）临床表现

1. 精神紧张

由于患者缺乏对糖尿病正确认识而产生焦虑、抑郁、悲观的情绪，对疾病预后失去信心。心理学上对这种情感变化称为"忧伤或悲切"，属于正常心理范畴，不宜紧张，也不容忽视，否则易出现"注意力不集中""徘徊和困惑"等消极情况。应通过诱导、安慰、咨询，让患者跨越情感障碍，正确认识疾病，控制情绪，承认自己患有糖尿病的事实。这在心理学上称为"自我认同""超越自我"。一位美国心理学家研究发现，多数糖尿病患者患病后一年内可以从情绪的低谷走出，恢复正常。

2. 求治心切

许多患者确认后迫切希望得到名医的治疗，对疾病产生不切实际的幻想，到处觅寻良医，奢望得到"灵丹妙药"，达到"药到病除"。在这种思想支配下，患者容易轻信社会上的一些江湖郎中或"偏方""祖传秘方"。结果不仅耗资巨大，贻误病情，甚至导致不可挽回的损失。如沈阳市军队干修所王德洪同志在《糖尿病之友》杂志发表的一段话："我在治疗糖尿病方面走了一段歪路，教训是深刻的，不但血糖没有控制好，最后还并发了眼病、周围神经病变等并发症。自从被确诊为糖尿病后，由于治病心切，总希望能找到所谓"偏方、秘方"根治自己的糖尿病，到处求医求药。看到小广告"诱人"的消息，就急于花钱治病。先后花了七八千元买药，血糖控制时好时坏，病情未见好转。如见到宣传核酸保健品能治糖尿病，于是就花二千多元买了核酸保健品，吃了以后未见效。后来听说核酸易引起痛风，而我血尿酸高，有易患痛风的因素，才不敢吃了。还听说南瓜粉能治糖尿病，我女儿又买了 500 多元南瓜粉，还吃了许多南瓜，未见什么效果……这样的例子枚不胜举。现在想起来，那都是些虚假广告……"老王同志的一席忠言，难道广大糖尿病患者，还不引以为戒吗？当前，社会上虚假广告满天飞，新花样、新手段、新骗术层出不穷，什么"根治糖尿病的新药、新方法""能破释糖尿病密码，消灭糖尿病元凶 IAPP（胰淀粉多肽）""能修复受损的胰岛素受体和有缺陷的基因""能修复胰岛 β 细胞""中医药基因疗法"等等枚不胜举。这些广告对懂医学的人看，显然纯属骗术，而对饱受疾病折磨的患者来说又极具诱惑力。这些患者之所以受骗上当，主要是由于缺乏糖尿病相关知识，求治心切。

3. 不自主恐惧症

有患者会对糖尿病产生恐惧心理，在日常生活中不自主地出现心慌、心悸、失眠、幻觉、幻想、虚弱等症状。在精神上过度悲观，工作上消极，体力上衰弱，社会适应发生障碍等，严重地影响了工作和生活质量。

4. 疑虑依赖症

糖尿病患者一旦确诊后需要长期坚持饮食控制，坚持有效运动，坚持合理治疗，坚持必要检测以防诸多并发症。这对患者无疑是一个沉重的包袱。此时患者尚未树立正确对待疾病的心态，缺乏诸多坚持的心理准备，对并发症、预后产生恐惧心理，于是患者对自己的身体产生强烈的不安全感，表现为对医务人员产生依赖性，有较多的疑虑性诉说等。

总之，历史教给我们的是，要加强糖尿病知识教育，树立患者正确对待疾病的态度，克服不必要的思想情绪，尤其要奉劝患者不要轻信广告，加强自我保护意识，确立健康饮食观念，做到个体化，加强有氧活动，调整好心态，合理药物治疗。这是控制糖尿病、维护健康必不可少的措施。

（二）心理障碍对糖尿病的影响

1. 心理病理变化

糖尿病患者在疲劳、焦虑、失望、情绪激动时，超负荷的心理刺激通过大脑皮层对皮层下中枢的控制，引起神经内分泌反应性增强，交感神经兴奋性增高，激素分泌增多，引起体内儿茶酚胺、去甲肾上腺素、生长激素、胰高血糖素等激素分泌增多，抑制胰岛素的分泌而引起血糖升高。血糖升高又加重心理障碍，形成恶性循环。

2. 心理生化变化

糖尿病患者由于社会心理因素，或性格缺陷，或精神情绪障碍等因素，均可产生胰岛素抵抗，减弱周围组织对胰岛素的敏感性，降低对葡萄糖的利用和摄取，促使糖异生，加速糖原分解，而引起血糖升高。

三、糖尿病的心理疗法

随着医学由生物医学模式转向生物－社会－心理医学模式，心身疗法日益受到国内外医学专家的重视。糖尿病的治疗，以饮食疗法、运动疗法、心身疗法三者互相配合，构成三大基本疗法。充分发挥三大基本治疗的优势作用，可达到以下预期目标：轻型糖尿病者可在相当一段时间内，不用或延缓用口服降糖药，能使病情得到满意控制；对中、重型糖尿病者，可使降糖药发挥最佳疗效，以至减少降糖药的用量。

患者可通过心身疗法消除心理、社会紧张刺激，获得对自身疾病的正确认识，懂得心理因素与疾病的关系，改变对疾病的认识，树立战胜疾病的信心。使心理由被动变主动，由消极为积极，由悲观变乐观。心理达到平衡，有利于糖尿病的控制，减轻和延缓并发症的发生和发展。

（一）精神疗法

针对患者的病情及思想情况，医护人员要耐心地听取患者对疾病的诉述，了解病史，帮助患者及家属掌握糖尿病常识，建立控制糖尿病的信心。医护人员对患者的态度要和蔼亲切、客观公正，取得患者的信任和合作。并与患者进行谈心、集体讲座。也可由病员相互介绍自己的经验体会，做到生动有力，疏解患者的情绪。

（二）生物反馈疗法

指个人借助于反应心理生理状态客观资料的监护仪器，逐步锻炼患者对自身血压、心率、肌电图、脑电图或皮肤温度等生理变化能够直接感受。根据这些躯体信息的反馈作用，觉察并纠正体内的不良生理活动。当个人学会能够完全按照对认识、知觉、情感反应来直接觉察体内生理变化和做出反应时，就可以逐渐不需要监测仪器帮助。生物控制回路：下丘脑→垂体激素轴和自主神经系统→躯体反应→对体内变化的直接觉察→激活大脑皮层和边缘系统而导致认识、知觉、情感的反应→下丘脑。这种采用操作学习原理的生物反馈疗法，可以预防和治疗因紧张刺激而引起的生理功能障碍，让身体各部放松，使机体生理活动处于最佳状态。对糖尿病及其并发高血压、冠心病、肢体血管病变均有良好的辅助治疗作用。

（三）气功疗法

气功疗法具有心身疗法和体育疗法的双重作用，是中医学中优秀的文化遗产，是传统医学宝库中独特的强身健体方法之一。气功"内练一口气"，气指人体内的"元气"。中医学认为，元气是维持身体健康和预防疾病的重要因素。气功疗法是通过调整姿势、调整呼吸、调整精神的锻炼方法来调整身体内部的能量，达到增强体质、提高防病抗病能力之目的。

日本学者报道气功可以减少运动后应激反应性，降低应激反应程度，缓解应激引起的紧张状态。通过心率变异性检查，发现气功锻炼后人体自主神经调节能力增强。Takuya 曾报道《气功对 2 型糖尿病的影响》的研究结果，显示气功疗法能降低 HbA1c 和胰岛素抵抗，改善紧张、疲劳、焦虑等精神症状。

气功分为静动两大类：卧、坐、站功属于静功范围；行步功、太极功、健身功属于动功范畴。静功与动功的区别在于肢体是否运动。运动实际上更接近体育疗法。

1. 静功修炼法

（1）吐纳法：吐为呼气，纳为吸气，吐纳即为有意识的呼吸训练，就是调息运气。胸式呼吸即为用胸腔扩张和收缩的方法进行，呼气时扩胸，小腹微缩，呼气相反。吸气由脊背发出，以心窝部的胸骨为支点，朝向心窝后的脊背，由下而上，气贴脊背，向胸中吸气，使脊后肋骨向上提起，好像从腹中抽气入胸，扩胸收腹，至自觉不能吸入为止。吸入量以收缩后的小腹不再扩张为限。呼气时意想气仍从脊背呼出，从而使胸腔周围缩小而引起呼气，呼气后胸围较平时为大。腹式呼吸以腹部凹陷和膨隆来进行呼吸，吸气时腹部膨隆，呼气时，腹部凹陷。吸气时意想气从腹腔中心点的脊背发出，放松腹肌。呼气待小腹充满后，屏息片刻，然后慢慢用腹部肌肉收缩的方法，缓缓将气呼出。

（2）意守法：是把意念集中到身体某一部分，达到入静、舒适境界的练功法，常用意守丹田（关元穴）。方法：要求与腹式呼吸同时进行。开始练习腹式呼吸，以意引气，使气由浅入深，逐步到达小腹丹田处，并注意小腹的隆起和回缩即为意守丹田。当入静进一步加深时，即放松对呼气的意守，这时小腹微有起伏，全身轻松舒适。若练功时杂念不断袭来，不必急躁，耐心排除，始终将意念集中于小腹部。

（3）放松功：是有意识地让身体逐渐自然放松的练功方法。自然呼吸，有部位放松法和三线放松法。

①部位放松法：指从头到足逐步放松：头→胸→腹→大腿→小腿。

②三线放松法：摆好姿势，心平气和后，把身体分为三线，依次放松。

第一线：头部两侧→颈部→两肩→两上臂→两肘→两前臂→腕→掌→指。

第二线：双侧头项→面→颈→胸→腹→大腿→膝→小腿→踝→足跟。

第三线：头部→枕→背→腰→大腿后部→腘窝→小腿后部→足跟→足心。

三线放松后把意念暂时意守丹田，做一个循环。

（4）瑜伽功：瑜伽功是通过静坐冥想使心境完全脱离外感干扰，与大自然界合而为一，进入绝对平静安宁状态而达到所谓"解脱"。这种方法风行于日本、美国、加拿大、德国、俄罗斯、法国等国家。科学家对静坐效应的实验研究表明：在超感意识状态中，人呼吸深、缓，可减少耗氧量，提高自主稳定性，降低血循环中的肾上腺素、升高催乳素，具有健身防病抗衰老的作用。

美国哈佛大学医学院赫伯特·本森教授提倡"静思疗法"，并在肯尼迪医院对 1 万多名患者进行静思训练。这种训练因达到解除患者病痛的效应而被医学界认可，并得到推广应用。

2. 其他心身疗法

随着国内康复医学的发展，心身疗法的内容不断丰富和充实，有利于人们的采用。

音乐疗法：通过欣赏轻松愉快的音乐，以消除烦恼，改善心理状态。

色彩疗法：糖尿病患者宜将工作、生活、治疗环境布置的幽雅安静，色调以冷色为宜，可使患者感到心情安静、舒适。

泉水疗法：有条件的糖尿病患者可通过温泉治疗，以活血行气，疏经通络，有利于并发症的防治。

第九章
糖尿病的中医治疗

本章本着以中医为主的中西医结合精神，根据中医宏观辨证，以八纲辨证为纲，脏腑辨证为目，以三型辨证为基础，临床证候为辨证依据，中医药整体调治为主导，结合西医学分型、诊断、客观指标检测、降糖药物的选用，并附以病案范例。通过对各病案的诊治以启迪中西医结合方法在临床上的应用，发挥中西医的优势，达到改善临床症状、提高疗效、降低西药副作用、控制血糖、预防或延缓慢性并发症的发生和发展的目标。

第一节　糖尿病辨证分型论治

一、阴虚热盛型

本型以心烦怕热、急躁易怒、渴喜冷饮、易饥多食、溲赤便秘、舌红苔黄、脉弦数等热盛证为主，兼有咽干舌燥、五心烦热、潮热盗汗、头晕目眩、耳鸣腰酸、心悸失眠、遗精早泄等阴虚证者。本型多见于糖尿病早期，患者表现以热证、实证为主。由于病变脏腑不同，个体禀赋不一，拟分层论治。

（一）肺胃热盛

本证主要表现为口渴引饮，小便频数，饮一溲一，口干舌燥，消谷善饥，形体消瘦，大便秘结，舌红苔黄，脉滑或洪数，多见于糖尿病高血糖，或并发急性酮症酸中毒者。

本证以口渴引饮、渴欲饮水不能自禁为突出表现，多因恣食辛辣，醇酒厚味，或情志郁结，日久化火，酿生内热，热烁肺津。热势弥漫，肺无以敷布而口渴引饮，口干舌燥；肺失治节，水液直趋膀胱而饮一溲一；阳明燥热而大便秘结。《金匮要略》指出："渴欲饮水，口干舌燥者，白虎加人参汤主之。"《金匮要典》批注："此肺胃热盛伤津，故以白虎清热，人参生津止渴，盖即所谓上消膈消之证。"阐明本证以清泄肺胃、生津止渴为主要治则，方药以白虎汤、消渴方加减为宜。

（二）胃火炽盛

本证表现为渴喜冷饮，易饥多食，口舌生疮，口有秽臭，牙龈肿痛，伴心烦失眠、溲赤便秘，舌红苔黄腻，脉滑数，多见于糖尿病高血糖并发口腔病变者。

本证系因饮食不节，过食辛热之品，或外感六淫，久郁化火，蕴热与胃火相并。胃火炽盛而易饥多食；热灼阴伤而渴喜冷饮；胃火上炎而牙龈肿痛，口舌生疮；胃中热毒秽气上逆，则口有臭味；心火亢盛，扰乱心神，神不守舍而心烦失眠。《医学体用》云："无论六淫之火，五志之阳，以及辛热炙煿之气，郁集于阳明，聚久不散，郁而化火，火结于胃，消烁其津液，名曰中消。故中消者，因火热之势日盛，火上升则消谷，已食如饥，食得下则被烁。"精辟地阐述了中消的病因和发病机理。治拟清泄胃火，宁心安神，方药可选玉女煎加味。

（三）心火亢盛

本证表现为烦热渴饮，焦虑失眠，口舌生疮，心悸怔忡，小便短赤，大便秘结，舌红苔黄腻，脉滑数，多见于糖尿病初发，对糖尿病产生焦虑、抑郁、恐惧、悲观、紧张状态者。

本证为思虑过度，耗伤心阴，心阴不足，心火亢盛；或因肾水不足，水不上承，水火不济，心火独亢而烦热急躁；热耗心阴，神失所舍，则心烦失眠，心失所养而心悸怔忡；心火上炎则口舌生疮；热伤阴津则渴欲冷饮；心移热于小肠而小便短赤；热耗津液，则大便秘结；舌脉为热盛之候。治拟清心泻火，滋养心肾，方药宜选泻心汤合黄连阿胶汤加减。

（四）相火炽盛

本证表现为潮热盗汗，腰酸耳鸣，阳强早泄，五心烦热，溲黄便秘，舌红苔黄，脉弦细数。

本证系肾阴素亏，相火炽盛，或肝阴亏乏，肝火亢盛，肾水亏劫；肝肾乙癸同源，阴不制阳，相火炽盛，则阳强早泄；腰为肾之府，开窍于耳，肾阴不足，则腰酸耳鸣；阴虚内热则五心烦热，溲黄便秘；舌脉均为虚热之候。治拟滋肾泻肝，清泻相火，方药宜选知柏地黄汤合镇肝汤加减。

（五）肝火上炎

本证表现为急燥易怒，头晕目眩，面红目赤，口渴多饮，溲黄便秘，苔薄黄，脉弦滑数。

本证系因情志怫郁，或恚怒伤肝而致肝郁化火，肝阴被灼。肝与肾为乙癸同源，肝赖肾水之涵养，肾水不足，水不涵木，或肝阴自亏，阴不制阳，肝阳偏亢则急躁易怒，面红目赤；肝火上扰清窍而头晕目眩；水不上承则口渴多饮；阴虚内热，则溲黄便秘；舌红苔黄、脉弦数均为肝火上炎之候，见于糖尿病并发高血压者。治拟滋阴潜阳，方药宜选天麻钩藤饮合知柏地黄丸加减。

附：病案 5 则

病案 1：张某，男性，14 岁，中学生，于 2001 年 5 月就诊。

主诉：口渴喜冷饮，易饥多食，小便频数，伴消瘦2个月，嗜睡1周。

病史：患者于两个月前感冒，经治疗后好转，不久出现口渴喜冷饮，易饥多食，小便频数，大便秘结。近一周上述诸症加重，伴乏力倦怠，明显消瘦（体重由62kg降到55kg），嗜睡，遂就医。患者以往健康，无特殊不适，无阳性家族史。

体检：急性病容，眼眶轻度下陷，皮肤弹性减弱，心肺正常，肝脾未扪及；P 78次/分，BP 110/78mmHg；BMI 20.2（身高165cm，体重55kg），舌红，苔黄腻，脉滑数。

理化检查：空腹血糖（FBS）12.2mmol/L，餐后2小时血糖（PBS）16.3mmol/L，HbA1c8.2%，血浆胰岛素（INS）8mU/L，血清C肽（C-P）0.25mmol/L，HCO_3^-13mmol/L，谷氨酸脱氢酶抗体（GAD-Ab）阳性，胰岛细胞抗体（ICA-Ab）阳性，尿酮体50mg/dL，尿糖1000mg/dL。

分析：患者始于感受外邪，表邪虽解，余邪未尽，内蕴于肺，久蕴化热，热势弥漫，热灼肺津，肺燥无以敷布津液而口渴多饮，口干舌燥；津液不足，不能濡养肌肤而干燥无弹性；肺燥胃热，胃火亢盛而易饥多食；肺失治节，水液直趋膀胱而小便频数；肺与大肠相表里，燥热津伤而大便秘结；舌红苔黄、脉数为热盛之象，均为肺胃热盛之候。鉴于自身免疫抗体（GAD-Ab、ICA-Ab）阳性，有上呼吸道感染史，无阳性家族史等特点，提示为免疫介导所致胰岛β细胞功能受损所致，为诊断提供依据。

诊断：中医：消渴病阴虚热盛，证属肺胃燥热。

西医：1A型糖尿病、糖尿病酮症。

处理：普通胰岛素12U加入生理盐水500mL静脉滴注，按每小时2～3U，2小时尿酮转阴，血糖降至8.3mmol/L，液体滴完终止输液，皮下追加4U胰岛素。次日改普通胰岛素早12U，中午6U，晚8U，于每餐前30分钟皮下注射，逐渐调整用量，至血糖控制满意。

辨证论治：治则拟清泄肺胃，生津止渴。方药：白虎汤合消渴方加减。

生石膏15g　　知母6g　　生地10g　　麦冬10g
天花粉10g　　黄连6g　　黄芩6g　　甘草6g

方解：取方中生石膏辛甘大寒，清肺胃之火，黄芩清肺热，黄连泻胃火，共为君药；生地、知母、麦冬、天花粉清热养阴，生津止渴为臣药；甘草益胃护阴，调和诸药，使苦寒之药无损脾胃之弊，为佐使药。

患者服药3天后，口渴多饮、口干舌燥明显好转，唯感倦怠乏力，易汗出。由于热盛伤阴耗气，气表不固，则改用益气养阴之生脉汤加味，患者服用两周后病情稳定。

病案2：张某，女，38岁，职员，于2002年5月8日就诊。

主诉：口渴多饮，倦怠乏力，消瘦1年，加重2个月。

病史：患者于2001年10月因工作不顺心，继之出现口渴多饮，倦怠乏力，FBS7.8mmol/L，被确诊为2型糖尿病，先后服用阿卡波糖50mg，3次/日，二甲双胍250mg，3次/日，服药后因出现腹胀腹泻而停药。患者近两个月来渴喜冷饮，易饥多食明显加重，体重减轻2kg，伴牙龈肿痛，口有臭味，心烦急躁，溲赤便秘。患者平素食欲较好，嗜食辛热，以往无特殊病症，无阳性家族史。

体检：左侧牙龈红肿，口有秽气，BP 120/80mmHg，P 78 次 / 分，BMI 20.7（身高 160cm，体重 53kg），心肺正常，舌红苔黄腻，脉滑数。

理化检查：FBS11.1mmol/L，PBS 14.3mmol/L，血浆 INS 9mU/L，血清 C-P 0.59nmol/L，GAD-Ab 和 ICA-Ab 阳性，尿糖 1000mg/dL，尿酮体（-）。

分析：患者平素食欲较好，嗜食辛热，饮食不节而致胃火亢盛，复因情怀不舒，肝气郁结，久郁化火，肝火犯胃，郁热与胃火相并，胃火炽盛而易饥多食；胃火上炎而牙龈肿痛；胃热秽气上逆则口有秽臭；肝火亢盛扰乱心神而心烦急躁。本案以免疫抗体（GAD-Ab、ICA-Ab）阳性，胰岛 β 细胞功能衰竭（INS、C-P 水平低），尿酮体阴性，成年发病等特点作为诊断提供依据。

诊断：中医：消渴病阴虚热盛，证属胃火炽盛。

西医：1 型糖尿病（LADA）、牙周炎。

处理：诺和灵 R 早 16U，中午 10U，晚 14U，于每餐前 15 分钟及睡前诺和灵 N4U 皮下注射。

辨证论治：治则拟清泄胃火，疏肝宁神。方药：玉女煎加味。

生石膏 20g　　知母 10g　　生地 20g　　牛膝 10g　　天冬 10g　　黄连 6g

麦冬 10g　　淡竹叶 6g　　栀子 10g　　柴胡 10g　　白芍 10g

方解：取方中生石膏辛甘大寒，清泻胃火，知母苦寒质润，滋阴泻火，与生石膏相伍，加强降炎上之火为君药；淡竹叶清泻心火，天冬、麦冬养心宁神，滋养胃阴而润燥，生地养阴生津止渴共为臣药；柴胡舒肝理气，白芍养肝柔肝为佐药；黄连苦寒直折，清泻胃火，栀子泻三焦之火，牛膝引热下行共为使药。《医学体用》指出："治之之法，特仿甘露饮之意，以天麦冬为君，盖天冬能治燥结以滋阴，麦冬养肺生津，解烦清热，退火邪以保残金；生地、玄参气薄味厚，滋阴液而能降，为凉血清热之要药。"大便秘结者加大黄以荡涤肠胃，清热泻火；口渴引饮甚者加玄参、石斛以加强滋阴清热生津止渴之效；心悸失眠加柏子仁、炒酸枣仁以养心安神。

病案 3：刘某，男性，31 岁，中学教师，于 2002 年 6 月就医。

主诉：反复口渴喜冷饮，心烦急躁 2 年，耳鸣耳聋、心悸失眠半年。

病史：患者于 1999 年下半年因工作紧张，经常加班，逐渐出现倦怠乏力，口渴多饮，在某医院检测血糖 16.2mmol/L，尿酮体阴性，予以达美康 80mg 日 2 次，阿卡波糖 50mg 日 3 次，服药 3 个月后，复查空 FBS10.1mmol/L，PBS12.6mmol/L。患者近半年心烦急躁，心悸失眠，耳鸣耳聋，常口舌生疮，小便短赤，大便秘结，舌质红苔薄黄，脉弦数。患者既往身体健康，其母亲及外祖父有糖尿病。

体检：P 82 次 / 分，BP 130/82mmHg，BMI 19.9（身高 172cm，体重 59kg），舌尖部有溃疡，舌红，苔黄腻，脉滑数。

理化检查：FBG 12.3mmol/L，PBG15.1mmol/L，HbA1c8.1%，血清 C-P3.2ng/L，INS 9mU/L，GAD-Ab 和 ICA-Ab 均阴性，尿糖 800mg/dL，尿酮体（-），曾在外院行 PCR/Apa5 基因检测，结果提示线粒体 DNA3243A 基因变异。

分析：患者系因劳心过度，耗伤心阴；心阴不足，心火亢盛而心烦急躁；心与肾水火相济，心肾相交，肾开窍于耳，心火亢盛，肾水不能上充于耳则耳鸣耳聋；水火不济，心肾不交而心悸失眠；舌为心之苗，心火上炎则口舌生疮；热伤阴津则渴欲冷饮；心移热于小肠而小便短赤；热耗津液，大肠失于濡润则大便秘结；舌脉均为热盛之候。鉴于其母系阳性家族史，PCR/Apa5 检查提示线粒体 DNA3243A 基因突变，青年时期发病，胰岛 β 细胞功能衰竭（INS，C-P 水平低下），免疫抗体阴性，伴有耳鸣等特点，符合年轻的成年发病型糖尿病（MODY）。

诊断：中医：消渴病阴虚热盛，证属心火亢盛。

　　　　西医：糖尿病（MODY）。

处理：诺和灵 30R 早 22U，晚 16U。

辨证论治：治则拟滋阴清热，养心宁神。方药：补心丹合导赤散加减。

生地黄 15g	五味子 10g	当归 10g	天冬 10g
酸枣仁 10g	太子参 15g	远志 10g	茯苓 15g
柏子仁 15g	麦冬 10g	玄参 10g	丹参 15g

方解：患者思虑过度，劳伤心阴，心火亢盛，心阴不足，心失所养。心主血脉而藏神，肾主骨生髓而藏精。精血充沛，方能神志安宁。取方中生地甘寒滋阴，清泻心火为君药；天冬、麦冬、玄参增强生地黄滋阴清热之力为臣药；太子参、柏子仁、远志、茯苓益气养阴，宁心安神，当归、丹参补血养心，心血足而神自安，酸枣仁、五味子甘酸化阴，收敛心气以安神，共为为佐使药。诸药合用以达滋阴安神之效。口舌生疮加莲子心、木通以苦寒直折，清泻心火，使邪热由下而出；心烦躁扰甚者为心肾不交，黄连与肉桂相配以辛开苦降，交通心肾。

上药连续服药 1 个月后，渴欲冷饮、心烦急躁、心悸失眠等症明显好转，病情稳定而改用益气养阴之中成药降糖甲片。

病案 4：马某，男性，43 岁，某公司经理，于 2002 年 2 月就医。

主诉：间断口渴便秘，头晕腰酸，阳强早泄 1 年，加重 1 周。

病史：患者于 2001 年 7 月因合作项目洽谈，压力很大，虽然谈判成功，但此后经常出现头晕乏力、腰酸耳鸣、阳强早泄、口渴多饮、大便秘结等症。患者在某医院就医，发现空腹血糖 14.3mmol/L，确诊 2 型糖尿病，予以二甲双胍 500mg 2 次 / 日，美吡达 5mg 3 次 / 日，空腹血糖波动于 8.3～10.2mmol/L，餐后血糖 9.3～11.8mmol/L。患者因近一周头晕乏力加剧，口渴多饮，小便频数而就医。患者因工作关系，经常应酬饮酒，以车代步，活动较少，既往健康，无特殊病史，其母亲及兄长均有糖尿病。

体检：体形偏胖，面色红润，P 78 次 / 分，BP 160/100mmHg，BMI 26.5（身高 175cm，体重 81kg），舌质红，苔薄黄，脉弦滑数。

理化检查：FBG 11.8mmol/L，PBG 13.1mmol/L，HbA1c7.9%，血清 C-P 6.5ng/L，血浆 INS 27mU/L，TG 9.8mmol/L，TC 7.5mmol/L，HDL 0.90mmol/L，LDL-C3.71mmol/L，超声检查提示中度脂肪肝，心电图提示 T 波低平，尿糖 500m/dL，酮体（－）。

分析：患者系因情志怫郁，恚怒伤肝而致肝郁化火，火劫肝肾；肝阴自亏，肝阳亢盛则急躁易怒；肝火上扰清窍而头晕目眩，面红目赤；肝肾乙癸同源，肝火亢盛，肾水亏劫，阴不制阳，相火炽盛则阳强早泄，腰酸耳鸣；肾水不能上承则口渴多饮；阴虚内热则五心烦热，溲黄便秘；舌脉均为热象。本案中年发病，体形肥胖，高胰岛素血症、高脂血症、高血压等特点为诊断提供依据。

诊断：中医：消渴病阴虚热盛，证属相火炽盛。

西医：2 型糖尿病、高血压 II 期、性功能亢进。

处理：文迪雅 4mg/d，格华止 500mg，3 次 / 日，蒙诺 10mg/d。

辨证论治：治则拟滋肾泻肝，清泻相火。方药：知柏地黄汤合镇肝汤加减。

生地黄 15g	山茱萸 10g	知母 10g	牡丹皮 10g
石决明 15g	金樱子 10g	泽泻 10g	茯苓 15g
焦栀子 10g	天麻 10g	黄柏 10g	

方解：本病案系为肝火劫阴，相火炽盛，治拟滋肾泻肝，清泻相火。取方中黄柏、知母、泽泻清泻肾经相火为君药；生地滋养肾阴以清泻相火，牡丹皮清肝经实热共为臣药；山茱萸、金樱子甘酸敛阴，栀子清三焦之火，茯苓健脾利湿为佐药；天麻、石决明平肝潜阳为使药。诸药合用以滋肾泻肝，清泻相火，共达壮水之主以制阳光。偏于肝阴不足，头晕目眩甚者加白芍、枸杞子以加强养肝柔肝之效；有肝胆实火而口苦目赤者，加龙胆草以清肝胆实热。

病案 5：姚某，女性，42 岁，机关干部，于 1990 年 4 月就诊。

主诉：反复口渴多饮，小便频多，消瘦 1 年，加重 4 个月。

病史：患者由于夫妻感情不和，1989 年 10 月办理离婚手续期间，出现口渴多尿，当时未介意，次年 2 月口渴多尿明显，体重减轻 5kg，到北京某医院就诊，当时血糖 326mg/dL（18.1mmol/L），确诊为 2 型糖尿病。予以优降糖 2.5mg，3 次 / 日，服药后有时出现心慌出汗、乏力，故就医。患者经常烦躁易怒，头痛头晕，目赤口苦，胸胁作痛，口渴多饮，舌边尖痛，溲赤便秘，以往健康，无特殊病史，其母患糖尿病。

体检：面红目赤，舌边尖红，P 78 次 / 分，BP 123/85mmHg，BMI 27（身高 165cm，体重 74kg），苔薄黄，脉弦滑数。

理化检查：FBS 12.3mmol/L，餐后 2 小时血糖 18.1mmol/L，HbA1c8.1％，血清 C-P 6.0ng/L，血浆 INS 26mu/L，TG 7.1mmol/L，TC7.8mmol/L，HDL-C 0.90mmol/L，LDL-C 3.8mmol/L，尿糖 1000mg/dL，尿酮体（－）。

分析：患者内伤七情，情志不舒，肝郁气滞，郁久化热化火；肝体阴而用阳，肝脏郁热，肝火上炎而头痛头晕，目赤口苦，烦躁易怒；肝与心为母子相关，母病及子，心火亢盛，而不能安卧；肝气怫郁而胸胁作痛；郁热伤阴则口渴多饮；燥热津伤而溲赤便秘，舌脉均为热象。本案中年发病，体胖，高血脂、高胰岛素血症，有阳性家族史等特点为诊断提供依据。

诊断：中医：消渴病阴虚热盛，证属肝火上炎。

西医：2 型糖尿病、胰岛素抵抗、舌炎。

处理：二甲双胍 250mg，3 次 / 日，餐后服。

辨证论治：治则拟清肝泻火，疏肝理气。方药：龙胆泻肝汤合四逆散加减。

龙胆草 10g	川大黄 10g	川芎 10g	当归 10g	郁金 10g
焦栀子 10g	柴胡 10g	白芍 10g	淡竹叶 10g	

方解：本病案系肝热气滞为病，取方中龙胆草大苦大寒，直泻肝火为君药；川大黄、焦栀子协助龙胆草清泻肝经实火，导热下行，热从大便分消为臣药；当归、川芎、白芍活血养肝柔肝，柴胡、郁金疏肝理气共为佐药；焦栀子、淡竹叶清热除烦，引热从小便而出为使药。诸药合用共达清肝疏肝、理气解郁之效。

2 周后患者诸症好转，改用丹栀逍遥散加减，4 周后病情稳定，则改用益气养阴之降糖甲片长期服用。患者长期在本院就医，控制良好。

病案结语

上述 5 案均为阴虚热盛型，病程较短，发病年龄较轻，并发症较少，以热证、实证、阳证为其共性。由于病因和发病机制不同，各案有所差异：病案 1、2、3 均为胰岛 β 细胞功能受损以至衰竭（C-P、胰岛素水平低下），胰岛素绝对不足的 1 型糖尿病。案 1、2 为免疫介导胰岛 β 细胞功能受损，抗体 GAD、ICA 均阳性，为 1A 型糖尿病。案 1 于儿童时期发病，发病急，病情重，具有典型的三多一少症状，尿酮体阳性，体形偏瘦（BMI ≤ 21，证属消渴病阴虚热盛，证属肺胃热盛，为典型的 1A 型糖尿病；病案 2 于成年后发病，尿酮体阴性，发病类似 2 型糖尿病，体形偏瘦（BMI ≤ 25，证属胃火炽盛，GAD、ICA 抗体阳性，为典型成年发病 1A 型糖尿病（LADA）；病案 3 于青年时期发病，年龄较小（≤ 35 岁，有阳性家族史（母系遗传），线粒体基因突变，胰岛 β 细胞受损（C-P 水平低下），GAD、ICA 抗体阴性，对口服降糖药不敏感，最终需要胰岛素治疗，为典型成年特殊型糖尿病（MODY）。病案 4、5 均于成年发病，伴高血糖、高血脂、高胰岛素血症，体形偏胖（BMI > 25），表现为以胰岛素抵抗为共性的 2 型糖尿病，其中案 4 并发高血压、性功能亢进，证属肝阳亢盛；案 5 证属肝火上炎。

总之，我们通过上述具体病例特点列举，可以了解分型及鉴别诊断的依据。临床中应遵循中医分型辨证，个体化诊治，联合降糖西药，增强降糖力度，提高疗效，改善症状，以预防并发症的发生与发展为主要目标。

二、气阴两虚型

气阴两虚系指机体元气和真阴不足，既有肺脾肾三脏元气亏虚之证，又有五脏阴液内耗之候。本型见于糖尿病中期阶段，多为热盛耗伤气阴，而演变为气阴两虚型。本型以脏腑病变为基础，按气阴两虚程度进行分层论治。

（一）心肺两虚

本证表现为神疲乏力，自汗气短，心悸失眠，怔忡健忘，五心烦热，咽干舌燥，舌红苔薄，脉细数，多见于糖尿病并发交感神经兴奋、心脏神经病变。

本证系由阴虚热盛型演变而来，由于壮火食气，热盛伤阴，而致心肺气阴两虚。心主神明，心阴不足，神失所舍而心悸失眠，怔忡健忘；心阴亏虚心火偏旺则五心烦热；

肺主一身之气，肺主皮毛，肺气虚，腠理不固则汗出气短，神疲乏力；心肺阴虚而咽干舌燥。治拟益气养阴，宁心敛肺，方药宜选生脉饮加味。

（二）心脾两虚

本证表现为心悸健忘，少寐多梦，面色萎黄，少食倦怠，形体消瘦，腹胀便溏，气短神怯，舌淡苔白腻，脉濡细，多见于糖尿病并发胃肠神经功能紊乱。

本证多因思虑过度，劳伤心脾、或饮食不节，损伤脾胃、脾失运化而致心脾两虚。心气阴不足心失所养而心悸健忘，少寐多梦，气短神怯。脾为后天之本，水谷生化之源，主四肢，其华在面。脾运不健，水谷精微不能濡养周身、四肢，而少食倦怠，形体消瘦，腹胀便溏；脾气不足不能上荣于面，则面色萎黄；舌脉均为虚象。治拟补益心脾，方药宜选归脾汤加味。

（三）肝肾两虚

本证表现为头晕目眩，急躁易怒，腰酸耳鸣，遗精盗汗，五心烦热，舌红苔薄，脉弦数，多见于糖尿病并发高血压、听神经、性神经功能障碍。

本证主要为肝肾阴虚，肝阴虚肝阳偏亢或肾阴虚，水不涵木而致肝阳上扰头目，则头晕目眩，急躁易怒；肾开窍于耳，肾虚则耳鸣失聪；肾主二阴，肾阴亏虚，精关失固而遗精盗汗。治拟补肝益肾，滋阴潜阳，方药宜选大补阴丸合杞菊地黄汤加减。

（四）心肾两虚

本证表现为心烦失眠，心悸健忘，头晕耳鸣，腰膝酸软，形体消瘦，遗精盗汗，咽干潮热，夜尿频数，舌红少苔或花剥苔，脉细数，多见于糖尿病心脏神经病变、听神经病变。

本证系因久病耗伤气阴，或得之劳役、色欲之火消耗真阴，均可导致心肾阴亏。《素问·评热病论》云："阴虚者，阳必凑之，故少气时热而汗出也。"《血证论》指出："盗汗者，睡则出汗，醒则渐收，因阴气空虚，睡则卫气乘虚陷入阴中，表无护卫，荣中之火，独旺于外，蒸热而汗，醒则气周于表而汗止。"心肾阴亏，真阴不足，精不化气，故形体消瘦；精虚髓减，髓不充于脑，则健忘，头晕，耳鸣；髓不充于肾则腰膝酸软；心肾阴虚，水亏火动，心肾不交，则心烦失眠，心悸健忘；热扰精室而遗精；阴虚无以敛阳，虚火上浮则潮热；肾虚开阖失司而夜尿频数。治拟养心益肾，方药宜选补心丹合交泰丸加减。

（五）脾肾两虚

本证表现为倦怠乏力，气短懒言，胸闷憋气，脘腹胀满，腰膝酸软，虚浮便溏，舌淡体胖，脉虚细无力，多见于糖尿病并发糖尿病心肌病、早期糖尿病肾病。

《灵枢·本脏》谓："脾脆，则善病消瘅易伤。"消渴病经久不愈，或思虑太过，内伤脾气，脾不健运则倦怠乏力，气短懒言，脘腹胀满，胸闷憋气；脾虚肾失濡养，腰为肾之府，膝为筋之府，肾虚而腰膝酸软。治拟补益脾肾，方药宜选异功散合麦味地黄汤加减。

（六）心肝两虚

本证表现为头晕目眩，心悸怔忡，心胸作痛，失眠健忘，心烦易怒，舌红苔薄，脉弦数，见于糖尿病并发高血压、冠心病、自主神经病变。

心主血，肝藏血，内伤劳倦，耗伤心气心血，心属火，肝属木，心血不足，子盗母气；肝失所藏，或化源不足，则又导致血不养心，心失所养，神不守舍而心悸怔忡，失眠健忘；肝血虚，虚阳上扰则头晕目眩，心烦易怒；舌脉均为心肝不足之象。治拟平肝潜阳，养心安神，方药宜选当归补血汤合一贯煎加减。

（七）肺气阴两虚

本证表现为干咳无痰，气短语怯，神疲乏力，面色苍白无华，自汗盗汗，口干咽燥，潮热颧红，舌嫩红少苔，脉细数无力，见于糖尿病并发肺结核或慢性支气管炎等。

本证多因久病耗伤气阴，表现为全身虚弱。肺主气，司呼吸，肺气虚，肺失肃降而干咳无痰，气短语怯；肺气不足则神疲乏力，面色苍白无华；气虚卫外不固则自汗；阴虚营阴外泄而盗汗；肺阴虚，虚火上炎而颧红潮热；阴虚津不上承而口干咽燥；舌脉均为气阴两虚之候。治拟补益肺气，养肺阴，方药宜选沙参麦冬汤合生脉饮加减。

附：病案 6 则

病案 6： 修某，女性，38 岁，机关干部，于 2002 年 3 月 7 日就医。

主诉：反复口渴多饮，易饥多食，明显消瘦 5 年，头晕多汗 3 个月。

病史：患者在 1997 年工作繁忙后，出现口渴多饮，易饥多食，明显消瘦，血糖升高并伴尿酮阳性，在外院确诊为 1 型糖尿病，一直应用普通胰岛素治疗（每日总量 39 ～ 46U）、在此期间反复出现低血糖和酮症，血糖控制不稳定，故来本门诊。患者近 3 个月来感神疲乏力，自汗不止，尤以头面和前胸部为甚，伴心悸失眠，五心烦热，气短懒言，头晕目眩。患者平素活动量较少，饮食控制不严格，30 岁以前身体健康，否认有阳性家族史。

体检：P 80 次 / 分，BP 卧位 136/86mmHg，立位 100/60mmHg，BMI 19.7（身高 156cm，体重 48kg），皮肤潮湿，舌红，苔薄黄，脉弦滑数。

理化检查：FBS10.8mmol/L，PBS13.6mmol/L，HbA1c7.3%；血清 C–P 0.86nmol/L，血浆 INS 19mu/L；TG 6.6mmol/L，TC 6.9mmol/L，HDL–C 1.21mmol/L，LDL–C 2.3mmol/L；自身免疫抗体阴性；尿糖 550mg/dL，尿酮体（–）。

分析：患者始于阴虚热盛，壮火食气，热盛伤阴，而致心肺气阴两虚。心主神明，心阴不足，神失所舍而心悸失眠；心阴亏虚，心火偏旺则五心烦热；肺主一身之气，外合皮毛，肺气虚则卫外不固，腠理疏松而汗出气短，神疲乏力，气短懒言；汗多更伤阴耗气，心肺气阴两虚，不能上承而头晕目眩。本案病程较长，胰岛 β 细胞功能衰竭（C-P水平低下），体位性低血压（卧立位脉压差大，收缩压≥30mmHg，舒张压≥20mmHg），汗液分泌异常等特点为诊断提供依据。

　　诊断：中医：消渴病气阴两虚，证属心肺两虚。

　　　　　　西医：1型糖尿病，合并自主神经病变。

　　处理：诺和灵R早18U，中午8U，晚12U皮下注射；监测7次血糖。

　　辨证论治：治则拟益气养阴，宁心敛肺。方药：生脉饮加味。

太子参10g　　麦冬10g　　五味子10g　　黄芪20g

生地黄15g　　知母10g　　柏子仁15g

　　方解：患者心肺气阴两虚，治拟益气养阴。取方中太子参、黄芪补益肺气以固肌表，为君药；麦冬养心阴，生地清热养阴，以生津止渴为臣药；五味子甘酸益肺，敛阴止汗为佐药；上述五药合用，二补，二清，一敛，共达益气养阴、生津止渴、固表止汗之效；配柏子仁养心宁神，知母增强养阴之功，使气复津回，汗止阴存为使药。上药相伍以达益气养阴、宁心敛肺之效。凡心悸失眠、健忘多梦甚者加远志、炒枣仁，加强养心安神之力；口渴多饮明显者加石斛、天花粉、玄参以增强养阴生津止渴之效。

　　患者服药3周后诸症状显著改善，自感精神倍增，改用益气养阴之降糖甲片。

　　病案7：裴某，男性，42岁，大学教师，1999年10月12日就诊。

　　主诉：间断性口渴多饮，明显消瘦5年，呕吐1周。

　　病史：患者于1994年秋天患肺炎1个月后出现口渴多饮，明显消瘦故在某大医院就医，当时血糖286mg/d，尿酮体阳性，确诊为1型糖尿病。经液体纠正酮体治疗后，予以普通胰岛素（早18U，中午8U，晚12U），血糖控制较满意。至1998年春天改为诺和灵30R早16U，晚12U，配合拜唐苹50mg，3次/日，患者服药后感腹胀不适，1个月后停服拜唐苹，仍然感到上腹胀满，近一周恶心呕吐，服胃复安或吗丁啉，无明显缓解，呕吐频繁，故收住院。患者感浑身乏力，肢体困倦，眩晕心悸，脘腹胀满，伴大便溏泄，既往无特殊病史，否认有阳性家族史。

　　体检：慢性病容，面色苍白无华，形体消瘦，P78次/分，BP100/66mmHg，BMI 19（身高171cm，体重55kg），舌淡，苔白腻，脉濡细。

　　理化检查：FBS 10.3mmol/L（186mg/dL），PBS 12.2mmol/L（220mg/dL），HbA1c7.1%；血清C-P 2.3ng/mL，TG 1.4mmol/L，TC 2.5mmol/L，HDL 0.92mmol/L，LDL 2.21mmol/L；心电图（−）；尿糖300m/dL，尿蛋白（−），尿微量白蛋白排泄率（UAER）19mg/24h。

　　分析：本案患者消渴病缠绵不休而致脾胃两虚。脾胃表里相关，胃为阳土，腐熟水谷，以降为和，脾为阴土，为后天之本，水谷生化之源，功主升清运化，主肌肉，其华在面。脾胃虚弱，升降失司，胃失和降而脘腹胀满，恶心呕吐；脾虚运化不健，而大便溏泻；脾湿阻遏清阳而眩晕心悸；水谷精微不能上营而面色苍白无华；不能充养四肢而肢体困倦，形体消瘦；舌脉均为脾虚湿胜之候。青年时期发病，病程较长，胰岛β细胞功能衰竭（C-P水平低下）及临床症状为诊断提供依据。

　　诊断：中医：消渴病气阴两虚，证属心脾两虚兼夹痰湿。

　　　　　　西医：1型糖尿病，并发胃轻瘫。

处理：甘舒霖胰岛素 30R 早 12U、晚 8U，餐前 15 分钟皮下注射。胃复安 10mg，3 次／日。

辨证论治：治则拟健脾安神，和胃降逆。方药：温胆汤合参苓白术散加减。

半夏 10g	陈皮 6g	竹茹 10g	生黄芪 20g
枳实 10g	茯苓 15g	炙甘草 10g	白扁豆 15g
白术 10g	山药 10g	砂仁 6g	党参 10g

方解：患者心脾两虚，胃失和降，脾运不键，升降失司，治拟调理脾胃，升清降浊，养心安神。取方中半夏辛温而燥，和胃降逆而止呕，党参、山药、白术以益气健脾止泻共为君药；陈皮、枳实理气宽中，砂仁、竹茹和胃宁神为臣药；生黄芪甘温益气，白扁豆、茯苓淡渗利湿，健脾安神，为佐药；使以甘草调和诸药。诸药共达健脾安神、和胃降逆之效。

加减：心阴不足，心火偏旺而心烦、口舌生疮者加淡竹叶、黄连以清泻心火；脾虚纳呆者加鸡内金以理气消导，开胃和中；大便溏泄者加大腹皮、炒薏苡仁以健脾利湿；腹胀者加厚朴以理气宽中。

患者服药 1 周后呕吐、腹泻明显好转而停用胃复安，但仍感脘腹胀满，上方去白术、白扁豆加丹参、檀香继续服两周，症状基本消失。

病案 8：孙某，女性，52 岁，工人，于 2000 年 10 月就诊。

主诉：反复乏力口干 5 年，急躁易怒、头晕头痛、眼花耳鸣、腰膝酸软 2 年。

病史：患者于 1995 年出现倦怠乏力，口干咽干，经体检发现血糖 12.8mmol/L（230mg/dL），故忧虑重重，情绪低落，一度到处求医寻药，希望有"灵丹妙药"达到"药到病除"之效，多年来苦求良医，服用私人制作的中成药、偏方、祖传秘方等，花费不少，血糖控制时好时坏，陷入极度苦恼之中。患者近 2 年急躁易怒，头晕头痛，眼花视物不清，耳聋耳鸣，腰膝酸软等症，其母有糖尿病。

体检：P78 次／分，BP168/100mmHg，BMI 26（身高 158cm，体重 65kg），舌红苔薄，脉弦数。

理化检查：FBS11.1mmol/L，PBS15.2mmol/L；血清 C-P 5.3ng/mL，血浆 INS 25mU/L，TG 2.5mmol/L，TC 7.6mmol/L，HDL 1.10mmol/L，LDL 3.21mmol/L；眼底检查提示糖尿病视网膜病变 Ⅱ 期（黄白色"硬性渗出"并有出血斑）；心电图 T 波低平；尿糖 600m/dL，尿蛋白（-）。

分析：本案患者为操劳之人，肝肾阴亏。肝体阴而用阳，肝主藏血而开窍于目，肝肾乙癸同源，肝赖于肾水涵养。肝阴不足，肾水虚亏，水不涵木，肝阳偏亢，虚阳上扰则头晕头痛，急躁易怒；肝血不足，目失所养而眼花视物不清；舌脉均为肝肾阴虚之候。本案中年发病、高血压、高血糖、高血脂、高胰岛素血症等特点为诊断提供依据。

诊断：中医：消渴病气阴两虚，证属肝肾不足兼夹痰瘀。

　　　　西医：2 型糖尿病、高血压、高脂血症、视网膜病变Ⅱ期、胰岛素抵抗综合征。

处理：文迪雅 4mg/d、拜唐苹 50mg，3 次／日；洛汀新 10mg/d。

辨证论治：治则拟补肝益肾，滋阴潜阳。方药：大补阴丸合杞菊地黄汤加减。

| 生地 15g | 熟地 15g | 山茱萸 10g | 枸杞子 10g | 牡丹皮 10g | 黄柏 10g |
| 云茯苓 15g | 肥知母 10g | 龟甲 12g | 杭菊花 10g | 石决明 15g | |

方解：本病案为肝肾阴虚，虚阳上扰所致，治拟补益肝肾。取方中生地、熟地、龟甲滋补真阴以制虚阳，即所谓"壮水之主，以制阳光"之意，为君药；配黄柏、知母、牡丹皮清泻相火而保真阴，为臣药；山茱萸、枸杞子、菊花养肝柔肝以明目，为佐药；石决明重镇潜阳为使药，诸药合用共奏补益肝肾、滋阴潜阳之效。伴有心悸怔忡、失眠健忘甚者加炒枣仁、柏子仁以安心宁神；偏于肝血不足，肝阳亢盛，面红目赤、头晕目眩者加生龙骨、生牡蛎、钩藤以加强重镇平肝潜阳作用。

患者间断服汤药 1 年，配合益气养阴、补益肝肾的中成药糖微康，复查眼底硬性渗出及出血斑明显吸收，改为单用糖微康。

病案 9：仇某，男性，42 岁，机关干部，2001 年 9 月就医。

主诉：反复消瘦乏力、口渴多饮 5 年，加重 2 年。

病史：患者缘于 1996 年感疲惫乏力，口干喜饮，在体检发现空腹血糖 7.3mmol/L，自觉无明显"三多一少"症，当时不承认患有糖尿病，从不控制饮食。1 年后患者明显消瘦，口渴多饮，倦怠乏力加重，复查空腹血糖 13.6mmol/L，确诊为 2 型糖尿病，予以降糖灵 250mg，3 次 / 日，开始血糖控制尚可，2 年后血糖逐渐回升，加优降糖 2.5mg，2 次 / 日，2001 年血糖再次升高，故来本院就诊。患者经常失眠健忘，五心烦热，心悸怔忡，头晕耳鸣，腰膝酸软，遗精盗汗，夜尿频数，以往无特殊病史，其母有糖尿病。

体检：P 106 次 / 分，BP 130/80mmHg，BMI 25（身高 173cm，体重 75kg），舌质红，苔花剥，脉细数。

理化检查：FBS 10.3mmol/L，PBS 13.6mmol/L；空腹 C-P 3.3ng/mL，INS 20mU/L；TG 1.5mmol/L，TC 5.1mmol/L，HDL 0.9mmol/L，LDL 3.1mmol/L；GDA（-），ICA（-）；心电图提示心动过速、阵发性室性早搏；尿糖 1000mg/dL。

分析：患者系消渴病日久耗伤气阴，而致心肾阴亏。心主血脉而藏神，肾主骨而藏精，精血充足，水火相济，神志才能安宁。心肾阴亏，真阴不足，精不化气，故形体消瘦；精虚髓衰，髓不充脑，则健忘多梦，头晕耳鸣；腰为肾之府，肾精虚亏而腰膝酸软；心肾阴虚，水亏火动，心肾不交，则五心烦热，失眠健忘，怔忡心悸；肾虚精关失固而遗精；阴虚无以敛阳，虚火上浮则潮热，虚阳逼津外越而盗汗；《血证论》指出："盗汗者，睡则出汗，醒则渐收，因阴气空虚，睡则卫气乘虚陷入阴中，表无护卫，荣中之火，独旺于外，蒸热而汗，醒则气周于表而汗止。"肾虚开阖失司，则夜尿频数，舌脉均为心肾阴虚之候。本案中年发病，病程较长，发病缓慢，心电图、临床症状等特点可作为诊断依据。

诊断：中医：消渴病气阴两虚，证属心肾两虚。

　　　　西医：2 型糖尿病，并发心律失常、性功能障碍、听神经病变。

处理：诺和灵 R30 早 12U，晚 8U，餐前 15 分钟皮下注射。

辨证论治：治则拟补益心肾，滋阴安神。方药：磁朱丸合补心丹加减。

| 灵磁石 20g | 生地黄 15g | 五味子 10g | 当归 10g |

太子参 15g　　丹参 15g　　炒酸枣仁 15g　　麦冬 10g

云茯苓 10g　　天冬 10g　　柏子仁 15g　　玄参 10g

方解：患者久病缠绵致心肾不足。取方中灵磁石重镇入肾，镇摄安神，益阴潜阳，生地滋阴清热，使心神不为虚火所扰，为君药；太子参、天冬、麦冬、五味子甘酸敛阴，补心气，益心阴，加强君药生地清热滋阴之力，为臣药；当归、丹参补血养心，心血足，神自安，炒枣仁酸敛心气，柏子仁宁心安神为佐药；云苓健脾安神为使药，诸药合用共达补益心肾、滋阴宁神之效。肾阴亏虚，精关不固，遗精早泄甚者加金樱子、覆盆子以收涩固精；肾阴不足，虚阳上越而头晕目眩者加生龙骨、生牡蛎以重镇潜阳。虚烦心中懊侬者加焦栀子以清心除烦。

病案 10：马某，女性，45 岁，银行职员，于 2000 年 5 月就医。

主诉：反复口渴多饮，食欲增强，倦怠乏力 4 年，伴胸闷气短 1 年。

病史：患者于 1996 年上半年出现口渴多饮，食欲增强，倦怠乏力，在某医院确诊为 2 型糖尿病，予以二甲双胍 250mg，3 次 / 日，优降糖 2.5mg，2 次 / 日，FBS 由 230mg/dL（12.8mmol/L）降至 141mg/dL（7.8mmol/L）。患者服药 3 年后血糖回升，增加优降糖到 2.5mg，3 次 / 日，血糖依然控制不理想，故来本门诊求治。患者 1 年来倦怠乏力，气短懒言加重，伴胸闷憋气，剧烈活动后尤甚，伴心悸失眠，口干欲饮，腰酸腿软，肢体麻木，腹胀便溏，夜尿频繁，无其他特殊病史，否认有阳性家族史。

体检：面色苍白少华，P 76 次 / 分，BP 120/80mmHg，BMI 26（身高 152cm，体重 60kg），舌暗红苔薄，脉沉细。

理化检查：FBS 198mg/dL（11.0mmol/L），PBS 250mg/dL（13.9mmol/L），HbA1c 7.8%；血清 C-P 5.3ng/mL，血浆 INS 25mU/mL；TG 2.8mmol/L，TC 7.4mmol/L，HDL 0.90mmol/L，LDL 4.21mmol/L；心电图示电轴右偏，心脏 M 型超声提示左心室舒张功能降低，X 透视提示左心室饱满；尿糖 600mg/dL，尿微量白蛋白 220mg/24h。

分析：该患者消渴病经久不愈，而致脾肾两虚。脾主运化，主肌肉四肢，其华在唇。脾虚则精微气血生化不足，而见面色苍白少华，乏力倦怠，气短懒言，肢体麻木；脾运不健，痰湿中阻，气机不畅而胸闷憋气；运化失司而腹胀便溏；肾为真阴之脏，元气所在，主精髓而司二阴；真阴不足，水不上承，而口干欲饮；水火不济，心肾不交，则心悸失眠；腰为肾之府，肾主骨而生髓，肾阴虚亏，骨髓不充而腰酸腿软；肾虚开阖失司而夜尿频数，舌脉均为虚象。本案中年发病，病程较长，高胰岛素、高 C- 肽血症，BMI > 25，结合心脏 B 超、微量尿排泄率等，为诊断提供依据。

诊断：中医：消渴病气阴两虚，证属脾肾两虚兼夹痰湿。

　　　　西医：2 型糖尿病、DN Ⅲ期、糖尿病心肌病变、胰岛素抵抗综合征。

处理：文迪雅 4mg/d；二甲双胍 250mg，2 次 / 日；蒙诺 10mg/d。

辨证论治：治则拟益气养阴，补益脾肾。方药：异功散合麦味地黄汤加减。

党参 10g　　炒白术 10g　　山药 10g　　砂仁 6g　　牡丹皮 10g　　泽泻 10g

熟地 10g　　山茱萸 10g　　甘草 6g　　黄芪 20g　　麦冬 10g　　五味子 10g

方解：糖尿病经久不愈而致脾肾两虚，治拟补益脾肾。取方中党参、炒白术益气健脾为君药；熟地滋肾填精，山药补益脾阴而固精，为臣药；生黄芪味甘性温大补脾气，山茱萸、五味子甘酸敛阴，麦冬甘寒养心阴，四药相伍共达益气养阴之效，为佐药；砂仁理气宽中，使补而不滞，牡丹皮、泽泻清泻相火，甘草调和诸药共为使药。腹胀腹泻甚者加大腹皮、白扁豆、广木香以加强健脾理气之功。

患者间断服汤药半年后，诸症得到改善，改为益气养阴、补益肝肾的"糖微康"。

病案 11：周某，男性，53 岁，房管局干部，1998 年 6 月 10 日初诊。

主诉：间断乏力，口干，消瘦，失眠 4 年，心胸作痛，心悸便溏半年。

病史：患者于 1992 年春天出现乏力、口干、失眠、消瘦，在外院确诊为 2 型糖尿病，先后服用优降糖、消渴丸、达美康、糖适平及私人诊所的中成药等。开始用药血糖控制尚可，以后血糖不稳定，最高血糖达 17.8mmol/L（323mg/dL），FBS 波动在 3.1 ～ 12.8mmol/L（56 ～ 230mg/dL），PBS 8.2 ～ 12.8mmol/L（148 ～ 230mg/dL），饮食不规律，活动量较少。近半年患者感倦怠乏力加重，伴胸闷憋气，心胸作痛，心悸失眠，健忘多梦，腹胀便溏，以往无特殊病史，身体健康，其母亲有糖尿病。

体检：面色少华，体形偏胖，P 82 次 / 分，BP 136/86mmHg，BMI 27（身高 178cm，体重 86kg），舌暗红，苔薄黄，脉细数。

理化检查：心电图提示窦性心律，T–ST 波改变；FBS10.3mmol/L（186mg/dL），PBS 14.8mmol/L（216mg/d），HbA1c8.8 %；血清 C–P 6.1ng/mL，血浆 INS 28u/mL；TG 2.2mmol/L，TC 7.3mmol/L，HDL 0.86mmol/L，LDL 3.9mmol/L；尿糖 600mg/dL，酮体（－）。

分析：患者系劳心之人，思虑过度，劳伤心脾。脾主思而统血，心藏神而主血。脾为后天之本，水谷生化之源，主肌肉四肢，其华在面。饮食无度，损伤脾胃，脾失运化，聚湿酿痰，阻遏心阳，胸阳不振，痰阻心脉而胸闷憋气，时有作痛；脾运不健，水谷精微不能濡养周身，则倦怠乏力，形体渐瘦，腹胀便溏；脾气不足不能上荣于面，面色少华；心阴不足心失所养而心悸失眠，健忘多梦；舌脉均为虚象。中年发病、肥胖体形、高胰岛素及高 C- 肽血症、心电图异常、胰岛素抵抗等特点为诊断提供依据。

诊断：中医：消渴病气阴两虚，证属心脾气阴两虚兼夹痰湿。

　　　　西医：胰岛素抵抗、2 型糖尿病、糖尿病冠心病。

处理：文迪雅 4mg/d，格华止 500mg，3 次 / 日。

辨证论治：治则拟补益心脾，宽胸宣痹。方药：归脾汤合瓜蒌薤白半夏汤加味。

| 炒白术 10g | 党参 10g | 全瓜蒌 10g | 当归 10g | 远志 10g | 甘草 10g |
| 龙眼肉 10g | 薤白 10g | 酸枣仁 10g | 半夏 10g | 丹参 10g | 木香 10g |

方解：患者思虑过度，心脾两虚，治拟补益心脾。取方中党参、炒白术益气健脾，为君药；全瓜蒌、薤白、半夏温通心阳，化痰宣痹，为臣药；当归、丹参养血活血，疏通心脉，配合君药共达益气养血之效；酸枣仁、远志、龙眼肉养血安神，为佐药；木香、甘草理气和中，使补药补而不滞，为使药，诸药合用共奏补益心脾之效。

患者服药 3 周后胸闷憋气、胸痛等症状得到改善，改用具有益心气、养心阴、宽胸宣痹的中成药糖心平。患者多年来一直在本门诊就医服药，病情稳定。

病案结语

上述 6 例病案均为气阴两虚型，处于以虚证、热证为共性的糖尿病中期阶段，病程较长，多数 5～10 年，以成年或青少年发病过度到中年以后，40～55 岁居多，有较多而较轻的并发症，经合理治疗部分并发症可得到改善以至逆转。

各病案特点：案 6、7 分别证属心肺两虚、脾胃两虚，均为胰岛 β 细胞功能衰竭所致的 1 型糖尿病，其中案 6 合并自主神经病变，表现体性位低血压，汗液分布异常；案 7 并发胃肠自主神经功能紊乱、胃轻瘫。案 8、11 分别属肝肾两虚、心脾气阴两虚，均是呈高血糖、高脂血症、高胰岛素血症、肥胖等以胰岛素抵抗为特征的 2 型糖尿病，其中案 8 并发高血压、视网膜病变，案 11 并发糖尿病冠心病。案 9、10 分别属心肾两虚、脾肾两虚，前者并发心脏自主神经病变、心律失常、性神经及听神经病变，后者并发糖尿病肾病Ⅲ期、糖尿病早期心肌病变，两者并发症均以神经病变和微血管病变为主。

总之，气阴两虚为糖尿病病程进展的过度阶段，有诸多轻型并发症，以自主神经病变及微血管病变居多。对该阶段进行合理治疗，可使血糖得到满意控制，以延缓或减少并发症的发生和发展为主要目标。

三、阴阳两虚型

本型多因糖尿病久病难复，阴阳俱虚，或阳损及阴而导致全身阴阳俱虚，功能衰退的病变，并发症多而重，为糖尿病后期阶段。本型以脏腑病变为基础，由于病位不同，阴阳偏胜各异，按其不同脏腑阴阳的偏胜而分以下五型。

（一）肾阴阳两虚

本证表现为畏寒倦卧，手足心热，口干咽燥，但喜热饮，眩晕耳鸣，腰膝酸软，小便清长或淋漓不尽，阳痿遗精，女子不孕或带下清稀，舌淡苔白，脉沉细，见于糖尿病合并性功能障碍，低 T3、T4 综合征，神经原性膀胱。

本证系为禀赋不充，或年高肾亏，或久病及肾，或劳伤过度致肾精亏耗。肾阳虚则脏腑失于温煦，而畏寒倦卧；肾主气化而藏精，肾气不足，气化无权，肾失封藏则阴精外泄；气化固摄无权，则小便清长或淋漓不尽；肾阳虚亏，精关失固，则男子阳痿遗精，女子不孕或带下清稀；肾精不能充养则耳鸣失聪；腰为肾之府，肾虚则腰膝酸软；气不化津，津不上承则口干咽燥，手足心热；阳虚喜温则渴喜热饮。治拟滋阴温阳，方药宜选右归饮加味。

（二）肝肾阳虚

本证表现为头晕健忘，腰膝酸软，四肢欠温，肢体麻木，半身不遂，耳聋耳鸣，舌红苔薄，脉弦数，见于糖尿病并发脑血管病变、糖尿病耳神经病变、糖尿病高血压病。

肾为先天之本，水火之脏，元阳所系，肾阳不足，四末失于温煦，则四肢欠温；寒凝血瘀，痰瘀交阻，痰瘀阻络，筋脉失养，肢体麻木，半身不遂；肾虚则两耳失聪，精血不足肢体麻木，半身不遂；舌脉为肝肾两虚之候。

（三）脾胃阳虚

本证表现为胃脘冷痛，泛吐清水，胸闷纳呆，面色萎黄，面目浮肿，神疲倦怠，四肢清冷，便溏泄泻，舌淡体胖，苔白滑，脉沉细无力。本证见于糖尿病肾病，或肾功能不全、胃肠功能紊乱、胃轻瘫、代谢功能低下等。

本证多由于素体阳气不足，脾失温煦，或过食生冷，损伤脾胃，或久病失养，或投药过于寒凉而导致中焦脾胃虚寒，运化无权，水湿内停。脾胃升降失司，而泛吐清水，胸闷纳呆；湿浊中阻，气机不畅而胃脘冷痛；脾胃阳虚，水谷不化，生化乏源，精微不布而面色萎黄，神疲倦怠；脾虚阳气不能温煦四末而肢冷。治拟以温补脾胃为主要法则，方药宜选大建中汤、小建中汤加减。

（四）心肾阳虚

本证表现为心悸气短，胸闷憋气，心胸作痛，头晕作眩，面色㿠白，倦怠乏力，舌体胖，舌质淡，苔薄白，脉沉细或结代，见于糖尿病心肌病或心功能不全、糖尿病肾病或肾功不全。

本证多由于消渴日久耗伤胸阳之气，或年老久病阳虚，禀赋不足而致心阳虚衰，阴寒内盛，或痰浊阻遏胸阳而致胸阳不振，清阳闭塞。瘀血阻滞心脉，则胸闷憋气，心胸作痛，痛有定处；痰饮内停，水气上逆，则头晕作眩，心悸气短，动则尤甚。治拟以温阳通痹为主要法则，方药可选用桂枝瓜蒌薤白汤加味。

加减：胸闷心悸，喘息不能平卧者加核桃肉、女贞子、莱菔子以补肾纳气；浮肿尿少甚者加车前子、大腹皮、生姜皮、冬瓜皮、桑白皮等利水消肿；胸闷憋气甚者加全瓜蒌、枳实以宽中理气。

（五）心阳虚衰

本证表现为形寒肢冷，心悸怔忡，胸闷气短，身倦欲寐，唇甲青紫，小便短少，悉身浮肿，舌质淡胖或紫暗，苔白滑，脉沉细无力，多见于糖尿病心脏病心力衰竭。

本证多由消渴久病不愈，或劳倦内伤而致命门火衰，心肾阳虚。肾阳虚亏，肢体失于温煦而阴寒内盛，血行瘀滞，水湿内停；心肾阳虚，鼓动无力，胸阳不振而心悸怔忡，胸闷气短；水湿泛溢而悉身浮肿，小便短少；阳虚不能通达四肢，则形寒肢冷；阳虚寒凝，血脉瘀滞而唇甲青紫；舌脉均为阳虚之象。治拟以温肾阳、通心阳为主要法则，方药宜选用真武汤合保元汤加减。

（六）脾肾阳虚

本证表现为形寒肢冷，面色㿠白，神疲乏力，腰酸阳痿，脘腹胀满，食纳不香，小便频数，余沥不尽，面目浮肿，五更泄泻，舌淡体胖，脉沉细，见于糖尿病肾病肾功能不全、糖尿病性功能减退、代谢功能低下（低 T3、T4 综合征）。

本证多因禀赋不足，或年高肾阳虚亏，或久病肾阴不足而耗伤肾阳，或劳伤过度致肾阳肾精亏耗；肾阳虚衰，命门之火式微而形寒肢冷，面色㿠白，腰膝酸软，阳痿遗精，宫寒不孕；肾气虚，开阖失司，则小便频数，余沥不尽；命门火衰无以温煦脾土，脾肾阳虚，健运失司，则五更泄泻；水湿泛溢而面目浮肿。治拟以温补脾肾为主要法则，方药选用四神丸合四君子汤加减。

附：病案 5 则

病案 12：刘某，男性，65 岁，农民，于 2000 年 8 月就诊。

主诉：反复腰膝酸软，多饮多食 11 年，怕冷，阳痿，小便不利 1 年。

病史：患者于 1989 年春天干农活劳累后出现腰膝酸软，口渴多饮，易饥多食，在当地卫生院确诊为糖尿病（血糖不详），予以优降糖 2.5mg，3 次 / 日。患者平日很少测定血糖，近 1 年来感怕冷畏寒，倦怠喜卧，四肢欠温，阳痿遗精，口干渴喜热饮，小便淋漓不尽，故来本门诊就医。

体检：慢性病容，语音低微，下肢I度凹陷性水肿，P 78 次 / 分，BP 110/76mmHg，BMI 22（身高 168cm，体重 62kg），舌淡苔薄白，脉沉细。

理化检查：FBG 12.2mmol/L，PBG17.1mmol/L，HbA1c8.6 %；C–P4.2ng/mL，血浆 FINS8.3mU/mL；TC4.68mmol/L，TG1.35mmol/L，LDL2.13mmol/L，HDL1.11mmol/L；尿糖 1000mg/dL，蛋白（±），白细胞 150/ 视野，酮体（－）。

分析：患者禀赋不足，劳伤过度，肾精亏耗而致肾阴阳两虚。肾为水火之脏，元气所系。肾阳虚亏，阴寒内盛，机体失于温煦，而怕冷畏寒，倦怠喜卧，四肢欠温；肾主气化而藏精，肾气不足，气化无权，肾失封藏而阳痿遗精；肾阳虚损，开阖失司而小便淋漓不尽；腰为肾之府，肾虚则腰膝酸软；气不化津，津不上承而口干咽燥，手足心热，阳虚喜温则渴喜热饮；舌脉均为阳虚之候。本案于中年发病，病程冗长，胰岛 β 细胞功能衰竭（低 INS，C–P 血症）。

诊断：中医：消渴病阴阳两虚，证属肾阴阳两虚。

西医：2 型糖尿病、性神经功能衰弱、神经原性膀胱。

处理：胰岛素早短效 10U+ 长效 2U、晚上短效 6U+ 长效 2U，餐前 15 分钟皮下注射。

辨证论治：治则以滋阴壮阳，益肾固精。方药：右归饮加味。

熟地 15g	山萸萸 10g	枸杞子 10g	杜仲 10g	茯苓 15g
肉桂 6g	制附子 3g	山药 10g	龟甲 10g	甘草 6g

方解：本案久病不愈而致肾阴阳两虚，治拟阴阳双补。取方中熟地滋补肾阴，填补肾精，肉桂、附子辛温大热以温补肾阳而祛寒，共为君药；山萸萸、枸杞子甘酸化阴，助主药以滋肾养肝，为臣药；山药健脾补肾，杜仲补益肝肾，强壮筋骨，龟甲滋补元阴，为佐药；茯苓淡渗健脾，甘草补中调和诸药，为使药。全方阴阳互补，寓阴中求阳，取"少火生气""益火之源"之意而达温阳滋肾之效。小便频数而量多者加桑螵蛸、覆盆子以加强补肾化气、收涩缩尿之功；遗精早泄加金樱子、芡实以固涩；阳痿加阳起

石、分心木、仙茅、淫羊藿。

经 2 个月治疗后，患者怕冷畏寒、倦怠喜卧、四肢欠温、阳痿遗精等症好转，改为中成药降糖通脉胶囊、金匮肾气丸以巩固疗效。3 个月后，因血糖控制满意，患者要求改为口服降糖药美吡达 5mg，3 次 / 日，目前已减为 5mg，2 次 / 日，一直在本院治疗，血糖控制良好。

病案 13：王某，女性，70 岁，退休，于 2001 年 9 月就医。

主诉：反复口渴多饮，易饥多食，消瘦乏力 12 年，半身不遂 3 个月。

病史：患者于 1989 年秋天因家庭因素心情不舒，逐渐出现口渴多饮，易饥多食，消瘦乏力，在某区医院确诊为糖尿病。予以降糖灵 250mg，3 次 / 日。患者平日很少监测血糖，1995 年出现恶心呕吐，在医院检测血糖高达 280mg/L（15.6mmL/L），尿酮体阳性，经纠酮治疗后改用优降糖 2.5mg，3 次 / 日。3 个月前，患者突然出现右半身不遂，语言不利，神疲乏力，形寒肢冷，头晕健忘，耳聋耳鸣，小便不利，在某医院确诊为糖尿病脑梗死，故来本院就医。

体检：面色㿠白，面目浮肿，神清对答切题，步履蹒跚，口眼㖞斜，语言謇涩，下肢 Ⅱ 度凹性水肿，P 78 次 / 分，BP 150/96mmHg，BMI22（身高 168cm，体重 62kg），舌质暗淡体胖，苔薄白，脉弦滑。

理化检查：FBG11.6mmol/L，PBG15.1mmol/L，HbA1c7.8%；C-P4.3ng/mL，FINS7.3μu/mL；血清白蛋白（ALB）25g/L，血肌酐（Cr）360umol/L，尿素氮（BUN）30mg/dL，TC6.62mmol/L，TG2.23mmol/L，LDL3.21mmol/L，HDL1.21mmol/L；头颅 CT 提示多发性腔隙性梗死；尿糖 600mg/dL，尿蛋白 760mg/24h，酮体（-）。

分析：患者年事已高，久病肝肾两虚。肾为先天之本，水火之脏，元阳所系，肾虚命门火衰，肾不气化而小便不利，水湿泛溢而面目、下肢浮肿；下元虚衰，肾不气化，聚湿酿痰，痰浊上蒙清窍，脑络受阻则头晕健忘；肾阳不足，寒凝血瘀，痰瘀交阻，堵塞窍道而语言謇涩；痰瘀阻络，筋脉失养，足废不用而步履蹒跚；命门之火式微，不能温养机体四末而形寒肢冷；肾虚血亏不能上荣而面色㿠白；舌脉为肝肾两虚之候。本病案为中年发病，病程长，病情进展缓慢，胰岛 β 细胞功能衰竭（低 INS、C-P 血症），结合理化检测为诊断提供依据。

诊断：中医：消渴病阴阳两虚，证属肝肾两虚兼夹寒凝血瘀。

西医：2 型糖尿病、糖尿病肾病Ⅳ期、糖尿病脑梗死。

处理：诺和灵 R 早 12U，中午 6U，晚 8U，于餐前 15 分钟皮下注射。

辨证论治：治则以温补脾肾，通络开窍。方药：地黄饮子合补阳还五汤加减。

熟地 15g	黄芪 15g	山茱萸 12g	附子 6g	归尾 15g
地龙 13g	五味子 10g	桃仁 10g	肉桂 6g	肉苁蓉 15g
红花 10g	川芎 10g	石菖蒲 15g	麦冬 15g	

方解：患者久病不愈而致下元虚衰，治拟温补下元，开窍化痰。肾为先天之本，中寓命门之火，肾阳不足，不能气化，聚湿酿痰，痰瘀交阻。取方中熟地甘温滋肾以填精，山茱萸滋补肝肾，为君药；肉苁蓉、肉桂、附子温补肾阳而祛寒，阴阳互根，于阴

中求阳，共为臣药，使下元得以温养；真阴虚于下，虚阳浮于上，宜五味子、麦冬甘酸敛阴以制虚阳；重用黄芪以补气，力专性走，周行全身，气旺血行，祛瘀而不伤正，归尾、川芎、红花养血活血，以达益气活血，均为佐药；地龙活血通络，石菖蒲芳香开窍以醒脑，为使药。诸药合用以奏温补下元、通络醒脑之效。

患者服药 14 剂后病情稳定，浮肿减轻，其他症状也得到改善。为巩固疗效，提高生活质量，则改用中成药益气活血之降糖通脉宁与汤药交替使用。患者几年来一直坚持服用药物，病情稳定。

病案 14：杨某，男性，67 岁，工人，于 1999 年 11 月 19 日就诊。

主诉：反复口渴喜饮，易饥多食，乏力消瘦 13 年，纳呆泛恶，畏寒肢冷 1 年，加重半年。

病史：患者于 1986 年夏天在室外劳作，天气炎热，常以瓜果、冷饮祛暑解渴，平素食量较大，后逐渐出现口渴喜冷饮，易饥多食，乏力消瘦，在当地卫生院检查血糖高，诊为糖尿病。予以降糖灵 250mg，3 次 / 日，患者服药后胃脘难受，仍坚持服药 3 年，1998 年因血糖控制欠佳，加用优降糖 2.5mg，3 次 / 日。1 年来，患者上腹胀满，食欲减退，经常泛吐清水，纳呆泛恶，甚则呕吐不止，神疲倦怠，四肢清冷，大便溏泻，加重半年而就诊。患者以往健康，否认有阳性家族史。

体检：面色萎黄，精神萎靡，P 80 次 / 分，BP 146/90mmHg，BMI 21（身高 169cm，体重 60kg），舌质淡体胖，苔白滑，脉沉细无力。

理化检查：FBG9.6mmol/L，PBG13.1mmol/L，HbA1c7.8%；C-P4.7ng/mL，FINS 7.5μu/mL；TC6.62mmol/L，TG2.23mmol/L，LDL3.21mmol/L，HDL1.21mmol/L；尿糖 800mg/dL，尿蛋白 50mg/24h，酮体（－）。

分析：患者平素饮食不节，过食生冷，损伤脾胃。脾为后天之本，胃为阳土，腐熟水谷，以降为和，脾为阴土，运化水谷精微，以升为健。中焦脾胃虚寒，运化无权，水湿内停，升降失司，浊阴不降而纳呆泛恶，甚则呕吐；湿浊中阻，气机不畅而脘腹胀痛；脾胃阳虚，水谷不化，生化乏源，精微不布而面色萎黄，神疲倦怠；脾虚阳气不能温煦四末而肢冷，运化失职而腹泻；舌脉均为脾胃虚寒之候。中年发病、病程长及临床表现特点，为诊断提供依据。

诊断：中医：消渴病阴阳两虚，证属脾胃阳虚兼夹寒湿。
　　　　西医：2 型糖尿病、胃肠功能紊乱、胃轻瘫。

处理：糖适平 30mg，2 次 / 日，卡博平 50mg，3 次 / 日。

辨证论治：治则拟温中祛寒，补益脾胃。方药：附桂理中丸加减。

| 党参 10g | 干姜 6g | 肉桂 40g | 炙甘草 10g |
| 半夏 10g | 云茯苓 15g | 白术 10g | 炙附子 6g |

方解：患者缘于久病而致脾胃虚寒，治拟温补脾胃，取方中党参甘温入脾，补中益气，干姜辛热，温中散寒为君药；附子、肉桂温补脾阳，以鼓舞肾气，以"少火生气"之意为臣药；白术、云茯苓健脾益气为佐药；半夏和胃降逆，炙甘草助君药补中益气，调和诸药共为使药。诸药合用以达温中祛寒、补益脾胃之效。脾胃虚寒，气机不畅

而胃脘作痛甚者，加香附、砂仁、丹参以温中和胃，理气止痛；胃气上逆，恶心呕吐甚者加砂仁、陈皮、竹茹、枳实以加强和中降逆之效；湿浊中阻，胸闷纳呆者加陈皮、苍术、厚朴、藿香以燥湿醒脾，芳香化浊，理气宽中；出现五更泄泻者，加诃子肉以收涩固肠。

患者连服上方 14 剂后呕吐、腹胀、腹泻好转。

病案 15：华某，女性，70 岁，退休，于 2002 年 11 月 8 日就诊。

主诉：反复胸闷憋气，气短乏力 16 年，形寒肢冷，心悸怔忡 1 年。

病史：患者于 1986 年冬天因胸闷气短，活动后憋气加剧，而到某医院就诊，发现血糖高（数不详），被诊为糖尿病、心脏病，后长期服用优降糖 2.5mg，3 次 / 日，降糖灵 250mg，1 次 / 日，检查：FBG7.6 ～ 8.9mmol/L，PBG11 ～ 13.2mmol/L。近一年来患者自感形寒肢冷，心悸怔忡，气短喘息，身倦欲寐，浮肿尿少，唇甲青紫，希望服中药而就医。患者以往健康，否认阳性家族史。

体检：面色萎黄无华，P 108 次 / 分，BP 156/98mmHg，BMI 23（身高 153cm，体重 54kg），舌质暗淡有瘀斑，舌体胖，脉沉细无力。

理化检查：FBG 8.9mmol/L，PBG12.1mmol/L，HbA1c7.8 ％，TC7.62mmol/L，TG 4.13mmol/L，LDL3.33mmol/L，HDL1.11mmol/L，血清肌酐（Cr）480umol/L，尿素氮（BUN）32mg/dL；心电图提示 Ⅱ、Ⅲ、AVF 异常 Q 波，V1 ～ 4 ST–T 改变；X 提示主动脉迂曲，左心室饱满；心脏 M 超声提示左心舒张功能低下；尿糖 600mg/dL，尿蛋白 150mg/24h。

分析：本案糖尿病缠绵不休，久病及肾而致命门火衰，心肾阳虚。肾阳虚亏，肢体失于温煦而形寒肢冷；心肾阳虚，鼓动无力，胸阳不振，而心悸怔忡，胸闷气短；肾阳不足，肾不气化，水湿泛溢而悉身浮肿，小便不利而短少；阳虚不能通达四肢，则形寒肢冷；阳虚寒凝，血脉瘀滞而唇甲青紫；舌脉均为阳虚之象。本案中年发病，病程长达 16 年，患者长期服用降糖药发生继发性失效，心电图、X 线、心肌酶谱检测等理化检查，结合临床症状为诊断提供依据。

诊断：中医：消渴病阴阳两虚，证属心肾阳虚兼夹血瘀。

西医：2 型糖尿病，糖尿病冠心病，心肌梗死，心肌病，心功能、肾功能不全。

处理：5% 葡萄糖液体内加 10% 氯化钾 10mL，INS10U 缓慢静脉滴注，小壶入生脉饮注射液，1 次 / 日。3 天后患者症状缓解，血糖和心肌酶谱下降，抬高的 ST 段回落。改用诺和灵 R 早 12U，中 6U，晚 10U，监测 7 次血糖；科素亚 10mg/d。

辨证论治：治则拟温通肾阳，通心阳。方药：真武汤合回阳救逆汤加减。

附子 6g	白术 10g	云茯苓 15g	人参 10g	五味子 10g
薤白 10g	肉桂 6g	甘草 6g	黄芪 15g	半夏 10g

方解：患者久病所致心肾阳虚，治拟温补心肾。取方中附子、肉桂大辛大热，峻补元阳，人参、黄芪大补元气，四药相须，上助心阳，下补命门，共为君药；配云茯苓、白术益气健脾利湿，薤白辛温行气，振胸阳而宣痹，为臣药；五味子甘酸敛心气，半夏甘温燥湿，化痰降逆，为佐药；甘草调和诸药。上药相伍以奏温补心肾之效。胸闷心

悸，喘息不能平卧者加核桃肉、女贞子、莱菔子以补肾纳气；浮肿尿少甚者加车前子、大腹皮、姜皮、冬瓜皮、桑白皮等以皮行皮，利水消肿；胸闷憋气甚者加全瓜蒌、枳实以宽中理气；心胸作痛甚者加佛手、延胡索、檀香以加强行气止痛之效。

该方加减连服 1 月后，患者胸闷憋气、形寒肢冷、身倦欲寐、心悸怔忡及悉身浮肿等症有所好转。上方加减间断服用，并与中成药糖心平、糖微康交替使用。

病案 16： 答某，男性 66 岁，首都宾馆干部，于 1996 年 8 月就诊。

主诉： 间断乏力消瘦，四肢麻痛 10 年，胸闷憋气，呃逆便溏 3 年。

病史： 患者平素喜好饮茶，饮水量可达 2500mL/d，经常饮酒。1986 年秋天，患者出现乏力消瘦，四肢麻痛，在某医院就诊，发现空腹血糖 310mg/dL，确诊为糖尿病。先后服用优降糖、降糖灵、达美康、糖适平，以及应用胰岛素等。FBG 波动在 122 ~ 240mg/dL，PBG 158 ~ 318mg/dL。患者经常头晕头昏，腰膝酸软，形寒肢冷，悉身浮肿，四肢麻木刺痛，倦怠乏力，胸闷憋气，呃逆，大便溏泻，小便不利，情绪低落，先后多次在某医院住院，既往无特殊病史，否认有阳性家族史。

体检： 慢性病容，步履蹒跚，心尖区可闻及 Ⅱ 级收缩期杂音，肺（－），肝肋缘下触及，质硬，腹部有移动性浊音，两肾区叩击痛（＋），下肢 Ⅲ 度凹陷性浮肿；P 85 次 / 分，BP 168/92mmHg，BMI 23（身高 170cm，体重 67Kg），舌质暗淡，边有齿痕，苔薄白微腻，脉沉细。

理化检查： FBS10.1mmol/L，PBG 11.0mmol/L，HbA1c7.8%；TC 6.83mmol/L，TG 5.68mmol/L，HDL1.53mmol/L，LDL3.43mmol/L，BUN38.8mg/dL，CER116μmol/L；甲状腺素（T4）3.3μg/dL，三碘甲状腺素原氨酸（T3）0.35ng/mL，游离甲状腺素（FT4）0.26μg/dL，游离三碘甲状腺素原氨酸（FT3）0.95pg/mL，促甲状腺素（TSH）0.38μlU/mL；血肌酐（Cr）156μmol/L，尿素氮（BUN）25mmol/L；白蛋白 28g/L，球蛋白（GLB）39g/L；心电图提示 ST-T 改变、头颅 CT 提示多发性腔隙性脑梗死；尿 β_2- 微球蛋白（β_2-MG）0.42μg/mL，尿微量白蛋白 30mg/24h，尿蛋白（U-PRO）420mg/24h。

分析： 患者糖尿病程长达 16 年，久病损伤脾肾而致脾肾阴阳俱虚。肾为水火之脏，元气所系，先天之本。肾阳不足，无以温煦脾阳，而致脾阳不足，运化不健，则水湿泛溢，悉身浮肿，腹水鼓胀，大便溏泻；脾气不足，清阳不升而头晕头昏，倦怠乏力；脾主四肢，气为血之帅，气虚血行不畅，血脉瘀阻而肢体麻木刺痛；脾阳不足，痰湿内蕴，胸阳痹阻而胸闷憋气；脾胃升降失司，浊气上逆而呃逆不断；阳虚不能温煦而形寒肢冷；腰为肾之府，肾虚而腰膝酸软；肾不气化而小便不利；肾阳虚亏而阳痿不举；舌脉均为阳虚之候。本案病情极其复杂，相关检查结果为诊断提供依据。

诊断： 中医：消渴病阴阳两虚，证属心脾肾阴阳具虚兼夹血瘀。

西医：2 型糖尿病，糖尿病肾病，氮质血症，肾性高血压，糖尿病冠心病，陈旧性下壁心肌梗死，糖尿病脑梗死；糖尿病周围神经病变，酒精性肝硬变，肝腹水，低 T_3 综合征。

处理： 诺和灵 30R 早 18U，晚 12U，餐前 15 分钟皮下注射；比索洛尔 5mg/d，科素亚 0.1g/d。低盐、低蛋白质饮食。

辨证论治：治则拟补益脾肾，温阳通利。方药：金匮肾气丸和补阳还五汤加减。

熟地 15g	山茱萸 10g	泽泻 10g	云茯苓 10g
红花 10g	肉桂 6g	附子 6g	当归尾 10g
地龙 10g	桃仁 10g	川芎 10g	生黄芪 20g

方解：该案患者久病阴阳俱虚，虚中夹实。治拟补益阴阳，温阳通利。方中熟地滋阴补肾，生精填髓，附子、肉桂温补肾阳而祛寒，寓阴中求阳，阴阳互补，共为君药；山茱萸养肝柔肝，以助君药养肝滋肾，归尾、川芎、桃仁、红花、地龙以活血通络，为臣药；黄芪甘温补气，力专性走，周行全身，以推动诸药，气旺血行以通络，为佐药；云茯苓淡渗健脾，泽泻利水消肿，为使药。诸药合用以阴阳双补，气血同调。取《景岳全书》"善补阳者，必于阴中求阳，则阳得阴助而生化无穷"之意。

加减：呃逆加旋覆花、赭石、半夏以和胃降逆；腹胀加广木香、沉香以理气宽中；腹胀满加甘遂、大腹皮以逐水消胀；胸闷憋气，心前区疼痛甚者加瓜蒌、薤白、郁金、延胡索以宽胸理气止痛。

患者连续服中药 14 剂，头晕、乏力、浮肿、形寒肢冷、大便溏泻等症有所改善。以上方为基本方，依据病情随证加减。患者配合降糖通脉宁、糖微康，间断服用汤药长达 10 年之久。

病案结语

上述病案 5 则（案 12 ～ 16）均系阴阳两虚型，以虚证、寒证兼夹寒湿、血瘀为主，病程长达 10 ～ 16 年以上，发病年龄较大，60 岁以上居多数，伴有两种以上严重并发症，生活质量低下等，是糖尿病的后期阶段。

各案的不同点：病案 12 以肾阴阳两虚为主，2 型糖尿病并发性神经功能衰弱，神经原性膀胱；病案 13 以脾胃阳虚为主，并发糖尿病肾病、肾病综合征期、脑梗死；病案 14 以心肾阳虚为主，糖尿病自主神经病变以胃肠功能紊乱、胃轻瘫为主。病案 15 为心肾阳虚兼夹血瘀，糖尿病心脏病以心肌病、心功能不全为主；病案 16 为心脾肾阴阳俱虚兼夹血瘀，糖尿病冠心病，心肌梗死，心、肾、性功能不全等。

总之，阴阳两虚为糖尿病病程进展的后期阶段，有诸多严重并发症，尤以心、脑、肾等血管病变，是糖尿病患者致死、致残的主要原因。通过温阳通络，调理气血，严格控制血糖、血压、血脂等合理治疗，可提高患者生活质量，延缓病情进展。

第二节　膳食与药膳

中医学注重膳食与药膳调理，在千百年的实践中积累了丰富的经验，形成了独特的理论，为人类的健康作出了卓越的贡献。

一、合理调配膳食

膳食的品种繁多，对人体的营养作用各不相同，正如《素问·脏气法时论》中指出"五谷为养，五果为助，五畜为益，五菜为充"，阐明了谷类、肉类、瓜果类、蔬菜类等膳食对人体的作用不同。机体必须根据需要摄取不同的膳食以达到阴阳平衡，精神乃治。否则，过食损伤脾胃，所谓"高粱之变，足生大疗"。《医学心悟》中指出："食肥甘则病生，过嗜醇酿则饮积；瓜果乳酥，湿以内生，发如中满泻利，五味偏啖，久而增生，皆令夭殃，可不慎哉。"精辟地论述了膳食偏嗜是导致诸病丛生的机制及其弊端，告诫后人在膳食中注重膳食合理调配的重要性。

（一）注重五味调配

膳食有酸、苦、甘、辛、咸等五味，可促进消化，增强食欲。五味入五脏，五味调和有利于健康，五味偏过则伤及五脏。《素问·生气通天论》说："谨和五味，骨正筋柔，气血以流，腠理以密，如是则骨气以精，谨道如法，长有天命。"说明五味调和得当的重要性。反之，五味偏嗜，则会对人体有害。《素问·生气通天论》："阴之所生，本在五味，阴之五宫，伤在五味。是故味过于酸，肝气以津，脾气乃绝；味过于咸，大骨气劳，短肌，心气抑；味过于甘，心气喘满，色黑，肾气不衡；味过于苦，脾气不濡，胃气乃厚；味过于辛，筋脉沮弛，精神乃央。"详细地阐述了五味太过对人体的损伤，说明古人非常注重五味的调配，强调了膳食五味要适当，切忌偏嗜或太过。

（二）注重阴阳平衡

膳食以五味分阴阳两类属性，中医学认为"辛甘发散为阳，酸苦涌泄为阴，咸味涌泄为阴，淡味渗泄为阳"。膳食烹调中应注意五味阴阳调配相宜，在养阴膳食中加入适量的胡椒、花椒、茴香、八角、山奈、干姜、肉桂等辛燥的调味品以调节养阴之品过于滋腻之弊。反之，在温热之品中加入甘寒养阴的蔬菜、瓜果之类以防辛燥太过。这强调从膳食的角度以调节机体的阴阳，达到阴平阳秘。

（三）注重寒热相济

膳食根据阴阳属性有寒热之分，通常辛甘多热性，酸苦多寒性，咸味多寒凉。本着"寒者热之，热者寒之"的原则，体质偏寒者，膳食调配宜多用姜、葱、蒜等温热之品；体质偏热者，应少用辛燥温热的调味品，注意多用清淡、寒凉蔬菜之类，以达到寒热相济。

总之，膳食有阴阳之分，寒热之别，五味入五脏，相辅相成，相互制约，调配合理则有益于健康。

二、合理调配药膳

（一）药食同源

膳食之所以能治病，是因某些膳食与中药类似或膳食本身就是中药。膳食调理主要依据中医辨证，按临床表现分为阴虚热盛、气阴两虚、阴阳两虚等不同证型，可选用不同的膳食。

1. 清热养阴

凡口渴引饮，消谷善饥，小便频数，大便秘结，急躁易怒，面红目赤，心烦失眠，心悸怔忡等阴虚热盛者，选用清热养阴类食品。

鲜藕：清热润肺，生津止渴。

茭白：清热利湿，除烦止渴。

白菜：清热利湿，通便润肠。

菠菜：滑利通便。

蕹菜（空心菜）：清热除烦，止渴。

苦瓜：清热明目，除烦止渴。

黄瓜：清热利湿，生津止渴。

其他：瓠瓜（葫芦）、蕃茄（西红柿）、冬瓜、芹菜等均具有清热养阴作用。

2. 益气养阴

凡面色㿠白，倦怠乏力，心悸气短，失眠多梦，干咳无痰，胸闷憋气，腰膝酸软，耳鸣失聪等气阴两虚者，可选用具有益气养阴、健脾补虚功效的食品。

银耳：滋阴润肺，益胃生津。

蘑菇、香菇：益气健脾，和胃止血。

豆腐：益气和胃，清热润燥。

扁豆：益气健脾，化湿和中。

豇豆：益气和中，利湿消食。

胡萝卜：健脾补气，行气消食。

圆白菜：健脾和中，含有大量维生素 U 样物质，对胃溃疡有缓解疼痛的作用。

蛋类：补气补血，滋阴安神。

酸牛奶：健脾和胃，生津润肠，提高对钙、磷、铁等矿物质的吸收。

鲜牛奶：补虚和胃，益气养阴，健脾和中。

3. 温阳补虚

凡面色苍白，形寒肢冷，五更泄泻，阳痿早泄，夜尿频数，脘腹胀满等表现为阴阳两虚者，宜选用温补类食品。

韭菜：温中补虚，行气固精，适合于阳痿遗精、尿频便溏者。

木耳：补益脾肾。

黑豆：清热利水，补益脾肾，适合于老年糖尿病久病脾肾两虚者，症见腰酸肢肿、小便不利，以及糖尿病肾病、肾功能不全者。

羊奶：温补脾肾，益精润肠，适合于精亏肠燥之腰酸乏力、口渴便秘者。

葱头（洋葱）：宽胸理气，可用于糖尿病因胸阳不振而感胸闷憋气、气机不畅者。本品具有降低胆固醇的作用，对糖尿病合并高血脂、高血压、冠心病等均可作为辅助疗法等。

（二）药膳调配

中医在传统的膳食养生中，有许多调养的方法和经验，根据膳食的性味、归经、时令等进行合理调配。《素问·阴阳应象大论》有"水谷之寒热，感则害于六腑"的记载，说明饮食过寒或过热，均可损害五脏六腑。《千金翼方》云："秋冬间，暖里腹"，"凡以饮食，无论四时，常令温暖，夏月伏阴在内，暖食尤宜。"可见，古人十分注重对饮食冷暖寒热的调节。本节依据前人经验，结合辨证，选择下列药膳，供参考应用。

1. 滋阴清热

凡口干舌燥、烦渴多饮、尿频量多者，调养宜用清热养阴、生津止渴之品。

（1）天花粉粥：健脾润肺，生津止渴。

瓜蒌根干者 15 ～ 20g（或鲜者 30 ～ 60g），大米 50 ～ 100g，先将瓜蒌根洗净，煎汤去渣，取浓汁与大米煮粥。每日 3 次，6 天为一疗程。

（2）生地黄粥：养阴生津止渴，适用于糖尿病患者口干舌燥、烦渴多饮、尿频量多者。

鲜生地黄汁 50mL（或用干地黄 60g），大米 100g，枣仁 30g，生姜 2 片。先将大米煮粥然后加入生地黄汁 50mL 或干地黄煎浓汁，和生姜、枣仁煮成稀粥。每日 3 次，6 天为一疗程。

（3）天门冬粥：养阴清肺，生津止渴，适用于糖尿病患者见口渴多饮、心烦失眠等症。

天冬 15 ～ 20g，大米 50 ～ 100g。先煎天冬取浓汁去渣，入大米煮粥。每日 3 次，常服。

（4）桑叶猪肝汤：清肝明目，适用于糖尿病患者，肝火上炎，肝经风热，症见两目红赤、结膜发炎等症。

猪肝 100g，桑叶 12g，生姜 5 片。将猪肝洗净切片，用豆粉调匀，洗净桑叶与猪肝、生姜放入锅中，加清水煮开后，改慢火煮 10 ～ 15 分钟，放入盐等调味品即可。

（5）竹叶粥：清热除烦，益胃生津，适用于糖尿病口渴多饮、心烦失眠者。

淡竹叶 50 片，生石膏 50g，粳米 60g。将淡竹叶用清水洗净后，切成 3 ～ 5cm 长条，与石膏一起放入锅中，加水 2000mL，煎 20 分钟，取汁。将粳米洗净加入药汁和水煮粥，食用。

（6）葛根粉粥：清热养阴，生津止渴，适用于糖尿病、高血压、冠心病见口干舌燥、烦渴多饮者。

葛根粉 30g，粳米 60g。先将葛根洗净切片，加水磨成浆，取淀粉晒干。粳米洗净入锅，加清水煮粥，在半熟时加葛根粉，继续煮熟即可食用。

（7）荷叶粥：清热去暑，消脂减肥，适用于肥胖型糖尿病并发高血脂、高血压者，尤其适用于暑天。

新鲜荷叶 1 张，粳米 100g。先将荷叶洗净，煎汁去渣。取荷叶汁加洗净的粳米，加适量清水共同煮粥，即可食用。

（8）荠菜粥：健脾补血，清肝明目。适用于糖尿病目赤肿痛、肾病浮肿者。

新鲜荠菜100g，粳米100g。先将荠菜挑选，洗净，切碎；粳米洗净加水煮粥。粥即将熟时，加入荠菜，继续煮熟，即可食用。

2. 气阴双补

凡倦怠乏力、气短懒言、面色无华、心悸失眠者，宜调配益气养阴之品。

（1）清蒸人参鸡：益气养阴，适用于倦怠乏力、气短懒言、面色无华者。

人参3～5g，母鸡1只，火腿肉10g，玉兰片10g，水发香菇15g。将母鸡开膛去毛洗净，再将其他食品经浸泡洗净后装入鸡胸腔内，然后将鸡放在蒸锅内蒸熟后供分餐食用。

（2）杞子蒸蛋：滋补肝肾，养心安神，适用于头晕眼花、心悸失眠者。

枸杞子15g，新鲜鸡蛋2只，精盐、味精、淀粉少许。将鸡蛋破壳入碗中搅拌，加少许精盐、味精、淀粉，加适量水调匀成蛋糊状。枸杞子用水洗净，开水泡胀，将蛋糊用旺火蒸10分钟，撒上杞子再蒸约5分钟即可食用。

（3）猪胰汤：益气养阴，适用于糖尿病患者见倦怠乏力、气短汗多等症。

猪胰1条，薏苡仁30g，黄芪30g，山药120g。将黄芪、山药煎汁与猪胰、薏苡仁共煮汤。

（4）黄精散：益气养阴，延年益寿，适用于倦怠乏力、气短懒言、面色无华者。

将鲜黄精5000g洗净，切成片状，入蒸锅内蒸约40分钟，然后晒干，再蒸，再晒干，反复九次，最后研成细末备用。每服6g，用米汤送服为佳。

（5）银杞明目汤：补益肝肾，适用于糖尿病肝肾阴虚者，见两眼发花、视物不清等症。

银耳15g，枸杞5g，鸡肝100g等泡发、洗净后放入汤锅内，加清汤、料酒、姜、盐煮熟后，将茉莉花24朵洗净放在汤内，即可食用。

（6）熟地山药粥：健脾益肾，适用于糖尿病老年患者精神疲乏的调理。

熟地15g，怀山药15g，大米100g，先煎熟地、怀山药，去渣取浓汁，入大米，煮粥。每天食用3次。

（7）茯苓粥：健脾利湿，适用于糖尿病肾病面目浮肿，小便不利，腹泻者。

白茯苓粉15g，粳米100g，适量胡椒、味精、盐。将粳米洗净和白茯苓粉入锅，加2000mL水煮粥，然后加入适量胡椒、味精、盐即可食用。

（8）芡实粉粥：补肾固精，健脾益气，适用于糖尿病见慢性腹泻、小便频数、遗尿等症者。

芡实粉30g，粳米100g。先将芡实煮熟，去壳，研成细粉。粳米洗净入锅，加芡实粉和适量清水，用武火煮开，改文火煮熟即成。

3. 阴阳双补

凡形寒怕冷、四肢欠温、夜尿频数、遗精阳痿者，宜调配温阳补虚之品。

（1）桂黄粥：益气温阳，适用于糖尿病症见遗精阳痿、夜尿频数者。

肉桂3～5g，熟地5g，韭菜汁适量，大米100g。先将肉桂、熟地煎取浓汁，与大米共煮成稀粥，然后加入韭菜汁、食盐少许煮开后食用。

（2）核桃肉炒韭菜：温补肾阳，适用于糖尿病症见阳痿、腰膝酸软者。

核桃仁 60g，韭菜 150g，先将核桃仁用麻油炒熟，然后入韭菜，少许精盐、味精略加炒，待韭菜熟后即可起锅供佐餐食用。

（3）金樱子鲫鱼汤：补肾固涩，适用于糖尿病症见阳痿、遗精者。

金樱子 30g，鲫鱼 250g，适量精盐、味精、葱、姜等调味品。将鲫鱼去鳞洗净，与金樱子同入锅，加适量清水炖煮至汤呈乳白色时，加少许精盐、味精、葱、姜等调味品，再煮开后即可起锅分次食用。

（4）双鞭壮阳汤：温肾壮阳，适用于糖尿病症见形寒怕冷、四肢欠温、阳痿遗精者。

枸杞子 10g，菟丝子 10g，肉苁蓉 10g，牛鞭 100g，狗鞭 10g，羊肉 100g，母鸡肉 50g，花椒、老生姜、料酒、味精、精盐适量。将狗鞭用油炒酥，用开水浸泡 30 分钟；牛鞭、狗鞭、羊肉洗净入锅加水，烧开去浮沫，用文火炖至六成熟；枸杞子、菟丝子、肉苁蓉用布袋装好放入汤内，继续炖至牛鞭、狗鞭酥烂时，将牛鞭、狗鞭、羊肉捞出切成块或条，放回锅内，取出药包，加入花椒、老生姜即可食用。

（5）荜茇粥：温中健脾，适用于糖尿病胃肠功能紊乱、胃轻瘫、下肢浮肿等。

荜茇 3g，胡椒 3g，桂心 3g，粳米 100g。将荜茇、胡椒、桂心筛选干净，碾成细粉，过 80 目筛。粳米洗净入锅，加清水 2000mL 煮粥。将药粉撒入粥内，搅拌和匀，加食盐调味，即可食用。

（6）龙马童子鸡：温肾壮阳，补遗精髓，适用于糖尿病见虚痨损伤、阳痿早泄等症者。

海马 10g，子公鸡 1 只，虾仁 15g，葱白 20g，生姜 15g，湿淀粉 15g，食盐、味精各 15g。将鸡宰杀后去毛洗净，入开锅内略焯后，切成块置于碗内。海马、虾仁洗净，浸泡 10 分钟，放在鸡肉上，加葱姜、一半配料、适量清汤，上笼蒸烂，出笼后将鸡扣入碗中，原汤加另一半配料，烧开，去浮末，入湿淀粉勾芡收汁，浇在鸡上，即可食用。

（7）壮阳狗肉汤：温肾壮阳，补中益气，适用于糖尿病症见阳痿早泄、精神不振、腰膝酸软者。

狗肉 200g，菟丝子 30g，附片 15g，食盐 5g，味精 2g，葱白 20g，生姜 20g。首先将狗肉洗净，整块入锅，用开水煮透，捞出入凉水洗净血沫，切成小块。然后，煸炒姜片和狗肉，烹加绍兴酒，最后到入砂锅内，加清汤、食盐、味精、葱白，用武火煮开，改用文火炖 2 小时，狗肉炖烂，即可食用。

（8）苁蓉乌龟汤：温肾益精，滋阴养血，适用于糖尿病肾阴阳不足证，症见头晕耳鸣、遗精早泄、腰膝酸软、失眠多梦者。

肉苁蓉 30g，覆盆子 15g，乌龟 500g。先将肉苁蓉、覆盆子用淡盐水浸泡 30 分钟，再将乌龟洗净，连壳与肉苁蓉、覆盆子一起倒入锅中，加清水浸没，置于武火中烧开，加适量盐，改文火煮 4 小时，直至龟甲散开，龟肉酥烂，汤肉于空腹食用为宜。

第三节 针灸疗法

针灸疗法包含针刺法和灸法，指针灸刺激穴位，通过经络传导，对全身发挥治疗作用的一种方法。古代关于针灸疗法的论述很多，概括而言不外于调和阴阳，疏通经络，扶正祛邪。"人生有形，不离阴阳"，阴阳是"万物之纲纪"，一切生命活动均离不开阴阳。在正常情况下，阴阳相互依存，相互制约，维持相对平衡和稳定，保持健康，即所谓"阴平阳秘，精神乃治"。经络是人体气血运行的通路，它内属脏腑，外连肢节，沟通表里，贯串上下，像网络一样布满全身，以濡养全身。腧穴是脏腑经络之气输注于体表的部位。糖尿病的针灸治疗就是遵循脏腑经络进行辨证论治。

一、针法

（一）针刺方法

针刺疗法中的治法繁多，其中最常用的是补泻法，补泻法中有不同的手法，常用的有以下几种。

1. 徐疾补泻法

以快速进针、缓慢出针为补，以手着力慢出针、有凉感为泻。

2. 提插补泻

将针尖插入一定深度后，施行上下、进退的行针动作。先浅后深，重插轻提，提插幅度小，频率慢，操作时间短者为补法；先深后浅，轻插重提，提插幅度大，频率快，操作时间长者为泻。

3. 捻转补泻

将针左右转动，当捻转中、拇指向前，实际是捻中带按为补；拇指向后，实际是捻中带提为泻。

4. 复式补泻

主要有下列两种：

（1）烧山火：因针后局部或全身产生发热的感觉而命名。方法以爪切速刺，得气（酸胀感）后，搓针或行针，慢提紧按，三进到底部，即可得热，然后针由底部缓慢退出，急闭针孔；或将针速刺，入针后求胀酸感然后向一方搓针，针被裹紧后用力插针；或用爪甲向下刮针也可得热。

（2）透天凉：因针后在局部或全身产生凉感而得名。方法以爪切速刺，随吸气后缓缓进针到底部，得气（麻感）后，捻转或紧提慢按，将针向上提急速出针，不闭针孔。

5. 平针法

平针法是一种介于补泻之间，非补非泻的操作方法。其特点是刺激量小，不快不慢地左右捻转和上下提插，以得气为度。"平"指平和之意，用于不虚不实或虚实难辨之证，也称为"平补平泻"法。

（二）针刺常见异常情况的处理

1. 晕针

晕针是在针刺过程中，患者突然出现心慌出汗、面色苍白、四肢厥冷、血压下降等症状。由于精神紧张、体质虚弱、饥饿疲劳、体位不正、针刺手法过重等因素所致晕针时，应立即将针全部拔出，使患者平躺，头部略低。轻者饮用热开水，重者指捏或针刺人中、素髎、内关、足三里等穴。

2. 滞针

滞针是指进针后提插捻转困难，多由于患者过度紧张，引起针刺局部肌肉收缩，或行针时捻转角度过大，连续单向捻转，以致肌肉纤维缠绕针身所致。滞针发生后，应消除患者紧张状态，使局部肌肉放松。单向捻转行针者，则反向捻转针灸针，可按摩局部使其解除痉挛。

二、灸法

灸法是用燃烧的艾绒或用其他的热源，在腧穴或病变部位烧灼或温烤，以起到温通经络、调和气血、扶正祛邪作用的方法。

（一）灸法的类别

1. 按施灸法的材料分为：艾灸、药艾灸、药锭灸、电热灸、其他灸法等。
2. 施灸方法分为：①艾炷灸法：着肤灸（直接灸）、隔物灸（间接灸）。②艾卷灸法：悬起灸、实按灸。③温灸器灸法。④温针法。
3. 按施灸温度法分为：温热灸法、烧灼灸法。

（二）灸法补泻

灸法补泻有下列三种观点。
1. 以艾炷缓慢燃烧至皮肤者为补，吹气助燃使其迅速燃烧至皮肤者为泻。
2. 烧灼灸法为补，温热灸法为泻。
3. 灸毕以指按压穴为补，不压为泻。
上述每种灸法各有其作用的侧重，其中第二种在临床上应用较多。

三、针灸辨证论治

针灸法在糖尿病的临床应用，应依据传统医学进行辨证分型，按脏腑病变分层取穴治疗。

（一）阴虚热盛

1. 燥热伤肺

主要表现为烦渴多饮，口干舌燥，尿频量多，舌边尖红，苔薄黄，脉滑数等，可见于糖尿病血糖控制不良者。治拟清热润肺，生津止渴，取穴以手太阴经穴为主，如鱼际、太渊、心俞、肺俞、胰俞、玉液、金津、承浆。用毫针行平针法，每次 3～5 穴，不灸。

2. 胃火炽热

主要表现为易饥多食，形体消瘦，大便秘结，舌红苔黄燥，脉弦滑等，多见于糖尿病血糖控制不良。治拟清热泻火，养阴益胃。选背俞、任脉、足阳明等经穴位，如膈俞、脾俞、胃俞、三焦俞、中脘俞、天枢、气海、足三里、内庭等。用毫针行泻法，每次 3～5 穴，不灸。

3. 肝火上炎

主要表现为失眠，胁痛，急躁易怒，目赤口苦，口渴喜饮，便秘溲赤等，多见于糖尿病并发高血压者。治拟疏肝泄热，取肝俞、内关、神门、太冲等穴。每次 3～5 穴，用毫针行泻法。

4. 心火亢盛

心火亢盛扰乱心神而出现易惊易怒，坐卧不安，心烦少寐，惊悸怔忡，多见于糖尿病早期，产生急躁、焦虑等情绪者。治拟以安心宁神为主，取俞募穴，手少阴、手厥阴等经穴，如心俞、内关、神门、通里、间使、大陵、足三里、三阴交、太溪等穴。每次 3～5 穴，酌情用毫针行泻法。

5. 阴虚火旺

因相火亢盛，肾水不足，水不上承，心肾不交而出现五心烦热，虚烦不眠，头晕耳鸣，腰酸膝软，遗精早泄，舌红脉细数等，多见于糖尿病交感神经兴奋者。治拟滋阴益肾，清泻相火。选心俞、肾俞、太溪俞、神门俞、三阴交等。每次 3～5 穴，用毫针行补法。

（二）气阴两虚

1. 心脾两虚

本证主要表现为精神疲倦，汗多气短，失眠多梦，心悸健忘，纳呆无味，舌淡苔白，脉虚细，多见于糖尿病并发自主神经紊乱者。治拟健脾益气，养心宁神，选手厥阴和手少阴经穴，如心俞、内庭、三阴交、脾俞、胃俞、脾俞、中脘、足三里。每次 3～4 穴，每日一次，30 次为一疗程。三阴交、足三里、脾俞用补法，余穴用泻法。

2. 心肾两虚

本证主要表现为头晕健忘，耳聋耳鸣，腰膝酸软，遗精早泄，失眠多梦，舌红少苔，脉细数，多见于糖尿病并发性功能减退者。治拟补肾益精，养心安神，选穴以手厥阴、手少阴经穴为主，如肾俞、心俞、神门、关元、内关、通里、太溪、三阴交等穴。每次 3～5 穴，每日一次，30 次为一疗程，用毫针行补法。

3. 肝肾不足

本证主要表现为头晕目眩，目赤颧红，急燥易怒，腰酸耳鸣，小便频数，多见于糖尿病并发高血压者。治拟滋补肝肾，取足厥阴、足少阴、督脉等经穴位，如肾俞、腰俞、关元、气海、复溜、太溪、三阴交、阳陵泉、然谷等。每次 3 ～ 5 穴，每日一次，30 次为一疗程，用毫针行平针法。

4. 脾胃虚弱

本证主要表现为面浮不华，神疲气短，食少便溏，四肢酸软无力，苔薄白，脉濡细，多见于糖尿病并发肾病者。治拟健脾益气，选背俞穴，任脉、足阳明、足太阴经穴，如脾俞、胃俞、中脘、章门、天枢、气海、足三里、商丘、太白等。每次 4 ～ 6 穴，每日一次，30 次为一疗程，用毫针行补法配合灸法。

5. 脾肾两虚

本证主要表现为颜面虚浮，神疲乏力，脘腹胀满，食纳不佳，时有恶心呕吐，腰膝酸软，遗精早泄，大便溏泻，多见于糖尿病并发胃轻瘫、性功能减低者。治拟健脾益肾，和胃止吐，选任脉、手阳明、足阳明、足太阴、足太阳等经穴位，如脾俞、肾俞、三焦俞、胃俞、关元、气海、足三里、合谷、三阴交、内关、委阳等。每次 4 ～ 6 穴，每日一次，用毫针行补法配合灸法。

（三）阴阳两虚

1. 胸阳不振

本证主要表现为胸闷气短，痛引肩背，心悸不安，唇舌紫暗，苔白舌胖，脉濡细，多见于糖尿病并发冠心病者。治拟温通心阳，宣痹止痛，选穴以俞募穴、手厥阴经穴、手少阴经穴为主，如心俞、厥阴俞、膻中、巨阙、郄门、阴郄、曲泽、内关、神门、尺泽、公孙、太白等穴。每次 3 ～ 5 穴，发作时，针灸并施，间歇期间，用毫针行补法，或配合灸法。

2. 心肾阳虚

本证主要表现为面色少华，夜尿频多，失眠多梦，阳痿早泄，自汗气短，舌淡苔白，脉沉细无力，多见于糖尿病并发性功能衰竭、自主神经功能紊乱者。治拟温肾壮阳，养心宁神，选穴以任脉、督脉、足太阳、足三阴经穴为主，如肾俞、命门、次髎、关元、然谷、三阴交、阴谷、足三里、曲泉、太冲等穴。每次选其中 3 ～ 5 穴，用毫针行补法配合灸法。

3. 脾肾阳虚

本证主要表现为面色晦暗，全身浮肿，小便不利，淋漓不尽，大便溏泻，喜暖怕冷，舌淡苔白，脉细沉迟，多见于糖尿病肾病或肾功能不全者。治拟补益脾肾，温阳利水，选足太阴、足少阴、任脉、足阳明等经穴位，如脾俞、肾俞、三焦俞、水分、关元、气海、足三里、石门等。每次选其中 3 ～ 5 穴，用毫针行补法配合灸法。

4. 肾阳衰微

本证主要表现为五更泄泻，完谷不化，腹部喜暖，形寒肢冷，腰膝酸软，食欲不振，小便不利，淋漓不尽，舌淡苔白，脉沉细无力，多见于糖尿病并发胃肠功能紊乱、神经原性膀胱者。治拟温补肾阳，通利小便，选穴以足少阴、足太阴经穴为主，如肾俞、关元、气海、天枢、足三里、太溪等。每次选其中 3 ～ 5 穴，用毫针行补法配合灸法。

5. 心阳虚衰

本证主要表现为表情淡漠，面色苍白，肢冷汗出，呼吸低微，口唇发绀，舌淡体胖，脉沉细无力，多见于糖尿病酮症酸中毒，或乳酸性酸中毒，或高渗性昏迷等急性并发症者。治拟温阳救逆，益气固脱，选任脉、督脉、手厥阴、足少阴、足阳明等经穴位，如关元、气海、神阙、内关、中冲、足三里、涌泉等。每次选其中 3 ~ 5 穴，用毫针行补法，配合大艾炷灸，同时艾条灸百会、足三里穴。

第四节　气功疗法

气功疗法是中医学中优秀的文化遗产，是传统医学宝库中独特的强身健体的方法。气功主要通过调整姿势、呼吸、精神，从而调整脏腑功能，增强气化，平衡阴阳，调和气血，疏通经络，增强体质，提高防病抗病能力。气功疗法以调节"意"和"气"为主，"气"指体内的"元气"，而元气是维持身体健康和预防疾病的重要物质。气功的方式有动静之分。

一、静功法

（一）吐纳法

吐为呼气，纳为吸气。吐纳即为有意识地进行呼吸训练，调息运气。吐纳法按呼吸部位不同又分为如下两种。

1. 胸式呼吸

胸式呼吸即用胸腔扩张和收缩的方法进行，吸气时扩胸，小腹微缩，吸气从脊背发出，以心窝部的胸骨为支点，朝向心窝后的脊背，由下而上气贴脊背，向胸中吸气，使脊后肋骨向上提起，好象从腹中抽气入胸，扩胸收腹，直至自觉不能吸入为止，吸入量以收缩后的小腹不再扩张为限。呼气则使胸部收缩，腹部鼓气。呼气时应意想气从脊背呼出，而使胸腔周围缩小而引起呼气，呼气后胸围较平时为大。

2. 腹式呼吸

腹式呼吸从自然呼吸开始，在心平气和的基础上，进行顺呼吸和逆呼吸。顺呼吸时，下腹部自然膨隆，吸气时下腹部缩回原位，腹呈凹陷。逆呼吸是呼气时意想气从腹腔中心点的脊背发出，放松腹肌，吸气时腹部回缩，呼气时腹部隆起，吸气应连续不断。在呼吸的同时，思想应集中在少腹部，小腹随着一呼一吸起伏。腹式呼吸有着重要的生理作用，应循序渐进地锻炼，呼吸一定要柔和、匀畅。做到呼吸自然，清静放松，柔和均匀，由浅而深。

（二）意守法

意守就是将意念集中到身体某一部分，排除一切杂念达到入静、舒适境界的练功法。根据意守部位不同而分为如下几法。

1. 意守丹田法

（1）意守丹田的意义：①丹田是人体的命根，古人认为丹田是"男子以藏精，女子以系胞"的主要器官。"一身之气皆萃于此"，意守丹田主要为了充盈丹田元气，使命根发挥应有的作用。②"命门之火"是生命的动力：下丹田一般指"命门"，是人体元阳所在，具有鼓舞肾阳、温养脏腑的功能。③意守丹田鼓舞生机："命门之火"充足，则阳气旺盛，通过意守丹田以诱导入静，生发元气，鼓舞生机，疏通经络，调和气血以达到健身治病的作用。

（2）意守丹田的部位：分上、中、下三部，上丹田是两眉连线的中点，相当于印堂穴，具有散风止痛作用，适用于糖尿病头晕、头痛及感冒、鼻塞者。中丹田在胸内一寸三分处，位于两乳之间，相当于膻中穴，具有健脾和胃、理气宽中的功效，适用于糖尿病并发胃肠功能紊乱，出现腹痛、腹泻、腹胀者。下丹田位于脐下三寸处，居脐肾中间，相当于关元穴，具有健脾益气、强壮身体之效，适用于糖尿病患者中气不足，元阳虚亏，而见形体消瘦、自汗盗汗、气短乏力者。

2. 意守命门法

命门穴位于第2、3腰椎脊突之间，下丹田之后，又称"后丹田"，为督脉要穴，十二经之主，是先天和后天元气聚集之处，故有"命门为元气之本"，能温肾壮阳，煦濡心肺，蒸腾脾胃，腐熟水谷。适用于糖尿病患者命门火衰，见形寒畏冷、虚烦失眠、大便泄泻、阳痿等症。

3. 意守涌泉法

涌泉穴为足少阴肾经穴位之一，位于足底第2、3跖骨之间，屈趾时呈凹陷处，约在足底的前 1/3 ～ 2/3 中间，因位于足底而命名，又称"井穴"。此法具有引火归原作用，主治肾、二便、喉、少腹部、下肢及头胀不寐等病症，适用于糖尿病下肢血管神经病变、胃肠功能紊乱、失眠者。

4. 意守法操作要点

（1）要求意念与腹式呼吸同时进行，开始练习腹式呼吸，以意引气，使气由浅入深，逐步达到小腹丹田处。

（2）注意小腹的隆起和回缩即为意守丹田，当入静进一步加深时，即放松对呼气的意守，这时小腹微有起伏，全身轻松舒适。

（3）练功时思想要集中，排除杂念，当杂念不断袭来，不必急躁，耐心排除，始终将意念集中于丹田处。

5. 意念顺序

可按部位放松、三线放松等两种方法。

（1）部位放松法：从头到足逐步放松：头→胸→腹→大腿→小腿。

（2）三线放松法：摆好姿势，心平气和，把身体分为三线，依次放松。

第一线：头面部→颈部→两肩→两上臂→两肘→两前臂→腕→掌→指。

第二线：双侧头项→面→颈→胸→腹→大腿→膝→小腿→踝→足跟。

第三线：头部→枕→背→腰→大腿后部→腘窝→小腿后部→足跟→足心。

这种方法目标具体明确，一般反复放松三遍，大体可以达到轻松安静，然后进一步配合调息法，将意念集中到少腹，随呼吸起伏，保持心平气和、轻松自然的舒适状态。

（三）放松功

放松功是主动地以意识引导身体各部放松，并使思想相对集中，以解除心身紧张状态、帮助入静的方法。锻炼时有意识地让身体自然放松，精神放松，将意念和自然呼吸有机配合。练功的方式有：卧式、坐式、站式三种姿势。呼吸要自然，意念要放松，两者结合，身体随意念逐渐入静。

1. 卧式放松法

（1）仰卧式：自然仰卧，上肢自然放在身体两侧，头部高于身体，保持呼吸流畅。

（2）侧卧式：头部略向胸收，面向右侧，安静躺在枕头上，右手臂在身旁自然弯曲，手掌心向上，离头两指，左臂自然舒展，掌心向下放在髋关节部位，身体略向前弯屈，右腿膝部微屈，左腿膝弯屈120°，置于下面的腿上。

2. 坐式放松法

坐式放松法分普通坐式法和盘腿坐式法两种。

（1）普通坐式法：静坐在床边、椅子上，两腿齐肩宽自然分开，双脚踩地，双膝自然曲弯呈90°。上身要端正，胸部不要挺，腰脊放松不要弯屈，肩肘自然下垂，放在两大腿上，略微弯曲，手心向下，双目轻微闭合等，以自然放松、感到舒适为度。

（2）盘腿坐式法：静坐在床或地上，上身姿势与平坐式相同，身体略向前倾，臀部略垫高，两小腿自然交叉盘坐，两肩放松，双肘弯曲，双手互相微握，手心向下或上，自然地置于少腹前大腿上，以自感轻松舒适为度。

3. 立式放松法

立式放松法分自然站立式和抱球站立式两种方式：

（1）自然站功：两腿自然站立，左右齐肩平行分开，双膝微屈，头部端正，口目微闭，含胸拔背，腰脊放松，双肩肘自然放松下垂身体两侧，手指弯曲，掌心向大腿侧。

（2）三圆式站功：两腿自然站立，左右齐肩平行分开，两足尖适当内收，站成圆形，脚底着地踏平，双膝微曲，双手臂向前伸展，肘关节弯曲呈抱球状，肩关节自然外展，五指微屈分开，手心向内，双手上抬于乳与脐之间，两手距离约30～40cm。

二、动功法

动功中以八段锦、太极拳、五禽戏等较为常用。八段锦由八个动作组成而得名，动静结合，较适合糖尿病患者锻炼，兹简介如下。

（一）双手托天

患者立正，双眼平视前方，周身放松，自然呼吸，舌抵上腭，精神集中，内守丹田，排除杂念，静心站立。然后用鼻徐徐吸气，双臂缓缓高举至头顶，十指交叉，掌心向上，两臂用力挺直如托天状，两脚跟向上提起，然后十指松开，用口慢慢呼气，两臂徐徐放下，脚跟缓缓着地，恢复正常立正姿势。如此反复锻炼 7 ～ 10 次。

（二）左右开弓

患者立正，左脚向左横跨一步，两腿弯曲呈骑马式，左手握拳，食指、拇指向上翘起成"八"字撑开，用鼻徐徐吸气，左臂慢慢向左上推出，眼观左手食指，头慢慢左转，直至左臂展平伸直；右手握拳，屈肘用力向右平拉，眼仍然观左手食指，姿势似拉弓射雕，即为左右开弓。随之放松，慢慢呼气，恢复呈骑马状。接着右脚向右横跨一步，其余同前，只是方向相反。如此反复锻炼 7 ～ 10 次即可。

（三）单臂上举

患者立正，双眼平视前方，周身放松，自然呼吸，舌抵上腭，精神集中，内守丹田，排除杂念，静心站立。然后用鼻徐徐吸气，右手翻掌，五指并紧，慢慢用力上举过头，掌心朝上，指尖向左；左手用力下按，掌心向下，指尖向前，随即放松，缓缓呼气，恢复立正位。之后，呼气出尽，接着再用鼻吸气，左手翻掌，五指并紧，慢慢用力上举过头，掌心朝上，指尖向右，右手用力下按，掌心向下，指尖向前，随即放松，缓缓呼气，恢复立正位，如此反复锻炼 7 ～ 10 次。

（四）头向臂瞧

患者立正双眼平视前方，周身放松，自然呼吸，舌抵上腭，精神集中，内守丹田，排除杂念，静心站立。然后用鼻徐徐吸气，两手掌心紧贴大腿两侧，头慢慢向右转，似鸥鸟一样身不动，而头尽量往后看，随即放松，缓缓呼气，恢复立正位。接着头慢慢向左转，用鼻徐徐吸气，而头尽量往后看，如此反复锻炼 7 ～ 10 次。

（五）摇头摆尾

两腿分开齐肩宽，两膝屈曲呈骑马状，双手扶大腿根部，虎口翻身，含胸拔背，头前倾45°，舌抵上腭，然后用鼻徐徐吸气，上身和头向左前方做弧形摇转 3 次，同时右臂相应摇摆 3 次，然后恢复两腿分开站立位，接着以右侧做上述动作，如此反复锻炼 7 ～ 10 次。

（六）两手盘足

患者徐徐向下弯腰，两臂下垂，双手指尖触及两踝部或地面，头微微抬起，然后慢慢伸腰起立，恢复立正姿势，如此反复锻炼 7 ～ 10 次。

（七）挥拳怒目

患者两手握拳放在腰部，右拳徐徐用力向前击出，同时右臂伸直，掌心朝下，睁大双眼"怒视"前方；然后右拳收回腰部，恢复骑马状；随即左拳徐徐用力向前击出，其余姿势同前，如此反复锻炼 7 ～ 10 次。

（八）背后七颠

患者两掌心贴在大腿两侧，用鼻徐徐呼气，随着呼气两脚跟慢慢提起，随即慢慢放下，慢慢呼气，如此反复锻炼 7 ~ 10 次。

总之，气功疗法具有心身疗法和体育疗法的双重作用，具有静心养性、运行气血、促进血液循环的功效。静功偏于心身疗法，动功偏于运动疗法，强调自然、放松、动静结合、循序渐进等特点，适合糖尿病患者的锻炼，有利于糖尿病血糖控制和并发症的防治。

第五节　中药降糖研究的新进展

中药学是在中医临床实践基础上总结出来的防病治病的实用科学，在实践中不断丰富和发展。对中药现代化的研究，进行有效成分的提取及其有关药理学、药效学等作用机理的研究，对中药学的发展起着重要的作用，对临床提高疗效有着积极的意义。对于中药降糖药的筛选，医药学家做了大量的研究，筛选并提取出具有降低血糖的中药及其有效成分。

一、多糖

（一）人参多糖

中医古籍早就有人参治疗消渴的记载。人参多糖是从人参根中提取分离得到的小分子多糖。研究证实人参多糖对肾上腺素、链脲左菌素、四氧嘧啶等引起的动物模型高血糖有显著降血糖和减少肝糖原作用。日本铃木裕从朝鲜人参中分离出的人参多糖具有增加血浆胰岛素水平的功效。

中医药日益受到国际医学界的关注，加拿大学者对中药人参进行研究，证实"人参有助于血糖控制"，"人参制剂使餐后血糖与胰岛素下降 40%，显著改善胰岛素敏感性"，"其降糖作用类似 α–葡萄糖苷酶抑制剂"，"表现安全，无不良反应"。

（二）黄芪多糖

黄芪多糖为黄芪主要有效成分，能双相调节血糖，可使葡萄糖负荷后小鼠的高血糖显著降低，并能对抗药物性低血糖。正常人口服黄芪后，红细胞葡萄糖耗氧量明显增加。黄芪煎汤灌胃，对豚鼠肝细胞线粒体中合成的羟甲基戊二酰辅酶 A 还原酶活力有明显的抑制作用，对糖尿病大鼠肾脏具有保护作用，控制肾脏肥大，降低蛋白尿。

（三）其他多糖

麦冬多糖能明显降低葡萄糖、肾上腺素、四氧嘧啶所引起的糖尿病小鼠的血糖水平；昆布多糖明显降低大白鼠血糖，改善葡萄糖耐量，不影响血清胰岛素；知母多糖是从知母根中分离出的多糖成分，对正常小鼠降糖率可达 80%；南瓜多糖可明显降低四氧嘧啶所引起的糖尿病小鼠血糖，与消渴丸合用疗效尤为突出。含多糖成分的中药还有麻黄全草多糖、桑白皮多糖、乌头多糖、灵芝多糖、虫草多糖、苍术多糖、枸杞多糖、山药多糖及刺五加多糖等，对实验性糖尿病动物模型均有一定的降糖疗效。推其机理，可能这些药物能改善胰岛 β 细胞功能，提高降糖活性。

二、生物碱

研究已证实黄连、黄柏、三棵针等中药含有生物碱，主要有效成分为小檗碱，具有良好的降糖作用。动物实验表明小檗碱对正常小鼠、自发性糖尿病 KK 小鼠有降低血糖和改善葡萄糖耐量作用，同时对肾上腺素、四氧嘧啶引起的小鼠高血糖也有显著降糖效果。曾有人用小檗碱治疗 30 例 2 型糖尿病 1 ～ 3 个月，血糖显著下降。病理研究提示，小檗碱能促进胰岛 β 细胞的修复，提高受体后效应；抑制丙氨酸为底物的的糖原异生；小檗碱为醛糖还原酶抑制剂，可减少葡萄糖转化山梨醇。通过抑制糖原或促进糖酵解产生降糖效应。此外，小檗碱尚能扩张血管，改善冠脉流量，促进脂代谢，降低甘油三酯、胆固醇、低密度脂蛋白。

三、皂苷

皂苷是中药治疗糖尿病的主要活性成分之一，目前发现有多种中药中含有皂苷类物质。

（一）人参皂苷

人参皂苷（Ginsenoside，GSS）是人参主要活性成分，是由 30 个碳原子组成的达玛烷型三萜皂苷类衍生物，具有类似糖皮质激素甾体样的结构，是多种苷原的复合物，可以抑制蛋白非酶糖基化，抑制四氧嘧啶对动物胰岛 β 细胞的破坏，同时促进残存胰岛 β 细胞的分泌功能，停药后仍可维持 1 ～ 2 周的降糖效应，并能抑制醛糖还原酶的作用。因此，本品不仅具有降血糖作用，同时可防治糖尿病肾病和糖尿病神经病变等并发症。

（二）西洋参茎叶总皂苷

西洋参及其茎叶总皂苷为国家 Ⅱ 类中药制剂，可以降糖，降压，调节血脂，降低心肌耗氧量，改善冠状动脉血流量等与胰岛素抵抗相关的疾病，可以增强脂肪细胞葡萄糖消耗，调控脂肪细胞 GLUT4 转位，通过脂肪细胞胰岛素信号的转导等途径以改善胰岛素抵抗作用。

（三）三七皂苷

此为三七的主要有效成分，具有轻度降低血糖、拮抗胰高血糖素引起血糖升高的作用，达到降糖效应；三七提取物 A-J 能促进外源性葡萄糖生成肝糖原而降低血糖；

三七 C1 有促进肝糖原的合成，并能抑制糖尿病患者醛糖还原酶活性，可改善运动、感觉神经传导速度，有利于神经病变的防治，可用于防治糖尿病肾病和神经病变。

（四）其他皂苷

黄芩皂苷作用与三七皂苷相似，具有抑制糖尿病患者醛糖还原酶活性，可改善运动、感觉神经传导速度，用于防治糖尿病肾病和神经病变；黄芪皂苷可防止肝糖原分解；柴胡皂苷能抑制蛋白非酶糖基化等。

四、多肽

（一）人参糖肽

人参除含有人参多糖具有降低血糖功效外，并含有人参糖肽。人参糖肽可能通过抑制肝乳酸脱氢酶的活性，使乳酸含量降低并增高丙酮酸；增强琥珀酸脱氢酶和细胞色素氧化酶以及磷酸化酶的活性，增强糖氧化过程和降低肝糖原。

（二）灵芝多肽

对正常小鼠先给予灵芝多肽，然后静脉注射四氧嘧啶制备糖尿病小鼠模型，发现血糖升高不明显。这表明灵芝多肽有预防血糖升高的作用，血糖越高，其效应越明显，而对正常小鼠无影响。

五、黄酮

（一）苦瓜总黄酮

苦瓜含苦瓜黄酮及苦瓜异黄酮 F，通过抑制蔗糖酶、异麦芽糖酶、麦芽糖酶、α-糖苷酶活性，抑制醛糖还原酶的活性，能增强大鼠小肠双糖酶活性，而达到降低血糖作用，能防治糖尿病肾病、糖尿病视网膜病以及白内障等。苦瓜制剂具有对正常动物和糖尿病动物模型均匀降低血糖的作用，并能与胰岛素受体和胰岛素抗体有明显结合反应。其降血糖作用机理为提取物中含有类胰岛素活性物质。

（二）葛根黄酮

葛根的黄酮类化合物含量达 12%，葛根中的的总黄酮和葛根素对动物和人体的脑血循环有明显的促进作用。麻醉狗静脉注射葛根总黄酮，部分动物脑血流量明显增加，血管阻力显著降低。动物颈内注射总黄酮和葛根素作用更为明显。葛根总黄酮并能使乙酰胆碱引起的脑内动脉扩张和去甲肾上腺素引起的收缩作用减弱。葛根素的主要作用为增加微血管运动的振幅，提高局部微血管血流量。葛根黄酮除改善微循环，扩张脑血管外，并能改善外周循环。高血压动脉硬化患者肌注葛根总黄酮，有 53% 的患者脑血流图得到改善，表现流入时间缩短，快流入段增加，波幅增高，血管阻力指数和流入时间指数减少，血流容积速度增加。

刘德山等应用葛根煎剂对糖尿病患者进行脑神经电生理功能测定，结果提示：葛根能缩短体感诱发电位（SSEP）波的潜伏期（PL）延迟，峰间潜伏期（IPL）明显缩短；听觉诱发电位（BAEP）IPL 明显缩短（$P < 0.01$）；视觉诱发电位（VEP）的 PL 波幅明显升高。这表明葛根能改善 2 型糖尿病患者神经传导功能，可能与葛根扩张脑血管，改善脑微循环，增加脑血流等作用有关。同时说明应用脑诱发电位能检测糖尿病神经病变，部分为功能性的，是可逆的，对防治糖尿病神经病变具有一定的临床意义。

（三）银杏黄酮

银杏总黄酮具有抑制蛋白非酶糖基化，可降低四氧嘧啶糖尿病小鼠的高血糖，并能改善血脂，降低胆固醇等。李旭升等应用银杏提取物（Egb）对糖尿病大鼠进行实验研究，结果认为，Egb 是一种抗氧化剂，主要含有 24％黄酮苷和 6％银杏内脂等活性成分。黄酮苷分子可直接通过其所含还原性羟基功能基团，捕捉和清除超氧阴离子等发挥抗氧化作用，阻断和终止自由基连锁反应和脂质过氧化反应。同时参与和提高体内抗氧化酶的活性，以扩张血管，减少毛细血管通透性。银杏内脂有拮抗血小板活性因子，降低血黏度，抑制血小板聚集，改善微循环等作用。实验表明 Egb 可使糖尿病大鼠心肌、睾丸内 SOD 活性升高，有效地保护自由基的脂质过氧化对人体的危害。

六、其他

山茱萸有效成分为齐墩果酸、乌苏酸等，能明显降低血糖、尿糖，有胰岛素样作用。山茱萸鞣酸能抑制脂质过氧化，阻止脂肪分解。苍术提取物具有良好的降低血糖作用，主要通过抑制巴斯德效应（Pasteur effect），与腺嘌呤核苷酸在同一线粒体受点上起竞争性抑制作用，从而抑制细胞内氧化磷酸化作用，干扰能量的转移而达到降低血糖的功效。

第十章
口服降糖药的应用

机体在胰岛、肝、外周组织三者间构成了自身调节血糖的反馈环。口服降糖药（OHAs）的作用是为了维持反馈环血糖失调节的正常运转。降糖药是治疗 2 型糖尿病的主力药物。随着分子生物学的研究深入，药物作用机制、作用环节、疗效判断、新品种的研制等也均取得了长足的进展。目前在临床常用的口服降糖药有以下三大类药（图 10-1）：①促胰岛素分泌剂：磺酰脲类、非磺酰脲（格列奈）类。②胰岛素增敏剂：双胍类药、噻唑烷二酮类。③ a- 糖苷酶抑制剂。

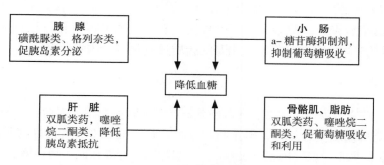

图 10-1　各类口服药作用部位

此外，胰岛素毫微囊（INC）、二氯乙酰（DCA）等在糖尿病实验中呈有一定的降糖作用。口服降糖药物对 2 型糖尿病患者的降糖疗效是肯定的，随着糖尿病患病率的增加，全世界有 70%～ 80%的 2 型糖尿病患者应用口服降糖药。

第一节　促胰岛素分泌剂

一、磺脲类降糖药物

早在 1930 年，阿根廷学者首先发现磺胺类药有降血糖作用。1942 年，Janbon 在应用磺胺药治疗感染性疾病中，发现患者出现低血糖。此后，研究者进一步证实了磺胺类药的降糖效应。1954 年，磺酰脲类（SU）作为口服降糖药问世，1955 年德国的 Franke 及 Fuchs 研制出氨磺丁脲（Carbutamide，BZ_{55}），1956 年、1958 年相继研制出甲苯磺丁脲（Tolbutamide，D_{860}）、氯磺丙脲（Chlorpropamide，P607）等第一代磺脲类降糖药，但因其具有肝毒性作用，于 1972 年被以优降糖（Glibenclamide，HB_{419}）为代表的第二代磺脲类降糖药所取代，并被广泛应用。随着医药事业的发展，相继研制出格列齐特（达美康）、格列吡嗪（美吡达）、格列喹酮（糖适平）及第三代格列美脲（亚莫利）等新品种。磺脲类药物作为 2 型糖尿病一线治疗药物，几十年广泛应用于临床，已被糖尿病专家所熟悉掌握。近年来随着生物分子学技术的研究进展，研究者对胰岛素的分泌和磺脲类受体的分子学基础进行了深入研究，发现这类药物具有胰内和胰外作用，主要为促进胰岛 β 细胞分泌胰岛素。由于磺脲类降糖药的化学结构、作用受体不同，其所发挥的生物效应也不同。目前对磺酰脲受体的研究已成为热门的课题。

（一）磺脲类药物的作用机制

1. 促胰岛 β-细胞释放胰岛素

SU 促胰岛 β-细胞释放胰岛素的机制：SU 药物通过增强 β-细胞膜上的 ATP 敏感钾通道（K-ATP）。高血糖能增加 ATP/ADP 比值，而与胰岛素分泌耦联；ATP/ADP 比值增加，引起胰腺 K-ATP 通道的关闭，K^+ 流动停止，细胞膜去极化，Ca^{++} 通道开放，使 Ca^{++} 离子进入细胞内，细胞内钙离子水平增加，促进胰岛素的释放。当葡萄糖浓度降低时，ATP 产生减少，ATP/ADP 比值降低，K-ATP 通道开放，钾离子外流，使 β 细胞超极化，胰岛素分泌停止。SU 类药物主要作用是使钾通道关闭，Ca^{++} 通道开放，细胞内钙离子水平增加，从而促使胰岛素早期分泌。

2. 改善胰岛素抵抗

SU 能增加靶细胞膜上胰岛素受体数目，促进胰岛素与靶细胞受体的结合；加强胰岛素受体后作用，促进肝糖原合成，减少肝糖分解，促进糖向细胞内转运；加强外周组织对葡萄糖的摄取和利用，通过胰外途径发挥降糖效应；提高靶细胞对胰岛素的亲和力，增强胰岛素与胰岛素受体结合，提高胰岛素的敏感性。

3. 2 型糖尿病（T2DM）的早期使用

新近研究发现早期 T2DM 使用 SU 能维持血糖正常值达四年之久，有不增加胰岛素分泌、不出现高胰岛素血症、不增加体重等作用。

4. 对心血管病变的影响

20 世纪 70 年代，美国"大学组糖尿病计划（UGDP）"曾发现 D_{860} 治疗心血管事件死亡率明显高于安慰组（12.0% 对 4.9%），虽有学者对该结论提出质疑但未否定，但临床医生对 SU 心怀顾虑。2002 年，第 38 届 EASD（欧洲糖尿病研究学会）的德国 Harig 认为高胰岛素血症促进动脉硬化，SU 与心肌细胞表面的磺脲类受体（SUR1）结合，ATP 依赖的 K-ATP 通道关闭，Ca^{++} 通道开放，从而影响心肌。英国 Yellon 提出心肌缺血预适应现象（ischemic preconditioning, IP）。IP 是一种强有力的自我保护机制，当心肌供血的血管反复短暂堵塞，心肌就会形成较小的梗死面积，从而对心肌产生保护。SU 促进胰岛 β 细胞释放胰岛素，是通过心肌细胞膜上的 SUR 实现的。当葡萄糖与胰岛 β 细胞膜上的葡萄糖转运因子 -2（glut2）结合进入细胞内，经磷酸化，ATP/ADP 比值增加，K-ATP 通道关闭，细胞膜去极化，Ca^{++} 通道开放，Ca^{++} 流进 β 细胞内，启动胰岛素释放，所以认为促进 K-ATP 通道关闭的药物可以模拟 IP，反之，为阻断

IP。以格列本脲（优降糖）为代表的 SU 与 SURI 和 SUR2A（血管平滑肌磺酰脲类受体）有高度亲和力，能促进 K-ATP 通道关闭，阻挡 IP，导致心肌缺血更严重。以格列美脲（亚莫利）对非胰岛 K-ATP 通道作用明显小于格列本脲。Yellon 教授通过大量实验证实，格列本脲能抑制心肌线粒体 K-ATP 通道开放，从而消除 IP。亚莫利不影响 IP，所以对保护心肌和血管功能优于格列本脲。

K-ATP 通道主要存在于 β 细胞、心肌、血管平滑肌细胞等多种组织，发挥着不同的生理作用：胰腺 β 细胞 K-ATP 通道与血糖控制有直接关系，心肌 K-ATP 通道与心肌缺血有保护关系，血管平滑肌的 K-ATP 通道与肌肉的张力有关。不同组织 K-ATP 磺脲类受体存在结构上差异，磺脲类药物的组织特异性则成为重要的研究热点。

5. SU 作用部位

（1）胰腺内：促进胰岛素分泌，增加胰岛 β 细胞对葡萄糖的敏感性，增加血浆胰岛素。

（2）胰腺外：可减少基础肝糖输出，减少肝对胰岛素的摄取；增加肌肉对葡萄糖的吸收和利用；降低血浆游离脂肪酸（FFA），促进脂肪生成。

（3）胰岛素受体：提高受体数目，加强胰岛素受体后作用。

（二）临床应用

1. 适应证

（1）中年发病的 2 型糖尿病患者，经饮食及运动治疗血糖控制不满意者。

（2）2 型糖尿病患者使用胰岛素每日用量＜ 40U 者可改用 SU。日用量少于 20U 者尤为适宜。

（3）无糖尿病酮症酸中毒、乳酸性酸中毒等急性并发症的 2 型糖尿病患者。

（4）无感染、手术、外伤、妊娠等应激情况的 2 型糖尿病患者。

（5）胰岛 β 细胞尚有一定分泌胰岛素功能者。

（6）2 型糖尿病胰岛素控制血糖欠佳，或胰岛素用量较大者，SU 与胰岛素联合使用。

2. 禁忌证及慎用

（1）单纯应用饮食、运动疗法，血糖尚可得到满意控制者。

（2）肥胖型 T2DM 高血糖未能得到控制时，宜少量 SU 与双胍类联合使用。

（3）有糖尿病酮症、酮症酸中毒、高渗性昏迷等急性并发症者禁用。

（4）严重感染、高热、手术、创伤等应激情况时禁用。

（5）有严重心、脑、肝、肾、眼等糖尿病并发症者慎用或禁用。

（6）妊娠时最好不用，因 SU 可通过胎盘作用于胎儿。动物实验证明 SU 会导致畸胎。对轻型患者于妊娠期间可给予小剂量 SU，而分娩前 2 ～ 3 周改用胰岛素治疗。

（7）对磺脲或磺胺类药物有过敏及重度毒副反应史者禁用。

（8）有黄疸、造血系统受抑制、白细胞减少者应禁用。

（三）磺脲类药品及用法

1. 第一代磺脲类降糖药

（1）甲苯磺丁脲（Tolbutamide，D860）：每片为 0.5g，剂量为 0.5 ~ 1g/d，极量为 3g/d。国外报道该药易引发心血管病变，目前已不用；国内报道其不良反应主要为厌食、腹胀等胃肠反应，有少数可出现皮疹、黄疸、白细胞减少，偶发甲状腺功能减退，肝肾功能不良者慎用。

（2）氯磺丙脲（Chlorpropamide，P607）：每片 50mg 或 100mg，剂量为 100 ~ 300mg/d。该药因作用时间最长，易发生低血糖反应，易损害肝脏、肾脏，减少白细胞，副作用大，目前临床已停用。

2. 第二代磺脲类降糖药

（1）优降糖（格列苯脲，Glibenclamide，Glyburide，Euglucan，Micronase，Daonil）：每片为 2.5mg，剂量为 2.5 ~ 15mg/d，1 ~ 3 次 / 日，或空腹 1 次服 2.5 ~ 5mg，以早餐前 30 分钟服用为宜。口服后 15 ~ 20 分钟发挥作用，90 分钟达高峰，半衰期约为 10 ~ 16 小时，持续 24 小时，控制空腹血糖作用较好。该药在肝脏内代谢，胆汁和肾脏排泄各占 50%。可通过胰外途径发挥降糖作用，具有抗血小板聚集。

本品与 β 细胞膜上磺脲类受体结合后不易解离，因而降糖作用时间持久，有效时间长达 20 ~ 24 小时，易引起低血糖反应，甚至导致严重低血糖昏迷，因此，老年人和肝、肾功能不全以及有严重心、脑血管病变者应慎用或不用。

微粒格列赫素（微型优降糖，Micronized，Glibenclamide）每片 3.5mg，峰值浓度明显高于优降糖，相对生物利用度相当于优降糖的 1.7 倍，目前在世界范围内广泛使用。

（2）美吡达（吡磺环己脲，格列比嗪，Glipizide，Minidiab，Glibense，Glucorol）：每片为 5mg，剂量为 2.5 ~ 15mg/d，最大剂量 30mg/d，于餐前 30 分钟服用，服药 30 分钟开始生效，1 ~ 3 小时血中浓度达高峰，半衰期为 2 ~ 4 小时，作用持续 24 小时。该药 90% 经肾脏排泄达，无明显蓄积作用，不易发生低血糖，可抑制血小板聚集和促进纤维蛋白溶解，调节脂代谢。

有 1% ~ 2% 的患者可出现过敏性皮疹、恶心、呕吐、胃痛、腹泻等胃肠道反应。饮酒及进食不规律者有时可出现低血糖反应。

同类品名：格迪（GEDI）胶囊，每粒含吡磺环己脲 5mg，迪沙片 2.5mg，余同美吡达。瑞易宁为格列吡嗪控释片，能使药物在 24 小时以较低浓度持续释放，其血浆浓度为 50 ~ 300μg/L，具有强化控制血糖作用。

（3）达美康（甲磺吡脲，格列齐特，Gliclazide，Diamicron）：每片为 80mg，剂量为每日 2 次，口服后在胃肠道吸收迅速，3 ~ 4 小时血中浓度达高峰，半衰期为 10 ~ 12 小时，持续作用 24 小时，60% ~ 70% 由肾脏排泄。该药降糖作用较温和，能促胰岛 β 细胞分泌胰岛素，恢复葡萄糖刺激胰岛素第一时相及第二时相分泌峰，增强胰岛 β 细胞对氨基酸的敏感性，改善受体后胰岛素抵抗，具有抗血小板聚集和黏附作用，增强血小板磷脂酶活性和增加 AMP 水平，改善高凝状态，改善内皮功能，抗毛细血管血栓的形成，改善血管氧化应激，逆转高脂质过氧化水平及抑制单核细胞的黏附等功能。

此药适用于 2 型糖尿病和糖尿病心血管病变，副作用较少，有少数病人可出现皮肤黏膜过敏性荨麻疹及恶心、呕吐、胃痛、腹泻等胃肠道反应，以及血小板减少，粒性白细胞缺乏性贫血等，停药后可恢复。

（4）糖适平（Glurenorn，格列喹酮，Gliquidone）：每片 30mg，剂量为 30～120mg/d，1～3 次 / 日。该药经口服后吸收快、完全，1～2 小时血中浓度达高峰，半衰期 2～3 小时，主要肝内代谢，95% 从胆道经肠道排出，5% 从肾脏排泄。

此药适用老年糖尿病、糖尿病伴中度以下肾功能减退者。本品日剂量范围大，易调整，大剂量不易产生低血糖反应，毒副作用小，容易耐受，故较为安全。目前在世界许多国家广泛使用，可有皮肤瘙痒或皮疹等不良反应，停药后可消失。

（5）克糖利（Glutril，甲磺二冰脲，Glibornuride）：每片为 25mg，12.5～75mg/d，1～3 次 / 日，口服后在胃肠道吸收，2～4 小时血达高峰，半衰期为 10～12 小时，70% 经肾脏排泄。该药降糖作用缓和，可明显地抗血小板聚集，降低血液黏度；抑制脂肪分解，降低血甘油三酯作用。该药耐受性好，服用后低血糖机会较少，尤其适用于老年人，患者对其他磺脲类药无效时改用本品仍可有效，可有食欲减退、腹部胀满、皮肤瘙痒等不良反应，停药后可消失。

3. 第三代磺脲类降糖药

格列美脲胶囊（Glimepiride，Capsules，亚莫利，伊瑞）为胶囊制剂，每粒 2mg，剂量为 2mg/d，1 次 / 日，早餐或第一次进餐前 30 分钟或餐时服药。该药维持剂量为 2～4mg，最大剂量 8mg。100% 经胃肠道吸收，2～3 小时血药浓度达高峰，有效控制 24 小时血糖。

格列美脲特异性与磺酰脲受体的 65kDa 亚单位结合，亲和力低，离解速度快，以最大限度降低药物所致的高胰岛素血症，对血糖浓度反应快，抑制内源性胰岛素释放，降低空腹胰岛素从而不易发生低血糖。

该药对心血管系统 ATP 无依赖性 K– 通道作用，无收缩血管作用，对心血管不良反应极小；不受餐时影响，不增加体重；直接刺激糖原合成酶促进糖原合成、脂肪合成、葡萄糖利用；增加葡萄糖代谢清除率、胰岛素分泌；改善胰岛素抵抗，增加胰岛素的敏感性，改善 β 细胞功能，被称是新型的第三代磺酰脲类药物。

该药主要适用于 2 型糖尿病。1 型糖尿病、有酮症酸中毒史、有过敏史者禁用。副作用较少，不易发生低血糖。60% 经肾脏，40% 经肝脏代谢，肝肾功能异常者慎用。

（四）磺脲类药物的失效（SFS）

1. 原发性失效

糖尿病患者在严格控制饮食和运动治疗的同时，首次口服磺脲类药物连续治疗 4～6 周，并调节最大有效量而糖尿病症状未得到控制，空腹血糖 > 14mmol/L（250mg/dL）者，称为磺脲类药物原发性失效。在新诊断的 2 型糖尿病患者中约有 30% 应用 SU 血糖不能得到满意控制，这与患者残留的 β 细胞胰岛素分泌能力极度降低以至丧失有关。

2. 继发性失效

开始用磺脲类降糖药治疗效果明显，但长期应用后，疗效逐渐减弱，以致每日应用SU最大量，连服三个月，而空腹血糖仍＞10mmol/L，或HbA1c＞9.5%者，称为磺脲类药物继发性失效（SFS）。继发性失效每年的发生率为5%～10%，连续用药5年后可达40%～50%。

（1）发生继发性失效的标志：在诊断时空腹血糖（FBG）＞12mmol/L者易发生继发性失效。发生继发性失效平均FBG逐渐上升，每年约上升0.25mmol/L（4.5mg/dL）。这种现象在发生失效前数年可观察到，即使严格饮食控制，调整降糖药也难以阻止空腹血糖水平增高的趋势。

（2）继发性失效有关因素：不能坚持饮食控制，缺乏体力活动，肥胖；或精神紧张、感染、手术、外伤、心肌梗死等应急情况；或β细胞功能低下，对SU刺激反应降低；或高血糖可致磺脲类药物吸收障碍；或服用利尿剂、类固醇激素等均使血糖升高，可能为胰岛β细胞受损，胰岛素分泌不足，或胰岛素抵抗，或病人体内持久性存在血浆胰岛细胞抗体等。

英国糖尿病前瞻性研究（UKPDS）对2型糖尿病患者应用单一药物，长期治疗的结果发现：磺脲类、双胍类等第1年疗效呈现最佳，使FPG、HbA1c显著下降。1年以后两者逐年回升，至第6年回复到开始治疗前水平；其中22%双胍类和33%磺脲类治疗的患者需要改用胰岛素治疗。

（3）鉴别真假磺脲类降糖药失效（SFS）：2型糖尿病患者经严格控制饮食，体重指数（BMI）正常，而FPG、HbA1c水平仍然较高，血清C肽（胰岛素）基础值低，用胰高血糖素刺激后无升高反应者为真性SFS；反之，胰高血糖素升高，刺激后升高者为假阳性。

（4）继发性失效的处理：①SU与其他口服降糖药联合应用。②联合双胍类或α-葡萄糖苷酶抑制剂。③改用胰岛素治疗，胰岛素治疗三个月后，β细胞恢复对SU的敏感性，可再改为SU治疗，这种方法适合β细胞对胰高血糖素刺激反应低的非肥胖型2型糖尿病患者。④SU与胰岛素联合使用，通过SU的胰外作用加强胰岛素的降糖效应，促进内源性C肽功能的恢复，减少外源性胰岛素的用量；Bachmam等人推荐在联合治疗开始时可继续使用大剂量SU，同时加用中效胰岛素清晨一次注射，一般每日12～16U可达满意控制，最初剂量最好不超过8U/d，调整胰岛素用量时，尽可能延长时间，小剂量递增。⑤SU与二甲双胍、胰岛素联合，在SU治疗基础上加二甲双胍，睡前加用中效胰岛素（NPH）0.1～0.2U/kg；SU与a-葡萄糖苷酶抑制剂联合，加阿卡波糖每次50～100mg，3次/日。⑥SU与芬氟拉明联合，在SU治疗基础上加芬氟拉明每次20mg，3次/日，适用肥胖2型糖尿病患者。

（5）影响磺脲类降糖效应的有关药品：水杨酸及阿司匹林与SU同用时，抑制内源性前列腺素（PGE）的合成，增加外周组织对葡萄糖的利用，可产生持久的低血糖；与氨基比林、保泰松、磺胺同用，能抑制肝脏的氧化，氯霉素和土霉素能增强胰岛素效应，减少肝、肾代谢，丙磺舒、安妥明、灭滴灵、去氢甲睾酮、苯丙酸诺龙、氨茶碱、青霉素、他巴唑、消炎痛等减少 SU 排泄等均能延长半衰期；麦角碱、痢特灵、苯乙肼、单胺氧化酶抑制剂等促进葡萄糖介导的胰岛素分泌，削弱胰岛素性低血糖对肾上腺素的反应；心得安抑制胰高血糖素，减少糖原异生，降低糖原分解，可掩盖低血糖症状，发生持久性低血糖；胍乙啶、利血平减少糖异生，消耗组织中的儿茶酚胺，降低血糖；氯苯丙胺增强骨骼肌对葡萄糖的摄取；双香豆素、抗凝剂抑制肝内对 SU 的代谢。

（6）降低磺脲类降糖效应的药物：钙离子拮抗剂、异搏定、硝苯吡啶、苯妥英钠；利尿药（噻嗪类、速尿）钾离子丢失等抑制胰岛素分泌；利福平、苯巴比妥增加肝糖代谢，促进肝糖分解；肾上腺素糖皮质激素、咖啡因升高胰高糖素浓度；女性口服避孕药增加糖异生；甲状腺素、雌激素、烟酸等增强胰岛素抵抗。

（五）应用磺脲类降糖药的注意事项

1. 服药时间

磺脲类降糖药应于餐前 30 分钟服药，药后 2 ～ 3 小时血浓度达高峰，与饮食后 2 小时血糖达高峰相遇，可降低餐后高血糖，提高降糖物生物效应。

2. 用药剂量

用药剂量愈大，降糖效应愈强；优降糖 < 5mg/d 时，可于早餐前 30 分钟服 1 次，> 5mg/d 时，分次于餐前 30 分钟服用。注意从小剂量开始，逐渐加量，不宜超过最大推荐量。

3. 慎防低血糖

糖尿病肾功能受损者慎用，磺脲类降糖药 70% ～ 90% 经肾排泄；优降糖在体内清除缓慢，长期服药易蓄积而致低血糖发生，尤其睡前给药务必慎重，以避免引起夜间低血糖而次晨出现高血糖。

总之，磺脲类尤其是第二代磺脲类降糖药物作用强，剂量小，副作用相对较少，约有 3% ～ 5% 低血糖发生率，所以注意从小剂量开始。该类药目前仍为非肥胖的 2 型糖尿病患者一线用药。磺脲类药物药代动力学见表 10-1。

表 10-1　磺脲类药物药代动力学

药物名称	格列苯脲	格列齐特	格列吡嗪	格列喹酮	格列美脲
达峰时间（h）	0.5 ～ 1.5	3 ～ 4	1 ～ 3	1 ～ 2	2 ～ 3
半衰期（h）	10 ～ 16	6 ～ 12	2 ～ 4	2 ～ 3	3 ～ 4
维持时间（h）	16 ～ 24	10 ～ 20	6 ～ 12	6 ～ 12	24
清除途径	50%肾 50%肝	60% ～ 70%肾 30%肝	90%肾 10%肝	5%肾 95%肝	40%肾 30%肝
代谢产物	抗血小板聚集	抗血小板聚集、改善内皮功能	抗血小板聚集、纠正脂代谢	血浆蛋白结合率为99%	独特的胰腺外作用

二、格列奈类药

格列奈类（paglinide）药是一种新型的胰岛 β 细胞介导的促胰岛素分泌剂，是甲基甲胺（CMBA）家族的一员，其结构与磺脲类降糖药不同，不含有磺酰脲基团的非磺脲类药，具有抗高血糖活性。格列奈类药可调节餐时血糖，故又称为餐时血糖调节剂（PGR），能良好地控制 24 小时血糖水平。

格列奈类药有瑞格列奈（repaglinide，诺和龙）和那格列奈（nateglinide，唐力）两种品名，统称为"格列奈"类药。

（一）瑞格列奈

瑞格列奈（诺和龙）是一类具有独特分子结构的促胰岛素分泌剂，为苯甲酸类衍生物。其主要作用于 β 细胞 ATP 依赖性钾通道的受体，促钾离子外流，使 β 细胞膜去极，开放钙离子通道，增加钙离子内流，直接刺激胰岛 β 细胞分泌胰岛素。

瑞格列奈特点：不含磺酰脲基团，与受体结合位点不同，药物不进入细胞内，吸收和代谢迅速，在血糖升高时，瑞格列奈（诺和龙）作用 β 细胞钾通道受体，刺激第一时相胰岛素分泌，降低餐后血糖幅度等，与磺脲类药物不同。

诺和龙：每片 0.5mg、1mg、2mg，每日 3 次，每次 0.5 ～ 4mg，初始推荐剂量 0.5mg，推荐最大单剂量 4mg，每日总的最大剂量不超过 16mg，宜餐前即刻服用，为调节餐时血糖，服药后 0 ～ 30 分钟起效，1 小时达峰值，半衰期 1 小时。此药可诱导胰岛素分泌增加一倍，血浆葡萄糖在餐后 45 分钟开始下降，持续 4 小时；可快进快出模拟生理性胰岛素分泌，作用时间短，起效快，较少出现低血糖；有效降低整体血糖水平，可降FBG 4mmol/L、PBG 6mmol/L、HbA1c2%。此药 98% 与通过胆汁从粪便排出，6% 从尿中排泄，适合 2 型糖尿病伴肾功能损害者及老年患者。

副作用：可有头晕、头昏，偶有胃肠道反应，轻度低血糖反应；对诺和龙过敏、1 型糖尿病、糖尿病酮症酸中毒、妊娠者忌用。

近期瑞士 Maedl ER 在体外实验中发现格列本脲可导致培养的人胰岛发生凋亡，而瑞格列奈刺激 4 小时不影响胰岛 β 细胞数量，因而可能具有保护 2 型糖尿病患者残存的胰岛 β 细胞数量的作用。意大利的 Rizzo 比较了瑞格列奈和格列美脲对 2 型糖尿病的疗效，发现两者均可显著降低空腹血糖，改善空腹胰岛素，降低胆固醇、甘油三酯、PAl-1、纤溶酶复合物等心血管危险因子水平。瑞格列奈可发挥与降糖作用相关的抗氧化效应，进一步减少空腹游离脂肪酸、血浆纤维蛋白元、脂质过氧化终产物和凝血酶 - 抗凝血酶复合物水平，从而降低 2 型糖尿病患者发生心血管疾病的危险。IGT 阶段已经存在胰岛素早期分泌缺陷，马来西亚、中国、印度、新加坡等亚洲国家联合开展小剂量诺和龙治疗 IGT 人群，显示餐后血糖有减低趋势，可见瑞格列奈能逆转其生理病理变化，阻止 IGT 发展为 2 型糖尿病。相关研究提示瑞格列奈能使氧化应激指标有显著改善，提高总血清抗氧化物含量和血清 SOD 活性。

瑞格列奈药代动力学特点：模拟生理性胰岛素分泌；重塑第一时相胰岛素分泌。一项诺和龙与其他促分泌剂对胰岛素分泌模式改善的比较研究，结论说明：①瑞格列奈以促进胰岛素第一时相分泌为主。② 2 型糖尿病患者接受瑞格列奈治疗后，第一时相胰岛素水平与健康组间的差异无统计学意义，提示瑞格列奈在一定程度上能恢复患者缺失的胰岛第一时相分泌功能。③格列吡嗪对胰岛素第一时相和第二时相分泌均有促进作用，且控释片和速释片间差异无统计学意义；格列本脲以促进第二时相分泌为主。

诺和龙对血管及血流量研究结果：①诺和龙和优降糖均不影响收缩压和舒张压。②服用诺和龙血管直径及血液量变化明显增加，显示上臂血管反应性增高。③使用诺和龙对餐后血糖波动的严格控制，可以提高血管内皮细胞功能，降低氧化应激，减少 2 型糖尿病患者心血管疾病的风险。④服用诺和龙后血管直径及血流量随 PPG 降低，其变化显著。⑤诺和龙的作用主要通过 NO 介导的 K^+、Ca^{++} 通道阻滞剂（TEA），不能阻断诺和龙的扩张血管及增加血流量的作用。

（二）唐力（Nateglinide，那格列奈）

那格列奈是一种 D– 苯丙酸的衍生物，在化学结构上不含磺脲基团与其他磺脲类药（USs）不同。在血糖升高时，那格列奈作用于 β 细胞上 ATP 依赖性钾通道（K^+–ATP channel）的伴随受体，直接刺激胰岛素的释放。它与受体的结合—解离迅速，可优先刺激第一时相胰岛素分泌，从而降低空腹和餐后血糖，为一种促胰岛素分泌剂。

那格列奈每片 60mg、120mg，每日 3 次，每次 120mg，进餐前即刻（1 分钟内）或餐前 30 分钟之内服用。常用剂量为 120mg，餐前 1 ～ 30 分钟内服用。促胰岛素分泌的受体具有"快开快闭特点"，可即时恢复初相时胰岛素分泌，降低急性血糖高峰，从而缓解 β 细胞负荷，降低葡萄糖毒性。对促胰岛素分泌有血糖依赖性，表现在两餐之间胰岛素恢复基线水平，适用于饮食、运动控制不佳的 2 型糖尿病者。

副作用：约有 1.3% 患者发生轻度低血糖反应、皮疹、一过性肝酶增高。对那格列奈过敏、1 型糖尿病、糖尿病酮症酸中毒、妊娠者忌用。

在 2005 年第 18 届 IDF 会上，德国 Rudovich 等采用液态餐试验和静脉葡萄糖耐量试验，发现瑞格列奈和那格列奈对刺激 2 型糖尿病患者早期胰岛素释放和降低餐后血糖的作用相似。丹麦的 Rolin 用瑞格列奈和那格列奈治疗自发性高血压大鼠，以引起心血管的最小有效剂量，发现瑞格列奈对胰岛 β 细胞受体选择性较那格列奈高出 100 倍，对发生心血管不良反应，瑞格列奈比那格列奈更低。

第二节　胰岛素增敏剂

提高胰岛素敏感性、改善胰岛素抵抗的药物称为胰岛素增敏剂，包括双胍类和噻唑烷二酮类药。其主要作用机制为活化 AMPK 系统。

1. 双胍类药（二甲双胍）对 AMP 活化的蛋白激酶的影响。

2. 该类药通过非腺嘌呤核苷酸机制活化 AMP 活化的蛋白激酶级联。

3. 增加 2 型糖尿病骨骼肌的 AMP 活化的蛋白激酶。

4. 双胍类和噻唑烷二酮类通过不同的信号途径刺激 AMP 活化的蛋白激酶。当 AMP 减少时，AMPK 抑制糖原、脂肪、胆固醇合成，减少 ATP 的利用；同时通过对脂肪氧化、葡萄糖转运，增加 ATP 的产生。

一、双胍类降糖药

Ungar 于 1957 年首次将双胍类降糖药（BG）用于临床。苯乙双胍（phenformin, dibotin, DBI）和二甲双胍（Metformin, Glucophage）在临床被广泛应用，但苯乙双胍（降糖灵）可以引起严重甚至危及生命的乳酸性酸中毒。在 20 世纪 70 年代，除中国、印度少量应用此药以外，美国、日本已禁用，英、法等欧洲国家将其作为辅助药，不单独使用。二甲双胍在分子结构上与苯乙双胍不同，致乳酸性酸中毒的危险性仅为苯乙双胍的 1/50，故二甲双胍目前被广泛应用。尤其近年其在 2 型糖尿病及并发症控制中的作用，越来越受到重视。在英国前瞻性糖尿病研究（UKPDS）中，23 个医疗中心的 5102 例初诊 2 型糖尿病患者接受了 10 年的随访，结果在超重 2 型糖尿病患者每 1000 例中，二甲双胍降低微血管并发症的发生率 32%，降低心肌梗死发生率 39%，降低中风发生率 41%，降低相关死亡率 42%，降低所有原因死亡率 36%。其有效控制心血管危险因素，促进纤溶，抑制血栓形成；可有效降低空腹血糖及餐后高血糖，改善胰岛素抵抗，不刺激胰岛素分泌，不易发生低血糖等。目前二甲双胍作为肥胖型 2 型糖尿病患者的首选药物。

（一）双胍类药的作用机制

1. 改善糖代谢

（1）增加小肠内糖的无氧酵解、肝糖合成，增强骨骼肌对葡萄糖的摄取和利用；减少肝糖输出。

（2）改善胰岛素抵抗：增加胰岛素受体数量，提高与胰岛素的亲和力，增强胰岛素敏感。

（3）促进胰岛素受体磷酸化，增加酪氨酸激酶活性，改变受体构型，增强信号传递系统。

2. 改善脂代谢

降低血浆胆固醇、低密度脂蛋白、甘油三酯、游离脂肪酸（FFA），升高高密度脂蛋白（HDL-C）。

3. 降低血管并发症危险因素

（1）降低动脉平滑肌成纤维细胞生长，减少上皮细胞增生。

（2）抗凝：抑制血小板积聚，增加纤溶活性，降低血管通透性，增加动脉舒缩力，抑制 PAI-1 激活组织纤溶酶原，纤维蛋白溶解酶干扰ⅩⅢ因子的激活。

（3）控制体重：减少腹部皮下脂肪 11%、内脏脂肪 15%；降低 2 型糖尿病餐后血糖高峰值和高峰延缓，但吸收总量不变。二甲双胍在肠道内积聚高浓度，增加 20% 肠腔对糖的利用。

（4）改善内皮功能：降低终末糖基化产物（AGE）、自由基释放，降低血管内皮损害，降低胰岛素抵抗和高胰岛素血症等。此类药为抗动脉硬化的药物，能降低血管并发症的发生，降低心肌梗死后的再梗死，以及心绞痛和急性血管事件的发生。

（二）适应证

1. 肥胖性 2 型糖尿病患者经饮食控制、运动疗法，血糖控制不满意者。

2. 1 型糖尿病和胰岛素抵抗的 2 型糖尿病应用胰岛素治疗者，与二甲双胍类降糖药联合应用可减少胰岛素用量。

3. 对磺脲类药原发性、继发性失效者与双胍类药物联合应用。

4. 糖尿病伴高脂血症、对磺脲类药有过敏反应者。

（三）不适合及禁忌证

1. 不适合 2 型糖尿病饮食和运动疗法能满意控制血糖者。

2. 不适合 1 型糖尿病患者单独使用。

3. 糖尿病酮症及酮症酸中毒、乳酸性酸中毒、高渗性昏迷、失血、脱水、重症感染者，以及创伤、高热、手术、妊娠、分娩等应激情况下禁用。

4. 肝肾功能损害、慢性胃肠病、消瘦、黄疸者禁用。

5. 有心力衰竭、心肌梗死等疾患或缺氧者禁用。

6. 服用双胍类降糖药后出现严重的恶心、呕吐、腹胀、腹泻等消化道症状而不能耐受者不宜继续使用。老年患者剂量不宜过大，以免出现乳酸性酸中毒。

（四）双胍类药物及用法

苯乙双胍（phenethylbiguanide，phenformin，降糖灵，DBI）：每片 25mg，每次 25 ～ 50mg，3 次 / 日，150mg/d 为极量。此药宜进餐后即时服用。2 ～ 3 小时达高峰，持续时间 6 ～ 7 小时，半衰期 2 ～ 4 小时。此药有厌食、恶心、呕吐、腹胀、腹泻等不良反应；长期大剂量服用可诱发乳酸性酸中毒、酮尿、血小板减少，尤其老年患者应慎用。欧美、日本、英国等许多国家已禁用，我国也已少用。

二甲双胍（metformin，降糖片，dimethlbiguanide）：每片 250mg，每次 250 ～ 500mg，3 次 / 日，服药后 2 小时达高峰，90% 原形从肾脏排泄、半衰期为 1.5 ～ 4.5 小时，2 小时内清除 90%。此药可预防 T2DM 的远期并发症，降低心脏病和中风的风险。

其他品名：格华止每片 500mg 或 850mg，常用量 500mg，1 ～ 3 次 / 日，850mg，2 次 / 日；肥胖者（BMI > 29kg/m^2）1700 ～ 2550mg/d，非肥胖 BMI 低于标准体重 10% 者，1000 ～ 3000mg/d，餐中或餐后服。迪化糖锭（diaformin）、美迪康（medikan）、立克糖（glucominr）、君力达（metformin）为肠溶胶囊剂型。

（五）双胍类药作用特点

双胍类药物促进胰岛素释放，提高胰岛素敏感性；有抗高血脂作用，改善胰岛素抵抗，降低餐后高血糖，使患者不易出现低血糖；有效控体重；使胃肠道浓度为血浆浓度 10 ～ 100 倍，肝、肾、唾液为血浆浓度 2 倍，以原形排出；适合肥胖 2 型糖尿病者、与磺脲类药产生协同作用等。

　　ADPP（美国糖尿病预防计划）27 个临床研究中心，对 3234 例 IGT 超重人群进行大规模干预临床研究，随访 2.8 年，结果显示二甲双胍组（格华止）对糖尿病的进展相对减缓 31%，能改善胰岛素抵抗，延缓 IGT 移向发生 2 型糖尿病，抑制脂肪组织分解，降低游离脂肪酸（FFA）水平，减少对 β 细胞脂毒性，有效改善 β 细胞功能，全面控制血糖，减少微血管、大血管并发症，不诱导产生低血糖。中国也进行了一项为期 3 年的多中心前瞻性研究，评估二甲双胍（250mg，每日 3 次）干预和非药物干预对 321 名 25 岁以上的 IGT 患者的作用，结果二甲双胍组每年 T2DM 发生率为 4.1%，显著低于传统饮食和运动干预组的 8.2%，表明二甲双胍干预可减少 IGT 向糖尿病的转化。英国伯明翰 Aston 大学 Bailey 博士展望了二甲双胍未来的临床应用，胰岛素抵抗是除 T2DM 以外的多种疾病（代谢综合征、多囊卵肿综合征等）的重要特征，Bailey 博士探讨将来二甲双胍在这些领域中也有可能发挥作用。

　　副作用及禁忌：可有恶心、呕吐、腹泻等副作用；对肾功能不全、老年人伴缺血性心功能不全、低血压、慢性呼吸道疾病等缺氧性疾病患者，均易引起乳酸性酸中毒；过量易引起维生素 B_1 吸收不良、肝肾功能损害、心肺功能不全，贫血、孕妇、酗酒、有乳酸中毒史者禁用。急性大量饮酒抑制肝细胞乳酸摄取，加重乳酸升高。

二、噻唑烷二酮类药

　　噻唑烷二酮类药物（thiazolidinediones，TZDs）为 2，4- 二酮噻唑烷结构的衍生物。与现有的磺脲类、双胍类、α - 糖苷酶抑制剂、格列奈类药不同，它不刺激胰岛素分泌，而是通过过氧化物酶增殖体激活受体（PPARγ）调节胰岛素反应性基因转录，增强脂肪、肌肉、肝脏组织对胰岛素的敏感性，抑制肝内糖异生，最终降低胰岛素抵抗（IR）。目前主要品种有噻格列酮（ciglitazone）、英格列酮（englitazone）、罗格列酮（rosiglitazone）、吡格列酮（pioglitazone）。其中罗格列酮、吡格列酮已广泛应用于临床。此外，曲格列酮（troglitazone）由于发现有肝毒性而被停止使用。大量实验研究和临床应用表明噻唑烷二酮类药物能改善胰岛素抵抗和相关代谢紊乱，是一类新型的胰岛素增敏剂，这些衍生物统称为噻唑烷二酮类（TZDs）药。

（一）噻唑烷二酮药作用机制

1. 提高胰岛素敏感性

　　PPARγ 是脂肪、骨骼肌、肝脏等胰岛素敏感组织中一种蛋白。葡萄糖 80% 是在骨骼肌中被利用，骨骼肌内胰岛素敏感性的增加，是噻唑烷二酮药物改善葡萄糖体内平衡的最终效应。PPARγs 是一类由配体激活的转录因子，肥胖患者脂肪组织中 PPARγ2 mRNA 表达增加，PPARγ2/ PPARγ1 比值增大，与体重指数（BMI）呈正比，提示 PPARγ2 参与了脂肪组织的调控。在脂肪组织中，PPARγ 表达最高，能诱导脂肪细胞分化，降低血循环中的游离脂肪酸（FFA）水平，减少脂肪源性肿瘤坏死因子 -a（TNF- α）的分泌，提高胰岛素的敏感性。TZDs 主要作用机制是激活 PPARγ，启动靶基因转录。PPARγ 含有抑制靶基因转录的功能模块（modules）募集共抑制子，抑制靶基因转录。肥胖的非糖尿病和 2 型糖尿病患者骨骼肌中 PPARγ 的表达增加，并与 BMI、空腹血清胰岛素水平呈正相关，这表明内源性受体及其天然配体阻抑了胰岛素作用，促进了胰岛素抵抗的形成，降低 PPARγ 表达。TZDs 可部分改善这种阻抑效应，提高胰岛素敏感性。

2. 改善胰岛素抵抗

TZDs 激活 PPARγ 主要通过下列途径改善胰岛素抵抗：①加强胰岛素信号传导：实验研究提示吡格列酮可逆转受体酪氨酸激酶，降低磷脂酰醇 -3（PI-3）活性，升高 IRS-1 水平，增加脂肪细胞和肝细胞中胰岛素受体的表达。罗格列酮能增加人脂肪细胞中的 PI-3 激酶 P85a 调节亚基的表达。TZDs 能阻止或逆转高血糖对酪氨酸激酶的毒性作用，促进胰岛素底物 -1（IRS-1）的磷酸化等多途径，加强胰岛素信号的传导。TZDs 激活 PPARγ，在转录水平调控 UCPs 的表达，参与能量代谢的调节，进而改善胰岛素抵抗。②增加外周组织对葡萄糖的转运：正常情况下，胰岛素的外周效应是使葡萄糖转运蛋白 4（GluT4）从细胞内移位至细胞浆膜，介导细胞外葡萄糖进入细胞内。研究表明 TZDs 可增强葡萄糖转运子 4（GluT4）活性，直接增加骨骼肌中葡萄糖转运蛋白表达，提高对葡萄糖的利用，使全身葡萄糖摄取增加 44%。③调控脂肪细胞分泌功能：脂肪组织不仅是能量贮备器官，脂肪细胞还可表达，分泌多种激素和细胞因子，包括：瘦素（leptin）、TNA-a、纤溶酶原激活抑制物 -1（PAI-1）等。TZDs 激活 PPARγ，使前脂肪细胞向脂肪细胞分化，增加皮下脂肪组织存储脂肪的空间，减少脂肪的异位沉积，消除脂毒性，可减少胰岛内脂肪，改善 β 细胞功能，调控脂肪细胞的分泌功能，抑制脂肪细胞和血管内皮细胞 PAI-1 的分泌，从而改善胰岛素抵抗和内皮细胞功能紊乱。

3. 提高劳力性心绞痛耐力、内皮细胞功能

Tatsuaki Murakami 对 25 例 2 型糖尿病患者患心绞痛应用噻唑烷二酮，治疗结果显示："噻唑烷二酮可以使伴有糖尿病的劳力性心绞痛患者运动耐力提高，改善内皮功能和胰岛素抵抗。"胰岛素增敏剂激活 PPARγ，调控一系列靶基因转录，显著降低胰岛素抵抗，改善代谢综合征。

4. 降低尿微量白蛋白

微量白蛋白尿是肾脏疾病的标志，也是心血管病变的信号。胰岛素抵抗可引起和加重微量白蛋白尿的排泄。代谢综合征所包括的高血压、脂代谢异常、高胰岛素血症及肥胖均能导致微量白蛋白尿。1982 年，有研究者提出脂质的肾毒性作用理论，经相关试验证实低密度脂蛋白、极低密度脂蛋白、甘油三酯均有肾毒性作用，能促进尿微量白蛋白的排泄。高胰岛素血症可引起高血压，使肾小球内压升高，引起白蛋白尿的发生。肥胖者肾脏负荷过重，可导致肾小球硬化，出现微量白蛋白尿。国外有一项微量白蛋白尿影响心血管死亡率的前瞻性研究，结果显示危险度是 2.25，并随尿白蛋白排泄率的增高，出现显性蛋白尿，其危险度高达 33.9%。文迪雅可有效控制 2 型糖尿病患者微量白蛋白尿的排泄，可显著降低心血管疾病的发生率和死亡率。

总之，胰岛素抵抗导致的一系列病理生理均能引发微量白蛋白尿。TZDs 是一类新型的胰岛素增敏剂，其作用机制见图 10-2。

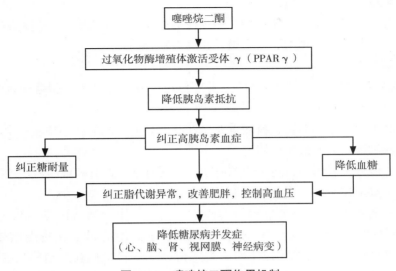

图 10-2 噻唑烷二酮作用机制

（二）噻唑烷二酮药物

1. 文迪雅（avandia，马来酸罗格列酮）

文迪雅是一种高度选择性和高效的过氧化物酶增殖体激活受体 γ（PPAR γ）的激动剂。其主要作用机制为降低胰岛素抵抗，不刺激胰岛 β 细胞分泌胰岛素，通过 PPAR γ 调控胰岛素反应性基因转录，增强脂肪、肌肉和肝脏组织对胰岛素的敏感性，并抑制肝内的糖异生，改善高胰岛素血症，显著降低游离脂肪酸水平、甘油三酯，降低胰岛的淀粉样沉积，减轻 β 细胞的脂毒性。文迪雅为作用最强的噻唑烷二酮药，通过降低胰岛素抵抗和改善 β 细胞功能，使血糖得到稳定的控制。中国 65 个研究中心对 2308 名 T2DM 患者进行文迪雅Ⅳ期开放性临床试验，为期 12 周（3 个月）。结论认为 T2DM 患者单独用文迪雅，或联合磺酰脲类或二甲双胍应用是安全的，耐受良好；血糖控制不佳的 T2DM 患者单一服用文迪雅，或与磺酰脲类、二甲双胍合用可有效降低空腹血糖，具有统计学意义。文迪雅改善胰岛素抵抗能全面控制 T2DM 患者血压、游离脂肪酸、C- 反应蛋白、金属蛋白酶等多个与心血管疾病有关的危险因素。2003 年 ADA 会上 Santa Clara Valley 糖尿病中心一项研究显示，胰岛素抵抗患者无论血糖正常还是 T2DM，经文迪雅治疗后，其循环中炎症标志物水平降低，表明文迪雅具有直接抗炎作用。

文迪雅每片 4mg，初始量每次 4mg，1 次 / 日，经 12 周治疗后，可增加到 8mg/d，1 ～ 2 次 / 日；空腹或进餐时服均可，一次或分次给药。此药生物利用度为 99%，给药后 1 小时达峰浓度，血浆半衰期 3 ～ 4 小时，99.8% 与白蛋白结合，几乎没有原形药从尿液中排泄，给药量 64% 从尿中排泄，23% 从粪便排出。其主要作用为改善胰岛素抵抗，可提高胰岛素敏感性达 91%，改善胰岛 β 细胞功能 60%，能长期稳定控制空腹和餐后血糖，改善脂代谢，降低微血管、大血管并发症的危险因素，能减少 30% ～ 40% 尿白蛋白排泄量，预防心血管并发症。

此药适合饮食和运动控制不佳的 2 型糖尿病患者，老年人和肾功损害的患者对本药耐受性良好，可与二甲双胍类、磺脲类及胰岛素联合使用。

注意事项如下。

（1）本品仅在胰岛素存在的条件下发挥作用，故不适合于 1 型糖尿病酮症酸中毒患者。

（2）本品可引起水钠潴留，有加重充血性心力衰竭的危险，心功能不全者慎用。

（3）妊娠和哺乳妇女避免应用。

（4）肝功能异常者慎用，定期检测肝功能，凡有活动性肝病或转氨酶增高者禁用。

2. 艾丁（pioglitazone，盐酸吡格列酮）

艾丁是一种噻唑烷二酮类抗糖尿病药物，主要作用为激活核受体 PPAR γ，发挥胰岛素增敏作用。PPAR γ 可与所调节基因启动子上游的过氧化物酶增殖体反应元件（PPRE）结合，发挥转录调控作用，提高 mRNA 的稳定性和细胞葡萄糖转运因子 4（GLUTI4），使相应基因表达增加，从而增加细胞对葡萄糖的摄取和利用。艾丁能促进甘油三酯的分解，增加脂肪组织甘油三酯的合成，刺激脂肪细胞的分化，使脂肪细胞的胰岛素敏感性增加，并能增加细胞解偶联蛋白（UCP）和细胞解偶联蛋白 2（UCP2）基因表达，使细胞能量消耗增加。

艾丁每片 15mg，初始每次 15 ～ 30mg，1 次 / 日，使用 10 ～ 12 周后，视 HbA1c、血糖控制情况可增加到 45mg/d，必要时可联合用药。口服此药 30 分钟后血清中可测出，2 小时达峰浓度，半衰期 16 ～ 24 小时。每天一次口服可获得理想的血药浓度。此药 99% 与血清白蛋白结合，大部分口服药以原形或代谢产物通过胆道由粪便排出体外。

此药适合饮食和运动控制不佳的 2 型糖尿病者，中度以下肾功能不全（肌酐清除率 30 ～ 60mL/min）者或可与二甲双胍类、磺脲类、胰岛素联合使用。此药可导致轻度或中度水肿、低血糖、贫血等。

心功能不全、有活动性肝病、血清转氨酶（ALT）高于正常、对本品有过敏者慎用或禁用此药。

3. 其他品名

（1）卡司平（盐酸吡格列酮）：为噻唑烷二酮类口服降糖药，具有高度选择性的过氧化物酶增殖体激活受体 – γ（PPAR γ）的激动剂，能激活 PPAR γ，调节血糖、血脂、胰岛素相关基因转录。受体后水平增加组织对胰岛素的敏感性，降低外周组织及肝脏的胰岛素抵抗，降低血糖，从而改善 2 型糖尿病患者的糖代谢和脂代谢。

卡司平每片 15mg，每次 15 ～ 30mg，1 次 / 日，视血糖情况可增至最大剂量 45mg/d，副作用、禁忌证等与艾丁相同。

（2）瑞彤（pioglitazone hydrochloride，盐酸吡格列酮）：每片 30mg/d，口服，余同艾丁、卡司平，均为盐酸吡格列酮。

第三节 α-糖苷酶抑制剂及降糖新药的研究进展

阿卡波糖（acarbose）是一种 α-葡萄糖苷酶抑制剂（competitive inhibitors of α-glucosidase enzymes，CIGE），是碳水化合物消化过程中最后阶段的竞争性抑制剂，从游动放射线菌属 SE 50 菌株的培养基中获得的天然微生物产物。阿卡波糖（acarbose）以可逆性，延缓肠腔内对双糖、低聚糖和多糖中葡萄糖的释放，并延缓葡萄糖的吸收；降低餐后血糖和血浆胰岛素水平，使全天血糖平稳，降低血浆糖化血红蛋白；减少小肠上段所释放的激素，竞争性地以剂量依赖的形式在小肠黏膜刷状缘与 α-葡萄糖苷酶的低聚糖结合位点结合，增加小肠下段释放的肠胰高血糖素和生长抑素；降低餐后血糖、甘油三酯、胆固醇，单用不出现低血糖；降低餐后血糖的作用优于降低空腹血糖的作用。阿卡波糖与小肠蔗糖酶结合的亲和力比蔗糖大 $10^4 \sim 10^5$ 倍。阿卡波糖特定酶亲和力为：葡萄糖淀粉酶 > 蔗糖酶 > 麦芽糖酶 > 葡聚糖酶。阿卡波糖能延缓碳水化合物的吸收而对葡萄糖的吸收没有直接作用。主要的品名有拜唐苹、卡博平等。

加拿大、欧洲共 9 个国家 40 个研究中心的临床试验（STOP-NIDDM，预防 2 型糖尿病研究）观察阿卡波糖能否阻止 IGT 转化为 2 型糖尿病的作用，随访 3.3 年。结果显示，阿卡波糖可预防、延缓 IGT 人群发生 2 型糖尿病，并可减少心血管事件 49%，减少新发高血压 34% 的危险性。阿卡波糖能减低餐后血糖幅度，缩短高峰与低谷距离，可减少氧化应激，减轻对内皮功能的损害，对降低糖尿病并发症有深远的影响。加拿大多伦多大学 Josse 教授曾在 2003 年巴黎 IDF 会上论述关于阿卡波糖之所以能降低 IGT 患者高血压的原因，认为其是通过降低体重指数（BMI），缩小腰围，降低餐后血糖、甘油三酯等因素而达到降低高血压的发生。Dieter Petzinna 对阿卡波糖临床研究的 meta 分析发现，阿卡波糖治疗可以降低 2 型糖尿病患者心肌梗死风险 68%，心血管事件的风险性下降 41%。

一、α-糖苷酶抑制剂

（一）α-糖苷酶抑制剂作用机制

1. 延缓双糖的消化、吸收

食物中的葡萄糖、果糖、半乳糖等单糖，可在肠上皮细胞的刷状缘处直接吸收，转运至肝脏代谢，部分进入血循环。食物中的碳水化合物为复合糖（聚糖和多糖），复合糖必须在唾液、胰液 α-淀粉酶，肠上皮细胞 α-葡萄糖苷酶的作用下，分解为单糖被吸收。阿卡波糖在小肠上皮可竞争性抑制 α-淀粉酶、葡萄糖淀粉酶及蔗糖酶，以延缓蔗糖、淀粉的消化、吸收，对单糖的吸收无影响。阿卡波糖对 2 型糖尿病患者可降低空腹血糖 10%，餐后血糖 20% ~ 25%（2.75 ~ 3.30mmol/L）。使用初期降糖效应比较轻微，长期应用可稳步提高，单独应用不引起低血糖。UKPDS 对 309 例 2 型糖尿病患者用阿卡波糖，结果显示患者血糖和 HbA1c 降低，具有统计学意义（$P < 0.01$），且能维持 3 年以上。

2. 抑制肠激素

阿卡波糖可调节肠 – 胰岛素轴激素的餐后相关激素血浆浓度，抑制抑胃肽（GIP）、肠促胰液素、C 肽和促胰酶素等餐后在十二指肠和空肠释放，增强 GIP-1 在小肠远端、回肠、结肠的餐后升高。GIP-1 等启动 β 细胞，提高对胰岛素的敏感，同时 GIP-1 延缓胃排空，延迟肠道远端对碳水化合物的吸收，从而调节餐后血糖。

3. 改善脂代谢

阿卡波糖通过降低极低密度脂蛋白（VLDL）的生物合成和减弱餐后高胰岛素血症而降低血甘油三酯水平，对空腹甘油三酯水平的影响，与饮食中脂肪的摄取及代谢控制的总体改善有关。对高胰岛素血症肥胖者，阿卡波糖可减缓葡萄糖对肝脏代谢的影响而达到降低高甘油三酯血症的目的。对高胰岛素血症、超体重、糖耐量低减者，高胆固醇和高游离脂肪酸者，阿卡波糖通过肠内厌氧菌（双歧杆菌、嗜酸菌）降低胆酸盐，使 LDL– 胆固醇在肝脏的摄取加快与肠道细菌改变引起的肠运动增强，增加粪便中胆盐的排泄，降低胆固醇生物合成等机制，改善脂代谢，有利于防止动脉粥样硬化和延缓血管并发症的发生和发展。

4. 改善胰岛素抵抗

胰岛素抵抗是 2 型糖尿病的特征，对糖耐量低减的肥胖者，阿卡波糖通过降低空腹血糖和餐后血糖以降低葡萄糖毒性作用；阿卡波糖可在降低血糖的同时降低空腹胰岛素和改善餐后高胰岛素血症，从而提高胰岛素敏感性。阿卡波糖刺激后降低高胰岛素血症，随着肠促胰岛素激素、GLP-1 的升高及其引起的"启动"效应而改善胰岛素敏感性。

（二）α– 糖苷酶抑制剂的临床应用

α– 糖苷酶抑制剂适用于 IGT、2 型糖尿病患者，其可在饮食控制的基础上配用阿卡波糖（拜唐苹）；非肥胖 2 型糖尿病血糖控制不满意者，可用阿卡波糖加磺脲类或格列奈类降糖药；肥胖 2 型糖尿病血糖控制不满意尤其餐后血糖高者，用阿卡波糖可加双胍类或噻唑烷二酮类药物；对 1 型糖尿病患者配合阿卡波糖可减少胰岛素的用量。

1. 拜唐苹

每片 50mg 或 100mg，开始每次 50mg，3 次 / 日，平均用量为 300mg/d，维持剂量 100mg/d，最大剂量为 600mg/d，应于餐前或与第一口食物一起咀嚼吞服，口服后 2 小时血中浓度可达高峰，半衰期为 8 小时。此药主要在肠道降解，< 2% 的原形药物被吸收进入循环，大部分药物在胃肠道内，由细菌酶的作用分解成葡萄糖、麦芽糖和代谢的中间物；其中 35% 由肠道的微生物菌群吸收，代谢产物 1.7% 以原形从尿中排泄或由粪便排出，全身生物利用度低。

拜唐苹道的不良反应：约 57% 的患者出现不同程度胃肠道不适，其中腹胀有 30%、腹泻有 15%、腹部痉挛性疼痛有 8%、顽固性便秘有 5%。反应程度与剂量有关，建议从小剂量开始缓慢调整到维持量。部分病例出现头痛、头晕、乏力、皮肤瘙痒等。

2. 卡博平

卡博平为国产的阿卡波糖，每片 50mg，开始每次 50mg，3 次 / 日，平均用量为

300mg/d；可竞争性抑制 α-糖苷酶，延缓碳水化合物的分解，减慢葡萄糖吸收，有效降低餐后峰值，同时降低空腹血糖 20～40mg/dL，单用使 HbA1c 降低 0.5%～0.7%，联合应用降低 0.5%～2.1%，效果可维持 1 年以上。此药耐受性良好，适合合并多种并发症、老年糖尿病患者，降低心血管并发症的风险 49%，降低新发高血压风险 34%。本药宜餐前吞服或与食物一起咀嚼，剂量应个体化。不良反应轻微，主要为消化道反应，与拜唐苹类似。

（三）阿卡波糖禁忌证

1. 对阿卡波糖有过敏反应者忌用；单独应用拜唐苹出现急性低血糖反应者忌用。

2. 避免与抗酸药、消胆胺、肠道吸附剂、消化酶制品同时服用，否则可降低降糖效应。

3. 18 岁以下的青年、儿童不宜使用，因尚无资料提示该药对青少年的耐受性。

4. 有明显消化和吸收功能障碍的慢性胃肠功能紊乱者忌用；有胃心综合征、疝气、肠道狭窄、溃疡者等慎用；孕妇忌用。

（四）注意事项

1. 酸剂、肠的吸附剂、胆酸吸附剂及消化系统的酶制剂可以减弱抑制作用。

2. 糖尿病肾病出现进行性肾功能不全者（血肌酐＞3.5mg/dL）宜停用；日本和美国报告了以最大剂量治疗后，少数患者肝脏酶（ALT 和 AST）可逆性升高，未出现肝毒性作用；少数充血性心力衰竭患者用地高辛同时应用拜唐苹可降低地高辛血浆治疗水平，可能因肠动力增加影响地高辛的吸收。

二、降糖新药的研究

糖尿病的特点为血液中葡萄糖过高和葡萄糖被利用不足，其主要原因为机体存在胰岛素抵抗和胰岛素分泌受损。目前已有的降糖药物不能完全改善糖尿病患者的病理生理异常，有关学者正在积极研究和深入探索，或已在临床开始试用新型降糖药。

（一）非注射型胰岛素

胰岛素在糖尿病治疗中具有无可替代的作用和地位，但因注射使患者产生畏惧心理，让胰岛素通过非注射途径已成为国际、国内胰岛素类药物研究的前沿和趋势。

1. 胰岛素毫微胶囊（INC）

胰岛素口服制剂是多年来许多学者希望得到解决，而一直未能解决的难题。现有近十余年来经深入研制出的一种新型药物载体——胰岛素毫微胶囊。

胰岛素毫微胶囊是通过应用改良的半乳液聚合法，制备了氰基丙烯酸正丁酯胰岛素毫微胶囊，包裹 INC 率高达 95%。INC 呈圆形或椭圆形，大小均匀，粒径为 35±5nm。该剂型可保护药物免受胃胰蛋白酶的破坏，而在肠道内吸收、缓释、无毒，可使生物降解有一定组织靶向性。实验证明，糖尿病应用 INC 30U/kg，1 小时发挥作用，4 小时达高峰，降低血糖率为 98%，疗效维持 24 小时，INC 作用强度及时间与剂量呈正相关，是一种很有希望的新型降糖制剂。

2. 吸入型胰岛素

胰岛素经肺吸入是替代胰岛素注射最有希望的途径之一。肺部具有极大肺泡表面积的特殊生理结构，可增快大分子胰岛素的吸收速度，提高生物利用度，同时也符合内源性胰岛素的释放，1 型糖尿病患者可通过吸入胰岛素有效控制血糖。Hompesch 等研究发现，通过肺吸入胰岛素可以更快地产生胰岛素高峰，相当于皮下注射正规胰岛素的 10%～15%。目前正在临床试验阶段，研究设计方法：1 型糖尿病患者参加为期 12 周开放标记试验，随机分为吸入型胰岛素组或皮下注射胰岛素组，并对受试者进行满意度调查。结论：吸入型胰岛素可以作为注射胰岛素以外的另一种首选，是一种实用的非创伤性治疗法，1 型糖尿病患者吸入型胰岛素可维持血糖控制状态，总体满意度高，比皮下注射胰岛素更方便。

3. 其他给药途径

正在研究中的剂型有：口腔喷雾；鼻腔给药，即于餐前即刻喷鼻 2 喷（13U/ 喷）及餐后 20 分钟追加 2 喷，每次均于双侧鼻孔分别喷入，喷入后立即按压鼻翼片刻，以免药液流失。

直肠栓剂、滴眼剂、透皮给药等给药途径，使之符合生理性胰岛素分泌的模式，达到快速、有效、无损伤等目的。这些新型胰岛素已开始进入临床研究阶段，可能成为糖尿病患者更为方便的治疗手段。

（二）胰高糖素类似物

胰高糖素（GG）是胰岛 a- 细胞分泌的一种多肽激素，在糖尿病的病理生理中发挥重要作用。GG 的主要作用为刺激肝糖原加速分解和糖原异生，使血糖升高。胰高糖素类似物是抑制胰岛素拮抗激素的释放或抑制其发挥作用的抑制剂，主要作用于拮抗 GG 靶组织，类似 GG 药物竞争性地与 GG 受体结合，但不活化受体，不启动靶细胞反应。有学者通过改变 GG 结构，使其成为 GG 的拮抗剂。目前有以下两种 GG 的拮抗剂：l- α 三硝酚组氨酸、12 高精氨酸 GG 和 Des–His（Hlu^9）–GG 酰胺，该两种化合物具有良好的降低血糖作用，降糖作用优于生长抑素，主要抑制 GG 的分泌，而达到降低血糖作用。该药目前正在深入研制中。

第四节　糖尿病控制标准

一、血糖控制标准

糖尿病控制标准除血糖外，应包含血脂、血压、胰岛功能及相关的临床症状及体征，详见表 10–2。

表 10-2 WHO 血糖控制标准

血糖（mmol/L）控制	理想	良好	差
空腹	4.4 ~ 6.1	≤ 7.0	> 7.0
餐后 2 小时	4.4 ~ 8.0	≤ 10.0	> 10.0
HbA1c（%）	< 6.2	6.2 ~ 8.0	> 8.0

影响空腹血糖和餐后血糖的主要因素：决定空腹血糖的主要因素为肝脏对胰岛素的敏感性和肝脏对葡萄糖的输出。影响餐后血糖的主要因素：早期胰岛素的分泌；胰高血糖素的分泌；骨骼肌、肝脏、脂肪组织的胰岛素敏感性、肝糖输出、餐后血糖水平、饮食成分（碳水化合物、脂肪、酒精）、进餐后持续时间、胃肠吸收功能等。

此前，ADA 和 EASD 分别发布的糖尿病临床指南对血糖理想控制目标的建议不统一。ADA 指南将血糖理想控制目标定为 HbA1c < 7%；EASD 和国际糖尿病联盟（IDF）则推荐血糖控制目标为 HbA1c < 6.5%。在 2006 年，ADA/EASD 达成了一致意见，即将 HbA1c ≥ 7% 作为 2 型糖尿病启动治疗或调整方案的判断标准。这将有助于消除许多医生的迟疑，使他们认识到，只要血糖不达标就应该开始治疗或改进方案。

二、血脂控制标准

血脂控制标准见表 10-3。

表 10-3 血脂控制标准（mmol/L）

控制	理想	良好	差
总胆固醇（TC）	≤ 4.5	≥ 4.5	≥ 6.0
HDL- 胆固醇（HDL-TC）	> 1.1	1.1 ~ 0.9	< 0.9
甘油三酯（TG）	< 1.5	> 2.2	≥ 2.2
LDL- 胆固醇（HDL-TC）	< 2.5	2.5 ~ 4.4	> 4.5

相关研究资料表明：HDL-C 为糖尿病患者冠心病重要的预测因素、TG 为糖尿病冠心病的独立危险因素；LDL-C 是导致动脉硬化的重要基础，是糖尿病冠心病的重要危险因素。

三、血压、体重指数控制标准

血压、体重指数控制标准见表 10-4。

表 10-4 血压（mmHg）、体重指数（BMI）控制标准

控制		理想	良好	差
血压（收缩压 / 舒张压）		< 130/80	139/80 ~ 140/90	≥ 140/90
体重指数（BMI）	男性	< 25	< 27	≥ 27
	女性	< 24	< 26	≥ 26

四、胰岛功能标准

进行血浆胰岛素、C 肽、胰高血糖素释放试验。测定空腹及糖负荷后 1、2、3 小时胰岛素、C 肽、胰高血糖素，以此判断胰岛 β 细胞功能的受损程度。

五、血管并发症控制标准

通过对糖尿病患者进行长期随访，了解患者所出现的心、脑、肢体等大血管病变及肾、视网膜、神经等微血管病变的情况，见表 10-5。

表 10-5　糖尿病症状、体征控制标准

项目	满意	较好	一般	差
冠心病（心电图）	正常	T-ST 轻度改变	T-ST 明显改变	可出现异常 Q 波
脑梗死（CT）	正常	局灶梗死	中度梗死	大面积梗死
肢体疼痛	无	间隙性痛	静息痛	剧痛
血管发凉	无	轻度发凉	凉而紫暗	厥逆青紫
足背动脉搏动	正常	轻度减弱	明显减弱	消失
视网膜（眼底）	正常	Ⅰ～Ⅱ度	Ⅲ～Ⅳ度	Ⅳ～Ⅵ度
神经病变	无	异样感觉	麻木	明显麻木，灼热感
BMI（kg/m^2） 男性 女性	 	 ＜25 ＜24	 ＜27 ＜26	 ≥26 ≥26
三型辨证主要症状				
阴虚热盛	无多饮多食	略有多饮多食	明显多饮多食	烦渴易饥
气阴两虚	无乏力多汗	活动乏力多汗	略活动气短多汗	静息气短多汗
阴阳两虚	无怕冷浮肿	略感怕冷虚浮	明显怕冷水肿	四肢厥逆、水肿

第五节　启动和调整 2 型糖尿病干预治疗措施

现有的 2 型糖尿病干预治疗措施主要是生活干预及磺脲类、双胍类、噻唑烷二酮类、胰岛素、α-糖苷酶抑制剂、格列奈类、肠促胰岛素类、胰淀粉样多肽类似物等。2006 年 ADA/EASD 专家为了方便临床医师的工作，做出了有关治疗步骤和胰岛素的启动和调整方案（图 10-3、图 10-4）。

一、早期启动二甲双胍治疗

2 型糖尿病是一种和不良生活方式有关的疾病。2006 年 ADA/EASD 共识中，将以改善血糖、血脂、血压、降低体重为目标的生活方式干预，作为新发 2 型糖尿病起始治疗的重要组成部分，并贯彻始终。ADA/EASD 共识建议，2 型糖尿病一旦确诊就应联合生活方式干预和二甲双胍治疗，因二甲双胍能有效降低血糖，不增加体重，价格便宜，独立使用不易发生低血糖，UKPDS 证实其对大血管有保护作用。在共识中，体重未被作为选择首选用药的依据。

二、基础胰岛素干预的共识

2006 年 ADA/EASD 专家在应用二甲双胍治疗糖尿病达成共识，其中将基础胰岛素治疗（睡前使用长效胰岛素类似物甘精胰岛素或中效胰岛素）与磺脲类药和胰岛素增敏剂放在相同的二线治疗地位。

在剂量调整过程中不推荐使用预混胰岛素；如果短效和长效的比例与预混胰岛素相同，可以在早餐前和晚餐前使用。共识指出对于分解代谢紊乱的 2 型糖尿病患者，单用二甲双胍治疗使血糖达标较困难者，此时应首选胰岛素联合生活方式干预。严重分解代谢紊乱的糖尿病是指空腹血糖＞ 250mg/dL（13.9mmol/L），或随机血糖＞ 300mg/dL（16.7mmol/L），或 HbA1c ＞ 10%，或出现酮体，或出现多饮、多尿、体重下降等，此时需要快速调整胰岛素剂量来尽快使血糖达标。

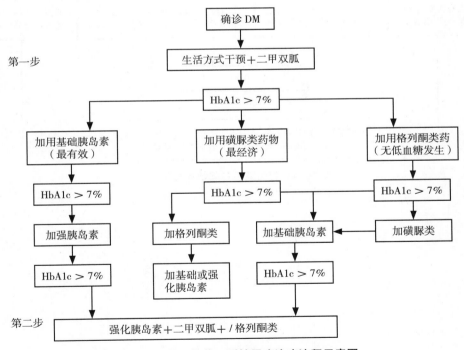

图 10-3　共识推荐 2 型糖尿病治疗流程示意图

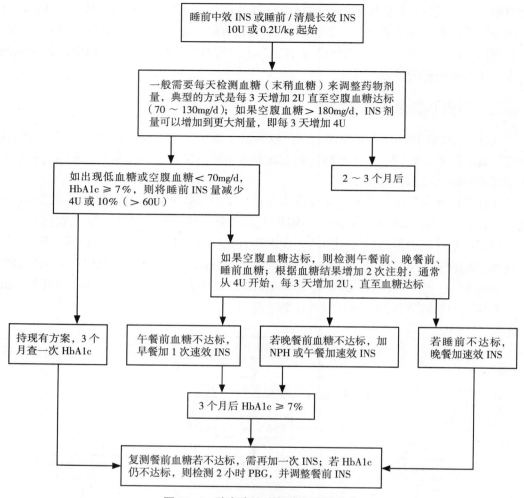

图10-4 胰岛素治疗起始和优化方案

第十一章
胰岛素

1921 年 Banting 和 Best 发现了胰岛素，1922 年 Burrow 首次将其应用于临床，开创了胰岛素治疗糖尿病的新纪元。80 多年来，随着对胰岛素研究的深入，胰岛素得到了迅速的发展。早期从动物（猪、牛）胰腺中提取胰岛素，1956 年测定出胰岛素的分子结构和氨基酸排列顺序。1965 年我国首次合成牛胰岛素，1969 年阐明胰岛素是多肽的三维结构，1970 年应用重组 DNA 技术合成人胰岛素，并研制出单组分（MC）胰岛素，1979 年用酶化学法将猪胰岛素分子中的 B30 丙氨酸改变为苏氨酸，制成半合成人体胰岛素（SHI），这种胰岛素无免疫源性副作用。

早期速效胰岛素为酸性溶液，易溶解但皮下注射较痛，于是应用基因工程将胰岛素分子 A9 丝氨酸和 B27 苏氨酸的 –OH 基改成 –COOH 基等点降低疼痛，中性溶解度升高，使皮下吸收完全。

总之，研究者通过临床应用胰岛素不断积累经验，胰岛素剂型不断改进、纯化，分子结构日趋完善。2003 年第 18 届 IDF 会上，许多学者提出多种替代常规胰岛素治疗的方法，为患者的选择提供了方便。

第一节　胰岛素的生理功能

胰岛素主要作用在肌肉、肝、脂肪等组织中，促进糖、脂肪、蛋白质等三大物质的合成、贮藏、分解代谢等。

胰岛素是一种合成代谢的激素，主要活性作用如下。

1. 促进葡萄糖氧化、代谢，降低血糖。
2. 促进氨基酸、脂肪酸、K^+、Mg^{2+} 进入细胞。
3. 促进肝糖原、肌糖原、脂肪、蛋白质合成。
4. 抑制糖原分解、糖异生，抑制脂肪和蛋白质分解，抑制酮体生成。

一、胰岛素对糖代谢的作用

（一）促进合成

胰岛素通过促进葡萄糖进入肌细胞、脂肪细胞、肝脏，抑制糖原磷酸化酶活性，提高糖原合成活性，促进糖原合成；加强葡萄糖磷酸化，增加葡萄糖转运，增加葡萄糖利用和摄取。

（二）抑制分解，增加糖原储存

胰岛素通过抑制糖异生，抑制酮体生成，促进糖酵解，抑制肝糖原、肌糖原的分解和增加糖原储存。肝脏最多可贮备糖原达 100 ～ 110g，约相当 440kcal 的热量，增加肌糖原合成和贮备。体内肌肉组织贮存糖原 500 ～ 600g，这些是在葡萄糖 –6– 磷酸酶的作用下合成，当肌肉组织中缺乏葡萄糖 –6– 磷酸酶，糖原就不能转化为血糖被利用，而转化为乳酸，进一步在肝脏中转化为葡萄糖。

二、胰岛素对脂肪代谢的作用

（一）增加脂肪合成

组织中的脂肪以甘油三酯的形式贮存，为机体能量贮备的最好形式。胰岛素通过诱导脂蛋白酯酶，促使脂肪吸收，促进葡萄糖进入脂肪内，增加脂肪细胞摄取 FFA，增加 LPL 活性，增加 FA 合成，增加甘油 – 磷酸合成，增加 FA 酯化成 TG，促进甘油三酯的贮存。胰岛素能增加甘油三酯、胆固醇、低密度脂蛋白的合成。

（二）抑制脂肪分解

胰岛素增加脂蛋白酶的合成（脂肪组织或其他血管内皮细胞的脂蛋白酶），促进循环中脂蛋白甘油三酯的水解；促进葡萄糖进入脂肪细胞，以增加甘油三酯合成所需的 α – 甘油磷酸脂的含量；α – 甘油磷酸脂是游离脂肪酸转化为甘油三酯的脂化过程中所必需的物质。胰岛素可抑制细胞内脂肪酶（又称激素敏感性酶）的活性，从而抑制甘油三酯水解，增加贮备。

三、胰岛素对蛋白质代谢的作用

（一）增加蛋白质合成

胰岛素在肌肉组织中，通过增加氨基酸的摄取和转运并刺激核糖体蛋白的合成，促进蛋白质的合成，降低蛋白分解。

（二）增加核酸合成

胰岛素通过组织增加对核酸的摄取，提高 DNA、RNA 合成，促进细胞分裂及促进细胞某些方面的分化等作用，从而促进核酸的合成。

四、胰岛素的分泌和代谢

（一）胰岛素的分泌时相

第一时相：快速分泌相（细胞接受葡萄糖刺激，在 0.5 ～ 1 分钟的潜伏期后，出现快速分泌峰，持续 5 ～ 10 分钟后下降。

第二时相：延迟分泌相在快速分泌相后，出现的缓慢但持久的分泌峰，位于刺激后 30 分钟左右。

（二）胰岛素的代谢

1. 基础分泌：人体内基础胰岛素每天约分泌 24U。
2. 餐后分泌：每天分泌 24 ～ 26U。
3. 低血糖时：当机体血糖 < 30mg/dL 时，则停止胰岛素的分泌。
4. 内源胰岛素：先进入肝脏，50% ～ 60% 在肝脏代谢。
5. 门脉血胰岛素：是外周动脉的 2 ～ 3 倍，是静脉的 3 ～ 4 倍。
6. 半衰期：内源胰岛素半衰期为 4 ～ 5 分钟，静脉外源胰岛素半衰期为 20 分钟。
7. C 肽：5% 在肝脏代谢，C 肽半衰期为 11 分钟，C 肽外周血浓度是胰岛素的 5 倍。
8. 胰岛素一般不与血浆蛋白结合，但胰岛素与胰岛素抗体结合，这种结合使血浆胰岛素的作用时间延长。
9. 胰岛素的清除：主要在肝脏和肾脏，流经肝脏的胰岛素约 40% 被肝脏提取和代谢分解，肝脏、肾脏、周围组织对胰岛素的代谢清除率比分别为 6 : 3 : 2。

五、影响胰岛素释放和代谢相关因素

（一）营养物质

1. 葡萄糖：有效刺激浓度为 4mmol/L（72mg/dL），最佳应激浓度范围 5.0 ～ 17.4mmol/L（100 ～ 300mg/dL）。
2. 氨基酸：能增强葡萄糖对胰岛素分泌的刺激作用。

（二）神经系统

1. 交感神经兴奋，升糖激素释放增加，血糖升高。
2. 副交感神经（迷走神经）兴奋时，餐后血糖升高，刺激迷走神经兴奋，引起胰岛素分泌增加，血糖下降。

（三）内分泌系统

1. 胰岛激素：胰升血溏素、生长激素抑制激素分泌增高，血糖升高。
2. 胃肠激素：胰泌素、胆囊收缩素、胃泌素、抑胃肽等使血糖升高。

3. 其他升血糖素：生长激素、肾上腺皮质激素、儿茶酚胺等。

（四）药物因素

1. 钾离子通道激动剂：有各种降压药，如长压定、利尿剂等。
2. 钾离子通道阻滞剂：磺脲类药。
3. 钙离子通道激动剂。
4. 钙离子通道阻滞剂：硝苯地平、尼莫地平、尼群地平等。

（五）其他因素

1. 饥饿：糖代谢减慢，胰岛素分泌减少。
2. 运动：外周组织对胰岛素敏感性增强，胰岛素分泌减少。
3. 年龄：衰老使胰岛 β 细胞对葡萄糖反应性降低，胰岛素快速反应迟钝。

第二节 胰岛素的剂型

一、胰岛素分类

（一）胰岛素按作用时间分类

1. 超短效：速效胰岛素类似物，如 aspart、lispro。
2. 短效胰岛素：actrapid。
3. 中效胰岛素：锌或鱼精蛋白悬浊液（NPH）。
4. 长效胰岛素：锌悬浊液（PZI）。
5. 长效胰岛素类似物：detemir、glargin。

（二）胰岛素按制备来源分类

1. 动物胰岛素：猪胰岛素、牛胰岛素。
2. 人合成胰岛素：主要为大肠杆菌、酵母杆菌两种人工合成方式，分半生物合成人胰岛素、基因重组人胰岛素、预混人胰岛素。
3. 胰岛素类似物：速效胰岛素类似物、预混胰岛素类似物、长效胰岛素类似物。

（三）药用胰岛素按纯度、剂型、分类

1. 传统动物胰岛素

此为一种最早用于临床的粗制剂、结晶动物胰岛素。牛胰岛素分子结构中有三个氨基酸（A8、A10、B30），与人胰岛素不同。猪胰岛素仅 B30 位的一个氨基酸不同于人胰岛素，与人胰岛素更近似，免疫源性小等，故猪胰岛素较牛胰岛素应用更为广泛。目前国内常用的剂型有：RI、CZ、PZI、NPH，以及长效含锌胰岛素。这些胰岛素虽经多

次结晶，仍然含有2%～5%杂质。国产普通胰岛素进行层析可有A、B、C三个峰：A峰含有5%～6%胰蛋白酶、胰多肽、杂质；B峰含有3%～4%胰岛素原，1万～4万ppm和降解胰岛素；C峰才是胰岛素。由于不纯则易引起局部或全身过敏反应，皮下脂肪萎缩，以致产生胰岛素抵抗等副作用。

2. 纯化胰岛素

从猪或牛胰腺中提取的，经层析去除杂质的胰岛素称纯化胰岛素，按纯化程度又分如下两种。

（1）单峰胰岛素：系指从动物胰腺提取的胰岛素，反复经过凝胶过滤层析、沉淀、结晶等一系列纯化过程，除去大部分高分子蛋白质，在色谱图上只呈现一个峰，则称为单峰胰岛素。其纯化度达98%，胰岛素原含量低于1/1000（5～10ppm），胰腺中无其他激素等杂质。

单峰胰岛素特点：杂质少，副作用低；免疫源性低，则抗胰岛素抗体少；剂量相对稳定；目前国内某制药厂所生产单峰胰岛素，又名中性单峰胰岛素。

单峰胰岛素缺点：动物胰岛素在化学结构上与人的胰岛素相似，可产生胰岛素抗体；含有锌和鱼精蛋白，易发生过敏反应；注射部位吸收缓慢，使血循环中胰岛素不能迅速达高峰。

（2）单组峰胰岛素：是在单峰胰岛素的基础上进一步用离子层析法纯化，除去胰岛素原、胰岛素衍生物及胰腺多肽等。其纯度达99%以上，胰岛素原低于10ppm，又称高纯度胰岛素。

本剂型特点：生物效价高，不良反应少，当普通胰岛素换成单组分胰岛素时，剂量应适当减少，以免发生低血糖。

二、传统动物胰岛素

由猪、牛的胰腺中提取胰岛素，按其发挥作用的时间和作用持续时间分短、中、长效（表11-1）。

表 11-1　常用动物胰岛素剂型表

品名	类别	最强作用时间（h）	开始作用时间（h）	药效持续时间（h）	来源	两种混合后的胰岛素类别
普通胰岛素（RI）	短效	0.5～1	2～4	6～8	猪、牛	RI+PZI
结晶锌胰岛素（CZI）	短效	0.5～1	2～4	6～8	猪、牛	CZI+PZI
低鱼精蛋白锌RI（NPH）	中效	1～2	6～12	24～28	猪、牛	RI+NPH
鱼精蛋白锌RI（PZI）	长效	4～6	14～24	>36	猪、牛	RI+PZI

（一）短效胰岛素

短效胰岛素又称正规胰岛素或普通胰岛素，其作用特点及使用范围如下。

1. 该剂型具有吸收快、生效快、作用持续时间短等特点，需每日于三餐前注射，必要时睡前加一次，使其在血液中维持恒定浓度。

2. 初次使用胰岛素者，宜选用生效快、作用时间短的普通胰岛素，便于调节。

3. 糖尿病酮症酸中毒、非酮症性高渗昏迷、乳酸性酸中毒者，在抢救时需用普通胰岛素静脉滴注，以便及时控制高血糖，纠正酸中毒，调节糖代谢紊乱。

4. 有糖尿病并发重度感染、进行较大手术、严重创伤、经受强烈精神刺激、急性心肌梗死等应激情况者，宜用短效胰岛素，便于控制病情。

（二）中效胰岛素

本品为含低鱼精蛋白锌胰岛素制剂，其发生效应较普通胰岛素为慢，作用时间较长。主要适用于糖尿病患者经普通胰岛素治疗后，病情得到控制，为减少注射次数，可与普通胰岛素联合使用。在体内两者各自发挥作用，所以其比例通过调节，以达到满意控制血糖为度。由于本剂型作用缓慢，不能很好控制餐后血糖，所以一般不单独使用，只适合胰岛尚有分泌胰岛素能力，餐后血糖升高幅度不太高者。本品不宜静脉途径给药，不宜应激时作为抢救之用。

（三）长效胰岛素

长效胰岛素是一种吸收缓慢，生效时间长，在体内停留时间较长的含锌胰岛素。本品适用于经短效或中效胰岛素治疗后，病情控制满意、稳定，为了降低患者痛苦，减少注射次数，可与普通胰岛素联合使用。一般不作单独使用，宜与短效胰岛素配合。每1 单位长效胰岛素与 1 单位普通胰岛素结合产生 2 单位长效胰岛素，所以为了控制餐后血糖，普通胰岛素必须多于长效胰岛素，其比例根据血糖情况进行调整，一般可按3：（1.5 ~ 2）相互结合，而发挥控制血糖作用。长效胰岛素仅做皮下注射，不能用于静脉输注。本品含有鱼精蛋白锌，易产生胰岛素抵抗，鱼精蛋白锌易在皮下沉积，并与体内凝血酶原结合形成不溶解物质，而引起淋巴管阻塞等副作用，应引起注意，其不宜用于抢救。

三、合成人胰岛素

（一）半合成胰岛素

人与猪胰岛素只有一个氨基酸之差，20 世纪 70 年代，研究者们为置换这个氨基酸曾做了不少努力。至 1978 年 Homandberg 等发现，在水和有机溶媒的混合溶剂中，蛋白酶的水解可以逆转形成新的肽键。1981 年 Markussen 等以猪或牛胰岛素为原料，在上述溶液中加猪胰蛋白酶及苏氨酸脂，反应结果：猪胰岛素 B30（丙氨酸）被切割，换置上苏氨酸脂，成功地完成了氨基酸置换反应。进而进行纯化人胰岛素酯，水解脱酯，得到人胰岛素。20 世纪 80 年代初期，人胰岛素由丹麦 NOVO 公司生产，大量投放市场。临床与实验证明，这种半合成胰岛素的效价（26.7U/mg）与单组分胰岛素相同，免疫原性低。

（二）生物合成人胰岛素

Coeddel 等于 1978 年用大肠杆菌 E 发酵，分别合成了人胰岛素的 A 链和 B 链，然后经硫键两链合成一个完整的人胰岛素分子。1986 年 Frnk 等用另外途径，即先用生物合成人胰岛素原，再用胰蛋白酶的羧肽酶切去 C- 肽而得到人胰岛素。Novo Nordisk 公司目前采用这种技术合成生产胰岛素，经过提取、纯化，可获得高纯度与人体内源性胰岛素结构完全相同的胰岛素。

生物合成人胰岛素的特点：吸收比动物胰岛素快，免疫原性极低，纯度达到 MC 胰岛素标准。胰岛素原含量＜ 1ppm，不含胰多肽、胰升糖素、VIP 及 SS 等存在胰腺中的激素，细菌蛋白含量＜ 4ppm，几乎无抗体，故生物合成人胰岛素是一种安全有效的方法。

1998 年中国甘忠如博士等研制出中国第一支基因重组人胰岛素注射液，2001 年成功研制出速效人胰岛素类似物赖脯胰岛素——甘舒霖，2002 年研制出人胰岛素类似物甘精胰岛素——长秀霖。

（三）合成人胰岛素剂型

1. 短效胰岛素（actrapid HM）

短效胰岛素为中性可溶性胰岛素，注射后半小时发挥作用，1 ～ 3 小时作用达高峰，在体内持续作用 8 小时。

2. 中效胰岛素（protaphane HM）

中效胰岛素是一种乳白色混悬液体，相当于普通胰岛素和长效胰岛素 2∶1 的混合胰岛素，注射后 1.5 小时发挥作用，4 ～ 12 小时达高峰，持续作用时间 24 小时。由于含有中性低鱼精蛋白锌胰岛素（NPH），注射后要待鱼精蛋白分解释放出游离胰岛素才能发挥作用，以延长作用时间为目的。这和长效鱼精蛋白锌胰岛素（PZI）不同，NPH 中胰岛素没有剩余与普通胰岛素配合，故各自发挥作用。

3. 预混胰岛素（actraphane HM、mixtard HM）

预混胰岛素有两种混合：30R 和 50R 水溶性 actrapid HM 的混合胰岛素。

目前在国内常用的产品有诺和灵、优泌林、甘舒霖。规格有短效、中效、预混70/30、50/50 等。具体剂型见表 11-2。

表 11-2　常用不同规格胰岛素及药代动力学

剂型	规格	化学名称	起效（h）	达峰（h）	持续（h）
注射（用针管）	40U/mL × 10mL	短效中性	＜ 0.5	1 ～ 3	8
N	40U/mL × 10mL	中效 INS 低精蛋白锌 INS	1.5	4 ～ 12	24
N 笔芯	100U/mL × 3mL	中效 INS	1.5	4 ～ 12	24
70/30 笔芯	100U/mL × 3mL 30% R+70% N	双时相低精蛋白锌 INS	＜ 0.5	2 ～ 8	24
50/50R 笔芯	100U/mL × 3mL	双时相 低精蛋白锌 INS	＜ 0.5	2 ～ 8	24

4. 胰岛素类似物

胰岛素类似物 insulin aspart 的特性：独特的人胰岛素类似物，使用基因技术重组而成，B28 位的脯氨酸（Pro）被天门冬氨酸（Asp）所替代，减少六聚体聚合反应。

（1）诺和锐：为新一代速效胰岛素注射液，由门冬氨基酸替代人胰岛素 B28 脯氨酸生物合成人胰岛素类似物。此胰岛素降低胰岛素分子多聚体，提高吸收率，保持人胰岛素生物特性。可在餐前或餐后注射，注射方式灵活，可使血糖得到良好控制；吸收稳定，不同注射部位起效时间相同，保证效果一致；起效快，达峰快，恢复快，恢复基础状态；能模拟生理性胰岛素分泌模式。

（2）预混速效胰岛素类似物诺和锐 30：含 30% 门冬胰岛素，70% 精蛋白结合的结晶门冬胰岛素作为 30R 的替代产品，减少注射次数，更好控制餐后血糖，减少低血糖危险，适合于大多数 2 型糖尿病患者。

优点：预混速效胰岛素类似物诺和锐 30 由速效胰岛素类似物及精蛋白结晶胰岛素类似物合成，保持速效胰岛素类似物起效快的特点，补充糖尿病患早期相胰岛素不足，提供平稳基础胰岛素补充，有效控制餐后血糖。该胰岛素更接近生理性胰岛素分泌模式，门冬胰岛素吸收迅速，控制餐后高血糖，精蛋白门冬胰岛素结晶提供基础胰岛素水平，可良好控制餐后 1 小时和 2 小时血糖，更好地降低 HbA1c 效果。适合于低血糖发生较少，有更灵活的生活方式者，其在胰岛素泵中使用，较普通胰岛素对血糖的控制更有效。

（3）优泌乐：是一种理想的长效胰岛素类似物，其化学结构为在人胰岛素 B 链增加两个精氨酸（B31–B31– 精氨酸），并以甘氨酸替代 A 链 21 位的天冬酰氨酸，使其等电点由 5.4 变为 7.0，从而使优泌乐在酸性环境下（PH4）为澄清溶液，注射前无需混匀。注入皮下后，其在机体的中性环境下形成微颗粒，并缓慢由六聚体分解为二、单聚体吸收，从而产生维持 24 小时的平稳、无峰值的作用，因此每天只需注射一次，注射时间灵活（早、中、晚、睡前），提高了治疗的顺应性，低血糖发生事件低于 NPH 胰岛素，对改善 HbA1c 较 NPH 胰岛素更显著。持续作用 24 小时无峰值的长效胰岛素优泌乐，可作为补充基础胰岛素。应用后 15 分钟起效，1 小时达峰，持续 3.5 小时，能良好控制餐后血糖，减少波动，减少并发症。

DCCT 研究显示胰岛素强化治疗可降低各种并发症的发生率，但胰岛素强化治疗会增加低血糖的发生，应用优泌乐可以简化 1 型糖尿病的胰岛素强化治疗。

（4）赖脯胰岛素（甘精胰岛素）：为模拟生理分泌基础胰岛素。此胰岛素根据"分子伴侣"理论，应用基因重组人胰岛素的第三代生产工艺，生产可控性强，一次完成复性和酶切，减少杂质。最近有专家对 1786 名参加研究的患者进行研究，结果显示，来得时（甘精胰岛素）的低血糖发生率比 NPH 胰岛素低 23%，夜间低血糖较 NPH 胰岛素低 39%，来得时使 HbA1c 比 NPH 胰岛素低 0.87%（分别为 5mmol/L 和 6.7mmol/L）。

在临床使用的长效胰岛素类似物来得时（lantus、甘精胰岛素）与 NPH 相比降低发生低血糖的概率，并能更好地控制血糖。"工欲善其事，必先利其器"，糖尿病患者要想更好控制血糖，除控制饮食、运动、血糖监测等利器外，还需要采用更好的治疗手段和治疗策略。甘精胰岛素是更符合生理的长效基础胰岛素。

（5）胰岛素 detemir：是一种新的基础胰岛素类似物（目前正接受欧洲和美国权威部门审查），其分子中含有的脂肪酸与皮下组织和血流中的白蛋白结合，缓慢而稳定地释放胰岛素 detemir。这种独特的延长作用的方式可预见对血糖的控制。应用此胰岛素后血糖水平更平稳，低血糖风险降低，不引起体重增加。研究证实 detemir 联合速效胰岛素类似物 aspart 的基础负荷给药对血糖控制更佳，能减少低血糖事件发生。

第三节　胰岛素治疗

一、胰岛素适应证

凡胰岛 β 细胞功能衰竭，胰岛素绝对缺乏，或胰岛素生物效应降低所致胰岛素抵抗等使血糖难以得到控制者，均可选用胰岛素进行替代治疗。

（一）1 型糖尿病（1TDM）

1 型糖尿病多见于儿童、青少年、部分成年糖尿病患者。这些患者由于胰岛 β 细胞分泌胰岛素的功能减弱以致丧失，使内源性胰岛素绝对不足，必须依赖外源性胰岛素。部分患者经治疗后，使残存的胰岛素分泌功能恢复，则可进入蜜月期，在 3～6 个月内，暂时不用胰岛素，改用口服降糖药。蜜月期过后仍然需要胰岛素治疗。

（二）2 型糖尿病急性并发症、应激情况

2 型糖尿病患者出现酮症酸中毒、非酮症性高渗性综合征、乳酸性酸中毒等必须立即应用胰岛素治疗，或因重症感染、大型手术、严重外伤、强烈精神刺激以及急性心肌梗死、脑卒中等应激情况，须应用胰岛素治疗，直至消除应激因素，病情稳定则可改用口服降糖药。

（三）口服降糖药发生继发性失效

2 型糖尿病患者经饮食控制、运动疗法和长期大剂量口服多种降糖药治疗后，血糖逐渐升高，而病情不能得到满意控制，表明发生继发性失效，宜短期内应用胰岛素治疗。视病情好转，患者产生蜜月期时可改用口服降糖药，此时降糖药剂量较用胰岛素前明显减少。

（四）糖尿病慢性并发症

糖尿病患者并发冠心病、心肌梗死、脑血管病、脑梗死、视网膜病变、眼底出血、糖尿病肾病肾功能不全、糖尿病心脏病心功能不全、肢体血管病变、坏疽疮口经久不愈合、糖尿病性神经病变及肝脏病变等严重慢性并发症者，宜用胰岛素治疗。

（五）糖尿病妊娠

糖尿病妊娠患者尤其是进入分娩期，或希望生育而多次流产或死胎的糖尿病妇女，可应用胰岛素治疗，以利于正常受孕和胎儿正常发育。

（六）糖尿病营养不良或合并结核病

难以分型的显著消瘦糖尿病患者（BMI $< 18.5kg/m^2$）合并结核病者，宜用胰岛素与抗痨药联合应用，利于结核和血糖的控制。

（七）严重皮肤瘙痒症

糖尿病患者出现严重皮肤瘙痒症，尤其女性外阴瘙痒，用其他方法治疗，症状得不到缓解者，可用胰岛素治疗，控制血糖有助于瘙痒症的缓解。

（八）其他特殊性糖尿病综合征

凡继发于胰源性（胰腺炎、胰腺切除）、垂体瘤、库欣综合征等内分泌、外分泌疾病引起糖尿病综合征，遗传缺陷或免疫介导胰岛 β 细胞功能受损所致的糖尿病，需要胰岛素治疗。

二、胰岛素治疗目的与给药方法

（一）治疗目的

1. 缓解高血糖引起的症状，防治严重代谢紊乱，预防糖尿病酮症及酮症酸中毒。
2. 预防或延缓心、脑、肢体等大血管和肾、视网膜微血管病变等并发症，改善生活质量，延长寿命。

（二）给药方法和途径

有下列方法与途径：皮下注射、肌肉注射、静脉输注、胰岛素泵输注等。目前正在研究中的给药方式：黏膜吸收、鼻腔吸入、口服。

三、2型糖尿病胰岛素补充治疗法

（一）睡前加中效胰岛素的依据

1. 中效胰岛素最大活性是在睡前（10pm），用药后 8 小时达峰值，正好抵消 6：00～9：00 之间所增加的胰岛素抵抗（黎明现象）。
2. 降低空腹血糖：中效胰岛素能减少夜间肝糖异生，降低空腹血糖，最低的血糖水平常出现在病人醒来时（7am），易于自我监测血糖，避免出现低血糖，患者依从性好，操作简单、快捷。

（二）加中效胰岛素的方案

1. 加中效胰岛素的分组

（1）睡前 INS+ 胰岛素促泌剂。

（2）睡前 INS+ 二甲双胍。

（3）睡前 INS+ 胰岛素促泌剂 + 二甲双胍。

（4）睡前 INS+ 早上 INS，睡前 NPH 按空腹血糖由病人自己调节。

四种方案结果比较见表 11-3。

2. 起始剂量

1U/mmol/L 空腹血糖。

3. 调节剂量

FPG > 8mmol/L（144mg/dL）×3 次，+4U。

FPG > 6mmol/L（108mg/dL）×3 次，+2U。

表 11-3　四种方案结果比较

	基础 INS 格列本脲	基础 INS 二甲双胍	基础 INS 格列、双胍	基础 INS 晨 INS
HbA1c（%）	-1.8	-2.5	-2.1	-1.9
体重（kg）	3.9±0.7	0.9±1.2	3.6±0.8	4.6±1.0
低血糖平均次数 / 例年	3.4±1.0	1.8±0.4	3.3±1.6	3.9±1.6
INS 年终剂量 IU/ 晚	24±3	36±9	20±3	24±3

注：用格列本脲及 2 次 INS 者，基础 INS 剂量较小与低血糖较多的限制性有关。

（三）加中效胰岛素的建议

1. 晚 10 点后使用中效或长效胰岛素。

2. 初始剂量为 0.2U/kg 体重。

3. 监测血糖，3 日后调整剂量，每次调整量在 2 ～ 4U。

4. 空腹血糖控制在 4 ～ 6mmol/L（个体化）。

（四）加中效胰岛素治疗小结

1. 以口服降糖药为基础，联合胰岛素：一般睡前用 NPH，FPG 控制满意，白天餐后血糖可以明显改善。为改善晚餐后血糖，考虑早餐前 NPH 联合口服降糖药。

2. 每日＞ 2 次胰岛素注射，可考虑停用胰岛素促分泌剂。

四、胰岛素替代疗法方案

替代疗法指应用外源胰岛素用量接近生理剂量时改成替代治疗方案。当胰岛素替代治疗后，胰岛素日需求量大（IR 状态）时，可再联合口服药治疗，加胰岛素增敏剂或

a-糖苷酶抑制剂等。

（一）胰岛素替代治疗方案一

1. 日注射 2 次

预混胰岛素（30R、50R）或自己混合短效＋中长效胰岛素。

早餐前短效胰岛素主要作用于早、午餐之间，控制早餐后高血糖；早餐前 NPH 主要用于控制午餐后至晚餐前的高血糖；晚餐前短效胰岛素主要用于控制晚餐后至睡前的血糖，晚餐前 NPH 用于消除夜间高血糖，效果持续至第二天早晨。本方案适用于胰岛有一定贮备功能的 1 型糖尿病患者。

2. 本方案优缺点

优点：注射次数少，简单方便，能降低空腹及餐后高血糖。

缺点：凌晨 3 ～ 4 点易发生低血糖，早晨 6 ～ 8 点又可发生高血糖。

3. 使用本方案注意点

（1）早餐后 2 小时血糖满意时，11am 左右可能发生低血糖。

（2）午饭后血糖控制可能不理想，加用口服药 a-糖苷酶抑制剂或二甲双胍。

（3）晚餐前 NPH 用量过大，可能导致前半夜低血糖。

（4）晚餐前 NPH 用量不足，可导致 FPG 控制不满意。

（二）胰岛素替代治疗方案二

1. 三次注射 / 日

早餐前 R、午餐前 R、晚餐前 R+NPH 皮下注射，接近生理状态。短效胰岛素与中效胰岛素的比例为 3：1，3/4 RI 的分配原则按早餐前 40％，午餐前 25％，晚餐前 35％，用于控制三餐后的高血糖，1/4NPH 于晚餐前与 RI 混合注射，可减少注射次数，用于补充白天或夜间基础胰岛素分泌。

2. 使用本方案注意点

NPH 晚餐前剂量过大可于 12pm ～ 3am 发生低血糖，量过小则 FBG 控制不好。

（三）胰岛素替代治疗方案三

1. 四次注射 / 日

早餐前 R，午餐前 R，晚餐前 R，睡前 NPH，为目前临床上常使用的方案，符合大部分替代治疗。

作用机理同方案二，不同的是把晚餐前的 NPH 与 RI 分开。2 型糖尿病睡前用中效胰岛素的主要目的为减少夜间肝糖原的产生和降低空腹血糖，中效胰岛素的最大活性是在睡前用药后的 8 小时，正好抵消在早晨 6：00 ～ 9：00 逐渐增加的胰岛素抵抗（黎明现象）。最低的血糖水平常出现在病人醒来时（7am），易于自我监测血糖，避免出现低血糖，患者依从性好，操作简单、快捷，将中效胰岛素注射从晚餐前推迟到睡前。

2. 本方案优缺点

优点：便于胰岛素调整，使用灵活。本方案是目前临床上常使用的方案，符合大部分替代治疗。

缺点：注射次数较多，比较麻烦，适用于胰岛 β 细胞功能基本缺如，基础胰岛素及餐后胰岛素分泌均不足，空腹、餐后、夜间高血糖者。

（四）胰岛素替代治疗方案四

1. 五次注射／日

早餐前 R，午餐前 R，晚餐前 R，8am 左右 NPH，睡前 NPH。

两次 NPH 占 30%～50% 日剂量，三次 R 占 50%～70%，是皮下注射给药方式中非常符合生理模式的给药方式。

三餐前 RI，早餐前一次长效胰岛素（PZI）皮下注射。原则是 RI > PZI，比例为 3：1～4：1，RI 用于降低餐后高血糖，PZI 用于补充基础胰岛素分泌，维持空腹和夜间血糖。RI 与 PZI 混合后变成 NPH，与早餐前加 NPH 的方法相似，三餐前的 RI 分配方法同上。

2. 本方案特点

三餐后血糖控制比较理想，调整方便。缺点是用于补充夜间基础胰岛素量不足，容易出现黎明现象，导致次晨空腹高血糖。所以有学者主张将 PZI 分配在早、晚餐前分两次注射更为理想。本方案适用于胰岛 β 细胞有一定分泌功能，白天胰岛素不足，餐后高血糖，夜间血糖尚可的患者。若胰岛 β 细胞功能缺如，基础与餐后胰岛素分泌均不足，应改为 PZI 早晚餐前分两次注射。

（五）胰岛素替代治疗方案五

胰岛素泵治疗：采用连续皮下胰岛素输注方式，符合生理需要。适用于胰岛素敏感，容易发生低血糖的患者，多用于 1 型糖尿病患者，费用昂贵。

（六）胰岛素替代治疗的注意点

1. 内生胰岛功能很差或存在口服药治疗者，禁用。

2. 多使用基础胰岛素给药及针对餐后高血糖胰岛素给药联合基础胰岛素设定。

3. NPH 起效时间 3 小时、6～8 小时达峰，持续 14～16 小时。

4. NPH 睡前剂量设定要个体化，逐渐调至满意剂量。

5. 基础量设置过小，餐前血糖下降不满意。

6. 基础量设置过大，可能造成夜间低血糖。

7. 胰岛素基础分泌好，设定餐前 R 不应过大。

8. 替代治疗的胰岛素日剂量应在生理剂量范围，过低不利于血糖控制，过高产生外源性高胰岛素血症，易发生低血糖及体重增加。

五、胰岛素强化治疗

(一) 强化胰岛素治疗适应证

凡 1 型糖尿病、糖尿病妊娠期、妊娠合并糖尿病、理解力和自觉性高的 2 型糖尿病患者，当用常规胰岛素治疗不能达到目的时，均可考虑强化治疗。

1. 1 型糖尿病胰岛素强化治疗

正常人基础状态下，每小时分泌 1U 胰岛素，餐后血糖升高时，每小时分泌 5U 胰岛素。1 型糖尿病患者不仅餐后胰岛素分泌缺少，而且基础状态下的胰岛素分泌也缺少。因此，只有强化胰岛素治疗才符合生理胰岛素的分泌，更好地控制血糖。多数病人可以从 18 ~ 24U/d 起始剂量用起，或按 0.5U/kg 体重计算。胰岛素每天的分配：早餐前为全天量的 35%，中餐前 20%，晚餐前为 25%，睡前 20% NPH。

1 型糖尿病并发症控制试验（DCCT）对 1441 例 1TDM 患者进行了 6.6 年的研究，证明胰岛素强化治疗组与一般治疗组相比，视网膜病变发生的危险下降 76%，视网膜病变恶化的危险下降 54%，增殖性视网膜病变发生的危险下降 47%；尿蛋白＞40mg/24h 的危险下降 39%；临床神经病变发生的危险下降 60%。

2. 2 型糖尿病胰岛素强化治疗

胰岛 β 细胞功能严重受损，或大量磺脲类药物长期过度刺激，引起胰岛 β 细胞疲劳甚至衰竭，口服降糖药产生继发性失效者，胰岛素分泌显著缺乏者，应进行胰岛素强化治疗。口服降糖药加睡前皮下注射中效胰岛素，或早餐前和晚餐前各皮下注射短效和中效胰岛素，调整剂量尽可能使血糖理想控制，并避免出现低血糖和体重过度增加。

在美国，40% 的 2 型糖尿病患者使用胰岛素，选择合适的胰岛素治疗时机是控制血糖的重要措施，尤其对难以分型的消瘦糖尿病患者，胰岛素应作为一线治疗方案。2 型糖尿病患者经 2 种以上口服降糖药治疗，并调整到最大剂量，而 FBS ＞ 7.8mmol/L 或 HbA1c ＞ 8% 时需要胰岛素治疗。部分 2 型糖尿病患者或初诊者 FBS ＞ 15mmol/L，经 1 ~ 3 月短期胰岛素强化治疗，可消除高血糖的毒性，改善 β 细胞功能，之后可恢复口服降糖药治疗。

(二) 胰岛素强化治疗方案、胰岛素分配

1. 胰岛素强化治疗常见方案

胰岛素强化治疗常见方案见表 11–4。

表 11–4 胰岛素强化治疗常见方案

类型		早餐前	中餐前	晚餐前	睡前
注射胰岛素	方案 1	RI	RI	RI	NPH
	方案 2	RI	RI	RI+UL	
	方案 3	RI+UL	RI	RI+UL	

类型		早餐前	中餐前	晚餐前	睡前
注射胰岛素	方案4	RI	RI	RI	UL
	方案5	RI+NPH	+/-RI	RI	NPH
	CSII	RI	RI	RI	

2. 强化治疗胰岛素日分配量

胰岛素注射基本原则：早餐多，占一日量的 25%～30%；中餐少，占一日量的 15%～20%；晚餐中量，占一日量的 20%～25%；睡前少，占一日量的 20%。

胰岛素泵的注射量：胰岛素一日量的 40%；持续低速皮下注射，再分别在早、中、晚餐前和睡前追加 20%、15%、15%、10% 的胰岛素。可在睡前少量进食。

（三）强化治疗血糖控制标准

强化治疗血糖控制标准见表 11–5。

表 11–5 强化治疗血糖控制标准

时间	mmol/L	mg/dL
空腹血糖	3.9～7.2	70～130
餐后 1 小时	5.6～10.0	100～180
餐后 2 小时	4.6～8.3	80～150
夜间血糖	3.9～6.7	70～12

血糖控制标准应根据患者的年龄、饮食、运动量、体形、并发症轻重等来确定。1 型糖尿病患者年龄轻，低血糖容易识别，低血糖后易恢复，不会引起严重的并发症，尽量使血糖达到正常水平。中老年患者发生低血糖不易识别，合并心脑血管疾病者，血糖控制标准应放宽，以免低血糖引发严重并发症。

（四）2 型糖尿病患者短期胰岛素强化治疗后恢复口服药治疗指征

1. 空腹及餐后血糖达满意控制水平。
2. 全日胰岛素总量已减少到 30U 以下。
3. 空腹血浆 C 肽＞0.4nmol/L，餐后 C 肽＞0.8～1.0nmol/L。
4. 感染、手术、外伤、妊娠等应激原因，用胰岛素治疗后已消除。

（五）强化治疗的结果

1. 英国 UKPDS 结果

通过对 5102 例 2TDM 的治疗研究，发现强化治疗可使患者发生如下改变。

*DM 任何并发症发生 下降 25%

* 微血管病变 下降 25% $P = 0.0099$

    ＊心肌梗死　　　　　下降 16%　　　$P = 0.052$

    ＊白内障摘除　　　　下降 24%　　　$P = 0.046$

    ＊视网膜病变　　　　下降 21%　　　$P = 0.015$

    ＊白蛋白尿　　　　　下降 33%　　　$P = 0.0006$

2. 美国 DCCT 结果

对 1441 例 1TDM6.5 年的 INS 强化研究结果显示：视网膜病变风险下降 76%，进展下降 54%；增殖性视网膜病变等下降 47%；尿白蛋白排泄率 ≥ 200μg/24h 的风险下降 39%，尿蛋白 ≥ 300mg/24h 的风险下降 54%；临床神经病变发生率下降 60%。

（六）强化胰岛素治疗的副作用、禁忌证

1. 易发生低血糖

DCCT 研究结果表明，强化治疗会使严重低血糖发生的概率增加 2 ～ 3 倍，而降低微血管和神经并发症的好处大大超过了低血糖所带来的危害。

2. 视网膜恶化

强化治疗可使视网膜病变早期恶化，出现软性渗出物与视网膜微血管异常，主要继发于强化治疗的第一年，通常 18 个月消失。对视网膜病变有早期恶化的病人用强化治疗继续治疗的风险与用常规治疗而有早期恶化的病人相比，最终下降了 74%，早期恶化不妨碍强化治疗。

3. 胰岛素强化治疗的禁忌症

禁忌者是有严重低血糖危险倾向、严重低血糖史、对低血糖缺乏感知、Addison 病、垂体功能低下者、幼年和高年龄患者、糖尿病晚期并发症者（已行肾移植除外）、其他缩短预期寿命的疾病或医疗情况、酒精中毒、有药物成瘾者、精神病、精神迟缓者。

总之，胰岛素治疗方案很多，应根据病人胰岛 β 细胞功能、空腹及餐后胰岛素水平、血糖情况、体质胖瘦等进行综合判断，选择恰当的方案，并根据血糖或尿糖进行调整，以达到满意控制。

六、胰岛素剂量调整

（一）补偿胰岛素调整（CIA）

掌握使用胰岛素、控制高血糖的方法，可进行补偿胰岛素调整。

1. 增加和减少普通胰岛素剂量纠正高血糖或低血糖。

2. 可因饮食控制不佳出现高血糖，或因增加活动量发生低血糖时，可进行补偿胰岛素的调整。

（二）预先胰岛素调整（AIA）

计划饮食改变或运动可以进行预先胰岛素调整，避免发生高血糖或低血糖。

1. 额外加餐：每增加碳水化合物或蛋白质 10 ～ 15g，应补充胰岛素 0.5 ～ 1U。

2.预计剧烈运动：可减少餐前胰岛素剂量或增加饮食以预防低血糖。计划注射胰岛素 3 小时内运动，应减少短效胰岛素 30%～40%；计划注射胰岛素 3～4 小时内运动，应在 30～45 分钟内增加碳水化合物 10～15g，以补充能量消耗。

（三）应激胰岛素调整

糖尿病伴有精神创伤、情绪波动、感染等应激情况，血糖升高，应酌情增加胰岛素。

1.血糖＞150mg/dL 时，每增加 50mg/dL，可补充胰岛素 1～2U；每 3～5 天增加 1 次剂量，每次以增加短效胰岛素为主，必要时可配对增加，同时监测血糖。

2.当应激情况消失，病情得到控制，应注意随时减量。

（四）其他胰岛素调整

1.老年人或糖尿病肾病尤其是肾功能不全者，对胰岛素的清除及灭活能力减弱，胰岛素在体内蓄积，排泄时间延长，易发生低血糖，需要减少胰岛素量。

2.儿童生长发育阶段，胰岛素用量需不断增加，以满足机体生长发育的需要。

七、胰岛素治疗注意事项

（一）加强患者对胰岛素治疗的教育

1.消除部分患者对胰岛素治疗的顾虑、恐惧心理。部分患者，尤其已有严重并发症而拒不接受胰岛素治疗者，认为胰岛素象鸦片一样，一但用上胰岛素就会上瘾，终身离不开胰岛素治疗。

2.医护人员必须耐心解释，以消除患者不必要的顾虑和恐惧，使其意识到应用胰岛素治疗的必要性和重要性。及早应用胰岛素治疗可良好控制血糖，防止糖尿病并发症的进展，有利于并发症的缓解。

（二）稳定血糖、定期监测血糖

接受强化胰岛素治疗的患者，多数基础血糖较高，血糖波动幅度大，必须定期测定 FBG 和 PBG，必须注意降血糖不宜过快，当血糖降到正常或接近正常水平时，易发生低血糖。必须定期监测血糖以便合理使用胰岛素。

（三）预防低血糖

部分长期使用胰岛素治疗的患者，可出现心慌、出汗、饥饿感等典型低血糖症状，而迅速发展为低血糖昏迷。

1.医护人员及患者家属必须提高警惕，教育患者注射胰岛素后必须按时进餐。

2.患者及家属必须掌握低血糖反应的临床表现，一旦出现低血糖症状，必须及时加餐，或给予糖水以缓解低血糖反应。

3. 低血糖经加餐或饮糖水后而未能缓解者，静脉注射 50% 葡萄糖液体 20mL。

4. 胰岛素应从小剂量开始，视血糖情况逐渐递增，做到剂量个体化。

（四）注意联合用药

1. 胰岛素与降糖药联合使用

应用胰岛素剂量较大而血糖控制不满意时，可与磺脲类或双胍类、噻唑烷二酮类、α 糖苷酶抑制剂等降糖药联合使用，两者产生协同作用，在一定程度上既可以减少胰岛素用量，又能减少降糖药的用量，有利于防止糖尿病并发症的发生。

2. 1 型糖尿病联合用药

1 型糖尿病患者病情不稳定，血糖波动大，不易控制。胰岛素用量大者，可与双胍类或噻唑烷二酮类降糖药联合使用，两者可发生协同作用，减少胰岛素用量，有利于血糖控制。

3. 磺脲类药的胰外作用

磺脲类药具有胰外作用，可加强胰岛素的作用，可减少外源性胰岛素用量，有利于胰岛功能的恢复，减少内源性胰岛素和 C- 肽的分泌。应用胰岛素治疗血糖控制不佳时可配合磺脲类降糖药。

（五）超体重者不适合胰岛素治疗

肥胖者一般不适合胰岛素治疗，因肥胖者伴有胰岛素抵抗，对胰岛素不敏感，所需胰岛素量大，更易引起高胰岛素血症，更加发胖。所以肥胖患者不主张用胰岛素。但肥胖者伴有肝、肾功能异常，不适合用口服降糖药时，宜在加强饮食控制、加强运动的基础上适量应用胰岛素，并可配合胰岛素增敏剂以增强胰岛素敏感性。

八、胰岛素治疗的不良反应及其防治

（一）低血糖反应

1. 临床表现

面色苍白，出冷汗，有饥饿感，乏力头晕，心悸，心率增快，若低血糖不能及时得到纠正，严重者出现烦躁不安，意识不清，定向失常，语无伦次，甚则出现惊厥、昏迷以致死亡。这些表现多见于 1 型糖尿病患者在应用胰岛素治疗中，由于胰岛素用量过大，或进餐量过少，或胰岛素注射后未能及进餐，或运动量过大未及时加餐等情况。

2. 低血糖的防治

低血糖时可用 5% ～ 10% 葡萄糖液 20 ～ 40mL 口服，或胰高血糖素 1mg 肌肉注射。低血糖反应严重且持续时间较长而不能缓解者，用氢化考的松 100 ～ 300mg 加入 5% ～ 10% 葡萄糖液体中静脉滴注，必须警惕，低血糖昏迷持续 6 小时以上，可致大脑功能损害不可逆。

（二）过敏反应

1. 临床表现

（1）全身性反应可有荨麻疹、紫癜、血管神经性水肿、口腔黏膜水肿，个别可出现呼吸困难、虚脱、急性肺水肿等全身反应，一般比较少见。胰岛素是一种异体蛋白，尤其是如胰岛素制剂不纯，含有多种杂质，可引起变态反应，而出现一系列过敏性临床症状。

（2）注射部位皮肤出现红肿、发热、刺痒或有硬结块。多见于初次注射 1 ~ 24 小时内，尤以儿童及青少年较为多见。由于胰岛素制剂不纯，含有蛋白质杂质、胰岛素原，或冷冻胰岛素，或酒精等消毒剂刺激，故出现此反应。

2. 防治方法

（1）全身性反应处理：①可用抗组织胺类药或 0.1% 肾上腺素 0.3 ~ 0.5mL 皮下注射，抗过敏。②氢化考的松 50 ~ 100mg 加入 250 ~ 500mL 的生理盐水中静脉滴注，或口服强的松，剂量与给药途径视低血糖程度而定。由于激素与胰岛素相拮抗，可使血糖增高，必须适当增加胰岛素量。③胰岛素脱敏法：对过敏体质者采用脱敏法，即用生理盐水稀释普通胰岛素，每 0.1mL 生理盐水中含有 0.001U 胰岛素，皮下注射 0.1mL，观察 15 ~ 30 分钟，未见反应者，则每 15 ~ 30 分钟加倍注射，直至达到所需剂量；或由 0.001U 开始，若无反应者，每 4 小时加倍剂量皮下注射一次，第二天注射 0.01U，第三天 0.2U，每天 4 次，每次剂量加倍，以后依此类推，逐渐递增至所需剂量。脱敏后不宜中途停用，以免停用后，再次使用胰岛素，又出现过敏反应。如在脱敏过程中出现休克者，急予皮下注射肾上腺素 0.25 ~ 1.0mg。

（2）注射部位皮肤过敏反应：一般不必处理，经 3 ~ 4 天可自行缓解。胰岛素注射部位不宜重复注射，应更换部位，必要时调换制剂。

（三）胰岛素性浮肿

1. 临床表现

部分患者注射胰岛素后，面部、四肢出现不同程度的凹陷性水肿。因糖尿病患者在胰岛素治疗前，病情未能得到控制，血糖较高，出现高渗性脱水、失钠、细胞外液减少、细胞内葡萄糖减少等病理改变。经用胰岛素治疗后，促进了肾小管对钠的重吸收，使水液潴留，多见于应用胰岛素 4 ~ 6 天时，表现为面目、肢体浮肿。

2. 防治方法

一般不必治疗，继续坚持胰岛素治疗，约一周左右，水肿自行减轻以至消退。

（四）屈光不正

1. 临床表现

部分病例在初次接受胰岛素治疗时，可出现视力模糊。由于胰岛素治疗前，血糖水平较高，玻璃体、晶体内渗透压增高，经胰岛素治疗后，高血糖得到纠正，从而使晶体与玻璃体内水分外溢，渗透压也随之降低，晶体与玻璃体内压力降低，则发生屈光不正，而出现远视。

2. 防治方法

一般不必治疗，经胰岛素治疗后，随着血糖得到控制，屈光不正也随之消失。

（五）注射部位脂肪萎缩

1. 临床表现

注射部位脂肪萎缩，呈凹陷性缺失，尤其多见于腹部、大腿、臀等注射部位。可能与胰岛素中含有杂质，引起过敏反应，或胰岛素促使脂肪吸收等因素有关。

2. 防治方法

注射胰岛素时不应在同一部位重复注射，在可注射部位做有计划的轮流注射，或改用纯度高的单组分胰岛素或人胰岛素。

（六）胰岛素抗体

1. 部分患者长期注射胰岛素过程中产生胰岛素抗体，使机体对胰岛素的敏感性降低，表现为胰岛素用量逐渐增加，而血糖控制不满意，最后导致胰岛素抵抗。

2. 纠正方法：可与噻唑烷二酮类药或二甲双胍类药胰岛素增敏剂联合使用，提高机体对胰岛素的敏感性。

（七）影响胰岛素疗效的有关因素

影响胰岛素疗效的因素很多，包括体内因素、体外因素、药物因素等三个方面。

1. 糖尿病类型与胰岛素的用量

（1）1型糖尿病患者胰岛 β 细胞受损可达90%以上，胰岛素分泌功能严重缺乏，基础和餐后胰岛素绝对不足，对外源性胰岛素治疗敏感。理论上补充生理性胰岛素剂量即可满足机体代谢的需要量。但临床上由于个体差异，对胰岛素敏感度不同，所需量也不同，病程长短不同对胰岛素所需量也不同。部分患者经胰岛素治疗后，血糖得到满意控制，胰岛素用量逐渐减少出现"蜜月期"，尤多见于免疫介导胰岛 β 功能受损的 1_B 型糖尿。

（2）2型糖尿病的基本特征为胰岛素抵抗和胰岛 β 细胞受损，主要表现为基础胰岛素分泌相对不足或偏高，空腹血糖升高，餐后血糖偏高。改善2型糖尿病的代谢紊乱关键在于减肥，消除胰岛素抵抗，降低血糖。因此，在饮食、运动、口服降糖药产生继发性失效等因素不能控制血糖时，胰岛素治疗可作为最后的选择。

2TDM 经大量口服降糖药治疗后空腹血糖仍然在 7.8～11.1mol/L（140～200mg/dL）时可考虑用胰岛素治疗，剂量可按 0.3～0.4U/kg·d。空腹血糖高可选中效、长效胰岛素。黎明现象多出现在凌晨3～6点，血糖开始升高，可持续到上午9时，则睡前中效胰岛素的用量要大于早餐前的剂量。当空腹血糖＞11.1mmol/L（200mg/dL），同时餐后血糖也明显升高时，单用中效胰岛素难以控制血糖，需要加用短效胰岛素，胰岛素量＞1.5U/kg·d，才能使血糖得到纠正。

2. 胰岛素抵抗、胰岛素受体缺陷

（1）动物胰岛素具有免疫原性，注射 4～6 周后，机体即可产生胰岛素抗体，降低对胰岛素的敏感性，使所需胰岛素用量加大，一日剂量超过 100U，甚至达 200U 以上，而血糖仍然未满意控制，这种现象称为胰岛素抵抗性或耐药性。此时需要更换高纯度或生物合成人胰岛素，或联合胰岛素增敏剂。

（2）胰岛素受体缺陷：2 型糖尿病患者，由于靶细胞表面上胰岛素受体数目减少，受体及受体后缺陷，亲合力减低，对胰岛素不敏感，则需要增加胰岛素用量。

3. 肝肾功能

胰岛素在肝内代谢，在肾脏灭活，当肝、肾功能障碍时，胰岛素代谢减慢，对胰岛素灭活能力减弱，胰岛素所需量也随之减少，否则易出现低血糖。

4. 注射部位

不同的注射部位，对胰岛素的吸收速度有明显的差异，一般腹部＞前臂外侧＞股前外侧；静脉＞肌肉＞皮下注射。反复多次注射同一部位会影响吸收。

5. 运动量

运动量的大小可以影响血糖水平。运动量增加，消耗过多能量，则血糖下降，所需胰岛素减少；运动量不足，能量消耗减少，血糖较高，则所需胰岛素量相应增加。故胰岛素用量的多少和运动量的大小也有关系。

6. 精神因素

精神受到刺激可使升血糖激素分泌增加，血糖升高，则胰岛素所需量也需增加。

7. 应激情况

在感染、手术、创伤等应激状态下，血糖升高，胰岛素需要量增加。

8. 药物因素

在使用胰岛素治疗过程中，与某些药物联合使用，有的药物可增强胰岛素的作用，血糖明显下降，或出现低血糖反应，甚至是严重持久的低血糖；有的药物可降低胰岛素的效应，则出现高血糖，甚至诱发酮症，具体见表 11-6。

表 11-6　影响胰岛素作用的药物

降低胰岛素效应的药物	增强胰岛素效应的药物
促生长激素（GH）； 肾上腺皮质激素（ACTH）； 其他：糖皮质激素、醛固酮、胰高血糖素、儿茶酚胺、甲状腺素、口服避孕药、异烟肼、苯妥英钠、噻嗪类利尿剂	β-受体阻滞剂（选择性与非选择性）； 抗生素：磺胺类、大环内脂类； 水杨酸类：阿司匹林； 抗风湿：保泰松； 其他：胍乙啶、安妥明、他巴唑、丙磺舒、单胺氧化酶抑制剂、酒精、痢特灵

九、苏木杰现象与黎明现象

胰岛素或口服降糖药用量过大或不足，均可发生低血糖或高血糖。由于用量过大，出现低血糖后的高血糖，称为苏木杰（Somogyi）现象。由于药量不足，黎明时出现的高血糖，称为黎明现象。二者是糖尿病常见的临床表现，均以高血糖为共同表现，两者发病机理绝然不同，治疗原则相反，临床当予以鉴别。

（一）苏木杰现象

Somogyi 于 20 世纪 30 年代发现胰岛素用量过大，可导致糖尿病人的血糖不稳定，当减少胰岛素用量时，反使病人尿糖减少，血糖下降，于是他提出"有低血糖就有高血糖"的结论。从而将这种低血糖后的高血糖现象以 Somogyi 命名，称为"苏木杰现象"，多见于 1 型糖尿病患者。

1. 苏木杰现象发生机制

由于胰岛素过量发生低血糖，机体出现自身保护反应，通过负反馈调节机制，即神经内分泌免疫网络，促使升糖激素如胰高血糖素、肾上腺素、皮质醇、生长激素等分泌增加，从而使血糖回升，以致出现高血糖，此现象可持续数天到 10 余天。老年患者发生低血糖常不易察觉，尤其是未住院的患者，一旦在家中出现低血糖，由于不能及时检测血糖，当到医院检查血糖多半很高。医生常常忽视低血糖后的高血糖，错误地以高血糖进行调节胰岛素，不断加大胰岛素的用量。结果愈加愈高，形成恶性循环。

2. 苏木杰现象的临床表现

（1）血糖忽高忽低，血糖与尿糖不成正比。

（2）24 小时尿糖增多，但低血糖仍发生。

（3）胰岛素用量增加，而高血糖得不到控制。

（4）体质消瘦，碳水化合物摄入量少。

（5）经常发生低血糖现象。

3. 苏木杰现象的防治

首先必须鉴别高血糖产生的原因：若是因胰岛素用量不足引起的高血糖，应增加胰岛素用量；若是低血糖后引起的反应性高血糖，应减少胰岛素的用量。同是高血糖，原因不同，治疗截然相反。

附：病案 1 则

病案： 祝某，女，41 岁，北京某公司职员，于 2020 年 10 月 8 日求诊。

患者因糖尿病伴呕吐，神情极度虚弱，病情危急，为急于止吐，8 日晚 10 时半其家属来电要求开中药方。

患者患 2 型糖尿病 12 年，空腹血糖曾达高 18mmol/L、餐后血糖达 26mmL/L，常年 FBG 波动 3 ～ 12mmL/L、PBG 4 ～ 20mmol/L，血糖波动大，控制欠佳。于 5 年前开始由口服降糖药改为诺和锐 30R 胰岛素，早 18 ～ 24U，晚 16 ～ 20U，患者平素注重保持体形，日进主食量 150 ～ 200g，进餐时间不规则，平时经常感到头晕、乏力、心慌、出汗等，患者从不介意，不检测血糖。发病当天晚餐进 50g 主食，餐前注射 18U 胰岛素。晚 8 时左右上述症状逐渐加重，并出现恶心、呕吐、嗜睡，即到某大医院急诊科就诊，检查尿酮体（KET）60mg/dL（4+），尿糖 1000mg/dL，血糖 20.2mmol/L，电解质紊乱。诊为糖尿病酮症伴酮症酸中毒。予以生理盐水加胰岛素、碳酸氢钠，静脉滴注。晚10点左右，患者呕吐依然不止，嗜睡加重。家属异常紧张，要求开中药止吐。当时医生在家并不在患者所在医院，依据家属提供病史、临床症状，考虑患者是由于进主食过少，胰岛素用量过大，早晚胰岛素分配不合理，可能为苏木杰现象，酮症系为饥饿性酮体，并非高血糖所致酮体。建议液体改为5%葡萄糖盐溶液，不加胰岛素，监测电解质，严密观察病情。

辨证：正虚邪实，浊气上逆。

治则：芳香化浊，降逆止吐。

方药：藿香12g　　　法半夏9g　　　云茯苓15g　　　砂仁6g　　　竹茹10g

　　　　旋覆花12g　　　代赭石20g　　　丹参20g　　　陈皮6g　　　川厚朴10g

次日早8时左右，患者家属来电告知：患者服中药后呕吐已止，静脉滴注已滴完，酮体转阴，电解质得到纠正，血糖11mol/L，精神逐渐好转，病情稳定，清晨已出院回家。次日即到本院就诊，患者形体消瘦，精神萎靡，面色苍白，形寒肢冷，倦怠乏力，胃脘胀满，大便溏薄，腰膝酸软，苔白腻，舌淡体胖，边有齿痕，脉沉细无力。血糖9.8mol/L，尿常规：尿糖（2+）、尿蛋白（2+）、酮体（-）。

分析：患者禀赋不足，饮食失调，久病必虚，久病及肾，而致脾肾两虚。由于碳水化合物摄入太少，而胰岛素用量加大，处于低血糖状态，鉴于机体保护性反应，与胰岛素相拮抗激素分泌，使血糖升高，以致出现饥饿性酮体，即为苏木杰现象，而医者误为高血糖伴酮体，为纠酮加大胰岛素用量，则使病情加重。经停用胰岛素，改输葡萄糖盐溶液，纠正电解质，病情得到缓解。从而证实患者确为糖尿病苏木杰现象。

处理：诺和锐30R，早12U，晚8U；诺和龙0.5mg，午餐前应用。

辨证：脾肾阳虚，胃失和降。

治则：温补脾肾，和胃降逆。方药：肾气丸、保元汤、丹参饮加减。

熟地黄15g　　　山茱萸12g　　　云砂仁15g　　　牡丹皮10g　　　肉桂6g

潞党参12g　　　炒白术10g　　　法半夏9g　　　代赭石20g　　　砂仁6g

益智仁12g　　　覆盆子12g　　　大腹皮15g　　　生黄芪20g　　　甘草6g

方解：肾为先天之本，中寓命门之火、脾为后天之本，水谷生化之源。患者禀赋不足，消渴病缠绵不休，耗伤元气元阳。元气亏虚，无以濡养，则精神萎靡，面色苍白，倦怠乏力，脾失健运而胃脘胀满，大便溏薄；元阳不足，无以温煦则形寒肢冷，腰膝酸软；舌脉均为脾肾两虚之候。取方中熟地滋补肾阴，意在阴中求阳，配肉桂以温补肾阳，取其温阳生火，鼓舞肾气为君药；生黄芪、潞党参、炒白术益气健脾，补后天之本为臣药；辅以山茱萸、益智仁、覆盆子益肾温阳，补而不竣，温而不燥，合半夏、砂仁、川厚朴、代赭石以和胃降逆，上药相伍以达脾肾同调，共为佐药；大腹皮、甘草宽中理气，调和诸药，为使药。诸药合用共达脾肾阳虚、胃失和降之效。

医嘱：①认真做到定时进餐、定量进餐。意在形成规律，建立生物时钟。2型糖尿病胰岛β细胞尚有一定功能，当规律性进餐，使胰岛β细胞分泌相应量的胰岛素以降低餐后血糖。②坚持餐后有氧运动，主张餐后健步走。餐后30分钟内血糖开始升高，至 2 小时血糖达高峰，如餐后活动即可消耗部分热量，减少主食转化葡萄糖，有利于降低餐后高血糖。

一个月后：患者来电告知，严格遵照医嘱，胰岛素用量及诺和龙剂量不变，服中药感觉很好，自感体力、精神倍增，体重增加，已恢复正常工作；按时、按量进餐，按时走路，血糖控制良好：FBG 6 ～ 7.5mmol/L、PBG7.3 ～ 8.6mmol/L；患者认可继续服用中西药，剂量不变。

病案结语

该患者由于进食少而胰岛素用量大，产生低血糖后高血糖的苏木杰现象，然而医生按高血糖处理，加大胰岛素剂量，其后果可产生急性低血糖以至昏迷，或导致心、脑血管病变。世界卫生组织公布的数据显示，全世界 1/3 患者的死亡不是由于所患疾病本身，而是药物不良反应和不合理用药所致。临床将苏木杰现象按高血糖处理为数不少，希望同道们引以为戒。

（二）黎明现象

糖尿病的黎明现象（down phenomenon）系指糖尿病患者在清晨时血糖明显升高，或维持正常血糖所需胰岛素量显著增多，在此之前并无低血糖发生。自 1981 年 Schmidt 首次提出此现象，国内外进行了许多相关研究，发现黎明现象主要见于 1 型糖尿患者接受正规胰岛素治疗或 2 型糖尿病未接受胰岛素治疗者。

1. 产生黎明现象有关因素

黎明现象多数于 3am ～ 5am 血糖开始升高，血糖的升高与食物的摄入和活动无关，其发生机理目前尚不十分清楚，可能与以下因素有关。

（1）胰岛素分泌不足：Schmidt 采用每小时持续收集标本，观察到正常人在夜间 0 ～ 8am 期间，血糖水平保持稳定，但血浆胰岛素水平有三个时相的波动：12pm ～ 2am 为下降期，2am ～ 5am 为平台期，5am ～ 8am 为上升期。虽然此时患者仍是空腹，而胰岛素分泌有所增加，说明正常人清晨对胰岛素的需求也增加。糖尿病患者与正常人有类似的昼夜节律，即清晨对胰岛素需要量增加，血糖正常与否取决于胰岛素。正常人通过增加内源性胰岛素分泌维持正常血糖，糖尿病患者则因胰岛素分泌绝对或相对不足而表现为血糖升高。Schmidt 等认为清晨高血糖与血浆胰岛素水平高低有关，一般后半夜胰岛素相对不足，糖尿病患者昼夜血糖波动规律是午夜为峰底，峰值在清晨。黎明现象就是这种昼夜规律变化的高峰。

（2）胰岛素拮抗激素：人体生物钟与体内胰岛素相拮抗，激素的分泌节律为生长激素（GH）、皮质醇、肾上腺素、去甲肾上腺素、甲状腺素等由夜间 0 时至次日凌晨 4 时开始逐渐升高。生长激素（GH）的分泌呈间歇性增高，其增高程度与血糖升高程度呈正相关。黎明现象发生是由于 GH 夜间分泌峰迟缓，与胰岛素相拮抗作用也延缓；皮质醇、肾上腺素约于凌晨 3 时开始升高，与黎明现象发生的时间相一致；胰高血糖素水平与黎明现象无关。2 型糖尿病患者胰岛素缺乏不明显，血糖升高与胰岛素相拮抗的激素分泌增多相关；肝脏病变可使升糖激素的敏感性增高，出现黎明现象，若同时存在胰岛素缺乏，可进一步加重黎明现象。

（3）产生胰岛素抗体：胰岛素抗体滴度较高的糖尿病患者，其抗体与治疗时进入体内的外源性胰岛素结合，成为胰岛素的"储备库"并延长其作用的半衰期。以后与抗体结合的胰岛素逐渐释放，产生较为缓和持久的降糖作用。反之，胰岛素抗体滴度低的患者，由于缺乏这种"储存库"的缓冲，治疗时进入体内的外源性胰岛素的降糖作用快而短暂，血糖的波动性也较为明显。因此，胰岛素抗体可能对黎明现象的发生起重要作用。

2. 纠正黎明现象的方法

临床须鉴别苏木杰现象和黎明现象，因两者处理原则截然相反。前者需要减少胰岛素剂量以防止低血糖的发生，后者需增加胰岛素剂量，以控制清晨及上午9时的高血糖。

黎明现象治疗：临床处理主要是根据血糖调整胰岛素剂量。胰岛素剂量的调整，可采取晚间胰岛素分开使用，中、长效胰岛素应放在睡前注射，必须足量才可以抑制黎明现象。抑制夜间 GH 的分泌以防止黎明现象的发生是一重要措施。有人发现抗胆碱能药物溴化东莨菪碱能通过抑制 GH 的分泌，防止黎明现象的发生。

附：病案 1 则

病案：杨某，男，11岁，山西太原，小学生，2018年5月11日初诊。

主诉：空腹血糖居高不降、身材矮小、消瘦就诊。

患儿自幼经常感冒发烧，扁桃体发炎，身材比同龄者矮小，发育欠佳。3年前家长发现患儿食欲减退，口渴饮水增多而显著消瘦，即在当地医院就诊，检测尿酮体（3+）、空腹血糖 18.2mmol/L，餐后血糖 10mmol/L，确诊为1型糖尿病伴酮症，予以生理盐水加胰岛素静脉滴注纠酮，后改为诺和灵胰岛素早、中、晚各6U。一周后患儿复诊空腹血糖波动在 12～18mmol/L，医生逐渐调整胰岛素用量至20U，日3次、夜间加来得时胰岛素20U。空腹血糖依然在 18～20mmol/L，患儿精神状态日益衰退。家属急携患儿来本院就诊。

患儿面色萎黄，四肢乏力，食纳欠佳，胃脘痞满，时有恶心呕吐，大便溏薄，形寒怕冷，上课思想不集中，不愿学习，舌淡，苔薄腻，脉濡细。

检查：身高 1.34m，体重 20kg，BMI11.1，FBG17.6mmol/L，PBG11.6mmol/L，络氨酸脱羧酶抗体、胰岛素细胞抗体、胰岛素抗体等均阳性；尿糖（3+），酮体（3+），电解质除钠略偏低外余正常。舌苔薄白少津，舌质淡红，脉沉细无力。

诊断：1型糖尿病，糖尿病酮症，黎明现象。

处理：①先至急诊生理盐水 1500mL 加胰岛素静脉滴注纠酮后，血糖降为 8.6mmol/L，尿糖（1+），酮体（-）。②诺和锐 R 早14U、午餐前6U、午餐前8U，晚上9时来得时6U。

辨证：脾胃虚弱，和降失司。

治则：益气健脾，和胃降逆。方药：保元汤合半夏泻心汤加减。

| 黄芪 12g | 党参 10g | 肉桂 4g | 白术 10g | 半夏 6g |
| 黄连 6g | 干姜 6g | 大枣 10g | 甘草 6g | 砂仁 6g |

14 剂，水煎服。

方解：患者久病体弱，脾虚挟湿，运化失司则面色萎黄，倦怠乏力，食纳欠佳；脾主四肢，脾阳不足，无以濡养温煦而形寒怕冷，四肢乏力；脾胃虚弱，升降失司，则恶性呕吐，便溏嗜睡；舌脉均为脾胃虚寒之候。取方中黄芪、党参、肉桂益气温阳，补益元气为君药；寒热互结，而胃脘痞满，拟半夏、黄连辛开苦降，合干姜温中散寒以和胃降逆，消痞止吐，共为臣药；大枣补益中气，白术健脾益气，砂仁和胃理气止吐，三者相伍为佐药；甘草调和诸药为使药；诸药合用以奏益气健脾、和胃降逆之效。

2018 年 6 月 25 日复诊。

患者诉述服药后呕吐已止，精神、食欲好转，怕冷、乏力见轻。FBG8.2 ～ 10.2mmol/L、PBG6.5 ～ 7.6mmol/L。

处理：①诺和锐 R 早 12U、午 6U、晚 8U。②夜 9 时来得时 10U。③上方去肉桂、黄连、干姜等大热大苦之品，改益智仁 9g，覆盆子 9g，茯苓 10g。

分析：①患儿白天血糖控制满意，唯有空腹血糖依然不达标，证实为黎明现象，则宜适当减少白天胰岛素剂量，略加大夜间长效胰岛素剂量，以降清晨高血糖。②久病及肾，脾肾不足，拟保元汤加茯苓以健脾益气，并配益智子。益智子味辛性温，入脾、肾两经，功能益智健脑。药理研究证实益智仁含有大量的"聪明因子"即牛磺酸，牛磺酸是一种 B- 氨基磺酸，属于非蛋白质氨基酸，是人体所必需的营养素，即条件性必需氨基酸，能促婴幼儿的长发育。覆盆子味微甘、酸，性温，功能温补肾阳。两药相伍补而不峻，温而不燥以达脾肾双调。

2018 年 7 月 20 日三诊。

鉴于患儿已上学，由其父代诊，述患儿连服 30 剂药后，精神、气色明显好转，食欲、睡眠正常，个子长高，也长胖了，身高到 1.41m，体重 37kg，BMI18.61、FBG 6.8 ～ 7.6mmol/L、PBG8.7 ～ 9.3mmol/L。血糖控制较满意，病情稳定。

处理：①胰岛素按原剂量不变。②继服上方中药，每剂药煎两次，每日服一次以巩固疗效。③嘱其坚持进餐定时、定量；坚持做有氧运动。

（三）苏木杰现象、黎明现象、高血糖鉴别

苏木杰现象、黎明现象及高血糖三者共同特点均为血糖升高，但三者发病机理各不相同。苏木杰现象为特异性低血糖反应的高血糖、主要原因为胰岛素或口服降糖药用量过大导致低血糖，继发性出现高血糖，引起血糖反差大、波动性高血糖，常易被误解为高血糖，给临床诊治带来难度，处理宜减少降糖药或胰岛素剂量。

糖尿病黎明现象系指糖尿病患者在清晨时血糖明显升高，主要见于 1 型糖尿病患者接受正规胰岛素治疗或 2 型糖尿病未接受胰岛素治疗者，是由于清晨与胰岛素相拮抗的升糖激素水平较高，而胰岛素相对不足所致的清晨高血糖。为抗衡升糖激素则需加大外源性胰岛素，宜加大夜间中、长效胰岛素以降低清晨高血糖或降糖药剂量。

高血糖主要由于降糖药剂量不够或生活干预不合理而导致。处理拟调整降糖药剂量，加强生活干预。

上述三者高血糖在临床易被混淆，处理失当会加重病情以至导致不可挽回的损失。为此，拟定表 11-7 以供鉴别参考。

表 11-7　苏木杰现象、黎明现象、高血糖鉴别表

	苏木杰现象	黎明现象	高血糖
血糖	血糖忽高忽低	清晨高血糖	持续高血糖
尿糖增多	尿糖与血糖不同步	清晨高血糖	尿糖与血糖同步
病因	降糖药过量	胰岛素相对不足	降糖药不够量
低血糖	经常出现	一般不出现	一般不出现
加大降糖药剂量	不能纠正高血糖	需要加大夜间胰岛素量	可改善高血糖
处理	减少降糖药剂量	夜间睡前注射中效或长效胰岛素	依据血糖调整降糖药剂量

第四节　胰岛与胰岛细胞移植

一、胰岛移植

糖尿病是全球性疾病，本病的治疗除应用外源胰岛素控制血糖外，建立内源性胰岛素分泌系统也是人们所关注的热点。世界上首次异种胰腺移植，始于 1893 年英国医生 Harsant，他将羊的胰腺组织移植于糖尿病患者。1927 年有人提出用胰岛移植能改善糖尿病高血糖。实验证明，对糖尿病动物模型，胰岛移植不仅能纠正实验性糖尿病动物的高血糖，而且能有效地预防糖尿病微血管并发症的发生和发展。在动物实验中，有研究者已研究出了预防免疫排斥的方法而不需持续应用免疫抑制剂。在人体，虽然胰岛移植效果还不理想，但对于 1 型糖尿病必定是一种有前途而能彻底治愈的方法。移植分胰岛移植和胰腺移植，其中胰岛移植手术简单、安全，不良反应轻，无严重并发症，未发生因移植而死亡的病例等，日益受到重视。病人接受胰岛移植后可减少胰岛素的用量。特别是近年来，临床上同种异体胰岛移植的成功，使胰岛移植向前迈进了一大步。若能克服排异反应，解决供体缺乏，排除胰岛分离与纯化不完全这些障碍，保证足够数量有活性的胰岛细胞，糖尿病有希望被治愈。

（一）异种胰岛移植

胰岛移植为治愈或显著改善 1 型及某些 2 型糖尿病带来了希望。为了脱离胰岛素注射，每位糖尿病患者每千克体重至少需要约 9000 个胰岛，相当于两个供体的胰腺。同种胰岛较难获得，限制了胰岛移植的开展。为此，异种胰岛移植是近年较多采用的方法，移植技术研究有较大进展。

1. 免疫隔离技术

由于异种胰岛移植，必然要出现免疫排斥，长期使用免疫抑制剂，会给机体带来许多不利的影响，所以采用免疫隔离技术进行异种胰岛细胞移植。所谓免疫隔离，是使用某些特殊材料将移植物包裹后植入受体体内，既避免受体免疫系统攻击，又可和外界进行正常的信息和某些物质的传递。

（1）微包囊移植：主要采用海藻酸 – 聚赖氨酸 – 海藻酸（APA）微囊。其他材料有琼脂糖、热塑性材料，如聚甲基丙烯酸甲酯、聚甲基丙烯酸甲酯 –2 羟以酯等。微包囊对保存胰岛、维持其内分泌功能有显著效果。在动物实验中，一只接受微囊化猪胰岛移植的糖尿病猴，可维持正常血糖达 803 天。

（2）大包囊移植：20 世纪 80 年代采用中空纤维等高分子材料研究的大包囊将胰岛细胞进行包裹移植于受体。大包囊材料较微包囊具有更好的生物相容性。Jain 等研究发现，大包囊包裹的猪胰岛移植入糖尿病鼠后，其在不使用胰岛素和免疫抑制的情况下存活 171 天。所有动物均能维持正常体重，而酮尿、消瘦、脱水，以及有症状的低血糖反应和肾脏并发症的发生率明显低于应用外源性鱼精蛋白锌胰岛素的对照组。Wang 等采用琼脂糖 – 苯乙烯磺酸混合凝胶制成包囊，外面再裹以羧甲基纤维素以增加组织相容性，移植后受体维持血糖正常的时间明显长于对照组。

2. 移植部位的选择

移植部位选择合适对植入胰岛的存活、排斥有重要的影响。可选择脑室、肾包膜下、睾丸、胸腺内等免疫豁免区域进行胰岛移植，但这些部位不能完全阻止免疫排斥。由于肝内血供较丰富，胰岛移植后易于存活，分泌的胰岛素可直接进入门脉系统，符合胰岛素分泌的生理途径，故国外大多数采用经皮肝穿刺门静脉内胰岛移植。Davalli 等对 1 例 1 型糖尿病患者进行肝内胰岛移植，6 个月后撤消外源性胰岛素，其葡萄糖耐量试验和空腹 C– 肽基本正常，1 年后 HbA1c 达正常水平，50 个月后患者死于心肌梗死。经尸检发现，其肝内胰岛组织成颗粒状，血运丰富，未见淋巴 – 单核细胞浸润。另有研究发现无论在体外还是体内，直接暴露在血液中的胰岛均受到受体单核细胞、中性粒细胞、补体系统的攻击，并引起血小板的凝聚和活化，在血液中加入肝素或可溶性补体受体 –1（sCRI）后，可避免这种攻击。通过单纯扩大移植部位来增加移植物和外界的接触面积并不能延长移植后的存活时间。

3. 胰岛分离、提取技术

Kenmochi 等设计了一个全自动的胰岛素分离、消化系统，提取的胰岛素数量和纯度都明显高于消化酶消化所得。Gu 等采用成年猪胰岛逐步分离的方法使胰岛消化新型混合消化酶（释放酶 Liberase HI）低温消化胰腺，发现能较好保持胰岛的形态和功能。Swanson 等发现 Sevac 胶原酶（Type1744）、Sigma 胶原酶（胶原酶Ⅺ与蛋白酶抑制剂的混合物）和 Liberase PI 3 种消化酶对胰岛均有较好的分离作用，胰岛纯度可达94%～95%。Thmoas 等研究发现，胰岛细胞包埋在胰腺纤维的骨架中，并和细胞外基质有紧密的联系。胰岛经 30 天培养后，仍有 70% 存活，而对照组 15 天存活率仅 5%。

总之，胰岛分离、提取技术目前尚未成熟，有待深入研究。

4. 移植免疫排斥

由于种间差别较大，猪对人的异种器官的移植属于非协调性移植，排斥反应发生早、剧烈。有研究证实，猪胰岛细胞异种移植属于新生血管化异种移植，其排斥反应由细胞介导，故性别免疫倍受注重。为了在体外成功模拟人对猪胰岛的排斥反应，Fricdrnan 等将胎胰岛细胞簇（ICCs）移植于高血糖的免疫缺陷鼠体内。胰岛移植后发现 CD4[+] 细胞浸润，排斥移植物。这表明 CD4[+] 细胞在猪异种移植的排斥反应中起关键性作用。

5. 逆转录病毒感染

猪作为胰岛移植供体时，猪内源性转录病毒（PERV）感染成了学者们关注的话题。其与 PERV 长臂猿白血病和鼠类白血病 C 类逆转录病毒有 60% 的同源序列，所有猪的健康组织均含有 PERV 颗粒。体外实验发现至少有 3 种 PERV 可感染人类细胞。鉴于此，美国 FDA 暂搁置批准猪异种移植。所以，多数学者对 PERV 的交叉感染持慎重态度。

综上所述，20 世纪 80 年代以来，胰岛移植的研究工作有了很大进展，使移植不仅在实验室，还在临床取得了长足的进步，显示了令人乐观的应用前景，得出下列结论：宿主免疫排斥反应是胰岛移植成败的关键；异种胰岛移植排斥与同种异体排斥的防治可应用同样技术；非人类胰岛组织在人体仍有功能。

（二）人胰岛供体的选择

1. 胰岛供体的条件

胰岛供体来源广泛，易于分离纯化，胰岛功能正常，植入后有较强的增殖能力和分泌能力，免疫原性小。

2. 供体的选择

（1）同种异体胰岛移植：在人主要选用成人、新生儿或胚胎胰腺作为供体，但成人的胰腺组织纤维组织较多，增殖能力较差。胎儿胰岛组织有以下优点：胚胎胰腺的内分泌与外分泌比例较成人高，胰岛细胞丰富，易于分离纯化；分化程度低，发育不成熟，对低温的耐受能力强，可长期贮存；体外培养及移植宿主体内易于继续生长、增殖、分化，并合成分泌胰岛素，免疫原性较低。

（2）异种胰岛移植：在诸多胰岛供体中，猪胚胎胰岛作为糖尿病人的供体最有前途。猪与人胰岛素仅一个氨基酸不同，早被用于糖尿病治疗，代谢特点与人相似，来源丰富。猪胚胎胰岛细胞注射于同种受体门静脉内无害，在正常血糖裸鼠存活 60 天以上未被排斥，在含有新鲜人血清组织培养基中可存活、增殖。

（三）胰岛移植现状

目前，世界上多采用同种异体胰岛移植，根据国际胰腺和胰岛移植登记处报告，至 1980 年 6 月，国外有 73 例 1 型糖尿病患者进行了胰岛移植，累计至 1984 年 6 月，全世界共有 166 例 1 型糖尿病患者接受了胰岛移植，但移植后无一例不需要胰岛素治疗，效果很不理想。1990 ~ 1991 年，欧美 11 个研究中心对 40 例 1 型糖尿病患者进行胰岛移植，移植后 8 例变为 2 型糖尿病。移植效果较以前有了很大的提高，所有患者术后均使用免疫抑制剂。

上海市第一人民医院在国内首先开展应用短期培养的人胚胎胰岛移植治疗 1 型糖尿病，至 1985 年 6 月底完成 66 例，全国 14 个单位共完成 156 例。近 10 余年来，国内广泛开展了胰岛移植手术治疗 1 型糖尿病，并完成了迄今为止国际上数量最多的一组病例。截至 1989 年 12 月，全国共有 854 例 1 型糖尿病患者接受了同种胰岛移植，胡氏对其中 755 例完整的资料进行了分析：移植部位以腹膜腔内最多（57.5%），依次为肌肉、肝、脑、胰腺被膜下，最少的为骨髓内（0.5%）；以平均每日胰岛素用量比移植前减少大于 25%，糖尿病控制良好，空腹血清 C- 肽浓度明显增高为标准；经 1.5 ～ 96 月的观察，有效率 86.6%；48 例完全停用外源性胰岛素，治疗平均时间为 14.03 个月（1.5 ～ 60 月）。这说明移植部位对移植效果有一定影响，反映了当今国内胰岛移植治疗 1 型糖尿病的总体水平，其效果还不够理想，大多只能使糖尿病部分或暂时好转。

（四）存在问题

1. 适应证：主要适用于病程 2 年以上的 1 型糖尿病者。

2. 移植 β 细胞数量：移植 50% 的正常 β 细胞量应能获得成功。将占正常胰岛 β 细胞的 40%，用此量有希望能接近于治愈糖尿病。但移植后存活的细胞数目很难估计，加之免疫损伤，细胞因子的破坏及免疫抑制剂造成的损失。

3. 移植细胞的质量：分离、纯化、培养、贮存等技术均能影响细胞的质量，技术还有待提高。

4. β 细胞的异质型和排异反应：是移植成功与否的重要问题，随着分子生物学和基因工程研究的进展，若能合成与人胰岛 β 细胞相同的细胞，并在人体内进行胰岛移植，上述问题即可迎刃而解，为广大的 1 型糖尿病患者带来福音。

二、胰岛细胞移植

Lacy 于 20 世纪 70 年代对糖尿病大鼠成功地进行了胰岛细胞移植，改善大鼠高血糖状态。这种技术受到有关学者的关注。此后，一些学者多次进行人体胰岛细胞移植，多半因胰岛细胞的纯度低和排斥反应而受挫。20 世纪 90 年代，自动胰岛分离仪出台，一些关键技术取得突破，有学者对 267 例患者进行胰岛细胞移植，8.2% 的患者维持功能超过 1 年，加速了胰岛细胞移植的临床化进程。随着对实验室改良免疫抑制剂用药方案认识的不断深入，经验不断积累，胰岛细胞移植必将成为 1 型糖尿病和部分 2 型糖尿病患者的理想疗法。对于丧失胰岛细胞功能的糖尿病患者，包括 1 型糖尿病和部分 2 型糖尿病进行性胰岛细胞功能减退，进行胰岛细胞移植比胰腺移植更为合理。胰岛细胞移植手术操作简单、安全，无须处理外分泌问题。用内窥镜门静脉内直接注射胰岛细胞的方法，患者当天可以回家，便于体外修饰移植物。近年利用基因工程的方法加工胰岛细胞功能和抗免疫能力或降低免疫源性技术，目前仍未完全摆脱实验室阶段，与胰腺移植相比，临床病历尚少。截至 1995 年，成人胰岛细胞移植病例数计 307 例，而同期胰腺移植达 7888 例。

（一）胰岛细胞移植的操作

1.胰岛的分离和纯化

将从获得供体胰腺到胰岛细胞分离与纯化的冷缺血时间控制在 8 小时以内。先向胰管内注射胶原酶，用 Ricodi 自动胰岛分离装置或手工震荡进行胰腺的消化使胰岛从外分泌组织中游离。然后，采用 Ficoll 密度梯度离心将胰岛从消化了的其他胰腺组织中分离出来。一个胰腺中含有 100 万个胰岛。经过胰岛分离、纯化，通常只获得 20 ～ 50 万胰岛，纯度 50% ～ 80%。

2.胰岛细胞移植

采用肝内门静脉注射方法进行胰岛细胞移植。胰岛移植可与肾移植同时或在肾移植后进行。免疫抑制方法与胰腺移植相似，环孢霉素 A、类固醇激素、FK506、MMF 等联合用药为主流。胰岛细胞移植原则：胰腺保存的缺血时间少于 8 小时；门静脉内移植；移植量大于 6000IEQ/kg；早期免疫抑制剂首选 T 淋巴细胞抗体。

（二）胰岛细胞移植面临的问题

胰岛细胞移植亟待解决两大难题：胰岛细胞来源不足和移植后的免疫排斥反应。

1.胰岛细胞组织来源的扩充

（1）异种移植：在许多异种移植胰岛细胞供体中，猪胰岛细胞可作为优选供体。除猪的胰岛结构和代谢特点与人的胰岛相似外，其组织来源也丰富。目前正集中在猪的胚胎或新生猪仔胰腺组织（NPCOs）进行体内、体外的形态和功能的研究，证明其潜在的生长和分化能力。移植 NPCC 于鼠肾包膜下，10 ～ 20 周后糖尿病鼠血糖水平明显下降，糖耐量改善，胰腺 β 细胞量增加 2 倍以上。这主要来源于既存 β 细胞的复制及导管细胞向 β 细胞的分化。

存在问题：这种技术尚不十分成熟，猪组织内含的逆转录病毒有可能传染给人。随着免疫疗法，尤其是免疫隔离技术的发展与成熟，异种移植可望成为组织代替疗法取得成功。

（2）扩增胰腺 β 细胞及制造胰岛素分泌细胞株：目前研究者采用胰腺细胞生长因子成功地实现了 β 细胞的扩增。利用鼠的 β 细胞株进行转型用于细胞移植，2000 年 ADA 报道了利用人体 β 细胞株的成果。基因工程的方法使修饰细胞的功能成为可能。虽然近几年的报道令人振奋，但人们意识到胰腺 β 细胞结构和功能极其复杂，几个基因的改变远不能达到胰腺 β 细胞近似正常的功能。这一领域的突破有待于对胰腺 β 细胞生长发育的生物学研究的深入。

2.干细胞

（1）胚胎干细胞有多向分化和不断增殖的能力，在一定培养基中诱导分化成分泌胰岛素的 β 细胞。2000 年 Sonia 等在小鼠胚胎干细胞中诱导分化出 β 样细胞，并移植到糖尿病小鼠，获得了量的效果。

（2）成体干细胞通过成年非肥胖大鼠的胰腺导管上皮细胞，经过培养可获得"产生胰岛素的干细胞（IPSC$_8$）"。IPSC$_8$经诱导可分化为有功能的胰岛细胞 α、β、δ 细胞。其中 β 细胞对糖刺激后有分泌胰岛素的能力，可稳定小鼠的血糖。

（3）新近研究发现 GLP-1 短期内可使小鼠胰岛细胞增加，推测胰岛中可能有胰岛前体细胞存在。Macfarlane 从婴儿期持续高胰岛素性低血糖（PHHI）的患儿胰岛中分离出了可增殖胰岛素分泌细胞。

总之，应用干细胞诱导分化出的胰岛细胞，不仅可解决供体匮乏的难题，并可用自体干细胞以避免免疫排斥反应。此外，成体干细胞的应用可避免胚胎干细胞研究所涉及的伦理道德问题。

3. 人工构建类胰岛细胞

利用基因重组和基因转移技术，再造分泌胰岛素的细胞克隆，即人工构建类胰岛细胞。基因转移技术要解决的关键问题是基因载体要安全，转染率要高，基因表达要稳定持久。常用的病毒载体有复制缺陷腺病毒载体、单纯疱疹病毒 1 型载体及转录病毒载体等。也可采用非病毒介导的基因载体，如脂质体载体、基因打靶技术等，但转染率较低。

4. 免疫排斥反应的预防

免疫排斥是导致临床胰岛细胞移植失败的重要原因。防止排斥有以下措施。

（1）减轻胰岛的免疫源性：制备纯净的胰岛可有效地降低免疫源性。但由于低温、冷冻、紫外线照射损伤胰岛活性而影响移植效果，故一般不将其作为防止排斥反应的首选措施。

（2）免疫隔离胰岛移植物：利用人工装置将移植的胰岛和，受体的免疫系统隔离的方法。采用胶囊包被技术，或管状腺等人工装置，移植部位灵活并可附加氧气供给解决胰岛缺氧问题；利用受体自身条件，将胰岛细胞移植到脑内、胸腺、睾丸等可达到胰岛细胞的免疫隔离。

5. 抑制受体的免疫反应

通过调节移植受体的免疫系统，进行胰岛细胞免疫耐受的研究。单克隆抗体的应用，免疫制剂环磷酰胺、类固醇激素的应用等有效地抑制了 T 淋巴细胞活性，降低了白细胞介素 2 和其他细胞素的产生及其与受体结合，限制了淋巴细胞的复制，从而成功地抑制了异体免疫和自身免疫。

总之，胰岛细胞移植是理想的根治糖尿病的方法，是广大糖尿病患者的希望。

第十二章

老年糖尿病

老年糖尿病是老年人内分泌系统的一种最为常见的疾病。随着医学科学与社会科学的发展，生活模式的改变，人寿命的延长，本病发病率随年龄的增长而不断增加，已成为医学界所公认和关注的问题。中国上海早在 1978 年对 10 万人调查结果提示，糖尿病患病率占总人口的 10.12‰，其中 50 ～ 60 岁组为 25.61‰，80 岁以上者高达 63.83‰，50 岁以上患病率为 29.58‰，约是总人口糖尿病患病率的三倍。平均每增加 10 岁，患病率上升 10‰，50 岁以上者占 65%。哈尔滨市 1981 ～ 1995 年居民糖尿病死亡资料分析结果显示，患病率平均增长速度为 8.72%。Fttegorid 等报道，以 20 ～ 29 岁的发病率为基础与其相比，40 ～ 49 岁为其 2.5 倍，50 ～ 59 岁为 6.5 倍，60 ～ 69 岁高达 9.7 倍。美国 30 ～ 50 岁人口中 2 型糖尿病患病率为 3% ～ 5%，60 岁增至 10%，80 岁高达 16% ～ 20%。有关资料提示 40 岁以上发病率呈直线上升趋势，50 岁以上发病率为 50 岁以下的 4 倍，65 岁为患病高峰。可见糖尿病在老年人群中的发病率不断提高，并与年龄呈正相关。

人体的衰老是一个复杂的生理过程，世界各国对老年的划分界线不统一，一般按年龄，45 ～ 59 岁为老年前期或初期，≥ 60 岁为老年期，≥ 80 岁为长寿期。糖尿病按不同发病年龄又分为老年时期发病、老年前期发病、中青年期发病三种。

老年糖尿病：北美和多数欧洲国家按 65 岁以上为老年人，亚洲太平洋地区为 60 岁以上。我国传统习惯以花甲之年（60 岁），故以 60 岁以上发病的称为老年糖尿病。老年糖尿病 95% 以上为 2 型糖尿病，病情一般较轻，病情较为稳定。

老年前期发病：从 45 ～ 59 岁期间发病后进入到老年期的糖尿病者，病程较长，并发症较多，病情比较复杂，其中部分为 1 型糖尿病。随着人口寿命的延长，全球性出现人口老龄化，老年医学不断受到重视，老年糖尿病的防治也成为一个不容忽视的重要课题。

中青年期发病：指 45 岁以前发病后进入老年期的糖尿病者。这些患者由于病程漫长，病情复杂，常伴有大血管、微血管以及多种器官损害等并发症，病情严重，其中有相当一部分为 1 型糖尿病。

第一节　老年糖尿病的病因、机理、特点

老年患者以胰岛素抵抗为主，伴有各器官、各脏器生理功能衰退等特点。

一、老年糖尿病的病因

（一）胰岛素分泌异常

老年糖尿病基本为 2 型糖尿病。有关研究证实，2 型糖尿病患者空腹血浆胰岛素浓度升高，虽然 24 小时平均血浆胰岛素水平基本正常，但胰岛素仍处于相对不足状态。正常人空腹血浆胰岛素浓度为 5 ～ 15μU/mL，口服葡萄糖后可升高 5 倍之多。葡萄糖刺激胰岛 β – 细胞释放胰岛素的二个反应时相：第一时相为快速分泌时相，即静脉注射葡萄糖后 1 分钟内，血浆胰岛素迅速升高，3 ～ 5 分钟内达高峰，随后下降；第二时相为缓慢分泌时相，继第一时相后，血糖维持在 5.5mmol/L 以上，经 30 ～ 60 分钟，胰岛素分泌将出现第二个高峰。老年糖尿病患者，葡萄糖刺激后胰岛素释放在时间、形式、分泌量均有所改变：第一时相胰岛素分泌明显迟缓以至消失，第二时相胰岛素分泌有不同程度的延缓；老年 2 型糖尿病胰岛素合成和分泌显著低于正常人胰岛素水平。实验研究证实老龄大鼠胰岛素分泌的动态研究结果与老年 2 型糖尿病反应相似，胰岛素水平随病程和年龄增长而降低；并与血糖呈负相关，血糖愈高则胰岛素水平愈低。这与胰腺神经调节减弱、有关酶的活性降低，以及老年糖尿病长期在高血糖的刺激下胰岛 β – 细胞分泌功能逐渐衰退有关。

（二）引起胰岛素抵抗的因素

胰岛素抵抗是指组织对胰岛素的敏感性和反应性降低，常伴有高胰岛素血症。机体存在胰岛素抵抗时，胰岛 β – 细胞通过增加胰岛素的分泌，代偿组织对胰岛素敏感性下降，而产生高胰岛素血症。引起胰岛素抵抗的有关因素如下。

1. 胰岛素抵抗为老年 2 型糖尿病的特征

1970 年 Shen 研究证实老年 2 型糖尿病患者，即使血糖正常也存在着严重的胰岛素抵抗。近年来发现 2 型糖尿病患者普遍存在着胰岛素抵抗，老年 2 型糖尿病胰岛素抵抗具有下列特点。

（1）胰岛素水平呈中度升高，其幅度低于非糖尿病肥胖和 IGT 者，表明胰岛素相对缺乏。

（2）胰岛 β – 细胞功能有不同程度损害。

（3）高胰岛素血症与血糖浓度无明显关系。

（4）葡萄糖代谢速率（GDR）明显下降，肝葡萄糖生成增加。

（5）基础状态时，肝脏是胰岛素抵抗的主要部位；在胰岛素刺激状态下，肌肉为胰岛素抵抗部位。

2. 胰岛素受体缺陷

胰岛素通过与靶组织细胞膜上的胰岛素受体结合而发挥作用。老年糖尿病患者由于胰岛素受体数目减少，亲和力异常，受体的 mRNA 水平下降及受体酶缺乏等因素均影响胰岛素与受体结合，产生受体水平的胰岛素抵抗。胰岛素与受体结合后要通过葡萄糖有氧和无氧代谢两条途径对血糖进行调节。实验结果提示老年 2 型糖尿病患者葡萄糖有氧和无氧代谢率明显低于正常人，表明细胞内或受体缺陷，会干扰葡萄糖的摄取和代谢，而产生胰岛素抵抗。

3. 肥胖与胰岛素抵抗

老年人有相当一部分患有肥胖症，肥胖是诱发老年糖尿病的重要原因之一。前瞻性研究证实，肥胖性 2 型糖尿病患者具有胰岛素抵抗；胰岛素抵抗的部位在肝脏、骨骼肌、脂肪组织；体重超过标准体重 35% ~ 40% 时，组织对胰岛素的敏感性降低 30% ~ 40%，呈现高胰岛素血症，使胰岛 β – 细胞负荷加重，最后导致胰岛功能减退。

4. 高血压与胰岛素抵抗

1966 年 Welborn 发现高血压患者胰岛素水平高于正常人。高血压是老年糖尿病常见的血管并发症，是影响心、脑血管病变的危险因素。高胰岛素血症引起高血压的作用机理如下。

（1）胰岛素可增加肾脏对 Na^+ 和水的重吸收，抑制尿钠排出，使细胞外液增加，导致升高血压。

（2）胰岛素浓度增高，可增强交感神经作用，使血浆去甲肾上腺素增多，导致高血压。

（3）胰岛素可改变离子泵影响细胞电解质交换，引起细胞内 Na^+ 蓄积出现血压升高。

（4）胰岛素可以直接或间接刺激生长因子，通过使血管壁增厚和管腔狭窄而引起高血压。

可见高血压患者存在高胰岛素血症而产生胰岛素抵抗，胰岛素抵抗是诱发老年糖尿病发生的病理基础。

5. 脂代谢异常与胰岛素抵抗

老年肥胖性 2 型糖尿病多半脂代谢异常与高胰岛素血症同时存在。有关研究认为，胰岛素抵抗是脂质代谢异常的原发因素，主要表现为高甘油三酯、高胆固醇、高 LDL、低 HDL 血症，其中甘油三酯、LDL 与空腹血浆胰岛素浓度关系最密切。循环中存在游离脂肪酸（FFA），FFA 在肝脏和肌肉组织抑制由胰岛素介导的葡萄糖摄取和利用，促进肝糖异生，引起胰岛 β – 细胞中脂质堆积而影响胰岛素的分泌。胰岛素水平与甘油三酯、胆固醇、LDL 呈正相关，与 HDL 呈负相关。这提示脂代谢异常是高胰岛素血症和胰岛素抵抗主要表现，是诱发老年糖尿病的主要因素。

6. 遗传、胰岛素拮抗物与胰岛素抵抗

由于老年人各器官的衰退或遗传因素，使胰岛 β – 细胞产生异常胰岛素分子，或前胰岛素向胰岛素转化不完全，或循环中存在胰岛素拮抗物，或胰岛素原增多，存在胰岛素受体抗体、胰高血糖素、胰岛素拮抗激素增多等因素，均会降低胰岛素的作用，使机体处于胰岛素抵抗状态。

循环中存在瘦素（leptin）、胰淀素（amylin）、脂源性肿瘤坏死因子 a（TNF-α）等对胰岛素抵抗起着重要的作用：leptin 促进脂肪分解，产生大量 FFA 降低胰岛素的代

谢作用；amylin 抑制胰岛素的分泌；aTNF-α 能诱导胰岛素底物 -1（IRS-1）的丝氨酸磷酸化，并使其成为胰岛素受体酪氨酸激酶的抑制剂，抑制胰岛素受体活化，下调葡萄糖运载体 4（GLUT4），抑制葡萄糖转运；aTNF-α 并可促进脂肪分解释放 FFA，升高胰高血糖素、儿茶酚胺、皮质醇等升血糖素而加强胰岛素抵抗。

7. 胰岛 β - 细胞衰竭

老年糖尿病同时存在胰岛素抵抗和胰岛 β - 细胞功能不全。胰岛 β - 细胞功能衰竭的原因：遗传因素决定 β - 细胞颗粒减少；慢性高血糖对 β - 细胞的毒性作用；胰腺淀粉样纤维化破坏 β - 细胞；老年患者胰腺组织中胰淀素显著升高等。此外，老年糖尿病患者并发多种慢性并发症（高血压、心脑血管病）、服用干扰糖代谢药物（β - 阻滞剂、利尿药等）、活动减少、特殊的心理压力等对老年糖尿病的发生、发展均产生重要作用。可见，老年 2 型糖尿病的发生是多基因遗传基础和后天环境因素综合作用的结果。

二、老年糖尿病发病机理

现今对衰老学的研究已经从器官水平发展到细胞、分子水平。目前认为衰老的因素：一为先天性因素，由基因程序支配衰老进程；二为后天因素，由内、外环境对机体损伤的持续积累导致机体功能减退或丧失，以至衰竭。当人体衰老时，器官或系统的功能随着增龄而下降，其功能的丧失推动了整体的衰老过程。机体内肌肉、脂肪等组织发生改变，有关研究认为从 25 岁到 75 岁的 50 年内，肌肉含量逐渐减少，由 47% 减少到 36%；而脂肪含量由 20% 增加到 36%；体内肌肉含量减少使葡萄糖合成的肌糖原随之降低；组织对葡萄糖利用减少；脂肪含量增加使组织对胰岛素抵抗增强，导致血糖升高。

有学者通过对衰老的微观研究，认为损伤的 DNA 积累，进而引起基因及其表达的异常，活性基因减少，从而引发衰老，形成老年糖尿病。衰老免疫学研究认为，胸腺是最早受年龄影响的腺体，老年人因细胞免疫调节和激素免疫能力下降，同时胸腺本身具有调控激素水平。随年龄的增长，胸腺功能随之减弱以至衰退，使胰岛素与胰岛素反调激素失衡而导致老年糖尿病。

老年人体力活动逐渐减少，从活动中所消耗的能量也减少，使体内的葡萄糖不能得到组织的充分利用，机体发胖而产生胰岛素抵抗。

总之，老年糖尿病患者血糖随年龄、病程的增加而升高。这主要由于组织对胰岛素的敏感性下降；胰岛细胞继发性增生，代偿性胰岛素分泌增多，导致高胰岛素血症；胰岛 β - 细胞长期负荷过重，功能失代偿，胰岛素分泌量减少，导致老年高血糖或糖耐量异常；胰岛 β - 细胞本身老化及其功能进一步衰退，胰岛素拮抗激素特性出现胰岛素抵抗，血糖升高；严重高血糖又可加速胰岛 β - 细胞功能的衰竭。

三、老年糖尿病的临床特点

老年人生理以各系统、各器官功能生理性减退为特征，老年糖尿病的临床主要表现特点如下。

（一）起病隐匿

老年糖尿病绝大部分为 2 型糖尿病，病情较轻，多数缺乏典型的临床症状。老年糖尿病患者因口渴中枢敏感性降低，故常无典型的多食多饮多尿之"三多症"，甚至完全缺如。据统计资料提示，老年糖尿病只有 17% 的患者以典型"三多一少症"为首诊。由于起病隐匿，难以得到及时确诊，使 30%～50% 患者被漏诊、误诊。有相当一部分患者并不是以糖尿病就医，而常以冠心病、高血压、肾病、脑血管、神经病变等首诊于内科；或因视力减退或失明之视网膜病变首诊于眼科；或因下肢坏疽、皮肤感染首诊于外科、皮科；或因外阴瘙痒首诊于妇科等，通过并发症就医而发现糖尿病。

老年 2 型糖尿病前期主要为胰岛素抵抗和 β-细胞功能紊乱，表现为空腹血糖受损或糖耐量异常（IGT）。50% 的患者在确诊糖尿病，前大血管并发症危险性已升高，或已存在冠状动脉粥样硬化性心脏病、高血压、高血脂症等代谢综合征。

（二）以糖耐量异常、2 型糖尿病居多

老年人糖耐量低减者占 10%～30%。血糖随着增龄而升高，空腹血糖每 10 岁则增加 0.11mmol/L（2mg/dL）；餐后 2 小时血糖每 10 岁增加 0.44～1.11mmol/L（8～20mg/dL）。Davidsom 研究结果与上述相似。上海对 10 万人口调查发现 50 岁以上者，空腹血糖无明显变化，而葡萄糖负荷后血糖值上升，30 分钟 5mg/dL、60 分钟 10mg/dL、120 分钟 6mg/dL、180 分钟 2mg/dL。可见糖耐量异常的发生率与年龄增长呈正相关。故糖耐量异常应作为老年糖尿病早期诊断的主要依据。老年糖尿病为一组多基因遗传性疾病，加之老年人因胰岛素的合成和分泌减少，受体和受体后缺陷，胰岛素在细胞内作用异常，外周组织对葡萄糖利用减少，机体组织改变，饮食结构改变，体力活动减少等因素的影响，使大多数患者表现出胰岛素抵抗和病情较轻的 2 型糖尿病，故提示大部分老年糖尿病为 2 型糖尿病或糖耐量异常。

（三）慢性并发症多、病情重、进展快

老年糖尿病多数伴有不同程度的各种慢性并发症，尤其是老年前期发病的患者，病程长，病情复杂，并发症发生率高。血管并发症是老年糖尿病致死、致残的主要因素，可分大血管病变和微血管病变。大血管病变主要有心脏病、脑血管病、下肢血管病及高血压等。在血糖水平尚未达到糖尿病的诊断水平，处于 IGT 阶段，这些大血管并发症的危险性增加了 2～4 倍，因高血压、高血糖、血脂紊乱等使大血管病变发生率增加 30%～50%。糖尿病大血管病变特点：血管病变更广泛，病情更严重，发生率更高。其主要原因为血液中血小板聚集增加，红细胞变形性下降，纤维蛋白原酶活性下降，脂蛋白糖基化，阳离子肝清除率下降，促使动脉粥样硬化。糖尿病微血管病变以视网膜病变、肾病、周围神经病变等为特异性病变。其病理为血管内膜受损、基底膜增厚、血管通透性增加等。

1. 糖尿病心脏病

糖尿病（DM）心脏病是中老年糖尿病患者一种常见多发的慢性血管病变，涉及到心脏的大、中、小、微血管，包含糖尿病冠心病（CHD）、DM 心肌病、DM 心脏自主神经病变。DM 并发 CHD 者高达 72%、T2DM 诊断时约 50% 已有 CHD。DM 可加速 CHD 的发展。2001 年美国（ATP Ⅲ）专家提出"糖尿病是冠心病等危症"。2002 年 SM 资料提示 CHD 患者预期寿命为同龄人的 2/3，DM 心梗后心衰发生率高出非糖尿病 2 倍，DM 患者冠状动脉形成术（PTCA）5 年死亡率 35%，糖尿病心肌梗死比无糖尿病心肌梗死死亡率增加 6 倍。80% 以上老年糖尿病患者死于心血管病。CHD 过早地降低患者生活质量，缩短患者寿命，使患者付出沉重的生命代价和经济代价。

糖尿病心脏病风险性在糖耐量低减（IGT）阶段已开始，尤其女性绝经后，糖尿病心脏的发生率增高。据相关报道，女性和男性糖尿病死于心脏病的风险较非糖尿病同龄者分别高出 5 倍和 2 倍。

（1）糖尿病冠心病：为糖尿病大血管病变。协和医院资料提示糖尿病 2 年，冠心病发病率为 61.3%。病理特点为冠状动脉粥样硬化范围广，程度严重，尤以冠状动脉显著。临床表现常为无心绞痛或心绞痛不明显，甚至心肌梗死仍无心绞痛，主要因存在心脏自主神经病变，痛阈降低，常易被漏诊；梗死面积大，呈透壁性梗死居多，基础心功能尚可，一旦发生心肌梗死易发生心源性休克、心律失常、急性左心衰竭等并发症，病情险恶，死亡率高。

（2）糖尿病心肌病：由于心肌细胞的糖、脂肪、蛋白质代谢异常，导致心脏微血管结构、功能改变，心肌肥厚，供血障碍，神经体液异常，心室功能降低、高胰岛素血症促进血管硬化，胰岛素不足心肌细胞变性，高血压增加心脏负荷，能量供应障碍，微血管病变导致心肌缺氧缺血。心肌有较多的 PAS 染色阳性的糖蛋白、微血管壁内有较多脂肪、钙盐沉积；血管周围呈灶性纤维化、内皮细胞和心肌细胞增生、心脏肥大等改变，称为心肌病为糖尿病特异性病变。

糖尿病心肌病临床特点：早期症状不显，劳累后胸闷憋气；中期疲劳乏力，胸闷气短，心悸怔忡，75% 左心衰竭；后期：左心衰加剧，30% 伴右心衰，以心脏扩大、肺瘀血、房性或室性心律失常，尤其为难治性心力衰竭等为特点；终末期 1/3 死于充血性心力衰竭，心源性休克，严重心律失常。

（3）自主神经性心脏病：糖尿病心脏自主神经病变是糖尿病常见并发症之一。近年随着糖尿病基础医学研究的进展，心电频谱分析、彩色多普勒心脏超声、24 小时动态心电图等新技术的广泛应用，极大提高糖尿病神经病变的诊断。糖尿病自主神经病变常因晕厥、心律失常、心衰而致死，故及早对其诊断与防治具有重要的意义。

糖尿病心脏自主神经病变生理、病理：①心肌细胞具有自律性、兴奋性、传导性、收缩性等生理特性，当任何一项生理特性发生改变，均可引起心律失常。②肌醇缺乏引起神经滋养失常，细胞肿胀变性、坏死，损害心脏自主神经。③多元醇通路活性增高，引起传导减慢、神经细胞功能降低而发生病变。④蛋白糖基化、高血糖使神经细胞内蛋白质发生糖基化，影响神经传导。

DM 心脏自主神经病变临床特点：①感觉神经病变，在神节纤维和心脏区域，传导异常使 DM 冠心病、心肌梗死表现为无痛性。②交感神经释放去甲肾上腺素，窦房节自律性增高、传导加速、心跳加快，心率＞ 100 次 / 分钟，甚至达 130 次 / 分钟，或心率固定，不易被 β 阻滞剂所纠正。③副交感神经释放乙酰胆碱，降低窦房结自律性，心跳减慢减弱，心率＜ 60 次 / 分钟。④由于交感神经节后神经损伤了血管反射性病变，导致体位性低血压，卧位起立时收缩压下降 30mmHg，舒张压下降 20mmHg。无痛性心肌梗死、心律失常、心脏骤停，甚至猝死。病变以迷走神经病变受损为主，卧立位心率差随神经病变加重而减少。出现固定心率表明迷走神经和交感神经同时受损，是心脏自主神经晚期病变。

2. 糖尿病高血压

糖尿病高血压是糖尿病常见并发症之一，老年糖尿病患病率可高达 49%～ 80%，为一般人群的 4 ～ 5 倍。糖尿病高血压发病较早，随年龄及病程的增加而升高，其中 50% 随体重增加的幅度而增高。高血压是糖尿病心、脑、肾、眼等血管病变发生和发展的重要危险因素。

3. 糖尿病脑血管病

糖尿病脑血管病变的临床表现：无症状性颈动脉损伤；一过性脑卒中，发生率为 6%～ 28%，为一般人的 3 倍；脑梗死为一般人的 3 ～ 4 倍，以腔隙性梗死为多见；老年糖尿病静脉和静脉窦的梗死在颅底部位较为多见；老年糖尿病脑血管病变是引起老年痴呆症致残的主要原因；老年患者发生急性脑卒中的 43% 有高血糖，其中男性糖尿病脑卒中的发生率为一般人的 2.6 倍，女性为 3.8 倍。糖尿病患者有 10.2% 死于脑卒中，88% 为缺血性脑血管病变，无症状性脑梗死中 10%～ 34% 为腔隙性脑梗死。

糖尿病脑血管病变特点：发病早，发展快，以大中血管粥样硬化为主，小动脉内膜增厚，使动脉梗死后难以建立侧支循环等；脑血管病易合并心脏病，两者互为影响，互为因果，促使病情加重；高血压既是引起脑血管病变发生的危险因素，又是脑血管病变加重的危险因素；血液高凝状态，血小板凝血因子、纤维蛋白原增高；血小板聚集和黏附功能增强等因素促进血栓形成，影响血液的流体力学；高血糖使颅内无氧代谢增加，乳酸聚集，细胞酸化，产生 ATP 减少，细胞损伤；高血糖可影响急性脑卒中的严重程度；糖尿病脑卒中死亡率为 54%～ 78%。

4. 糖尿病肾病

糖尿病肾病是在糖代谢异常情况下出现的以血管损害为主的肾小球病变。微血管病变是糖尿病肾病的病理基础，主要表现为微血管的血流动力学改变，继则出现以基底膜增生和系膜扩张为特征的肾小球硬化。糖尿病肾病早期主要表现为尿微量白蛋白排泄率＞ 200μg/min，预示着发生临床糖尿病肾病的危险性增高，同时也提示大血管病变的危险性增加。临床蛋白尿是糖尿病肾病诊断的依据，是决定患者预后的最关键的独立因素。一旦出现临床蛋白尿，将进行性发展为氮质血症，血清肌酐水平升高。这是反映肾功能不全、尿毒症的标志，在亚洲和太平洋岛国人群中尤为明显。据上海瑞金医院老年糖尿病肾病 561 例的报告，患者中有临床蛋白尿者占 37.4%、氮质血症者占 56.7%。在微量白蛋白尿阶段进行早期干预，对预防或延缓糖尿病肾病的发生具有重要的意义。优化血糖控制，英国著名的"糖尿病控制及并发症研究"（UKPDS）结果提示，血糖控制在正常水平，HbA1c < 7%，血压控制在 140/80mmHg 之下，可延缓肾病的发展。多个研究资料证实，用血管紧张素转换酶抑制剂或血管紧张素Ⅱ受体拮抗剂，能控制血压，同时具有保护肾脏的作用。

5. 视网膜病变

糖尿病视网膜病变有非增殖期和增殖期之分。非增殖期又称背景期，为糖尿病视网膜病变早期阶段，主要以微血管瘤、点状出血、渗出及视网膜水肿为特征性改变；增殖期视网膜病变主要表现为视网膜区内出现新生毛细血管，纤维组织生长，并伸入玻璃体腔，继之出现小动脉闭塞、视网膜缺氧、新生血管形成。

老年糖尿病患者脂质易在黄斑部位沉积致中心视力丧失，导致阅读困难；Caird 报道 60 岁以上的糖尿病患者因视网膜病变，视力减退者占 31.5%，失明者为 20%，预计今后 20 年，美国老年糖尿病患者中将有 50 万人失明。因此，老年患者被确诊糖尿病之日起，每 1 ~ 2 年必须进行眼底检查，已患糖尿病视网膜病变的患者，更应严格控制高血糖和高血压，以延缓视网膜病变的发展。

6. 糖尿病周围神经病变

糖尿病周围神经病变是老年患者最常见的并发症，是引起截肢的主要原因。由于长期处于高血糖状态，多元醇通路活性增高，引起神经细胞高渗肿胀变性，继则耗竭肌醇，神经细胞生理功能降低。神经纤维脱鞘是神经病变病理基础，主要累及躯体神经，尤以肢体远端感觉运动神经为主，主要表现在四肢特别是足部，早期可无症状，继则出现感觉异常，麻木刺痛，以至溃疡，疼痛以夜间加重。周围神经病变后期痛觉可以消失，是足部溃疡常见的前驱症状。溃疡易发生于压力较大的部位，通常发生在足底部。据报道最多发生的原因是因鞋不合适，神经血管滋养障碍所致。溃疡多半难以愈合，甚至导致截肢。在老年患者中，因神经病变截肢的危险性较一般人高出 15 ~ 40 倍，为老年糖尿病致残的主要原因之一。

（四）急性并发症死亡率高

1. 高渗性非酮症性糖尿病昏迷

高渗性非酮症性糖尿病昏迷临床起病隐匿，发病前数日以至数周后出现口渴、多尿、倦怠乏力，故常被疏忽；继则出现口唇干燥、眼窝塌陷、皮肤无弹性、心率加快、血压下降，甚至休克等严重的全身性脱水，以及神经系统的症状和体征。临床表现以神志改变为主，病变发展常按下列过程进行：开始意识正常→逐渐出现表情淡漠→反应迟钝→意识障碍→嗜睡→最后发生昏迷。由于严重高血糖、脱水，引起血浆渗透压明显升高。此症多发生于 60 岁以上的老年患者，以往无糖尿病史或病情不甚严重者。常因昏迷急诊而易被误诊为脑血管病。如诊治不及时，预后严重，死亡率高达 40% ~ 60%。

实验室检验特点概括为"六高二无"。"六高"：高血糖 ≥ 33.3mmol/L，高血钠 ≥ 145 ~ 190mmol/L，高渗透压 ≥ 330 ~ 450mosm/L，高尿素氮或血肌酐升高，蛋白质分解旺盛，肾前性少尿或伴有肾功能衰竭，高红细胞压积≥55%，白细胞增高。"二无"：无酮症，尿酮体阴性，血酮体正常；无酸中毒，血pH值正常。

2. 乳酸性酸中毒

乳酸性酸中毒（LA）是由多种原因引起血乳酸水平升高和pH值减低<7.35的异常生化改变综合征。乳酸性酸中毒多发生于长期大剂量服用双胍类降糖药的老年糖尿病患者，药物通过无氧代谢产生乳酸，而老年人代谢缓慢，肾功能不全，使体内乳酸堆积过多而致乳酸性酸中毒，若处理不及时，死亡率很高。

乳酸性酸中毒临床特点：病情进展快，在短时间内由于乳酸堆积而出现疲劳、乏力，80%的患者有恶心、呕吐、腹泻和上腹疼痛，78%有酸中毒性呼吸，70%有意识障碍和昏迷，50%的患者面部潮红，体温和血压降低，脱水。

实验室检查特点为乳酸>5mmol/L，碳酸氢钠<205mmol/L，血pH<7.35，阴离子间隙>18mmol/L，乳酸/丙酮酸（L/P）增高>13（正常为10），血肌酐、BUN升高。血气分析：PCO_2降低、PO_2正常或降低。

老年患者严格掌握双胍类降糖药物应用剂量和应用时间，有慢性缺氧性疾病和肾功能不全者禁用（具体处理见乳酸性酸中毒节）。

3. 酮症酸中毒

糖尿病酮症酸中毒（DKA）是因体内胰岛素缺乏，与胰岛素相拮抗的激素增加，引起糖、脂肪代谢紊乱以至出现以高血糖、高酮血症、代谢性酸中毒为主要改变的临床综合征，为糖尿病发展严重的结果。老年糖尿病虽然病情较轻，本身不易发生酮症酸中毒，但因老年人的生理病理特点，免疫功能降低使粒细胞的趋化性吞噬功能降低，易引起各种感染性疾病增多，感染可加重糖尿病，以至诱发酮症酸中毒或感染控制不力，最后可导致败血症，预后严重，死亡率高。

临床表现：76%有食欲减退，50%有恶心呕吐，47%有乏力，28%有头晕、头痛，7%有腹痛，60%有脱水，24%有酸中毒呼吸（Kussmaul呼吸），呼吸有酮臭和昏迷各为12%、30%，"三多"症状加重等。

实验室特点为血糖16.7～33.3mmol/L（300～600mg/dL）；血钠、血钾有30%低于正常；血pH<7.2，CO_2–CP15～20mmol/L为轻度酸中毒；pH=7.2，CO_2–CP10～15mmol/L为中度酸中毒；pH≤7.1，CO_2–CP≤10mmol/L为重度酸中毒；血酮≥0.1mg/dL；尿糖强阳性，尿酮体阳性。老年糖尿病酮症酸中毒的处理详见糖尿病酮症酸中毒节。

4. 无症状性低血糖

低血糖症可由生理性、病理性、药物性等因素引起，血糖低于2.8mmol/L（50mg/dL）的异常生物状态。临床以交感神经兴奋性增强的症候群和脑功能障碍为突出表现。症状的严重程度与低血糖值成正相关，血糖愈低，发展愈快，持续时间愈长。老年人对低血糖的耐受性差，易发生低血糖反应。诱因多为使用磺脲类降糖药或胰岛素过量；或进食量过少；或体力负荷过大；或肾功能减退致降糖药排泄减少，在体内蓄积；或服用磺脲类降糖药的同时服用能增强其降糖作用的药物，如水杨酸类药。老年糖尿病易发生低血糖，且一旦发生多难以纠正。若不能及时得到合理处理，病情持续发展可导致永久性脑损伤。

四、老年糖尿病诊断标准

（一）老年糖尿病诊断标准（OGTT）

糖尿病的诊断标准主要采用 1999 年世界卫生组织（WHO）的诊断标准，该标准未提出年龄界限，老年患者由于生理、病理、代谢的特殊性，糖耐量曲线随年龄而升高，有学者提倡参考 1981 年糖尿病协作组制定的老年糖尿病诊断标准进行修订（表 12-1）。

表 12-1　老年糖尿病诊断标准（mmol/L、mg/dL）

糖耐量	空腹	试餐后 1/2 小时	1 小时	2 小时	3 小时
≤ 50 岁	≥ 6.9（125）	≥ 11.1（200）	≥ 10.5（190）	≥ 8.3（150）	≥ 6.9（125）
50～59 岁	≥ 6.9（125）	≥ 11.4（205）	≥ 11.1（200）	≥ 8.6（155）	≥ 6.9（125）
60～69 岁	≥ 6.9（125）	≥ 11.7（210）	≥ 11.7（210）	≥ 8.9（160）	≥ 6.9（125）
≥ 70 岁	≥ 6.9（125）	≥ 11.9（215）	≥ 12.2（220）	≥ 9.1（165）	≥ 6.9（125）

注：静脉血浆葡萄糖，血糖单位 mmol/L，括弧内单位 mg/dL。

（二）葡萄糖耐量低减（IGT）

空腹血糖 < 7.0mmol/L（126mg/dL）；7.8mmol/L（140mg/dL）≤ 葡萄糖负荷后 2 小时血糖 < 11.1mmol/L（200mg/dL）之间者为糖耐量低减。这标准无年龄、性别限制，简单明确，易于掌握。

（三）糖化血红蛋白（HbA1c）

近年来有人提出以 HbA1c 明显增高作为诊断标准。但 Muikerrin 认为糖化血红蛋白对老年糖尿病的诊断无任何意义，因为年龄与糖化血红蛋白之间呈正相关，可以出现假阳性，影响对老年糖尿病的诊断。

五、影响血糖控制的因素

（一）肾功能改变

肾功能改变主要表现为肾小球滤过功能减退，肌酐清除率降低。有关资料提示，60 岁以上的老年糖尿病肾小球滤过率为 50mL/min，显著低于非老年糖尿病组的 85mL/min 和正常人的 110mL/min，引起肾糖阈升高，尿糖不能确切反应血糖控制水平，以致血糖高于 15.6mmol/L 才出现尿糖，所以不能以尿糖作为判断血糖水平或糖尿病。某些通过肾脏排泄的药物，当肾脏排泄时间延长，可使药物在体内蓄积而影响血糖水平。

（二）胃肠功能异常

糖尿病胃肠病是糖尿病常见并发症之一，约 20% 的老年糖尿病患者由于牙齿脱落或戴假牙，咀嚼功能减退，唾液分泌减少，出现味觉异常，感到口苦、口甜，而改变饮食嗜好，出现吞咽困难。病变可发生在从食管至直肠的消化道的各个部分，包括糖尿病食管综合征、糖尿病性胃轻瘫、糖尿病性便秘、糖尿病合并腹泻或大便失禁等。西医学认为本病的发生与自主神经病变、高血糖、消化道激素分泌异常、胃肠道平滑肌病变、微血管病变、代谢紊乱、继发感染、精神心理因素等有关。其发病率占糖尿病人的40%～75%，症状明显的占10%。本病轻者不仅影响糖尿病患者的生活质量，而且影响糖尿病的有效控制，重者致病死率增加。早期糖尿病防治胃肠系统并发症对于避免或减少胃肠功能衰竭具有重要意义。

（三）心理因素

老年人常因丧偶或失去亲人或退休等产生抑郁、孤独以致感到自己对社会已无所作为，以及经济等因素而减弱自我保健意识，常不能坚持规则服药；或因精神情绪异常，导致食欲减退、体重减轻、消瘦，未及时调整降糖药剂量而使血糖不能得到满意控制而出现低血糖。

中老年患者（45～59岁）处于躯体和心理从成熟到衰老的年龄段，精力较充沛，在社会中尚处中坚地位，事业上正是出成果的时候，知识和经验较丰富，成功欲强，有思路，有抱负，工作繁忙艰辛，精神高度紧张，在家庭需要赡养老人和培养教育子女，若出现心理障碍，则会引起神经内分泌功能紊乱，促进胰岛素反调激素增加，诱发糖尿病或加重病情。所以这个年龄段糖尿病发病率显著增高，且患者因工作繁忙，任务繁重而不能坚持规则治疗，使病情难以得到满意控制。

（四）伴发慢性疾病

老年患者多数伴有慢性疾病，约有50%的老年糖尿病伴发高血压，应用噻嗪类利尿剂、β-受体阻滞剂可影响糖代谢，使血糖升高；因肌肉、关节疼痛应用水杨酸类药，会与磺脲类降糖药产生协同作用，易致低血糖。10%的老年痴呆症者，认知功能减退，轻者缺乏自制力，常随意加减降糖药剂量；严重痴呆者因无饥饿和口渴感，不能及时发现脱水而致高渗性昏迷；交感神经反应不敏感者，常发生无症状性低血糖等。

六、影响预后的因素

1. 老年人普遍存在器官老化和退行性变，免疫功能下降，易发生感染性疾病，生活质量下降。

2. 病程长，多数在5～15年以上；并发症多，并随病程的延长而加重，糖尿病肾病、肾功能衰竭是老年糖尿病主要致死因素之一；糖尿病视网膜病变是引起失明的主要原因。

3. 脂代谢异常可加重和促进动脉粥样硬化，是引起心、脑、肾、眼等血管病变的病理基础。

4. 老年糖尿病自主神经功能损害严重，可出现体位性低血压、心律失常、无痛性心肌梗死、神经原性膀胱、胃轻瘫等促进糖尿病恶化和死亡。

5. 闭塞性脑血管病变是老年糖尿病引起痴呆症、半身不遂等致残的主要原因。

6. 无症状性低血糖是老年糖尿病导致死亡的危险因素之一。

第二节　老年糖尿病的中医病因病机

老年人机体阴阳失调，脏腑功能衰退等一系列生理、病理变化，主要表现如下。

一、阴阳失调

糖尿病患者本多为阴虚之体，鉴于老年人生理功能衰退，脏腑功能减弱，气血精微损耗，加重阴阳失调。阴虚则阳不能固护于外，阳损则阴不能营守于内。因此，阴阳失调是老年糖尿病的重要病理改变，也是糖尿病发生的内在因素。近代名医丁甘仁说："七秩之年，气血必虚……气虚不能托邪外出，血虚无以流通脉络。"《素问·上古天真论》云男子："七八……天癸竭，精少，肾脏衰，形体皆极。"女子"七七，任脉虚，太冲脉衰少，天癸竭。"指出肾脏阴精虚亏引起天癸竭是人衰老的必然规律。故老年糖尿病始于阴虚而致阴阳失调，在治疗上必须以固护阴阳为主要原则。

二、脏腑功能衰退

随着年龄增长，脏腑功能日益减退，气血精微损耗。如《灵枢·天年》云："五十岁，肝气始衰，肝叶始薄，胆汁始减，目始不明。六十岁，心气始衰，若忧悲，气血懈惰，故好卧。七十岁，脾气虚，皮肤枯。八十岁，肺气衰，魄高，故言善误。九十岁，肾气焦，四脏经脉空虚。百岁，五脏皆虚，神气皆去，形骸独居而终矣。"指出五脏皆虚为老年人生理衰退和病理改变的客观变化规律，老年糖尿病临床表现以虚证为主，虚实夹杂多见气虚血瘀、脾虚湿盛等正虚邪实证。因此在治疗上当扶正祛邪，标本兼顾。

（一）心的病理

人届老年，气血衰减，出现一系列心虚的病理变化，主要表现为心气虚、心阳虚、心血虚、心阴虚。心主血脉，脉为血之府，是血液运行的隧道。《素问·六节藏象论》云"其充在脉"，又云"心主一身血脉"，"心藏血脉之气"，指出心之所以能推动血液的运行，全赖心气的作用。其病理变化易出现下列证候。

1. 心气不足，心阳虚衰

心主一身之气血，年高心气衰弱，不能固护肌表而自汗出；心之气血不能上荣则面色㿠白无华；心阳不足，胸阳不振，或气机郁结，或痰浊乘其阳位，而见心胸憋气；寒凝心脉瘀阻，而胸痹心痛；心阳虚衰，宗气大泄，则见四肢厥冷，大汗淋漓，甚至出现昏迷等。本证可见于老年糖尿病并发肾病、冠心病、心肌病、低血糖等病变。

2. 心血虚亏，心阴不足

血是神志活动的物质基础，所以《灵枢·本神》曰："心藏脉，脉舍神。"认为心的气血充盈，则神志清晰，思维敏捷，精神充沛。当心血虚，血不养心，可引起心神的病变，症见失眠健忘；心阴不足，虚火内扰，则五心烦热，盗汗，口干咽燥；阴血不足，心失所养而见心悸怔忡等证候。本证可见于糖尿病并发心脏自主神经性病变。

3. 心火亢盛，虚火上炎

老年糖尿病由于久病缠绵，耗伤阴津，而致心阴不足，阴不制阳，心火亢盛，症见心烦失眠，心悸怔忡，健忘多梦；心位于胸中，心经别络上行于舌，在《备急千金要方·心脉络》记载："舌者，心之官，故心气通于舌。"心火上炎则舌尖红，口舌生疮；心火扰乱心神则谵妄昏迷，不省人事；热伤阴津而见口渴多饮。本证见于糖尿病并发心脏神经病变、糖尿病酮症酸中毒、糖尿病口腔病变。

4. 痰迷清窍，神识昏迷

心阴不足，心火亢盛，热灼阴津，血脉瘀阻，或心气不足，胸阳不振，聚湿成痰，痰瘀交阻，上蒙清窍，或感受湿浊邪气，阻塞气机，以致气结痰凝，蒙蔽心窍而神志昏迷，不省人事等，或神情痴呆、意识昏蒙。《临证指南》曰："三阴闭而不宣，气郁则痰迷，神志为之混淆。"本证多见于老年糖尿病并发脑血管病变，或糖尿病酮症酸中毒。

（二）肺的病理

肺居胸中，主一身之气而司呼吸，消渴日久，耗伤肺气肺阴，而致肺气阴两虚。肺主肃降，通调水道，输布津液，润泽周身，通调失司，水液气化不利；肺为华盖之脏，外合皮毛，肺虚易受六淫，出现风寒犯肺、邪热壅肺、痰浊阻肺、燥邪伤肺等证。老年糖尿病常见下列肺系证候。

1. 肺气不足，宣降失司

肺主气司呼吸，消渴日久耗伤肺气，肺气亏虚则倦怠乏力，少气懒言，声音低微；肺卫气虚，肌表不固则常自汗不止；肺气阻遏，毛窍郁闭，则肤干无汗；肺失肃降，腠理稀疏，易受外邪，风寒袭肺而恶寒发热，咳嗽鼻塞；燥邪犯肺，则干咳无痰；热邪壅肺，则咳吐稠痰。本证老年糖尿病患者易患感冒、支气管炎，常有糖尿病副交感神经病变，汗液分泌异常。

2. 肺阴不足，燥失清肃

肺阴不足，敷布无源，失其清润肃降而口干咽燥；肺燥不能输布津液润泽肌肤，而皮毛憔悴枯槁，正如《灵枢·决气》云"上焦开发，宣五谷味，熏肤，充身，泽毛，若雾露之溉"之述。"肺主行水"，"肺为水之上源"，肺失肃降，不能通调水道，下输膀胱而小便不利，水肿尿少；肺失清肃，肺气上逆而干咳无痰，胸闷憋气；阴虚内热则潮热盗汗，五心烦热；肺与大肠相表里，肺燥肠枯，大便燥结。本证见于糖尿病肾病、肾病综合征、糖尿病肺结核。

（三）脾的病理

脾胃病变有虚有实，脾以虚证为多，胃以实证常见，故有"实则阳明，虚则太阴"之说。脾胃运化失司，湿浊中阻或中气不足，化源亏虚，为老年糖尿病常见的病证。

1. 脾胃气虚，中阳不振

年老体弱，脾胃不足，运化水谷与水湿之功日益衰退，气血化源不足而见少气懒言，倦怠乏力，面色萎黄；中阳不足，运化无权，则脘腹胀满，纳呆便溏；中阳不足，无以濡养温煦而四肢软弱，乏力不温。本证多见于糖尿病自主神经病变、胃肠功能紊乱、肢体血管病变。

2. 脾虚不健，中气下陷

久病体弱，脾运不健，中气下陷，升举固摄无权，而大便泄泻，甚则五更泄泻；脾胃升降失司，清阳不升，浊阴不降，而食纳不香，胃脘胀满，恶心呕吐；脾为水谷生化之源，脾运不健，气化乏源，气不上荣，而面色无华，头晕头昏。本证见于老年糖尿病后期并发自主神经病变、胃肠道功能紊乱、胃轻瘫。

3. 脾肾阳虚，运化失健

脾胃为后天之本，气血生化之源，水谷精微，有赖于脾气输布，脾失健运，肢体失于濡养而肢倦乏力。《素问·太阴阳明论》云："四肢皆禀气于胃而不得至经，必因于脾乃得禀也。今脾病不能为胃行其津液，四肢不得禀水谷气。气日益衰，脉道不利，筋骨肌肉，皆无气以生，故不用焉。"说明四肢的功能与脾气运化水谷精气关系密切。老年患者脾肾阳虚，阳虚气化不利，寒湿内停，湿聚中焦，胃失和降，则胃脘痞满，纳呆泛恶；湿阻脉络，失于温煦而肢体重着，头蒙如裹，四肢欠温；脾肾阳虚，水湿泛溢而面目肢体浮肿。本证可见于糖尿病肾病、肾功能不全、糖尿病胃肠自主神经功能紊乱。

（四）肝的病理

肝主疏泄，调畅气机，通利三焦，主藏阴血。老年患者肝血本已虚亏，复因情怀不舒，气机不畅，而致气滞血瘀；气血瘀滞，郁久化热，更耗肝阴，而致阴虚阳亢。肝的病理见于糖尿病交感神经病变、糖尿病高血压等。

1. 肝郁气滞，气失调达

两胁为肝之分野，肝失疏泄，气机不调而见胸胁胀痛；肝郁化热，肝气亢奋而见头晕头痛、失眠多梦、急躁易怒；五脏六腑之精气皆注于目，肝开窍于目，肝血郁滞，血不荣目，则两目干涩、视物昏花；肝经风热，则目赤痒痛；肝主筋膜，肝血亏虚，血不荣筋，而手足麻木，筋脉拘急，屈伸不利；肝横克土，诚如《血证论》云："木之性主于疏泄，食气入胃，全赖肝木之气以疏泄之，而水谷乃化，设肝之清阳不升，则不能疏泄水谷，渗泄中满之证。"指明肝气犯胃，胃失和降而呕恶嗳气；肝脾不和，脾气不升，而腹胀腹泻。本证见于糖尿病交感神经病变、糖尿病眼病、糖尿病胃肠功能紊乱。

2. 肝阴不足，肝阳偏亢

肝体阴而用阳，肝阴常不足，肝阳常有余；肝阴不足，阴不制阳，或肝阳升发太过，亢逆于上，而面红目赤，急躁易怒，口干口苦；肝为风木之脏，善行而数变，阴虚阳亢，而头晕目眩，筋惕肉瞤，甚则出现四肢抽搐，"诸风掉眩，皆属于肝"，"诸暴强直，皆属于风"，系为肝阴不足、肝阳偏亢之本虚标实证。本证多见于糖尿病合并高血压、糖尿病脑血管病变，或肢体血管神经病变。

（五）肾的病理

肾为先天之本，水火之宅，元阴元阳之脏，主藏精而纳气。老年患者肾精本虚，肾气不足，阴精不能化生肾气；肾气虚，阴损及阳，肾阳不足，肾不气化，终致肾阴阳两虚之病理改变。

1. 肾阴不足，精髓亏虚

肾阴为一身阴液之本，肾阴不足，脑髓空虚，而见眩晕健忘，耳鸣耳聋，腰膝酸软；津不上乘而咽干口燥；阴不制阳，虚火内动，则五心烦热，颧红盗汗；水火不济，心神不交，而失眠多梦；火扰精室而遗精早泄。肾阴不足，水不涵木，肝阳偏亢而头晕，急躁易怒等。本证见于糖尿病高血压、糖尿病听神经病变、糖尿病性神经病变等。

2. 肾阳虚衰，肾气不固

肾主藏精，主封藏，主骨生髓，主摄纳，主气，由于年高，肾气虚衰，无以通调水道，膀胱气化失司而见小便频数，淋漓不尽，夜尿频数；肾气虚，精关不固而遗精；肾气虚亏，肾不纳气而气短喘息；肾阳亏虚，脏腑失其温煦，气化无权，开阖失司而出现形寒肢冷、尿少浮肿等。本证见于老年糖尿病并发视网膜病变、神经源性膀胱或肾病以及心功能不全等病变。

第三节　老年糖尿病的防治

老年糖尿病的防治原则与非老年糖尿病相同。但由于老年人有其独特的生理特性和有关社会心理因素的影响，老年人依从性差，记忆力减退，缺乏自我保健意识，有多种并发症和合并症，防治应有针对性，做到因人而异，制订切合实际的长期防治计划。

一、基础治疗

（一）运动疗法，量力而行

肥胖在老年糖尿病中较为多见，肥胖者多数伴有胰岛素抵抗。运动疗法可以增加老年人对胰岛素的敏感性并降低胰岛素抵抗，提高机体抗病能力，纠正异常糖代谢，运动还可以减少肥胖者的脂肪。实践证明，进行 30 分钟体育运动，可以使血糖下降 12 ～ 16mg/dL。蹬车运动试验结果显示，肌肉对葡萄糖摄取量比不活动时增加 13 倍，而使血糖下降。步行、太极拳、保健操是适合老年人的运动。老年患者进行运动疗法，应根据个体情况量力而行，持之以恒，运动不宜过于激烈。激烈运动可使血液中升血糖激素如胰高血糖素、肾上腺素、去甲肾上腺素等浓度增高，使血糖上升；同时促使脂肪过度分解，导致酮体。老年患者一般均有不同程度的并发症，尤其是高血压及心血管、脑血管、视网膜、肾脏等病变。过于激烈的运动可使病情恶化，导致不可挽回的损失。强度决定效果，只有运动强度达到最大摄氧量的 50%，才能改善代谢和心血管功能；强度过低达不到锻炼目的，而高强度无氧运动，会降低锻炼效应，增加心血管负荷或造成运动系统损伤。运动既要获得较好的效果，又要确保安全的心率。靶心率是运动最高心率的 70%～ 80%；最高心率＝ 220- 年龄。老年患者进行必要的运动，须做到因人而异，持之以恒，运动可以作为一种基础治疗的重要手段。

（二）饮食疗法，清淡为宜

饮食疗法是糖尿病尤其是老年肥胖型 2 型糖尿病的基本疗法。1989 年 Mezitis 等提出老年糖尿病饮食治疗的原则。

1. 肥胖者应控制体重，尽量向标准体重靠近，实践证明 30% 肥胖型老年糖尿病患者通过控制饮食，便能维持血糖正常，即使血糖较高的患者，进行饮食控制，可使血糖下降，减少降糖药的用量；对体重低于标准的老年患者，应通过有计划地调整饮食，使体重逐渐恢复接近标准体重。

2. 蛋白质、碳水化合物、脂肪等物质的供给必须做到因人而异，恰到好处；既不主张饥饿疗法，也不同意无节制饮食。具体分配：蛋白质的摄入量应占总热量的 11%，最近瑞典糖尿病协会推荐为 15%，而有糖尿病肾病者，应限制在 0.6 ～ 0.8g/kg/d；碳水化合物摄取量，美国糖尿病协会建议可占总热量的 55%～ 65%；并推荐摄取膳食纤维 30g/d，因膳食纤维可以延缓碳水化合物在小肠内的消化和吸收，而且有利于降低餐后血糖升高的峰值。脂肪摄入量占总热量的 30%，其中 20% 为不饱和脂肪。此外，适当补充维生素 B 和维生素 C，注意补充钙，尤其绝经后女性老年患者，补充钙 800 ～ 1000mg/d，有助于防止脱钙所致的骨质疏松。

2001 年 8 月 8 日美国糖尿病协会（ADA）公布了美国国立卫生研究院（NIH）糖尿病预防计划（DPP）研究结果，60 岁以上亚组受试者，进行生活方式干预，调整饮食和增加运动量的效果较其他年龄组更好。减轻 5%～ 7% 的体重（平均减轻 6.8kg），受试者成功地预防了 2 型糖尿病的发生。

二、中药治疗原则

老年糖尿病中医辨证论治虽与非老年糖尿病者相同，但老年人生理功能衰退，在施治用药应尊重下列用药原则。

（一）扶正宜缓

老年患者五脏皆虚，精气俱衰，尤因脾胃虚弱，化源不足，乏后天之精藏之于肾。加之消渴耗伤肾精，致肾精亏虚。虚则补之，治当扶正培本，但又因脾胃虚寒的老年生理特点，故不耐峻补，峻补壅滞，伤脾碍胃。如程钟龄所说："元气虽虚，不任重补，则从容和缓以补之。"因此，扶正当以和缓调补为宜。

（二）阴贵涵养

阴的涵养和阳的潜纳是辨证的统一，阴不能涵养则阳无以潜纳，反之亦然。消渴为患本系肝肾阴虚，肝失涵养，虚阳上越，而易见头晕目眩等上实下虚之候。治拟养肝益肾，育阴潜阳，宜多用甘寒滋阴之品，常用生地、白芍、黄精、何首乌、枸杞、玉竹、女贞子、麦冬、沙参、墨旱莲等药，滋而不滞，可适当配以理气之品。

（三）阳贵潜纳

老年糖尿病者肾精素亏，阴常不足而阳常有余，水不涵木，肝阳上亢，临床所见阴虚阳亢之头晕目眩、急躁易怒、面红目赤等症。治宜调和阴阳，以达"阴平阳秘，精神乃治"之效。拟选用石决明、生龙骨、生牡蛎、珍珠母等重镇潜阳之品，配以生地、白芍、龟甲、鳖甲以及六味地黄汤等滋阴方剂，两者相伍，以奏"壮水之主以制阳光"之育阴潜阳之法。

（四）脾贵健运

老年糖尿病多数始于饮食不节，损伤脾胃。脾主健运，为后天之本，生化之源，性喜燥而恶湿。脾虚健运失职，湿浊中阻，症见纳呆便溏、脘腹胀满、倦怠乏力。治宜燥湿化浊，可选用平胃散、藿香正气散等。并在湿浊渐化之机及时固护脾土，予以益气健脾之药，可选用四君子汤、参苓白术散之类方剂，脾健则湿自消。健脾之药常佐以砂仁、木香、陈皮等理气行气之品以使补而不滞。脾气以升为健，胃气以降为和，老年糖尿病患者可因中气不足，气虚下陷，症见少腹坠胀、大便溏泻、倦怠乏力等，治拟益气升提，可选黄芪、党参、白术、葛根、升麻、柴胡等健脾益气、补中升提之品，但升麻、柴胡为升发之品，易耗伤阴津，治宜病中而止。甘为脾之本味，多用于补益脾气，但甘味太过易致壅滞，即所谓"甘能令人中满"。故在投以甘味药的同时应配以和胃理气之品，勿令甘味太过而生壅滞之弊。

（五）攻不伤正

老年糖尿病虽然多虚证，但常虚中夹实。诸如气虚推动无力可出现血瘀证；脾虚可致湿聚成痰；阴虚可致虚阳上亢；津液亏虚可引起肠燥便秘等本虚标实、虚实夹杂之证。应根据病情，扶正祛邪，标本兼顾，不能妄用荡涤肠胃、通泻阳明、苦寒攻伐之品，宜滋阴润肠通便之品，用量宜轻，中病即止，以免攻伐太过而伤正。

（六）清不伤阳

由于老年患者体弱多虚，以虚实夹杂、病情复杂、脾胃不健等为特点，常可因肝肾阴虚而引起虚火上越，出现下虚上盛之头晕头痛者，治拟清肝祛风止痛；虚火上炎，出现口苦咽干、牙龈肿痛之阴虚热盛者，治拟养阴清热泻火等清泻之法。施治时应注意因人而异，不可恣意投予大量清热寒凉之品，以免损伤脾胃，导致脾阳不健，并宜中病即止。

（七）汗勿过泄

从生理而论，老年患者肺气阴不足，卫外不固，易感外邪。在表证治疗中，宜用发汗解表之剂。汗为津液，过汗耗伤阴津，损伤卫阳，甚则可以出现亡阴亡阳之变。故治表证宜用轻宣透表之品，勿大剂发汗开泄，以防耗气伤阴。

三、口服降糖药选择原则

（一）促胰岛素分泌剂

1. 磺脲类降糖药

（1）对于经饮食控制，坚持锻炼两周以上，而血糖仍未得到控制的非肥胖型老年糖尿病者，磺脲类降糖药应为首选药。其作用为促进胰岛 β 细胞分泌胰岛素，同时减少肝糖输出，加强胰岛素及其受体之亲和力。

（2）磺脲类降糖药用药宜从小剂量开始，逐渐缓慢增加以免出现低血糖或苏木杰现象（低血糖后的高血糖）。

（3）应选用半衰期短，排泄快的短、中效药物，在肝脏内代谢失活，无肝肾损害的药物。目前常用药：美吡达（格列吡嗪）口服后血清半衰期短，不易引起严重低血糖，作用快而吸收完全；糖适平（格列喹酮）5% 从肾脏排泄，半衰期短，对肾功能减退者不易引起药物蓄积，为糖尿病肾病首选药物。格列美脲（亚莫利）具有特异性，与 β 细胞膜上磺酰脲受体结合快，分离快，相互作用时间短，对心血管不良反应极小。

磺脲类降糖药具有胰内和胰外作用，主要为促进胰岛 β 细胞分泌胰岛素，老年患者易出现低血糖，所以剂量不宜过大，血糖低于 1.3mmol/L（23mg/dL）者，100% 死亡，故在用药期间应做血糖监测，避免出现继发性失效。

2. 格列奈类药

（1）诺和龙（瑞格列奈）可调节餐时血糖，良好地控制 24 小时血糖水平，每次主餐前推荐的初始剂量 0.5mg，最大单剂量 4mg，每日总的最大剂量不超过 16mg。此类药能快进快出模拟生理性胰岛素分泌，作用时间短，起效快，较少出现低血糖，有效降低整体血糖水平，适合老年 2 型糖尿病伴肾功能损害者。

（2）唐力（那格列奈）在餐前 1 ～ 30 分钟内服用，疗效不受食物种类影响，常用剂量为 120mg；作用特点为促胰岛素受体"快开快闭"，降低餐后急性血糖高峰，从而缓解 β 细胞负荷，降低葡萄糖毒性。此类药适用于饮食、运动控制不佳的老年 2 型糖尿病者。

（二）胰岛素增敏剂

1. 双胍类降糖药

此类药适用于老年肥胖型 2 型糖尿病，是经基本治疗血糖控制不良者的首选药，或适用于单用磺脲类药而发生继发性失效者，或对磺脲类药过敏者以及高胰岛素血症、胰岛素抵抗者。本品主要作用为延缓肠中对葡萄糖的吸收，降低餐后血糖，抑制肝糖异生，减少肝糖输出；通过无氧代谢，促进组织对葡萄糖的摄取和利用而使血糖下降；降低甘油三酯、低密度脂蛋白，增加高密度脂蛋白，单独使用不易引起低血糖等。

该类药物由于通过无氧代谢易诱发乳酸性酸中毒，尤其是降糖灵（苯乙双胍），易引起胃肠道反应，且 90% 经肾脏排泄，所以肝肾功能不全、伴发心肺功能不全的缺氧性疾病者禁用或慎用；老年患者长期服用较大剂量者，必须监测尿酮或血酮。

2. 噻唑烷二酮类药物

（1）文迪雅（马来酸罗格列酮）：是一种高度选择性和高效的过氧化物受体激动剂，作用机制为降低胰岛素抵抗，增强脂肪、肌肉和肝脏组织对胰岛素的敏感性，抑制肝内的糖异生，改善高胰岛素血症，改善 β 细胞功能。初始量每次 4mg，1 次 / 日，视血糖控制情况可增加到 8mg/d；可与食物同时或分开服，可一次或分次给药。给药后 1 小时达峰浓度，血浆半衰期 3 ～ 4 小时，能长期稳定控制空腹和餐后血糖，改善脂代谢，降低微血管、大血管并发症的危险因素。此药适合饮食和运动控制不佳的老年人和肾功损害的 2 型糖尿病患者，患者对本药耐受性良好，可与二甲双胍、磺脲类及胰岛素联合使用。

（2）艾汀（盐酸吡格列酮）：是一种噻唑烷二酮类药物，促进甘油三酯的分解，增加脂肪组织甘油三酯的合成，刺激脂肪细胞的分化，使脂肪细胞的胰岛素敏感性增加，能增加细胞解偶联蛋白和细胞解偶联蛋白 2 基因表达，使细胞能量消耗增加。每片 15mg，初始 15 ～ 30mg，1 次 / 日，可增加到 45mg/d，口服后 2 小时达峰浓度，血清半衰期 16 ～ 24 小时，每天口服一次可获得理想的血药浓度。此药适合饮食和运动控制不佳的老年 2 型糖尿病、中度以下肾功能不全者或可与二甲双胍、磺脲类、胰岛素联合使用。

（三）a- 糖苷酶抑制剂

a- 糖苷酶抑制剂（卡博平、拜唐苹）是通过竞争性抑制 a- 糖苷酶而减少肠道对糖的吸收，能使餐后高血糖降至低于空腹血糖水平，从而改善整体血糖而无疗效波动，改善餐后高胰岛素血症、高脂血症。a- 糖苷酶抑制剂对体重的影响是中性的或是负性的，可以作为配合饮食控制使用的一线药物，或与磺脲类、双胍类及胰岛素联合应用。a- 糖苷酶抑制剂有阿卡波糖、米格列醇、伏格列波糖等。多项临床试验结果证实，阿卡波糖单独或联合治疗可降低 HbA1c 0.91%、空腹血糖 1.22mmol/L、餐后血糖 3.0mmol/L。推荐从小剂量开始，逐渐增加剂量以减少胃肠道的不良反应。此类药呈剂量依赖性，耐受性好，不易引起低血糖反应。阿卡波糖可以改善血脂水平，降低 LDL/HDL 之比值达 26.7%，可作为老年糖尿病首选药。

（四）胰岛素使用原则

1. 对口服降糖药产生继发性失效者，Berger 认为老年糖尿病有临床症状，口服足量磺脲类药而空腹血糖持续高于 11.1mmol/L 者，提示胰岛素缺乏，应用胰岛素治疗。

2. 适用于老年糖尿病有严重并发症，尤其是肾病、肾功能不全者。

3. 老年糖尿病伴有感染、创伤、精神受到强烈刺激等应激情况。

4. 适用于营养不足、形体消瘦的老年糖尿病者。开始剂量宜小，一般用量 4 ～ 30U/d，监测血糖，进行调节达到满意结果。肥胖型老年糖尿病对胰岛素不敏感者，可用短效和中效胰岛素混合应用，或小剂量胰岛素与双胍类药联合应用，或小剂量胰岛素与磺脲类药联合应用，取其以生理剂量胰岛素抑制肝糖原输出，改善胰岛 β 细胞对磺脲类药的反应，胰岛素用量大于 60U 而血糖仍高者，联合使用可以减少胰岛素用量，每 3 ～ 5 天调整一次，达到控制血糖为止，推荐诺和灵（人胰岛素）或诺和灵预混（30R、50R）或诺和锐。老年患者应用胰岛素最大的危险是发生低血糖反应。因此，严密血糖监测，警惕无警告症状的低血糖发生。

四、老年糖尿病并发症防治原则

（一）急性心脑血管病变防治措施

心脑血管病变是老年糖尿病患者常见的慢性并发症，是其主要致死或致残的原因，加强防治势在必行，不能掉以轻心。

1. 发生急性心肌梗死时，首选短效胰岛素控制血糖，严密监测血糖，避免低血糖发生。不宜用口服降糖药，磺脲类药具有正性肌力作用，增加心肌耗氧量，扩大梗死面积，增加心肌自节律；双胍类药在心肌梗死的应激情况下易发生乳酸性酸中毒。

2. 发生急性脑血管病变时，首先选用胰岛素强化治疗，尽可能使血糖控制在正常或接近正常范围，配合小剂量阿司匹林，以抑制环氧化酶对血小板功能的影响。相关资料证实，这样用药可以减少 30% 非致死性脑卒中的发生，降低死亡率 15%，可防止 8% ～ 22% 的老年糖尿病患者发生脑缺血。

（二）急性并发症防治措施

糖尿病高渗性昏迷、酮症酸中毒、乳酸性酸中毒是老年糖尿病患者最常见的急性并发症，坚持持续性短效胰岛素静脉点滴，每小时 4 ～ 6U 的速度直到血糖降至＜ 13.9mmol/L，改用皮下常规注射。

1. 高渗性昏迷主要特点为脱水，补充液体和胰岛素是关键，通过补液可改善细胞脱水，纠正高血糖，增加肾小球滤过率，改善肾功能，增加尿糖排泄，稀释补液，可以增强胰岛素敏感性，降低抗胰岛素激素水平，改善高凝状态。高渗性昏迷出现低钾，应不失时机地做到"见尿补钾"（每小时 ≥ 30mL 尿），按每小时 1 ～ 1.5g 为宜，直到血钾达 4 ～ 5mmol/L，改为常规口服。

2. 纠正糖尿病酮症酸中毒、乳酸性酸中毒，可用 2% 碳酸氢钠，直至 HCO_3^- 浓度恢复到 15mmol/L 以下；监测血糖是抢救成功的保证，为调整胰岛素提供依据，做到每 4 ～ 6 小时测血糖、血钾、血钠、血氯、血 HCO_3^-；监测血压、脉搏、呼吸、心律、心率、意识等生命指征；记录 24 小时尿量等。

五、老年糖尿病用药注意事项

老年糖尿病患者由于各脏器功能衰退，药物在体内的吸收、消化、代谢、排泄过程受到影响，尤其肝肾功能的减退、药物代谢缓慢，容易蓄积而导致毒性反应，故老年患者用药必须持慎重态度。

（一）注意解热镇痛药的使用

骨关节退行性病变是老年糖尿病患者的常见病，主要表现为腰、背、膝、肩、肘等关节疼痛，糖尿病周围血管神经病变，肢体疼痛，甚则彻夜不眠，给患者带来很大的痛苦。患者经常服用水杨酸类镇静止痛药诸如阿司匹林、吲哚美辛、去痛片等。该类药物长期使用将可出现下列弊端：水杨酸类药物可以抑制胰岛 β 细胞分泌胰岛素，久服可加重病情，使血糖升高；去痛片可引起粒细胞减少，损伤肾脏，血红蛋白变性，甚至可以出现严重的过敏反应；吲哚美辛刺激胃肠甚至引起消化道出血；阿司匹林具有抗凝作用，老年人喜欢用以预防脑血管病，但剂量过大易致出血倾向；所有水杨酸类药物均有发汗，出汗过多可导致虚脱。总之，应用水杨酸类药物时，剂量不宜过大，服药时间不宜过长，用药期间定期检测血糖，必要时检测出凝血时间。

（二）注意抗菌素的使用

老年糖尿病患者由于机体功能衰退，免疫功能低下，容易感冒，或发生上呼吸道感染，或皮肤疖肿等病。患者常擅自使用抗生素，针对性不强且影响疗效。因引起感染的病原体多种多样，抗生素只适合细菌引起的感染。细菌有革兰阴性和阳性、球菌和杆菌之分，不同的细菌对抗生素的敏感性不同，抗生素对病毒、霉菌、寄生虫等引起的感染无效。老年人肝肾功能减退，长期大剂量或反复使用抗生素易在体内蓄积，损伤肝肾等，长期应用可发生继发性失效，一旦需要抗生素时会降低药效以至无效，并可引起菌株失调。有的抗生素对胃肠有刺激、过敏性反应等。

鉴于上述，老年糖尿病患者凡出现感染性疾病，不宜擅自滥用抗生素，应做到有的放矢，明确感染的病原体，合理使用抗生素。

（三）注意泻药的使用

老年糖尿病由于生理性功能改变，经常发生便秘，多由于糖尿病伴发胃肠功能紊乱，或活动量降低，或老年人肠管松弛等因素使肠蠕动减少，或高血糖致肠道高渗脱水，或饮食结构不合理等原因导致。便秘常是老年人发生突发性心、脑血管病变的重要危险因素。为此，一些患者常年依赖于泻药以保持大便的通畅。长期应用泻药可影响肠道的吸收功能，尤其对脂溶性维生素、钙、磷等物质的吸收，易引起相关物质缺乏症。为此，提倡老年糖尿病患者加强力所能及的体力活动，改善饮食习惯，少吃细粮，多吃粗粮，适当增加粗纤维食品、青菜，养成定时排便的习惯等以改善习惯性便秘。

附：老年糖尿病病案 2 则

病案 1：约翰，美国某心理测试中心董事长，男性，62 岁，1988 年 3 月 9 日初诊。
主诉：胸闷憋气，头晕目暗，腰腿麻痛 20 年，视力极度减退 10 年。
病史：患者于 1968 年发现糖尿病即开始应用胰岛素治疗至今。患者先后于 1972

年、1976 年因糖尿病并发下肢闭塞性血管病变，行双下肢膝关节下高位截肢，并安有假肢，但不能步履。1976 年因糖尿病肾病，行双肾移植。1978 年右眼因糖尿病视网膜剥离而失明，左眼视力虽残留，但每日中午光照最强时，仅有一闪而过的光感，伴高血压病 18 年，血压 180～200/100～120mmHg，患冠心病 16 年，心电图提示完全性右束支和左前半束支传导阻滞，有高脂血症，血糖波动在 200～330mg/dL，胰岛素用量 86～90U/d。患者于 1987 年下半年通过新闻媒体协助联系，要求到中国治疗。因病情复杂而严重，行动不便，不耐长途跋涉，随时都有可能发生意外，风险太大。我再三婉言劝解他应继续在美国治疗。1988 年 3 月 9 日，他终于克服各种困难，不辞辛劳，远渡重洋来到北京。他希望中医药能医治他的左眼，提高视力。患者自感倦怠乏力，动则易汗出，胸闷憋气，头晕头昏，肢体麻木作痛，腰膝酸痛，急躁易怒。

体检：体胖，面色红润，BP 200/110mmHg，BMI 32.1kg/m² （身高 1.73m、体重 96kg）；眼科检查：左侧眼压 8mmH$_2$O，右眼为 0，左眼巩膜满布白色絮状物，遮挡瞳孔，右眼视网膜剥离，装置义眼。眼科专家认为左眼仍然为视网膜病变Ⅴ期，即将视网膜剥离，现已无法医治。他原本对中医药寄以极大信赖和希望，眼科的结论使他大为失望。舌体胖大，舌质紫暗，边有瘀斑，苔薄黄腻，脉弦滑。

理化检查：空腹血糖 320mg/dL、胆固醇 6.3mmol/L，甘油三酯 1.9mmol/L，低密度脂蛋白 5.8mmol/L，高密度脂蛋白 0.96mmol/L，乳酸脱氢酶 269U/L，肌酸激酶同功酶 29U/L，肌酐 109μmol/L，尿素氮 9.8mmol/L；心电图提示完全性右束支和左前半束支传导阻滞，Ⅱ度房室传导阻滞；B 超提示重度脂肪肝。

分析：患者糖尿病缠绵不休，历经 20 余年，素为痰湿之体，"肥人多气虚，肥人多痰湿"，脾虚健运失司，湿浊内蕴，湿为阴邪，胸阳不振而胸闷憋气；气虚卫表不固而倦怠乏力，动则易汗出，痰湿上蒙清窍而头晕头昏。"久病必瘀"，"久病入络"，痰瘀痹阻则肢体麻木作痛。视网膜病变归属于中医"瞳神"疾病范畴，瞳神又称瞳子，为五轮中的水轮，内应于肾。肾乃神光发源之所，其精气上注于目而归于瞳子，方能辨万物，明察秋毫。瞳神为病，初起自觉视物昏渺，蒙昧不清称为视瞻昏渺。患者年过花甲，肾阴已亏，且为痰湿之体，脾肾不足，脾虚湿胜，聚湿成痰，痰浊上蒙，云雾遮睛，则目暗不明。肝开窍于目，有赖肾水涵养，肾阴不足，水不涵木，肝肾阴虚，则目暗不明，肝阳亢盛而急躁易怒，肝阳夹风上扰则风翳遮目，脉舌均为肝肾不足、痰瘀之象。

诊断：中医：消渴病气阴两虚，证属脾虚湿盛，肝肾不足；风翳遮目；眩晕；胸痹。

西医：2 型糖尿病并发高血压、冠心病、肾病、肢体血管病、视网膜病变、血脂异常。

处理：患者长期血糖维持在高水平，未能得到有效控制，高血糖是导致并发症发生和发展的主要因素。患者体形肥胖，对胰岛素不敏感，存在胰岛素抵抗，准备通过适当调整胰岛素用量，并配合口服降糖药，企望与胰岛素联合应用产生协同作用，以提高胰岛素敏感性，减少胰岛素用量，达到控制血糖之目的。高血压是糖尿病心脏、肾病、视网膜病加重的危险因素，准备调整降压药以降低高血压。但患者多年来习惯胰岛素维持量为 86～90U/d，故患者未能接受为其调整胰岛素及降压药的建议。患者一再表态来中国的主要目的是求治于中医药，为其保持、提高左眼视力，只要能治他的眼病，无论任何中药均能接受。为了满足患者的要求，尽地主之谊，并向他再三声明中医药对他所患的各种并发症的疗效是有限的，他表示理解。

1989 年 3 月 9 日治疗方案如下。

辨证：脾虚湿盛，翳蒙瞳仁。

治则：健脾燥湿，祛风散翳，益精明目。方药：温胆汤合驻景丸加减。

| 姜半夏 10g | 茯苓 15g | 蝉蜕 6g | 炒苍术 10g | 枸杞子 10g | 山茱萸 10g |
| 紫丹参 20g | 山药 15g | 当归 10g | 薄荷 6g | 青葙子 12g | |

方解：取方中山茱萸、枸杞子补益肝肾以益精明目为君药；姜半夏、炒苍术、茯苓、山药燥湿健脾为臣药；丹参、当归养血活血以祛瘀生新为佐药；蝉衣、青葙子、薄荷祛风散翳为使药，上药合用以达健脾燥湿、祛风散翳、益精明目之效。

中成药：益气养阴之降糖甲片，5 片 / 次，3 次 / 日。益气养阴活血化瘀之降糖通脉胶囊，5 粒 / 次，3 次 / 日。

每 5 日复诊一次：基本守上述方案，汤药治则不变，个别药味适当调整。治疗第 21 天，深夜 12 点，患者来电话告知，今天奇迹般地感到左眼光感从中午到现在没有消失，次日即到医院眼科复查：发现左眼布于巩膜上的白色絮状物消退 30%～50%，露出瞳孔，眼压由 8mmH$_2$O 上升到 16mmH$_2$O。第 32 天夜间患者又来电话告知，出现低血糖症状，当时血糖 156mg/dL。患者自述于 1980 年以来血糖从未低于 200mg/dL，自己认为血糖虽然不低，由于多年适应于高血糖，当血糖低于 200mg/dL，出现类似低血糖症状。在此期间，患者已逐渐将胰岛素用量从 86～90U/d 降到 56U/d。患者深感中药威力神奇，兴奋异常。为此，他申请延长签证，由原定 4 月 8 日延到 4 月 26 日回国。并要求将治疗眼睛的汤剂制成丸剂，购带降糖甲片、降糖通脉宁胶囊 1 年的用量。回国后多次来信告知，胰岛素用量一直维持在 50～60U/d，血糖稳定在 130～160mg/dL。他感慨地写道："我的一生只为两件事情感到遗憾，一是来中国晚了，二是去荷兰晚了，因荷兰角膜移植技术很高明。"患者原准备 1989 年 5 月再次来北京，因故未能行成。

病案 2：黄某，男性，60 岁，某国领导人。本人于 1995 年 5 月 6 日受外交部派遣为其诊治。

主诉：口渴消瘦，夜尿频数 20 年。

病史：患者于 1975 年发现糖尿病，开始不规则服用口服降糖药。由于血糖控制不满意，于 1989 年改用胰岛素，每日早餐前皮下注射短效胰岛素 28U。平时血糖波动在 200～320mg/dL 之间，患者日益消瘦，晚间夜尿频数，6～7 次 / 夜，严重影响睡眠。患者感觉倦怠乏力，口渴多饮，失眠多梦，腰膝酸软，四肢欠温，麻木刺痛，小便频数而不通畅。曾多次由中国医生为其诊治而未能满意取效。否认有阳性家族史，其儿患有甲状腺功能亢进。

检查：体形消瘦 BMI19.4kg/m^2（身高 170cm、体重 56kg），精神佳，血糖 310mg/dL，舌暗红，苔薄白，脉弦细。由于公务繁忙，未作系统检查。

分析：糖尿病缠绵不休，历经 20 年，久病及肾，肾为水火之脏，元气所系。肾阴虚亏生内热，水不上承而口渴多饮；心肾不交则失眠多梦；腰为肾之府，肾阴亏虚则腰膝酸软；肾为先天之本，脾为水谷生化之源、后天之本，脾赖肾阳温煦，生化万千，脾肾不足，生化无力，气血虚亏，血不荣筋而四肢麻木，气虚血行不畅则刺痛；脾气无以濡养周身而倦怠乏力；肾虚不固，摄纳无权，则小便频数。

诊断：中医：消渴病气阴两虚，证属脾肾不足兼夹血瘀。

　　　　西医：2型糖尿病并发周围神经病变、前列腺炎、神经源性膀胱。

1995年5月8日：患者三点要求：一是胰岛素改为口服降糖药；二是要求增加体重；三是减少夜尿次数。

处理：胰岛素调整：由原来每天一次性注射短效胰岛素28U，改为早餐前12U、午餐前6U、晚餐前10U，因普通胰岛素注射后30分钟开始发挥作用，2～4小时血浓度达高峰，持续作用4～8小时，8小时以后胰岛素几乎全部衰变排泄，所以每天注射一次普通胰岛素显然不合理，下午3时以后的血糖得不到控制。同时老年患者尤其消瘦者，对胰岛素较敏感，一次大剂量容易发生低血糖，一旦发生低血糖，机体反应性地出现高血糖（苏杰木现象）而掩盖了低血糖的真相，给治疗造成困难。为了达到血糖平稳下降，并探索是否存在苏杰木现象，因此试将28U胰岛素分为3次注射。

辨证论治：治则拟健脾益气，补肾固涩。方药：以右归饮合桑螵蛸散加减。

熟地15g	山药12g	山茱萸10g	枸杞子10g	人参10g	远志10g
杜仲10g	肉桂4g	桑螵蛸10g	附子6g	茯神20g	龟甲15g

方解：取方中熟地甘温滋肾以填精髓为君药；桑螵蛸补肾固精，山茱萸、枸杞子、山药滋肾养肝，健脾益气共为臣药；肉桂、附子温补肾阳，龟甲滋养肾阴，阴阳互根，于阴中求阳共为佐药；杜仲补肾强筋，人参、远志、茯神益气宁神共为使药。上药相伍以奏益气养阴、健脾补肾之效。

中成药：益气养阴之降糖甲片，6片/次，3次/日。气养阴活血化瘀之降糖通脉宁，5粒/次，3次/日。

1995年5月11日：血糖由310mg/dL降至170mg/dL，而夜尿次数依然未减。中成药继续按原量服用；汤药于原方加鹿角胶12g以加强温补肾阳之效，意在鼓舞肾气以利气化。

胰岛素减为早餐前10U、午餐前6U、晚餐前8U。

5月14日：血糖为150mg/dL；夜尿有所减少，4～5次/夜；自感乏力，口渴，睡眠有所好转，中成药和汤药继续服用，胰岛素剂量试减为早餐8U、午4U、晚6U。

5月17日：血糖为146mg/dL；夜尿有所减少，2～3次/夜；自感精神明显好转。

胰岛素用量减为：早餐8U、晚4U。中午优降糖1.25mg；中成药和汤药继续服用。

5月20日：血糖为136mg/dL；夜尿2次/夜；患者情绪倍增。

5月23日：经调整胰岛素后血糖逐渐有所下降，血糖120mg/dL，说明以前的高血糖是由苏杰木现象引起。患者惊奇而风趣地问："胰岛素用量不断减少，血糖继续下降，林医生是否有法术？"因每天一次性注射较大剂量的胰岛素，所发生的苏杰木现象长期得不到纠正，使患者处于代谢紊乱中；并因高血糖出现高渗利尿则夜尿频数，白天因工作繁忙，注意力分散，相对小便次数较少。经调整胰岛素，高血糖得到控制，高渗利尿有所缓解，健脾益肾中药发挥作用，使夜尿减为 1 ～ 2 次 / 夜。

5 月 26 日～ 6 月 7 日：该阶段血糖稳定，患者情绪良好。根据胰岛素用量可用口服降糖药，鉴于患者政务繁忙，为避免血糖波动，则改为早餐前 30 分钟予以 2.5mg 优降糖，晚餐前 4U 胰岛素。血糖平稳，维持在 120 ～ 140mg/dL，夜尿为 1 ～ 2 次 / 夜，体重增加 3kg。本人于 6 月 8 日回国。此后 4 次应邀赴该国为其适当调整用药，病情一直稳定。

病案结语

上述两例案均为年过花甲的老年 2 型糖尿病，病程长，并发症多，证属气阴两虚兼夹血瘀。案 1 患者形体肥胖（BMI32kg/m²），伴高血脂、高血压、高血糖、冠心病、肾病、视网膜病变、肢体血管病等多种严重并发症，为典型的胰岛素抵抗综合征。长期应用大剂量胰岛素，血糖未能得到控制，究其原因：其一，存在严重胰岛素抵抗，机体对胰岛素不敏感而使血糖不能得到控制；其二，胰岛素用量不当，可能存在苏杰木现象，长期得不到纠正而使血糖持续在高水平，从而促进并发症的发生、发展、恶化。证属肝肾不足，气阴两虚，肝木犯土，脾虚湿胜，湿浊蕴痰，痰瘀交阻兼夹风阳上扰清窍。本病通过益气健脾、燥湿化痰、祛风散翳、益精明目而取效。说明中药和胰岛素联合应用，中药能提高胰岛素的敏感性，降低胰岛素抵抗，增强胰岛素的生物效应，对改善视网膜病变发挥了重要作用。案 2 患者形体消瘦，伴高血糖、周围神经病变、下肢血管神经病变、神经源性膀胱。因胰岛素应用不合理，长期处于苏杰木现象环境中，即低血糖后引起的高血糖，高血糖不能得到有效控制，血管神经失于滋养，从而促进多种血管神经病变的发生和发展。证属脾肾不足，气阴两虚，通过益气养阴、健脾补肾、调整胰岛素用量及口服降糖药使血糖得到控制，表明该患者虽胰岛 β 细胞功能受损，但尚能分泌一定量胰岛素。通过中药调治，气血阴阳调和，中西药联合，互相扬长避短，产生协同作用，增强降糖力度而提高降糖效应，改善糖尿病血管神经病变，呈现了中西药联合应用的独特优势。

第十三章
儿童、青少年糖尿病

儿童和青少年糖尿病主要以 1 型为主，近年来由于肥胖的儿童与青少年不断增加，2 型糖尿病的发病率也随之增多，预计在今后的 10 年内，2 型糖尿病将可能成为青少年、儿童糖尿病的主要病型。

儿童的划分界线一般以 14 岁为界，14 岁以内统称儿童或幼年，14 ～ 18 岁为青少年，在这个时期发生的糖尿病称为儿童或青少年糖尿病。

第一节　儿童糖尿病流行病学

1990 ～ 1994 年全世界 50 个国家 100 个医疗中心参加的流行病学调查显示，14 岁（含 14 岁）以下 7510 名少年儿童中有 1964 例为 1 型糖尿病。但世界各国的发病率不一致，在北欧发病率最高，尤其芬兰；中国、委内瑞拉发病率最低，相差可达 365 倍之多。

一、1 型糖尿病

（一）世界各国发病情况

美国每年新诊断的糖尿病有 1 万多人，其中儿童 1 型糖尿病占糖尿病总人数的 5% 以上，5 岁以内小儿发生糖尿病 1/1430，16 岁增至 1/360，密西根小学生糖尿病发病率为 1.6%。Mohan 在南方印第安人中发现，小儿糖尿病占总糖尿病的 4.8%。1994 ～ 1998 年佛罗里达 3 所大学的糖尿病研究中心，对 5 ～ 19 岁 723 例糖尿病患者进行分析，其中 588 例为 1 型糖尿病。世界各国儿童、青少年 1 型糖尿病发病率见表 13–1。

表 13–1　世界各国儿童、青少年 1 型糖尿病发病率（/10 万·年）

国家	发病率	国家	发病率	国家	发病率
芬兰	36.5	丹麦	13.7	瑞典	22.6
挪威	17.5	荷兰	10.7	法国	3.7
意大利	36.8	苏格兰	13.5	英格兰	7.7
加拿大	9.0	美国	14.2	日本	0.8
新西兰	10.4	科威特	5.6	以色列	4.5

国家	发病率	国家	发病率	国家	发病率
澳大利亚	12.3	古巴	2.6	墨西哥	58
坦桑尼亚	4.9	沙特阿拉伯	7.0	韩国	1.0
巴西	3.0	瑞士	10.3	委内瑞拉	0.1
新加坡	2.46				

（二）发病与年龄、亲属关系

6 个月以内婴儿很少发生 1 型糖尿病，一般从 9 个月开始，随年龄增长，发病率逐渐升高。据报道，发病高峰年龄为 12 ～ 14 岁。英国对 1299 例 1 型糖尿病患者为先证者，双亲 2434 名，其中有糖尿病者 100 例；兄弟姐妹 1420 名中 53 例为糖尿病，说明 1 型糖尿病的发病不仅与年龄相关，同时与一级亲属是否患糖尿病关系密切（表 13-2、表 13-3）。

表 13-2　发病年龄与一级亲属的关系

发病年龄（岁）	同胞 20 岁前发生 DM	双亲 40 岁前发生 DM	同胞无 DM、或抗体阳性
< 5	11.7%	5.9%	9.6%
5 ～ 9	3.6%	3.2%	3.4%
10 ～ 14	2.3%	3.7%	2.7%
P < 0.001	P < 0.03	P < 0.001	

表 13-3　1 型糖尿病危险因素

危险因素		发病率
背景人群		0.4%
同胞的平均危险		6%
HLA 一致的同胞		12%
单亲患 1 型糖尿病	母亲	2% ～ 3%
	父亲	5% ～ 7%
双亲均受累		5% ～ 20%
单卵双胞胎		35% ～ 70%
终生累积发病率		0.9%

（三）中国儿童发病情况

我国儿童 1 型糖尿病发病率最低，为 0.57/10 万，由于中国人口基数巨大，故绝对例数亦不少，约占糖尿病总人数的 5% 左右。回顾性调查 1955 ～ 1975 年 20 年间，其发病率提高 2.5 倍。根据 WHO Diamond Project 对 15 岁以下发病的 1 型糖尿病调查，

1988 ～ 1995 年，我国儿童糖尿病的发病率为 0.19/10 万 ～ 1.26/10 万，显著低于欧美国家。北京市 1988 ～ 1994 年 10 ～ 14 岁新确诊 1 型糖尿病发病率为 0.97/10 万，其中男孩为 0.78/10 万，女孩为 1.11/10 万，女性略高于男性，两者无显著性差异；较中国香港 2/10 万的发病率为低；较上海的 0.61/10 万为高。天津地区 1981 ～ 1986 年发病率为 0.22/10 万 / 年，至 1987 ～ 1991 年增加到 0.54/10 万 / 年，天津儿童医院糖尿病人 10 ～ 14 岁占 54%。按 WHO Diamond Project，对 11 个地区 10 ～ 14 岁的 1 型糖尿病发病率进行调查，结果具体见表 13-4。

表 13-4　中国儿童 1 型糖尿病发区域性（WHO Diamond Project）

地区	调查年份	发病年龄（岁）	发病率 /10 万	高发年龄组
辽宁	1988 ～ 1995	0 ～ 14	0.19	
湖南	1989 ～ 1994	0 ～ 14	0.23	10 ～ 14
山东	1989 ～ 1993	0 ～ 14	0.36	10 ～ 14
福建	1989 ～ 1995	0 ～ 14	0.4	5 ～ 9
天津	1987 ～ 1991	0 ～ 4	0.54	10 ～ 14
黑龙江	1988 ～ 1994	0 ～ 14	0.55	10 ～ 14
吉林	1989 ～ 1995	0 ～ 14	0.56	
齐齐哈尔	1989 ～ 1995	0 ～ 14	0.77	
上海	1980 ～ 1991	0 ～ 14	0.96	
	1989 ～ 1993	0 ～ 14	0.97	
北京	1988 ～ 1995	0 ～ 14	0.47（汉族）	
新疆	1988 ～ 1995	0 ～ 14	1.26（维吾尔族）	

二、儿童 2 型糖尿病

美国俄亥俄州辛辛那提 10 ～ 19 岁中 2 型糖尿病的发病率在 1982 年为 0.7/10 万，1994 年增加到 7.2/10 万，12 年增加了 10 倍。印地安那州 1996 年较 1988 年儿童 2 型糖尿病发病率增加 54%，1994 ～ 1998 年佛罗里达 3 所大学的糖尿病研究中心对 5 ～ 19 岁 723 例糖尿病患者进行分析，其中 92 例为 2 型糖尿病，41 例难以确定类型。美国 Pima 印第安人是世界上 2 型糖尿病发病率最高的民族，1992 ～ 1996 年 10 ～ 14 岁的 2 型糖尿病的发病率为 2.23%，15 ～ 19 岁发病率为 5.09%，比 1967 ～ 1976 年发病率上升了 6 倍，其中女孩比男孩更易发生 2 型糖尿病，比例为 2∶1。

太平洋岛国、澳大利亚、日本等 20 ～ 30 岁的人群，尤其是青春前期的儿童出现 2 型糖尿病越来越普遍，其中日本儿童 2 型糖尿病约占儿童糖尿病的 80%。据报道，患 2 型糖尿病者最小年龄为 8 岁。儿童 2 型糖尿病大部分起病隐匿，伴有肥胖、黑棘皮病，无其他症状，这些患者多数有 2 型糖尿病家族史。

三、儿童糖尿病确诊时间、阶段性

（一）确诊时间、发病时情况

Craig 曾对 160 例儿童 1 型糖尿病从发病到确诊时间进行了观察：2 周内占 25%，3～6 周占 52%，6 周以上者为 23%。天津儿童医院报导 87 例儿童糖尿病 1 周内确诊 21.8%，1 个月内 43.7%，5 个月内 10.3%。其中具有典型症状占 87%，而厌食、恶心呕吐、腹痛为 11.5%，60% 患儿血糖 300～500mg/dL（16.7～27.8mmol/L）。山东省立儿童医院报道 62 例儿童糖尿病患者中突然出现多饮、多尿者 74%，多食者 55%，食欲减退者 19%，明显消瘦者占 90%，酮症酸中毒高达 95%，其中 50% 酮症酸中毒出现精神萎靡、嗜睡或昏迷、呼吸深快等症，空腹血糖在 250～450mg/dL（13.9～25mmol/L）占 71%，死亡率为 30%。有资料报道 50%～70% 儿童糖尿病发生 1 次以上酮症酸中毒，年龄愈小，酮症酸中毒的发生概率愈高。有的以酮症酸中毒为首发症状，死亡率为 10%。在胰岛素未广泛应用时，儿童糖尿病存活时间为 1～1.5 年。

（二）发病阶段性

中国儿童糖尿病主要有两个发病高峰。第一个高峰：女性发病在 9～12 岁，男性在 12～13 岁，和斯洛伐克的报道相似。这可能由于儿童从入学开始与外界接触，增加了感染病毒感染性疾病的机会。第二高峰：为 12～14 岁，这可能与青春期开始，儿童生长发育增快，性激素分泌增多与胰岛素相拮抗，青春发育期，情绪变化大等有关。

第二节　儿童糖尿病病因和发病机制

一、1型糖尿病的病因、发病机制

（一）1型糖尿病的病因

1. 遗传易感性

国外资料提示儿童糖尿病有家族史者为 11.6%～54%，单卵双胎于儿童时期患糖尿病的一致性为 48%。遗传方式有常染色体的隐性遗传和多基因遗传。遗传因素赋予个体的仅是 1 型糖尿病的易感性，其表达受环境因素的影响，只有基因与环境因素共同作用才能发生糖尿病。从人淋巴细胞抗原（HLA）的研究发现儿童糖尿病 HLA-Ⅱ类抗原与 1 型糖尿病发病有着肯定的关联。HLA 位于 6 号染色体，含有 200 个以上的基因，编码有Ⅰ型和Ⅱ型；Ⅱ型分子基因位于 HLA-DP、-DQ、-DR，在巨噬细胞等抗原体呈细胞表达，其中 DQ、DR 位点的基因与 1 型糖尿病密切相关。Ⅰ型分子基因位于 HLA-A、-B、-C，这里也发现有基因与 1 型糖尿病相关。易感基因 HLA 单倍型 DRBI*0302-DQA*0301 同时与 DRBI*0201-DQA1*0501 存在时，糖尿病发病风险增加

10 ～ 20 倍，DRBI*0602-DQA*0102 为保护基因。1 型糖尿病单卵双胞胎发病一致性为 30%～ 50%，兄妹积累发病率是无家族史人群的 20 倍。父亲是 1 型糖尿病对子孙后代影响比母亲更为显著。

此外，在一项具有相同易感基因 HLA-DQBI 的同胞观察研究中，发现 1 型糖尿病患者的抗 BSA、β 乳球蛋白抗体 IgG 型抗体显著高于对照组。Saukonen 等检测了 1 ～ 17 岁的 72 例匈牙利新患 1 型糖尿病的儿童，测出 IgM 型抗 BSA 抗体、β 乳球蛋白抗体，而 IgA、IgG 型抗体未能测出。用颗粒浓缩荧光免疫法（PCFIA）检测糖尿病 BB 大鼠血清 BSA 抗体和 β 乳球蛋白抗体，其结果明显高于 Wistar-Furth 大鼠对照组；新患 1 型糖尿病者 BSA 抗体 IgA、IgG 滴度明显高于对照组，阳性率为 11%。可见 1 型糖尿病的发病与遗传易感性有着密切关联。

2. 易感基因

（1）基质细胞因子 –1：1 型糖尿病是胰腺 β 细胞自身免疫损伤的结果。单核细胞被募集汇至郎格罕胰岛内是疾病发病机制中重要的一步。趋化因子是促进单核细胞移行的细胞因子，趋化因子受体或趋化因子基因 CCR5 和 SDF1 的多态性会影响 1 型糖尿病的易感性。SDF-3A 变异体与早发（＜ 15 岁）1 型糖尿病高度相关。来自基质细胞因子 –1 参与自身免疫过程的进展，最终导致 1 型糖尿病。

（2）HLA-DQB1 基因：通过基因筛选，显示 1 型糖尿病的易感性与 HLA 复合体某些等位基因密切相关。HLA 基因可以解释 1 型糖尿病的发病，遗传背景占 60%，其中 II 类基因（DP、DQ、DR）区构成 HLA 作为 1 型糖尿病相关基因的 50%。研究发现 HLA 等位基因分布频率在不同人种、不同区域有很大差别。日本人研究认为 DQB1*0303 与 1 型糖尿病呈正相关，白种人认为 DQB1*0201、DQB1*0303、DQB1*0401 与 1 型糖尿病呈显著正相关。南京军区总医院用酶联免疫吸附法测定血中谷氨酸脱羧酶抗体（GADA）、胰岛素细胞抗体（ICA）、胰岛素自身抗体（IAA），结果显示 1 型糖尿病患者中 DQB1*0201、*0303、*0604 是 1 型糖尿病易感性等位基因，DQB1*0301 是 1 型糖尿病保护性位基因。

（3）胰岛素 –VNTR1：胰岛素基因位于 11 号染色体短臂上 [11（15）] 编码酪氨酸羟化酶（TH），胰岛素样生长因子 –2（IGF-2）与 1 型糖尿病密切关联，是胰岛素基因及 5′端 –VNTR 位点周围长约 4.1kb 区域，有 10 个与 1 型糖尿病易感性相关的候选多肽位点，其中胰岛素 –VNTR 是易感性强烈相关的基因位点。VNTR 具有高度多肽性的遗传标记，通常位于 DNA 序列的非编码区，其种类多、分布广，符合门德尔经典遗传规律；胰岛素 –VNTR 位于胰岛素基因的转录起始点上游 363bp 处。胰岛素 –VNTR 是由 14 ～ 15 个 bp 串联组成，具有高度多肽性。由于双亲来源效应和 VNTR 等位基因的质异性，INS-VNTR 与 1 型糖尿病的相关性较为复杂。多数研究认为 INS-VNTR 多肽性和长度多肽性均与 1 型糖尿病的易感性和保护性相关；INS-VNTR 通过影响 INS 基因的 mRNA 转录过程而与 1 型糖尿病的免疫发生机制有关，对 VNTR 与 1 型糖尿病的遗传学病因机制的研究及基因防治具有重大的意义。但各家的报导尚存在分歧，有待进一步研究。

　　总之，迄今发现与 1 型糖尿病发病有关的基因位点已超过 20 个，其中 HLA 基因为主效基因，其余均为次要基因；单一基因不能直接导致糖尿病，1 型糖尿病发病是多基因、多因素共同作用的结果。

3. 病毒感染

　　研究证实柯萨奇 B_4 病毒是引起 1 型糖尿病主要病因之一。患者血清中柯萨奇 B_4 病毒和抗体滴定效价较正常人明显增高。病理进一步证实，胰岛出现炎性浸润，胰腺变小，在慢性病变过程中，胰岛质地变硬，呈纤维化改变。若病程较短，胰腺炎表现为胰岛增大，胰岛 a- 细胞增生，β - 细胞呈现脱颗粒状态，淋巴细胞浸润，胰岛萎缩，表明儿童 DM 发生与病毒感染有关联，不断恶化，最后导致胰岛 β - 细胞功能衰竭（表13-5）。

表 13-5　1 型糖尿病病毒感染

病毒	致 β 细胞毒性物质	其他
胰腺炎病毒	苯异噻二嗪	牛奶蛋白
风疹病毒	噻唑利尿酮	精神应激
柯萨奇病毒 B_4 和 B_5	四氧嘧啶	不良生活方式
巨细胞病毒	链脲佐菌霉素	
心肌炎病毒	戊双咪	

4. 自身免疫缺陷

　　（1）自身抗体：新诊断的 1 型糖尿病患者体液免疫中有 60%～ 80% 存在抗谷氨酸脱羧酶抗体（GDA65）；60%～ 70% 存在抗胰岛细胞抗体（IA-2）；30%～ 50% 发病年龄轻的 1 型糖尿病患者存在抗胰岛素抗体（IAA）、胰岛 β 细胞抗体（ICA）、胰岛细胞表面抗体（ICSA）、64KD；有的患者存在抗甲状腺抗体，它的浓度为正常人的 2 ～ 20 倍，少部分患者还存在有胃细胞抗体等。这些抗体的存在均表明其免疫功能的损害。

　　（2）T 细胞异常：1 型糖尿病是一种由 T 淋巴细胞介导的，以免疫性胰岛炎和选择性 β 细胞损伤为特征的自身免疫性疾病。发病前 T 细胞表现异常，新发病时血液循环中 T 细胞免疫相关抗原可呈阳性，细胞毒性 T 细胞增多，抑制 T 细胞减少而辅助 T 细胞增多，自然杀伤细胞数目减少，抗病毒能力降低，易获得病毒感染，抑制 T 细胞减少使细胞转化浆细胞产生抗体。它们与免疫复合物及补体均可对 β 细胞产生损伤而致病。

5. 相关激素失调

　　胰岛中存在三种以上的细胞，分泌不同的激素：B（β）- 细胞分泌胰岛素，是唯一降低血糖的激素；A（a）- 细胞分泌胰高血糖素；D（δ）- 细胞分泌生长激素抑制释放激素（生长抑素）等，三种激素相互制约，相互刺激，处于动态平衡，维持正常生理状态血糖水平。当胰岛素分泌不足，胰岛素不能抑制胰高血糖素和生长激素抑制释放激素的分泌，两者分泌增多，引起血糖升高而导致糖尿病。

6. 环境因素

　　（1）1 型糖尿病与牛奶蛋白：近 10 年来怀疑牛奶蛋白是引起 1 型糖尿病的重要饮

食因素，但结论不一。巴西对 346 例 1 型糖尿病儿童进行回顾性调查，结果显示：过早断母乳和出生 8 天加食牛奶是 1 型糖尿病发病的危险因素。Virtanen 对 725 名 0 ～ 25 岁，有未发生 1 型糖尿病的同胞患者进行追踪，从先证者新诊断 1 型糖尿病开始跟踪 10 年，有 7.5% 的人 4 年后出现胰岛素细胞抗体、胰岛素抗体、谷氨酸脱羧酶抗体，4.5%（33/725）发展为糖尿病；胰岛素细胞自身抗体出现与牛奶摄入量相关（相对危险性 3.97，95% CI1.3 ～ 11.7，P=0.01）。Hypponen 等对 435 例 1 型糖尿病患者从开始进食牛奶的年龄与 1 型糖尿病相关性进行研究，结果显示出生 3 个月内进食牛奶者的危险性增加（相对危险性 1.53%，95% CI1.1 ～ 2.2）。Vaarala 等用放射免疫分析法和免疫印迹法检测分别进食牛奶、分解了蛋白的牛奶和人奶的 6 个月儿童的胰岛素抗体，发现进食牛奶者胰岛素抗体阳性并与人胰岛素有交叉反应。Paronen 等随访了新出生的 1 型糖尿病患者的一级亲属，发现进食分解牛奶组的胰岛素特异性 T– 淋巴细胞增殖反应和胰岛素抵抗明显高于人奶组。

用牛奶或牛血清白蛋白（BSA）饲养 1 型糖尿病的动物模型——BB 大鼠和非肥胖糖尿病（NOD）小鼠，观察其对两种鼠的糖尿病发生率的影响。分别用含基本氨基酸的去蛋白食物（AA）和 AA 加 1% 牛奶蛋白饲养开始断奶的 BB 大鼠，发现 AA 组糖尿病发生率为 15%，加奶蛋白组发生糖尿病率为 52%。另一项对 BB 鼠断奶时（生后 13 天）和断奶后（23 天）的交叉饮食实验，观察到糖尿病的发生率取决于断奶初时是否予以牛奶蛋白，实验结果表明牛奶蛋白是糖尿病发生的诱发因素。

（2）1 型糖尿病与婴儿喂养：BabydLab 在父母患有糖尿病的 1610 名婴儿中选择合格者受试，在这些孩子初生、9 个月、2 岁、5 岁、8 岁时采取血样本，事先通过问卷获得乳汁喂养资料，家访获取食物添加资料，结果提示：17 名出生 3 个月添加面食的儿童，其中 4 人产生胰岛素自身抗体，均具有高风险的基因型（DRB1*03/04，DQB1*0203）；而 6 个月以后添加面食的儿童并不增加胰岛素或乳糜性疾病自身抗体的风险。结论：遵照婴儿喂养指导原则是减少 1 型糖尿病自身抗体风险的途径。

（二）儿童 1 型糖尿病的发病机制

1. β 细胞凋亡

1 型糖尿病是一种 T 细胞介导的自身免疫性疾病，以 β 细胞选择性破坏为特征。细胞"凋亡"的原意是"Falling off"，指在一定的生理和病理条件下，细胞遵循自身的规律趋向死亡的过程。胰岛 β 细胞凋亡参与了糖尿病的发病过程。正常胰岛 β 细胞有巨大的贮备功能，当胰岛细胞破坏耗竭 80% ～ 90%，临床才出现糖尿病，胰岛 β 细胞遭受自身免疫介导的毁损。其发病高峰在儿童和青春期，其他各年龄均可发病。

2. β 细胞破坏的免疫机制

（1）细胞免疫 CD8+ 细胞毒性 T 淋巴细胞直接识别 β 细胞表达的 1 类 HLA 分子，杀伤 β 细胞；CD8+ 辅助 T 淋巴细胞识别巨噬细胞等提呈的抗原，释放 INF γ、INF α 等细胞因子，间接杀伤 β 细胞。

（2）由细胞因子诱导 β 细胞特异性分子改变可能与一氧化氮（NO）合成，细胞表面受体 FAS 和特异性配体 FASL 的相互作用有关：IL-1β 单独或联合 IFN-γ 可诱导鼠或人胰岛 β 细胞诱生性 NO 合成酶（INOS）基因转录，催化 NO 合成；NO 的合成可抑制胰岛素分泌和氧化磷酸化的丧失，ATP 产生减少，ATP/ADP 比值降低。Nakata 等发现 NO 供体 SNAP 诱导的 β 细胞 MIN6 凋亡能被钙离子螯合剂 BAPTA-AM 和钙离子依赖的蛋白酶抑制剂阻断，说明钙离子浓度的增加和随之的蛋白酶活化在 NO 诱导的胰岛 β 细胞凋亡中起关键性的作用；抑制 NO 合成对胰岛 β 细胞起保护作用。

（3）免疫系统凋亡的中心信号途径为 Fas，Fas 形成多聚体传递凋亡信号，死亡诱导信号复合物（DISC）是 Fas 启动相关的一种蛋白质复合物，在受体参与下形成，导致自身活化并完成细胞凋亡过程。NOD-lpr-lpr 模型中表达 Fasl 的自身免疫性效应细胞破坏，直接证明 Fas 介导的 β 细胞溶解在 NOD 鼠 1 型糖尿病的发生机制。

（4）基质细胞因子 -1：1 型糖尿病是胰腺 β 细胞自身免疫损伤结果。单核细胞被募集汇至郎格罕胰岛内是发病机制中重要的一步。趋化因子是促进单核细胞移行的细胞因子，趋化因子受体或趋化因子基因 CCR5 和 SDF1 的多态性影响 1 型糖尿病的易感性。SDF-3A 变异体与早发（< 15 岁）1 型糖尿病高度相关。来自基质细胞因子 -1 参与自身免疫过程的进展，最终导致 1 型糖尿病。

3. 炎性细胞因子

（1）1 型糖尿病早期以胰岛内巨噬细胞和 T 细胞浸润为主，巨噬细胞是最早出现的炎症细胞。炎性细胞因子：白介素（IL-1β）抑制 β 细胞功能；肿瘤坏死因数 -a（TNF-α）和干扰素 -γ（IFN-γ）可强化细胞毒效应。通过细胞毒性 T 细胞以穿孔素使靶细胞溶解和颗粒酶引起细胞凋亡等效应。

（2）炎性细胞因子活化 β 细胞抗原特异性 T 辅助细胞（Th）基因转录，引起特异和非特异的单核细胞浸润和内皮细胞活化。内皮细胞能表达黏附分子和释放炎性介质；巨噬细胞及其产物介导物破坏 β 细胞。

4. 非免疫机制

β 细胞对多种凋亡前炎症细胞和家属性 Fas 配体刺激因子敏感；β 细胞凋亡峰值早于自身免疫，β 细胞凋亡高峰可能为 β 细胞介导自身免疫反应提供必需的自身抗原，表明非免疫机制在发病早期起主要作用。Michael 等首次以原位方法证明在有单核细胞浸润的胰岛中，β 细胞以凋亡的形式死亡，同时做 HE 染色显示 β 细胞凋亡发生在淋巴细胞浸润区。这说明 β 细胞不仅是被动受害，同时也主动参与。

二、儿童 2 型糖尿病的病因、发病机制

儿童 2 型糖尿病（T2DM）为遗传易感性和环境因素共同作用的结果，其中胰岛素抵抗和胰岛素分泌缺陷是病因特征。人胰岛素基因与 VNTR 区出生体重有关，解释了胰岛素基因与出生体重发生儿童 2 型糖尿病的关系。

（一）肥胖与儿童 2 型糖尿病

肥胖儿童常伴有高胰岛素血症，腹内脂肪量增多与高胰岛素血症可降低胰岛素敏感

性，导致胰岛素抵抗而诱发 2 型糖尿病。张俊清等对 14 ～ 16 岁体重正常的青少年血清瘦素水平进行测定，结果发现平均男性血清瘦素水平为 6.33μg/L，女生为 18.53μg/L，女性明显高于男性。该年龄段肥胖者血清瘦素水平显著高于正常体重者，国外文献有类似的报道。这提示肥胖青少年存在瘦素抵抗状态，使瘦素不能发挥正常降低体重作用。郭行平等研究发现，肥胖青少年血清胰岛素水平明显高于体重正常青少年，说明肥胖青少年存在高胰岛素血症，并根据血糖和胰岛素水平进行 HOMA 胰岛素抵抗指数评估，结果显示肥胖青少年 HOMA 胰岛素抵抗指数明显高于正常体重者，进一步说明肥胖青少年存在胰岛素敏感性下降和胰岛素抵抗。胰岛素原是胰岛素的前身，在一定条件下可反映胰岛 β 细胞功能。张俊清等实验显示肥胖青少年血清胰岛素原水平明显高于体重正常青少年者，表明其胰岛 β 细胞功能受到影响。

（二）婴儿、儿童生活方式与 2 型糖尿病

Johan G 等为探索 2 型糖尿病婴儿的早期生活方式，对在赫尔辛基出生的 8760 名受试者进行纵向研究。他分别测定婴儿从出生到 1 岁的体重和身高等 8 个指标、1 岁到 12 岁的 10 个指标，进行综合判断受试者日后是否发生 2 型糖尿病。结果发现出生体重 3.5kg 或 < 3.5kg 的婴儿及其生长情况与日后发生糖尿病没有关联；而出生体重大于 3.5kg 的婴儿，从出生到 3 个月身高生长缓慢预示日后易发生 2 型糖尿病。若婴儿 2 岁以后 BMI 迅速增加，则日后发生糖尿病的风险增加。结论认为高于平均出生体重的婴儿，出生后最初几个月因生活条件所限使身高增长缓慢则预示将来发生糖尿病的风险增高，这与个体阶段性胰岛素代谢受损和不能满足儿童 BMI 增长需要的生活条件有关联。

总之，肥胖青少年存在瘦素抵抗、胰岛素抵抗以及潜在的糖耐量异常，因此，及早控制和管理儿童肥胖可能是预防糖尿病提前发生的重要措施。

第三节　儿童糖尿病中医病因、病机

儿童正处于生长发育旺盛阶段，其生理和病理与成年人有较大不同，患儿年龄愈小，其差别愈明显，因此不能将小儿作为成人的缩影。小儿生理特点为脏腑娇嫩，形气未充，生机蓬勃，发育迅速；其病理特点是容易患病、起病多急骤等。儿童糖尿病在中医儿科学中并无此病名，按其临床表现隶属于消渴病。结合小儿生理病理特点分述如下。

一、儿童生理特点

（一）脏腑娇嫩，形气未充

小儿体格与成人有明显的不同，机体各器官的形态、位置随年龄的增长而不断变化，生理功能未成熟完善。历代儿科医家称其为脏腑娇嫩，形气未充。隋《诸病源候论》提出"小儿脏腑娇弱"；宋代《小儿药证直决》云"五脏六腑成而未全……全而未壮"；明代《育婴家密》认为小儿"血气未充……肠胃脆薄……精神怯弱"等，均指出

小儿时期的机体与生理功能均未达到成熟。

（二）稚阴稚阳之体

清《温病条辨·解儿难》进一步将小儿时期的机体柔嫩、气血未充、经脉未盛、神气怯弱、精气未足等特点称为"稚阴稚阳"，阐明了小儿生长过程是阴长阳充的过程。小儿精气未充，五脏柔弱，腠理不固，机体抗病能力低下，则"邪之所凑，其气必虚"。鉴于这一生理特点，故外易为六淫所侵，内易为饮食所伤。一旦调护失宜，复感外邪时首袭肺、脾二脏。肺主气而司呼吸，外合皮毛，由于小儿卫外机能未固，外邪易由表而入；小儿由于脾气不足，肺气不充，形气未充，不能自调寒暖，故有"稚阳之体邪易干"之说；外邪乘虚而入，外邪内蕴，蕴久化热，耗伤肺阴而口渴多饮，发为消渴。正如西医学认为小儿糖尿病原因之一为病毒入侵胰岛，引起胰小岛炎症，诱发小儿糖尿病的道理是同出一辙。

（三）生机蓬勃，发育迅速

由于小儿脏腑娇嫩，形气未充，所以在生长发育过程中，小儿体格、智力、脏腑功能等不断发育，渐趋成熟，古代医家称其为"纯阳"。如《颅囟经》提出："凡孩子三岁以下，呼为纯阳。"《温病条辨·解儿难》阐明所谓纯阳，并非有阳无阴之盛阳，而是指小儿生机旺盛，需要丰富的水谷精微、营养物质以满足其生长发育。

总之，历代医家概括了小儿机体"稚阴稚阳"和"纯阳之体"的生理特点，以说明小儿机体柔弱，阴阳两气尚未充实，同时生长发育迅速，相对阴气不足。

二、儿童糖尿病病理特点

（一）起病急骤，传变迅速

由于小儿为稚阴稚阳之体，有外邪易感、邪气易实、正气易虚的生理病理特点。感受外邪后易致正虚邪实之变，传变迅速。吴鞠通指出："其脏腑薄，蕃篱疏，易于传变，肌肤嫩，神气怯，易于感触。"《小儿药证直诀·原序》云："易虚易实，易寒易热。"小儿因感外邪而发生消渴病，由于"稚阴不长"的生理特点，表现为"阴常不足"的证候。虚火内盛，更灼阴津，壮火食气而小儿神气怯弱；邪易深入，内陷心包，易引起昏迷；热极生风，风火相煽，引动肝风而出现抽搐；肝风心火交相，热火炽盛，真阴内亏，柔不济刚，筋脉失养，而惊厥。故《丹溪心法》有"肝常有余"之说。这说明小儿感受外邪易引动肝风的病理特性，临床常见于小儿感受六淫之邪（病毒），诱发糖尿病，高血糖未能控制，更使外邪嚣张，可迅速出现液脱伤阴之糖尿病酮症酸中毒乃至酮症昏迷等危候。当风火相煽而引起实热内闭时，转瞬间可出现面色苍白、汗出肢冷、脉细微等阴盛阳衰的危候，见糖尿病酮症酸中毒、脱水、电解质紊乱，伴循环衰竭等临床表现；也可见于小儿糖尿病患者对胰岛素敏感，因胰岛素过量而出现低血糖的临床症状，表现出阴竭阳脱的危候。

（二）脾运未健，肺气常虚

小儿正处于生长时期，发育迅速，生机蓬勃，对精、血、气、津液等营养物质需求相对较多，而小儿脾气运化功能尚未健旺，生长发育所需水谷精气相对不足，故明《育婴家秘》有"脾常不足"。脾为后天之本，水谷生化之源。《内经》中指出："饮入于胃，游溢精气，上输于脾，脾气散精，上归于肺，通调水道，下输膀胱，水精四布，五经并行。"精辟地论述了脾的生理功能。机体一身肌肉、四肢百骸均需脾运化水谷精微以濡养。肺与脾为母子相关，脾之运化赖肺之敷布，水谷精微方能濡养周身，两者相互关联，相得益彰。肺主一身之气，赖于脾运化精微之充养，脾健则肺气自充。气之来源在《内经》指出："真气者，所受于天，与谷气并而充身者也。"说明真气包含了自然界的空气（受于天）和脾运化的水谷精微之气，两者与肾中的精气相合而构成了人体的真气以充养周身。鉴于小儿禀受先天精气，脾常不足，肺气常虚，脏腑娇嫩，形气未充的生理特点，兼之小儿乳食不能自节，当调护失宜，更损脾胃，脾不能运化水谷精微，滋养周身。肺、脾气虚，则小儿神气怯弱、倦怠乏力、形体消瘦；脾不散精于肺，肺不能通调水道而口渴多饮，小便频数；脾运不健，湿浊内阻，湿蕴化热，热耗胃津而消谷善饥。这表现了消渴病典型的三消证候，相当于小儿糖尿病血糖未能满意控制，出现的"三多一少"症状。脾与胃表里相关，脾主升，胃主降，胃主受纳，腐熟水谷。叶天士说"纳食主胃，运化主脾，脾宜升则健，胃宜降则和"，脾升的是清气即水谷精气，胃降的是浊气，清气不升必然导致浊气不降，浊气不降而上逆，患者出现恶心、呕吐、腹胀、食欲不振等症，见于小儿糖尿病并发急性糖尿病酮症酸中毒等。

（三）发育迅速，肾常虚亏

小儿的生长发育依赖于肾所藏的精气。肾的精气有"先天""后天"之分，"先天之精"来自父母生殖之精，"后天之精"为食物中水谷之精微。"先天之精"有赖于"后天之精"不断的充养，方能发挥推动小儿生长发育的作用，从生理、体格、智力到各脏腑的功能，不断健全、完善、成熟。古代医家称小儿为"纯阳之体"，如《颅囟经》有"凡孩子三岁以下，呼为纯阳"的记载。肾的生理功能和病理表现概括于"肾阴""肾阳"之中，故有"肾为元阴元阳之脏"之称。对人体脏腑器官起着滋养灌溉作用的称为"肾阴"。小儿糖尿病由于"稚阴未长"的生理因素，肾阴不足，阴虚内热，精不上承，肺失肾阴滋养，而口渴多饮；心失肾阴滋养，心火上亢，心肾不交，见于小儿血糖过高时出现烦躁、睡眠不安；肾阴不足，水不涵木，而致肝肾阴虚，肝开窍于目，肝肾阴虚，目失所养，而引起视物不清以至失明，见于小儿糖尿病并发视网膜病变。对人体各脏腑器官起推动作用的称"肾阳"，肾阳是人体各器官生理活动的原动力。吴鞠通认为小儿"稚阳未充"，肾阳不足既影响小儿的生长发育，见于小儿糖尿病长期血糖控制不佳者，生长发育迟缓，表现为身材矮小或矮胖、智力低下；又可影响各脏腑的生理功能，如脾的运化、化生气血津液有赖于肾阳温煦，以推动脾胃的消化功能。肾阳不足，脾运不健，无以化生水谷之精微濡养周身，则出现形体消瘦、四肢倦怠，见于小儿糖尿病营养不良；脾肾气虚，无力推动血液运行，而导致气虚血瘀，见于小儿肝脏肿大。中医学认为体内的水液，依赖于胃的受纳，脾的运化，肺的通调，以布于全身，通过肾的气化，下输膀胱而排出体外，这一系列的活动均依赖于肾气的推动。这种水液代谢的功能称为肾的"气化"。当肾气不足，肾不气化，则水湿泛溢，浑身悉肿；肾"开窍于二阴"，肾的精气不足，可出现小便异常、尿少、或尿闭或尿多，见于糖尿病肾病、肾功能不全；脾肾阳虚可出现大便泄泻，见于小儿糖尿病胃肠功能紊乱临床症状等。

（四）脏气清灵，易趋康复

小儿消渴病虽起病急骤，传变迅速，但小儿生机蓬勃，活力充沛，脏气清灵，病因单纯，无情志所伤。故小儿患糖尿病后若及时得到恰当治疗和护理，合理使用胰岛素或降糖药，控制饮食，病情比较容易控制。故《景岳全书·小儿则》指出："其脏气清灵，随拨随应，但能确得其本而撮取之，则一药可愈，非若男妇损伤积痼痴顽者之比。"这精辟地概述了小儿生理、病理及治疗特点。

总之，肾阴、肾阳为各脏阴阳的根本，是小儿生长发育的基础和原动力。小儿生长发育过程也是阴长阳充的过程。"稚阴稚阳"和"纯阳之体"两个理论概括了小儿生理的两个方面，前者指出小儿阴阳二气幼稚不足，后者由于生长发育迅速，相对阴气不足。鉴于小儿稚阴稚阳，脏腑娇嫩，形气未充，机体柔弱的生理特点，故小儿易感外邪，罹患消渴；小儿为"纯阳之体"是另一个生理特点，说明小儿生机勃勃，发育迅速，脏气清灵。所以对小儿糖尿病要加强调护，控制血糖，促进其正常的生长发育，严防糖尿病并发症的发生和发展。

第四节　儿童糖尿病临床特点、诊断依据

一、儿童糖尿病临床特点

（一）症状急重

儿童糖尿病绝大多数为1型糖尿病，发病急骤，多数具有典型的糖尿病多饮、多尿、多食、消瘦的"三多一少"症状，少数病例症状轻微，病情隐匿。婴幼儿糖尿病不易被发觉，主要表现为幼儿夜尿增多或遗尿，体重明显减轻，可达20%～40%，出现脱水、酮味、酮症酸中毒、呼吸深大，甚则神志不清或昏迷。

（二）特殊体征

1.肝脏肿大

儿童糖尿病由于体内胰岛素缺乏和胰高血糖素增多，葡萄糖不能进入细胞内代谢，

产生 ATP 减少，导致能量供给不足，使机体出现乏力、软弱，处于饥饿状态；蛋白质合成减少导致生长发育、智力发育迟缓和机体抵抗力降低；肝糖原合成减少、分解加快，脂肪分解增多，大量游离脂肪酸在肝内不能进行正常代谢堆积而引起肝脏肿大。

2. Mauriac 综合征

血糖控制不佳会影响患儿生长发育，表现为营养不良、消瘦、生长发育落后、身材矮小、智力发育迟缓、肝脏肿大、面部和皮下脂肪增多，称为 Mauriac 综合征。

天津儿童医院报道 87 例儿童糖尿病中，营养不良者占 20.7%，矮胖体形（Mauriac 综合征）者占 5.7%，肝肿大者占 47.1%，肝脏质地中等，无压痛，表面光滑，位于肋缘下 3 ~ 6cm，伴有下肢浮肿，少数有腹水。经用胰岛素治疗，血糖得到控制，肝脏肿大迅速缩小恢复。经病理证实，因胰岛素缺乏所引起的肝脏肿大，为代谢性糖原肝和脂肪肝，脂肪变性。

若患儿摄入过多高热量饮食，同时胰岛素用量增大，虽能促进儿童生长发育，使身高增长，体重增加，但会导致大量脂肪在肝内堆积，出现代偿性肝脏肿大，此时肝脏质地柔软，无压痛，血糖、尿糖可在正常范围内。

（三）病情变化规律

1. 急性代谢紊乱期

儿童糖尿病从症状出现到确诊的时间很短，20% 的患者表现为严重的酮症酸中毒、酮症昏迷；20% ~ 40% 出现轻度尿酮体阳性，尿糖阴性，无酮症酸中毒现象。儿童 1 型糖尿病绝大多数均需胰岛素治疗，饮食调节。经过合理治疗后，代谢紊乱得到纠正，临床症状消失，血糖下降，尿酮转阴，病情稳定。

2. 病情缓解期

90% 患者经胰岛素治疗后，病情缓解，产生"蜜月期"，胰岛素用量减少，甚至有 10% 的患者在数周或数月以至一年以上不用胰岛素，病情仍然稳定。尚有一定分泌胰岛素功能的患者，在缓解期间胰岛 β 细胞功能部分得到恢复，在饮食控制和生活安排合理的情况下，可使缓解期延长。

3. 病情稳定期

经缓解期后，患者对胰岛素需求量逐渐或突然增多，经数月调节病情又可渐趋稳定，胰岛素用量较为固定，称为永久糖尿病期。青春期由于性激素分泌较高与胰岛素拮抗，此期对胰岛素需求量增多，病情表现不稳定，血糖波动较大。青春期后因性激素分泌相对稳定，较青春期减少，胰岛素用量也随之减少，病情稳定。

4. 强化期

此期患儿血糖、尿糖不稳定，波动较大，不易控制，需要加大胰岛素剂量。继而胰岛 β 细胞分泌功能完全衰竭，因缺乏内源性胰岛素，必须依赖于外源性胰岛素维持生命，以预防发生糖尿病酮症和酮症酸中毒。为达到良好控制血糖，应进行强化治疗。

二、儿童糖尿病诊断依据与鉴别诊断

（一）诊断依据

1. 起病急骤

30%～40%的儿童以糖尿病酮症酸中毒（DKA）、酮症昏迷就医，pH ＜ 7.30、HCO_3^- ＜ 15mmol/L。

2. 糖尿病典型症状

大部分有典型的多饮、多尿、多食、消瘦之"三多一少"等糖尿病典型症状。

3. 非典型糖尿病症状

少部分发病症状不典型，病情隐匿，主要表现为疲乏无力、遗尿、食欲减退等。

4. 阳性家族史

多数有阳性家族史，在遗传易感性的基础上，有外界因素尤其为病毒感染，引发自身免疫功能紊乱，而导致 β 细胞的损害以至衰竭，使胰岛素分泌绝对不足。

5. 高血糖

FBG ≥ 7.0mmol/L（126mg/dL），或 PBG 或随机或 OGTT 2 小时血糖 ≥ 11.1mmol/L（200mg/dL）；易出现糖尿病酮症以至酮症酸中毒。

6. 发病年龄

多数发病年龄 ＜ 15 岁，少数可见于成年以至老年患者。

7. 免疫介导儿童 1 型糖尿病

谷氨酸脱羧酶抗体 –65（GAD–65）、胰岛素细胞抗体 –512（ICA–512）、酪氨酸磷酸酶抗体（IA–2）等抗体阳性。

（二）鉴别诊断

1. 暂时性高血糖

出生 1 个月以内的新生儿，由于胰岛 β 细胞尚未发育成熟，未能按时分泌相应量的胰岛素，可出现高血糖。临床表现为迅速发生严重脱水，明显消瘦，体重减轻，血糖高达 11.1 ～ 14mmol/L（200 ～ 250mg/dL），严重者可引起脑水肿，应及时进行胰岛素治疗，纠正高血糖。随着婴儿的生长发育，胰岛 β 细胞发育成熟，多数高血糖可恢复正常。正常儿童在应激情况下可以出现高血糖，当消除应激因素后，血糖可恢复正常，以此与儿童糖尿病鉴别。

2. 肾性尿糖

患儿常因先天性肾小管葡萄糖运转异常或肾糖阈低减而出现肾性尿糖，表现为尿钙、尿磷增高，血 pH 值降低，而血糖和葡萄糖耐量正常，以此与而儿童糖尿病鉴别。

3. 矮妖精综合征

患儿表现为相貌丑陋，眼距增宽，双眼突出，鞍鼻，厚唇，耳郭低大，营养不良等，多见于女婴。此为胰岛素受体基因突变所引起的高胰岛素血症，胰岛素抵抗导致高血糖等特征，以此与儿童糖尿病鉴别。

4. 脂肪萎缩型糖尿病（lipoatrophic diabetes mellitus）

此病是一种以甘油三酯为主的血脂水平异常升高和胰岛素抵抗为特征的难以控制的罕见糖尿病，该病的主要标志是瘦素（leptin）缺乏。瘦素是脂肪组织分泌的一种激素，参与能量利用和食物摄入的调节。临床表现为皮下脂肪缺如，极度消瘦，全身色素沉着，高脂血症，糖耐量异常，基础代谢升高，严重的胰岛素抵抗。该病的发病特点和临床表现可与儿童糖尿病鉴别。

第五节　儿童糖尿病的防治

儿童糖尿病的防治原则与成人糖尿病既有共性又有特性。儿童糖尿病的防治目的在于改善临床症状，纠正和防止酮症酸中毒，预防发生低血糖，预防或延缓并发症的发生和发展，保证儿童正常生长和青春期发育，使其能参加同龄儿童的各种活动、教育和训练；也使患儿及其家长能理解和初步掌握糖尿病的防治知识和方法，主动和医务人员配合，以便使糖尿病得到较好的控制。

一、中医用药原则及治法

小儿糖尿病在应用胰岛素治疗的同时，可配合中药治疗，由于小儿生理和病理的特殊性，故在药量、药物选择及治疗方法等有其独特要求。

（一）用药原则

1. 宜及时、准确、谨慎

小儿为"稚阴稚阳"之体，起病急骤，传变迅速，易虚易实。故治疗必须及时、用药果断、辨证准确、药量相宜。对急危重患儿，应争取时间抢救，尤其是儿童糖尿病酮症酸中毒者，一旦失去抢救时机，将迅速陷入昏迷乃至死亡。又因小儿脏腑娇嫩、形气未充，故用药必须谨慎，稍有不当，易损害脏腑功能，促使病情变化。吴鞠通在《温病条辨·解儿难》中指出："其用药也，稍呆则滞，稍重则伤，稍不对证，则莫知其乡。"所以用药必须及时、准确、谨慎。

2. 中病即止

由于小儿脏气清灵，随拨随应，对药物反应迅速灵敏，药物宜掌握适当有效剂量，以防病重药轻难以取效，病轻药重伐伤脏腑，耗伤正气。对药性峻猛之品，不宜过量和久用。故大苦、大寒、大辛、大热、攻伐和有毒之品，既能伐生发之气，又耗伤真阴。用药应恰到好处，中病即止。

（二）治疗法则

1. 益气养阴法

小儿本为稚阴稚阳之体，消渴为病，肺胃热盛，耗伤阴津，阴虚热盛，更耗气阴，临床表现为神疲倦怠，形体消瘦，口渴喜饮，自汗盗汗，气短乏力，心悸失眠，溲赤便秘，舌红少苔，脉细数等气阴两虚之证。治拟益气养阴之法。心肺气阴两虚者，选用生脉饮、沙参麦冬饮；脾胃气阴两虚者，可用养胃汤、四君子汤；心气阴两虚者，可用炙甘草汤；肝肾气阴不足者，选用左归饮、一贯煎、六味地黄汤等加减。

2. 健脾益气法

此法适用于素体脾胃虚弱的儿童糖尿病。小儿"脾常不足"，脾胃运化不健，无以运化水谷精微，化源不足，影响患儿生长发育。故儿童糖尿病患者多数身高和智力发育迟缓，临床表现为面色萎黄无华，倦怠乏力，食纳不香，大便溏薄，舌淡红，苔薄白，脉虚细等脾胃虚弱之候。治拟健脾益气，常用方有七味白术散、参苓白术散、四君子汤、保元汤、补中益气汤等。

3. 补肾培元法

此法主要用于小儿禀赋不足，肾气未充，气不化水，开阖失司，见于儿童糖尿病尿频、尿多、遗尿、毛发不荣、身材矮小、苔薄舌淡、脉虚细等肾气虚弱之候。治拟培补肾气，常用方有金匮肾气丸、六味地黄汤、桑螵蛸散、缩泉丸等。小儿为纯阳之体，故温阳之品不可久用，宜中病即止。

4. 燥湿和胃法

此法适用于脾胃运化失职，湿浊中阻，胃失和降，气机不畅者。症见纳呆厌食，胸闷腹胀，恶心呕吐，大便溏薄，肢体重着，可见于儿童糖尿病伴有酮症或酮症酸中毒者。治拟燥湿理气，和胃降逆，常用方有温胆汤、二陈汤、三仁汤、藿香正气汤、胃苓汤、平胃散等。小儿为稚阴稚阳之体，燥湿之品不宜久用，以防燥湿而伤阴耗气，故宜中病即止。

5. 利水消肿法

此法适用于脾虚不运，水湿泛溢于肌肤，或脾肾两虚，不能气化行水者。症见小便不利短少，面目肢体全身浮肿，见于儿童糖尿病肾病、肾病综合征。治拟淡渗健脾，利水消肿；或温阳利水，行气消肿。常用方有五皮饮、五苓散、实脾饮、苓桂术甘汤等。小儿为纯阳之体，温阳之品不宜久用过量。

6. 清热解毒法

此法适用于邪热炽盛的实热证，见于儿童糖尿病并发感染，以及皮肤疖肿、痈毒、丹毒等皮肤感染者，拟用清热解毒、透邪泻火之品，可选用黄连解毒汤、普济消毒饮。并发上呼吸道感染、咽喉肿痛、肺炎等病邪由表入里，热在气分者用白虎汤；热在阳明，腑实便秘者用承气汤等。由于小儿为稚阴稚阳之体，脏腑娇嫩，形气未充，久用大苦大寒之品易伤伐生发之气，伤及真阴，故用药应恰到好处，中病而止。

7. 镇惊开窍法

小儿脏腑娇嫩，神气怯弱，感受毒邪，易致邪热炽张，热极生风；或肝风内动而抽搐；或痰热蒙蔽清窍而惊厥。此法多用于小儿糖尿病并发各种感染、感染性休克，或败血症，或糖尿病酮症酸中毒昏迷等。病情危急，应及时抢救。热极生风出现抽搐、惊厥等症者，治宜镇惊息风，可选用天麻钩藤饮、羚羊钩藤饮等方。热入营血而出现壮热、神昏，惊厥者，治宜镇惊开窍，清热解毒，可选用至宝丹、紫雪散、安宫牛黄丸等。感受秽浊之邪，出现呕吐、昏迷，口有秽臭者，治宜辟秽开窍，拟用苏合香丸、玉枢丹等。感受外邪，痰浊上蒙清窍而见神志昏迷、惊厥抽搐者，应拟豁痰开窍，用小儿回春丹、苏合香丸等。

8. 回阳救逆法

小儿脏腑娇嫩，肾气未充，感受毒邪，易虚易实。正虚邪实，阳气虚脱，表现为面色㿠白，冷汗淋漓，神疲肢厥，脉微欲绝。本法用于小儿糖尿病低血糖或酮症酸中毒昏迷，伴有循环衰竭者。治拟峻补元阳，救逆固脱。常用方有四逆汤、参附汤、参附龙牡汤等。

二、儿童糖尿病的饮食疗法

儿童糖尿病的饮食治疗不同于成人，必须根据儿童生长发育旺盛的特点，供应足够的热量和蛋白质，保证营养，满足儿童生长发育的需要，不宜过于限制饮食。要求患儿进餐做到定时定量，每天所需热量按不同年龄而有所不同。

1. 每天总热量（两种计算方法）

第一种方法：每天所需热量（kcal）＝ 1000kcal（4186kJ）＋年龄 ×（80 ～ 100）。

每年随年龄增长而增加：女孩每长一岁加 80 ～ 100kcal，加至 14 岁为止；男孩每岁加 100 ～ 110kcal，加至 18 岁为止。

第二种方法：热量按体重计算。

体重低于 10kg 者，加 100kcal/kg。

体重在 10 ～ 20kg 者，则在 1000kcal 的基础上加 50kcal/kg。

体重＞ 20kg 者，全日总热量＝ 1000kcal+20kcal/kg。

2. 每日总热量的来源

糖占 50% ～ 60%；脂肪占 20% ～ 35%；蛋白质占 15% ～ 20%。

婴幼儿蛋白质适量增加：< 1 岁可按 2.5g/kg；1 ～ 3 岁按 1.5 ～ 2g/kg；> 3 岁按 1 ～ 1.8g/kg。

每日总热量的分配：早餐 20%，午、晚餐各 40%。

3. 注意缓冲饮食

在每餐中抽 5% ～ 10% 主食作为两餐间的加餐，尤其是对于血糖波动较大，难以控制的儿童糖尿病者。缓冲饮食的目的：一为避免餐后血糖过高，二为避免发生低血糖。

三、胰岛素治疗

胰岛素治疗目的是控制血糖，保证正常生长发育，防止并发症，避免低血糖。

（一）血糖控制标准

1. 空腹血糖：控制在 3.3 ～ 5.6mmol/L（60 ～ 100mg/dL）。

2. 餐前血糖：控制在 3.3 ～ 6.7mmol/L（60 ～ 120mg/dL）。

3. 餐后 2 小时血糖：控制在 5.6 ～ 10.0mmol/L（100 ～ 180mg/dL）。

（二）胰岛素用量

1. 胰岛素所需量随患儿的年龄、血糖水平不同而各异。宜从小剂量开始。

2. 全日胰岛素用量可按 0.4 ～ 1.0U/kg/d；单用 RI，3 ～ 4 次 / 日，皮下注射。

3. 胰岛素分配：早为全日量 1/2，午为 1/6，晚为 1/3，餐前 15 ～ 30 分钟皮下注射。

4. NPH 与 RI 混合：NPH 用量占 50% ～ 70%，RI 占 30% ～ 50%，可分 2 次 / 日，皮下注射。

（三）血糖监测和胰岛素剂量调整

1. 七点血糖曲线
测定三餐前、三餐后 2 小时及睡前血糖共 7 次，根据血糖调整胰岛素。

2. 四次尿糖测定
测定三餐前空腹和睡前尿糖定性，每次于餐前 1 小时排空膀胱中的尿液，餐前半小时留尿做尿糖定性，然后根据血糖或尿糖定性而调整胰岛素用量。

（四）强化胰岛素治疗

大量临床和实验研究证实，慢性高血糖状态是糖尿病发生慢性并发症的基础。近年来，强化胰岛素治疗（IIT）受到许多学者的重视。儿童 1 型糖尿病者采用 IIT 主要根据模拟人体生理胰岛素分泌规律。正常人胰岛素呈基础分泌和餐后脉冲形式分泌，强化胰岛素治疗有两种方式：

1. 胰岛素泵
此是用开环式胰岛素泵作为皮下连续自动输注和每次餐前加强注射的方式，虽然比较简便，但由于胰岛素泵价格昂贵，需特殊胰岛素制剂和自我血糖监测等而难以普及。

2. 胰岛素注射
一日注射四次胰岛素是目前常用的强化胰岛素治疗方式：每日三餐前注射普通胰岛素，睡前注射中效胰岛素作为基础分泌，以模拟生理性胰岛素分泌规律。可选用胰岛素注射笔（诺和笔、优伴笔、东宝笔）注射。在强化胰岛素治疗开始阶段，需每日监测血糖 7 次或 4 次以作为胰岛素剂量调整依据。一般每 3 ～ 4 天调整一次，直至血糖维持接近正常水平，即 24 小时尿糖定量 < 5g，或餐前尿糖阴性。

（五）胰岛素治疗的注意事项

1. 避免发生低血糖
强化胰岛素治疗易出现低血糖反应。有的患儿在低血糖出现前有预感，可及时采取措施；而另有一部分患儿事先无预感而迅速进入低血糖昏迷。故胰岛素治疗的患儿必须随身携带 "胰岛素治疗提示卡"，卡片上注明患儿的 "姓名、住址、电话，同时注明：我正在注射胰岛素治疗，发现我神志不清时，请将我口袋内的糖或巧克力放入我口内；

并请与我家人或学校联系，或送我到医院等"。患者必须随身携带糖或巧克力以备急用。

2. 定时定量进餐

胰岛素治疗患者必须定时定量进餐，并注意在每主餐中抽出少部分主食作为两餐间的缓冲饮食，以防低血糖反应，和餐后高血糖。

3. 活动前注意加餐

患儿在体育运动或剧烈活动前，应注意加餐或减少胰岛素用量，以防低血糖发生。

4. 加强血糖监测

对可疑低血糖应尽快测定血糖以明确诊断。如不能测定血糖，应按低血糖处理；清醒的儿童，应尽快给予口服碳水化合物、葡萄糖或蔗糖，监测血糖 24 小时以上；对意识不清的儿童，静脉推注 50% 葡萄糖 20mL 或 0.5 ～ 1mg 胰高血糖素肌注，病人苏醒后，可给予碳水化合物口服，并至少监测血糖 24 小时。

四、心理疗法

（一）影响 1 型糖尿病的心理因素

1. 自身心理改变

儿童 1 型糖尿病的心理障碍来自患儿自身对每天需要注射胰岛素的肉体痛苦，以及失去饮食自由的烦恼，无限期的治疗，繁琐的检测，诸多限制的痛苦，如思想压力、思想顾虑、情绪低落、悲观孤独等来自于对疾病的心理矛盾所致的心理障碍。

2. 家庭的影响

父母因子女患糖尿病而有很大的精神压力，感到不安，产生烦恼畏难情绪，家长的思想情绪会直接影响患儿。儿童自控能力差，家长的情绪会加重患儿悲观失望、焦虑痛苦、抑郁孤独等情绪，使患儿产生逆反心理，产生消极情绪，自暴自弃，拒绝治疗，以至产生轻生念头。

3. 社会的影响

社会上对患儿的升学、就业有歧视，周围人群对患儿不良语言的刺激等会加重患儿的心理障碍。由于个体差异，其产生心理障碍的程度不同。有关资料提示精神情绪对糖尿病的影响很重要，北京儿童医院对 63 例 7 岁以上的儿童糖尿病进行了有关检测，结果发现有不同情绪改变者占 71.4%；情绪低落及焦虑者占 30.2% ～ 57.1%；有恐惧及孤独感者占 41.3% ～ 58.7%；有的患儿同时具有两种以上的情绪改变，增加了控制代谢难度。由于患儿不能增加胰岛素分泌，进行自身回馈调节，从而引起内环境进一步失衡，持久的消极情绪使机体长期处于紧张状态，最终导致精神"崩溃"。

（二）儿童糖尿病的心理引导和管理

北京儿童医院的医护人员为加强对儿童糖尿病的管理，便组织患儿及家长们学习，向他们讲授糖尿病知识，接受咨询，向患儿及其家长讲授医学心理学知识，鼓励家长和患儿应用这一知识，树立正确对待疾病的态度，解决家庭及生活中的矛盾。他们还组织患儿参加文艺会演和夏令营活动，使患儿感受到被社会理解、爱护和尊重，增加了安全感及自我价值感。这有利于消除患儿的消极紧张情绪，使患儿享受到人生的乐趣，增强治疗信心，逐步由消极情绪转变为积极情绪，结果使代谢控制得到改善。该医院观察了糖化血红蛋白：心理治疗组为 12.05±1.91%，未完成心理治疗组为 14.72±2.23%，对照组为 15.46±2.04%，组间比较有显著性差异（$P < 0.01$）。

五、儿童糖尿病防治的曙光

儿童是社会的未来，儿童 1 型糖尿病占据糖尿病的绝大多数，在漫长的人生生活里程中，他们需要终生外源性胰岛素治疗。各种急、慢性并发症将严重地威胁着他们的健康和生命安全。这不仅需要个人承受着极大的精神压力、肉体痛苦，对家庭、国家、社会均是一个沉重的经济负担。对儿童糖尿病进行早期干预，预防糖尿病并发症的发生和发展是一个艰巨的课题，也是势在必行的课题。儿童糖尿病预防的核心是保护胰岛 β 细胞，维护 β 细胞的功能。为保护胰岛 β 细胞，国内、国际上许多学者进行了相关的不懈努力，许多研究都带给人希望的曙光。

（一）干细胞移植

20 世纪 60 ～ 70 年代，科学家们试图用胰腺移植以取代免疫损伤的胰岛 β 细胞，至 90 年代，此项技术得到发展，改为移植胰岛细胞。但这种治疗需要终生使用免疫抑制剂，故遭到反对。目前正在研究用从胚胎或成人干细胞中分离出的新鲜 β 细胞或通过基因治疗取代有缺陷的 β 细胞。人体内每一个细胞拥有成千上万的基因，每一个胚胎细胞生成后可以向肝细胞、血细胞、神经细胞转化。细胞在成长过程中产生分化，在特定的器官内分化成特定的细胞，行使特定的功能。科学家们试图"唤醒"基因，使未分化的细胞转化为胰岛素分泌细胞，这将给 1 型糖尿病治愈带来新的希望。

（二）保护 β 细胞的新研制

早在 1984 年日本发现 ADP 核糖合成酶抑制剂烟酰胺可以使切除 90% 胰腺的大鼠出现再生胰岛。近 10 年，欧洲国家临床研究显示，烟酰胺用于 1 型糖尿病早期可延长"蜜月期"。口服胰岛素、口服谷氨酸脱羧酶、鼻腔黏膜给予胰岛素及小剂量环孢霉素 A 等可以通过免疫耐受机制及免疫机制减少 β 细胞凋亡，使非肥胖糖尿病（NOD）小鼠不发生糖尿病。β 细胞中，三磷酸鸟苷（GTP）耗竭，使 caspase2 活性明显增加，线粒体释放细胞色素 C 增多，则 β 细胞凋亡；给予 caspase2 抑制剂 Z-VDVAD-FMK 后可以阻断 GPT 耗竭所致 β 细胞凋亡；但 Z-VDVAD-FMK 目前尚非药物，在动物实验中，可以发现谷胱甘肽、N- 乙酰半胱氨酸及维生素 E 均可抵抗 β 细胞凋亡。

（三）抗凋亡基因表达的研究

研究发现 Bcl-2 家族中 Bcl-2、Bcl-XL 是抗凋亡的。胰岛 β 细胞上 Bcl-XL 得到充分表达，可以抵抗 IL-1β、TNF-α、IFN-γ 等细胞因子的作用而不发生凋亡。在胰腺移植术后，移植到体内的胰岛发生凋亡，当 β 细胞表达 Bcl-XL，移植的胰岛 β 细胞则得以保存。核转录因子 NK-kβ 可诱导抗凋亡的 A20 在胰岛细胞上充分表达，则 β 细胞在 IL-Iβ、TNF-α 等细胞因子作用下可抵抗凋亡。热休克蛋白 70（HSP 70）的表达可以抑制线粒体产生细胞色素 C，使 β 细胞不发生凋亡。A20、HSP 70 的表达被称为抗凋亡蛋白。β 细胞凋亡的中心执行者为 caspases，caspases 的抑制剂可以阻断细胞的程序性死亡。细胞因子反应修饰者 A（crmA）是一种抗凋亡基因，可以在 β 细胞表达，抑制 caspase1 和 caspase8，使 β 细胞被 T 细胞破坏的易感性明显减弱，NOD 小鼠糖尿病发生率大幅度降低。

（四）抗腺病毒细胞表达的研究

研究发现腺病毒 E3 在 β 细胞表达，其基因区 gp^{19k} 可与 HLA1 类抗原的重链接合，使 HLA1 类抗原不能转移至细胞表面，β 细胞就不会被免疫识别，同时腺病毒 E3 抑制 TNF 介导的细胞毒性。因此，腺病毒 E3 在 β 细胞充分表达可以预防其在 β 细胞破坏。抗凋亡基因表达在实验中可通过转基因技术来实现，而如何在人体胰岛素细胞表达的研究，恰是一个长期而复杂的课题。

总之，在未来预防儿童糖尿病研究领域中，国内外医学界，将在 1 型糖尿病相关干细胞移植、基因测序研究，应用基因芯片技术对儿童 1 型糖尿病预检，及早发现儿童糖尿病人群，应用基因技术和纳米技术研制儿童糖尿病疫苗或对变异基因进行修饰，重建正常基因表达调控体系等研究基础上不断深入，相信在不久的将来，对儿童糖尿病预防的愿望将可成为现实。

第六节　儿童糖尿病并发症

一、儿童糖尿病急性并发症

（一）酮症酸中毒

酮症酸中毒为儿童糖尿病最常见的、最严重的急性并发症，发生率可高达 50%～70%。发生率与发病年龄相关，北京儿童医院报告，发生酮症酸中毒者中，0～5 岁组为 75.9%，6～10 岁组为 48.5%，11～14 岁为 40.2%，表明年龄愈小，酮症发生率愈高。

1. 发生酮症酸中毒的诱因

急性感染、创伤、过食碳水化合物、胰岛素用量不足或胰岛素锐减，或胰岛素停用。

2. 酮症酸中毒的临床表现

起病急，患儿突然出现"三多一少"症，伴恶心、呕吐、食欲减退、腹痛、关节或肌肉疼痛，可闻到酮味，严重者精神萎靡不振、嗜睡，以至昏迷，易被误诊为肺炎、急腹症。

3. 酮症酸中毒的诊断依据

（1）有胰岛素治疗中途停用或减量或严重感染等情况。

（2）糖尿病病情加重，出现口渴、厌食、精神不振、乏力、呼吸深大并伴有酮味者。

（3）短期内脱水明显、体重下降、血压降低。

（4）反应迟钝、意识障碍。

（5）血糖 ≥ 14 ～ 16mmol/L，血酮 ≥ 5mmol/L，尿酮阳性。

（6）代谢性酸中毒：血 pH ＜ 7.35，HCO_3^- ＜ 15mmol/L，CO_2 结合率 ＜ 13.4mmol/L（30 容积%）即可确诊。

4. 酮症酸中毒的发生机制

（1）由于高糖激发升血糖激素异常分泌，促使脂肪分解，脂肪酸增多，减少胰岛素释放，胰岛素严重缺乏，促进脂肪分解，使血中 β - 羟丁酸、乙酰乙酸浓度升高，分别高达 500mg/d 和 100mg/d，两者均为较强有机酸，导致代谢性酸中毒。

（2）血中酮体浓度过高，进一步使细胞外液的渗透压增加，加强渗透性利尿，使水和电解质进一步丢失，病情迅速加重，发生酮症酸中毒昏迷。

（3）正常脂酰 CoA 进入肝细胞的线粒体进行代谢，是受胰岛素控制，由于胰岛素缺乏，促使脂酰 CoA 进入线粒体增多，代谢增快；血浆中胰高血糖素能增加糖原分解和糖异生，血糖升高，促进脂肪分解，增强酮体生成，脂肪中的乙酰 CoA 羟化酶和脂肪活性酶的合成活性降低，脂肪酸的合成受阻，促使酮体生成，乙酰 CoA 产生大量酮体而发生酮症酸中毒。

（二）低血糖

凡血糖低于 2.8mmol/L（50mg/dL）为可疑低血糖，血糖低于 2.5mmol/L（45mg/dL）者可确诊为低血糖。血糖低是由多种原因引起的一种综合征，低血糖的发生率与年龄、发育相关。新生儿较多见，幼儿与学龄儿童较少见，美国每年约有 14000 名新生儿发生低血糖，国内新生儿低血糖发生率为 1‰～ 5‰。

1. 低血糖发生原因

（1）新生儿低血糖：多见于低出生体重儿，糖尿病母亲所生的新生儿糖尿病发生率为 5.7%～ 6.7%，尤其母亲为 1 型糖尿病者，新生儿多为巨大儿、多血质，体内糖原、蛋白质及脂肪贮备量充足者。

低血糖发生的原因：高胰岛素血症、胰高血糖素分泌不足、内生葡萄糖产生受抑制、孕妇用降糖药过量、服水杨酸类药及心得安或饮酒者，可致新生儿出生数小时内发生低血糖，其发生率可高达 75%。此外糖原异生不足，脑体比例高于成人的 6 倍，肝脏与体脂供不应求等因素均可引起新生儿低血糖。新生儿低血糖缺乏临床症状，不易发现。

（2）婴幼儿自发性低血糖：见于高胰岛素血症，可因胰岛 β 细胞增生，或胰岛细胞增殖症，或胰岛细胞瘤等引起。

（3）胰岛素过量，或摄入碳水化合物量不够而出现低血糖。

2. 低血糖发生机制

（1）缺乏葡萄糖 -6- 磷酸酶：见于肝糖原代谢病，由于缺乏葡萄糖 -6- 磷酸酶，使葡萄糖 -6- 磷酸不能转化为葡萄糖，以致肝糖原和脂肪增多，出现低血糖；肝糖原合成酶缺乏，使肝脏不能合成糖原储存，主要出现空腹低血糖。

（2）升糖激素：肾上腺皮质激素、生长激素是主要拮抗胰岛素的激素，是维持体内血糖恒定的主要因素之一。当体内单纯生长激素不足或肾上腺皮质激素缺乏时，不能促使糖原分解，与胰岛素相拮抗而引起低血糖。

（3）严重肝损害，影响糖代谢；慢性腹泻，吸收不良综合征；水杨酸等药物均可引起低血糖症。

3. 低血糖临床表现

（1）急性低血糖危象：血糖低于 40mg/dL（2.3mmol/L），伴有神经症状、惊厥和昏迷，在出现惊厥或昏迷前，常有面色苍白、出汗、脉搏增快及循环障碍等前期征兆；婴儿上腹部震颤，发绀，窒息。

（2）大儿童有饥饿感，上腹部不适，表情淡漠，注意力不集中。

（3）无典型低血糖症状，主要出现抽搐，故此类病症较严重，难以诊断，较为少见，也有的患儿可无任何症状。

4. 低血糖诊断依据

当患儿出现惊厥或昏迷，血糖低于 40mg/dL（2.3mmol/L）时即可确诊。血糖不能及时检测出，神经、激素调节使血糖升高，常导致漏诊或误诊。

二、儿童糖尿病慢性并发症

儿童糖尿病患者延活到成年，在漫长的数十年病程中，大部分患者均出现各种不同程度的慢性并发症，主要以微血管病变多见，如糖尿病肾病、视网膜病及关节病变等。

（一）儿童糖尿病肾病（DN）

蛋白尿是代表肾功能不全的标志，在血清肌酐水平升高之前数年即出现。尿白蛋白排泄率增加而没有大量蛋白尿阶段称为"微量白蛋白尿"，为肾病早期的亚临床期。出现微量白蛋白尿提示临床肾病的危险性增高。在此阶段，严格控制血糖、血压，进行早期干预，可防止或延缓糖尿病肾病的进展。前瞻性研究显示 30% 儿童糖尿病患者会发展为糖尿病肾病（DN）。

糖尿病病程 2 年入球和出球小动脉发生透明变性，5 年出现肾小球基底膜增厚，滤过压（GFR）升高，7 ～ 9 年出现临床前期尿白蛋白排泄率（UAER）升高，高度预示着以后将发展为临床蛋白尿及 DN。微量白蛋白尿是儿童 1 型糖尿病肾病的早期表现，病程 10 年肾脏受累，出现阶段性临床蛋白尿，滤过压下降，14 ～ 19 年出现持续性蛋白尿。0.5 ～ 10 岁发生的小儿糖尿病者，一般经过 5 ～ 15 年为发生糖尿病肾病的高峰；发生糖尿病肾病的儿童，平均 7 年，约 50% 死于尿毒症。

1. 发生肾病的相关因素

（1）病程：儿童糖尿病肾病在青春前期与病程无明显关系，青春后期糖尿病病程与 DN 有显著性关系。6.4% 微量白蛋白尿（AMU）在青春期后 1 ～ 3 年出现，25% 为 10 年，30 年者高达 58%。

（2）血糖水平：当糖化血红蛋白（HbA1c）< 8.0% 时，微量白蛋白尿增加不明显；HbA1c > 8.0% 时，微量白蛋白尿随 HbA1c 增高而增加；HbA1c10% 比 HbA1c 8% 者，微量白蛋白尿的发生率高出 6 倍。

（3）细胞因子：肾小球系膜细胞分泌多种细胞因子，目前比较肯定的有白细胞介素 –1（IL-L）、IL-6、IL-8、转化生长因子（TGF）、肿瘤坏死因子（TNF）、血小板启动因子（PAF）和胰岛素样因子（IGF）等。在肾病的发生过程中，这些相关因子通过自身分泌和旁分泌作用于系膜细胞，引起系膜细胞增生、系膜增殖、细胞外基质（ECM）增多，从而导致肾病的发生。

（4）MAU 的转归：MAU 是 DN 的重要标志，有 50% 的患者在 9 年左右，MAU 发展成为临床蛋白尿；青春期后 1.5 年即发生终末期肾病（ESRD）；从临床蛋白尿发展为肾功能衰竭（ESRD）需 10 年左右；青春期后 3 年或 4 年时 ESRD 的发生率为 21.4%。

2. DN 病理改变

肾小球系膜由系膜细胞和肾小球（ECM）两部分组成，肾小球调节系膜细胞的增生和分泌纤维连接蛋白（FN），以及胶原蛋白等基质成分。肾小球基底膜是特殊的肾小球，主要由 IV 胶原蛋白和硫酸肝素蛋白组成。系膜细胞是肾小球合成和降解的主要场所，肾小球的增多和变化是慢性肾小球病变的重要特征。

（1）早期 DN：儿童糖尿病早期肾病是由于肾小球（ECM）的负反馈调节机制受损，系膜细胞出现早期持续 ECM 增多，系膜增生，肾小球肥大，最终导致肾小球硬化。儿童 DN1.5 ～ 2.5 年出现肾小球基底膜（GBM）、Bowman 囊增厚的早期形态学改变；5 ～ 7 年后出现肾系膜细胞体积及基质成分增加，GBM、系膜发生明显改变；基底膜与系膜均有大量 IV 型、VI 型胶原蛋白、纤维蛋白增多。

（2）中期 DN：病程长者出球和入球小动脉呈玻璃样变性，并可发展到小血管平滑肌细胞蜡样变，为半透明样物质所取代。

（3）后期 DN：发生肾功能衰竭，主要为系膜扩展，形成大而圆的纤维系膜区，使相关肾小球毛细血管受压，引起毛细血管扩张而形成微血管瘤。毛细血管扩张可使免疫球蛋白、补体、纤维蛋白原等渗出，毛细血管有玻璃样帽形成，导致肾小球硬化和弥漫性肾小球硬化等病理变化。

3. 临床表现

（1）早期 DN：儿童糖尿病早期尿出现微量白蛋白，即为微量蛋白尿；尿蛋白排泄率为 60 ～ 100μg/min，以白蛋白为主，而尿中 IgG 的排泄率无明显改变，可能与肾小球滤过率升高、肾小球基底膜增大有关。Mathicsen 认为尿蛋白排泄是肾功能损害的敏感指标：尿蛋白排泄 < 300mg/24h 者，称为隐性糖尿病肾病，此时严格控制代谢异常，可使尿蛋白减少，或减慢尿蛋白增加的速度。

（2）临床尿蛋白：尿蛋白 500mg/24h，80%在 6～14 年内发展为临床糖尿病肾病。随着肾小球病变加重，结构破坏，出现选择性大量蛋白尿，＞500mg/24h 时周边毛细血管滤过面积和腔容量已减少 50%，病程多在 5～15 年以上，尿蛋白开始为间歇性，以后转为持续性，成为临床糖尿病肾病。

（3）肾功障碍：当肾小球滤过率持续下降，而血压升高，肌酐清除率下降，肾小球滤过率＜40mL/min/1.73m^2 时，出现肾小管损害，尿 $β_2$- 球蛋白排泄增多，由单纯球性蛋白尿转为混合性蛋白尿，提示预后较差，此时即使严格控制代谢也难以减慢肾功能恶化。只有抗高血压治疗，可使尿蛋白减少，肾小球滤过率下降减慢。在糖尿病肾病中有 10%的患者为难治性肾病综合征；尿蛋白＞3g/24h，有大量蛋白尿、高度浮肿、高脂血症等典型症状者为糖尿病肾病综合征，与原发性肾病综合征相比，患者年龄较大，更易伴有高血压，易发生肾功能恶化及充血性心力衰竭；肾病综合征中 3/4 的患者血压升高，肾衰时血压随肾功能恶化而加剧。高血压促使蛋白尿患者发生尿毒症。据国外报导儿童糖尿病患者 40%死于肾衰。

（二）儿童糖尿病视网膜病

儿童糖尿病视网膜病（DR）是常见的微血管病变，也是致盲的主要原因。

1. 糖尿病视网膜病变相关因素

（1）DR 与病程关系：White 氏报告了 1072 例儿童糖尿病患者，病程 30 年的有 90%的病人发生视网膜病。Balodimos 氏指出儿童糖尿病发病后 10～15 年开始出现单纯性非增殖性视网膜病，20～25 年，80%为增殖性视网膜病，其中部分病例同时并发白内障而导致失明。据 Decker 统计，儿童糖尿病发生增殖性视网膜病后 5 年的致盲率为 50%。可见糖尿病起病早、病程长是导致视网膜病变的危险因素。北京对 256 例患儿经 1～20 年的随访结果显示，有 4.7%发生视网膜病。

（2）DR 与血糖的关系：HbA1c 6%～8%时视网膜病变发生率与血糖无明显关系。但 HbA1c＞8%者 DR 的发生率明显高于 HbA1c＜8%者，故有人将 HbA1c8%定为糖尿病视网膜病的血糖控制阈值。Pirart 随访了 4400 例儿童时发病的糖尿病者，病程在 25 年以上血糖控制不良者，80%有糖尿病视网膜病，15%为增殖型视网膜病，而血糖控制良好者仅为 40%，表明视网膜病与血糖水平呈正相关，可能与山梨醇、肌醇代谢紊乱有关。

（3）DR 与 DN 的关系：DN 与 DR 均为微血管病变，有资料报道，糖尿病视网膜病中 DN 的发生率为 22.6%，显著高于非视网膜病组的 4.5%，且随视网膜病的加重而增高。国外报道蛋白尿阳性的儿童糖尿病患者有 80%～90%合并视网膜病。眼底检查可以反映全身微血管病变，故有糖尿病视网膜病者应进行尿微量白蛋白及肾小球滤过率的测定，有助于肾病的诊断。

（4）DR 与血脂的关系：高甘油三酯和高胆固醇在血管壁内沉着，使血管平滑肌增殖，引起微血管的形态和功能的异常，同时血液黏度增高，从而促进糖尿病视网膜病变的发生和发展。

（5）DR与高血压的关系：高血压可通过损伤血管内皮细胞而促进糖尿病视网膜病变的发生。美国威斯康星州一项对儿童糖尿病视网膜病的流行病调查发现，视网膜病变的程度与血压水平呈正相关。有关资料提示高血压者有视网膜病和增殖性视网膜病平均患病数高于非高血压组，随收缩压、舒张压的增高，视网膜病和增殖型视网膜病患病率亦增加。

（6）DR与青春期的关系：对于发生于青春期之前，并能维持合理的血糖控制状态的1型糖尿病儿童，其视网膜病的发生较少。但青春期尤其是1型糖尿病女孩，下丘脑促性腺激素释放激素－垂体促性腺激素－卵巢雌激素轴的断裂，导致其月经初潮以后，血糖波动大，难以控制，从而促使糖尿病视网膜病变的发生。故有人建议在青春期以后每年均应进行眼底检查。

新西兰Canterbury地区对286名20岁以下的1型糖尿病者，从1984年1月1日开始进行2次以上HbA1c测定，结果显示其中107例已出现视网膜病变，179例无视网膜病变，随访后63例出现视网膜病变；10～14岁组基值HbA1c 7.95±2.14%，<10岁为7.62±1.77%，>14岁组为7.39±2.57%；开始无视网膜病变组，视网膜病变的发生率随病程增加而增加，每增加1年，发生视网膜病变所需的平均时间缩短14%，基础HbA1c（每升高1个单位）发生视网膜病变所需的平均时间缩短23%；在青春发育期（10～14岁）诊断糖尿病不影响发生视网膜病变的时间，它仍受糖尿病病程和血糖控制的影响。

2. 视网膜病变的病理改变

视网膜病变是由毛细血管基底膜胶原蛋白非酶糖基化导致的，当血浆中白蛋白及免疫球蛋白深入血管外层时并与之结合，导致基底膜增厚和毛细血管阻塞，同时免疫球蛋白复合物损伤组织而引起视网膜病变。糖尿病视网膜可分背景和增殖两型和六期：单纯型（背景型）主要为1～3期，以微血管瘤、出血点、硬或软性渗出为主；增殖型视网膜病变为4～6期，此时开始出现新生血管，易导致出血和出血后机化瘢痕，重者会引起视网膜剥离导致失明，或伴黄斑水肿导致失明。

3. 儿童糖尿病性白内障

儿童糖尿病性白内障为晶体蛋白非酶糖基化反应使其结构发生改变，蛋白聚集并交联化造成晶体混浊，同时高血糖使晶体产生大量山梨醇引起渗透压改变，导致晶体纤维化而发生白内障。高血压可促进白内障的发生和发展。

（三）儿童糖尿病骨病

骨骼是人体的重要结构，具有支撑躯体和保护内脏的功能。全身90%的钙均储存于骨骼内，骨由皮质骨和松质骨组成，其成分为以无机盐如钙、磷为主的羟基灰石及有机质成分如骨胶原、基质和骨细胞。儿童糖尿病骨病是在糖代谢紊乱的基础上继发钙磷代谢紊乱，引起骨质疏松、骨皮质变薄等病理改变，临床表现以疼痛、活动受限、身高发育迟缓为特征的病变。

1. 儿童骨骼的生理特点

（1）小儿骨骼组织化学特点：为水分较多，固体物质和无机盐成分较少，所以小儿骨骼富有弹性，不易折断，但易变形。

（2）组织学特点：婴儿期基本的骨组织为结缔纤维束组成，2～3岁才形成板层组织，小儿骨细胞排列不规则，细胞形态多样化。长骨的生长主要在骨干两端的骨骺端和骨骺间的软骨组织进行。同时成骨细胞进入，分泌碱性磷酸酶，使矿盐沉着于基质中，随之出现骨化。

（3）四肢特点：婴儿四肢躯干相对较短，随着年龄增长，四肢骨增长速度较躯干更为迅速。

2. 病因和发病机理

骨质疏松形态学特点：骨皮质变薄，骨松质小梁变细、数目减少，骨骼坚度变弱。

（1）胰岛素缺乏。儿童糖尿病骨质疏松属于继发性骨质疏松。当血糖控制不良，长期处于高血糖情况下，大量钙、磷随尿液的排泄而丢失。Merair曾对215例儿童糖尿病骨矿物质含量丢失原因和糖、钙平衡关系的研究中发现，糖尿病前5年，骨矿物质含量与空腹血糖、尿糖呈负相关，与胰岛素量呈正相关。Col报道儿童糖尿病者24小时尿钙排出量为195±106mg，明显高于对照组24小时尿钙（104±20mg）。

（2）钙磷代谢紊乱。Levin曾对35例儿童1型糖尿病患者进行调查发现，54%的患儿矿物质丢失＞10%。Malone进一步发现儿童糖尿病高尿钙发生率为正常儿童群体发生率的7倍，同时发现尿钙、尿磷排泄量与血糖呈正相关。这主要与肾小管滤过率增加，对钙、磷重吸收减少有关。

（3）继发甲状旁腺功能亢进。糖尿病患者丢钙的同时也丢失镁，低镁状态刺激甲状旁腺功能活跃，出现继发性甲状旁腺功能亢进，引起降钙素升高，动用骨组织以维持血钙正常水平，致使钙质代谢明显增加，导致骨骼脱钙和发生骨质疏松。

（4）儿童糖尿病增龄而引起骨质疏松的主要原因，认为与成骨细胞功能降低有关。

3. 临床表现

关节活动受限常与风湿病变同时并存，主要为结缔组织增生，引起屈肌腱炎、反射性交感神经营养障碍。典型症状从第5掌指关节和近端指间关节开始，向中间部位延伸，远端指间关节、腕、肘、颈、胸、腰、髋等关节、椎体变形，肢体、躯干活动受限、僵硬、疼痛或出现肌肉疼痛。

前苏联学者曾对113例儿童糖尿病患者进行观察，结果：主诉足跟痛者占86.7%，踝关节痛者占45.1%，膝关节痛者为15%，脊椎疼痛者为8.8%。天津儿童医院对100例儿童糖尿病患者的骨密度进行观察，发现有66%的患者骨质表现出不同程度的骨质疏松。并有学者对142例儿童糖尿病患者的身高进行观察，发现关节活动受限者身高低于正常儿童，轻度受限者又高于中度和重度受限者；骨质疏松是影响儿童糖尿病身高发育的重要因素。

儿童糖尿病各型特征比较见表13-6。

表 13-6　儿童糖尿病各型特征比较表

特征	1 型糖尿病	2 型糖尿病	ADM	MODY
年龄	儿童	青春期	青春期	青春期
起病情况	急、严重	隐匿性、缓慢	急、严重	隐匿性、缓慢
胰岛素分泌	非常低或缺如	不定	相对较低	不定
胰岛素敏感	正常或敏感	降低或不敏感	正常或敏感	正常或敏感
胰岛素依赖	永久性依赖	无	不定	无
遗传性	多基因性	多基因	常染色体显性	常染色体显性
种族分布	所有种族	非洲裔美国、亚洲人	非洲裔美国人	白种人多见
青少年期	约80%	10%～20%	较少	很少
肥胖	无	90%	5%～10%	无
黑棘皮病	有	无	不定	无
自身免疫性	有	无	无	无

附：儿童、青少年糖尿病病案 3 则

病案 1：患儿，男性，9 岁，小学生，于 2002 年 3 月 4 日急诊。

主诉：消瘦、食欲减退、恶心呕吐、腹痛 1 周，精神萎靡、嗜睡 2 天。

病史：患者 2 周前咳嗽发热，体温高达 38.9℃，经治疗后发热已退，咳嗽好转，继则出现口渴喜冷饮，食欲明显增强，小便频数，大便秘结。患儿家长以为能吃能喝是感冒后恢复的表现，但近一周发现患儿明显消瘦，食欲减退，恶心呕吐，腹痛，2 天来精神萎靡，嗜睡。患儿以往健康，否认有阳性家族史。

体检：急性病容，眼眶中度凹陷，皮肤干燥缺乏弹性，P 78 次 / 分，BMI 16kg/m²，心肺正常，肝脏于右肋下 2cm 可触及，质软，无压痛。舌红苔垢腻，脉滑数，口有秽臭。

理化检查：FBS 18.2mmol/L，PBS21.2mmol/L，HbA1c11.6 %；HCO_3^-11mmol/L，血钠 144mmol/L，血钾 3.0mmol/L，血氯 98mmol/L；血浆胰岛素（INS）5mU/L，血清 C 肽（C-P）0.15mmol/L；谷氨酸脱氢酶抗体（GAD-Ab）阳性，胰岛细胞抗体（ICA-Ab）阳性；尿酮体 150mg/dL，尿糖 1000mg/dL。

分析：患者感受风热，内蕴于肺，热灼肺阴，肺燥津伤，肺不布津而口渴多饮，咽干舌燥；津亏不能濡养肌肤而干燥；肺燥胃热，胃强脾弱，湿浊内蕴，胃失和降而恶心呕吐；湿热化浊，秽浊泛溢而口臭；肺失治节，水液直趋膀胱而小便频数；肺燥阳明腑实而便秘；舌红苔垢腻、脉滑数为秽浊蕴结之候。鉴于患儿起病急骤，病情重笃，自身免疫抗体（GAD-Ab、ICA-Ab）阳性，故为免疫介导胰岛 β 细胞功能衰竭。

诊断：中医：消渴病阴虚热盛，证属肺胃燥热，湿浊内蕴。

西医：1A 型糖尿病、糖尿病酮症酸中毒。

处理：500mL 生理盐水中加普通胰岛素 16U 静脉滴注 3 ～ 5 小时；10% 氯化钾 6mL 加入液体。

辨证论治：治则拟清泄肺胃，芳香辟秽。方药：竹叶石膏汤或白虎汤加减。

生石膏 15g　　淡竹叶 6g　　苍术 10g　　藿香 10g　　麦冬 10g

太子参 10g　　甘草 6g　　　半夏 9g　　厚朴 65g

方解：取方中生石膏辛甘大寒，清泄肺胃，淡竹叶清热除烦为君药。柯韵伯指出"热火炎土燥，终非苦寒之味所能治"。经曰"甘先入脾"，"以甘泻之"，太子参甘寒益气，麦冬养阴润肺为臣药。藿香芳香化浊，半夏和胃止吐，厚朴行气化湿，苍术燥湿运脾共为佐药。甘草甘缓和中为使药。诸药合用共达清泄肺胃、芳香辟秽之效。

患儿治疗 6 小时后，恶心呕吐好转，口臭消失，尿酮体转阴，血糖降为 11.5mmol/L，改用皮下胰岛素早 12U、中午 6U、晚 8U，餐前 15 分钟皮下注射；于上方加减连服 6 剂，诸症明显好转而改用益气养阴之糖微康巩固疗效。

病案 2：患儿，男性，14 岁，2002 年 8 月 6 日急诊。

主诉：反复口渴、多食消瘦 5 年，面色苍白、心慌心悸、大汗淋漓、四肢发凉 2 小时。

病史：1997 年患儿出现口渴喜冷饮，食量倍增，明显消瘦，某大医院确诊为 1 型糖尿病，应用诺和灵胰岛素 30R，早 12U、晚 8U，FBG 6.3 ～ 7.8mmol/L，PBG 7.6 ～ 10.1mmol/L。患儿今日下午与同学一起打篮球，约 2 小时左右，突然出现心慌出汗，立即进食苏打饼干数块，但未能缓解，大汗淋漓，头晕欲倒，极度虚弱而急诊。

体检：意识恍惚，面色苍白，头面部冷汗如珠，四肢发凉，呼吸低微，心率 102 次 / 分，律齐，BP 60/40mmHg，苔白舌淡，脉微欲绝。

理化检查：即刻血糖 2.3mmol/L，尿糖（－），酮体（－）。

分析：患儿虚阳暴脱而大汗淋漓，头面部冷汗如珠；元气欲脱，清阳不升则面色苍白，头晕欲倒；髓窍空虚而意识恍惚；阳虚不能温煦四末，四肢发凉。长期应用胰岛素治疗，于激烈运动前未经加餐，运动前未减少胰岛素用量等因素为诊断提供依据。

诊断：中医：消渴病，证属元阳暴脱。

　　　　西医：1 型糖尿病、低血糖。

处理：50% 葡萄糖 250mL 滴注，30 分之后，症状逐渐改善，血糖上升 7.5mmol/L。

辨证论治：治则拟急于回阳救逆。方药：参附汤。

人参 10g　　制附子 6g

方解：本案为消渴病伴阳气暴脱，元气大亏，急予参附汤以回阳救逆；取人参甘温力宏，大补元气，配附子大辛大热，温壮元阳，两药相须，上补心阳，下温命门。患儿服药后倾刻阳生于命门，瞬息气化于乌有之乡，药效迅捷，四肢逐渐转温，面色和意识有所恢复，视病情好转由家人接出院。

病案 3：邹某，男性，11 岁，小学生，于 2003 年 3 月 20 日收住院。

主诉：反复口渴、多食、消瘦 5 年，嗜睡、呕吐 1 周。

病史：患儿于 1998 年春天患"水痘"后不久出现口渴、多食、消瘦，在河南驻马店卫生院确诊为糖尿病，予以普通胰岛素 8U，3 次 / 日，症状得到改善后，不规则治疗，一周前停用胰岛素后，出现倦怠乏力、嗜睡、纳呆厌食、恶心呕吐、小便频数，恢复胰岛素治疗 4 天病情未缓解。患儿既往健康，足月顺产，否认有阳性家族史。

体检：急性面容，神清恍惚，反应迟钝，营养不良，形体消瘦，身材矮小，面部和皮下脂肪较多，皮肤缺乏弹性，眼窝轻度凹陷、P 98 次 / 分，BP 110/70mmHg、心肺（－），肝脏右肋下 2cm 可触及，质软，压痛（±）；舌红，苔垢腻，脉滑数，口有秽臭。

理化检查：随机血糖 16.2mmol/L，HCO_3^- 12mmol/L，血钠 146mmol/L，血钾 3.1mmol/L，血氯 93mmol/L；胰岛素（INS）6mu/L，C 肽（C-P）0.13mmol/L；谷氨酸脱氢酶抗体（GAD-Ab）阳性，胰岛细胞抗体（ICA-Ab）阳性；尿酮体 150mg/dL，尿糖 1000mg/dL。

分析：小儿"脾常不足"，脾运化不健，水谷精微化源不足，使患儿生长发育欠佳，身材矮小；脾运失司，湿浊中阻，胃失和降，而纳呆厌食，胸闷腹胀，恶心呕吐，倦怠乏力，口有秽臭；湿浊上蒙清窍，神志恍惚，反应迟钝；禀赋不足，肾气未充，气不化水，开阖失司则尿频，尿多；舌脉为湿热内蕴之候。患儿表现高血糖、高尿酮体、电解质紊乱、酸碱度失调、胰岛功能低下、抗体阳性、身材和智力发育迟缓等特点，为诊断提供依据。

诊断：中医：儿童消渴病气阴两虚，证属浊毒内蕴。

西医：1A 型糖尿病（Mauriac 综合征）、糖尿病酮症酸中毒。

处理：0.9％生理盐水 500mL 加短效胰岛素 12U 静脉滴注，补充液体，纠正电解质，纠正酸碱平衡。

辨证论治：治则拟芳香化浊，和胃降逆。方药：温胆汤合藿香正气汤加减。

| 半夏 6g | 藿香 10g | 苍术 10g | 厚朴 10g | 甘草 6g |
| 陈皮 6g | 竹茹 10g | 枳实 10g | 茯苓 10g | |

方解：本案患者脾虚湿盛，浊毒内蕴，胃失和降。取方中半夏和胃降逆，藿香芳香化浊，和胃悦脾为君药；苍术健脾燥湿，茯苓健脾渗湿为臣药；厚朴、陈皮、枳实燥湿理气，宽胸和胃为佐药；竹茹和胃止吐，甘草调和诸药为使药。患者连服 3 剂中药后纳呆厌食、胸闷腹胀、恶心呕吐好转。湿邪虽去，但正气已伤，故改用益气养阴，健脾和中。方药拟香砂六君子汤合生脉饮加减。

病案结语

本案 3 例儿童糖尿病均为急性并发症，表现为发病急、病情重、抗体阳性、胰岛功能低下等特点，系属 1A 型糖尿病合并急性并发症。其中案 1 与案 3 为消渴病气阴两虚型，证属浊毒内蕴，系为儿童糖尿病酮症酸中毒，电解质紊乱，轻度脱水。其中案 1 是以肺胃燥热，湿浊内蕴为主之消渴病；案 3 伴有身材发育迟缓，呈现 1A 型糖尿病 Mauriac 综合征。两者均继发于病毒感染后，可能引起胰小岛炎，诱发 1 型糖尿病。故凡儿童继于呼吸道感染，一旦出现食欲增强，饮水增多、形体消瘦者，必须警惕发生 1 型糖尿病，应及时测定血糖。案 2 为 1A 型糖尿病，由于过度消耗体能，而诱发低血糖，提示患者激烈活动前，应注意加餐或适当减少活动前一次的胰岛素用量，以免发生低血糖。

第十四章
糖尿病与妊娠

糖尿病与妊娠并存于临床，可分糖尿病患者合并妊娠和妊娠期糖尿病，两者在病因学、发病机理有所不同。糖尿病合并妊娠指原已患糖尿病包括 1 型糖尿病（1TDM）、2 型糖尿病（2TDM），或糖尿病未被发现，或妊娠前有糖耐量异常，妊娠后进展为临床糖尿病者。妊娠期糖尿病指正常妇女在妊娠期间发生的糖尿病或糖耐量异常，分娩后大部分可恢复正常，但也有少数（约 1/4）妇女在数年或数十年后发展成为永久性糖尿病。妊娠使糖代谢紊乱加重，妊娠糖尿病（GDM）和糖尿病均可增加孕妇、胎婴儿的相关病变，尤其是孕妇及围产期胎儿，死亡率远高于非糖尿病患者。如何正确处理 GDM 与糖尿病孕妇、产妇，以降低母婴死亡率，减少胎儿先天畸形等，是临床医务工作者责无旁贷的任务。

第一节 妊娠期糖尿病

妊娠期糖尿病（gestational diabetes mellitus，GDM）是指妊娠期出现的糖耐量异常或糖尿病。一般妊娠结束，糖尿病即可恢复。其发生率因种族不同和诊断标准的不统一，各国报道相差悬殊。国内妊娠糖尿病发生率约占孕妇的 1%～5%。1997 年世界卫生组织（WHO）将妊娠期糖尿病列为糖尿病的一个独立类型。1999 年根据 WHO 和美国糖尿病协会（ADA）的建议，进一步确立了该型，按糖尿病 White 分级标准归入 A 级。妊娠期糖尿病对妊娠、胎儿和新生儿的负性影响与显性糖尿病是一样的，易造成羊水过多、妊娠高血压症、巨大胎儿和死胎，新生儿易发生呼吸窘迫综合征、低血糖、低血钙及红细胞增多症，妊娠期糖尿病孕妇以后发生临床糖尿病的危险性也明显增加。

多次妊娠是诱发 2 型糖尿病的原因之一，全世界妊娠糖尿病发生率为 2%～8%，美国为 2%～3%。

一、妊娠期糖尿病危险因素、发病机理

（一）妊娠期糖尿病高危因素

1. 糖尿病家族史

一级亲属有糖尿病者，GDM 的危险性为无糖尿病家族史的 2.89 倍。

2. 高龄妊娠

Domhorst 等报道 25 ～ 35 岁发生 GDM 的概率为 < 25 岁的 2.9 倍，> 35 岁为 5.2 倍。年龄 30 岁或 30 岁以上者，妊娠 24 周前确诊 GDM 占 63.7%，高于 24 周以后确诊 GDM 占 45.2%。

3. 肥胖

妊娠前体重指数（BMI）> 27 发生 GDM 的风险显著增高，尤其是中心性肥胖者。

4. 有异常胎产史

有 GDM 史、多产史、巨大儿史、羊水过多史以及婴儿先天畸形史等。

5. 种族因素

Domhorst 等研究发现，不同种族发生 GDM 有显著的差别，与欧洲白人妇女相比，印度妇女发生 GDM 的概率比白人高 11 倍，比亚洲妇女高 8 倍，比阿拉伯和黑人妇女高 6 倍。

6. 出生体重

出生时低体重孕妇易发生 GDM。Willams 对非西班牙白人妇女 21528 名、西班牙妇女 6496 名、非裔美国妇女 6359 名、美国白人妇女 21528 名出生时体重进行调查，结果认为孕妇个体出生时低体重者，GDM 的发生率增加。

7. 吸烟

DaulD 研究认为妊娠过程中吸烟可增加 GDM 或妊娠前糖尿病（PDM）的风险。他对 1987 年 1 月至 1995 年 12 月瑞士人群初次和再次分娩的 212190 名孕妇进行登记，根据资料将孕妇分为不吸烟、轻度吸烟（1 ～ 9 支/日）、中重度吸烟（> 10 支/日）。结果发现吸烟者 GDM 或 PDM 的风险较不吸烟者增加 8 ～ 9 倍。

（二）妊娠期糖尿病发病机理

1. 妊娠期胰岛素抵抗

2006 年欧洲国际糖尿病联盟（EASD）会议报告，认为胰岛素抵抗是 GDM 主要原因之一。抵抗素、性激素结合蛋白、牛磺酸、肿瘤坏死因子等参与了 GDM 胰岛素抵抗的发生。刘彦君等的研究显示，C 反应蛋白（CRP）升高的 GDM 患者，其血糖、血脂及胰岛素水平更高，可能存在更严重的胰岛素抵抗。意大利 Dalfra 等报告提示妊娠妇女的胰岛素敏感性降低，妊娠后期易发展为 GDM。意大利 Seghieri 等对 GDM 患者产后随访发现，尽管 OGTT 正常，但 GDM 者胰岛素敏感性仍然低于正常。

2. 妊娠期抗胰岛素激素增加

（1）妊娠期性激素增加：①人胎盘催乳素（HPL）是由胎盘分泌的一种多肽，随孕周增加，HPL 分泌量逐渐增加，妊娠后期分泌量可增加 1000 倍，人胎盘催乳素在足月时达高峰。HPL 能够促进脂肪分解，使游离脂肪酸增加，抑制周围组织对葡萄糖的摄取及糖原异生，为胰岛素最强的拮抗激素。②雌激素中由胎盘合成的雌三醇，在妊娠后期为非妊娠期的 1000 倍，可刺激胰岛 β 细胞分泌胰岛素，导致高胰岛素血症，增强胰岛素抵抗，并具有糖异生作用。③黄体酮促进胰岛素分泌，可增加外周对胰岛素抵抗，使血葡萄糖／胰岛素比值下降。④人绒毛膜促性腺激素（HCG）、孕激素（PG）均可降低胰岛素受体后的葡萄糖氧化和糖原酶活性。⑤胎盘胰岛素酶为一种溶蛋白酶，胎盘胰岛素酶分泌增加，加速体内胰岛素降解、失活。⑥雌二醇等激素水平升高均影响周围组织对葡萄糖的摄取和利用，增强对胰岛素的抵抗，诱发血糖升高。

（2）妊娠期抗胰岛素激素增加：皮质激素、促乳腺分泌激素（PRL）均可直接作用于糖代谢，可使葡萄糖与胰岛素比值下降，显示有外周性拮抗胰岛素的作用，降低胰岛素受体（IR）亲和力。肾上腺皮质激素分泌促进糖异生，减少组织对葡萄糖的摄取和利用，增强胰岛素抵抗。

3. 降低胰岛素敏感性

Catalano 等对正常妊娠妇女进行胰岛素分泌量和敏感性研究结果发现，妊娠期胰岛素分泌量明显增加，血糖升高，表明外周组织以骨骼肌为主对胰岛素的敏感性下降。董志光等对正常孕妇进行胰岛素释放试验，发现孕妇胰岛素分泌较非孕期活跃。正常孕妇葡萄糖负荷后 1、2、3 小时血清胰岛素为空腹的 8.41、5.51、2.67 倍，而非妊娠者糖负荷后血清胰岛素为空腹的 5.46、3.69、1.17 倍。同时，他发现非妊娠者糖负荷后 30 分钟血糖达高峰值，1～2 小时恢复正常，而妊娠期妇女糖负荷后血糖达高峰延缓，恢复正常水平也延缓，表明正常孕妇胰岛素敏感性低于非孕期。这与妊娠期抗胰岛素激素增加有关，随妊娠周期的增加，胰岛素廓清延缓，胰岛素水平不断上升以维持正常血糖。当胰岛 β 细胞不能代偿则血糖升高，呈现妊娠糖尿病。此外，正常妊娠时相对低空腹血糖，可促进脂肪分解，增加游离脂肪酸，可产生酮体，增强胰岛素抵抗。

4. 母体胰岛素受体后缺陷

妊娠糖尿病孕妇常有胰岛代偿功能不全，胰岛素分泌第一时相减弱。靶细胞膜上胰岛素受体数目减少，亲和力降低，结合率下降，细胞内信号传递减弱，络氨酸激酶活性降低而导致糖代谢紊乱。GDM 妇女骨骼肌中胰岛素调节的糖转运抵抗明显高于非糖尿病妇女。肥胖的 GDM 骨骼肌细胞中胰岛素受体络氨酸激酶活性降低，表明胰岛素受体丝氨酸或苏氨酸磷酸化和 PC-1 增加是 GDM 发病的因素。

5. 基因突变

（1）线粒体基因突变：Chen 等对 137 例 GDM 患者和 292 例非 GDM 患者进行检测线粒体基因，结果发现线粒体基因 3398 位点的杂合子突变率为 2%～9%；在 GDM 中发现 C3254A 杂合子和 A3399T 纯合子两个新的突变。G3316A 和 A3394T 突变在 GDM 组比正常对照组高。这认为线粒体 DNA 突变在 GDM 的发生发挥一定作用。

（2）胎盘生长激素（pGH）RNA 表达：Hu 等对正常孕妇和 GDM 妇女测定 pGH-VCSLmRNA，发现 GDM 组比率升高，pGH-VCSLmRNA 损害胎盘的分化和功能。Lshizuka 对自发性妊娠糖尿病 C57BLKS/J Lepr（db/+）鼠，观察人 GLUT4 基因过度表达对胚胎生长的影响，结果发现 db 等位基因单突变导致胰岛素受体信号传导的障碍，胰岛素分泌缺乏。GDM 与母亲骨骼肌胰岛素受体信号传导障碍是母亲和胎儿发生并发症的重要因素。

总之，目前认为胰岛素与特异性胰岛素受体的结合或受体后异常影响效应的发挥是引发胰岛素抵抗而导致妊娠期间发生糖耐量异常（IGT）和 GDM 的主要因素。

二、妊娠期糖尿病的诊断

妊娠期体内的生理变化和拮抗激素水平的增高对糖代谢产生一系列影响，尤其当孕妇胰岛功能贮备不足或存在胰岛素受体后缺陷时可诱发糖尿病。此病多发生在妊娠后期，且患者空腹血糖多为正常，所以妊娠糖尿病的诊断主要依据是葡萄糖耐量试验。目前 GDM 筛选、诊断方法和标准尚不统一，1979 年和 1999 年 WHO 推荐和美国糖尿病协会提出的妊娠糖尿病诊断标准已被多数国家所接受。

（一）妊娠期糖尿病、妊娠期 IGT 诊断标准

1. 妊娠期糖尿病诊断标准

（1）妊娠期两次或两次以上 FBG ≥ 5.8mmol/L。

（2）50g 葡萄糖作 OGTT 1 小时血糖 ≥ 11.1mmol/L（200mg/dL），FBG ≥ 5.8mmol/L。凡符合上述任何一项标准者即可确诊妊娠期糖尿病（GDM）。

2. 妊娠葡萄糖耐量低减标准（IGT）

OGTT 试验：凡血糖符合下列 4 个时相中任何 2 个时相：空腹血糖 ≤ 5.3mmol/L（95mg/dL）；葡萄糖负荷后血糖：1 小时 ≥ 10.0mmol/L（180mg/dL）；2 小时 ≥ 8.1mmol/L（155mg/dL）；3 小时 ≥ 7.8mmol/L（140mg/dL）者，可确诊 GDM 糖耐量低减。

（二）妊娠糖尿病（GDM）的筛选

美国糖尿病协会（ADA）针对 GDM 发生普遍性和对后代影响的危险性，建议凡具有糖尿病高危人群，尤其首次妊娠者，需进行 GDM 的筛查。因妊娠期间内分泌激素的变化，易引起糖代谢紊乱，尤其以妊娠中期和怀孕 32 ～ 34 周晚期为高峰。所以一般在怀孕 24 ～ 28 周，常规筛查 GDM。筛查分以 50g 和 75g 葡萄糖进行 OGTT 试验。

1. 50g 葡萄糖耐量试验（50gOGTT）

50gOGTT 方法：先测定空腹血糖，然后口服 50 克葡萄糖，分别测定葡萄糖负荷后1、2、3 小时静脉血糖。1 小时血糖 ≥ 7.8mmol/L（140mg/dL）为异常。

50gOGTT 1 小时血糖 ≥ 11.1mmol/L（200mg/dL），同时 FBG ≥ 5.8mmol/L 者可确诊为 GDM，不需要再进行 OGTT 试验。

50OGTT 1 小时血糖 ≥ 7.8mmol/L（140mg/dL），而 2 小时血糖 < 11.1mmol/L（140mg/dL）的孕妇，需进一步进行 75gOGTT 试验。

2. 75g 葡萄糖耐量试验（75gOGTT）

国际标准 75g 葡萄糖（美国 100g）测定 FBG，即测定葡萄糖负荷后 1、2、3 小时静脉血糖（OGTT）。

FBG ≥ 7.8mmol/L，或糖负荷后任何时相血糖 ≥ 11.1mmol/L（200mg/dL）者可确诊GDM。

（三）国际通用 White 妊娠糖尿病分类

White 认为影响母婴安全的因素与糖尿病的病程、发病年龄、有无糖尿病合并症等因素有关。根据这些因素进行分级，以测预后。临床多采用国际通用 White 分级法，可分下列 10 级，其中 A 级又分 A1 级和 A2 级。

A 级：隐性糖尿病，孕前已有糖耐量异常，仅控制饮食即可，发病年龄及病程不限。

A1 级：FBG ≥ 5.8mmol/L，经饮食控制，PBG < 6.7mmol/L。A1 级 GDM 者母儿合并症发生率低，预示产后糖代谢异常多数能恢复正常。

A2 级：经饮食控制 FBG ≥ 5.8mmol/L，GDM 者母儿合并症发生率高，易致胎儿畸形率增加。

B 级：发病年龄 ≥ 20 岁，病程 < 10 年，无糖尿病血管并发症。

C 级：发病年龄 10 ～ 19 岁，病程 10 ～ 19 年，无糖尿病血管并发症。

D 级：发病年龄 < 10 岁，或病程 < 10 年，或眼底有背景型视网膜病变，或伴有非妊高症性高血压。

E 级：发病年龄 < 10 岁，病程 ≥ 20 年，伴盆腔动脉钙化。

F 级：合并有糖尿病肾病（尿蛋白 ≥ 300mg/dL）。

R 级：任何年龄发病，合并有眼底增殖性视网膜病变或玻璃体出血。

R1 级：同时合并有 R 及 F 两级病变。

H 级：合并有冠状动脉硬化性心脏病。

T 级：有肾移植史。

（四）GDM 高危人群

下列高危人群必要时进行 OGTT 试验，以便及早确诊 GDM 或避免漏诊糖尿病。

1. 既往有异常分娩史：原因不明的多次流产史、死胎、死产、早产、畸胎、巨大儿史等。其中巨大儿发生率占 36.5%，新生儿体重 > 4000g 的母亲有 50% 为糖尿病。

2. 此次妊娠有羊水过多、巨大儿、胎儿畸形、死胎、死产、无明显原因新生儿死亡者。

3. 有糖尿病家族史：有 20% ～ 80% 糖尿病患者有阳性家族史，尤其孕妇母系中有糖尿病者。

4. 孕妇体形肥胖，超标准体重的 20% 或体重质量指数（BMI）> 30 者。

5. 外阴顽固性瘙痒，或反复出现外阴或阴道真菌感染。

6. 妊娠期 HbA1c（糖化血红蛋白）> 6% 者。

7. 尿糖阳性者。

第二节　糖尿病合并妊娠

随着对糖尿病发病机理研究的深入，胰岛素的合理使用，对糖尿病妊娠者管理的加强，糖尿病妇女受孕率由 2%～6% 提高到与正常人受孕率相近，胎儿及新生儿的存活率也有了显著的增高，而孕妇的死亡率已由 50% 降至 0.4%。糖尿病合并妊娠的发生率国内＜1%，国外为 1%～6%。上海医科大学（现复旦大学上海医学院）报道其发生率为 0.36%，虽然发病率较低，但未经治疗的孕妇死亡率高达 50%，应用胰岛素治疗后降低到 0.5%～1%。由于糖尿病合并妊娠的病理生理过程较为复杂，母婴并发症仍然较多，尤其婴儿的死亡率比非糖尿病者为高。所以采取正确的防治措施，仍是糖尿病妊娠的一个重要课题。

一、糖尿病妊娠同化代谢期特点

同化代谢指妊娠早期孕妇处于"加速饥饿"状态。主要有以下两种原因：其一，妊娠后，母体不仅要负担自身的能量消耗，同时需要提供足够的营养给胎儿，保证胎儿的生长发育。母血中的葡萄糖和氨基酸是胎儿唯一的营养和能量来源。这些物质的需要量随着胎儿的增长而增加。一个足月体重约 3200g 的胎儿每分钟可消耗 20g 葡萄糖。其二，妊娠后母体内雌激素、孕激素及绒毛生长激素等分泌增加。这些激素能增强胰岛 β 细胞活性，促进胰岛素的分泌。绒毛生长激素于妊娠 3 周开始由胎盘绒毛合体细胞分泌，随妊娠进展而增加，至妊娠足月时可达初期的近千倍。这种相对高胰岛素血症和胎儿生长对葡萄糖消耗，导致妊娠"加速饥饿"代谢，饥饿又促使脂肪分解增加，产生游离脂肪酸，尤其长时间饥饿后，脂肪分解代谢加速血中游离脂肪酸显著升高，并诱发酮体。所以 GDM 易发生低血糖或饥饿性酮症或酮症酸中毒。自妊娠中期开始，脂肪贮备量增加而利用减少，妊娠后期脂肪量显著高于妊娠初期。肖温温等对正常孕妇早中晚三个时期空腹血糖进行观察，发现孕妇血糖明显低于未孕妇女，晚孕期血糖明显低于早孕期血糖，孕期正常血糖为 3.4～5.6mmol/L。

二、糖尿病妊娠分解代谢期特点

妊娠后半期，随着胎盘增大，其所分泌的催乳素（HPL）和黄体酮等抗胰岛素作用的激素增多。胎盘催乳素是由胎盘绒毛合体细胞分泌的多肽，于妊娠 3～4 周开始分泌，以后随着妊娠月份的增长而增高，至足月时可增加原水平的 10 倍以上，是妊娠期强有力的胰岛素拮抗物质。黄体酮增加可使孕妇血糖／胰岛素比值下降。有学者观察到应用一定量的黄体酮，可使血、尿糖尚无明显改变，而尿中孕二醇的排量增加，达妊娠末期水平。血清胰岛素值显著增高，与正常人妊娠末期反应相似。这说明黄体酮具有外周性对抗胰岛素的作用。胎盘胰岛素酶有类似肝胰岛素酶的作用，使妊娠期间胰岛素降解灭活加速。此外，妊娠期母体原有拮抗胰岛素的激素、血清游离皮质醇等增加。基于上述，妊娠后期母体对胰岛素的需求量增加，正常孕妇可通过内源性胰岛素的分泌来代偿，使葡萄糖代谢维持正常水平。而糖尿病患者胰岛素的代偿性分泌功能不足，不能适应胰岛素抵抗的增强，则糖尿病加重。

总之，妊娠期间各种激素生成的改变是孕妇生理和病理的基础。孕妇在接近分娩时每天生成 15～20mg17β-雌二醇（E_2）、50～100mg 雌三醇（E_3）、250～600mg 孕酮（P）、1 ～ 2mg 雄酮（A）、3 ～ 8mg 雌三醇脱氧皮质酮（DOC）、1mg 人胎盘催乳素（hPL）、大量人绒毛膜促甲状腺素（hCT）和绒毛膜 ACTH 等。此外，血管肾素（renin）、血管紧张素原（angiotensinogen）、血管紧张素 Ⅱ（angiotensin Ⅱ）水平明显增高。

第三节　糖尿病妊娠中医的生理、病理

妊娠是胎儿在母体内生长发育的过程，是妇女繁衍子孙后代的生理过程，中医称其为"嗣育"，"嗣"指子孙后代，"育"为生育。男女阴阳交配受孕而成胎。从受孕到胎儿发育成熟最后分娩的过程称为妊娠，历时 10 个月，亦称"怀孕"。妊娠期间发生与妊娠有关的疾病，称为妊娠病。妊娠病有两类：一是孕后与胎固、胎长相关的疾病；二是受孕后有关母体的病变。糖尿病妊娠为受孕后母体的病变，是母体特殊的生理病理状态下的病证。

中医学有关妊娠的理论，历代医家做了精辟的论述。早在公元前 11 世纪《易经》就有"天地氤氲，万物化醇，男女媾精，万物化生"的记载。阐述了生命是由男女媾精而成，为我国最早有关妊娠生理变化的理论基础。《素问·上古天真论》提出男女"女子……肾气盛……天癸至，任脉通，太冲脉盛，月事以时下……丈夫……精气溢泻，阴阳和，故能有子"之说。《傅青主女科·妊娠》认为："夫妇人受妊，本于肾气之旺也。"《医学衷中参西录·治女科方》有"男女生育皆赖肾气作强……肾气旺自能萌胎也"等记载。古人深刻地认识到妊娠的生理特性。肾气旺盛为受孕前提，天癸至，精气充，冲任调；阴阳和是受孕的基础，基于上述方能两精相搏，种子于胞宫。

一、妊娠期母体生理特点

妊娠期母体发生了一系列的生理变化，主要有下列表现。

（一）停经

妊娠后月经停闭，阴血下聚养胎，血海藏而不泄，充养胃经以营乳，则月经停止来潮。

（二）恶阻

受孕后"胞宫血聚气实"，在《圣济总录》中有"兼以血海停闭，经血不潮，是以冲任胞宫气血旺盛，冲气盛则易于上逆"的记载。冲脉与阳明会于气街，故上逆之冲气，易循经犯胃，导致胃失和降，出现恶心、晨吐；气血下聚，机体正气不足而倦怠乏力，多卧嗜睡；阴血相对不足生内热，则有"胎前多热"的说法。古人精辟地论述了妊娠恶阻发生的生理基础和病理机制及临床症状。

（三）乳房

受孕后孕妇感到乳房发胀、刺痛、触痛等症状。怀孕第 8 周，乳房开始逐渐增大，乳晕色素加深，妊娠4、5月后可挤出乳汁等。《生心宝录》记载："妇人乳头转黑，乳根增大，则是胎矣。"

（四）脉象

孕妇脉象多滑疾流利，按之应指，尤以尺脉有力，尺脉属肾，表明肾气旺盛。王冰注释云："阴谓尺中也，搏谓搏触于手也，尺脉搏击与寸脉殊别，阳气挺然，则为有妊之脉也。"《胎产心法》记载："凡妇人怀孕，其血留气聚，胞宫内实，故尺阴之脉必滑数。"此可作为妊娠诊断之参考。

二、胎儿生长生理特点

妊娠是一复杂的生理过程，受孕之后，胎儿在母体胞宫内不断发育成长，10个月胎儿发育成熟而分娩。在《灵枢·决气》有"人始生，先成精，精成而脑髓生，骨为干，脉为营，筋为刚，肉为墙，皮肤坚而毛发长"的记载，阐明了胎儿各组织器官、骨骼、肌肉的生长情况。《备急千金要方·养胎》更具体地指出"妊娠一月始胚，二月始膏，三月始胞，四月形体成，五月能动，六月筋骨立，七月毛发生，八月脏腑具，九月谷气入胃，十月诸神备，日满而生矣"等一系列发育过程，详细而精辟地论述了自受孕后，胎儿发育成长生理变化的全过程。这也是古代医学家对胎龄计算的方法，这与西医学类似。

三、妊娠病发病机理

《沈氏女科辑要笺正》记载："妊娠病源有三大纲：一曰阴亏，人身精血有限，聚以养胎，阴分必亏。二曰气滞，腹中增一障碍，则升降之气必滞。三曰痰饮，人身脏腑接壤，腹中遂增一物，脏腑之机括为之不灵，津液聚为痰液。"阐明了孕妇的特殊生理特征，要满足胎儿生长发育的需要，母体必须气血充沛，营卫调和，方能使胎儿正常发育生长，否则易导致妊娠病变。

（一）气血为病

胎孕主要依赖于气血充养，营卫调和，当气血不足，胎失其养或母体素为血虚，孕后阴精益亏，易致阴血偏虚，阳气偏亢，或气血不和，运行不畅，胞络受阻。

（二）脏腑亏损

主要为脾肾不足，脾肾乃精血化生之源。胞系于肾，肾虚则胎失所系，失其所养，则诸症丛生。《胎产秘书》强调"禀赋不足，脾胃虚弱，是胎产诸疾的根本"。

（三）内伤病因

内伤因素包括饮食不节、房室所伤、内伤七情等因素。饮食不节，损伤脾胃，而致脾胃升降失司，水谷精微生化乏源，或房室不节，内耗肾精，阴精亏虚，不能养胎，或内伤七情所致肝郁气滞、血行不畅等均可损伤胎气而引起妊娠病变。

四、妊娠病调治原则

糖尿病妊娠的中医调治原则，拟以治疗消渴与安胎同时兼顾。因妊娠本身包含母体与胎儿两方面，胎在母腹，呼吸相通，赖母血以濡养，故母病必及胎儿，胎病亦连及母亲，所以在治疗过程中应辨别母病而致胎疾，即母亲患消渴病而累及胎儿者，应以治消渴为本；若胎病而致母疾者，即妊娠引起糖尿病，治拟两者兼顾。在临床常用治则如下。

（一）补肾培脾法

脾肾两脏，脾主血，肾藏精，胎儿赖精血以滋养，肾精充沛，血有所生，则胎有所养，自无堕胎之虞。赵养葵曰："胎茎系于脾，犹钟之系于梁也，栋柱不固，栋梁必挠，所以安胎先固两肾，使肾中和暖，使脾有生气。"强调了补肾健脾法在治疗妊娠病中的重要性。

（二）养血清热法

孕后赖阴血萌胎，易使阴血偏虚，阳气偏旺，血热内生。热则血不循经而妄行，易致坠胎，故宜养血清热。朱丹溪指出以黄芩、白术作为安胎要药以清胎热，健脾安胎。

（三）开郁顺气法

成胎后，胎儿需要母之气血以濡养，而气血骤聚成胎，气血运行不畅可引起郁滞，郁久化热伤胎，故宜用香附开郁顺气以安胎，但不宜用行气破气之品，以免伤胎。

上述三法中补肾培脾为根本，养血清热法为前提，热去胎自安，开郁顺气为辅助，因顺气行气药多为香燥之品，有耗气伤津之虞，故效中而止。

第四节　妊娠与糖尿病相互影响

妊娠糖尿病与糖尿病妊娠两者在病因学与发病机理虽有所不同，但临床表现，以及妊娠对糖尿病和糖尿病对妊娠间的相互影响是相似的。两者在妊娠期间均可诱发低血糖、酮症、酮症酸中毒，处理方法类似。

一、妊娠对糖尿病的影响

（一）诱发低血糖

1. 妊娠早期

（1）胎儿因肝酶系统尚未发育完备，不能促进糖原异生，而胎儿生长发育所需足够能量，需要利用母体的脂肪或蛋白质作为能源。母体除供给自身所需能量外，还需提供足够的葡萄糖和能量以满足胎儿生长发育的需要。一个足月胎儿每日约需 26g 葡萄糖，葡萄糖能自由弥散进入胎盘，母血中的葡萄糖可持续被消耗，故母体易发生低血糖症。

（2）妊娠反应：妊娠早期（1～3月），由于恶心、呕吐引起自主神经兴奋，对胰岛素敏感性增强，促使葡萄糖的摄取和利用，同时因恶心、呕吐影响食物的摄入，可使孕妇处于低血糖危险中。孕妇空腹血糖水平经常低于非孕期水平。

2. 妊娠后期

由于胎儿生长对葡萄糖所需量增加，孕妇对胰岛素敏感性降低，血胰岛素水平升高，血糖/胰岛素比值下降，则易发生低血糖。在妊娠后期，约 20% 患者肾糖阈降低，出现糖尿，大量糖被排泄引发低血糖。

妊娠期由于肾血流量增加，肾小球滤过率也增加，而肾小管对葡萄糖的重吸收率未能相应增加，使尿中排糖量上升，从而促使低血糖的发生。

3. 分娩期

由于子宫收缩，产程中屏气，消耗大量能量，又进食减少，故诱发低血糖，产褥期因分娩后由胎盘分泌的各种抗胰岛素的激素迅速从血中消失，绒毛生长激素处于抑制状态等因素均可导致低血糖。

总之，妊娠期间胰岛素应用必须及时调整胰岛素用量，否则易致低血糖，甚至发生饥饿性酮症、酮症酸中毒及低血糖昏迷。有人主张妊娠早期血糖应控制在正常水平之上，要比正常水平更为安全。及时调节胰岛素用量，以维持血糖在正常水平，预防发生低血糖，预防并发症及巨大儿。

（二）诱发酮症或酮症酸中毒

患者从第 20 周开始出现外周胰岛素抵抗，对胰岛素需求量增加。临产时情绪紧张与胰岛素相拮抗的激素分泌增加，而引起血糖升高。妊娠期间诱发酮症或酮症酸中毒发生率虽较低，但对母儿危害严重。妊娠早期出现酮症或酮症酸中毒将增加胎儿畸形的发生率，妊娠中后期发生酮症或酮症酸中毒加重胎儿缺氧程度，轻者可影响胎儿神经系统的发育，严重者导致胎死宫内。

诱发酮症或酮症酸中毒常见因素如下。

1. 高血糖倾向

糖尿病妊娠期尤其是妊娠末期，孕妇食欲增加，中期后随胎儿长大，与胰岛素相拮抗的激素分泌增加而引起血糖升高。

2. 感染

妊娠期间孕妇免疫功能低下，抗病能力降低，易引起泌尿道、上呼吸道及皮肤等感染。感染可加重病情，使血糖升高，可导致糖尿病酮症或酮症酸中毒，尤其在妊娠晚期。孕妇血糖升高达 8.33～13.9mmol/L 即可引起严重的酮症或酮症酸中毒。

3. 脂解作用加强

脂肪分解有酮体生成的趋势。低血糖时加速脂解，使血中游离脂肪酸浓度增高，产生酮血症，甚则导致酮症酸中毒（DKA）。妊娠后期血糖＞300mg/dL（16.6mmol/L）、渗透压＞ 300mmol/L、尿素氮（BUN）＞ 21mg/dL，胰岛素需求增加，处理不及时则易出现酮症酸中毒。1 型糖尿病妇女妊娠期间更易发生酮症酸中毒危险。催乳素的另一功能为促进孕妇体内脂肪分解成碳水化合物和脂肪酸，在胰岛素抵抗情况下，这些碳水化合物不能被利用，游离脂肪酸的增加则促进酮体生成，使孕妇易发生酮症。

（三）肾糖阈降低

妊娠期间肾血流量增加，肾小球滤过率增加，肾小管重吸收率未相应增加而致肾糖阈降低。有 20% 的孕妇在妊娠后期肾糖阈降低，出现尿糖阳性。但尿糖不能完全反映血糖水平，所以妊娠期间不能单凭尿糖调整降糖药，否则易引起低血糖。

二、妊娠糖尿病对胎儿的影响

（一）自然流产

GDM 伴空腹血糖（FBG）升高会影响胎儿的正常发育，可导致胎儿畸形或胚胎发育停止，发生自然流产。Sheffield 于 2002 年报道 GDM 伴 FBG 升高新生儿畸形发生率为 4.8%，明显高于 GDM 血糖正常者的 1.2%。GDM 中晚期胎儿组织、器官均已分化形成，胎儿畸形及自然流产率一般不增加。

（二）早产、死胎

Hedderson 2002 年报道 GDM 血糖控制不满意者，羊水过多，早产率明显增加。孕妇高血糖会使胎儿血氧供应降低，巨大胎儿耗氧量增加，使胎儿宫内缺氧，严重时可发生胎死宫内，围产儿死亡率尤其高。据统计，国外胎儿死亡率为 5%～ 10%，国内为 3.85%，比正常孕妇胎儿死亡率高数倍。死胎多发生在妊娠 36 ～ 38 周。

（三）巨大胎儿

新生儿体重超过 4000 ～ 5000g 者称为巨大儿，是常见的新生儿异常。巨大胎儿发生率近年明显增加，高达 25%～ 40%，比非糖尿病者高 10 倍，尤多见于肥胖的 GDM 者。

1. 巨大胎儿发生机制

Pederse 认为妊娠中期，孕妇高血糖经胎盘到胎儿体内，刺激胎儿胰岛 β 细胞增生、肥大，胰岛素分泌增加，引起高胰岛素血症，胰岛素促使胎儿蛋白质、脂肪合成增加，胎儿全身脂肪堆积，脏器肥大，胎儿生长加速，体重增加而导致巨大胎儿。

2. 巨大儿外貌特征

典型 GDM 母亲的巨大儿特征为肥胖，满月脸，全身皮下脂肪丰富，背部有明显的脂肪垫，头发较多，肩和躯干与头不相称地增大，耳郭边缘有毛发，并因胎儿巨大耗氧量加大而导致胎儿宫内慢性缺氧，使胎儿髓外造血功能增加而使有的婴儿皮肤呈深红色，皮肤光滑弹性好，称为糖尿病母儿（infant of diabetes mellitus，IDM）。

3. 巨大胎儿常引起难产、产伤、产程过长、产后出血、新生儿窒息

Golditch 报道，胎儿体重在 4100～4500g 时难产率为 3%，大于 4500g 上升为 8.2%。妊娠 28 周以后胎儿胰岛发育成熟，对高血糖能加强相应量的胰岛素分泌。妊娠 30 周，胎儿的发育与羊水中胰岛素水平及母体血糖、糖化血红蛋白水平有密切关系。所以妊娠 30 周前应严格控制饮食，合理胰岛素治疗，严格控制血糖可降低巨大儿发生率。

（四）新生儿呼吸窘迫综合征（NRDS）

GDM 的新生儿呼吸窘迫综合征的发生率为 8%～23%，比正常儿高 5～6 倍，以妊娠 32～33 周发生率最高，37～38 周后发生率显著下降。其发生机理为胎儿高胰岛素血症具有拮抗孕期糖皮质激素，促进肺泡 II 型细胞表面活性物质合成及诱导释放的作用，使胎儿肺表面活性物质分泌减少，导致胎儿肺成熟延迟，肺张力降低，新生儿 RDS 发生增加。提前引产或剖腹产均可引起新生儿 RDS 的发生。Kjos 等研究表明妊娠期孕妇血糖控制理想，妊娠 38～39 周分娩的胎儿 RDS 发生率与正常孕妇近似。近年来由于加强对 GDM 的管理，推迟终止妊娠时机可降低 NRDS 的发生率。

（五）新生儿畸形

GDM 胎儿及新生儿畸形率为 8%～20%，为非糖尿病孕妇的 4～10 倍。Sheffield 2002 年报道胎儿畸形率为 6.1%。胎儿畸形常为多发，可涉及到各系统和各器官。

1. 心血管系统：多见于大血管错位、室间隔缺损、房间隔缺损、单心室等。

2. 中枢神经系统：可见于无脑儿、脑积水、脑脊膜膨出、脊柱裂、无脑畸胎等畸形。

3. 消化系统：可见于肛门或直肠闭锁、左侧结肠过短等畸形症。

4. 泌尿系统、呼吸系统：泌尿系统可见于先天性肾脏结构异常；呼吸系统可见于肺发育不全、内脏逆转等。

5. 骨骼系统：骨骼畸形见于尾部发育不良综合征，为独特的畸形，仅见于糖尿病母亲的胎儿，表现为全部或部分尾骨、骶骨、腰椎、脊椎段结构发育缺陷等。

总之，畸形心血管和神经系统最为常见，对胎儿的影响最为严重。胎儿畸形多发生在妊娠早期 7 周内，畸形的发生与母体糖代谢紊乱，其中主要为高血糖，其次为酮症、低血糖以及口服降糖药等因素有关。糖尿病妊娠与妊娠糖尿病对胎儿的影响相似。应告诫糖尿病患者在血糖控制到最佳水平 3～4 个月后方可妊娠。

（六）新生儿低血糖

1. 高胰岛素血症

胎儿存在高胰岛素血症，这种高胰岛素血症可持续到出生后 48 小时。当胎儿离开母体时不能及时获得糖而易发生低血糖，低血糖主要发生在出生后 12 小时内。

2. 产妇低血糖

产程中孕妇因消耗能量过大，易致低血糖。新生儿发生低血糖与母亲血糖水平相关。新生儿低血糖发生率高达 30%～ 50%，血糖低于 20mg/d 的新生儿预后较差，常引起脑损害。

（七）新生儿肥厚性心肌病

10%～ 20% GDM 的新生儿出现心脏扩大、呼吸困难、心率增快，心脏有收缩期杂音。新生儿出生后 1 个月左右杂音可消失，3 ～ 4 月心脏扩大可以恢复，一般无需特殊治疗。其原因不清楚，主要见于血糖控制不理想的 GDM 患者分娩的巨大儿。通过超声心动检查显示心脏扩大，75% 室间隔肥厚、心肌肥厚，严重者会发生心力衰竭，禁用洋地黄类药物，心率快者可用 β - 肾上腺素能阻滞剂治疗。多数新生儿心肌病能恢复正常。

（八）新生儿胆红素血症

新生儿高胆红素血症，确切机制尚不清楚，可能是多方面因素的综合作用。胎儿慢性缺氧可诱导红细胞生成素增加，缺氧可刺激胎儿骨髓外造血使红细胞生成素增多，发生率高达 30%；新生儿出生后体内大量红细胞被破坏，胆红素增加；巨大儿产伤，新生儿皮下出血、血肿、低血糖，使肝内胆红素生成等造成新生儿高胆红素血症。糖尿病孕妇的新生儿高胆红素血症发生率明显高于非糖尿病孕妇的新生儿。糖尿病孕妇血糖得到较好控制可减少此种情况的发生。

（九）胎儿宫内发育受限及其他

胎儿宫内发育受限（FGR）主要见于糖尿病并发微血管病变的孕妇。妊娠早期由于高血糖而影响胎儿发育，孕妇微血管病变使胎儿微血管也异常，胎儿宫内血流供应减少影响胎儿发育。其他诸如新生儿红细胞增多症、低血钙、低血镁、高血磷、肾静脉血栓形成等均可发生，与母体血糖控制不良、低血糖、高胰岛素血症及酮症酸中毒等因素有关。

三、糖尿病对孕妇的影响

（一）受孕率低、流产率高

糖尿病妇女不孕症约占 2%，性功能下降、月经不调、卵巢功能障碍及糖尿病急慢性并发症等因素均可影响受孕。糖尿病孕妇流产率可达 15%～ 30%。妊娠期间，糖尿病孕妇体内女性激素分泌失调，尤其在高血糖状态下，各种激素调节紊乱加重，以及糖尿病急、慢性并发症等均可诱发流产。

（二）妊娠高血压综合征（PIH）

糖尿病妊娠高血压综合征的发生率为 13%～ 30%，较非糖尿病孕妇高数倍，糖尿病合并肾病时 PIH 发生率高达 54%。糖尿病孕妇原有高血压史，妊娠后更易发生 PIH，其发生率高达 68%。北京协和医院统计提示，PIH 居其他妊娠并发症之首。妊娠高血压还可并发脑血管意外及胎盘早期剥离。妊娠期间视网膜病变加重主要见于糖尿病眼病高危妇女或严重增殖性病变前或增殖性病变者。故要求严格控制血糖，在孕前控制好视网膜病变，定期进行眼科检查，严防病情加重。

（三）羊水过多

糖尿病孕妇羊水中含糖过高，刺激羊膜分泌增加，或胎儿高血糖引起高渗性利尿，胎儿排尿增加，以及胎儿畸形等因素均可引起羊水过多，其发生率占 10%～25%，为非糖尿病孕妇的 20～30 倍。并可因羊水骤增而引起孕妇心、肺功能异常，引起羊水肺栓塞。

（四）手术产率增多

糖尿病孕妇的胎儿较一般胎儿重，多数为巨大儿，容易引起头盆不对称或孕妇宫缩无力，需手术助产或引产或剖腹产，故糖尿病孕妇手术产率较非糖尿病者高。糖尿病产妇常因宫缩无力，使产程延长，产后发生子宫出血的概率也较非糖尿病产妇明显增高。

（五）酮症酸中毒、感染

酮症酸中毒发生率虽较低，但会对母婴造成严重危害。酮症酸中毒多发生于妊娠早期或妊娠末期，是引起胎死宫内和孕妇死亡的原因之一，死亡率可达 25%～40%。糖尿病孕妇常见的感染有上呼吸道、泌尿道、皮肤、阴道感染，多为细菌、真菌或两者混合等感染。孕妇一旦受感染，多数病情较严重，常因感染性休克或败血症，或感染导致酮症酸中毒而导致孕妇死亡。

GDM 妇女其他危险因素：直接危险是剖腹产、无蛋白尿性高血压、先兆子痫发生率增加、再妊娠 GDM 复发、2 型糖尿病发生率增加等。

第五节 糖尿病妊娠的管理

糖尿病妊娠期的管理，基本要求是认真控制糖尿病，以保证母婴健康，安全分娩。指导孕妇掌握疾病的规律，坚持定期产前检查，测定血糖、尿糖，合理调节胰岛素用量。

一、妊娠期监测

（一）定期产前检查

根据 White 分级法按不同级别、不同时间进行相关监测。A 级与健康孕妇相同，28 周前每月一次，28～36 周每两周一次，36 周以后每周一次；B 级以上 28 周前每两周一次，28 周以后每周一次；妊娠期尚无高血压、肾病、视网膜病变等血管合并症者，最好由内科及产科医师联合监护，并教会孕妇自查血糖（FBG、PBG），按期随诊，顺利者 32～36 周入院监测。妊娠期间发现已并发高血压、糖尿病心脏病、糖尿病肾病肾功能减退、糖尿病增殖性视网膜病变者，应考虑中止妊娠，如需要终止妊娠，应提前一周住院。

（二）监测内容

1. 常规监测：FBG、PBG、HbA1c、尿糖、尿酮、尿蛋白、血压、心电图、眼底、肾功能。

2. 胎儿生长发育监测：胎动、胎心、妇科 B 超、血和尿雌三醇（E_3）。

3. 36 周检测羊水卵磷脂 / 鞘磷脂比值，以了解胎儿肺的发育成熟程度。

4. 催产素应激试验：观察胎儿对子宫收缩耐受性。

（三）监测意义

1. 32 周开始每周监测 24 小时尿雌三醇（E_3），＜ 10mg 或动态观察下降 50％，提示胎盘功能不良。

2. 血浆人胎盘生乳素（HPL）＜ 6mg/L，提示胎盘功能减退。

3. 胎动计数：＜ 3 次 / 小时或＜ 10 次 /12 小时提示胎儿宫内缺氧。

4. 胎心监护：妊娠 32 周开始，每周 1 ～ 2 次非应激性试验监测胎心，必要时做激惹试验。

5. B 超：测量胎儿双侧胫、股骨长，以胎盘分级估计胎儿成熟度。

6. 36 周羊水检查卵磷脂 / 鞘磷脂比值，以了解胎儿肺发育成熟程度；羊水卵磷脂 / 鞘磷脂比值（L/S）：＞ 3.5 说明胎儿肺成熟度好。

二、分娩期管理

（一）选择分娩时间

妊娠 36 周以前早产死亡率较高，36 周以后有所下降，但死胎率明显增加，38 周急剧上升。孕妇应选择适宜的分娩时间，最好在 35 周住院。检测 E_3 无下降，催产素应激试验阴性，可继续妊娠，当 E_3 下降 50％ 左右，催产素应激试验阳性，卵磷脂 / 鞘磷脂比值＜ 2 时立即引产。B ～ D 级者应在 36 ～ 37 周分娩；F 级、R 级应根据具体情况酌情处理。

（二）选择分娩方式

最好选择阴道自然分娩，但下列情况应选择剖腹产。

1. 糖尿病史 10 年以上，病情较重者。

2. 显著巨大胎儿，相对性头盆不称者。

3. 胎位异常，经纠正未能恢复正常胎位者。

4. 子宫收缩无力，产程过长，以致影响母婴健康和生命安全者。

5. 既往有死胎、死产史、剖腹产史者或引产失败者。

6. 前置胎盘、宫内胎儿窘迫者。

（三）分娩前后注意事项

1. 剖腹产前 3 小时停止单独使用胰岛素，以免在胎儿出生后发生产后低血糖。

2. 分娩后胎盘排出，体内与胰岛素拮抗的激素急剧减少，所以产后 24 小时内胰岛素用量应减为产前用量的 1/2，第二天以后减为原用量的 2/3，以后根据血糖情况调整。

3. 预防新生儿呼吸窘迫综合征：糖尿病孕妇妊娠 36 ～ 38 周，体重虽已达到足月标准，但体质较弱，易发生新生儿呼吸窘迫综合征。胎儿胎肺发育不成熟，孕妇血或尿雌三醇水平迅速下降，催产素应激试验呈阳性时，肌注倍他米松或地塞米松，以促进胎肺成熟。并按早产婴儿处理，予以保温及吸氧。

4. 预防新生儿低血糖：20%～ 25% 糖尿病母亲的婴儿出生最初 4 ～ 6 小时内易发生新生儿低血糖（IDM）（血糖＜ 40mg/dL）。IDM 可发生于胰岛素增多、胰岛细胞功能亢进或胰岛素对葡萄糖反应过强而致低血糖。为防止低血糖的发生，出生后第 1 小时内测定血糖，一旦血糖偏低，给 50% 葡萄糖数滴，以后每 1 ～ 2 小时给 50% 葡萄糖 15 ～ 30mL，24 小时后按常规每 3 ～ 4 小时喂乳。症状性低血糖可采用 300μg/kg 胰高血糖素静脉输注或肌注，然后输注 10% 的右旋葡萄糖。

三、分娩后的随访

（一）调整胰岛素用量

用胰岛素治疗的妊娠期糖尿病患者分娩后，胎盘排出时胰岛素拮抗激素随即锐减，所以相应减少胰岛素用量或停用胰岛素，并提倡母乳喂养，哺乳期可减少胰岛素的用量。

（二）定期检测血糖

GDM 患者分娩后血糖恢复正常，仍应定期检测血糖，产后 2 个月复查糖耐量试验。大部分患者产后能恢复正常，但少部分可转变为永久性糖尿病，也有 50% GDM 患者再次妊娠时复发。25%～ 70% 的 GDM 患者经 16 ～ 25 年发展为糖尿病。GDM 的预后与肥胖、怀孕年龄、家族史关系密切，年龄＞ 25 岁，每年应做糖耐量试验一次，产后及哺乳期应尽快减肥。加强对 GDM 患者产后定期随访，并指导做好糖尿病的预防及早期诊断工作。

第六节　妊娠糖尿病的治疗

一、饮食疗法

饮食控制是糖尿病患者妊娠期间糖尿病控制成功与否的关键之一。全美科学协会制定妊娠和适度热量限制的方案，提倡碳水化合物含量（35%～ 45%）相对高的饮食。

热量摄入应根据孕妇孕前的体重、孕期体重增加的情况，以及糖尿病病情而进行调节，总热量 25 ～ 35kcal/kg（104.5 ～ 146.3kJ/kg）。

1. 热量标准

妊娠早期 30kcal/kg·d（125.53kJ），中期和晚期可增至 35 ～ 38kcal/kg·d（146.45 ～ 159kJ）；肥胖者酌情减为 24kcal/kg·d（100.4kJ），一般体形者，热量摄入控制在 1500 ～ 1700kcal/d。既要保证胎儿生长发育的需要，又要防止低血糖及酮症的发生。

2. 热量分配

碳水化合物占总热量 35%～ 40% 或 350 ～ 400g/d；蛋白质占 25% 或以 1.5 ～ 2g/kg·d 计算；脂肪占 25%～ 40%。将热量均匀地分配到三餐，同时注意补充富含 B 族维生素、维生素 C、铁、钙等的食品。

3. 血糖控制标准

通过饮食控制，将空腹血糖（FBG）维持在 3.3 ～ 5.8mmol/L（60 ～ 140mg/dL），餐后血糖（PBG）4.4 ～ 6.7mmol/L（80 ～ 120mg/dL）较为理想，可不必用胰岛素治疗。

4. 孕期体重增长标准

妊娠期孕妇体重增加不应超过 9kg，每月体重增加应小于 1.5kg。

5. 实行少量多餐制

每日分 5 ～ 6 餐，早餐量不宜过多，占全天总热量 1/9，中、晚餐各占 5/18，其他于上午、下午、睡前加餐。

二、运动疗法

运动宜从妊娠后 3 个月开始，运动量不宜太大，每次运动时间不宜超过 15 分钟。糖尿病孕妇进行有规律的运动，可使妊娠期胰岛素抵抗逆转，提高外周组织对胰岛素的敏感度，有益于妊娠期预防体重过度增加，预防或降低高脂血症或降低妊娠高血压等。有规律的体育锻炼将被认为是一种对潜在的妊娠期糖尿病的预防和治疗措施。

（一）妊娠期运动疗法的适应证

1. 孕妇心率应＜ 140 次 / 分。

2. 运动幅度以轻度或中度为宜，每次运动时间不宜超过 15 分钟。

3. 妊娠后 4 个月，不宜做仰卧运动。

4. 避免蛙式动作的运动方式。

5. 运动前应适当增加饮食或减少胰岛素用量。

6. 孕妇基础体温不宜高于 38℃。

（二）妊娠期运动的禁忌证

既往有高血压病、妊娠高血压、心脑血管并发症、增殖性视网膜病变、糖尿病肾病、周围或自主神经病变、体位性低血压、退行性关节病变、运动后高血糖及自身免疫功能缺陷者。

（三）妊娠期运动注意事项

1. 监测胎心率。
2. 注意孕妇宫缩情况。
3. 监测孕妇的心率。
4. 监测孕妇血压变化。
5. 预防早产。
6. 预防胎儿发育迟缓。
7. 监测血糖、尿酮体等。
8. 以散步为宜，不宜做激烈运动。

三、降糖药选用

目前尚无理想适合妊娠期糖尿病的口服降糖药。在 GFM A1 级，空腹血糖小于 105mg/dL 时采用单独饮食治疗；GDM B 级空腹血糖大于 130mg/dL 者，应采用胰岛素治疗。来自荷兰的资料表明，空腹血糖在 105 ~ 130mg/dL（GDM A2 级）的患者，生出巨大胎儿的危险性增加。

（一）口服降糖药物

鉴于磺脲类降糖药容易透过胎盘进入胎儿体内，刺激胎儿胰岛 β 细胞分泌胰岛素，可引起胎儿低血糖和巨大儿，并有致畸和胎死宫内的危险，故糖尿病孕妇不宜选用。双胍类降糖药易通过胎盘进入胎儿体内，直接作用于胎儿周围组织，加强无氧代谢，易致乳酸堆积而导致乳酸性酸中毒，故糖尿病孕妇不宜选用。

（二）胰岛素

胰岛素由于不能通过胎盘进入胎儿体内故为 GDM 患者首选，但并不作为常规使用。White A 组患者经饮食控制，空腹血糖 < 5.55mmol/L（100mg/dL），餐后 2 小时血糖 < 6.66mmol/L（120mg/dL）和糖化血红蛋白 < 7.0% 者可不需要胰岛素，但 1 型糖尿病孕妇必须用胰岛素治疗。

1. 胰岛素用量的调节

妊娠早期胰岛素剂量较妊娠前减少 1/3 左右，妊娠中期逐渐增加，至妊娠晚期的用量较妊娠前增加 2/3 ~ 4/5，甚至增加到 1 ~ 3 倍。1 型糖尿病孕妇在妊娠晚期，胰岛素剂量为 0.7 ~ 1.0Ukg/d。妊娠后期（第 20 周）因胎盘中胰岛素拮抗激素的增长，孕妇对胰岛素敏感性降低，应根据血糖、尿糖调整，给予短效、中效或短效 + 中效混合皮下注射，2 ~ 3 次 / 日。每日 2 次注射者，可将每日总量的 2/3 于早餐前注射；中效（NPH 或 Lente）与短效（RI）比例为 2：1；另 1/3 于晚餐前注射，NPH：RI 按 1：1。每日胰岛素用量 > 48U/d 者，可分三次皮下注射，其中早餐前为总量的 1/2，NPH：RI 按 2：1；晚餐前用 RI，为总量的 1/4；睡前用 NPH，占总量的 1/4。

为防止低血糖的发生，临睡前注意加餐。有条件者可采用胰岛素泵模拟正常胰岛生理性分泌，用于控制糖尿病孕妇的血糖，试图减少血糖波动。但此法是否优于胰岛素多次皮下注射有待进一步证实。

2. 妊娠期间酮症酸中毒

宜采用小剂量胰岛素治疗，于 0.9% 生理盐水 500mL 中加普通胰岛素 20U，按每小时 3 ~ 6 滴静滴，监测血糖、尿糖、尿酮，当酮体转阴，血糖 < 13.89mmol/L（250mg/dL）时，为防止出现低血糖，则改用 5% 糖盐 500mL 内加 20U 胰岛素，液体滴完后，胰岛素可改用皮下注射。

3. 分娩时胰岛素的调节

分娩时既可因精神紧张、疼痛而使血糖升高，又可因进食减少、消耗能量增多而使血糖降低，导致血糖波动较大。为了减少新生儿低血糖发生，应尽量维持孕妇血糖在 4.4 ~ 6.7mmol/L（80 ~ 120mg/dL），分娩当日胰岛素用量需减少 1/3。分娩或手术过程中应每 1 ~ 2 小时监测血糖、尿糖，随时调整胰岛素用量。

4. 产后胰岛素的调节

由于分娩后胎盘所分泌的有抗胰岛素作用的激素迅速消失，生长激素的分泌仍然处于被抑制状态，所以胰岛素的需求量急骤下降，故必须及时调整用量，以免发生低血糖。

四、辨证论治

（一）妊娠恶阻

妊娠早期 6 ~ 12 周，出现头晕厌食、恶心呕吐、恶闻食气，或食入即吐、体倦懒怠、嗜食酸咸者称为"妊娠呕吐"，又称"子病""病儿""妊娠恶阻"等，多于 3 个月后消失，为妊娠早期常见的现象。《万氏妇人科》中指出："轻者不服药无妨，重者须药调之，恐伤胎气。"《校注妇人良方》云："妊娠恶阻病由胃气怯弱，中脘停痰。"恶阻原因不同而病机则一，均系为孕后聚血养胎，冲脉之气较盛，其气上逆，胃失和降所致。据其临床症状可分胃虚、肝热、痰滞三型。

1. 脾胃虚弱型

症见闭经后出现面色少华，食欲不振，恶心呕吐，甚则闻食即吐，厌油择酸食，胃脘烧灼吐酸，口渴喜饮，倍感乏力，舌淡，边有齿痕，苔薄白，脉濡滑。

本证素体脾胃虚弱，气血生化不足而面色少华。张景岳云："凡恶阻多由胃虚气滞。"受孕胎元初凝，聚血养胎，胞宫内实，冲脉源于胞宫，隶于阳明，冲任之气上逆，胃失和降而呕吐；呕则伤气，吐则伤阴，故口渴喜饮，倦怠乏力；舌脉均为虚象。

治则：益气健脾，和胃降逆。方药：香砂六君子汤加减。

党参，白术，茯苓，甘草，竹茹，半夏，陈皮，砂仁，生姜，大枣。

妊娠恶阻以脾胃不健、气阴两虚为本，呕吐为标。治拟标本兼顾，先拟健脾和胃降逆，取方中党参、白术、茯苓益气健脾，补虚安胎，为君药；半夏、陈皮、砂仁、竹茹和胃理气，降逆止吐，为臣药；生姜和胃止吐，大枣甘温补血，为佐药；甘草益气和中，调和诸药，为使药。诸药合用共达益气健脾，和胃降逆之效。脾虚肝木乘土，肝胃不和，则上方去半夏、陈皮、砂仁、生姜、大枣，太子参易党参，加黄芪以增强益气之力，佐以麦冬、玉竹、白芍甘酸化阴以养阴生津止渴，合黄连、吴茱萸以辛开苦降，清泻肝火。

2. 肝胃不和型

症见闭经后出现恶心呕吐，不思饮食，呕酸口苦，胸闷胁痛，嗳气叹息，烦渴口苦，倦怠乏力，喜卧思睡，舌体胖，质淡红，苔薄黄，脉弦滑。

本证系阴虚肝旺之体，肝脉布胸胁，夹胃贯膈，肝气不舒，肝脉不畅，则脘闷胁痛，嗳气叹息；木横克土，肝胃不和，不思饮食，呕酸口苦；孕后经血定闭，血海不泻，冲脉气盛，血盛于下，冲脉隶于阳明，胃以降为和，胃气上逆而恶心呕吐；阴虚内热，而口渴心烦；脾为阴土，以运为健，脾受木侮，脾不健运，无以生化水谷精微濡养周身，则倦怠乏力，喜卧思睡；舌脉均为肝旺脾弱之候。

治则：疏肝和胃，降逆止吐。方药：四逆散合温胆汤加减。

柴胡，枳实，白芍，白术，甘草，茯苓，砂仁，陈皮，竹茹，枳壳，半夏。

取方中柴胡、白芍疏肝解郁，枳实泻脾气之壅滞，调中焦之运化，为君药；白术健脾燥湿，益气安胎，半夏、砂仁、竹茹醒脾和胃，降逆止呕，陈皮、枳壳理气宽中，和胃止吐，共为臣药；茯苓安神健脾渗湿，为佐药；甘草益气和中，调和诸药，为使药。上药相伍，以达调和肝脾、降逆止吐、顺气安胎之效。胎动不安者加黄芩以清热安胎。

3. 痰湿阻滞型

症见闭经后出现胃脘胀满，恶心呕吐，不思饮食，口淡而腻，呕吐痰涎，大便溏薄，舌体胖大，舌质红，苔薄白腻，脉弦滑。

治则：健脾化痰，燥湿和中。方药：橘皮竹茹汤合温胆汤加减。

橘皮，竹茹，党参，白术，甘草，大枣，白芍，枳壳，生姜。

取方中半夏、橘皮和胃理气，降逆止吐，竹茹清胃止吐，为君药；党参、白术健脾补益，与橘皮相伍，行中有补，生姜和胃止呕，与竹茹相配清中有温，共为臣药；大枣益气和胃，配枳壳理气宽胸，补中行滞，为佐药；甘草益气和胃，调和诸药，为使药。本方清而不寒，补而不滞，以达健脾化痰、燥湿和中、止吐安胎之效。呕吐不止者加砂仁、伏龙肝以加强理气降逆止吐之功。

附：妊娠恶阻病案 4 则

病案 1：张某，女，32 岁，职员，于 2002 年 3 月 12 日就诊。

主诉：停经 3 个月，口渴喜饮、恶心呕吐两周。

病史：患者结婚 5 年未孕，多次在妇科检查无异常。末次月经元月，至今未来潮，近两周出现口渴喜饮，恶心呕吐，在外院确诊早孕 3 个月，并发现血糖 6.9mmol/L，该院医生动员其终止妊娠，而患者希望保住胎儿而来求治。孕妇平素体弱，食欲欠佳，经常感胃脘烧灼，吞吐酸水，受孕后倍感乏力，闻食即吐，厌油腻，择酸食，否认有糖尿病阳性家族史。

体检：面色少华，P100 次 / 分，BP 130/89mmHg，舌淡边有齿痕，苔薄白，脉濡滑。

理化检查：FBG 8.2mmol/L，PBG12.3mmol/L，HbA1c7.8%，尿糖 1000mg/dL，酮体（-），尿蛋白（-），妊勉试验（+）。

分析：患者素体脾胃虚弱，脾为后天之本，水谷生化之源，脾运不建，生化乏源而面色少华。张景岳云："凡恶阻多由胃虚气滞。"受孕胎元初凝，聚血养胎，胞宫内实，冲任之气上逆，胃失和降而恶心呕吐；呕吐则伤阴而口渴喜饮，倦怠乏力；肝胃不和则吞吐酸水；舌脉均为虚象。既往无糖尿病史，受孕后血糖升高达糖尿病诊断标准，可作为诊断依据。

诊断：中医：消渴病妊娠恶阻，证属脾胃虚弱。

西医：妊娠糖尿病（GDM）、妊娠反应。

处理：诺和灵 30R 早 14U，晚 10U。

辨证论治：治则拟治拟益气健脾，和胃降逆。方药：四君子汤合温胆汤加减。

党参 10g　　白术 10g　　茯苓 10g　　甘草 6g　　生姜 3 片
竹茹 10g　　半夏 10g　　陈皮 6g　　砂仁 6g　　大枣 7 枚

方解：妊娠恶阻，脾胃不健，气阴两虚为本，胃失呕吐。治拟健脾益气，和胃降逆，取方中党参、白术、茯苓益气健脾，补虚安胎，为君药；半夏、陈皮、砂仁、竹茹和胃理气，降逆止吐，为臣药；生姜和胃止吐，大枣甘温补血，为佐药；甘草益气和中，调和诸药，为使药。

患者服药 7 剂后呕吐基本消失，胃气虽和，正气未复，仍感倦怠乏力，口干多饮，时吐酸水，久呕更耗气，久吐伤阴，脾虚肝木乘土，肝胃不和，上方去半夏、陈皮、砂仁、生姜、大枣，太子参易党参，加黄芪以增强益气之力，佐以麦冬、玉竹、白芍甘酸化阴以养阴生津止渴，合黄连、吴茱萸以辛开苦降清泻肝火。血糖控制稳定改为早 12U，晚 8U；分娩前微调 1～2U。患者于当年 10 月顺产一男孩，重 3000g。分娩后患者血糖逐渐恢复正常而停用胰岛素，产后 3 年多次检测血糖均在正常范围。

病案 2：李某，29 岁，机关职员，于 2003 年 6 月 16 日就诊。

主诉：停经 3 个月，恶心呕吐，不思饮食，口吐清涎 2 周。

病史：患者于 2001 年体检发现血糖偏高（6.2mmol/L），当时无典型"三多一少"症状，以控制饮食和加强运动为主，未正规服降糖。新近 3 个月停经，2 周来出现恶心呕吐，不思饮食，口吐清涎，脘腹胀满，倦怠乏力，喜卧思睡。在某医院复查妊勉试验阳性，FBG7.5mmol/L，PBG9mmol/L，确诊为 2 型糖尿病伴妊娠，劝其终止妊娠，患者未同意。患者既往无特殊病史，其父亲及妹妹患有糖尿病。

体检：面色少华，BP120/78mmHg，BMI 22（身高 158cm，体重 55kg），舌淡苔白，脉濡滑。

理化检查：FBG 5.6mmol/L，PBG 9.1mmol，HbA1c7.0%；尿糖 150mg/dL，酮体（-），尿蛋白（-），妊勉（+）。

分析：患者患糖尿病 2 年，素体脾胃虚弱，孕后经血停闭，血海不泻，冲脉气盛，血盛于下，胃以降为和，胃气上逆而恶心呕吐；胃与脾表里相关，胃为阳土，腐熟水谷，脾为阴土，以运为健，胃虚则不思饮食，脾不健运无以生化水谷精微濡养周身，则口吐清涎，脘腹胀满，倦怠乏力，喜卧思睡；舌脉均系脾胃虚弱之候。

诊断：中医：消渴病妊娠恶阻，证属脾胃虚弱。

西医：2 型糖尿病、早孕、妊娠反应。

处理：诺和灵 30R 早 12U，晚 6U，餐前 15 分钟皮下注射。

辨证论治：治则拟健脾和胃，降逆止吐。方药：六君子汤合温胆汤加减。

| 党参 10g | 白术 10g | 茯苓 15g | 甘草 10g | 枳壳 10g |
| 竹茹 10g | 半夏 10g | 陈皮 10g | 砂仁 6g | 大枣 7 枚 |

方解：取方中党参甘温益气，补中和胃，白术健脾燥湿，益气安胎，为君药；半夏、砂仁、竹茹醒脾和胃，降逆止呕，陈皮、枳壳理气宽中，和胃止吐，为臣药；大枣健脾补中，茯苓淡渗利湿，为佐药；甘草益气和中，调和诸药，为使药。上药相伍，以达健脾和胃，降逆止吐，顺气安胎之效。

患者服药 7 剂后诸症渐好转，配合控制饮食，适当加强活动。

病案 3：张某，26 岁，职员，于 2002 年 2 月 6 日就诊。

主诉：闭经 2 个月伴脘腹胀满、恶心呕吐、吞酸吐涎、烦渴口苦，加重 2 周。

病史：患者末次月经为 2001 年 12 月，至今闭经 2 月，新近 2 周出现恶心呕吐，不思饮食，呕吐酸水，脘闷胁胀。在妇科检查已怀孕 2 个月，血糖 7.3mmol/L。患者平素月经多数后期，一般 25 ～ 40 天一周期，经前乳房发胀，情绪易激动，经期腹痛。患者既往健康，无特殊病症，否认有糖尿病阳性家族史。

体检：面色少华，BP120/80mmHg，BMI22.5（身高 155cm，体重 54kg），舌体胖质淡红，苔薄黄，脉弦滑。

理化检查：FBG6.6mmol/L，PBG11.3mmol，HbA1c6.9%；尿妊娠试验阳性，尿糖 50mg/dL，尿酮体（－）。

分析：患者素为阴虚肝旺之体，肝脉布胸胁，夹胃贯膈，肝气不舒，肝脉不畅，复因妊娠经闭，冲任血脉瘀滞，则脘闷胁痛，嗳气叹息；木横克土，肝胃不和，冲任气机上逆，则胃失和降，而恶心呕吐；肝胆表里相关，肝病及胆，胆液泛溢而呕吐酸水；阴虚内热，而口渴心烦；舌脉均为妊娠脾胃不和之候。

诊断：中医：消渴病妊娠恶阻，证属脾胃不和。

西医：妊娠糖尿病，伴妊娠反应。

处理：孕期以控制饮食为主，暂不予以降糖药、待妊娠后期准备胰岛素控制血糖。

辨证论治：治则拟疏肝理气，和胃降逆。方药：橘皮竹茹汤合四逆散加味。

| 柴胡 10g | 枳壳 10g | 白芍 10g | 白术 10g | 党参 10g |
| 橘皮 6g | 竹茹 10g | 甘草 6g | 生姜 3 片 | 大枣 7 枚 |

方解：方中橘皮和胃理气，降逆止吐，竹茹清胃止吐，为君药；柴胡、白芍疏肝柔肝，解郁清热，党参、白术健脾补益与橘皮相伍，行中有补，生姜和胃止呕与竹茹相配，清中有温，共为臣药；大枣益气和胃，配枳壳理气宽胸，补中行滞，为佐药；甘草益气和胃，调和诸药，为使药。本方清而不寒，补而不滞，达清肝胆郁热，和胃降逆，

止吐安胎之效。

患者间断服用上药 26 剂，症状显著好转，孕期控制饮食，未服降糖药物，同年 10 月顺产一 4.8kg 男婴，产后血糖恢复正常，有待长期追踪。

病案 4：黄某，31 岁，工人，于 2003 年 1 月在本门诊就医。

主诉：停经 3 个月，呕吐痰涎、胸满不思饮食、口淡无味 2 周。

病史：患者末次月经为 2002 年 11 月中旬，近两周出现呕吐痰涎，胸满不思饮食，心悸气短，口淡而腻，在妇科检查已怀孕 3 个月，血糖 7.3mmL/L。患者 3 年来体形显著增胖（体重增加 6kg），月经稀发，40 ～ 60 天一周期、结婚 5 年未孕，曾做过人工周期。在协和医院内分泌科检查排除多囊卵巢综合征，性激素略偏低。既往除月经不调外，患者身体健康，无特殊病症，父母亲均健在，否认有糖尿病阳性家族史。

体检：BP120/80mmHg，BMI 29.3，舌体胖大，舌质淡红，苔薄白腻，脉弦滑。

理化检查：FBG 6.0mmol/L，PBG 10.2mmol，HbA1c6.6%；尿妊娠试验（+），尿糖 60mg/dL。

分析：患者系为脾虚湿盛之体，脾为生痰之源，肺为贮痰之器，脾虚健运失司，聚湿酿痰，痰浊中阻，阳气不运，水谷不化，而胸闷不思饮食，水湿泛溢则口淡而腻。复因妊娠经血壅闭，冲脉之气上逆，痰随气上而呕吐痰涎，痰浊上凌心肺而心悸气短。

诊断：中医：消渴病妊娠恶阻，证属脾虚痰湿。

西医：妊娠糖尿病（GDM）、妊娠反应。

处理：控制饮食，适当活动，分娩时考虑应用胰岛素。

辨证论治：治则拟化痰健脾，和胃降逆。方药：小半夏汤加味。

半夏 10g　　茯苓 10g　　白术 10g　　竹茹 10g　　甘草 10g
砂仁 10g　　陈皮 10g　　黄芩 10g　　生姜 3 片

方解：取方中半夏、生姜和胃降逆，化痰止呕，为君药；白术益气健脾，和胃安胎，竹茹清化热痰，和胃止吐，黄芩清热安胎，为臣药；陈皮、砂仁宽中理气，化痰和中，为佐药。茯苓淡渗健脾，甘草调和诸药，为使药。诸药相伍共达健脾和胃、化痰降逆、清热安胎之效。

患者连服 12 剂诸症改善，改间断服药 3 个月后诸症消失，于同年 9 月顺产一 3.8kg 女婴，产后 FBG 正常，PBG 波动于 7 ～ 9mmol/L。

（二）妊娠腹痛

妊娠期间因胞脉阻滞，气血运行不畅而致以小腹疼痛为主症的病症称妊娠腹痛，又称胞阻、胎痛。关于引起妊娠腹痛的主要病因，《诸病源候论·妇人妊娠病诸候·妊娠腹痛候》论："腹痛皆由风邪入于脏腑，与血气相击搏所为，妊娠之人，或宿挟冷疹，或新触风邪，疠结而痛。""妊娠小腹痛候"指出："由胞络宿有冷，而妊娠血不通，冷血相搏，故痛也。"阐明了妊娠腹痛的病因和病机。临床妊娠腹痛，见于下列证型：

1. 气血两虚型

症见患者受孕后出现面色萎黄无华，乏力倦怠，食欲不振，心悸失眠，口干心烦，少腹隐痛，舌质淡红，苔薄白，脉濡滑。

本证系禀赋不足，气血虚亏，脾为后天之本，水谷生化之源。思虑过度劳伤心脾，脾运不健，化源不足，复因孕后聚血养胎，气血更亏。少腹为胞宫所居，气血不足，胞脉失养，血运不畅而小腹隐痛；血虚不能荣于上，则面色萎黄无华，乏力疲惫；阴血不足而口干心烦；心阴不足，心火偏旺，神不守舍，而失眠心悸；舌脉均为气血不足之候。

治则：拟益气养血，安胎止痛。方药：当归芍药散加减。

当归，白芍，川芎，白术，泽泻，茯苓，麦冬。

取方中当归养血和血，血充胎自安，白芍养血敛阴，泻肝安脾，缓急止痛，为君药；川芎辛温行血，理气止痛，为臣药；白术、茯苓益气健脾，补后天生化之源，为佐药；麦冬甘寒生津，养心宁神，泽泻利湿泄浊，为使药。诸药合用以奏养血和营、健脾安胎之功。烦热不安者加黄芩以清热安胎。

2. 肝郁气滞型

症见受孕后出现胸闷憋气，两胁作胀，胃脘胀满，食纳不香，嗳气叹息，口干喜饮，性情急躁，伴少腹胀痛，舌质淡红，苔薄黄，脉弦滑者。

肝藏血主疏泄，司血海，孕后胎体渐长，胞宫随之增大，肝血不足，妊娠肝气易于怫郁，胞脉阻滞，气机失畅而少腹隐痛。《女科经纶》云："妊娠四五月后……胸腹间气滞满痛……此由忿怒忧思过度。"说明妊娠为肝郁气滞所致，舌脉均为受孕后肝郁之候。

治则：拟舒肝解郁，止痛安胎。方药：逍遥散加减。

柴胡，当归，白芍，云茯苓，白术，甘草，枳壳，薄荷，延胡索，煨姜。

取方中柴胡疏肝解郁，配白芍养血柔肝，为君药；云茯苓、白术健脾和胃，调和生化之源，以充养肝体，为臣药；薄荷体轻气平，舒肝解郁，枳壳、延胡索行滞止痛，为佐药；煨姜暖胃行气，甘草调和诸药，为使药。全方发郁遏之木气，养血柔肝，奏解郁清热之效。

3. 阳虚内寒型

症见受孕后，少腹冷痛，缠绵不止，得热痛减，形寒肢冷，喜热喜温，面色苍白，口淡无味，呕吐痰涎，口干喜热饮，纳少便溏，舌淡苔薄白，脉沉细。

本证为阳虚之体，胞宫受肾阳温煦，阳虚阴寒内盛，寒凝气血不畅，胞脉阻滞，不通而少腹冷痛缠绵不休；阳气不能外达而形寒肢冷，阳虚不能荣于上而面色苍白；脾阳虚，健运失司，而呕吐痰涎，口淡无味，津不上承则口干喜热饮；舌脉均为虚寒之候。

治则：拟暖宫止痛，养血安胎。方药：胶艾汤加减。

当归，白芍，补骨脂，生地，川芎，艾叶，巴戟天，阿胶，杜仲，甘草。

方中当归、川芎养血和血，补而不守以行血中之滞，为君药；阿胶、生地滋阴养血，白芍缓急止痛，为臣药；杜仲、艾叶温经散寒，暖宫止痛而安胎，巴戟天质润温阳而不燥，为佐药；补骨脂温肾阳以暖脾土，脾得温煦则运化，生发之源充足，甘草益气缓急，为使药。全方以达滋阴养血、温经散寒、安胎止痛之效。

附：妊娠腹痛病案 3 则

病案 5：王某，28 岁，小学教师，于 2003 年 5 月 8 日就医。

主诉：闭经 3 个多月，腹痛 1 周。

病史：患者平素工作繁忙，情绪紧张，经常失眠多梦，心悸心烦，口干喜饮，食欲欠佳，疲惫乏力。月经先期，一般 23 ～ 28 天为一周期，经量多而鲜红。近 3 个月闭经，妇科检查已怀孕，近一周来出现小腹微微作痛，缠绵不休，遂来本门诊调治。患者孕前余无特殊病症，否认有糖尿病阳性家族史。

体检：面色萎黄，BP 120/78mmHg，BMI 22.9（身高 152cm，体重 53kg），舌质淡红，苔薄白，脉濡滑。

理化检查：FBG 6.6mmol/L，PBG8.6mmol/L，HbA1c6.4%；尿糖（±），尿蛋白（－），尿妊娠试验（＋）。

分析：患者工作繁忙，劳倦伤气，过思伤脾。脾为后天之本，水谷生化之源，脾运不健，化源不足，气血两虚，且孕前经水频繁，而致气血虚亏，孕后聚血养胎气血更亏；少腹为胞宫所居，气血不足，胞脉失养，血运不畅而小腹隐痛；血虚不能荣于上则面色萎黄无华，乏力倦怠；阴血不足而口干心烦；心阴不足，心火偏旺，神不守舍，而失眠、心悸、舌脉均为气血不足之候。

诊断：中医：消渴病妊娠腹痛，证属气血两虚。

西医：妊娠期糖耐量低减（IGT）、妊娠腹痛。

处理：控制饮食，适当活动。

辨证论治：治则：拟益气养血，止痛安胎。方药：当归芍药散加减。

| 当归 10g | 白芍 10g | 川芎 6g | 白术 10g |
| 泽泻 10g | 茯苓 10g | 麦冬 10g | 砂仁 6g |

方解：取方中当归养血和血，血充胎自安，白芍养血敛阴，泻肝安脾缓急止痛，为君药；川芎辛温行血理气止痛，为臣药；白术、茯苓益气健脾，补后天生化之源，为佐药；泽泻利湿泄浊，麦冬甘寒生津，养心宁神，砂仁和胃理气，为使药。诸药合用以奏养血和营、健脾安胎之功。

患者连服 10 剂，腹痛消失，诸症好转。

病案 6：刘某某，33 岁，工人，结婚 5 年，于 2003 年 8 月 3 日在本门诊就医。

主诉：停经 4 个月伴胸闷憋气、口干喜饮、两胁作胀，少腹隐痛两周。

病史：患者平素性格内向，性情抑郁，结婚 5 年未孕，缘于家庭压力，情怀不舒，精神怫郁，一度多方求医未果。末次月经为 2002 年 12 月，在妇科检查已怀孕 4 个月。近两周感少腹隐痛，口干喜饮，食纳不佳。患者平素胃脘胀满，胸闷憋气，两胁作胀，便溏泄泻。余无特殊病症，否认有糖尿病家族史。

体检：BP 120/80mmHg，P 96 次 / 分，律齐，舌质淡红，苔薄，脉弦滑。

理化检查：FBG 6.5mmol/L，PBG8.9mmol/L，HbA1c6.7%，尿糖（－），尿蛋白（－），尿妊娠试验（＋）。

分析：肝藏血主疏泄而司血海，孕妇气机失畅，气郁则血行不畅，胞脉阻滞，少腹胀痛。《女科经纶》云："妊娠四五月后……每常胸腹间气刺满痛……次由忿怒忧思过度。"说明妊娠腹痛为肝郁气滞所致。孕后胎体渐长，胞宫随之增大，肝血不足，妊娠肝气易于怫郁，胞脉阻滞，气机失畅而少腹隐痛；两胁为肝之分野，肝气不舒，则胁肋作痛；情志不遂而急躁易怒；舌脉均为受孕后肝郁之候。

诊断：中医：消渴病妊娠腹痛，证属肝郁气滞。

西医：妊娠糖尿病（IGT）、妊娠腹痛。

处理：控制饮食，适当活动。

辨证论治：治则：拟舒肝解郁，止痛安胎。方药：逍遥散加减。

柴胡 10g	当归 10g	白芍 10g	云苓 10g	白术 10g
甘草 6g	枳壳 10g	薄荷 6g	延胡索 10g	煨姜 6g

分解：取方中柴胡疏肝解郁，配白芍养血柔肝为君药；云苓、白术健脾和胃，调和生化之源以充养肝体为臣药；薄荷体轻气平，舒肝解郁，枳壳、延胡索行滞止痛为佐药；煨姜暖胃行气，甘草调和诸药为使药。全方共奏发郁遏木气、养血柔肝、解郁清热之效。服药 12 剂诸症逐渐好转。

病案 7：姜某，29 岁，职员，结婚 2 年，于 2003 年 2 月 5 日在本门诊就医。

主诉：间断性乏力口渴 1 年，闭经 3 个月、口淡无味、呕吐痰涎、少腹作痛两周。

病史：患者于 2002 年年初，工作之后常感疲惫乏力，口干思饮，血糖 7.2mmol/L。患者同年 12 月经未来潮，因月经一向后期，故未介意。患者近两周感少腹作痛，口淡无味，呕吐痰涎，口干喜热饮，在妇科检查示已怀孕 3 个月。患者无特殊病史，否认有糖尿病阳性家族史。

体检：面色少华，BP 116/70mmHg，BMI 21，舌质淡，苔薄白，脉细滑。

理化检查：FBG 7.2mmol/L，PBG 11.2mmol/L，HbA1c 6.5%，尿糖 50mmol/L，尿蛋白（−），尿妊娠试验（＋）。

分析：孕妇素为阳虚之体，胞宫受肾阳温煦，阳虚阴寒内盛，寒凝气血不畅，胞脉阻滞不通而少腹冷痛缠绵不休；阳气不能外达而形寒肢冷，阳虚不能荣于上，而面色苍白；脾阳虚，健运失司，而呕吐痰涎，口淡无味；津不上承则口干喜热饮。

诊断：中医：消渴病妊娠腹痛，证属脾肾阳虚，气机不畅。

西医：2 型糖尿病、糖尿病妊娠伴腹痛。

处理：诺和灵 30R 早 8U、晚 6U，餐前 15 分钟皮下注射。

辨证论治：治则：拟暖宫止痛，养血安胎。方药：胶艾汤加减。

当归 10g	白芍 10g	补骨脂 10g	生地 10g	川芎 10g
艾叶 10g	阿胶 10g	巴戟天 10g	杜仲 10g	甘草 10g

方解：取方中当归、川芎养血和血，补而不守以行血中之滞，为君药；阿胶、生地滋阴养血，白芍缓急止痛，为臣药；杜仲、艾叶温经散寒，暖宫止痛而安胎，巴戟天质润温阳而不燥，为佐药；补骨脂温肾阳以暖脾土，脾得温煦则运化，生发之源充足，甘草益气缓急。全方以达滋阴养血、温经散寒、安胎止痛之效。

患者连服 10 剂后腹痛缓解，于同年 9 月底顺产一男婴，产后血糖一度正常，半年后血糖偏高，改用拜唐苹可维持血糖在正常水平。

（三）胎漏、胎动不安

妊娠期间阴道少量出血，无腰酸腹痛者称胎漏。妊娠期伴腹痛腰酸或少腹下坠感，伴少量阴道出血者称胎动不安。胎动不安常是堕胎、小产的先兆。《诸病源候论》有"其母有疾以胎动"和"胎有不牢固"的记载。引起胎元不固主要原因：肾虚、精血虚、血热及孕妇跌仆所伤等。

1. 肾虚型

妊娠期间阴道少量出血，色淡红或暗淡，质清稀，腰酸少腹坠胀，头晕耳鸣，小便频数，夜尿尤多，舌淡红苔白，脉沉滑尺弱。

肾为冲任之本，胞胎系于肾，肾虚而冲任失调，血海不藏，胞宫无力，则孕后阴道不时少量出血，孕后胎元失养而少腹坠痛；腰为肾之府，肾虚精气不足而腰膝酸软；肾阳虚亏，血无精化，失之温煦而血色清稀；膀胱气化失司，州都不约而小便频数；肾虚精不荣于脑而头晕乏力；精血不上承而口干喜饮；舌脉为肾虚之候。

治则：拟益肾安胎，养血止血。方药：补肾安胎饮加减。

菟丝子，川续断，杜仲，狗脊，补骨脂，党参，白术，阿胶，桑寄生，艾叶。

本方为益肾填精、固肾安胎之剂。胞宫系于肾，冲任二脉起于胞中，肾藏精，精血同源。方中菟丝子、杜仲、续断补肾固胎，为君药；补骨脂温肾阳而暖脾胃，党参、白术益气安胎，为臣药；阿胶、艾叶养血止血，为佐药，狗脊、桑寄生加强君药益肾安胎止痛，为佐使药。

2. 气血虚

症见孕期阴道少量出血，色淡红，质稀薄，神疲肢倦，气短心悸，面色苍白，或腰腹胀痛或坠痛，舌淡胖苔白，脉细滑。

胎之所养，本乎气血，胎载于气，以血养胎。患者气血虚弱，气不摄血，胎源失固，而出血漏胎以至胎动不安；化源不足，无以奉心化赤，则血色淡红，质稀薄；消渴病耗气伤阴而致气血两虚，则口渴多饮；孕后气虚无以载胎，血虚无以养胎则胎气不固，中气不足失于旁达升举，则腰腹胀痛，神疲肢倦；气血不足无以上荣而面色苍白，心失所养而心悸怔忡；舌脉为气血虚亏之候。

治则：拟益气安胎，补血止血。方药：安胎饮加味。

人参，白术，白芍，熟地，当归，杜仲，黄芪，阿胶，地榆，炙甘草。

气虚统摄不固，血虚灌溉不周，脾胃为气血生化之源，取方中人参、白术、炙甘草益气健脾，为君药；白芍、熟地、当归补血养血，为臣药；杜仲固肾安胎，黄芪甘温益气，为佐药；阿胶、地榆养血止血，为使药。诸药相伍，气旺血生以达养血安胎之效。

3. 血热型

妊娠后阴道少量出血，色鲜质稠，少腹坠胀，心烦急躁，心悸失眠，手足心热，口干咽燥，舌红少苔，脉滑数。

孕后阴血养胎，而阴虚内热，热犯冲任，迫血离经而阴道出血，血为热灼，故色鲜质稠；热扰胎元致胎动不安，腰腹坠胀；虚热灼阴伤津，而口干咽燥；阴虚内热，心火偏旺而心烦急躁；心失所养而心悸失眠；舌红少苔、脉滑数均为阴虚内热之候。

治则：清热凉血，养血安胎。方药：保阴煎加减。

生地，熟地，白芍，黄芩，黄柏，白术，怀山药，川续断，甘草，牡丹皮。

取方中生地甘寒质润，养血清热，凉血止血，熟地补肾填髓，共为君药；白芍养血滋阴，黄柏清泻相火，黄芩清肺热以坚阴固胎，为臣药；白术、山药健脾益肾，川续断健腰补肾以安胎，为佐药；甘草清热安胎，为使药。全方共达清热凉血、养血安胎之功。

附：胎漏、胎动不安病案 3 则

病案 8：苏某，31 岁，农民，于 2003 年 1 月 12 日就医。

主诉：倦怠乏力 2 年，停经 3 个月，少腹坠痛、阴道少量出血 1 周。

病史：患者于 2001 年干农活后感倦怠乏力，查血糖 FBG7.6mmol/L，PBG11.5mmol/L，由于无显著多饮、多尿、多食症状而未介意。患者于 2002 年 12 月闭经，经妇科检查已怀孕 3 个月、新近 1 周感少腹坠痛，阴道少量出血，血色清稀。患者以往无特殊病史，其父有高血压、糖尿病。

体检：面色苍白，BP 120/80mmHg，P100 次 / 分，舌淡，苔薄白，脉濡滑。

理化检查：FBG 7.3mmol/L，PBG11.6mmol/L，HbA1c7.2％；尿糖 10mmol/L，尿蛋白（－），尿妊娠试验（＋）。

分析：肾为冲任之本，胞胎系于肾，肾虚而冲任失调，血海不藏，胞宫无力，则孕后阴道不时少量出血，孕后胎元失养而少腹坠痛；肾虚精气不足而腰膝酸软；肾阳虚亏，血无精化，失之温煦而血色清稀；膀胱气化失司，州都不约而小便频数；肾虚精不荣于脑而头晕乏力；精血不上承而口干喜饮。

诊断：中医：消渴病妊娠胎漏，证属肾元亏虚。

　　　　西医：2 型糖尿病、妊娠伴阴道出血。

处理：甘舒霖 30R 早 12U、晚 8U，餐前 15 分钟皮下注射。

辨证论治：治则拟益肾安胎，养血止血。方药：补肾安胎饮加减。

菟丝子 10g	川续断 10g	杜仲 10g	狗脊 10g	补骨脂 10g
桑寄生 10g	党参 10g	白术 10g	阿胶 10g	艾叶 10g

方解：本方为益肾填精、固肾安胎之剂。胞宫系于肾，冲任二脉起于胞中，肾藏精，精血同源。方中菟丝子、杜仲、续断补肾固胎，为君药；补骨脂温肾阳而暖脾胃，党参、白术益气安胎，为臣药；阿胶、艾叶养血止血，为佐药；狗脊、桑寄生加强君药益肾安胎止痛，为佐使药。

患者连服 20 剂，阴道出血渐止，腰酸少腹坠痛诸症消失，同年 6 月产一女婴，产后血糖一度正常，半年后血糖有所升高，口服拜唐苹即可控制血糖处于正常水平。

病案 9：王某，35 岁，工程师，于 2002 年 6 月 10 日在本门诊就医。

主诉：口渴思饮、食欲增强半年，闭经4个月，腰腹坠痛、心悸怔忡、阴道出血2周。

病史：患者于2001年春天出现口干多饮，食欲明显增强，检验血糖11.3mmol/L，同年6月闭经，在妇科确诊已妊娠4个月，近2周阴道少量出血，血色清稀，伴腰腹坠痛、心悸怔忡。患者既往月经不调，结婚5年未孕，多方检查无异常，常服中药调理。余无其他特殊病症，其父及姐姐均有糖尿病。

体检：面色苍白无华，BP 120/80mmHg，BMI 22.5（身高155cm，体重54kg），舌质淡，苔薄白，脉濡滑。

理化检查：FBG6.3mmol/L，PBG10.6mmol/L，HbA1c8.2%。BP120/80mmHg，尿糖50mmol/L，尿蛋白（±），尿妊娠试验（+）。

分析：胎之所养，本乎气血，胎载于气，以血养胎。患者禀赋气血虚弱，气不摄血，胎源失固，而出血漏胎以至胎动不安；化源不足，无以奉心化赤，故血色淡红，质稀薄；消渴病耗气伤阴而致气血两虚，则口渴多饮；孕后气虚无以载胎，血虚无以养胎，则胎气不固；中气不足失于旁达升举，则腰腹胀痛，神疲肢倦；气血不足无以上荣而面色苍白；心失所养而心悸怔忡；舌脉均为气血不足之候。

诊断：中医：消渴病妊娠胎漏，证属气血两虚。

西医：糖耐量低减、妊娠伴阴道出血。

处理：诺和灵30R早12U、晚8U，餐前15分钟皮下注射。

辨证论治：治则拟益气安胎，补血止血。方药：安胎饮加味。

人参10g	白术10g	白芍10g	熟地10g	当归10g
杜仲10g	黄芪10g	甘草10g	地榆10g	阿胶10g

方解：脾胃为气血生化之源，脾胃不健，气血两虚，气虚气不统摄，血虚血不养胎，取方中人参、白术、甘草益气健脾，为君药；白芍、熟地、当归补血养血，为臣药；杜仲固肾安胎，黄芪甘温益气，为佐药；阿胶、地榆养血止血，为使药。诸药相伍，气旺血生以达养血安胎之效。

患者连服上方加减20剂后血止胎安，同年7月顺产一女婴，产后血糖一度正常，2年后发现血糖升高，口服拜唐苹控制血糖恢复正常。

病案10：高某，32岁，干部，于2001年5月8日在本门诊就医。

主诉：乏力消瘦1年，停经6月，少腹坠胀隐痛、阴道出血2周。

病史：患者于2000年秋天感到明显消瘦，疲惫乏力，检测血糖7.6mmol/L，今年年初受孕，现已6个月。患者由于工作繁忙，情绪紧张，心烦急躁，心悸失眠，新近2周感少腹坠胀隐痛，时有阴道出血，血色鲜红质稠。患者以往健康无特殊病症，否认有糖尿病阳性家族史。

体检：面色红润，BP 118/78mmHg，P 96次/分，舌红，苔薄黄，脉弦滑数。

理化检查：FBG7.1mmol/L，PBG11.0mmol/L，HbA1c6.5%，尿糖（±）。

分析：消渴病耗阴伤气，孕后阴血养胎，而阴虚内热，热犯冲任，迫血离经而阴道出血，血为热灼故色鲜质稠；热扰胎元致胎动不安，腰腹坠胀；虚热灼阴伤津，而口干咽燥；阴虚内热，心火偏旺而心烦急躁；心失所养而心悸失眠。

诊断：中医：消渴病妊娠胎漏，证属阴虚内热。

　　　　西医：妊娠糖尿病、胎动不安、妊娠出血。

处理：优必林 R 70/30 早 12U、晚 8U，餐前 15 分钟皮下注射。

辨证论治：治则拟清热凉血，养血安胎。方药：保阴煎加减。

生地 10g　　熟地 10g　　白芍 10g　　　黄芩 10g　　黄柏 10g

白术 10g　　怀山药 10g　　川续断 10g　　甘草 6g

方解：取方中生地甘寒质润，养血清热，凉血止血，熟地补肾填髓，共为君药；白芍养血滋阴，黄柏清泻相火，黄芩清肺热以坚阴固胎，为臣药；白术、山药健脾益肾，川续断健腰补肾以安胎，为佐药；甘草清热安胎，为使药。全方共达清热凉血、养血安胎之效。

患者服上药 12 剂后血止胎安，同年 10 月顺产一男婴，产后血糖一直正常。

（四）GDM 胎萎不长

胎萎不长相当于现代医学中的"胎儿宫内生长迟缓"。胎萎不长病在胞胎，或气血亏少，失于荣养，或阳虚失于温煦，或热耗阴血以致胎源失养而萎弱不长。失治或误治会使胎儿发育甚小。

1. 气虚血衰

妊娠 4～5 月，胎儿存活但显著小于妊娠月份，孕妇形体消瘦，面色苍白或萎黄，头晕心悸，气短懒言，舌质淡苔薄白，脉虚细无力。

"胎气本于气血"，母体气血虚弱，胎源失养，故胎儿虽活而发育迟缓，孕妇腹形小于正常月份；气血不足不能荣于上则面色苍白少华；气虚不能濡养周身而头晕心悸，气短懒言；舌脉为气血虚亏。

治则：益气补中，养血保胎。方药：八珍汤加减。

当归，白芍，川芎，熟地，黄芪，党参，白术，云茯苓，甘草，生姜，大枣。

取方中四物汤以养血补血，四君子汤健脾益气，两方合用，气血双补，阴阳兼顾，阳生阴长；配黄芪以增强四君益气之力，伍大枣以助四物养血之功，生姜和胃以安胎。全方意在气血旺盛，胎儿得以温煦濡养，促其生长发育。

2. 禀赋阳虚

妊娠 4～5 月，胎儿虽存活但明显小于正常妊娠月份，孕妇形寒怕冷，腰酸，少腹冷痛，四肢欠温，纳呆便溏，舌淡苔白，脉沉迟。

素体阴寒内盛，脾肾阳虚，脾虚运化不健，生化不足，不能提供足够水谷精微以养胎；腰为肾之府，肾系胞脉，肾虚元阳不足则腰酸少腹冷痛；胞宫寒不温则胎儿不长，而使胎儿生长缓慢；肾虚元阳不足而形寒怕冷；阳虚不能通达四末，则四肢欠温；脾阳不足，运化不健，则纳呆便溏；舌脉为阳虚之候。

治则：温补脾肾，暖宫养胎。方药：叶氏长寿白术散加味。

白术，熟地，巴戟肉，川芎，阿胶，鹿角胶，牡蛎，云茯苓，川椒。

宫寒胎元失养，取方中白术、云茯苓健脾和胃，以化气血，养胎促长，为君药；熟地、川芎、阿胶养血补血以濡养胎儿，为臣药；川椒、巴戟肉、鹿角胶以温经助阳，暖宫安胎，为佐药；牡蛎咸寒引诸药入肾而养胎元，为使药。

3. 血热证

GDM 妊娠 4 ～ 5 月，胎儿存活但发育迟缓，孕妇烦躁不安，口干喜饮，颧红面赤，溲黄便秘，五心烦热，舌红胎黄，脉细数。

内热灼伤阴血，胎失所养而胎儿生长迟缓；热扰心神则烦躁不安，颧红面赤；热伤阴津则口干喜饮，溲黄便秘；舌脉均为热盛之象。

治则：清热除烦，滋阴安胎。方药：两地汤加减。

生地，地骨皮，玄参，白芍，麦冬，阿胶（烊）。

取方中生地、玄参、麦冬甘寒养阴，壮水之主以制阳光，为君药；白芍、阿胶养血柔肝，益阴和营，为臣药；地骨皮清虚热，除骨蒸，为佐使药。全方滋阴壮水，水足火自平，阴复阳自秘。

附：胎萎不长病案 3 则

病案 11：许某，33 岁，于 2003 年 9 月 16 日就医。

主诉：消瘦乏力 2 年，妊娠 5 个月，胎萎不长 1 个月。

病史：患者于 2001 年下半年感乏力，体重减轻，检查血糖 10.2mmol/L，服用拜唐苹 50mg，3 次 / 日。患者今年 5 月受孕，前期胎儿发育正常，近 1 月来感胎动减少，腹形与月份不相称，伴头晕心悸、气短懒言、食欲不振，在妇科检查胎儿约为 4 个月大。患者曾多次妊娠后行人流或药流终止妊娠。患者以往体质较弱，否认有阳性家族史。

体检：面色少华，BP 120/82mmHg，P 102 次 / 分，舌体胖，舌质淡，苔薄黄，脉濡滑。

理化检查：FBG6.3mmol/L，PBG11.2mmol/L，HbA1c6.6% ；尿糖 10mmol/L、尿蛋白（±）。

分析：消渴病气阴不足，血虚胎源失养，故胎儿虽活但发育迟缓，孕妇腹形小于正常月份；气血不足不能荣于上则面色苍白少华；气虚不能濡养周身而头晕心悸，气短懒言；舌脉为气血虚亏之候。

诊断：中医：消渴病妊娠胎萎，证属气血虚亏。

西医：妊娠糖尿病、胎儿发育迟缓。

处理：甘舒霖 30R 早 8U、晚 4U，餐前 15 分钟皮下注射。

辨证论治：治则拟益气补中，养血保胎。方药：八珍汤加减。

| 当归 10g | 白芍 10g | 川芎 10g | 熟地黄 10g | 生黄芪 20g | 生姜 3 片 |
| 党参 10g | 白术 10g | 云茯苓 15g | 甘草 6g | 大枣 7 枚 | |

方解：取方中四物汤以养血补血，四君子汤健脾益气，两方合用，气血双补，阴阳兼顾，达阳生阴长；配黄芪以增强四君益气之力，伍大枣以助四物养血之功，生姜和胃以安胎。全方意在使孕妇气血旺盛，胎儿得以温煦濡养，促其生长发育。

患者连服上方 12 剂后，胎随月增长，次年 2 月顺产一体重 3.6kg 的女婴。

病案 12： 李某，女性，35 岁，于 2003 年 5 月在本门诊就医。

主诉：间断口干乏力、渐行消瘦 3 年，妊娠 5 个月，胎萎不长 1 月。

病史：患者于 2000 年夏天纳凉感冒后出现口渴多饮，易肌多食、血糖 11.0mmol/L，服用达美康 80mg，2 次 / 日。患者由于结婚 8 年曾怀孕 1 次，不明原因自然流产后一直未孕，几年来多方求医，妇科检查提示性激素略低，余无异常。本次怀孕患者加倍小心，近月来，患者感腰酸膝软，纳呆便溏，同时发现胎动减少，经 B 超检查显示胎儿存活，双顶径及孕妇腹形、体重、宫高测量均小于正常月份。患者平素失眠多梦，食欲欠佳、否认有糖尿病阳性家族史。

体检：面色少华，P98 次 / 分，BP 120/80mmHg，舌淡，苔薄白，脉沉迟。

理化检查：FBG 9.1mmol/L，PBG 13.1mmol/L，HbA1c7.2%，尿糖 1000mg/dL，酮体（－），尿蛋白（－）。

分析：患者素体阴寒内盛，脾肾阳虚，脾虚运化不健，生化不足，不能提供足够水谷精微以养胎。腰为肾之府，肾系胞脉，肾虚元阳不足，则腰酸少腹冷痛，胞宫寒不能温煦，则胎儿不长而使胎儿生长缓慢；肾虚元阳不足而形寒怕冷；阳虚不能通达四末，则四肢欠温；脾阳不足，运化不健则纳呆便溏；舌脉为阳虚之候。

诊断：中医：消渴病妊娠胎萎，证属阴阳两虚。

西医：糖尿病妊娠伴胎儿发育迟缓。

处理：诺和灵 30R 早 12U、晚 6U，并按不同孕期进行调整。

辨证论治：治则拟温补脾肾，暖宫养胎。方药：叶氏长寿白术散加味。

| 白术 10g | 云茯苓 10g | 熟地 10g | 巴戟肉 10g | 阿胶^{烊化}10g |

白术 10g　　云茯苓 10g　　熟地 10g　　巴戟肉 10g　　阿胶[烊化]10g

鹿角胶 10g　　川芎 10g　　牡蛎 10g　　川椒 10g

方解：宫寒胎元失养，取方中白术、云茯苓健脾和胃，以化气血，养胎促长，为君药；熟地、川芎、阿胶养血补血以濡养胎儿，为臣药；川椒、巴戟肉、鹿角胶以温经助阳，暖宫安胎，为佐药；牡蛎咸寒引诸药入肾而养胎元，为使药。

连服 14 剂，孕妇感腰酸腹痛、纳呆便溏、形寒怕冷、四肢欠温诸症明显好转，继续服药一月后，B 超复查胎儿较前显著增大，胎动活跃。患者于同年 11 月初顺产一体重 3.3kg 健康男婴，产后血糖正常。

病案 13： 李某，女性，33 岁，于 2004 年 1 月 16 日就医。

主诉：妊娠 4 个月，胎儿不长 1 个月。

病史：患者结婚 6 年曾怀孕 2 次均自然流产，思儿心切，到各大医院进行多项相关检查未发现异常，寄希望于中医，多方求医问药，长年服中药调理。患者于 2003 年 9 月闭经，年底确诊怀孕 4 个月。患者小心谨慎，而近月来感胎动减少，腹形偏小，伴心烦怕热，口渴喜饮，大便秘结。经妇科和 B 超检查胎儿存活，胎儿双顶径、孕妇腹形、体重、宫高测量均小于正常月份。患者否认有糖尿病家族史。

体检：颧红面赤，P 101 次 / 分，BP 122/80mmHg，舌红苔黄，脉细数。

理化检查：FBG7.1mmol/L，PBG11.5mmol/L，HbA1c6.8%。尿糖 1000mg/dL，酮体（－），尿蛋白（－）。

分析：患者为血热内盛之体，热灼伤阴血，胎失所养而胎儿生长迟缓；热扰心神则烦躁不安，颧红面赤；热伤阴津则口干喜饮，溲黄便秘；舌脉均为热盛之象。

诊断：中医：消渴病妊娠胎萎，证属阴虚内热。

西医：妊娠糖尿病、胎儿发育迟缓。

处理：小剂量诺和灵 30R 早 8U、晚 4U，餐前 15 分钟皮下注射。

辨证论治：治则拟清热除烦，滋阴安胎。方药：两地汤加减。

生地 10g　　地骨皮 10g　　玄参 10g　　白芍 10g

麦冬 10g　　黄芩 10g　　阿胶^烊 10g

方解：取方中生地、玄参、麦冬甘寒养阴，壮水之主以制阳光，为君药；白芍、阿胶养血柔肝，益阴和营，为臣药；地骨皮清虚热，除骨蒸，黄芩清热，为佐使药。全方滋阴壮水，水足火自平，阴复阳自秘。加用诺和灵 R 控制血糖，血糖得到控制。

患者先后共服 20 余剂，症状显著好转，胎儿明显增长，于 2006 年 6 月产一体重 2.8kg 男婴，产后血糖正常，有待随访。

病案结语

本章 13 例病案均为妊娠期间出现糖尿病、糖尿病妊娠的特殊临床表现，两者的鉴别主要依据妊娠前是否患有糖尿病或 IGT。既往无糖尿病史，妊娠期间出现糖尿病或 IGT 者为妊娠糖尿病，大部分患者分娩后可以恢复正常，但有少部分可成为永久性糖尿病。反之，妊娠前已患有糖尿病或 IGT 者称糖尿病妊娠。妊娠期间出现上述情况，血糖高于正常，拟用小剂量胰岛素控制血糖以利于胎儿生成发育。根据患者体质、遗传、妊娠不同阶段和临床特点，主要出现以下情况。

（1）妊娠恶阻：受孕后 6 ～ 12 周期间，出现恶心呕吐，恶闻食气，或食入即吐，体倦懈怠，嗜食酸咸等症，为早期妊娠的病变。案 1 ～ 4 为妊娠恶阻，按中医辨证案 1、2 为脾胃虚寒，案 3 为肝胃不和，案 4 为痰湿阻滞。分别予以健脾和胃、疏肝理气和中、化痰健脾、降逆止吐等方药，均能改善临床症状，达到安胎保胎之目的。案 2 为糖尿病妊娠；案 1、3、4 均为妊娠糖尿病，分娩后妊娠糖尿病母体自然恢复健康，但有待长期追踪。

（2）妊娠腹痛：妊娠期间出现腹痛，主要为母体气血两虚、肝郁气滞、阳虚内寒等因素所致。针对病案分别予以益气养血、舒肝解郁、暖宫止痛、养血安胎等方药配合饮食控制，经调治后达到血糖控制、止痛安胎之效。3 例均为妊娠糖尿病，其中病案 7 达到糖尿病诊断标准，产后处于葡萄糖耐量低减，余 2 例为妊娠期 IGT，产后恢复正常。

（3）胎漏、胎动不安：妊娠期间出现阴道流血，伴腹痛腰酸或少腹下坠感者为胎动不安，无腰酸腹痛者为胎漏，常为自然流产的先兆，多由孕妇肾虚、气血虚、血热等因素所致。病案 8 以肾虚为主，予以益肾安胎，养血止血；案 9 以气血虚亏为主，治宜益气安胎，补血止血；案 10 以血热为主，予以清热凉血，养血安胎。案 8 为糖尿病妊娠，案 9、10 为妊娠糖尿病，血糖达糖尿病标准。经中医辨证论治及配合胰岛素调治，控制血糖，血止胎安，均可达到保胎作用。

（4）胎萎不长：妊娠4～5月，胎儿在宫内生长发育迟缓，胎儿明显小于正常妊娠月份，腹形与月份不相称。由于受孕后母体血糖升高，以致病情加重，影响胎儿生长发育。此多见于母体气虚血衰，使胎儿失于气血濡养，孕妇表现为头晕心悸、气短懒言、食欲不振等气血虚亏证候，或母体禀赋内寒，表现为形寒怕冷、腰酸少腹冷痛、四肢欠温、纳呆便溏等阳虚内寒证候，使胎儿失于温煦，或由孕妇素体热盛，热耗阴血以致胎源失养而萎弱不长等因素所致，或可由失治、误治使胎儿发育甚小或致胎死腹中。病案11为母体气虚血衰，案12为禀赋阳虚内寒，案13为血热证，分别予以益气补中、养血保胎、温补脾肾、暖宫养胎、清热除烦、滋阴安胎等治疗法则，配合胰岛素控制血糖。胎儿均经母体血糖得到控制，气血阴阳得到调理，促进生长发育。

第十五章
糖尿病的教育与管理

随着生活水平提高，饮食结构改变，人们又缺乏合理的生活方式，过于强调营养，体力活动不足，而使肥胖者日益增多。这成为糖尿病发生的重要环境因素，故应唤起人们予以足够的重视。加强对糖尿病患者及社会糖尿病知识的普及教育与管理，充分调动患者的主观能动性，掌握糖尿病防治知识，消除影响糖尿病病情的各种因素，提高他们自我管理能力，阻止糖尿病及其并发症发生的危险因素，是十分重要的，势在必行。大量无可辩驳的研究证实，在糖尿病的高危人群中，糖尿病是可以预防的，糖尿病相关的并发症是可以被阻止的。关键是坚持合理的饮食和体力活动，维持标准体重，禁烟，严格控制血糖和血压。这对预防糖尿病和减少糖尿病并发症的作用是不可低估的。

第一节　糖尿病的教育

一、糖尿病教育的必要性

目前全世界约有 2.46 亿人罹患糖尿病，3.14 亿人是 IGT（占 8.2% 的成人）。估计到 2025 年分别将增加到 3.8 亿和 4.72 亿，其中 70% IGT 人群将转变为 2 型糖尿病。SirGeonge Aiberti 主席说："这些数据使我对糖尿病这个包袱有了更深刻的了解，并给我们敲起了警钟——我们正一步步走向有史以来最大的健康灾难"。"如果现在政府对这种疾病还不引起注意的话，它所带来的财政和社会负担将使我们无法忍受"。亚洲太平洋地区是 2 型糖尿病流行的重灾区。在确诊的糖尿病中约有三分之二的患者不能坚持有效的饮食控制、合理的药物治疗，血糖波动较大。糖尿病得不到满意控制，将出现心、脑、肾、眼、神经、肢体、骨骼、牙齿、口腔、皮肤及胃肠等全身各系统各脏器的病变以至致残、致死，严重地威胁着患者的健康和生命安全。这不仅给个人带来极大的痛苦，还给家庭和社会带来沉重的经济负担。这主要是由于缺乏糖尿病知识所造成的后果，国际上称为"缺乏糖尿病知识的代价"。

美国糖尿病控制与并发症试验（DCCT）研究之所以取得满意的效果，是与糖尿病的教育和贯彻治疗分不开的。所以，糖尿病的教育和计划的贯彻是保证糖尿病良好控制的重要措施之一。

二、糖尿病教育的内容

糖尿病教育的内容非常广泛，贯穿于糖尿病整个防治过程，主要内容包括：教育的目的及意义；糖尿病的发生及其流行情况；糖尿病的分类、分型及其临床表现；糖尿病的诊断及其早期发现；糖尿病的治疗目标及现代综合疗法；糖尿病治疗不达标的危害；糖尿病饮食治疗及实施；糖尿病运动治疗及实施；糖尿病口服降糖药合理应用及调节；糖尿病胰岛素合理使用及调节；糖尿病急性并发症的临床处理及其防治；糖尿病慢性并发症的危险因素及防治，其中包括糖尿病大血管并发症的防治、微血管并发症的防治、神经病变的防治、特殊状态的防治及临床处理；糖尿病的监测和自我保健等。

（一）提高认识，克服障碍

1. 纠正急躁情绪

许多患者得知患糖尿病后，必须要改变生活方式，坚持长期饮食控制，各种烦琐的治疗与检查，给工作和生活上带来很多不便，该病的不可根治性和各种严重并发症的后果在心灵上蒙上阴影，使患者产生恐惧不安、急躁情绪。他们希望获得同情与支持，得到良好的治疗和护理，急盼早日康复。在这种心态驱使下，患者四处投医，八方求药，寄希望于高超的医术与灵丹妙药，期待着奇迹般地出现"药到病除"的疗效。无疑这种期待康复和生存的心态，是患者与疾病作斗争的精神支柱和原动力。但在严峻的现实面前，这种愿望常会落空，于是患者产生消极、焦虑、抑郁、违抗等情绪，从而失去自我监测和自我保健能力，使病情难以控制而加重。所以，只有通过对患者正确的教育，纠正其急躁情绪，使其树立正确对待疾病的态度，采用各种有效措施，利用所学到的知识，才能积极控制血糖，使患者进一步认识到糖尿病是可治可防的。

2. 克服消极情绪

糖尿病患者存在消极情绪是普遍的现象，消极情绪的表现也是多种多样的。

（1）缺乏症状，否认糖尿病：部分 2 型糖尿病患者由于缺乏典型的糖尿病症状，即便早已发现血糖升高，但他（她）不能从思想上接受患糖尿病的事实，使疾病得不到应有的重视。患者表现满不在乎，否认或怀疑自己患有糖尿病，既不就医，也不检查，更不治疗，盲目乐观，便长期处于高血糖状态。

（2）消极悲观，听之任之：部分患者认为既然糖尿病不可治愈，何必多此一举，从而失去治疗信心，产生消极悲观、"破罐子破摔"的情绪。患者既不控制饮食，也不进行相关检查，更不接受正规治疗，听之任之，放任自流，使高血糖长期得不到控制。

（3）血糖暂时正常，以为治愈：部分患者经治疗之后，血糖、尿糖得到较为满意的控制，自认为已治愈，万事大吉，即放松对饮食的控制，又不按医嘱合理用药，随意加减降糖药，导致血糖波动幅度大或血糖急骤升高。病情加重，患者才意识到未能坚持治疗的后果，引起思想波动，再度陷入悲观以至绝望之中。

（4）掩耳盗铃，异想天开：少数患者不愿监测血糖，主要是因为害怕血糖高，又不愿到医院接受正规治疗。有的患者拒绝用化学合成降糖药，主张用中药治疗，并寄希望于偏方、祖传秘方、异想天开，有朝一日被告知糖尿病痊愈。

凡此种种，主要由于患者对本病缺乏正确的认识，缺乏信心，不懂得持续高血糖的危害性，不明白情绪波动对病情的影响，不了解糖尿病是可防可治的一面。鉴于上述，应反复告诫患者，糖尿病的发展规律是由轻到重，时轻时重，反复发作，最终发生多种并发症，转归为导致残废与缩短寿命。

糖尿病治疗后的病情稳定是暂时的、相对的，不稳定是长期的、绝对的。可见糖尿病知识的教育和普及的重要性、迫切性，需要我们坚持不懈的努力。通过教育让患者丢掉包袱，走出悲观的桎梏，勇敢面对疾病、面对人生。只要遵守糖尿病治疗规范，胜利终将属于理解、掌握、执行糖尿病知识的患者。

3. 消除抑郁症

世界精神病学协会曾指出，人类已从"躯体疾病时代"进入"精神疾病时代"。心理疾病已成为 21 世纪的"世纪病"，为人类健康的主要敌人。有科学家认为，21 世纪心理治疗将是人类战胜疾病的重要手段。心理状态已被 WHO 列为评价人体健康的四大指标之一。心理健康状态与疾病的发生、发展，与家庭、社会、事业均有不可分割的关系，故糖尿病患者的心理障碍、糖尿病患者的抑郁症均严重地影响患者治疗的依从性和生活质量。

（1）抑郁症发生的原因：临床调查表明，糖尿病人群中抑郁症发生率是正常人的 3 倍，将近 1/3 的患者伴有不同程度的抑郁症状。糖尿病患者易发生抑郁症的原因是多方面的。患者在精神上始终处于紧张状态，对血糖的控制，对并发症的恐惧，对长期饮食控制的耐受性，对持续的服药或注射胰岛素，反复的理化指标的检测等，均给患者带来巨大的心理压力。影响了对疾病控制的信心，必然会影响患者的正常生活，使其在心理上承受极大的挑战。尤其中老年糖尿病患者退休后，经济收入减少，又要支付巨大的糖尿病医疗费用，社会适应能力逐渐下降，极易产生悲观情绪，发生抑郁症。有关资料报道 100% 的老年糖尿病患者存在心理障碍。

（2）抑郁症的临床表现：主要表现为情绪低落，对任何事情缺乏兴趣，精力减退，易感疲劳，记忆力减退，注意力不集中，睡眠过多，常有社会孤独感，自我评价低，自责或内疚，食欲减退，明显消瘦，性欲减退，不明原因的躯体疼痛，严重者甚至有轻生的念头。

不能低估糖尿病抑郁症的危害性，持续消极情绪，可导致神经内分泌功能失调，影响血糖控制，促使并发症进展，降低机体免疫功能，易发生各种感染性疾病。抑郁心理会降低患者对治疗的依从性，病情控制不良又可加重抑郁症，形成恶性循环。一项随访 30 年的调查研究表明，凡疾病伴有抑郁症者，死亡率为 65%，明显高于无抑郁症因病死亡者的 34%。可见糖尿病患者的情绪障碍对糖尿病的控制有着严重的负面影响。

（3）消除抑郁症的措施：上海的一项研究发现，内科医生对患者心理和精神障碍的识别率只有 21%。提示医生要加强和提高对病人心理治疗和消除精神障碍的能力。对糖尿病患者的治疗，除饮食控制、适当运动、合理药物治疗外，进行心理治疗同等重要。常言道："心病还得心药医。"糖尿病患者保持乐观豁达的心态是治疗糖尿病心病的无形妙药。实验证实，乐观能增强大脑皮层功能和调节神经体液，促进皮质激素与脑内啡肽类物质的分泌，活跃免疫系统，增强机体抗病能力。美国心理学界用 10 年时间对 100 多个国家和地区的 1 万多人进行调查，发现乐观是人类特有的心理感受，具有浓重的主观色彩。这与种族、年龄、职业、地位和个人占有的财富等没有太多的内在联系，说明乐观是属于个人自己的。有资料表明通过心理治疗，可以改善糖尿病患者的精神状态，调动其与疾病作斗争的主观能动性，提高治疗依从性，进一步控制病情，增强信心，促进糖尿病患者对糖尿病知识的需求，更有利于病情的控制。所以，医生、护士、家属、社会各界要同情、关心、爱护、鼓励糖尿病患者，了解他们的心态，针对他们存在的问题进行疏导，使他们乐对疾病、乐对人生，在和谐的气氛中感到这个世界是温暖的，放松思想，解除紧张。这也有利于神经内分泌功能的调节、抑郁症的缓解、血糖的控制。

2004 年在美国 ADA 专题会上，Rich 博士指出，抑郁症与糖尿病及其并发症是相互影响的。由于糖尿病患者的生活质量、行为因素、心理因素和遗传因素均可参与其中或同时存在，在情绪负担时，皮质激素水平改变和低血糖或缺血可导致神经元坏死，引起大脑结构改变，尤其海马、杏仁体和前额萎缩可加重糖尿病患者的抑郁症。抑郁症导致糖尿病可能是由于抑郁引起交感神经系统和 HPA 活性的改变，这些改变导致胰岛素抵抗，以致发展为糖尿病。

（二）正确对待，增强信心

通过糖尿病宣教，加强健康行为教育和科学知识的普及，如：鼓励患者增强与糖尿病作斗争的信心，树立正确的人生观；认识到控制糖尿病的长期性和重要性；懂得有效控制血糖是延缓并发症的重要措施；早期微血管病变是可逆的；IGT 人群可以避免发展为 2 型糖尿病；严格控制血糖和血压可降低心脑血管病变的风险；心理状态与血糖控制的相关性。糖尿病患者与正常人有同等获得工作、学习机会的权利，享受正常人的寿命，所以掌握糖尿病知识，是糖尿病患者维持健康的法宝。糖尿病患者必须消除悲观情绪，看到战胜疾病的光明和希望。然而，医生诚恳地告诫患者，目前无论中医还是西医，尚不可能达到"药到病除""彻底根治"的疗效。切不可病急乱投医，病重乱服药，甚至上江湖骗子的当。让大家共同努力为糖尿病的防治工作做出应有的努力。

第二节　糖尿病的管理

一、加强糖尿病的管理

WHO 与 IDF 共同号召所有国家的政府、组织和个人应制定和实施国家有关预防、控制和减少糖尿病发病危险性的策略和计划，力争糖尿病患者能普遍获得高质量的糖尿病关护、教育，基本糖尿病治疗药物和其他方面的支援；鼓励各国政府、国际和地区发展机构、卫生和非卫生部门和其他从事糖尿病预防和关护组织结成战略联盟；并重视糖尿病患者、专业卫生人员、大众在糖尿病管理和预防工作中的重要性；通过糖尿病的预防工作，提倡健康的生活方式和环境，预防和控制糖尿病及其并发症；解决对糖尿病患者的歧视；鼓励有效预防糖尿病，为糖尿病患者提供健康服务及糖尿病管理。中国、蒙古、越南及太平洋岛国等已作为合作国参与"西太平洋地区糖尿病宣言"和"相关计划"，通过对从事初级保健工作人员的培训，在执行指南中使用合适的工具，达到保证糖尿病得到良好和持久的控制。宣言要求："重视各型糖尿病给个人、社会和经济所带来的负担，并将糖尿病作为优先考虑的健康问题。"这充分体现了 WHO、国际糖尿病机构对糖尿病的教育、糖尿病的管理、糖尿病的预防及对糖尿病患者关怀予以的高度重视。

就糖尿病患者管理而言，更多的关心照顾就能获得更好的整体健康水平。第 18 届IDF 和 EASD 会议指出：糖尿病在中国发病率为 4%，患者自我保健极为缺乏，面对培训和（或）教育需求的不断增长，在中国卫生部（现卫健委）的全力支持下，1998 年10 月 20 日，其与合作者发起了首个培训糖尿病（Train-the-traienr）课程。该课程的设计目的在于增强公众和专业人士的糖尿病意识，提高糖尿病的保健质量和可行性。运用Train-the-traienr 方法能非常有效地向大众传播信息，通过建立公告板、政府支持网络，向全国糖尿病协会辐射，产生连锁反应。以讲座、病例讨论、查房、临床示教等形式对专业人员进行培训。该课程开始时只有 10 人参与，如今发展到有 124713 名高危患者，已取得了初步的成效，有待进一步的完善和全面开展。

美国匹兹堡大学于 2000 年开始执行 ADA 对糖尿病的治疗管理计划，最初只有 125名医生参加，2 年后达 95% 医生参加此项计划。ADA 对医生进行教育，指导医生如何教育糖尿病患者进行自我管理，2 年有 16000 名糖尿病患者，血糖检测 HbA1c 平均降为6.97%，低于全国 8% 的均值，80% 患者血压降为 140/90mmHg，51% 为 130/80mmHg。3/4 患者 LDL-C 水平降到 130mg/dL，43% 降至 100mg/dL。美国家庭医师协会主席说："匹兹堡大学医学部门切中要害，通过自己的模式，用医学资料支持了过去我们可能只是在主观上知道的东西，糖尿病患者需要一个医学之家，需要一位了解他的能够定期拜访的医生。"Weiss 医生认为："糖尿病是可以治疗的，通过良好的检测和控制，一些并发症可以延缓发生甚至有可能不再发生。"Solano 称糖尿病管理中的 5 个要素是血糖控制、血脂控制、血压控制、定期检查眼底和足部。

（一）得到关爱，发挥潜能

社会关心是糖尿病患者的精神支柱，是其学习和工作的保障。政府部门应根据病情安排他们力所能及的工作，发挥他们的聪明才智，为社会作贡献。他们的劳动和业绩应受到社会的认可和重视，更能发挥他们的主观能动性，使他们感到自己是社会的一员，工作既是权利又是义务，把自己与社会融为一体，这是一股不可忽视的力量。社会应根据他们的德才进行培养与利用，切忌把他们当成包袱，歧视和冷遇他们。他们应与正常人得到同等的工作、学习机会。社会应为他们创造良好的工作和学习氛围，使他们建立良好的心理状态和社会的适应能力。这将有利于他们树立战胜疾病的信心，更有利于病情的控制，发挥他们为社会服务的才干。

（二）合理安排工作、学习

实践证明，适当的劳动可以促使糖尿病向有利的方向转化。因为劳动对个人来说，不仅具有生存和道德上的意义，还是心理卫生的表现。患者能从劳动中摆脱不必要的烦恼和忧虑，认识到自身存在的价值，内心感到满足与充实，从而提高自信、自尊，获得愉悦的心境。反之，长期休养则易产生一种似被社会遗弃的空虚和孤独感。再者，通过适量的劳动，增加能量消耗，促进血中葡萄糖转化为能量。劳动尤其是体力劳动，将起到胰岛素一样的作用而降低血糖。但必须强调劳动要适度，做到个体化，因人而异。糖尿病既然是十分顽固的终身疾患，那么，能否获得与正常人一样的工作和学习的权利呢？这是所有糖尿病患者共同关心的问题。在生物－心理－社会医学模式指导下的"健康"含义，不仅是指生理上的正常，同时指具有良好的心理状态和社会适应能力。1型糖尿病的青少年患者，需要用胰岛素替代治疗，临床证实，青少年糖尿病患者只要治疗得当，就能正常生长发育。他们应获得正常的学习机会，升学录取应得到正常的待遇，从而使青少年糖尿病患者对未来充满着美好的希望，以更好地回报社会。

（三）生活管理

1. 饮食起居有规律

（1）起居要有规律：患者必须做到按时起床，按时作息，按时工作。建立起稳定的生物时钟，使体内神经体液分泌调节有序，以有利于碳水化合物、蛋白质、脂肪等物质的正常代谢。实践证实，有规律的生活可以使机体新陈代谢保持最佳状态，是糖尿病患者控制病情的首要条件。

（2）建立健康饮食：饮食治疗是糖尿病的基础治疗，必须长期坚持，应根据患者的体形和活动强度，每日所需碳水化合物、蛋白质、脂肪做到分配合理，并提倡适量食用膳食纤维、优质蛋白、植物脂肪。估计每日所需热量，做到三餐定时定量以利于血糖控制。

（3）增强体育运动：运动能起到类似胰岛素样作用，有助于降糖、降脂、血液流变的改善，提高免疫功能，增强体质，尤其适合于肥胖型2型糖尿病患者。运动的强度必须因人而异，应在医生的指导下，选择适合自己最佳的运动方式，坚持不懈，循序渐进，达到调节新陈代谢、恢复脏腑生理功能的目的。睡眠是解除疲劳的主要方式，但不是唯一方式，按不同年龄保持相应的睡眠时间，但不宜过多，"久卧伤气"可导致血糖、血脂升高，形成肥胖。因人制宜地开展丰富多彩的文娱活动，既愉悦身心，又增强代谢，有利于病情的控制。

最近有关于量化评估能量消耗的研究，认为应用计步器记录每天运动量的信息，每天步行10000步，大约消耗100kcal的热量。第64届ADA会上的报告认为，耐力训练不仅能改善2型糖尿病及有症状的周围神经病变的神经功能，对心血管病变也有一定改善作用。

2. 讲究个人卫生

糖尿病患者多为气阴两虚，气虚肌表不固，腠理疏松，易感外邪，即长期代谢紊乱，造成机体抵抗力低下，加之皮肤含糖量高，易受细菌或病毒侵犯而发生疖肿、肺炎、肺结核、感冒，饮食不洁可引起胃肠炎等感染，感染可加重病情，甚至诱发酮症酸中毒等。因此，患者应注意个人卫生，做到勤洗澡，勤换衣以防止皮肤感染，保持口腔卫生，注意饮食卫生。在感冒流行季节，患者宜少去公共场所，外出戴口罩，保持室内通风和采光，并可用食醋煮沸在室内熏蒸等措施预防感冒。

3. 戒烟忌酒

糖尿病患者饮酒可降低对胰岛素敏感性，减少肝糖原合成，增加肝糖输出，血糖升高。长期饮酒易致脂肪肝，以至发生酒精中毒性肝硬化，故糖尿病患者必须忌酒。

糖尿病患者应戒烟。香烟中含烟碱（又称尼古丁），可增加胰岛素抵抗，刺激肾上腺素的分泌，升高血糖。尼古丁既能兴奋神经，大剂量又能抑制和麻痹中枢神经，使糖尿病病情波动。交感神经兴奋，可使心率加快，血压增高，并可引起咽炎、支气管炎、肺癌等。芬兰和巴黎等前瞻性研究表明，吸烟使 2 型糖尿病患者发生大血管病变，促进冠状动脉、脑血管、下肢小动脉的痉挛以致缺血缺氧，诱发或加重心绞痛、脑卒中、下肢血管病变，是增加冠心病死亡和脑卒中的显著危险因素。可见吸烟对糖尿病患者百害而无益，应做到严格戒烟。

4. 婚姻家庭

糖尿病患者应与正常人一样，有权获得美满婚姻，组建幸福家庭，这是每个人共同的美好愿望。糖尿病患者应当怎样实现这个美好的愿望？糖尿病患者应懂得，糖尿病是与遗传有关的疾病，据报道单亲有糖尿病者，子女糖尿病发生率约 12%，双亲均有糖尿病者，子女糖尿病发生率可增加到 20% 以上。为了下一代的健康，所以糖尿病患者在选择对象时，最好选择非糖尿病和无糖尿病家族史者。结婚时间应选择糖尿病已得到满意控制的时期，婚后应当避免过度兴奋与劳累，生活要有节制，并严格实行计划生育。

糖尿病患者受孕率较低，自胰岛素广泛使用以来，其受孕率显著提高。患者受孕后应在内科和产科医师共同监护下继续妊娠，并保持病情稳定。妊娠期间的治疗应以胰岛素为主。病情一直不能得到满意控制或有严重并发症者，应及早中止妊娠。

糖尿病患者可能在婚后发现性功能减退或阳痿，这是男性常见的性神经病变，主要由于病情长期控制不满意而导致，患者应严格控制血糖，进行适当的对症治疗，即可得到恢复。应向患者及其配偶讲清道理，消除顾虑和急躁情绪，切忌滥服壮阳药物，耗伤津液，助火劫阴，加速糖尿病的进展。

（四）糖尿病防治技术管理

对糖尿病患者进行防治技术指导，以提高患者自我防治能力，是糖尿病教育管理的中心内容。

1. 控制高血糖

满意控制血糖是治疗糖尿病的前提，合理应用降糖药是治疗糖尿病的基础，血糖监测是控制糖尿病的手段，稳定病情是治疗糖尿病的目标。临床中部分患者缺乏糖尿病防治的基本概念，表现出下列情况：自觉症状良好，未检测血糖，擅自减少药物剂量；长期不测血糖，降糖药剂量得不到及时调整；不规则应用降糖药；迷信偏方、祖传秘方等，严重地影响血糖控制。糖尿病患者应意识到血糖控制的意义，学会和掌握自我监测和判断血糖、尿糖的技能，并做好记录，尤其应用胰岛素治疗的患者，必须测血糖以提供调节降糖药或胰岛素的依据。病情尚未稳定者，宜采用快速血糖仪，每日 7 次血糖测定；病情稳定后可延长时间测定，每 3 个月检测 HbA1c 有利于对病情的控制。

2. 病情加重相关因素及其防范

糖尿病病情加重主要由于患者体内与胰岛素相拮抗的激素分泌增多，或机体对胰岛素所需量的增加，或胰岛素分泌减少，或外源性胰岛素用量或降糖药用量不足。这些均可使血糖升高。主要具体原因如下。

（1）应激情况：患者因感染发热、手术、外伤、严重精神创伤、急性心肌梗死、急性脑血管病等应激情况可使血糖迅速升高，以至诱发糖尿病酮症酸中毒。此时必须及时到医院诊治，进行对症治疗，调整降糖药物的剂量，消除诱发因素。

（2）呕吐：呕吐既是糖尿病酮症酸中毒的早期症状，又是使糖尿病加重诱发酮症酸中毒的原因。呕吐或伴腹泻时大量失水，血液浓缩，血糖迅速升高而出现尿酮体。一旦出现一系列酮症酸中毒的症状，先宜采取应急措施，患者可口服补充生理盐水或自配淡盐水以防脱水，并迅速到医院诊治。

（3）气候因素：寒冷刺激可促进肾上腺素分泌增多，肝糖原输出增加，肌肉对葡萄糖摄取减少。而糖尿病患者又不能相应增多胰岛素分泌而使血糖升高，病情加重。因此，冬春季节糖尿病患者应注意保暖，夏季炎热多汗，注意补充水分，否则，血液浓缩而血糖增高。感冒后可使血糖升高，要多加防范。

3. 预防低血糖

（1）低血糖的危害性：低血糖的危害性远超过高血糖的危害，持续低血糖可危及生命，或导致高级神经中枢不可逆的损伤，形成去大脑皮层状态。低血糖发作频繁可促进心脑闭塞性血管病变的发生，肾及视网膜病变的加重。一过性低血糖反应引起血糖波动，增加治疗难度，持久低血糖可导致严重后果。

（2）引起低血糖的原因：口服降糖药或胰岛素过量；胰岛素注射后或口服降糖药后未按时进餐；碳水化合物摄取量不足；进行较激烈运动前未加餐或未相应减少胰岛素用量；服用增强降糖药效应的药物，如服磺脲类药与水杨酸类药（阿司匹林）同时使用，可发生持久性低血糖。

（3）低血糖的临床表现：当血糖低于 2.8mmol/L 时，患者出现饥饿感、出汗、头晕头痛、手颤、面色苍白等症，若未能及时补充糖或其他食品，可出现表情淡漠、神情痴呆，甚至发生昏迷。因大脑是神经系统的中枢，依赖于葡萄糖营养，当低血糖持续时间过长，脑组织缺乏糖的滋养，将影响脑细胞功能，以至发生永久性脑功能障碍。尤其老年糖尿病患者由于反应性低下，或并发糖尿病神经病变，可因低血糖症状不明显，而贻误治疗时机导致严重后果。

（4）预防低血糖的措施：当增加劳动强度或过度运动时，宜及时减少胰岛素用量，劳动或活动前适当加餐，注射胰岛素者要坚持记录、测定血糖。凡血糖偏低者，宜在两餐之间增加缓冲饮食，并适当调整胰岛素用量，尤其睡前血糖偏低者必须加餐，以防夜间发生低血糖。患者随身携带易吸收的糖类食品以备急用。患者制备并携带胰岛素治疗卡片，内容写明："姓名、性别、年龄、工作单位、家庭地址、电话号码，并可说明：我患糖尿病，目前正使用胰岛素治疗，一旦我出现昏迷，请速将我衣袋中的糖块塞进我嘴里，并送我到附近医院抢救。谢谢！"如怀疑低血糖，应测定血糖以明确诊断，如无条件及时测定血糖，应按低血糖处理，神志不清时，用50%葡萄糖20mL，或0.5～1mg胰高血糖素肌注，一旦清醒应尽快口服碳水化合物，将糖块或糖水迅速放进病人口颊和牙齿之间，使其缓缓咽下，10分钟后若未能苏醒，应立即送医院救治。

（五）胰岛素治疗的相关技术

1. 胰岛素注射操作

凡接受胰岛素治疗的患者，要学会胰岛素注射的技术操作。

（1）胰岛素注射部位：应注意划分部位和区域轮流进行皮下注射，为避免在同一点短时间内重复注射，造成皮下硬结，或局部脂肪萎缩。反复频繁注射，使胰岛素吸收不完全，尤其鱼精蛋白锌胰岛素容易导致注射部位的淋巴管堵塞，因此每次注射要更换部位。可按以下程序进行：可依次选择前臂外侧、臂部、大腿内侧、腹部等皮肤松软处。模拟将可注射部位划分若干线条，沿线条顺序每点相距约2cm轮流皮下注射。每条线上可注射4～7次。注射部位：腹部吸收最快，上臂、大腿、臀部吸收速度依次减慢。

（2）胰岛素注射方法：选择注射部位后，行常规消毒。用左手拇指及食指将皮肤提起，右手持注射器在鼓起部位，以与平行皮肤的方向，快速用力刺入，针尖刺在皮肤及皮下肌肉之间，并试抽无回血，方将胰岛素缓缓推入，一边推一边退针，这样使胰岛素不致集中于一点。

（3）注射器的改进：①传统注射器后用冷水冲洗针管，针头不宜用纱布擦洗，冲洗后用纱布包裹好针头，针管放入小饭盒里用蒸锅消毒，清水煮沸后再蒸25～30分钟即可。②胰岛素注射笔优点：简单、安全和有效，对于某些类型的患者尤其有手抖、视力欠佳、需要多次注射、频繁出差者尤为适宜。其中有诺和笔、优伴、东宝笔等，只需两步就可完成整个注射过程，可以在任何时间、任何地点迅速准确地完成注射。其准确性是传统性注射器精确度的12倍，剂量调整精确到1个单位，注射做到几乎无痛，笔样设计帮助患者克服对注射器的恐惧。诺和笔能提供规格齐全的"笔芯"。③预填充型胰岛素注射笔，将胰岛素和注射笔合二为一，无需更换笔芯，更加易学易用。具有更安全的胰岛素注射系统，有超大剂量显示窗，剂量显示清晰（诺和锐特充）。④胰岛素泵：持续性皮下胰岛素输注（CS Ⅱ），可根据血糖变化规律个体化地设定一个持续的基础输注量和餐前追加剂量，更接近生理状态下胰岛素的分泌。

2. 胰岛素的保存

胰岛素是一种蛋白质激素，一般有效期为1～2年。普通胰岛素在正常室温下能保存 2 年，只有 10% 的胰岛素失去活力。在 20℃时保存 9 个月不变质，40℃时可保存 1 个半月不变质。虽然超过有效期，但并不等于完全失效。胰岛素一般应放在冰箱冷藏室内，若室温不高，短时间内要频繁使用，可将胰岛素置于室内阴凉处。

3. 血糖控制标准

血糖控制水平是反映糖尿病防治程度的重要标志（表 15-1）。

表 15-1　血糖控制目标

血糖（mmol/L）	空腹	餐后	睡前	HbA1c（%）
理想控制	4.4 ~ 6.1	≤ 7.1	< 6.0	< 6.5
良好控制	4.4 ~ 8.0	≤ 10.0	≤ 10.0	6.5 ~ 7.5
控制较差	> 7.0	> 10.0	≥ 10.0	> 7.5

（六）提高糖尿病患者自我监护

1. 血糖测定

血糖是调整治疗的依据，无论 1 型糖尿病还是 2 型糖尿病，患者在治疗过程中均必须进行血糖监测。糖尿病患者自我监测的意义在于获取血糖及其有关代谢的信息，作为调节药物、膳食及活动量的依据，并有助于预防低血糖的发生。血糖水平是随饮食质量、饮食数量、进餐间隔、运动强度等因素的改变而改变，所以血糖监测一日中多次进行。随着血糖仪的问世，为血糖检测提供方便。血糖仪的特点：准确、简便、快速及用血量少。目前有条件的患者，基本以血糖仪测定血糖取代班氏液测定尿糖。临床常用的血糖仪主要有瑞士罗氏、美国强生、雅培、日本京都、德国拜安捷等。

2. 尿糖测定

从 20 世纪 50 年代开始，患者使用班氏液或试纸测定尿糖和用酮体酚测定尿酮体。此对控制糖尿病情况、提供信息发挥了积极作用，目前仍是一种不可缺少的重要监测手段。但用班氏液测定尿糖操作比较繁杂，同时只是一种间接推断血糖的方法。尿糖是受肾糖阈控制，当血糖超过肾糖阈（一般肾糖阈为 8.9 ~ 10.0mmol/L），尿糖才呈阳性。而老年患者或有糖尿病肾病者肾糖阈升高，即使血糖较高而尿糖仍然可为阴性；反之，妊娠时肾糖阈降低，血糖在正常水平而尿糖可出现阳性。糖尿病并发神经源性膀胱和合并前列腺肥大者，由于膀胱不能完全排空，常留残余尿不能确切反映尿糖水平。鉴于上述情况，尿糖不能完全真实反映血糖水平，故对一般糖尿病患者测定尿糖仅具有参考价值。

3. 尿酮体测定

酮体是脂肪过度分解的产物，尿酮体见于下列情况：一是体内胰岛素严重缺乏，病情未能得到控制，血糖异常升高，促使脂肪分解，氧化不完全，使血循环中丙酮酸、β - 羟丁酸、草酰乙酸等酸性代谢产物增加；二是长期大剂量服用双胍类降糖药，使体内乳酸堆积；三是口服降糖药或胰岛素过量产生低血糖，或饮食控制过于严格，出现"饥饿性酮症"。

4. 自我管理

糖尿病是一种慢性逐渐发展的疾病，早期部分 2 型糖尿病患者缺乏典型症状，但高血糖、高血脂的存在使心血管病变的危险性增高。因此，患者应定期体检特别是高危人群，争取早发现、早确诊、早治疗，以免错失早期防治的良机。患者应掌握糖尿病知识，懂得自我管理的重要性，增强对生活和治疗的信心，提高回归社会之感，提高生活质量。通过对血糖的测定，以了解病情与饮食、情绪、运动的相关性，有利于患者加深对糖尿病的理解，增强保持正常血糖的愿望，促进自我管理的自觉性。

（七）家属应掌握有关防治知识

糖尿病患者需要长期治疗，除病情较重者需要住院外，绝大部分时间是在门诊就诊。测定血糖、尿糖、尿酮体，注射胰岛素，口服降糖药等都是在家中进行，因此家属应了解和掌握相关防治知识，协助或督促患者执行。

首先，家属要体贴、宽慰、鼓励患者，并要注意他们的情绪变化，给患者创造一个良好的心态环境。按糖尿病饮食疗法要求，协助患者饮食控制，督促患者定时起居、锻炼，按时按量进餐，按时测定血糖、注射胰岛素、服降糖药等。对年老体弱患者，家属要为其测定血糖、注射胰岛素。对行动困难的患者，家属协助其定时到户外活动或做被动运动。家属还应掌握糖尿病酮症酸中毒、低血糖等临床症状和应急措施。应用注射胰岛素治疗的患者，要防范发生低血糖，尤其睡前必须测定血糖或尿糖，血糖偏低或尿糖阴性者应加餐。有条件者，家属应协助或督促患者轮流测定 7 次血糖，即早、中、晚餐前和餐后 2 小时及睡前血糖，并做好记录以供医生调节降糖药的参考。患者外出时家属应关照或督促其携带糖尿病治疗卡片和糖块以备应急。

此外，尽量使患者保持心态平衡，避免引起思想波动，不宜将家中不愉快的事情告他，诸如家庭经济状况、医疗费用、社会人际关系等以免影响病情。

二、对糖尿病患者管理教育的评价

糖尿病的教育是一个长远的工程，需要坚持不懈，长期反复进行。通过教育、普及糖尿病知识，提高人们对糖尿病的防范意识，尤其是 IGT 人群，应进行早期干预，阻止其向糖尿病发展，降低糖尿病发生率，控制糖尿病病情，延缓糖尿病并发症的发生和发展等。

（一）教育的对象

教育的对象包括糖尿病患者、患者亲属、患者亲友、糖尿病高危人群。他们应了解和掌握糖尿病相关知识和技能，明确糖尿病教育的目的和意义，自觉学习糖尿病相关知识。

（二）教育方式

制定一个切实可行的计划，由专人负责。根据受教育培训的对象，按不同层次、不同文化程度、不同年龄，制定不同程度的教育内容，达到浅入深出的效果。

1. 普及教育

对广大患者、糖尿病患者家属、整个社会的宣传是一个普及教育的方法。通过知识和技术传授，使他们成为一名能护理糖尿病患者的"医生助理"，糖尿病患者能掌握自我保健、自我护理、自我管理的技能，高危人群能提高警惕防范糖尿病的发生。

2. 培训教育

对医护人员，尤其社区医护人员，应从实际出发，进行糖尿病知识强化教育，提高糖尿病专病医学知识的继续教育程度，以便他们能为糖尿病防治工作深入开展奠定基础。

3. 教育方式

教育方式可根据具体条件，采用适合的方式，以多种多样方法进行，如课堂讲解、个别辅导、书面教材、小组讨论。利用投影、幻灯、录像、多媒体、电脑等，使有关人员学会一整套糖尿病医疗保健知识，使病人在疾病的困境中由被动状态转为积极主动。医务人员深入开展做好糖尿病知识教育工作责无旁贷，全社会要关心和支持、通力搞好这项工作。通过报纸、电视、广播等新闻媒体、杂志和科普读物进行宣传和普及糖尿病知识。糖尿病患者加强自我保健意识，对糖尿病高危人群，做到早发现、早预防、早治疗，降低糖尿病发病率、病残率、死亡率，提高生活质量，保护劳动力，提高全民健康水平。尽管目前我国还没有对糖尿病患者进行教育的系统评价标准，但实践证明，糖尿病患者的教育与管理是防治糖尿病的根本措施。多年来，中华医学会、中国中西医结合学会、中华中医药学会糖尿病专业委员会开展了一系列的糖尿病学术研讨会、培训班，在每年糖尿病日开展大型咨询、义诊、演讲等活动。在有关糖尿病的科普刊物如《糖尿病之友》《糖尿病新世界》等发表科普文章，各种媒体的宣传教育不断深入，取得了一定的成效，使大部分患者懂得和掌握糖尿病的相关知识。但仍有相当一部分患者依然处于"无知""少知"状态。所以，糖尿病的防治教育工作任重而道远，仍需继续努力，还应加强与社区联合，发挥社区的优势和特长，深入开展这项艰巨而神圣的教育工作，使之取得预期的效果。

第十六章
糖尿病的护理

常言道"三分治疗，七分护理"，对于糖尿病患者来说，护理在康复中更具有极其重要的作用。Taptes 认为糖尿病是一种大脑皮质与内脏相关联的疾病。糖尿病患者极易受各种心理应激因素的影响，精神创伤可诱发糖尿病或加重病情，以至诱发糖尿病酮症酸中毒、糖尿病非酮症高渗性昏迷、糖尿病乳酸性酸中毒、糖尿病冠心病、急性心肌梗死等急危重并发症，严重威胁健康和生命安全。糖尿病肾病、糖尿病视网膜病变、糖尿病足、糖尿病神经病变等慢性并发症，病程缠绵，治疗棘手。因此，糖尿病不仅需要认真治疗，更需要精心护理。

第一节　护理原则

糖尿病的护理主要体现在心理护理、饮食护理、运动护理、用药护理等四个方面。在日常生活中，患者、家属及护理人员应互相配合，创造优美的环境，建立合理的饮食结构，制定适合个体能力的运动计划，配合医生治疗用药，力争患者心理平衡，消除不良因素影响，使患者享有较高的生活质量。

一、心理护理

糖尿病患者均存在不同程度的心理障碍、不良的精神刺激、人格的特异性。要求护士将心身医学、护理学、医学、社会学等知识相互渗透，融会贯通。随着医学模式逐步向社会 – 心理 – 生物医学模式转变，护理模式也必然要求从单一的护理，转向以病人为中心的整体护理。

（一）心理护理的目的

良好的心境可以促进疾病的好转，甚至可起到药物不能达到的效果。反之，不良的语言刺激可引起病情加重。中医学历来十分重视情志与疾病的相关性，指出"怒伤肝""喜伤心""思伤脾""忧伤肺""恐伤肾"，说明情志直接影响五脏的生理功能。五志过极是引起疾病的发生和加剧的重要因素。所以心理护理在心身疾病中至关重要。心理护理的目的，在于消除患者心理上的消极因素，调节患者心理平衡，使机体内外环境保持在稳定状态，从而更好地发挥医疗效果，促进机体生理和心理的康复。

（二）心理护理的方法

1. 心理护理的程序

（1）收集资料：了解患者病情、家庭环境、工作情况、性格特点与文化素养，了解其在社会中的相关情况等。在了解时注意工作方法和技巧，以便充分掌握患者的心态，注意观察患者的精神、情绪、心理活动及外在表现，以及不良刺激因素和躯体症状等，在护理中针对原因，去伪存真，切中要害。

（2）对所获资料进行分析：对"因郁致病"还是"因病致郁"进行针对性的疏导，是医生的职责也是护理重要的工作内容，应医护联合进行心理治疗和护理。

（3）护士必备的素质：要求护士仪表端庄大方，态度和蔼，富有同情心，具有熟练的操作技能和丰富的医疗护理基础知识，取得病人信赖，经常与病人取得有效的沟通，耐心听取病人的主诉，了解病人内心世界，利用技巧性的语言安慰患者的思想情绪，推心置腹地与其谈心，并向患者提出善意的忠告，诱导患者正确正视自己的病情，逐渐解除心理障碍。

2. 心理护理的内容

（1）行为调整：通过心理护理，疏导患者情绪，使患者提高认识，能约束自己的行为、思维模式，控制自己的情绪和性格。

（2）行为指导：纠正患者不良的嗜好，如吸烟、酗酒，以及不节制饮食、起居无常等行为。

（3）心理疏导：倾听和获取患者的内心活动、心理障碍、社会致病因素。本着关心、爱护的原则，鼓励患者，为患者保守秘密。

3. 心理护理的方法

（1）建立良好的护患关系：良好的人际关系和生活环境，对患者是一种有效的治疗。与患者交流沟通时语言应持安慰、鼓励、劝说、诱导等方式，避免用刺激性语言，细微观察病人的表情神态，耐心听取患者的诉说。对患者的隐私，医护人员本着保密、安慰的原则，鼓励患者消除思想上不必要的精神负担，取得患者的信赖是糖尿病得到良好控制的重要环节。

初入院患者对环境不熟悉，生活不习惯，可能产生紧张情绪，此时护理人员应介绍医院及病区内各项设施情况和病区管理的各项规章制度，帮助患者尽快熟悉环境，消除顾虑。对病重住院的患者，护理人员更应理解他们的痛苦、焦虑、抑郁，做到设身处地的设想，从"假如我是一名患者"的角度，尊重患者，平等对待。护理时，不以床号代替姓名，不损害患者的自尊心；做治疗时，向患者说明治疗的目的、意义，可能发生的反应，使患者了解并乐于接受和合作；发药时，详细说明药物用法，口服降糖药服用时间，与进餐时间的间隔。对病员的疑问，除保护性医疗制度规定的内容外，应耐心向病人解答，让患者产生一种信赖感，愿意推心置腹地与护士交谈。

（2）掌握患者的心理活动：与患者交谈时，护士可从中了解患者的思想情绪，掌握躯体病变与心理活动状况，并针对性地进行分析，摆事实，讲道理，促使患者加强治疗的自觉性，保持心理环境的稳定。患有严重并发症的患者，长期受疾病折磨，心情忧郁，情绪低落，沉默寡言，或急躁易怒，行为反常，对这些患者的护理，尤其需要耐心。护理人员要向他们讲述治疗的长期性与重要性。通过介绍成功的案例，让患者看到光明，增强战胜疾病的信心。

总之，对糖尿病患者的护理要因人而异，必须做到针对不同的病情、不同的思想情绪，有的放矢，不要涉及病员的隐私与触动过去的精神创伤。

二、饮食护理

通过合理的饮食护理，使患者及家属了解饮食控制在糖尿病治疗中的重要性，养成良好的饮食习惯，更好地配合治疗，以利于糖尿病的控制。

许多糖尿病患者，由于缺乏医学知识，对饮食控制的重要性认识不足，家属的理解与协作不够，工作上的制约等原因，进行饮食控制有困难，导致血糖控制不佳，血脂增高。饮食治疗为糖尿病的基本治疗，已在治疗章节中做详细介绍，本节主要针对饮食护理。

1. 饮食护理目的

饮食护理的目的是平衡膳食，满足一般和特殊生理状态需要；达到或维持成人的理想体重，保证充沛的体力；确保儿童、青少年正常生长发育；满足妊娠、哺乳妇女代谢增加的需要；有效防治各种糖尿病急、慢性并发症的发生；通过合理的饮食改善整体的健康状况。

2. 饮食护理原则

（1）协助拟定合理食谱：指导患者合理控制总热能，以达到或维持理想体重；平衡膳食，选择多样化、营养合理的食物；放宽对主食类食物的限制，减少单糖及双糖的食物；限制脂肪摄入量；适量选择优质蛋白质；增加膳食纤维摄入；增加维生素、矿物质摄入；提倡少食多餐，定时定量进餐。

（2）建立健康饮食习惯：指导和协助患者及家属拟定合理的食谱，建立健康饮食习惯，阐明饮食疗法的目的、必要性、重要性。进行血糖、体重监测，督促患者做好记录，以供饮食调整，并分析和评价饮食与指标的相关性，使其得到认识和提高。

3. 饮食护理方法与内容

（1）健康饮食：包括合理的膳食结构，定时、定量进餐。糖尿病患者每日饮食中三大营养物质占全日总热量比例的分配原则：蛋白质 15%～20%，脂肪 20%～30%，碳水化合物 55%～65%，主食粗细粮搭配，副食荤素结合，多食富含食物纤维及多糖的蔬菜、豆类等，做到营养均衡。

（2）主食定量：按医嘱要求，规定每日碳水化合物（米、面等）、脂肪、蛋白质的总量及三餐分配量（根据标准体重计算，也可粗略估计，主食按一般劳动强度患者每日 250～450g），不得随意添加主食，同时每餐提供的主食必须吃完，餐后护士要巡视病房，发现剩饭要问明原因，做出记录并报告医生。

（3）进餐定时：即三餐饮食要在相对固定时间。因为口服降糖药及胰岛素发挥作用均有一定的时间要求。如磺脲类降糖药要求在餐前 30 分钟口服，双胍类药宜在餐后服，a- 糖苷酶抑制剂在进餐时嚼碎吞服，胰岛素要求在注射后 15 ～ 30 分钟进食，否则易出现低血糖，诺和龙随进餐时服用。药物与饮食配合可发挥最强的效应。

4. 制定合理食谱

食疗是中医学的一大瑰宝，自古就有"药食同源"一说，有些食物本身就是中药，有性味、功能、主治。护理人员需要掌握中医的八纲辨证，指导患者合理饮食，根据"寒者热之""热者寒之""虚则补之""实则泻之"的原则，协助指导患者选择具有改善糖脂代谢、能与西药产生协同作用的食品，使食性与药性顺应协同，增强药物的降糖效应。

（1）气血双亏：可选羊肉、牛肉、羊肾、狗肾、核桃仁、韭菜、桑椹、海参、海虾、鱿鱼、鲢鱼等大补精血之品，适合糖尿病后期并发血管神经病变，尤其是性神经衰弱之脾肾阳虚、气血双亏者。

（2）肺阴不足：宜选苦瓜、丝瓜、南瓜、冬瓜、黄瓜、葫芦、百合、藕、茭白、银耳等性味寒凉，能清肺养阴，调节糖代谢之品，适用于肺阴久虚口渴多饮者。

（3）胸阳不振：可选用薤白、大葱、韭菜、大蒜、洋葱、辣椒等辛散宣痹、温通心阳之品，适用于糖尿病并发心脏病，伴有胸闷憋气、胸胁疼痛者。此型者饮食宜清淡，适当增加粗纤维食品。

（4）脾肾两虚：食欲不振、腹胀便溏、消瘦、全身水肿者，可食用冬瓜、扁豆、赤小豆、薏苡仁、鲫鱼、鲤鱼白术汤、茯苓薏仁粥等补益脾肾、利水消肿之品，或用莲子与粳米煮粥，健脾止泻，益肾固涩，养心安神，或用补虚健脾之羊肚汤。这些适用于糖尿病并发肾病、肾功能不全者，以及糖尿病胃肠自主神经功能紊乱。护理人员应限制患者对钠盐的摄入。

（5）痰瘀交阻：肥胖型 2 型糖尿病患者宜选用紫菜、海藻、昆布、海蜇、海参、鹿角菜、芹菜、荠菜、荞麦、山楂等食品，具有化痰软坚、消瘀散结、降脂降压的作用。这些适用于糖尿病伴有高脂血症、高血压者，可预防动脉粥样硬化。

（6）大便秘结：可选用菠菜、茄子、鲜香菇，或桑椹加糯米饭，或用番泻叶泡水饮，具有润肠通便作用。此适用于糖尿病患者伴有大便秘结者。

（7）感受外邪：糖尿病患者素体虚弱，易感风寒者宜食用生姜、芫荽、葱白、大蒜、胡椒、紫苏叶等辛温散寒，祛风解表；感受风热者可食用荷叶、茶叶、淡豆豉、薄荷、藿香、芦根等辛凉疏风解表。

（8）肝肾两虚：选用玉米、蚌肉、乌龟、枸杞、桑椹等，具有滋补肝肾、清热除烦、消渴降压之效，适用于糖尿病高血压、糖尿病肾病者。

总之，食品可直接影响糖尿病患者对病情的控制，护理人员必须熟练掌握食物的性能、功效，充分利用食物的因素，指导患者选用有利于提高降糖疗效和预防糖尿病并发症的食品。

三、运动护理

运动是 2 型糖尿病患者的基本疗法之一，它具有增强外周组织对胰岛素的敏感性，改善脂代谢，纠正胰岛素抵抗，使患者达到减轻体重和愉悦身心的作用。

（一）运动护理的目的

1. 运动护理的意义

生命在于运动，运动可以增强体质，提高免疫功能，控制病情。通过护理人员的引导使患者懂得运动的重要性，鼓励患者树立运动的信心，养成良好的运动习惯。使患者了解运动具有快速降糖作用，使肌糖原、肝糖原异生增加，加速脂肪分解，促使胰岛素和受体结合，增加葡萄糖的转运，提高外周组织对胰岛素的敏感性等。同时让患者明白运动的慢性作用，可以增加各种酶活性，改善肌细胞的氧化代谢，增加肌糖原贮存，从而改善糖耐量。运动能加速清除和排泄，减少胆固醇在动脉内膜的沉积。长期规律运动，可使 HDL 增加，LDL 减少，有助于肥胖的 2 型糖尿病患者减轻体重。

2. 运动因人而异

护理人员协助患者安排好运动的内容，运动强度因人而异，做到个体化，动静结合。老年糖尿病患者或有较严重并发症者，要注意运动的强度和频率，做到量身裁衣，达到增强体质、控制病情的目的。

3. 运动的调节

协助和指导患者记录每天的活动量，观察患者运动后精神状况，体重变化，血糖、血压变化，饮食摄入量，适时调整运动强度和频率，以达到满意控制糖尿病血糖为主要目标。

（二）运动护理方式与方法

1. 运动方式

运动方式多种多样，护理人员应根据糖尿病患者不同年龄、病情、血糖、并发症等情况，协助患者选择适合的运动方式，如散步、体操、打太极拳、游泳、滑冰、慢跑、快步走、打球等有氧运动。运动时长可自 10 分钟开始，逐步延长至 30～40 分钟，其中可穿插必要的间歇时间，但达到靶心率的累计时间一般以 20～30 分钟为宜。运动时间和运动强度共同决定运动量，两者可协调配合，每周锻炼 3～4 次最为适宜。若运动间歇超过 3～4 天，则效果及累积作用将减弱。

2. 运动前护理

护理人员应指导患者运动前的准备工作。

（1）对注射胰岛素患者，运动前护理人员应提示患者加餐。

（2）运动前监测。中老年糖尿病患者常伴有多种并发症，所以运动前应进行相关的检测，如心电图（ECG）、血压（BP）、血糖、尿蛋白等。＞40 岁者 ECG 提示心肌梗死（异常 Q 波）稳定期，或高血压患者 BP＞160/100mmHg，或糖尿病肾病肾功能不全，或糖尿病视网膜病变Ⅳ～Ⅴ期，急性感染、肝病、妊娠、腹泻、呕吐、1型糖尿病病情不稳定者，宜在室内适当走动，禁止激烈运动；ECG提示有冠心病（T-ST）、高血压患者BP < 150/95mmHg，糖尿病肾病肾功能受损出现临床蛋白尿，视网膜病变Ⅲ～Ⅳ期者，应在护理人员的指导下进行散步、做体操、打太极拳等运动。血糖过高者不宜进行激烈活动，血糖过低者应及时加餐。

（3）运动时间。最好选择饭后30～90分钟之间。

3. 运动中护理

有观察资料表明，运动强度太小起不到降低血糖和尿糖的作用，达不到运动目的；间断性运动易导致血糖波动幅度大；剧烈运动可诱发糖尿病酮症，不利于糖代谢的改善，并可增加心脏负荷。目前有专家提倡中等度的运动具有改善血糖的效应，无显著副作用，运动量的大小（运动强度和运动时间）以是否发生低血糖为限度。由于运动量不容易掌握，故多数采用不同年龄的心率/分来反映运动强度比较为合理、方便。中等强度运动是指运动时消耗的氧气占本人最大耗氧量的50%～60%，结合患者基础心率，具体可参考表16–1。

表 16–1　不同强度体育运动时心率参考表

运动强度	耗氧量（%）	心率/分				
		20～29岁	30～39岁	40～49岁	50～59岁	> 60岁
较大	80	165	160	150	145	135
	70	150	145	140	135	125
中等	60	135	135	130	125	120
	50	125	120	115	110	110
小	40	110	110	105	100	100

运动注意事项：安全第一，不要造成扭伤和皮肤破损；天气炎热时要注意及时补充水分；有低血糖反应者，应及时休息和加餐，口服易吸收的糖类或静脉注射高渗葡萄糖；发现有心绞痛者，给予口服硝酸甘油片；若发生脑血管病变等紧急情况，应就地休息，及时送往医院抢救。

四、用药护理

（一）用药护理目的

糖尿病患者经饮食和运动疗法尚不能理想控制血糖时，应在此基础上加用口服降糖药，或胰岛素治疗。但有些患者对化学合成降糖药物认识不足，存有抵触情绪，对胰岛素有恐惧心理，怕应用后产生依赖性等，不愿接受口服降糖药或不配合胰岛素治疗。为此，护理人员应给患者讲解应用降糖药或胰岛素的理由及不控制血糖的危害，提高患者正确对待降糖药作用的意识，使患者进一步认识到控制血糖的重要性，合理使用降糖药物是控制好血糖、预防和延缓并发症的重要措施。

（二）用药护理方法

采用综合饮食和运动疗法，妥善安排好口服药的剂量和时间，向患者说明药物种类、特征、作用、副作用、服用方法。对患者服药后的症状改善或不良反应，应及时与医生联系，便于调整。

为使药物在体内适时发挥最佳治疗效果，应注意给药方法。清·徐灵胎说："方虽中病，而服之不得其法，则非特无功，反而有害。"说明服药方法的重要性。

（1）降糖西药：不同类的口服降糖药服药方法要求各不相同。磺脲类降糖药宜餐前30分钟服用，使其血浓度高峰正好与餐后2小时血糖高峰一致，可降低餐后血糖峰值；单胺氧化酶抑制剂与肾上腺素能受体阻断剂、磺胺类、阿司匹林、氯霉素等药物合用可加强降糖效应，护理人员应加强观察警惕患者发生低血糖；钙离子拮抗、噻嗪类利尿药等合用可降低降糖效应，易引起高血糖，护理人员必须监测血糖。格列奈类药（诺和龙）为即刻血糖调节剂，进餐时即服药，发挥作用快，不易发生低血糖。双胍类药物宜在餐中或餐后服用，空腹服用易发生胃肠道反应，如恶心、呕吐、厌食、腹胀、腹泻等消化道症状，长期大剂量服用可诱发乳酸性酸中毒、酮尿等。尤其老年患者，护理时应观察患者服药后的反应，定时监测血糖、尿酮体，发现异常应及时与医生联系。糖苷酶抑制剂（拜唐苹）有胃肠道反应，如腹胀、腹泻、矢气多，宜在餐时嚼碎，从小剂量开始，逐渐加量。有严重胃肠反应者应及时报告医生停止服用。

（2）胰岛素：胰岛素按其作用时间长短分为：普通胰岛素（正规胰岛素 RI），为短效胰岛素，皮下注射吸收快，作用持续时间短，宜在每餐前15～30分钟注射，必要时可于睡前追加一次，为临床最常用。普通胰岛素可于糖尿病酮症酸中毒，高渗性非酮症糖尿病昏迷，糖尿病患者重度感染、手术、创伤、急性心肌梗死等应激情况下静脉输入。护理人员及时监测血糖，以便调整剂量控制血糖。中效胰岛素（低鱼精蛋白锌胰岛素 NPH），发挥作用及持续作用时间较普通胰岛素长，护理人员注意该品种不能作为静脉给药，一般不单独使用，睡前注射可控制清早空腹血糖。患者用后，应安排护理人员夜间巡视，防止低血糖。多数患者经普通胰岛素治疗后，病情稳定，为减少用药次数，常与短效胰岛素联合使用。长效胰岛素（鱼精蛋白锌胰岛素 PZI）吸收缓，起效慢，作用持续时间长，一般与短效胰岛素配合使用，不单独应用，只用于皮下注射，不能静脉给药。预混胰岛素，即事先已按比例配制好的胰岛素，如诺和灵 R、30R、50R，优必灵 30/70，甘舒霖 R、30/70、50/50，以及长效甘精胰岛素等。这些不同剂型的胰岛素给药途径不同，发挥作用不同，互相配伍不同，护理人员必须熟练掌握，认真执行。

（3）中药降糖药：护理人员遵照医嘱发放中药，中药汤剂服用方法有：①分服法：将一天的药量分数次服用，目的是使药物在体内维持适宜浓度，以持续发挥药效。主要适用于糖尿病血糖尚未得到控制或并发慢性神经血管病变者，服用汤药以改善症状，解除痛苦。②顿服法：将一天的药量一次服用，目的为快速起效，适用于糖尿病急性酮症酸中毒或其他应激情况下病情加重者。③连服法：在特定时间内每天按服药要求连续服用，以维持体内药物高浓度，达到稳定血糖、延缓并发症的目的。④降糖中成药一般连续按时按量发药，以持续发挥药物效应。

（4）中西药联合应用护理：中西药合用可产生协同作用，增强疗效，发挥中药特长，降低西药副作用，将中医辨证和西医辨病相结合，互为取长补短，将中西医药理论融为一体，联合应用常可取得比应用单一的中药或单一的西药更满意的效果。护理人员必须掌握两种不同体系的药物性能、功效，以便进行中西药合用的护理工作，达到增强疗效的目的。有些西药降糖药常引起胃肠反应，出现腹胀、恶心、腹泻、腹痛等症状，应用理气降逆、健脾和胃的中药可以减轻或消除这些副作用。

五、住院病人的护理

（一）基础护理

1. 护理记录

护理记录包括体温、脉搏、呼吸、血压、体重、舌苔、脉象、每日主食量、24 小时出入量、血糖、四次尿糖、大便情况、病员的情绪变化等内容。

2. 按医嘱进行分级护理工作

晨间护理：湿扫床，整理床铺，保持病床整齐清洁，定期更换床单、被罩，防止皮肤感染。

3. 定时巡视病房

护士应注意观察患者的神态变化，对神志朦胧、昏睡、发热、呕吐、腹泻、左胸短暂绞痛患者，应及时报告医师，以防发生酮症酸中毒或急性心肌梗死。对注射胰岛素的病员，夜班护士应注意观察睡前的血糖或尿糖情况，尿糖为阴性或血糖偏低者，应嘱咐患者加餐（主食半两左右），以免夜间发生低血糖。夜间巡视病房时，应注意患者神态、脉搏、呼吸，必要时可呼唤病员，若发现昏迷，应报告医生及时处理。

4. 按时按量给药

中医学认为人体内部活动有很强的时间节律性，人体内的正气随天时阴阳盛衰有规律性变化。现代生物学研究进一步证实了这些观点，有研究认为从单体细胞生物到高等动物，从单个细胞到整个机体，从行为到整个生理生化功能、免疫反应、细胞分裂繁殖、激素分泌等均呈现出时间节律变化。糖尿病为自身内分泌激素及代谢节律失常而发病。给药时间与药物疗效有着密切的相关性，不同品种的胰岛素、不同品种的降糖药物、不同的中药均具有特定的节律性，掌握好给药时间可达到事半功倍的效果。因此，护理既要遵循人体内的节律，又要按不同降糖药发挥不同药效的节律，按时按量发药。这对注射胰岛素者具有至关重要的意义。事前应仔细查对胰岛素品种、剂量、用法，注意更换注射部位，严格消毒。

5. 技术指导

护理人员必须熟练掌握注射胰岛素的技能，并认真指导患者。

（1）护士应向患者讲述并使患者明白应胰岛素治疗的目的、各种胰岛素的特征、应用剂量、注射方法、注射时间。

（2）指导患者使用注射器抽吸普通胰岛素，掌握混合动物胰岛素抽吸程序和技能，必须遵照先抽短效后抽吸长效胰岛素的原则，反之先抽长效后抽短效，则使短效瓶内胰岛素转为长效胰岛素；对预混人胰岛素，应用胰岛素笔严格按时按量注射；对有视力或手功能障碍的患者，应对其家属进行指导。

（3）注射部位：护士注射胰岛素时应注意注射部位，不能在同一处反复多次注射，否则局部皮肤易出现红肿、皮疹、瘙痒等反应；长期一处注射可使局部皮下脂肪萎缩，胰岛素吸收不均匀，影响血糖控制，胰岛素在局部蓄积到一定程度，一旦被吸收可导致低血糖。护理人员应辅导患者掌握胰岛素注射技能，在可注射部位建立模拟虚线，沿线更替注射点。

（4）护理人员督促注射胰岛素患者定时测定空腹、餐后、睡前血糖或进行四次尿糖的测定，并做好记录，以供医生调整胰岛素用量的参考。胰岛素注射后 15～30 分钟内应督促患者及时进餐，并观察有无低血糖反应。对静脉滴注胰岛素者应注意保护静脉，预防静脉炎等。

（二）生活护理

良好的环境、规律的起居、搞好个人卫生，在糖尿病的治疗及促进康复中具有十分重要的意义。

1. 病室安静优雅

护士要努力为患者创造一个安静幽雅的治病、休养环境。尤其糖尿病患者有各种合并症，多数表现为气阴两虚，阴虚易生燥热，气虚神失所摄，故患者容易出现烦躁易怒、恶闻噪声、惊悸怔忡等。因此，病房要保持安静，噪音应小于 30 分贝，噪音大于 50 分贝的医护器械不得使用；护士进入病房要做到"四轻"，即说话轻、走路轻、关门轻、动作轻等；病房色彩宜冷色，尤以淡绿色为佳；病房要适当通风，保持空气清新，但防止体弱者感冒；病房温度以 18～20℃为宜，湿度保持在 60%，自然光线要充足，使病员感到舒适愉快，灯光要柔和，不影响患者睡眠。

2. 生活起居有常

护理人员帮助患者制定生活规律表，合理地安排休息、运动、进餐、娱乐、学习、睡眠。督促患者自觉按照生活规律表进行，做到早起早睡，起居有规律，夜间不宜看高度紧张、刺激性强的电视、电影、小说，以免兴奋过度影响睡眠。

3. 讲究个人卫生

对有多种糖尿病并发症且需要卧床休息的患者，护士除坚持做好每日的晨、晚间常规护理外，应定时帮助患者翻身，在床上给患者擦浴、洗头、剪指甲。擦浴水温以 42～44℃为宜，有助于清洁皮肤及促进新陈代谢。下肢血循环不良、皮肤发紫、肢体发凉者，拟用活血化瘀中药水煎液熏洗下肢，由于患者对温度不敏感，护理人员可先用手试探，感到温度适宜后，再将患者下肢浸泡 15～30 分钟，以改善血循环。对一般糖尿病患者，应指导其定时沐浴，换洗内衣，修剪指甲，搞好个人卫生，可预防皮肤感染。

第二节　糖尿病并发症的护理

一、合并急性心肌梗死的护理

糖尿病合并急性心肌梗死，中医称为"真心痛"，病情凶险，预后严重。其护理除一般常规护理外，尚需特别注意以下几点。

（一）做好急救准备

1. 入院时准备

入院时应准备好抢救药品、氧气、呼吸机、吸痰器、除颤起搏器、气管插管等医疗器械。将患者送入监护病房或抢救室后，立即用心电监护器监护，测定血压、呼吸、血糖，建立特护记录，每半小时至 1 小时记录 1 次，72 小时后病情稳定，改为间断监护。

2. 入院后观察

护理人员嘱咐患者绝对卧床休息 2 周，患者洗漱、进食、大小便、翻身等一切生活护理由护理人员协助在床上进行，动作要轻，避免搬动病人，以尽量减轻心脏负担。无严重并发症者，第 3 周开始可以在床上适当活动，活动量要循序渐进；第 4 周可以下床在室内活动，根据病情，动静结合，以促进血循环，改善气滞血瘀症状，早日康复。有心力衰竭、心律失常、心源性休克等三大并发症者，护理人员必须严密观察呼吸、血压、心律，发现异常者，紧急报告医生进行抢救。

（二）稳定情绪

护理人员要做好患者及家属的思想工作，消除顾虑，稳定情绪。使他们懂得忧思、恼怒均可使病情发生突然变化的可能，保持患者情绪稳定，环境安静，急性期禁止会客、吸烟，避免一切不良刺激。

（三）急性期饮食

饮食宜流质或半流质食物，宜少食多餐，切忌过饱，以减轻心脏负荷。饮食以低脂、低盐、高纤维、丰富维生素为原则，禁甜食，避免辛辣、炙烤、油煎食品，少食或不食易发酵、产气食品，如牛奶、豆类等，防止腹胀、便秘，一定要保持大便通畅。一旦出现大便秘结时，予以服用缓泻药或外用开塞露，嘱咐患者绝对不能用力排便。

二、糖尿病昏迷的护理

糖尿病昏迷系指糖尿病患者出现意识障碍，轻者表现为神识朦胧或恍惚，重者陷入昏迷，人事不省。引起昏迷的原因多为糖尿病酮症酸中毒、糖尿病非酮症高渗性昏迷、糖尿病乳酸性酸中毒及低血糖昏迷等。

（一）糖尿病酮症酸中毒（DKA）

DKA 是糖尿病的急性并发症之一，因体内胰岛素严重缺乏引起的以高血糖、高酮血症、尿酮体阳性和代谢性酸中毒为主要改变的综合征，是导致糖尿病死亡的主要原因。自胰岛素应用于临床以来，DKA 的死亡率明显降低。DKA 主要临床表现为烦躁不安，呕吐不止，口有臭秽，如闻烂苹果味，舌红苔黄腻，脉滑数。中医辨证为秽浊热毒内陷。急予补充胰岛素和生理盐水，必要时纠正电解质，纠正酸中毒，补充氯化钾。护理人员精心观察患者情志、血糖、尿酮、血压、呼吸、脉搏等，发现有异常变化者，及时报告医生。

（二）糖尿病非酮症性高渗性昏迷

此多见于老年患者，部分病人既往无糖尿病史，发病前有摄入高渗溶液史。主要临床表现为烦渴引饮，四肢抽搐，口噤不开，皮肤干燥无弹性，常被误诊为脑血管病变。患者血糖很高，尿酮体阴性，若不及时救治，死亡率很高，急予补充胰岛素和生理盐水以纠正严重脱水，纠正电解质、高血糖状况。护理人员精心观察患者情志、症状、血糖、血压、渗透压、呼吸、脉搏等，一旦发现异常变化者，及时报告医生。

（三）糖尿病乳酸性酸中毒

昏迷前多数患者尤其老年患者有长期服用较大剂量双胍类降糖药史（如降糖灵、二甲双胍等）。表现为突然昏迷，四肢厥逆，嗜睡，木僵，或恶心呕吐，血糖不一定很高，而血酮高、尿酮体强阳性。急予补充胰岛素和生理盐水以纠正酸中毒。护理人员严密观察患者情志、症状、血糖、血压、血酮体、尿酮体、电解质、呼吸、脉搏等，一旦发现异常变化者，及时报告医生。

（四）低血糖昏迷

1. 发生低血糖昏迷的原因

（1）口服降糖药，或胰岛素治疗过量。

（2）应用降糖药或胰岛素而主食量减少，或延迟进食，或未进餐。

（3）胰岛细胞瘤、胰外肿瘤分泌胰岛素类似物。

（4）肝原性疾病，饮酒量过多，尤其空腹酗酒。

2. 低血糖临床主要表现

护理人员必须熟识低血糖的临床表现。昏迷前，患者出现头晕乏力、汗出肢冷、心慌饥饿、面色苍白、情绪急躁、性格改变、注意力不集中、记忆力减退等虚脱或精神症状，继则出现昏迷。本病常易被误诊为癫痫、癔病、脑血管病、酮症昏迷等，护理人员发现上述症状时，应及时报告医生。

3. 低血糖急诊处理

低血糖持续时间过长，可引起大脑功能丧失，必须紧急予静脉注射 50% 葡萄糖

20 ～ 100mL 或 0.5 ～ 1mg 胰高血糖素肌注；患者一旦清醒可给予碳水化合物口服。长效磺脲类药物或长效胰岛素所引起的低血糖可持续很长时间，在患者清醒前，护理人员必须严密监测血糖、血压、神志、呼吸、面色及表情等，清醒后仍需监测血糖 24 小时，直至血糖平稳。

（五）糖尿病昏迷病人护理重点

糖尿病昏迷可由多种原因引起，临床表现有所不同，治疗各有侧重，但护理原则基本一致，护理人员要密切观察病情变化，与医师紧密配合积极抢救患者生命。着重护理以下几点。

1. 严重脱水者迅速补液

糖尿病昏迷表现为严重脱水者，应迅速补液。此为抢救成功的关键。要求在最初 2 小时内补入液体 1000 ～ 2000mL，12 小时内补充总失水量的 1/2 和尿量。补液过程要密切观察病人心肺功能，尤其老年患者心肺功能较差，应适当减慢补液速度，预防发生急性左心衰、急性肺水肿；血糖较高者，宜建立两条静脉通道，一为补充水与电解质，二为补充胰岛素，以迅速纠正脱水和高血糖状态。液体应先用等渗盐水，当血糖降至 250mg/dL（13.9mmol/L）时，改为 5% 糖盐或 5% 葡萄糖，以防血糖骤降低引起急性脑水肿或低血糖。护理人员必须认真调节输液速度和严密监测血糖。若输液过程中出现怕冷、寒战、发烧等，表明有输液反应，出现胸闷、呼吸困难、吐血性痰，可能是急性肺水肿或左心衰，应立即报告医生。

2. 胰岛素应用

多数专家提倡小剂量胰岛素静脉滴注，按每小时胰岛素用量为 1 ～ 6U。在静脉点滴胰岛素过程中，要密切监测血糖，预防发生低血糖。当患者出现面色苍白、心慌汗出、脉搏微弱，应急查血糖，迅速报告医生，出现低血糖者，应立即停用胰岛素，给予 50% 葡萄糖注射液 50 ～ 100mL 静注或必要时 0.5 ～ 1mg 胰高血糖素肌注，或予以独参汤灌胃。低血糖反应是使用胰岛素治疗中最常见的副作用，若发生在夜间未能及时发现，极易导致死亡。所以护理人员应注意患者睡前血糖、尿糖情况，加强夜间巡视，发现异常及时处理和报告。应预防发生苏木杰现象（Somogy 效应），又称慢性胰岛素过量综合征。低血糖多发生于夜间（午夜 1 ～ 3 时），而晨起 6 ～ 7 时转为高血糖状态，常易与黎明现象相混扰。Somogy 现象由于胰岛素过量发生低血糖后出现高血糖，需要减少胰岛素用量；黎明现象为清晨高血糖，应增加胰岛素用量、两者发生机制不同，处理相反，必须辨别清楚。

3. 做好临床特护

对昏迷患者，护理人员要注意观察病员的神志、面色、心率变化，每隔半小时测血压，每 1 ～ 2 小时测血糖，做好各种特护记录；同时注意房间通风与保暖，必要时给氧，准备好一切抢救用药（强心剂、升压药、呼吸兴奋剂）及心电监护器、吸痰器等；做好口腔护理，保持呼吸道通畅，预防吸入性肺炎；痰涎壅盛者或呕吐病人应将头偏向一侧，以利痰涎和呕吐物流出，并将舌向前拉出，勿使后坠，阻塞气道；年老体胖者及炎热季节要注意翻身，擦浴后局部敷爽身粉，防止褥疮及其他皮肤感染。根据患者不同表现进行辨证施护。如呼吸气粗、口有秽臭、舌苔黄腻者，在医生的指导下，给予清热化痰、开窍醒神之安宫牛黄、至宝丹等。如患者四肢发凉，脸色苍白，昏迷，舌苔白腻或喉中痰声辘辘者，为痰蒙清窍，用苏合香丸等以温开水化开鼻饲或灌胃，密切观察其神志的变化。

4. 昏迷病人的饮食护理

昏迷患者在最初 2 ～ 3 天内应禁食，由静脉输入葡萄糖供给营养，根据血糖情况，补液中配以适量胰岛素。待神志恢复后，可给予清淡富含营养的流质或半流质食物，逐渐给予益气和胃之大米粥、小米粥等易消化食品，宜少食多餐。

三、糖尿病足的护理

糖尿病足是最严重的并发症之一，如不积极治疗，常会因截肢而致残。预防糖尿病足的关键在于加强对此类患者的卫生宣传和教育，并采取多种方法促进患者足部血液循环，避免皮肤损伤。

（一）糖尿病足的护理要点

1. 下肢病变的观察及护理

护理人员应严密观察足背动脉的搏动情况、皮肤弹性、皮肤色泽。当足背动脉搏动减弱或消失，皮肤逐渐变白或变紫，常提示膝关节以下有缺血表现，应及时报告医师，及早给予活血化瘀通络中药内服和外用浸泡，以改善肢体血液循环。由于患者感觉较为迟钝，水不宜过热，以免烫伤，所以护理人员用手试探温度适宜后，方能让患者浸泡肢体，并观察患者下肢皮肤色泽、温度及足背动脉搏动情况，严防碰伤、烫伤。鞋子要宽松，不能穿紧口袜子以利于血循环的改善。

2. 足部疮面的护理

糖尿病足疮面感染、糜烂、溃疡，应给予保护罩保护，并配合清疮、引流、换药；脓液多者宜用清热解毒中药煎水外洗，或用与体温相同的化学消毒液水浴治疗；足筋膜下感染严重者，可在伤口内放置导管，每 24 小时用 1000mL 林格乳酸盐溶液冲洗伤口，连续冲洗 72 小时，清洗后外敷四黄膏，每天换洗一次可取得良好效果；待脓液减少，疮面干净后改用生肌玉红膏外敷，内服益气养血的托里生肌汤药，以加速疮面愈合。治疗和护理二者不可分离，伤口护理的目的在于保护疮面，去除不利因素，可采用冲洗、湿敷、水浴等。

3. 足溃疡局部治疗

溃疡面可用抗生素溶液冲洗。对感染严重或慢性伤口经久不愈合者，用湿敷治疗是较好的方法，一般每日 1 次，感染严重可每日 2 次。如细菌混合感染，可先后选用不同的药液湿敷并加适量的胰岛素效果较好。此类病人应用绷带包扎，禁用胶布固定皮肤。嘱咐患者下肢交替进行抬高、放平、下垂，以促进下肢血液循环。由于患者下肢多数为血管闭塞病变，不宜单纯抬高患肢以免影响远端血液供应。可应用温经通络、活血化瘀的中药内服及外浸泡以促进循环改善。

4. 保护坏疽肢体皮肤

坏疽肢体禁将胶布直接贴在疮面周围的皮肤。护士要指导患者搞好足部卫生，坚持每晚用温水和中性香皂洗脚，或用温经通络、活血化瘀中药浸泡脚，避免损伤肢体表皮，洗后用柔软、吸水性强的毛巾擦干。特别注意保护趾缝间的皮肤，然后涂抹植物油以保持皮肤柔软，防止干裂。修剪指甲不宜过短，以免损伤甲沟，导致继发感染，天气寒冷时要用棉袜套肢体以保暖，鞋袜宜合脚、舒适、柔软。

（二）糖尿病性大疱

皮肤水疱是诱发感染坏疽的危险因素。对水疱的处理，应注意紧张性大疱不宜切开，应在无菌操作下抽出渗液，预防继发感染；较小水疱不必处理，待微循环改善后可自行吸收，干枯形成结痂，具有保护作用，切勿剥脱痂皮，任其自然脱落。骶骨及其他受压部位水疱易合并感染会形成糖尿病性溃疡，延长愈合时间，需精心护理，避免发展为褥疮。

（三）糖尿病足癣

足癣是糖尿病患者常见的皮肤霉菌感染，局部奇痒难受，应注意局部护理，不能抓破皮肤，可用制霉菌药膏外敷，或用醋泡方浸泡 20 分钟，症状可得到缓解。

醋泡方组成：荆芥 10g，防风 10g，红花 10g，地骨皮 12g，皂角 10g，大风子 10g，白矾 10g，用布包上药，醋 1kg 浸泡 5 天后外用。每日 1 次，水温宜 40℃，连续泡 5 天。有感染皮肤破溃者勿用。

（四）下肢保健运动

护理人员可指导患者进行下肢活动，促进血液循环，以利于下肢血管病变的改善。

1. 下肢活动

护理人员指导患者做踮脚跟、弯腰、甩腿等运动，可以促进下肢血循环。

2. 坚持步行

指导患者坚持每天午餐、晚餐后步行运动，行走 1500 ～ 3000m，尽可能做到定时、定量，量力而行；运动中出现间歇性跛行、下肢疼痛时，可休息片刻，待疼痛缓解后继续步行，持之以恒，可以改善肢体血供障碍。

3. 按摩、针灸

可指导和帮助患者从趾尖开始，向上至膝关节，经行间、三阴交、足三里、冲阳、阳陵泉等穴位进行按摩，早、中、晚各 1 次，每次 10 分钟；或用针灸治疗，可选用双侧内关、合谷、中渚、三阴交、悬钟、内庭等，留针 15 分钟，每日 1 次。

四、糖尿病患者的手术护理

对手术治疗的糖尿病患者除做好常规的术前后护理外，还应加强术前预防和术后伤口护理。

（一）术前护理与准备

首先，护士要了解患者糖尿病病史及治疗情况，有无并发心、肾、脑、周围神经病变和皮肤损害；了解病人目前的病情控制情况、血糖水平；通过血糖、四次尿糖测定，调整好胰岛素用量，使血糖得到满意控制，提高患者对手术的耐受性。

其次，护理应预防糖尿病患者术后可能出现的情况，如全身性感染、伤口局部感染、急性心肌梗死、急性脑血管病变、伤口裂开、褥疮等，积极采取相应的预防措施。患者因术前禁食、麻醉、手术刺激、术后躯体运动受限等原因，Wtarlow 评分较低，容易发生褥疮，护理应在术前准备好气垫床供术后使用，做好卧床护理相关准备工作，尽量减少病人在平车或手术台上的停留时间，或用软垫垫在硬台板上以保护患者的局部皮肤。

（二）术后护理

1. 术后预防护理

糖尿病患者术后静脉滴注胰岛素、葡萄糖和钾，调节好胰岛素用量，护理人员加强血糖监测，使其得到良好控制，并避免出现低血糖，从而降低并发症发生的概率。术后预防性使用抗生素，防止发生感染，护理人员应做过敏试验，以免发生过敏反应。

2. 创口愈合护理

（1）糖尿病创口愈合：术后伤口的愈合可分为Ⅰ期愈合和Ⅱ期愈合。手术切口组织缺损少、创缘整齐、皮肤缝合严密者，为Ⅰ期愈合。而糖尿病患者由于机体抵抗力下降，周围血管神经受损，引起切开局部血液供应不良，创口组织再生修复能力差，感染机会增多，不易愈合。一旦发生感染，继而引起局部组织变性、坏死，伤口多数为Ⅱ期愈合。护理感染性伤口时，应选择合适的敷料，创造一个理想的伤口愈合环境，加速感染控制，促进创口愈合。

（2）理想伤口愈合环境：一要保持伤口湿润，二要维持一定的温度。外科常用的纱布、棉垫不能防止伤口表面水分的丢失，普通纱布仅能保持伤口温度在27℃；近年来研制的水解胶体、藻酸盐敷料、水凝胶和亲水泡沫敷料将伤口温度维持在35℃左右。选择合适的伤口敷料有助于清除伤口渗出物和毒性成分，防止微生物入侵，避免外界异物刺激，减少臭味，减轻疼痛，维持伤口及其周围环境的湿润温暖，促进伤口愈合，缩短护理时间，提高病人的生活质量。

3. 伤口感染合并坏疽的护理

（1）坏疽临床表现：护理人员发现糖尿病患者术后突然出现伤口疼痛和肿胀，伴或不伴有寒战、发热，24小时内出现红斑或蜂窝织炎，皮肤出现组织感染坏死，炎症表现时，应及时报告医生。感染有需氧菌、厌氧菌、混合感染，临床以混合感染多见。混合感染表现为组织坏死、腐烂、发出臭气，并易在软组织肌膜层形成窦道，充满气体，伤口局部剧烈疼痛。当感染破坏皮神经时，局部疼痛可减轻，出现麻木或痛觉缺失。当血管阻塞，则发生皮肤坏疽，X 线检查可发现皮下气肿，血常规检查示白细胞升高，细菌培养可分离出多种病菌。

（2）坏疽性质：临床上常见坏死性筋膜炎、Fournie's 坏疽、坏死性蜂窝织炎、渐进性细菌混合性坏疽等。由于病变发展快，炎症比较弥漫，坏死组织与健康组织之间界限不明显，有毒的分解产物和细胞毒素被吸收，全身中毒症状严重，后果严重。糖尿病患者合并坏死性蜂窝织炎的发病率高达 80%。所以要加强护理，迅速控制感染，避免截肢。

（3）坏疽处理：外科清创、抗生素的合理使用、高压氧治疗称为"三联疗法"。同时可配用清热解毒、益气养血活血的中药，拔毒生肌，以助控制感染，促进血液循环。护理上密切观察病人的生命特征变化，观察疮口局部情况。若患者病情严重，有全身中毒症状、呼吸循环系统衰竭等表现时，应及时报告医生转送 ICU 抢救室。

第十七章
糖尿病急性并发症

糖尿病急性并发症主要指糖尿病患者因多种原因引起严重糖代谢紊乱，而出现糖尿病酮症或酮症酸中毒、乳酸性酸中毒、非酮症性高渗综合征、糖尿病低血糖昏迷等病变，严重威胁糖尿病患者的生命安全，死亡率甚高，需要及时进行诊治和抢救。

第一节 糖尿病酮症及酮症酸中毒

一、糖尿病酮症酸中毒的发病率、诱因、机理

糖尿病酮症及酮症酸中毒（DKA）是糖尿病最常见的急性并发症，为糖尿病控制不良所产生的一种急需诊治的病症，是由于体内胰岛素严重缺乏及升糖激素不适当升高，引起糖、脂肪和蛋白质代谢紊乱，以至水、电解质和酸碱平衡失调，以高血糖、高血酮和代谢性酸中毒为主要表现的临床综合征。酮症与酮症酸中毒是在同一病理改变下产生的两种不同程度的临床表现。酮症相对较轻，临床可有轻度厌食、恶心、食欲不振等症，也可无任何症状，而尿酮体阳性，血酮升高。酸中毒则病情较重，在酮症的基础上，有机代谢产物进一步堆积，临床出现酸中毒症状、明显的脱水、电解质紊乱、酸碱平衡失调，严重者可陷入昏迷以至死亡。DKA 时血糖可高达 16.7mmol/L 以上，pH 值 < 7.2。

（一）发病率和死亡率

糖尿病酮症酸中毒多由于 1TDM 或 2TDM 在感染、创伤等在应激情况下而诱发。在 1922 年胰岛素问世以前，糖尿病尤其是 1TDM 患者主要死于酮症酸中毒。自胰岛素应用于临床后，死亡率明显降低。西方国家 DKA 发病率为 4.6%，国外一些内分泌专科医院的死亡率仍在 5%～10%，非专科医院为 20%～30%，老年患者高达 50%。美国 DKA 发生率为 3‰～7‰，有经验的医疗中心，死亡率为 1%～19%。1995 年资料显示，每 1000 个糖尿病入院患者中有 4.6～8 例，多为年轻的 1 型糖尿病患者，发达国家中总体死亡率为 2%～10%，大于 64 岁的患者，死亡率达 20%，年轻人的死亡率为 2%～4%。国内协和医院报道 DKA 发生率为 21.4%，基层医院病死率仍高达 10%，尤其老年患者发生率高、预后差。

（二）诱发因素

1. 急性感染

糖尿病患者易受病毒、细菌感染，引起多系统急性感染性疾病，最常见有肺炎、急慢性支气管炎、肺结核等呼吸系统疾病，急慢性尿路感染、神经源性膀胱、肾盂肾炎等泌尿系统疾病，急慢性胰腺炎、胃肠炎、胆囊炎等消化系统疾病，疖肿、痈、丹毒、蜂窝织炎及足坏疽等皮肤感染性疾病，尤其急性化脓性感染伴有高烧者最易致 DKA 的发生。感染可以加重糖尿病，使血糖骤然增高诱发 DKA，反之高血糖又促进感染恶化，难以控制以致发生败血症。据有关资料显示，因感染诱发 DKA 者高达 37%～50%。

2. 治疗不当

DKA 多发生于 1TDM 患者，常因胰岛素治疗中途突然终止，或胰岛素用量不足，或新病人失于治疗时机而导致。也可发生于 2TDM 患者，由于停用口服降糖，或用量不足，或患者长期服用口服降糖药而产生继发性失效，使高血糖得不到控制，或新病人失于及时治疗，尤其老年患者等因素使血糖升高，继之高血糖引起高渗利尿，渗透压升高，脱水，电解质紊乱而诱发 DKA，这种情况约占 21%。

3. 饮食失节

糖尿病患者由于缺乏糖尿病知识，饮食控制不严格，过食碳水化合物、脂肪，营养过剩及酗酒等引起高血糖。高血糖可促进脂肪加速分解和糖酵解，在代谢中因氧化不完全，而产生代谢性酸性物质，在体内堆积则产生酮血症。因饮食失控而诱发 DKA 者约占 10%。

4. 精神因素

患者受到强烈的精神刺激，或精神高度紧张，或过度兴奋，或过于恼怒激动等。精神情绪的变化使神经兴奋性增强，尤其交感神经兴奋，会分泌过多的儿茶酚胺、肾上腺素、肾上腺皮质激素、胰高血糖素等与胰岛素相拮抗，促使糖异生和脂肪的分解，主要促进甘油三酯分解为 a- 磷酸甘油和游离脂肪酸（FFA），当脂肪分解大于合成，则出现酮症，严重者发生酮症酸中毒。

5. 应激情况

患者遭受外伤、接受手术、烧伤，或急性心肌梗死，或急性恼血管病等应激状态，使机体过多分泌与胰岛素相拮抗的激素，从而引起血糖升高，酮体生成诱发 DKA。

6. 妊娠与分娩

孕妇在妊娠期间由于胎儿的生长发育，胰岛素需要量增加，同时体内与胰岛素相拮抗的性激素、生长激素及绒毛促性腺激素等相应分泌增加，则引起血糖升高，尤其后期分娩时，过度精神情绪紧张和疼痛等均可诱发血糖升高和酮体生成导致 DKA。

7. 其他因素

患者可因较长时间服用皮质激素、β - 阻滞剂、噻嗪类利尿剂和苯妥英钠等药物。这些药物通过交感神经能作用，刺激脂肪分解，使糖异生和酮体生成。尚有部分因患者过度饥饿及无明显诱发因素而发生 DKA。

（三）发病机理

1. 胰岛素缺乏

Schade 等认为在糖尿病酮症的发病机理中，胰岛素缺乏具有一定的重要性。葡萄糖在生理浓度下具有刺激胰岛 β 细胞分泌和合成胰岛素的作用。在胰岛 β 细胞膜上有一种特殊的葡萄糖受体，当受体接受葡萄糖刺激后会迅速分泌胰岛素。实验证明静脉注射 25g 葡萄糖，1 分钟内血浆胰岛素浓度升高 10 倍以上，3 ~ 5 分钟可达高峰，这种现象称为第一时相。胰岛能迅速分泌胰岛素的原因为胰岛细胞内贮备的胰岛素被激发释放。高血糖可降低胰岛 β 细胞葡萄糖诱导的胰岛素分泌，并使胰岛素作用的靶细胞膜上胰岛素受体数目减少和功能异常，这称之为高糖毒性作用，表现为胰岛素分泌第一时相消失。糖的利用和贮备发生障碍，能源必须取之于脂肪和蛋白质，两者加速分解，抑制合成，促进脂肪酸加速分解为乙酰辅酶 A，缩合为酮体。大量脂肪分解，FFA 经血循环入肝转化为酮体，使血酮升高，酮体堆积而致酮症酸中毒。

2. 胰岛旁激素分泌失调节

在胰岛中，α 细胞分泌胰高血糖，δ 细胞分泌生长抑制激素，β 细胞分泌胰岛素。在正常情况下，三者相互制约，相互刺激形成动态平衡。糖尿病患者各种细胞间的正常联系受到破坏，而 α 细胞功能则未受到抑制。1TDM 患者胰岛素缺乏时，抑制胰高血糖素作用减弱，使胰高血糖素水平升高。实验证实 1TDM 胰岛形态观察，发现 α 与 δ 细胞增多而 β 细胞减少，表明旁分泌激素失调节，α 细胞功能异常。胰高血糖素作用最强，是 DKA 发病机理中的主要因素，能促进糖原异生，FFA 分解加速，而又不能充分氧化，使体内乙酰乙酸、β – 羟丁酸、丙酮酸等有机物堆积而产生酮体，酮体生成增多，最后导致酮症酸中毒。

3. 抗胰岛素激素失调节

Kreisberg 等发现糖尿病患者皮质醇和生长激素等胰岛素拮抗激素在糖尿病酮症时明显增高，2 ~ 4 倍于基值。有关实验研究发现，切除大鼠垂体及肾上腺可防止胰腺切除后出现的酮症酸中毒，再给皮质醇后 24 小时，大鼠死于酮症酸中毒。予以 1TDM 患者生理浓度胰高血糖素，或去甲肾上腺素，或生长激素后，其出现明显酮症；给生理浓度的皮质醇则发生酮症酸中毒。Schade 用甲吡酮抑制皮质醇合成，使糖尿病患者血酮下降等，研究结果表明，拮抗胰岛素激素增加是促成酮体生成的重要因素。胰高血糖素、邻苯二酚胺、ACTH 和皮质醇通过促进糖原异生，抑制糖利用和脂肪动员分解，使酮体生成。

4. 游离脂肪酸增多

胰岛素能促进游离脂肪酸经肌肉氧化利用，部分经血循环入肝脏转化为 a– 磷酸甘油（a–GP）合成甘油三酯，分解产生乙酰乙酸、β – 脂蛋白，合成极低密度脂蛋白经血循环转运。在胰岛素不足时，大量脂肪酸加速分解，产生 β – 羟丁酸等酸性物质，不易进入三羧循环，而形成酮体，当血酮上升大于 5mmol/L 时，尿酮呈强阳性，丙酮酸从肺呼出时成烂苹果味。

5. 酸性代谢产物增多

糖酵解代谢失常产生丙酮酸增多，蛋白质、脂肪分解时产生磷酸、硫酸、乳酸、β-羟丁酸、草席乙酸、丙酮酸等有机酸增多，氧化不足使乳酸增多等使血浆中酸性物质增高而出现酮症。

6. 电解质代谢紊乱

由于高血糖，产生高渗利尿，出现糖尿、酮尿、尿量增多；酮症时因厌食，恶心呕吐，入水量减少，脱水使细胞外渗透压升高可达 330mQsm/kg 以上，引起细胞内脱水可出现高渗性昏迷。高渗性利尿使体内 K^+、Na^+、Ca^{++}、Mg^{++}、Cl^-［H^+］、［HCO_3^-］等电解质丢失。酸中毒早期因恶心、呕吐，引起低钠、低钾血症，酸中毒时钾从细胞内转移到细胞外，血钾可上升 0.6mmol/L（mgEg/L），所以在糖尿病酮症酸中毒时血钾即使正常也不能说明没有丢钾。经胰岛素治疗后由于 Na^+ 与 K^+ 交换保钠丢钾，易出现低血钾。

（四）DKA 病理生理

1. 肌肉组织

机体 80% 外源性葡萄糖由肌肉组织摄取和利用，当胰岛素相对或绝对不足时，肌细胞对葡萄糖摄取发生障碍，使肌糖原合成减少，分解增多，无氧代谢增强，乳酸增多。肌细胞内蛋白质合成减少，分解增多，成酮氨基酸分解增多，则形成大量酮体。成酮氨基酸分解增多，加强肝糖异生，肝糖输出增多，所以糖尿病酮症时，血糖、血酮及乳酸等均增加。

2. 肝脏

机体中 70% 的内源性葡萄糖由肝脏提供，当胰岛素缺乏时肝细胞摄取葡萄糖减少，肝糖原合成减少，分解增多，肝糖输出增多。胰岛素缺乏加速脂肪分解，使肝内脂肪酸和氨基酸增多，酮体生成增多，肝合成甘油三酯减少，糖异生增多，肝糖输出增多。大量脂肪酸、葡萄糖及氨基酸分解时生成大量乙酰基辅酶 A（$CH_3CO \cdot CoA$）进入三羧循环受到抑制，使大量乙酰基辅酶 A 转化为酮酸（乙酰乙酸、β-羟丁酸）、丙酮酸，发生酸中毒。

3. 肾脏

由于高血糖、高酮血症导致高渗性利尿，大量液体和电解质丢失，肾糖原异生增强，代谢性酸中毒导致代偿性氮（NH_3）产生增多，可以调节酸碱平衡作用。当严重脱水及循环衰竭时可引起急性肾功能衰竭。当肾功能衰竭时，酸中毒进一步恶化，pH 值 < 7.2，呼吸中枢受到刺激发生呼吸加深而快；pH < 7.0，呼吸中枢受到麻痹，可引起 CO_2 麻醉以至进入酸中毒昏迷。

4. 神经症状及脑水肿

糖代谢紊乱，糖利用异常，能源来源主要为酮体，尤其为乙酰乙酸，使糖尿病酮症酸中毒时脑功能处于抑制状态，其发生机理可能与以下因素有关。

（1）带氧系统失常，高渗脱水，血液黏度增加，使脑组织缺氧。

（2）由于代谢酸性产物乙酰乙酸、β-羟丁酸增多，引起脑细胞酸中毒。

（3）血浆渗透压升高可引起脑细胞失水，而导致高渗昏迷。

（4）由于脱水、血压下降，血容量不足而影响脑缺血和缺氧。

（5）治疗过程中当血糖下降过快，渗透压下降而引起脑水肿；由于脱水可引起血循环量不足、血压降低，常伴有休克以至循环衰竭。

5. 腹痛

糖尿病酮症酸中毒时，钾离子进入细胞内，外周血钾降低，低血钾引起肠麻痹而出现类似急腹症，常易被误诊。

6. 带氧系统失常

糖尿病酮症酸中毒时，红细胞中磷降低，糖酵解失常使 2-3 二磷酸甘油酸（2-3DPG）合成减少，其与血红蛋白结合，使氧释离能力减弱而引起缺氧。并且血糖升高与血红蛋白结合成糖化血红蛋白（HbAlc），阻止血红蛋白与 2-3DPG 结合，从而使血红蛋白对氧的亲和力增强，导致组织缺氧。在严重糖尿病酸中毒时，血液黏度增加和血小板功能异常，循环功能发生障碍，同时脱水，血容量降低，心输出量减少，血压降低，出现组织缺氧，心动过速。

二、中医病因病机

根据糖尿病酮症酸中毒的临床表现，中医认为其隶属于中医学中的"口臭""恶心""呕吐""哕"等范畴。口臭指患者呼气带有特殊气味。历代医家有"腥臭""口中胶臭""口气秽恶"等记载。恶心、呕吐指胃失和降所引起的病症，有声有物谓之"呕"，无声有物谓之"吐"，有声无物谓之"干呕"。本着审证求因的精神，按其证候、病因、发病机理主要归纳如下。

（一）胃失和降，浊气上逆

本证表现为口气秽臭似烂苹果，伴口渴多饮，口唇红赤，溲赤便秘，舌红苔黄，脉浮滑。

此多因过食辛辣，胃热内盛，或素有宿食痰浊，久蕴化热，阳明热壅，胃热上蒸发为口臭。《素问·至真要大论》云："诸逆冲上，皆属于火。"或因饥饱不节，暴饮暴食，食滞中焦，积食化腐，秽气上逆而口臭。《素问·宣明五气》云："胃为气逆，为哕，为恐。"《伤寒论》说："阳明病，不能食，攻其热必哕。"《诸病源候论》专列"呕哕候""哕候"，指出："脾受邪气，脾胀气逆。"论述了口臭发生的病因和发病机理。

（二）感受湿浊，升降失司

本证表现为突然泛恶，纳呆呕吐，发病暴急，或伴恶寒发热，苔白腻，脉浮滑。

此系患者感受秽浊之气，气机逆乱，或湿浊中阻，升降失司，清浊不分，胃失和降所致。李东垣云："呕吐哕皆属脾胃虚弱，或寒热所侵，或饮食所伤，致气上逆而食不得下也。"阐明了呕吐发生病因可为内伤也可因外感所致。《素问·举痛论》认为："寒气客于肠胃，厥逆上出，故痛而呕也。"具体指出呕吐之作，乃为寒、热之邪交攻于肠胃，气机升降失司，浊气不降所致。

（三）饮食不节，腐浊泛溢

本证表现为呕吐哕臭，脘腹满闷，口臭厌食，舌苔厚腻，脉滑实。

患者多因暴饮暴食，损伤脾胃，胃不受盛，脾不输精；或宿食积滞停聚，积郁化热，腐食化浊，则呕吐，出气秽臭。《济生方》云："饮食失节，温凉不调，或喜餐腥脍乳酪，或贪食生冷肥腻……动扰于胃，胃既病矣，则脾气停滞，清浊不分，中焦为之痞塞，即成呕吐之患。"阐明了由于饮食不节，脾胃受损，脾失健运，胃失和降，腐食化浊，上逆泛溢。

三、糖尿病酮症酸中毒的诊断、鉴别诊断

（一）临床表现

1TDM 和 2TDM 均可发生酮症酸中毒，但以 1TDM 为多见。其中新发生的糖尿病患者约占 10%，既往有明确的糖尿病史者为 90%。临床主要表现如下。

1. "三多一少症"加重

糖尿病原有多饮、多尿、多食、乏力、消瘦加重，体重在短时间内明显减轻等，"三多一少症"加剧。

2. 消化道症状

酮症可有食欲减退、恶心、呕吐，或有腹痛（特别是儿童），也可无消化道症状。酮症酸中毒者上述症状明显加重，面色潮红。

3. 精神症状

早期表现为头晕、头痛、精神萎靡，继之出现精神混乱嗜睡、烦躁、腿痉挛；后期出现生理反射迟钝，最后可陷入昏迷（发生率为 10%）。

4. 呼吸异常

呼吸加深加速，呼气可闻及烂苹果味，见酸中毒呼吸（Kussmaul 呼吸）。

5. 脱水

皮肤干燥，缺乏弹性，舌红而干，眼球下陷，眼压降低，视力模糊。

6. 循环衰竭

四肢发凉，血压下降，体温低于正常。有感染者可伴有发烧、休克等。

7. 糖尿病酮症酸中毒分级标准

按临床症状及二氧化碳结合率或碳酸氢根作为判断标准（表 17-1）。

（二）检测指标

1. 尿常规

尿常规检查可出现尿蛋白、管型、白细胞、红细胞等，尿糖定性呈强阳性，尿糖定量 > 1000mg/dL，尿酮定性呈强阳性，尿酮定量 > 15mg/d。肾功能严重受损害时酮体

减弱或阴性，合并严重肝功能受损害时可出现强阳性。

表 17-1　糖尿病酮症算中毒分级的鉴别

病情分级		酮症	轻度酮症酸中毒	重度酮症酸中毒
CO_2-CP（mmol/L）		< 8.98	4.49 ~ 8.98	< 4.49
容积%		> 20	10 ~ 20	< 10
HCO_3^-（mEq/L）		21 ~ 23	15 ~ 20	< 15
症状	三多症状	有或无	有	明显
	食欲减退	有或无	有	明显
	恶心呕吐	有或无	有	明显
	腹痛	无	可有	可呈急腹症
	呼吸	无改变	常增快	快而深
	酮味（烂苹果味）	无	有	明显
	神志	清醒或嗜睡	嗜睡	神志恍惚或昏迷
	脱水	不明显	较明显	明显，达体重 10%

2. 血常规

血常规结果可见无感染，但可出现白细胞增多，红细胞压积增大，血红蛋白增高，血液黏稠度增加等。

3. 血生化检测

血糖可达 16.65 ~ 27.76mmol/L（300 ~ 500mg/dL）；老年患者血糖＞33.3mmol/L，并可出现高渗昏迷；血酮体（有条件）定性强阳性，定量＞5mmol/L；电解质紊乱；血尿素氮可中度升高 28.0 ~ 32.13mmol/L，主要为肾前性脱水或血循环衰竭。

4. 高血浆渗透压

渗透压≥350mmol/L，渗透压的计算方法如下。

血浆渗透压（mmol/L）=2（血钠＋血钾）mmol/L+血糖（mmol/L）＋尿素氮（mmol/L）。

5. 电解质紊乱

血钠≥150mmol/L，或可正常，血钾正常或偏低。

6. 酸解度失调

HCO_3^- < 10mmol/L，或二氧化碳结合率＜10%，pH＜7.20 为重度酸中毒。

（三）鉴别诊断

糖尿病酮症酸中毒一般诊断并不困难，但以往无糖尿病史的老年患者，发生糖尿病酮症酸中毒伴有意识障碍者，常易被误诊为脑血管病变而延误治疗时机，死亡率甚高。为此，凡出现意识障碍的患者，无论有无糖尿病史，均需测定尿酮体、尿糖、血酮、血糖、电解质、HCO_3^-，或 CO_2-CP、pH 及血气分析以兹与脑血管病变鉴别。以往有糖尿病史而出现意识障碍者，应首先考虑为酮症酸中毒所致，并应与非酮症性高渗性昏迷、乳酸性中毒相鉴别（详见高渗性昏迷、乳酸性中毒节）。

四、糖尿病酮症酸中毒的抢救措施与方法

DKA 是一种急性代谢性疾病，一旦确诊后应予以相应的急诊处理，否则延误病期，后果不可设想，尤其发病 6 ～ 12 小时内是治疗的关键。

（一）抢救措施

1. 加强监护

视病情每 0.5 ～ 2 小时测 1 次血压、呼吸、脉搏；伴发烧者每 4 ～ 8 小时测体温 1 次；严密观察神志、面色的变化。

2. 严密监测

每 2 小时测血糖、尿糖、血酮、尿酮体等，拟于每瓶液体即将滴完前进行测定，其结果以作为下次液体调配参考；每 2 ～ 8 小时测定电解质钾、钠、氯；每 4 ～ 24 小时做动脉血气分析，至血气各项指标恢复正常为止。定期测定血浆渗透压、HP 值等。

（二）抢救方法

抢救的目的主要为消除诱因，纠正脱水，纠正酸中毒。

1. 补充液体

补充机体有效血容量，纠正脱水，纠正酸中毒、电解质紊乱；预防心、脑、肾低灌注量，急性心脑急性病变及急性肾功能衰竭发生。

（1）补液方法：以补充水分低渗液体为原则。酮症有轻度脱水者，鉴于条件所限则可用口服法补液，以加速酮体的排泄。糖尿病酮症酸中毒严重脱水者应予以静脉补液。

（2）液体成分：视病情而定，一般早期予以不含糖的等渗液生理盐水，或可用 Ringer 液。当血糖降低到 13.8mmol/L（250mg/dL），为防止低血糖发生，可改用 5% 葡萄糖盐水。

（3）补液量：可按脱水情况而定，一般每日补充 1300 ～ 1500mL，轻度脱水者补充 1500 ～ 2000mL，中度补充 2000 ～ 4000mL；或按血钠浓缩程度估计：所需液体量 ＝［（血钠浓度 –142）×0.6× 体重（kg）］÷142（L）。

（4）补液速度：一般先快后慢，开始 500mL/h，当脱水情况得到改善，补液速度可适当减慢为 250mL/h。

（5）注意事项：老年患者，或有心脏病、肾功能损害者，液体输入速度不宜过快。

2. 补充胰岛素

补充胰岛素以纠正糖尿病酮症酸中毒，降低血糖，消除酮血症为目的。对胰岛素剂量，存在下列不同意见。

（1）大剂量：20 世纪 50 年代，Root 等提倡用大剂量，主张初次用量 50 ～ 200U，然后每 2 ～ 4 小时续加 50 ～ 100U，则第一天用量达 300U 以上。大剂量胰岛素治疗易发生晚期低血糖，易引起低血钾，可导致心律不齐，易诱发脑水肿，增加死亡率 5% ～ 15%，可诱发低血磷，降低 2,3 二磷酸甘油酸，引起组织缺氧，可诱发低血镁、

高乳酸血症等缺点。

（2）小剂量：20 世纪 70 年代，Sonkscn 试用小剂量胰岛素取得成功，主张静脉点滴 1 ～ 12U/h，平均 5U/h 为可靠有效剂量；或按 0.5 ～ 0.1U/kg·h；儿童为 1U/Kg·h；肌注初剂量为 20U，然后可按 1 ～ 12U/h，直至尿酮转阴，血酮、血糖恢复正常。

小剂量胰岛素治疗的理论依据与优点：正常人空腹胰岛素浓度为 5 ～ 20U/mL，葡萄糖刺激后或餐后高峰为基础值的 8 ～ 10 倍，一般在 50 ～ 100U/mL，自然胰岛素半衰期为 4 ～ 8 分钟，静脉滴注 1U，血浓度可达 20U/mL；注入 5U 时可达 100U/mL，注入的胰岛素半衰期为 20 分钟，因此，每小时 5U 可达正常人胰岛素的高水平。当血浆胰岛素浓度达到 10U/mL 时，能抑制肝糖原的分解；20U/mL 可抑制糖原异生；20U/mL 可抑制脂肪分解；50 ～ 60U/mL 可促进肌肉和脂肪组织摄取葡萄糖；100 ～ 200U/mL 可促进钾转移入细胞内，可见于小剂量胰岛素治疗酮症酸中毒，可防止低血钾的发生。从纠正酮症酸中毒证实抑制酮体生成所需最高胰岛素用量为 120U/mL，抑制酮体生成最高速度一半的浓度为 24U/mL，可见按 5U/h 治疗糖尿病酮症酸中毒，不仅可以达到治疗目的，同时可防止低血钾的发生。当尿酮体转阴后，于皮下追加 4 ～ 6U，然后改为常规胰岛素治疗。

我们曾于 500mL 生理盐水内加 20U 胰岛素，按 2 ～ 6U/h 静脉持续滴注 5 ～ 6 小时，当血糖降到 250mg/d，则将液体改为 5% 的葡萄糖盐水以免低血糖的发生。液体即将滴完，当尿酮体转阴，脱水得到纠正时，则可终止输液，于皮下追加 2 ～ 4U 胰岛素。次日根据血糖水平，拟定皮下注射常规剂量。

（3）小剂量肌注法（少用，主要用于轻型 DKA）：初始剂量一般为 8 ～ 10U/h，并根据血糖调节剂量。Alberty 建议首次剂量为 10 ～ 20U 负荷量，以后 5 ～ 10U/h，至尿酮体转阴，然后改为常规胰岛素治疗。

3. 纠正电解质

（1）补钾：当补充生理盐水（NaCl）时，血容量增加，肾循环改善，尿量增多，此时血钾可以突然降低，诱发严重心率失常。尤其在给胰岛素和葡萄糖后，大量钾离子进入细胞内，尿量增多，钾随尿排出，同时血液稀释，给钠盐后离子交换等因素使血钾降低。只要患者尿量＞ 30mL/h，血钾＜ 5.5mmol/L，补胰岛素的同时即可开始补钾。拟于补充胰岛素同时补充氯化钾 1 ～ 1.5g，补钾 5 ～ 6 小时后复查血钾，一般 24 小时补钾 6 ～ 10g。当血钾达到 5.5mEq/L 时，可改用口服氯化钾 13 ～ 6g/d，连续 5 ～ 7 天。当患者肾功能不全，或血钾 ≥ 5.5mEq/L，或无尿时，则不宜补充钾，补钾时应进行心电图监测。

（2）补磷：在酮症酸中毒时，红细胞 2,3 二磷酸甘油酸（2,3DPG）减低，HbA1c 增多引起组织缺氧。拟补充磷酸盐缓冲液，于 600mL 生理盐水中加 KH_2PO_4 0.4g，可促进 2,3DPG 加速恢复，使酸中毒纠正，减少昏迷和死亡率。但有人认为补磷具有一定的危险性，可引起低钙性抽搐，一般情况无须补磷。

4. 纠正酸碱度

糖尿病酮症酸中毒时可降低心肌收缩力，减少心搏出量，扩张周围血管使血压下降，中枢神经和呼吸中枢受抑制，降低胰岛素受体对胰岛素的敏感性，所以首先应补充胰岛素。当 pH < 7.1，补充 $NaHCO_3$ 液。Alberti 倡议：pH < 7.1 时补充 $NaHCO_3$ 50mmol、KCl 13mmol，于 30 分钟内滴完。pH < 7.0 则 $NaHCO_3$ 100mmol、KCl 26mmol，于 45 分钟内滴完。每隔 30 分钟测定 pH 及 HCO_3^- 或 CO_2 结合率。

（三）预防 DKA 的措施

1. 长期坚持严格控制血糖

提高糖尿病患者对 DKA 危害性的认识，加强自我护理，不能随意减少或擅自停用胰岛素或降糖药。

2. 积极防治和消除各种诱因

感染、发烧、精神创伤、手术等应激因素。

3. 提高警惕性，作好预防工作

根据病情轻重不同分别对待。酸中毒程度较轻，脱水不明显，无循环衰竭，神志清楚者，给予足量胰岛素，鼓励患者多饮水或予以淡盐水口服，可使尿酮体消失；酸中毒程度较重者，血 HCO_3^- < 10mEq/L、pH < 7.3、血酮 > 5mmol/L，甚至伴有循环衰竭，应积极抢救。

4. 支持疗法

患者意识清楚，则鼓励患者多进半流食或流食及易消化的营养物质，必要时予以血浆等。

5. 提高抢救成功率，降低死亡率

积极预防脑水肿、肺水肿、心肌梗死，以及肾等多脏器功能衰竭等并发症的发生。

五、辨证论治

（一）燥火亢盛

本证表现为烦渴喜冷饮，渴饮无度，难以自制，随饮随消，四肢倦怠，或纳呆泛恶，舌红苔薄黄或黄腻，脉细数或滑数。

本证系肺胃燥热，肺为清虚之脏，主一身之气，与脾母子相关。肺为水之上源，肾为水之下源，肺津不足，肾阴虚亏，开阖失司，水津直趋膀胱，则烦渴喜冷饮，渴饮无度，难以自制，随饮随消。正如《辨证录·消渴门》所述："因肾阴之虚，欲下顾肾，肺气既燥，肺中津液自顾不遑，安得余津以下润夫肾乎。肺既无内水以润肾，乃索外水以济之，然救其本宫之火炎，而终不能益肾中之真阴，肾又不能受外水，而肾与膀胱相表里，即将水传于膀胱，故饮水即溲也。"阐明了肺与肾在通调水道、输布津液中的相互关系。肺燥及母，脾运不健、则四肢倦怠，胃气上逆则纳呆泛恶。如《辨证录》认为："胃消之病……酿成内热，津液干涸，不得不求济于外水，水入胃中，不能游溢精气，上输于肺，肺又因胃火之炽，不能通调水道，于是合外之水建瓴而下，饮一溲二。"此属消渴病肺胃燥热证，见于糖尿病高血糖，或糖尿病酮症，或糖尿病酮症酸中毒。

辨证论治：治则拟清泄肺胃，生津止渴。方药：白虎汤合玉女煎加减。

生石膏，知母，生地，麦冬，甘草，牛膝，太子参，半夏。

取方中生石膏辛甘大寒，泻火清金以滋水之上源；知母苦寒质润，助生石膏清热除烦，养阴润燥；太子参味甘性平，养肺胃气阴以培土生金；麦冬、生地甘凉濡润以益肺胃之津；甘草、粳米养胃益阴，使大寒之剂无伤脾胃之虑；加牛膝引热下行，降炎上之火。柯韵伯认为"然火炎土燥，终非苦寒之味所能治"，故"以甘泻之"，主张治燥用甘寒之品，反对用苦寒直折之剂，因苦寒燥湿反伤阴液，实属经验之谈。《类证治裁》也认为："胃热干渴，水亏火炎者，玉女煎。"

加减：呕恶不止者重用半夏、竹茹、藿香以芳香化浊，和胃降逆；渴饮无度可加五味子、乌梅以甘酸化阴，加玄参、石斛、天花粉以加强养阴生津之效；倦怠乏力加黄芪，加强太子参补益肺气之效。尿中有烂苹果气味经久不消者，频饮淡盐水，咸味入肾，引上炎之火归原，常可取速效。

（二）浊毒中阻

本证表现为口燥唇焦，大渴引饮，渴饮无度，皮肤干燥皱瘪，精神萎靡，嗜睡，胸闷纳呆，恶心呕吐，口有秽臭，时有少腹疼痛如绞，大便秘结，舌红苔垢而燥，脉沉细数等。

本证系肺胃燥热，浊毒阻滞。肺燥津枯，肺不布津而口燥唇焦，大渴引饮，渴饮无度，此乃热甚津液被劫，欲饮水以自救；胃火炽盛，灼津成痰，痰浊内蕴，蕴久化毒，浊毒阻滞，清阳不升而头晕，精神萎靡，胸闷纳呆，浊毒不降，秽气上逆，而恶心呕吐；肺燥津液无以敷布，加之津随溲出，四肢肌肉无津液濡养而皮肤干燥皱瘪。《医学体用》云："无论六淫之火，五志之阳，以及辛辣之气，聚集于阳明，聚久不散，火结于胃，灼其津，致肌肤不能充长，形神日渐消瘦。"肺燥无以濡养大肠，肠燥津枯，腑垢不行，糟粕积滞，而腹部疼痛，大便秘结；腑气不通，秽浊火毒之气熏蒸炎上，则口中秽臭难闻，舌苔垢腻。此属消渴病肺胃燥热，浊毒中阻，见于糖尿病酮症酸中毒（重症）。

辨证论治：治则拟清热导滞，芳香化浊。方药：增液承气汤合清胃汤加减。

生大黄，芒硝，枳实，生地，麦冬，黄芩，藿香，半夏，生石膏，玄参。

本证系肺胃燥热，阳明腑实，津液被劫，浊毒积滞，燥屎不行，即所谓"无水舟停"。取方中大黄苦寒直折，荡涤肠胃，芒硝咸寒泻热，软坚润燥，使浊毒之邪得以清泄，急下存阴，为君药；麦冬、玄参、生地甘寒濡润，以清金降火，滋水之上源，达增水行舟之效，为臣药；正如《辨证录》所云："龙火久居于上游，未免损肺，得麦冬以生其气，则肺金生水，火得水而易归也。"藿香芳香化浊，辟秽悦脾，半夏和胃降逆，以调理脾胃升降之机，养阴甘寒之品与芳香辛温之药相伍，使养阴生津而不滞邪，化浊燥湿而不伤阴均，为佐药；枳实理气行滞，生石膏、黄芩清肺胃积热，为使药。头晕嗜睡甚者加佩兰、菖蒲以加强芳香化浊、除秽通窍之力。

（三）浊毒闭窍

本证表现为口干微渴，心烦不寐，烦躁不安，或嗜睡，甚则昏迷不醒，呼吸深而快，食欲不振，口臭呕吐，小便短赤，大便秘结，舌暗红而绛，苔黄腻而燥，或黑苔有灰晕，脉细数。

本证系湿热相搏，秽浊中阻，化燥化毒，热毒炽盛，真阴被劫，肾水不足。心肾不交，心火独亢而心烦不寐；真阴虚于下，雷龙之火浮于上，火扰心神而烦躁不安；热毒蒸熏，秽浊酿痰，痰浊内蒙神明而意识朦胧，嗜睡；热毒内陷心包则神志昏迷不醒；秽浊热毒，燔灼中焦，脾胃升降失司，清浊混淆而食欲不振，恶心呕吐；秽浊之气上泛而口臭；热毒亢盛，苔腻而燥为浊阻津伤；舌质红绛乃热入心营，燔热火毒充斥于内，致呼吸深快；热毒深入营阴，故口反不渴。此属消渴病浊毒闭窍证，见于糖尿病重症酮症酸中毒、糖尿病酮症昏迷。

辨证论治：治则拟芳香开窍，清营解毒。方药：安宫牛黄丸合紫雪丹加减。

牛黄，郁金，黄芩，黄连，玄参，栀子，石菖蒲，金银花，连翘，淡竹叶，生石膏，犀角（水牛角代）。

本证系为秽浊热毒化燥，燥火入营，伤阴劫液，化源告竭。风动惊厥之变在即。故急于大剂清热凉营之品清炎炎之威，芳香辟浊之药以通窍开闭。取方中牛黄以清心解毒，豁痰开窍，水牛角清营凉血，咸寒解毒，共为君药；佐以黄芩清上焦之热，黄连解中焦热毒，栀子泻三焦之火，为臣药；玄参滋阴清热，郁金、石菖蒲芳香祛秽，通窍开闭，为佐药；生石膏甘寒清热，金银花、连翘、淡竹叶以清热解毒，透热于外，为使药。全方凉营开窍，清热解毒以冀毒解热清，浊化阴复，出险入夷。叶天士云："入营犹可透热转气。"以期病情有所转机。

（四）虚风内动

本证表现为神倦嗜睡，耳聋失聪，眼花目暗，手足蠕动，甚则抽搐，惊厥，舌红绛少苔，脉虚细数。

本证系脾胃湿热蕴结，伤阴劫液，真阴欲竭所致虚风内动证。热灼肺胃，肺为水之上源，肾为水之下源，肺津枯竭，津不下润，肾开窍于耳，肾阴虚亏，精气夺则耳聋耳鸣；肝肾乙癸同源，肝木赖于肾水涵养，热毒羁留，真阴竭耗，"诸风掉眩，皆属于肝"。肝阴不足而眼花目暗；肝肾阴虚，筋脉失养而出现手足蠕动，甚则抽搐、惊厥等动风之症；阴精亏竭，而神倦嗜睡。证属消渴病真阴竭耗，虚风内动，见于1型糖尿病酮症酸中毒重症。

辨证论治：治则拟滋阴清热，柔肝息风。方药：复脉汤或大定风珠加减。

生地，白芍，麦冬，炙甘草，鳖甲，龟甲，鸡子黄，黄芩，黄连，青蒿，生牡蛎，牡丹皮，阿胶，知母。

本证系因肝肾阴竭，阴虚动风，治拟以滋阴潜阳、平肝息风为主。虚风初起，病情较轻，仅见手足蠕动者，可选用二甲复脉汤。吴鞠通云："邪热深入，或在少阴，或在厥阴，均宜复脉汤。"方中生地、阿胶、白芍、麦冬清热柔肝，滋补真阴，为君药；患者出现抽搐惊厥，神识不清，示肝风已鸱张之势，阴亏较甚者，用牡蛎、鳖甲滋阴潜阳，加龟甲，即三甲复脉汤，以加强滋阴镇肝之力，为臣药；舌绛少苔者为阴精大亏，虚风内扰，急予大定风珠合复脉汤，阿胶、鸡子黄系血肉有情之品，以补阴液而息内风，为佐药；心烦不寐且身热者即为"真阴欲竭，壮火复炽"，热毒深入于肾，资助心火亢于上，劫肾水竭于下，水火不济，心肾不交。如叶天士所说"阳亢不入于阴，阴虚不受阳纳"，加黄芩、黄连以清邪热；五心烦热，低热绵绵，加青蒿、知母、牡丹皮以滋阴清热，透邪外出；白芍、甘草甘酸化阴，补阴敛阳；鳖甲、龟甲、牡蛎滋阴潜阳；麦冬、生地滋阴润燥共为使药；全方以达滋阴液、息内风之效。

（五）阴脱阳亡

本证表现为口干唇焦，肌肤干瘪，面色苍白，自汗不止，四肢厥逆，呼吸低微，恶寒蜷卧，神疲欲寐，舌暗淡无津，脉微细欲绝。

本证系热极阴绝，出现阴脱阳亡两种截然不同证候，阴脱为阴虚之极，阳亡为阳虚之极。即所谓"物以极为变""热极寒来"之意。阴脱的发生根于阴虚，阴虚生内热，热邪耗阴，阴愈虚而热愈炽，热愈炽而阴愈虚，形成恶性循环，终成阴脱。阴阳互根，阴脱则阳无所依，出现"阴阳离决"之危候。《侣山堂类辩·阳脱阴脱辩》指出："阴阳虚脱，有外因内因之分，有偏盛偏绝之别。如邪中于阴，手足厥冷，脉微欲绝。此阴盛而生阳之气欲绝于内也；如欲冷饮，欲卧冷地，揭衣去被，躁而不安，此阴盛于内，而阳欲脱于外也，急宜参、附、姜、桂以救之；如发汗不解，身反大热，此阳盛而阴绝于内也；如阳明病，发热汗多者……阳气生于阴精也；阴生于阳者，阴精之生于阳化也。阳化者，阳气化水谷之精微，而生此精也。阴阳和合，交相生化，是为平人。如孤阳不生，独阴不长，此阴阳之生机欲绝于内也。"

热毒炽盛，耗伤阴津，兼之溲多，阴液外泄，而致化源耗竭。阴绝于内，津液枯于外，故肌肤干瘪皱褶；阴津虚亏，无以生气，气微不能生神，则神倦，精神恍惚；肾虚不纳，气不归源，元气散乱而呼吸低微，气短不续；气微阳虚，津液外泄而汗出不止，气随汗泄，阳随汗亡；阴脱阳亡，无气充实脉络而脉微欲绝，四肢厥冷；系因久病不复，阴阳俱竭。根于阴虚，归于阳亡，阴脱于先，继之阳亡。病处极期，危在旦夕。证属消渴病阴脱阳亡，见于糖尿病酮症酸中毒伴循环衰竭。

辨证论治：治则拟益气养阴，回阳固脱。方药：生脉饮合参附汤加减。

人参，麦冬，五味子，制附子，肉桂，干姜，黄芪，黑锡丹。

热极阴绝，阳随阴脱之阴脱阳亡证，病情危笃，急拟摄阴固脱以挽狂澜，取人参甘温力宏，大补元气以固脱，为君药；辅以大辛大热之附子，壮元阳以救逆，为臣药；麦冬甘寒濡润，养阴生津，黄芪加强人参补气固脱，五味子甘酸敛阴，滋肾益肺而止汗，共为佐药；肉桂、干姜以辛甘大热加强附子回阳救逆之力，黑锡丹以补肾纳气，为使药。上药相伍以益气纳肾，温补元阳，回阳固脱。

附：糖尿病酮症酸中毒病案 5 则

病案 1：刘某，男性，10 岁，于 1998 年 10 月 6 日就医。

主诉：渴喜冷饮、小便频数、食欲减退、恶心呕吐、显著消瘦两周。

病史：患儿两周前感冒咳嗽、发烧，经治疗发烧虽退，继则出现口渴喜冷饮，渴饮无度，小便频数，食欲减退，时有恶心呕吐，形体显著消瘦，疲乏无力，遂来就医。患儿平素食欲欠佳，余无特殊病史，否认有阳性家族史。

体检：急性面容，消瘦，发育欠佳、BP 110/76mmHg，身高 129cm，体重 36kg。心肺（－），肝肋下 2 指可触及，质软，无压痛，舌红苔黄腻，脉细数。

理化检查：血糖 18mmol/L，血钾 4.2mmol/L，血钠 138mmol/L，血氯 106mmol/L，尿糖 1000mg/d，尿酮体 200mg/dL，二氧化碳分压（PCO_2）3.6kpa，碳尿酸氢盐（HCO_3^-）24mmol/L，pH7.25，尿糖 1000mg/dL，尿酮体 380mg/dL，尿蛋白（±）。

分析：患儿禀赋阴虚气亏，复感热邪，邪热虽解，余邪未尽，蕴郁化热，灼伤肺津而出现口渴喜冷饮，渴饮无度。如《病因脉治》所指："燥火伤人，上则烦渴引饮。"肺为清虚之脏，受燥火所灼，治节失职，不能通调水道，敷布水谷精微，而感疲乏无力，形体消瘦；肺津不足，必耗肾阴，肾阴干涸，开阖失司，水津直趋膀胱，故烦渴引饮，随饮随消；患儿平素脾胃虚弱，脾运不健，湿浊中阻，食纳不香，升降失司，胃气上逆而恶心呕吐。儿童发病、高血糖、高尿酮症、酸碱度失调为诊断依据。

诊断：中医：消渴病呕吐，证属脾虚湿阻。

西医：1 型糖尿病、糖尿病酮症酸中毒。

处理：生理盐水 500mL 加 20U 胰岛素，静脉滴注，按 5U/h，4 小时滴完，血糖降至 13.5mmol/L，改用 5% 糖盐 500mL 加 12U 胰岛素，4 小时后血糖降为 8.2mmol/L，尿酮转阴，停止输液，于皮下追加 4U 胰岛素。次日改为常规治疗，胰岛素早 12U、中午 6U、晚 8U，餐前 30 分钟皮下注射。检测 7 次血糖。

辨证论治：治则拟清泄肺胃，生津止渴。方药：白虎汤和玉女煎加减。

| 生石膏 15g | 知母 10g | 生地 15g | 麦冬 10g | 藿香 10g | 牛膝 15g |
| 太子参 15g | 甘草 15g | 半夏 15g | 竹茹 15g | 粳米 15g | |

方解：取方中生石膏辛甘大寒，泻火清金以滋水之上源；知母苦寒质润，助生石膏清热除烦，养阴润燥，为君药；太子参味甘性平，养肺胃气阴以培土生金，麦冬、生地甘凉濡润以益肺胃之津，为臣药；甘草、粳米养胃益阴，使大寒之剂无伤脾胃之虑，牛膝引热下行，降炎上之火，为佐药；半夏、竹茹、藿香以芳香化浊，和胃降逆，为使药。诸药合用以清泄肺胃，生津止渴。

加减：渴饮无度可加五味子、乌梅以甘酸化阴，加玄参、石斛、天花粉以加强养阴生津之效。倦怠乏力加黄芪，加强太子参补益肺气之效。尿中有烂苹果气味经久不消者，频饮淡盐水，咸味入肾，引上炎之火归原，常可取速效。

病案 2：余某，男性，21 岁，大学生，于 2001 年 5 月 12 日就诊。

主诉：口渴多饮、纳呆呕吐、头晕嗜睡、溲频便秘、伴消瘦腹痛 1 个月，加重 3 天。

病史：患者近 1 个月来由于功课紧张，感倦怠乏力，口渴多饮，胸闷纳呆，溲频便秘，显著消瘦。患者近 3 天感恶心呕吐，渴饮无度，时有腹痛如绞，头晕嗜睡。患者平素体质较弱，经常感冒、失眠，余无特殊病史，其母有糖尿病。

体检：急性面容，精神萎靡，形体消瘦，皮肤干瘪，缺乏弹性，双眼窝轻度凹陷，口有秽臭，BP 120/78mmHg，P90 次 / 分，BMI 23（身高 172cm，体重 69kg），心肺（－），舌红，苔黄腻，脉细数。

理化检查：血糖 19mmol/L，血钾 4.5mmol/L，血钠 148mmol/L，血氯 102mmol/L；尿糖 1000mg/dL，尿酮体 210mg/dL；二氧化碳分压（$PaCO_2$）29mmHg，碳酸氢盐（HCO_3^-）21mmol/L，pH7.21。

分析：本案患者素体气阴虚亏，复因思虑过度，劳伤心脾而致心火亢盛，脾运不健。心与肺为母子相关，心火灼伤肺阴，而致肺燥津枯，大渴引饮，渴饮无度，此乃热甚津液被劫，欲饮水以自救。脾运不健，湿浊中阻，久蕴化热，热久化毒，浊毒上蒙清窍而头晕嗜睡，精神萎靡；湿浊中阻则胸闷纳呆；胃失和降，浊毒上逆而恶心呕吐；肺燥津液无以敷布，津随溲出，津液无以濡养，则四肢肌肉皮肤干瘪皱褶；肺枯肠燥，腑垢不行，糟粕积滞，而腹部疼痛，大便秘结；腑气不通，秽浊火毒之气熏蒸炎上，则口中秽臭难闻，舌苔垢腻。本案以阴津亏虚为本，浊毒淫火充斥为标，病位在心肺，涉及阳明，若不及时救治，将可陷入邪热浊毒、上蒙清窍、正不敌邪之境。鉴于患者有糖尿病阳性家族史，青年时期发病，发病急骤，高血糖、高尿酮、酸碱度平衡失调，明显脱水，故做出如下诊断。

诊断：中医：消渴病呕吐阴虚热盛，证属心肺热盛，阳明腑实。

西医：1 型糖尿病、糖尿病酮症酸中毒。

处理：①纠酮降糖：生理盐水 500mL 加 20U 胰岛素，静脉滴注，按每小时 5U，4 小时滴完，血糖降至 12.6mmol/L，改用 5% 糖盐 500mL 加 12U 胰岛素，液体结束时，血糖降为 7.9mmol/L，尿酮转阴，停止输液，于皮下追加 6U 胰岛素。次日改为常规皮下注射早 12U、中午 6U、晚 8U，3 ～ 5 天，依据早、中、晚餐前后及睡前七次血糖水平进行调整。②补充液体，纠正电解质、酸碱度。

辨证论治：治则拟清热导滞，芳香化浊。方药：增液承气汤合清胃汤加减。

| 生大黄 10g | 芒硝 6g | 枳实 10g | 生地 15g | 麦门冬 10g |
| 生石膏 15g | 黄芩 10g | 藿香 10g | 半夏 10g | 玄参 10g |

分析：本案系为心肺热盛，阳明腑实，津液被劫，浊毒积滞，燥屎不行，即所谓"无水舟停"。治以大黄苦寒直折，荡涤肠胃，芒硝咸寒泻热，软坚润燥，使浊毒之邪得以清泄，为君药；麦冬、玄参、生地甘寒濡润，以清金降火，滋水之上源，达增水行舟之效，为臣药；藿香芳香化浊，辟秽悦脾，半夏和胃降逆，调理脾胃升降之机，为佐药；枳实理气行滞，生石膏、黄芩清肺胃积热，为使药。本方以养阴甘寒之品与芳香辛温之药相伍，使养阴生津而不滞邪，化浊燥湿而不伤阴，共达清热导滞、芳香化浊之效。患者服药 3 剂后口渴引饮、呕吐、便秘好转，仍感头晕嗜睡，加佩兰、石菖蒲以加强芳香化浊、除秽通窍之力。患者服 5 剂后诸症好转，转危为安。

病案 3：张某，女性，15 岁，中学生，于 2001 年 7 月 28 日本院急诊。

主诉：烦躁不安、畏寒发热、恶心呕吐 1 周，加重 2 天。

病史：患者 1 周前因气候炎热，食冰激淋后自感口渴加剧，逐渐出现烦躁不安，畏寒发热，彻夜不眠，继则神疲嗜睡，食欲不振，恶心呕吐，有秽臭味，口反不渴。近 3 天病情加重，嗜睡不醒，呼吸深而快，小便短赤，大便数日未解。患者既往身体瘦弱，无特殊病史，其父有糖尿病。

体检：急性面容，意识模糊，消瘦软弱，身热夜甚（体温 38℃），皮肤略见斑点隐疹，皮肤皱褶，缺乏弹性，眼窝凹陷，呼吸深而快，口有秽臭；BP 110/70mmHg，P108 次 / 分，BMI 22（身高 146cm，体重 47kg）；舌红，苔黄腻，脉沉细数。

理化检查：FBS19mmol/L，血钾 3.6mmol/L，血钠 136mmol/L，血氯 116mmol/L；尿糖 1000mg/dL，尿酮体 300mg/dL；二氧化碳分压（$PaCO_2$）32kpa，血氧分压（PaO_2）6.642kpa，碳酸氢盐（HCO_3^-）21mmol/L，pH7.21。

分析：本案患者贪食生冷，内伤脾胃，运化失司，湿浊内蕴兼夹邪热，湿热相搏则畏寒发热；秽浊中阻化燥化毒，热毒炽盛，真阴被劫；肾水不足，心肾不交，心火独亢而彻夜不眠；真阴虚于下，雷龙之火浮于上，火扰心神而烦躁不安；热毒蒸熏，秽浊酿痰，痰浊内蒙神明而意识朦胧，嗜睡；热毒内陷心包则神志昏迷不醒；秽浊热毒，燔灼中焦，清浊混淆而食欲不振，恶心呕吐；秽浊之气上泛而口臭；热毒亢盛，血热妄行则皮肤略见斑点隐疹；而苔腻而燥为浊阻津伤；舌质红绛乃热入心营；燔热火毒充斥于内，致呼吸深快；热毒深入营阴，故口反不渴。本案特点为湿浊热毒相搏而致浊毒闭窍证，热毒耗劫真阴，浊毒蒙蔽清窍，病位在心肾。秽浊毒邪为有机酸代谢产物乙酰乙酸、β－羟丁酸、丙酮酸等堆积。青少年时期发病，发病急，病情重，血糖、酮体异常升高，电解质紊乱，有阳性家族史等，为确诊提供依据。

诊断：中医：消渴病阴虚热盛，证属痰浊蒙蔽，热入心营。

西医：1 型糖尿病、酮症酸中毒。

处理：①生理盐水 500mL 加 20U 胰岛素，静脉滴注，按每小时 5U，4 小时滴完，血糖降至 < 12.6mmol/L，改用 5% 糖盐 500mL 加 12U 胰岛素液体，血糖 < 7.9mmol/L，尿酮转阴，停止输液，改皮下注射早 12U、中午 6U、晚 8U，依据血糖水平进行调整。②补充液体，纠正电解质、酸碱度。

辨证论治：治则拟芳香开窍，清营解毒。方药：安宫牛黄丸合紫雪丹加减。

牛黄 3g　　郁金 10g　　黄芩 10g　　黄连 10g　　金银花 10g
连翘 10g　　淡竹叶 10g　玄参 10g　　栀子 10g　　石菖蒲 10g
生石膏 10g　犀角（水牛角 30g 代）

方解：本案系为秽浊热毒化燥，燥火入营，伤阴劫液，化源告竭，风动惊厥之变在即。故急予大剂清热凉营之品清炎炎之威，芳香辟浊之药以通窍开闭。方中牛黄清心解毒，豁痰开窍，水牛角清营凉血，咸寒解毒，共为君药；黄芩清上焦之热，黄连解中焦热毒，栀子泻三焦之火，为臣药；玄参滋阴清热，郁金、石菖蒲芳香祛秽，通窍开闭，为佐药；生石膏甘寒清热，金银花、连翘、淡竹叶心以清热解毒，透热于外，为使药。

全方凉营开窍，清热解毒以冀毒解热清，浊化阴复，出险入夷。

患者连服 3 剂，配合补充胰岛素，补充液体，纠正电解质和酸碱度等处理后，热退，意识清楚，观察 3 天后，病情稳定转危为安。

病案 4：梁某，男性，28 岁，某公司经理，于 2002 年 9 月 26 日来本院急诊。

主诉：烦渴引饮 3 天，神疲嗜睡、恶心呕吐、手足瘈疭抽搐 2 天，惊厥 2 小时。

病史：患者平素嗜好饮茶，食欲较好，经常应酬，3 天前饮酒后出现烦渴，渴饮无度，随饮随消，昨天开始口反不渴，自感神倦嗜睡，食欲不振，恶心呕吐，耳鸣耳聋，眼花视物不清，时有手足瘈疭抽搐，发生惊厥 2 小时。患者既往身体健康，无特殊病史，其母有糖尿病。

体检：急性面容，意识不清，皮肤缺乏弹性，眼窝凹陷，口有秽臭，呼吸深而快，T 37.5℃，P 110 次 / 分，BP 140/90mmHg，MBI 27（身高 178cm，体重 87kg），舌红，苔黄腻，脉沉细数。

理化检查：血糖 21mmol/L，血钾 3.4mmol/L，血钠 133mmol/L，血氯 126mmol/L，二氧化碳分压（$PaCO_2$）30kpa，血氧分压（PaO_2）6.602kpa，尿碳酸氢盐（HCO_3）20mmol/L，pH7.2，尿糖 1000mg/dL，尿酮体 360mg/dL，尿蛋白（±）。

分析：本案系脾胃湿热蕴结，伤阴劫液，真阴欲竭所致虚风内动证。患者饮食不节，嗜食醇浆厚味，脾胃受损，运化失司，湿热内蕴，热灼肺胃。肺为水之上源，肾为水之下源，肺津枯竭，津不下润，肾开窍于耳，肾阴虚亏，精气夺则耳聋耳鸣；肝肾乙癸同源，肝木赖于肾水涵养，热毒羁留，真阴竭耗，肝阴不足而眼花目暗；肝肾阴虚，筋脉失养而发手足瘈疭、抽搐惊厥等动风之症。本案始于劳伤心脾，继则耗伤肝肾真阴。病位由上而下，中心在肝肾，为虚风内动证，大有阴竭发痉之变。发病于中青年，发病急，病情重，高血尿糖、尿酮体，酸碱度与电解质严重紊乱等为诊断提供依据。

诊断：中医：消渴病阴虚热盛，证属肝肾阴竭，阴虚动风。

西医：1 型糖尿病、重度酮症酸中毒。

处理：①生理盐水 500mL 加 20U 胰岛素，静脉滴注；血糖＜ 12.6mmol/L，改用 5％糖盐 500mL 加 12U 胰岛素；血糖＜ 7.9mmol/L，尿酮转阴，改胰岛素皮下注射早 12U、中午 6U、晚 8U。②补充液体，纠正电解质、酸碱度。

辨证论治：治则拟滋阴清热，柔肝息风。方药：复脉汤或大定风珠加减。

生地 15g	白芍 10g	麦冬 10g	炙甘草 6g	牡丹皮 10g
鳖甲 12g	龟甲 12g	知母 10g	阿胶 10g	黄芩 10g
生牡蛎 20g	黄连 60g	青蒿 10g	鸡子黄 1 枚	

方解：本案系因肝肾阴竭，阴虚动风，治拟以滋阴潜阳、平肝息风为主。虚风初起，病情较轻，仅见手足蠕动者，可选用二甲复脉汤。取方中生地、阿胶、白芍、麦冬清热柔肝，滋补真阴，为君药；患者出现抽搐惊厥，神识不清，示肝风已鸱张之势，阴亏较甚，以牡蛎、鳖甲滋阴潜阳，加龟甲即三甲复脉汤，以加强滋阴镇肝之力，为臣药；舌绛少苔者为阴精大亏，虚风旋扰，急予大定风珠合复脉汤，阿胶、鸡子黄系血肉有情之品，以补阴液而息内风为佐药；黄芩、黄连以清邪热，青蒿、知母、牡丹皮以滋

阴清热，透邪外出，白芍、甘草甘酸化阴，补阴敛阳，麦冬、生地滋阴润燥，共为使药。全方滋阴液，息内风。

患者连服上药 3 剂，配合纠酮降糖、补充胰岛素、补充液体、纠正电解质和酸碱度等处理后，血糖下降，酮体消失，酸中毒、电解质得到纠正。患者意识恢复清楚，手足瘈疭抽搐好转。

病案 5：张某，男性，55 岁，机关干部，于 2003 年 10 月 11 日急诊。

主诉：背部疖肿红、肿、热、痛伴畏寒发热 1 周，四肢厥冷、呼吸低微 1 天。

病史：患者于 12 年前于体检发现血糖偏高（数不详），无典型"三多一少"症状，故一直未介意。患者 5 年前因皮肤经常出现疖肿，空腹血糖高达 15mmol/L，开始应用优降糖 2.5mg/d，逐渐增至 5mg，3 次 / 日，并加二甲双胍，3 次 / 日，血糖波动于 7 ～ 9mmol/L，一周前背部疖肿红、肿、热、痛，伴畏寒发热，口渴加重。患者今天出现口干唇焦，肌肤干瘪，面色苍白，自汗不止，四肢厥冷，呼吸低微而急诊。

体检：急性面容，精神恍惚，面色苍白，浑身冷汗，四肢厥逆，呼吸低微，肌肤干瘪，T 38.8℃，P 110 次 / 分，BP 90/60mmHg，右背部痈疖红肿热约 5cm×4cm，舌暗淡，苔白腻，脉沉细欲绝。

理化检查：WBC 11000×10^9/L，中性粒细胞 89%，血糖 23mmol/L，血钾 3.34mmol/L，血钠 131mmol/L，血氯 124mmol/L，二氧化碳分压（$PaCO_2$）23kpa，血氧分压（PaO_2）6.1kpa，碳尿酸氢盐（HCO_3）16mmol/L，pH7.10，尿糖 1000mg/dL，尿酮体 380mg/dL。

分析：本案系热极阴绝，出现阴脱阳亡两种绝然不同证候，阴脱为阴虚之极，阳亡为阳虚之极，即所谓"物以极为变""热极寒来"之意。阴阳互根，阴脱则阳无所依，出现"阴阳离决"之危候。本案由于热毒炽盛耗伤阴津，兼之溲多阴液外泄，而致化源耗竭；阴绝于内，津液枯于外，故肌肤干瘪；阴津虚亏，无以生气，气微不能生神，则神倦，精神恍惚；肾虚不纳，气不归元，元气散乱而呼吸低微，气短不续；气微阳虚，津液外泄而汗出不止；气随汗泄，阳随汗亡，阴脱阳亡，无气充实脉络而脉微欲绝，四肢厥冷。此系因久病不复，阴阳俱竭。根于阴虚，归于阳亡，阴脱于先，继之阳亡，病处极期，危在旦夕。本案特点为血糖控制不佳合并感染，诱发糖尿病酮症酸中毒，引发败血症、循环衰竭，导致感染性休克。

诊断：中医：消渴病阴虚热盛，证属阴脱阳亡。

西医：2 型糖尿病、糖尿病酮症酸中毒、感染性休克。

处理：①降糖纠酮：生理盐水 500mL 加小剂量普通胰岛素 20U，按 4 ～ 6U/h，当血糖降为 13.9mmol/L，改为 5% 糖盐 500mL 加胰岛素，尿酮转阴改为皮下注射。②补液、纠正电解质：碳酸氢钠 100mL 静脉滴注。③消除诱因：抗感染，予生理盐水 500mL 加青霉素 400 万 U 静脉滴注。④监测：血糖、血压、电解质、酸碱度、呼吸。

辨证论治：治则拟治则拟益气养阴，回阳固脱。方药：生脉饮合参附汤加减。

人参 10g	麦冬 10g	五味子 10g	制附子 3g
肉桂 4g	干姜 4g	黄芪 20g	黑锡丹 3g

方解：本案系因热极阴绝，阳随阴脱之阴脱阳亡证。病情危笃，急拟摄阴固脱以挽

狂澜。取人参甘温力宏，大补元气以固脱，为君药；辅以大辛大热之附子，壮元阳以救逆，为臣药；麦冬甘寒濡润，养阴生津，黄芪加强人参补气固脱，五味子甘酸敛阴，滋肾益肺而止汗，共为佐药；肉桂、干姜辛甘大热加强附子回阳救逆之力，黑锡丹以补肾纳气，为使药。

本案经补充胰岛素降糖纠酮、补液、纠正电解质紊乱、抗感染、抗循环衰竭等紧急措施，以及益气纳肾、温补元阳、回阳固脱等急救措施，使血压回升，循环衰竭得到改善，病情转危为安。

第二节　糖尿病非酮症性高渗综合征

糖尿病高渗性昏迷又称非酮症性高渗综合征（DNHS），是糖尿病严重并发症之一，临床上以高血糖（> 33.3mmol/L）、无酮症、严重脱水、高血浆渗透压（> 350mmol/L），伴有不同程度神经系统损害为特征，多见于 60 岁以上 2 型糖尿病患者，少数为 1 型糖尿病，部分患者既往无糖尿病病史，以高渗性昏迷为首发症状而就诊，极易被误诊或漏诊。其死亡率高达 40%～70%，美国 30% DNHS 由糖尿病引起，死亡率为 31%。

一、糖尿病非酮症性高渗综合征的诱因、发病机理

（一）诱发因素

患者基于体内胰岛素相对缺乏，存在下列因素而诱发本综合征。

1. 应激

各种急性感染、急性胰腺炎、急性心肌梗死、急性脑血管病变、尿崩症、甲状腺功能亢进、肾功能不全、呕吐、腹泻及手术、外伤、烧伤等引起血糖升高、失水、渗透压增加。

2. 脱水

误用高渗葡萄糖、甘露醇及利尿药脱水降颅内高压，或腹膜透析、血液透析等引起失水过多，血液浓缩，渗透压升高。

3. 药物

服用类固醇激素、噻嗪类利尿剂、苯妥英钠、免疫抑制剂、心得安等药，加强糖异生，抑制胰岛素分泌和降低胰岛素敏感性。

（二）发病机理

1. 严重脱水

多种原因引起严重脱水或失水多于失钠。严重脱水进一步引起血糖升高（> 33.3mmol/L）、高血钠（> 145mmol/L）、高渗透压（> 350mmol/L）等，导致血液高度浓缩，黏稠度增加，易并发动、静脉血栓，尤以心、脑血栓病变为主。

2. 无酮症

（1）血浆胰岛素能抑制脂肪分解和酮体生成，但不能抑制糖原分解和糖原异生，故发生高血糖而不出现酮体；或在高渗性非酮症性糖尿病综合征时，肝门静脉系统中胰岛素浓度较高，可抑制脂肪分解生成酮体；或脂肪和肝细胞对胰岛素较敏感而使酮体生成减少。

（2）脂肪分解减少：高渗性非酮症性糖尿病综合征时，血浆游离脂肪酸（FFA）比糖尿病酮症酸中毒（DKA）低，可能由于高渗和皮质醇、胰高血糖素水平降低，减少对脂肪的分解，或前列腺素可抑制脂肪分解。

（3）中枢神经病变：由于高血糖、高渗透压、酸中毒等抑制高级中枢抑制程度与血糖、渗透压升高呈正比，并因组织缺氧、失水易发生脑梗死、心肌梗死或严重心律紊乱导致死亡。

二、糖尿病非酮症性高渗综合征中医病因病机

（一）肺燥津枯

本证基于消渴病耗伤气阴而致肺燥津枯。《灵枢·本脏》说："肺脆则苦病消瘅易伤。"指出肺脏本虚，燥火伤肺而致消渴。肺失治节，不能化为津液，而致水液直驱于下，故小便频数；《杂病源流犀烛》曰："上消肺也，由肺家实火，或上焦热，或心火煅炼肺金。"肺金枯竭不能通调水道，敷布水谷精微以濡养肌肤而肌肤枯燥皱瘪；津不上承而口渴引饮；肺与大肠相表里，肺燥津枯，阳明燥结，热结化浊化毒，浊毒上蒙清窍而昏沉欲睡，发为肺津枯竭之证。

（二）痰浊中阻

脾虚湿盛，复因饮食不节，损伤脾胃，脾运不健，湿困脾胃。《杂病源流犀烛》曰："有酒渴症，由平日好酒，热积于内，津液枯燥，烦渴引饮，专嗜冷物也。"指出嗜酒而致湿热内蕴，脾虚升降失司，清浊混淆，湿蕴化热阻于四肢经脉，湿浊上蒙清窍等诸症。

（三）热入心包

本证多因消渴日久，耗竭阴津，或失治或误治，或素体阴虚引起邪火炽盛，热灼成痰；痰热蒙闭心包，或心包热盛，淫及于肝，肝热痉挛，肝风内动，痰热内闭，阻滞气机，阳气不能通达等出现热入心包之候。

（四）阴虚动风

邪热烁津，肾阴耗竭，肝失涵养，阳升动风，或邪热内盛，扰乱神明，或邪热内闭，或热入营血等热极生风而引发阴虚动风证。

（五）阴脱阳亡

阴阳互根，阳生阴长，互为因果，相得益彰，当消渴病后期，阴精耗竭，阳无所附，元气耗散，最后导致阴阳离决，致阴脱阳亡之候。

三、临床表现与诊断要点

（一）临床表现

1. 严重脱水症

嘴唇干裂，皮肤干瘪，缺乏弹性，血压降低。前驱症状有口渴，多尿，倦怠乏力。严重脱水可出现眼眶凹陷，眼球松软，体重明显减轻，后期可少尿，甚至无尿。

2. 进行性意识障碍

初期定向障碍，表情淡漠，反应迟钝或躁动不安，嗜睡，1～2周后高级中枢受高血糖、高渗透压脱水影响，以及酸中毒等抑制中枢神经作用而逐渐处于昏迷状态。

3. 中枢神经系统受累

由于中枢病变，可出现不同程度的抽搐、失语、偏瘫，四肢呈弛缓性或强直性瘫痪，眼球震颤，浅反射亢进或消失，或有癫痫样发作，或有前庭功能障碍等。这主要由于血液高渗、高黏易致脑失水而发生脑梗死等。

4. 心血管病变

因高渗脱水、高黏致使心肌缺血缺氧出现心悸、心动过速，易并发冠心病、心肌梗死、心律紊乱以致发生严重糖尿病心脏病而暴卒。

5. 消化道症状

由于高渗脱水使肠道脱水，组织缺血、缺氧，早期有厌食、恶心呕吐等胃肠症状，可伴有腹痛。

总之，DNHS与DKA均以糖代谢紊乱所引起高血糖为共性，但DKA发病急骤而DNHS缓慢，常易被误诊或漏诊。无论有无糖尿病史，凡具备上述症者，均应首先考虑DNHS，检测血糖、渗透压。

（二）实验室检查

1. 血糖

血糖≥33.3mmol/L（600mg/dL）；有时可高达45mmol/L（810mg/dL）以上。

2. 电解质

血钠≥145mmol/L，可正常或偏低；血钾≥5mmol/L，可正常或偏低。

3. 有效渗透压

有效渗透压≥350mOsm/L，可高达450mOsm/L以上。

有效血浆渗透压计算公式：渗透压＝2（Na+K）mmol/L+血糖 mmol/L。

血液中葡萄糖、钾、钠为限制性物质，不能自由地通过细胞膜，其浓度的变化可影响渗透压；尿素氮为非限制性物质，能自由地通过细胞膜不影响渗透压，所以计算渗透压可不包含尿素氮提供的渗透压。

过去计算渗透压的公式：渗透压＝ 2（Na+K）mmol/L+ 血糖 mmol/L ÷ 18+ 尿素氮 mmol/L ÷ 2.8。

4. 酸碱度

血 pH 正常或 < 7.35；血清［HCO_3^-］正常或偏低。

5. 血生化

血酮多数正常，伴酸中毒者可高于正常；血尿素氮（BUN）中度升高 28.56 ～ 32.13mmol/L（80 ～ 90mg/dL）；血肌酐（Cr）也可升高达 442 ～ 530μmol/L（56 ～ 66mg/dL），大多属肾前性，由脱水、循环衰竭、急性肾功能衰竭所致。

6. 血、尿常规

白细胞明显增高，红细胞压积增大；糖定性强阳性；定量 > 1000mg/dL；尿酮体阴性或弱阳性。

四、糖尿病非酮症性高渗综合征防治

（一）预防措施

1. 加强糖尿病知识的普及教育

糖尿病发病率随年龄增长而增高，对 50 岁以上者，尤其应进行保健工作，应定期检测血糖，加强糖尿病知识的普及教育，凡空腹血糖受损或葡萄糖耐量低减者，鼓励其饮食控制，加强体力活动，延缓或阻止发展成 2 型糖尿病。加强健康检查达到早期发现、早期治疗的目的，对糖尿病者严格控制血糖。

2. 防治各种诱发因素

积极治疗各种感染；注意血透、腹透；应用甘露醇脱水等应注意是否有脱水现象，及时监测血糖、尿糖；注意应用可导致 DNHS 发生的药物，如利尿剂、糖皮质醇、心得安等有利尿脱水，使血糖升高作用的药物，应用期间必须进行血糖、渗透压的监测。

（二）抢救措施

1. 补液

严重脱水、高渗状态为糖尿病非酮症性高渗综合征（DNHS）的特点。迅速补液、扩充血容量、纠正高渗为抢救的关键。补液量、补液速度及应用等渗还是低渗液体，视脱水程度而定。

（1）补液速度和量：脱水程度超过体重 1/10 者，应快速补液，头 1 小时内静脉滴注 1000 ～ 2000mL，1 小时内应补足总失水量的 1/3，12 小时补足总失水量的 1/2 加尿量，24 小时内补足失水量。补液量可按体重的 10%～ 15% 估计，一般第一天为 3000 ～ 8000mL。

（2）液体选择：选等渗还是低渗液体，目前意见不统一。Podolsky 主张开始用 0.4% NaCl。目前一般认为无休克而渗透压明显升高者，拟先予以 0.45%～ 0.6% 低渗 NaCl。

因低渗液具有迅速扩容、降低血液渗透压、降低血液黏稠度、纠正脱水等作用，但低渗液有溶血倾向，易导致脑水肿等作用，应加以注意。伴有休克者应予以 0.9% NaCl 以迅速补充血容量，纠正血浆渗透压，改善和维持微循环；当血糖降到 13.8～16.65mmol/L（250～300mg/dL）时，血浆渗透压仍高者则改为 0.45% NaCl，或 2.5% 葡萄糖溶液，或 5% 葡萄糖溶液（配以适量胰岛素）。

（3）注意事项：经补充足量液体 4～6 小时后乃无尿或少尿者，宜给予速尿；老年患者输液过程中必须严密监视，防止发生肺水肿、脑水肿、心功能衰竭等。患者无论有无心脏病均应做心电图监测，有心脏病老年患者宜行中心静脉压监护。在治疗过程中应每 2 小时监测血糖、血钾、血钠、血氯等。每天监测血浆渗透压、尿素氮、血肌酐等。

2. 补钾

血钾＜ 4.0mmol/L（或 4.0～5.0mmol/L）且有尿者在补液同时补钾，每小时 15～20mmol/L（相当 KCl1.0～1.5g），24 小时内总量＜ 100mmol/L；无尿者暂缓补钾，待补液后有尿时再给，补钾时应进行尿量和心电图监测。在补液和补钾的同时，应补充胰岛素和 NaCl。

3. 补充胰岛素

对胰岛素比较敏感者，必须谨慎补充胰岛素，开始不宜使用大剂量。因高血糖、少尿、休克时应用胰岛素过量，血糖迅速下降，血压更低，尿量更少，病情加重。血糖＞ 33.3mmol/L（600mg/dL）时首次冲击量静脉推注成人 8～12U/h，儿童 0.25U/kg，并以小剂量胰岛素加入生理盐水内静脉滴注，成人 4～8U/h，儿童 0.1U/h；当血糖降至 13.87mmol/L（250mg/dL）时，胰岛素改为皮下注射，用量酌减，延长间隔时间，5～7 天后，视病情可恢复发病前的治疗方案。

（三）预后

糖尿病非酮症高渗综合征（DNHS）近年来受到一定程度重视，多数患者虽能得到及时诊断和及时救治，但死亡率仍然较高，老年患者死亡率为 20%，青年患者为 2%。DNHS 患者主要死于 DNHS 并发症，如成人呼吸窘迫综合征、慢性肾功能不全、革兰阴性菌肺炎、败血症、胃肠出血及心脑血管病变等，其中意识障碍者较无意识障碍死亡率高。

五、辨证论治

（一）肺燥津枯

本证表现为烦渴引饮，渴欲冷饮，口干咽燥，皮肤干瘪，小便频数量多，大便秘结，舌质红少津，苔薄黄，脉细数。

本证为消渴病日久失治，耗伤气阴而致肺燥津枯。肺津枯燥而烦渴引饮，口干咽燥；肺失治节，不能通调水道，津不下润于肾，肾阴不足，肾关失固，水液直驱膀胱而小便频数且多；上焦肺金枯竭，不能敷布水谷精微以濡养肌肤，则皮肤干瘪；舌脉均为肺津枯竭之征。本证见于糖尿病高渗脱水。

治则：清肺润燥，生津止渴。方药：白虎汤合消渴方加减。

生石膏，知母，生地，麦冬，人参，玄参，天花粉，石斛，黄芩，甘草，藕汁，川大黄。

本证系消渴病失治，肺津枯燥，取方中生石膏辛甘大寒，清上焦肺火，生地、麦冬甘寒润燥，养阴生津，人参益气养阴，共为君药；知母苦寒质润，清下焦虚热，黄芩清上焦肺热，川大黄荡涤阳明腑热，苦寒直折，使燥火由大便而出，并助生石膏清泻肺火，为臣药；石斛、玄参、天花粉、藕汁清肺养阴，加强君药清肺润燥，生津止渴之力，为佐药；甘草益胃护阴，调和诸药使大寒之剂勿伤于胃，为使药。上药合用共达清肺润燥、生津止渴之效。

（二）痰浊中阻

本证表现为倦怠嗜睡，恶心呕吐，脘痞纳呆，口甜口臭，烦渴思饮，四肢重着，头晕如蒙，舌红苔黄腻，脉滑数。

本证为脾虚湿盛，脾运不健，湿浊中阻。《杂病源流犀烛》曰："有酒渴症，由平日好酒，热积于内，津液枯燥，烦渴引饮，专嗜冷物也。"指出嗜酒而致邪热内蕴，脾湿泛溢而口甜；胃中浊热秽气上蒸而口臭；脾虚升降失司，清浊混淆，胃气不降，浊气上逆而恶心呕吐，脘痞纳呆；湿蕴化热伤津则烦渴思饮；湿为阴邪，阻于四肢经脉则肢体重着，倦怠乏力；湿浊上蒙清窍则嗜睡，头晕如蒙；舌脉均为痰浊中阻之候，见于糖尿病高渗昏迷。

治则：芳香化浊，和胃降逆。方药：温胆汤合藿香正气散加减。

半夏，陈皮，茯苓，枳实，砂仁，佩兰，藿香，川厚朴，甘草，石菖蒲，川大黄，竹茹。

本证系为痰浊中阻，取半夏和胃燥湿，降逆止吐，藿香芳香化浊，避秽醒脾，为君药；川厚朴、枳实、陈皮燥湿理气宽中，茯苓健脾利湿，使湿浊之邪由小便而出，为臣药；砂仁、竹茹以加强君药和胃降逆止吐之效，佩兰、石菖蒲以增强芳香化浊、辟秽醒脑之力。如《青囊琐探》指出："此品芳香之气，开胃中菀陈，李东垣据之治消渴生津，饮用兰香。"指出芳香之品能涤痰宽中，有醒脾化浊之效，实属经验之谈。川大黄荡涤肠胃，使痰浊之邪由大便而出，共为佐药；甘草和中益胃，调和诸药，为使药。上药合用以奏芳香化浊、和胃降逆之效。

（三）热入心包

本证表现为神识恍惚，时有谵语，昏迷不醒，手足抽搐，四肢厥冷，舌绛红苔黄燥，脉细数。

本证为危重之候，因消渴日久，耗竭阴津，热灼成痰，痰热内蕴。心主神明，邪热内陷，痰热闭阻包络，心神被蒙，则神识昏蒙、谵语以至昏迷不醒；心包热盛，淫及肝脏，肝体阴而用阳，肝阴不足，肝风内动则手足抽搐；痰热内闭，阻滞气机，阳气不能达于四肢，则四肢厥冷；营热阴伤则出现舌绛苔黄燥、脉细数之热入心包证候。本证属消渴病热入心包，见于糖尿病高渗昏迷。

治则：清热凉营，豁痰开窍。方药：清营汤加味。

金银花，麦冬，生地，竹叶心，连翘，丹参，水牛角，钩藤，竹沥，磁石，石决明，川大黄，石菖蒲。

本证为热入心包，治拟清热凉营，豁痰开窍佐以平肝息风。取方中水牛角、生地清心凉营，解毒泻火，黄连苦寒直折清泻心火，为君药；麦冬甘寒养阴，清心润肺，竹沥、石菖蒲芳香开窍，豁痰清脑，为臣药；金银花、竹叶心、连翘转宣泄热，清热解毒，以清包络之热，丹参清营和血，为佐药；石决明、磁石、钩藤重镇潜阳，平肝息风，为使药。诸药合用以达清热凉营、豁痰开窍、平肝息风之功。必要时加苏合香丸灌胃，加强芳香辟秽、豁痰清脑作用之效。

（四）阴虚动风

本证表现为头晕目眩，手足蠕动，强直抽搐，或口噤不开，躁动不安，或神志昏迷，大便秘结，舌红绛无苔，脉弦数。

肺燥津枯，肺为水之上源，肾为水之下源，肺燥无以濡养下源，再之热灼真阴，肾阴耗竭，肝肾同源，肝有赖肾水涵养，肾阴枯竭，肝失涵养，阳升动风则手足蠕动，强劲抽搐；风阳上扰清窍而头晕目眩；邪热内盛，扰乱神明则神志昏迷，躁动不安；邪热内闭则口噤不开，大便秘结；热入营血则舌红绛无苔，病情危笃。本证属消渴病阴虚动风证，见于糖尿病高渗昏迷，以神经症状为突出。

治则：清热镇惊，平肝息风。方药：羚羊钩藤汤合黄连阿胶汤加味。

钩藤，生地，天竺黄，黄连，鸡子黄，杭白芍，阿胶，竹沥，山羊角，甘草，生龙骨，生牡蛎。另至宝丹化水灌胃。

本证系津液枯竭所致阴虚动风证，取方中山羊角凉肝定惊，钩藤平肝息风，为君药；生地、白芍、甘草甘酸化阴，养阴柔肝，养血凉血，以缓肝急，黄连苦寒泄热，清心解毒，为臣药；阿胶、鸡子黄为血肉有情之品以救真阴，天竺黄、竹沥以清热豁痰，为佐药；龙骨、牡蛎重镇潜阳以助君药加强平肝息风之力，为使药；痰热闭阻，致口噤不开、肢体强痉者加至宝丹以凉血开窍。诸药相伍以奏清热镇惊、平肝息风之效。

（五）阴脱阳亡

本证表现为面色苍白，目闭口开，大汗不止，手撒肢冷，二便自遗，舌质暗淡，苔白腻，脉微欲绝。

阴阳互根，阳生阴长，由于消渴病经久失治，复因利尿伤津，阴精耗尽，阳无所附，元气散乱而二便失禁，冷汗淋漓；阳气不能温煦则四肢厥冷；阴阳大有离决之势，则表现为目闭口开、手撒、二便自遗、脉微欲绝。此证属消渴病阴脱阳亡证。见于糖尿病高渗昏迷伴循环衰竭。

治则：益气养阴，回阳固脱。方药：生脉饮合参附汤加减。

人参，五味子，山茱萸，麦冬，附子，干姜，生龙骨，生牡蛎，黄芪，甘草。

本证为阴脱阳亡，病情危笃，取人参峻补元气以固脱，附子辛温大热以回阳救逆，为君药；五味子、山茱萸、麦冬以甘酸化阴，合生龙骨、生牡蛎以收敛耗散之浮阳，为臣药；干姜、甘草以助附子回阳救逆之力，黄芪以助人参益气固脱，为佐药；面赤肢冷，虚烦不安，乃真阴耗竭，虚阳外越，并配合地黄饮子以峻补真阴、温肾扶阳，为使药。

附：糖尿病乳酸性酸中毒 5 则

病案 6：刘某，女性，69 岁，退休，于 2002 年 11 月 16 日急诊。

主诉：反复渴喜饮冷、尿频便秘、肤燥消瘦 1 年，神情痴呆、表情淡漠、乏力嗜睡 3 天。

病史：患者家属代述，近年来患者渴喜饮冷，小便频数，大便秘结，皮肤干燥，渐益消瘦，一直未介意。患者近 3 天来出现神情痴呆，表情淡漠，乏力嗜睡，以往很少就医，否认有糖尿病史。

体检：精神恍惚，表情淡漠，反应迟钝，嘴唇干裂，眼窝凹陷，皮肤干瘪，缺乏弹性；膝及跟腱反射消失，病理反射未引出；BP 90/60mmHg，P 90 次 / 分，舌暗红，苔黄腻，脉沉细数。

理化检查：血糖 31.3mmol/L，血钠 139mmol/L，血钾 4.3mmol/L，血清渗透压 340mOsm/L，血清 $[HCO_3^-]$ 13mmol/L，pH7.20，血 BUN29mmol/L，血 Cr5mg/dL，血 WBC11000×10^9/L，中性粒细胞 80%，尿糖定量 1000mg/dL，尿酮体阴性。

分析：消渴病日久失治，耗伤气阴，肺燥津枯。肺津不足而烦渴引饮，口干咽燥；肺失治节，不能通调水道，津不下润于肾，肾阴不足，肾关失固，水液直趋膀胱而小便频数且多；上焦肺金枯竭不能敷布水谷精微以濡养肌肤，则皮肤干瘪。高血糖、高渗透压、尿酮阴性、电解质紊乱、意识障碍、烦渴引饮、小便频数、老年患者等为诊断提供依据。

诊断：中医：消渴病阴虚热盛，证属肺津枯竭。

　　　　西医：糖尿病非酮症性高渗综合征（DNHS）。

处理：补充胰岛素可采小剂量方法，静脉点滴给药至血糖得到控制，改用皮下注射维持血糖水平；高渗脱水急予补充液体，防止脑细胞脱水，扩充血容量是治疗的关键。患者血钾偏低，有尿，补液同时可补钾，每小时 15 ~ 20mmol/L，24 小时内总量＜200mmol/L。

辨证论治：治则拟清肺润燥，生津止渴。方药：白虎汤合消渴方加减。

生石膏 15g	知母 10g	生地 15g	麦冬 10g	藕汁 15g	玄参 10g
天花粉 10g	人参 10g	石斛 10g	黄芩 10g	甘草 6g	川大黄 10g

方解：本案系因消渴失治，肺津枯燥。取方中生石膏辛甘大寒，清上焦肺火，生地、麦冬甘寒润燥，养阴生津，人参益气养阴，共为君药；知母苦寒质润，清下焦虚热，黄芩清上焦肺热，川大黄荡涤阳明腑热，苦寒直折使燥火由大便而出，并助生石膏

清泻肺火，为臣药；石斛、玄参、天花粉、藕汁清肺养阴，加强君药清肺润燥，生津止渴之力，为佐药；甘草益胃护阴，调和诸药使大寒之剂勿伤于胃，为使药。上药合用共达清肺润燥、生津止渴之效。

患者经上述处理及连服中药 3 剂，脱水得到纠正，渗透压恢复，意识恢复，病情稳定，转危为安。

病案 7：张某，男性，52 岁，某公司经理，于 2003 年 11 月 5 日急诊。

主诉：口甜口臭 2 年，烦渴嗜睡、脘痞纳呆、恶心呕吐 3 天。

病史：患者一贯食欲好，喜欢饮茶，因工作原因，生活无规律，经常应酬。2 年前在体检中发现血糖升高（数值不详），经常感口甜口臭，未引起重视。患者于 3 天前饮酒后出现倦怠嗜睡，脘痞纳呆，恶心呕吐，烦渴思饮，四肢重着，头晕如蒙。患者有高血压史 3 年，其母有糖尿病。

体检：表情淡漠，反应迟钝，口有秽臭，眼窝凹陷，皮肤缺乏弹性，膝及跟腱反射增强，病理反射未引出。BP 100/60mmHg，BMI 27，精神萎靡，舌暗红，舌体胖大，苔黄腻燥，脉细滑数。

理化检查：血糖 30.6mmol/L，血钠 136mmol/L，血钾 4.0mmol/L；血清渗透压 339mosm/L，血清［HCO_3^-］16mmol/L；血酮正常，血 BUN30mmol/L，血 Cr5.5mg/dL；血 WBC10.5×10^9/L，中性粒细胞 78%，尿糖定量 1000mg/dL，尿酮体阴性。患者中年发病，长期治疗不规则，持续高血糖、高渗透压，无显著酮症及酮症酸中毒，神经精神症状突出等为诊断提供依据。

分析：本案为脾虚湿盛，复因饮食不节，损伤脾胃，脾运不健，湿浊中阻，复因嗜酒致邪热内蕴，脾湿泛溢而口甜；胃中浊热之气上蒸而口臭；脾胃虚升降失司，清浊混淆，胃气不降，浊气上逆而恶心呕吐，脘痞纳呆；湿蕴化热伤津则烦渴思饮。湿为阴邪，阻于四肢经脉则肢体重着，倦怠乏力；湿浊上蒙清窍则嗜睡，头晕如蒙；舌脉均为痰浊中阻之候。

诊断：中医：消渴病阴虚热盛，证属脾虚湿盛。

西医：糖尿病非酮症性高渗综合征（DNHS）。

处理：开始宜用低渗 0.45% NaCl500mL+12U 胰岛素静脉滴注，于 2 小时内滴完；改用 0.9% NaCl 500mL+12U 胰岛素 2 小时滴完；血糖降到 13.8mmol/L 后改用 5% 糖盐 500mL，4 小时内补足总失水量的 1/3；12 小时补足总失水量的 1/2 并加尿量；其余部分可在 24 小时内补足。血糖得到控制后，可改用皮下注射胰岛素以维持血糖水平。

辨证论治：治则拟芳香化浊，和胃降逆。方药：温胆汤合藿香正气散加减。

| 半夏 10g | 陈皮 0g | 茯苓 10g | 枳实 10g | 砂仁 10g | 佩兰 10g |
| 竹茹 10g | 藿香 10g | 川厚朴 10g | 甘草 10g | 石菖蒲 10g | 川大黄 10g |

方解：患者系为痰浊中阻，取半夏和胃燥湿，降逆止吐，藿香芳香化浊，避秽醒脾，为君药；川厚朴、枳实、陈皮燥湿理气宽中，茯苓健脾利湿，使湿浊之邪从小便而出，为臣药；砂仁、竹茹以加强君药和胃降逆止吐之效，佩兰、石菖蒲以增强芳香化浊、辟秽醒脑、醒脾化浊之效；川大黄荡涤肠胃，使痰浊之邪由大便而出，共为佐药；

甘草和中益胃，调和诸药，为使药。上药合用以奏芳香化浊、和胃降逆之效。

患者经补液、补胰岛素、补钾、纠正电解质，服中药 3 剂后，高渗性昏迷得到改善，脱水得到纠正，渗透压恢复，血糖下降，意识清楚，转危为安。

病案 8：刘某，男性，68 岁，退休干部，于 2003 年 5 月 6 日急诊。

主诉：反复口渴乏力 10 年，畏寒发热、咳嗽憋喘 3 天，意识朦胧、谵语神昏、抽搐 1 天。

病史：患者于 1993 年因口渴乏力发现糖尿病，服用优降糖 2.5mg/d，以后逐年加量 2.5mg，3 次/日，于 2000 年加二甲双胍 250mg，3 次/日。近半年空腹血糖波动在 9～12mmol/L，餐后 2 小时血糖 13mmol/L，医生动员其改用胰岛素，患者不愿接受。近 3 天，患者怕冷发热，咳嗽憋喘，今天突然出现意识朦胧，时有谵语，昏迷不醒，筋惕肉瞤，手足抽搐，四肢厥冷。患者患高血压 8 年，否认有阳性家族史。

体检：精神恍惚，昏迷不醒，手足抽搐，四肢厥冷、眼窝凹陷，皮肤缺乏弹性，膝及跟腱反射增强、病理反射未引出。BP 80/40mmHg，舌暗红舌体胖大，苔黄腻而燥，脉沉细数。

理化检查：FBG 33.6mmol/L，血钠 142mmol/L，血钾 3.6mmol/L，血清渗透压 421mOsm/L，血清［HCO_3^-］15mmol/L，PH6.78，血酮正常，血 BUN 35mmol/L，血 Cr6.2mg dL，血 WBC11500×10^9/L，中性粒细胞 82%，尿糖定量 1000mg/dL，尿酮体阴性。X 片提示右肺中叶有片状炎症阴影。

分析：本案病情危重，由于治疗不当，血糖持续高水平，复因肺部感染病情加重，诱发高渗综合征，高血糖使感染难以控制，两者互为因果而引起高渗昏迷兼感染性休克，危在旦夕。此系因消渴日久，耗竭阴津，复感外邪，邪火炽盛，热灼成痰，痰热内蕴而痰壅气粗；心主神明，邪热内陷，痰热闭阻包络，心神被蒙，则神识昏蒙，谵语以至昏迷不醒；心包热盛，淫及肝脏，肝体阴而用阳，肝阴不足，肝风内动则手足抽搐；痰热内闭，阻滞气机，阳气不能达于四肢，则四肢厥冷，营热阴伤则出现舌绛苔黄燥、脉细数之热入心包证候。本案鉴于口服降糖药发生继发性失效，持续高血糖，感染性休克，渗透压高，无显著酮症及酮症酸中毒，意识障碍，神经症状突出等特点，做出如下诊断。

诊断：中医：消渴病阴虚热盛，证属热入心包。

西医：糖尿病非酮症性高渗综合征、感染性休克。

处理：补充液体开始宜 0.45% 低渗盐水，然后改用 0.9% 盐水，2 小时补充 1000～2000mL，4 小时补足总失水量的 1/3，12 小时补足总失水量的 1/2。液体内加胰岛素，血糖降至 13.9mmol/L 后，改 5% 葡萄糖盐。血钾偏低者在液体内加氯化钾，每小时 15～20mmol/L。抗感染用青霉素 160 万 U/d。

辨证论治：治则拟清热凉营，豁痰开窍。方药：清营汤加味。

石菖蒲 10g	麦冬 10g	金银花 10g	竹叶心 10g	连翘 10g
石决明 20g	水牛角 30g	钩藤 10g	竹沥 10g	丹参 20g
生地 20g	川黄连 6g			

安宫牛黄丸化解灌服。

方解：本案为热入心包，治拟清热凉营，豁痰开窍，佐以平肝息风，取方中水牛角、生地清心凉营，解毒泻火，黄连苦寒直折清泻心火，为君药；麦冬甘寒养阴，清心润肺，竹沥、石菖蒲芳香开窍，豁痰清脑，为臣药；金银花、竹叶心、连翘转宣泄热，清热解毒，以清包络之热，丹参清营和血，为佐药；石决明、钩藤重镇潜阳，平肝息风，为使药。诸药合用以达清热凉营、豁痰开窍、平肝息风之功。

患者经上述处理，灌服安宫牛黄丸，连服中药3剂，血糖10.8mmol/L，肺部感染有所吸收，意识清楚，诸症好转，病情转危为安。

病案9：马某，男性，58岁，建筑工人，于2003年7月26日初诊。

主诉：倦怠乏力、口干喜冷饮半年，手足瘛疭、抽搐躁动、意识不清1天。

病史：患者半年前自感倦怠乏力，口干喜冷饮，体检时发现血压140/90mmHg，空腹血糖偏高（6.8mmol/L），医生嘱其控制饮食，未服降糖药。昨天高温作业，出汗过多，患者进食大量冷饮后，出现烦渴不止，头晕目眩，手足瘛疭，抽搐躁动，逐渐陷入意识不清，遂来急诊。家属代述其既往除经常便秘、头晕乏力以外，身体健康，否认有阳性家族史。

体检：意识不清，躁动不安，口噤不开，手足抽搐、眼窝凹陷，皮肤缺乏弹性，浅反射增强，病理可疑阳性。BP130/90mmHg，P100次/分，律齐，舌红绛，无苔，脉弦细数。

理化检查：血糖30.1mmol/L；血钠140mmol/L，血钾3.7mmol/L，血清渗透压423mOsm/L、血清［HCO_3^-］13mmol/L，pH6.71，血酮正常，血尿素氮38mmol/L，血肌酐6.6mg/dL；尿糖1000mg/dL，尿酮体（±）。

分析：消渴病日久，肺燥津枯，肺为水之上源，肾为水之下源；肺燥无以濡养下源，肾阴耗竭；肝肾同源，肝有赖肾水涵养，肾阴枯竭，肝失涵养，阳升动风则手足蠕动，强劲抽搐；风阳上扰清窍而头晕目眩；邪热内盛，扰乱神明则神志昏迷，躁动不安；邪热内闭则口噤不开，大便秘结；热入营血则舌红绛无苔，病情危笃。本案中糖尿病高渗昏迷、神经症状突出、严重脱水等特点为诊断提供依据。

诊断：中医：消渴病阴虚热盛，证属阴虚动风。

西医：糖尿病非酮症性高渗综合征。

处理：补充胰岛素，纠正高血糖，补充液体，纠正脱水，纠正电解质紊乱。

辨证论治：治则拟清热镇惊，平肝息风。方药：羚羊钩藤汤合黄连阿胶汤加味。

金钩藤10g	生地10g	天竺黄10g	黄连6g	生龙骨10g	白芍10g
鸡子黄1枚	阿胶10g	生牡蛎30g	竹沥10mL	山羊角20g	甘草10g

另至宝丹化水灌胃

方解：系因津液枯竭所致阴虚动风证，方中山羊角凉肝定惊，钩藤平肝息风，为君药；生地、白芍、甘草甘酸化阴，养阴柔肝，养血凉血，以缓肝急，黄连苦寒泄热，清心解毒，为臣药；阿胶、鸡子黄为血肉有情之品以救真阴，天竺黄、竹沥以清热豁痰为佐药；龙骨、牡蛎以重镇潜阳以助君药加强平肝息风之力，为使药；痰热闭阻，口噤不开，肢体强痉者加至宝丹以凉血开窍。诸药相伍以奏清热镇惊、平肝息风之效。

患者连服 3 剂中药及补充胰岛素，纠正高血糖，补充液体，纠正脱水，纠正电解质紊乱后，意识渐清，手足瘛动、强劲抽搐好转。继服上方 7 剂，病情稳定。

病案 10：张某，女性，65 岁，务农，2002 年 6 月 9 日急诊。

主诉：易饥多食、口渴多饮 1 年，下肢浮肿 3 个月，眩晕恶心、面色苍白、大汗淋漓、四肢厥冷、二便失禁 1 天。

病史：患者自感一年来食量和饮水量显著增加，日主食 400～450g，饮水 1500～2000mL，而形体渐见消瘦。在某医院检查 FBS11.8mmol/L，确诊 2 型糖尿病，予以优降糖 2.5mg，3 次/日，服药 1 月后因血糖降至正常，患者以为治愈，自动停药。患者近 3 个月发现双下肢浮肿，查尿蛋白 50mg/dL，予以双氢克尿噻 25mg/d，间断服用，近 3 天连续服双氢克尿噻，50mg/d，今晨感头晕目眩，纳呆恶心，浑身乏力。午后患者面色苍白，大汗淋漓，四肢厥冷，二便失禁，紧急送急诊。家属代述，该患者平常无特殊病症，很少就医，否认有糖尿病家族史。

体检：意识不清，面色苍白，目闭口开，大汗淋漓，四肢厥冷，眼窝凹陷，皮肤缺乏弹性，浅反射亢进，病理反射可疑阳性。BP 70/40mmHg，P103 次/分，舌质暗淡，苔白腻，脉微欲绝。

理化检查：FBS 33.1mmol/L，血钠 142mmol/L，血钾 3.5mmol/L，有效渗透压 400mOsm/L，血清［HCO_3^-］12mmol/L，pH6.8，血酮正常，血 BUN 40mmol/L，血 Cr6.9mg/dL，尿糖 1000mg/dL，尿酮体（-）。

分析：患者长期不规则服药，引起血糖过高，出现高渗脱水，复因服用大剂量利尿药加重脱水。由于失水过多，血液浓缩，有效渗透压显著升高，脑细胞脱水，血容量骤减，引起循环衰竭、血酮正常。阴阳互根，阳生阴长，由于消渴病经久失治，复因利尿伤津，阴精耗尽，阳无所附，元气散乱而二便失禁，冷汗淋漓；阳气不能温煦则四肢厥冷；阴阳大有离决之势，则出现目闭口开、手撒、二便自遗、脉微欲绝之阴脱阳亡证候，危在旦夕。老年患者、持续高血糖、高渗透压、意识障碍等为诊断提供依据。

诊断：中医：消渴病阴阳两虚，证属阴脱阳亡。

西医：2 型糖尿病高渗性昏迷、循环衰竭。

处理：补充胰岛素以纠正高血糖，补充液体以纠正脱水，纠正电解质，抗休克，改善循环衰竭。严密观察血压、脉搏、意识、电解质。

辨证论治：治则拟益气养阴，回阳固脱。方药：生脉饮合参附汤加减。

人参 10g	制附子 6g	五味子 10g	黄芪 10g	麦冬 10g
生牡蛎 30g	山茱萸 10g	甘草 6g	干姜 6g	生龙骨 30g

方解：患者阴脱阳亡，病情危笃。取人参峻补元气以固脱，附子辛温大热以回阳救逆，为君药；五味子、山茱萸、麦冬以甘酸化阴，合生龙骨、生牡蛎以收敛耗散之浮阳，为臣药；干姜、甘草以助附子回阳救逆之力；黄芪以助人参益气固脱，为佐药；面赤肢冷，虚烦不安，乃真阴耗竭，虚阳外越，并配合地黄饮子以峻补真阴，温肾扶阳，为使药。

第三节　糖尿病乳酸性酸中毒

糖尿病患者代谢紊乱，体内乳酸堆积超正常水平，pH 值降低者，称为糖尿病乳酸血症，伴有酸碱度失调为乳酸性酸中毒（DLA）。DLA 临床发病率较低，但以发病急、变化快、易昏迷、易休克、死亡率高为特点。

一、乳酸性酸中毒的诱因、机理

（一）DLA 发病诱因

糖尿病合并乳酸性酸中毒的发生率虽不高，但死亡率很高，尤其伴有慢性肝、肾、心、肺等功能不全的缺氧性疾病。血浆乳酸值 3 ～ 4mmol/L 者，死亡率 50%；> 5mmol/L 者，死亡率 > 80%。

本病多由糖尿病患者长期大剂量服用双胍类降糖药，体力过度消耗，脱水，酗酒，慢性肝、肾、心、肺等功能不全的缺氧性疾病等所致。

（二）DLA 发病机理

乳酸是葡萄糖代谢的中间产物，葡萄糖的分解分为有氧氧化和无氧酵解。有氧氧化指葡萄糖在正常有氧条件下，葡萄糖分解为二氧化碳和水，是体内糖分解产生能量的主要途径。

葡萄糖在无氧条件下分解成为乳酸，是代谢的方式之一，具有重要的病理和生理意义。在正常情况下，糖酵解所产生的丙酮酸，大部分在脂肪、肌肉、脑等组织内经三羧循环氧化，少部分在丙酮酸羧化酶（PC）的催化下在肝及肾生成糖。当患糖尿病和饥饿时，丙酮酸脱氢酶（PDH）受抑制，辅酶（NAD）不足，丙酮酸还原为乳酸，ATP 不足，PC 催化受限则糖原异生减少，丙酮酸转化为乳酸，血乳酸浓度上升。正常人在静息状态下产生 0.9 ～ 1.0mmol/L·kg·h。由于 2/3 经三羧循环氧化，1/3 糖异生，所以空腹静息时静脉血乳酸为 0.5 ～ 1.5mmol/L。当运动或惊厥抽搐时，肌肉收缩加强，肌糖原分解加速，可使血乳酸浓度上升到 8 ～ 10mmol/L，并迅速进入肝、肾，经糖异生而转化为糖，所以不发生乳酸性酸中毒。

（三）DLA 的病理机制

1. 组织灌注不足和缺氧

当发生急性心肌梗死、心力衰竭、严重创伤、心源性休克、失血失水（低血容量、低血氧、低血压）、感染（内毒素性）等时，使组织灌注不足而引起组织缺氧，DLA 增多。

2. 乳酸产生过多或乳酸清除缓慢

（1）糖尿病、肝肾功能衰竭、胰腺炎、白血病、各种感染等全身性疾病可使乳酸产生过多，清除缓慢引起乳酸性中毒。

（2）长期大剂量服用双胍类口服降糖药、果糖、山梨醇、木糖醇、酒精等产生乳酸以至乳酸堆积发生乳酸性中毒。

（3）葡萄糖 –6– 磷酸脱氢酶、果糖 1,6– 二磷酸酶、丙酮酸脱氢酶、氧化磷酸化等酶缺乏的遗传性先天性代谢异常病可引起乳酸堆积。

二、乳酸性酸中毒的临床表现和诊断要点

（一）临床表现

临床表现为困倦，嗜睡，神志恍惚，意识模糊，呼吸深快，恶心，呕吐，腹痛，脱水，血压逐渐降低，以致出现休克，最后可导致呼吸、循环衰竭。

（二）实验室检查

1. 血酸度：pH < 7.37；CO_2 结合力 < 20 容积%。

2. 血乳酸：≥ 5mmol/L，可高达 35mmol/L。

3. 血丙酮酸：0.2 ~ 1.5mmol/L，乳酸 / 丙酮酸 ≥ 30。

4. ［HCO_3^-］：< 10mmol/L。

5. K^+、Na^+：偏高或正常。

6. 阴离子间隙：（K++Na+）–（HCO3–+Cl–）> 18mmol/L（正常值 8 ~ 16mmol/L）。

7. 血白细胞：$10×10^9/L$（10000/mm^3）以上。

总之，临床当乳酸血浓度 > 2mmol/L，血 pH < 7.37，［HCO_3^-］< 10mmol/L，血 AG 值（血清钠 + 钾 –CO2 结合力 – 血清氯）> 18，无其他酸中毒原因，可确诊乳酸中毒。

三、乳酸性酸中毒的防治

（一）预防措施

1. 严格掌握双胍类药物的适应证。肝肾功能障碍者、慢性心肺功能不全者及有消化道症状者应慎用或禁用双胍类药物。

2. 长期使用双胍类药物者应定期检查肝、肾、心、肺功能。凡有缺氧倾向者应停用双胍类药物。

3. 应用双胍类药物者，一旦出现危重急性疾病时，应立即停用双胍类药，改用胰岛素。

（二）抢救措施

1. 补液和补碱

补充生理盐水和等渗碳酸氢钠（1.3%）以纠正酸中毒，扩充血容量。碳酸氢钠可

升高细胞外液 pH 值，至 pH 上升到 7.2 为止，尽早补充 $NaHCO_3$ 至 HCO_3^- 升高到 14 ～ 16mmol/L 为止。

2. 补充胰岛素和钾盐

可按小剂量方法，2 ～ 6U/h 静脉滴注，使血糖维持接近正常水平，不宜过低；同时酌情予以 KCl 以免引起低血钾（方法同酮症酸中毒）。

3. 消除诱因

积极治疗和纠正各种原因引起的缺氧及休克；停止应用诱发乳酸中毒的二甲双胍及其他有关药物。防治感染，防治其他并发症。

4. 纠正循环衰竭

酸中毒时使组织低灌注而致循环衰竭，拟在中心静脉压的监测下补充生理盐水，必要时予以鲜血或血浆、异丙肾上腺素。若在补液过程中出现钠负荷过多，可用速尿，或必要时进行血液透析。

5. 严密监测

在治疗期间必须严密监测血压、呼吸、心率、心律、神志、pH 值、CO_2 结合力、乳酸浓度、血糖、酮体、K^+、Na^+、$[HCO_3^-]$ 等。

（三）预后

本症预后较差，死亡率可达 50%，其中老年糖尿病患者伴有心肝肾功能不全、严重休克、严重缺氧、长期大剂量服用双胍类降糖药，以及乳酸血浓度 > 25mmol/L 者，死亡率可高达 80%。

四、辨证论治

乳酸性酸中毒的临床表现隶属于中医学"秽浊""神昏""脱证"范畴。本病起病急，变化快，易出现神昏和阴脱阳亡等病变，辨证如下。

（一）痰浊中阻

本证表现为倦怠乏力，腹胀纳呆，恶心呕吐，嗜睡或神识不清，舌苔白腻，脉濡细或滑。

本证系为脾虚湿困，痰浊中阻。脾失健运，聚湿蕴痰，痰浊中阻，气机不畅则腹胀纳呆；胃失和降而恶心呕吐；痰浊上蒙清窍则嗜睡，神识不清；脾虚不能生化水谷精微以濡养周身而倦怠乏力；舌脉为痰浊湿盛之候。此属消渴病痰浊中阻证，见于糖尿病乳酸性酸中毒，以消化道症状和意识障碍突出为特点。

治则：芳香化浊，和胃降逆。方药：藿香正气汤合导痰汤加减。

藿香，川厚朴，旋覆花，半夏，枳实，砂仁，白术，茯苓，白豆蔻，石菖蒲，竹茹，赭石。

本证系脾虚湿困，痰浊中阻证，取方中藿香芳香化浊，醒脾去湿，为君药；川厚朴辛温燥湿，理气宽中，陈皮、砂仁理气化痰，和中降逆，为臣药；枳实宽中行滞，茯苓淡渗利湿，白术健脾和中，竹茹和中止吐，石菖蒲芳香化浊，醒脑开窍，共为佐药；旋覆花、赭石、白豆蔻加强君药芳香和胃、降逆止吐之力，为使药。上药合用共达芳香化浊、和胃降逆之效。

（二）浊毒蒙蔽

本证表现为嗜睡，意识不清，倦怠困乏，恶心呕吐，甚则神识昏迷，舌暗苔黄腻，脉濡滑等。

脾胃不和，运化失司，聚湿蕴痰，久蕴化热，热夹痰浊上蒙清窍而意识不清，邪热浊毒内陷心营而嗜睡；浊毒为阴邪，困于肌表则倦怠疲乏；脾胃升降失司而恶心呕吐；舌脉为浊毒内阻之候。本证属脾胃不和，浊毒蒙蔽，见于糖尿病乳酸性酸中毒，以消化道症状和意识障碍为特点。

治则：拟豁痰开窍，化浊醒脾。方药：菖蒲郁金汤加减。

石菖蒲，郁金，胆南星，淡竹叶，牡丹皮，川贝母，炒栀子，金银花，连翘。至宝丹 1 丸，玉枢丹 2 片。

取方中鲜石菖蒲芳香化浊，辟秽醒脾，郁金芳香理气以助石菖蒲开窍醒脑，为君药；栀子清三焦邪火，牡丹皮清营分热毒，金银花、连翘、淡竹叶轻清宣泄，清热解毒，为臣药；川贝母、胆南星以加强豁痰腥脑之力，为佐药；玉枢丹（化服）芳香辟秽，除湿解毒，至宝丹加强清心开窍，共为使药。上药合用共达豁痰开窍、化浊醒脾之功。

（三）阴阳离决

本证表现为面色苍白，神志昏迷，目闭口开，冷汗如油，手撒肢冷，二便失禁，舌质暗淡，苔白腻，脉微欲绝。

本证系为阴脱阳亡，阴阳离决之危候。阴阳互根，阴竭则阳无所依，亡阳则阴无所长，阴脱阳亡则冷汗如油，手撒肢冷，脉微欲绝，面色苍白，神志昏迷，目闭口开，二便失禁等。证属消渴病阴阳离决，见于糖尿病乳酸性酸中毒循环衰竭。

治则：拟回阳救逆。方药：急予四逆汤加味。

附子，干姜，甘草，人参。

取附子、干姜大辛大热以回阳救逆为君药；人参大补元气为臣药；甘草益气补脾为佐使药。四药合用功专效宏，以达回阳救逆之效。

附：乳酸性酸中毒病案 3 则

病案 11：张某，女性，52 岁，农民，于 2000 年 6 月 10 日急诊。

主诉：反复口渴 10 年，加重 3 年，伴恶心呕吐、意识恍惚 3 天。

病史：患者于 1990 年因显著口渴在当地医院确诊为糖尿病，予以降糖灵 250mg，3 次/日，血糖波动于 6～7.8mmol/L。近 3 年血糖逐渐上升 10～13.8mmol/L，患者将降糖灵增加为 500mg，3 次/日，血糖依然控制不满意，空腹血糖多数在 10mmol/L 以上。患者 3 天前在农田干活，饮冷水后感上腹部胀满，疲惫乏力，食纳欠佳，伴恶心呕吐，今晨出现嗜睡不醒，意识恍惚。家属代述，患者患糖尿病多年一直服用降糖灵，未服其他药物，没有其他疾病，否认有阳家性族史。

体检：急性病容，意识朦胧，BP 110/80mmHg，P90 次 / 分，舌质暗淡，苔白腻，脉濡细。

理化检查：FBS 11.9mmol/L，血钠 32mmol/L，血钾 4.0mmol/L，血清 $[HCO_3^-]$ 11mmol/L，血乳酸 3mmol/L，血丙酮酸 1.1mmol/L，pH7.1，CO_2 结合力 22 容积%，血BUN 30mmol/L，血 Cr 5.9mg/dL，尿糖定量 100mg/dL，尿酮体 500mg/dL。

分析：患者由于长期服用降糖灵，损伤脾胃，脾失健运，聚湿蕴痰，痰浊中阻，气机不畅则腹胀纳呆；胃失和降而恶心呕吐；痰浊上蒙清窍则嗜睡，神识不清；脾虚不能生化水谷精微以濡养周身，而倦怠乏力；舌脉为痰浊湿盛之候。患者长期大剂量应用双胍类药，高尿酮体，血乳酸高，血丙酮酸高，酸碱度紊乱，消化道和神经症状等，为诊断提供依据。

诊断：中医：消渴病阴虚热盛，证属浊痰阻遏。
　　　　西医：2 型糖尿病、糖尿病乳酸性酸中毒。

处理：①补充生理盐水，胰岛素静脉滴注，血糖降至 13.9mmol/L 时改用 5% 葡萄糖液；尿酮体转阴终止输液，改用短效胰岛素早 12U、午 6U、晚 8U，于餐前 15 分钟皮下注射。补充 $NaHCO_3$ 至 pH 值 > 7.2 为止。②注意监测血压、呼吸、血糖、电解质、血气、乳酸浓度。

辨证论治：治则拟芳香化浊，和胃降逆。方药：藿香正气汤合导痰汤加减。

藿香 10g	厚朴 10g	旋覆花 10g	半夏 10g
竹茹 10g	枳实 10g	赭石 20g	石菖蒲 10g
白术 10g	砂仁 6g	白豆蔻 6g	茯苓 15g

方解：患者系因久服降糖灵损伤脾胃所致之痰浊中阻证，取方中藿香芳香化浊，醒脾去湿，为君药；厚朴辛温燥湿，理气宽中，陈皮、砂仁理气化痰，和中降逆，为臣药；枳实宽中行滞，茯苓淡渗利湿，白术健脾和中，竹茹和中止吐，石菖蒲芳香化浊，醒脑开窍，共为佐药；旋覆花、赭石、白豆蔻加强君药芳香和胃、降逆止吐之力，为使药。上药合用共达芳香化浊、和胃降逆之效。

患者经上述中西药联合处理后意识转清，尿酮体转阴，电解质及酸碱度恢复正常，病情转危为安。

病案 12：张某，女性，61 岁，退休，于 2001 年 5 月 2 日急诊。

主诉：反复口渴乏力 8 年，上腹胀满、恶心腹泻 3 个月，嗜睡、意识昏聩 1 天。

病史：患者于 1993 年因乏力口渴在当地医院检测，发现糖尿病，予以优降糖 2.5mg/d，逐渐增加到 15mg/d。近 2 年血糖控制不理想，加用二甲双胍 750mg/d，一度空腹血糖维持在 6.6 ～ 9mmol/L。近 3 个月血糖再次攀升到 10 ～ 13mmol/L，则二甲双胍增加到 1500mg/d。患者昨天参加婚礼饮酒后，出现上腹胀满，恶心呕吐，困倦乏力。今发现患者嗜睡不醒，意识昏聩。患者在外院诊为糖尿病肾病 2 年，间断服用速尿。否认有阳性家族史。

体检：急性病容，意识不清，双下肢呈Ⅱ度凹陷性浮肿，BP 100/70mmHg，P100次/分，心肺（-），舌暗红，苔白腻，脉濡滑。

理化检查：FBS 10.9mmol/L，血钠148mmol/L，血钾3.2mmol/L，血氯95mmol/L，血清［HCO_3^-］10mmol/L，血乳酸3.8mmol/L，pH7.2，CO_2结合力20容积%，血BUN 40mmol/L，血Cr 528umol/L，尿糖定量100mg/dL，尿酮体300mg/dL。

分析：患者长期服用双胍类降糖药兼之饮食不节，醇酒厚味，损伤脾胃，运化失司，聚湿蕴痰，久蕴化热，热夹痰浊上蒙清窍，神识时清时聩；邪热浊毒内陷心营而嗜睡不醒；浊毒为阴邪，困于肌表则倦怠疲乏；脾胃升降失司而恶心呕吐；脾运不健，水湿泛溢而肢体肿胀；舌脉为浊毒内阻之候。患者慢性肾功能不全，长期大剂量服用双胍类药，体内本易乳酸堆积，复因饮酒诱发导致血乳酸增高、尿酮体阳性、酸碱度失调，伴有消化道和神经症状等，为诊断提供依据。

诊断：中医：消渴病阴阳两虚，证属浊毒蒙蔽。

西医：2型糖尿病合并乳酸性酸中毒。

处理：补液纠正脱水，补碱纠正酸中毒，小剂量胰岛素滴注，余同本节病案11。

辨证论治：治则拟豁痰开窍，化浊醒脾。方药：菖蒲郁金汤加减。

石菖蒲10g	郁金10g	胆南星10g	玉枢丹2片	金银花10g
连翘10g	炒栀子10g	至宝丹1丸	川贝母10g	淡竹叶6g

方解：患者系为浊毒蒙蔽，取方中鲜石菖蒲芳香化浊，辟秽醒脾，郁金芳香理气以助石菖蒲开窍醒脑，为君药；栀子清三焦邪火，金银花、连翘、淡竹叶轻清宣泄，清热解毒，为臣药；川贝母、胆南星以加强豁痰腥脑之力，为佐药；玉枢丹（化服）芳香辟秽，除湿解毒，至宝丹加强清心开窍，共为使药。上药合用共达豁痰开窍、化浊醒脾之功。

患者经服中药3剂及相关处理后，意识转清，酸碱度得到纠正，守上方去至宝丹1丸，玉枢丹2片，继服7剂，患者转危为安。

病案13：任某，女性，53岁，退休，于2003年11月4日急诊。

主诉：疲惫乏力、口渴多食5年，恶心呕吐、神志昏迷、二便失禁1天。

病史：患者感疲惫乏力，口渴多食，发现糖尿病5年，长期服用二甲双胍1500mg/d。很少就医，不测血糖。昨日家人发现患者食欲不佳，恶心呕吐，面色苍白，今晨出现神志昏迷、二便失禁，即到保定市糖尿病医院急诊就诊。当时血压已测不出，心音极低微，呼吸慢而深，呈Kussmaul呼吸、急查血糖2.1mmol/L，HCO_3^- 6mmol/L，pH6.8，乳酸血浓度2.5mmol/L，即刻建立液体通道时，心电监护提示心跳猝停，经抢救无效死亡。

死亡病例讨论：中医认为阴脱阳亡，阴阳离决，鉴于死者长期大剂量服用双胍类药物，HCO_3^-、pH值显著降低，确诊为乳酸性酸中毒引起死亡。

第四节 糖尿病低血糖

低血糖系指由多种原因引起的血糖低于 2.78mmol/L（50mg/dL），临床表现为以交感神经过度兴奋及脑功能障碍为特征的综合征。低血糖有功能性、器质性、医源性等不同，严重的低血糖引起昏迷，称低血糖昏迷（亦称低血糖脑病）。及时予以葡萄糖治疗可使低血糖迅速缓解，严重低血糖可引起脑实质损害而致死。低血糖多数为功能性，少数为器质性病变。

一、低血糖的病因和发病机理

（一）功能性低血糖

1. 自发性低血糖

自发性低血糖又称反应性低血糖或餐后刺激性低血糖。于餐后 3 ～ 4 小时出现饥饿、心慌心悸、出汗等症状，一般比较轻，常为 2 型糖尿病早期表现。主要机理如下。

（1）进餐后胰岛 β 细胞对高血糖刺激反应迟缓，分泌胰岛素高峰恰好落在血糖低谷，所以多发生在餐后 3 ～ 4 小时。

（2）各组织对胰岛素的敏感性增强，加速组织对葡萄糖的摄取。

（3）拮抗胰岛素的激素分泌不足或分泌与胰岛素不同步等。

2. 进食不足或耗糖过度

（1）未及时进餐，过度饥饿。

（2）过度剧烈运动。

（3）透析（腹透或血透）失糖。

（4）长期发烧、腹泻、呕吐，以及肠道对糖吸收不良等。

3. 医源性低血糖

（1）胰岛素治疗：机体对胰岛素治疗的效应与胰岛素的剂型、剂量、给药途径、胰岛素在体内作用持续时间、发挥作用的强度等有关。胰岛素治疗剂量和给药途径相同时，又可因患者摄取碳水化合物的剂量、时间及体力活动量的不同，对胰岛素治疗的效应也不同。

胰岛素引起低血糖的原因：①胰岛素过量。②进食和胰岛素两者发挥高峰不同步。③运动过度，尤其注射胰岛素后未及时加餐。④饮酒可加强胰岛素的作用而促进低血糖的发生是引起低血糖的重要因素，严重者可导致低血糖昏迷。

（2）口服降糖药：应用口服降糖药尤其是磺脲类药易引起低血糖：剂量过大；磺脲类药刺激胰岛素的释放，使第一时相胰岛素分泌增加，加强胰岛素对胰岛素受体的敏感性等而引起低血糖。因药物引起低血糖占治疗总数的 6%，其中多数与剂量过大或服半衰期长的降糖药在体内蓄积有关。

（3）潜在性降低血糖的药物：与磺脲类降糖药能产生协同作用，加强降糖效应的药有氯霉素、PAS、双香豆素、磺胺类药、安妥明等。具有刺激胰岛分泌胰岛素的药有 β 肾上腺能刺激剂、α 肾上腺能阻滞剂等。抑制胰高血糖素的释放，减少糖原异生的药有心得安、利血平等。此外吗啡、去敏灵等药均可诱发低血糖。

（二）器官实质性病变

1. 肝源性

（1）获得性：多见于肝炎、肝充血（心衰）、肝肿瘤浸润（坏死、变性）、肝纤维化、肝营养不良等多种原因引起的肝脏病变，尤其肝细胞受破坏达 80% 以上时，易出现低血糖。

（2）遗传性：见于婴幼儿的肝糖原累积病、肝糖异生酶缺陷、肝糖原合成酶缺乏等病，较为少见。

2. 肾源性

此多见于肾功能不全。发生机理可能与下列因素有关：进食量不足，或因透析失糖，或血浆丙氨基酸水平降低，糖原异生不足，或肾脏为清除胰岛素重要器官之一，肾功能不全清除功能减弱，肾脏排泄功能降低，胰岛素在体内蓄积等。

3. 胰源性

（1）胰岛细胞瘤：良性或恶性的单个或多发性小腺瘤、β-细胞增生、胰管细胞新生胰岛、多发性内分泌腺瘤等病变使胰岛素分泌增加，表现为高胰岛素血症引起低血糖。

（2）胰外肿瘤：间质细胞瘤如纤维细胞瘤、梭形细胞瘤、平滑肌瘤、神经纤维瘤脂肪瘤等，肝、肺、胃肠等上皮细胞瘤及其他肿瘤等均可引起低血糖。主要机理为瘤细胞利用糖增多，或肿瘤可以分泌类胰岛素作用的物质，或加强胰岛素的作用而导致低血糖。

4. 内分泌源性

垂体瘤、肾上腺瘤、胰岛 A 细胞功能低下等分泌抗胰岛素激素不足，抑制糖异生，诱发低血糖。

5. 自主神经功能紊乱

迷走神经兴奋性增高，可刺激胰岛 β 细胞分泌胰岛素而致低血糖的发生。

6. 小胃综合征

胃次全切除后，有 5%～10% 患者的饮食进入空肠，引起一过性高血糖，糖刺激胰岛分泌胰岛素而导致低血糖。

二、低血糖的临床表现

低血糖的临床表现比较复杂，按其发作情况可分为急性、亚急性和慢性三种反应。

（一）急性低血糖

急性低血糖以交感神经兴奋症状为主，血糖迅速下降，刺激交感神经兴奋释放大量肾上腺素。患者出现饥饿感、出汗、心悸、乏力、颤抖、头晕、面色苍白、焦虑、紧张、肢冷、心动过速、血压升高等。睡眠时发生低血糖，患者可突然觉醒，皮肤潮湿多汗，加餐后可缓解，或体内分泌拮抗胰岛素的激素可自行缓解。低血糖引起中枢神经系统症状，表现为低血糖不能很快恢复，出现急性脑功能障碍，患者头痛，视物模糊，精神失常，定向力差，吐字不清，反应迟钝，意识障碍，脑缺血性瘫痪，中枢神经衰竭而死亡。老年患者或心功能不良者，低血糖可引起高肾上腺素血症，促使心绞痛、心律紊乱、心肌梗死、急性肺水肿及心力衰竭的发作而死亡。

急性低血糖的临床表现主要取决于血糖下降的速度，并不决定血糖下降的绝对值。血糖无论从高水平还是从正常水平迅速下降，均可发生低血糖反应。如空腹血糖为 19.43mmol/L（350mg/dL），注射胰岛素或因运动量过大，血糖下降到 8.8mmol/L（160mg/dL）可出现低血糖症状，这属血糖迅速下降所致的急性低血糖反应，经少量进餐后可缓解。

（二）亚急性低血糖

亚急性低血糖是以精神紊乱为特点，血糖下降较为缓慢所引起的低血糖反应。临床表现为行为异常，情绪不安定，轻者痴呆不语，两眼发直，不知饥饱，重者狂躁不安，性格变态，有幻觉、妄想等。

（三）慢性低血糖

慢性低血糖以中枢神经和周围神经广泛损害引起的低血糖后遗症为特点，为长期严重低血糖引起脑部缺糖、缺氧所致。主要表现为大脑皮层受抑制的症状，如意识恍惚、定向丧失、嗜睡、多汗、震颤、语言不清、狂躁、木僵等症。继之皮层下受抑制，出现神志不清、躁动不安、心动过速、瞳孔散大，甚则强直性惊厥，锥体束征阳性。病变累及中脑出现张力性痉挛、阵发性惊厥、巴宾斯基征阳性。延脑受波及时，则进入严重昏迷阶段，去大脑强直，各种反射消失，瞳孔缩小，血压下降。当低血糖持续超过 6 小时，脑细胞损害则不可逆转而致死亡，或残留痴呆。有 10%～20% 的患者表现为癫痫样发作、抽搐等。

三、低血糖的诊断与鉴别诊断

（一）诊断依据

根据发作病史，临床症状，进餐后或注射葡萄糖后低血糖症状迅速得到缓解，空腹或发作时血糖 < 2.78mmol/L（50mg/dL），即可确诊低血糖。

低血糖发作时表现为交感神经兴奋和中枢神经功能不全症状，常易误诊为癫痫、癔病、精神分裂症、昏厥、体位性低血压、脑血管病变等而延误治疗时机。须做进一步的检查鉴别。

（二）鉴别诊断

1. 饥饿试验

低血糖症状不典型，血糖＞2.78mmol/L（50mg/dL）者，禁食12～18小时可诱发低血糖。禁食24小时阳性率可达95%，当禁食72小时而仍无低血糖症状者可以排除低血糖。每6小时测1次血糖、胰岛素、C肽。如低血糖发作严重者应终止试验。

2. 葡萄糖耐量试验

服75g葡萄糖做葡萄糖耐量试验，根据低血糖曲线鉴别低血糖的不同性质和原因（表17-2）。

表17-2　各种低血糖症糖耐量试验曲线特点

低血糖症	空腹血糖	糖负荷后高峰	曲线下低血糖出现时间
功能性	正常	正常	2～3小时
滋养性	正常	较高	2小时
胰岛 β 细胞瘤	低	低	2小时血糖仍然低
肝源性	低	较高	2小时血糖仍然较高
糖尿病轻型或早期	偏高	较高	2小时血糖仍较高，3～5小时低血糖

3. 血浆胰岛素测定

正常人空腹静脉血浆胰岛素浓度为5～10mU/L，而低血糖时患者有自主性分泌胰岛素，则胰岛素水平可高于正常。而高胰岛素血症可见于肥胖性胰岛素抵抗、肢端肥大症、肾上腺皮质醇增多症、妊娠后期等，这些疾病多数无低血糖反应，必须与低血糖相鉴别。

4. 胰岛素释放指数

同时测定空腹胰岛素和空腹血糖，两者比值称为胰岛素释放指数。正常人比值＜0.3，当比值＞0.4则可诊断低血糖。

5. 胰岛素释放抑制试验

以每千克体重0.1U/h注射胰岛素，比较注射前后C肽水平。正常人可降低＞50%，并伴有低血糖症状，而胰岛细胞瘤则不受此限制。

6. 定位检查

胰动脉造影能显示80%瘤体＞0.5cm，腹部CT扫描或腹腔B超检查，以及胰腺同位素扫描等。

四、低血糖的防治

（一）低血糖的预防

1. 加强糖尿病知识的教育

糖尿病的家属及糖尿病患者应了解引起低血糖的原因和临床表现。加强自我保健意识，掌握定期检查血糖、尿糖的技能。尽量避免低血糖的发生，一旦出现低血糖的先兆，应及时进餐或喝糖水，严重者紧急送到医院急救。

2. 加强低血糖预防意识

教育患者做到定时定量进餐，按医嘱服药，不能随意加药，尤其是能与降糖药物产生协同作用的药，以免诱发低血糖，注射胰岛素者必须监测血糖，进行分餐饮食，进行较剧烈运动前，应适当加餐等。

（二）低血糖治疗措施

1. 轻症：轻度低血糖者可饮葡萄糖水，或食用含糖食品即可自行缓解。

2. 重症：有意识障碍无法口服者，应用 50% 葡萄糖静脉滴注，或静推 50 ~ 100mL 可升高血糖 1.94 ~ 19.4mmol/L（35 ~ 350mg/dL）；因优降糖所致低血糖者，可用 10% ~ 20% 的葡萄糖静脉滴注 48 小时以上，多数患者经用葡萄糖后，低血糖可得到改善；或用胰高血糖素，一般成年人常用量为 1mg，肌肉注射 20 分钟发挥作用，其副作用主要为恶心、头晕、头痛等；口服降糖药在体内作用可持续 6 ~ 72 小时之久，所以口服降糖药过量所致低血糖者，胰高血糖素应持续给药 48 小时，血糖稳定后再停药。

3. 在治疗过程中应注意血钾浓度，因随着低血糖得到纠正，血糖浓度提高，钾离子进入到细胞内，则易出现低血钾现象，必须适当地补充钾盐。

4. 支持疗法：为防止低血糖再次发生，应给予高蛋白饮食，3 ~ 6 次 / 日进餐。

5. 针对发生低血糖的诱因及时纠正：因口服降糖药使用不得当者，应调整降糖药的剂量；或改用降糖药的品种；因其他药物所致的低血糖，应停用该药物。

6. 胰岛细胞瘤引起的低血糖者应行手术治疗，肝源性低血糖者应予以保肝治疗。

五、辨证论治

根据低血糖的临床症状，其属于中医学中的"脱汗""虚痉""绝汗"等范畴。

（一）脱汗症

临床表现为突然大汗淋漓，或汗出如油，声短息微，神疲不支，面色苍白，四肢厥逆，舌少津苔薄，脉大无力，或脉微欲绝。

此属脱汗之危症。阴阳互根，阳不敛阴，汗液大泄而大汗淋漓，或汗出如油；亡阴之后即阳随汗泄，出现亡阳；《灵枢·决气》指出："腠理发泄，汗出溱溱，是谓津……津脱者，腠理开，汗大泄。"《罗氏会约医镜》认为："汗本血液，属阴。阴亡阳亦随之而走，此危证也。"又《灵枢·经脉》说："六阳气绝，则阴与阳相离，离则腠理发泄，绝汗乃出。"《中医临证备要》中也说："汗出如珠，凝滞不流，或汗出如油，着手黏腻，常伴气喘声微，为元气耗散，绝症之一，称作绝汗。"汗出清稀而凉，为亡阳之脱，汗出如油，着手黏腻而热者为亡阴。气随汗脱而阴阳俱亡，则声短息微，神疲不支，面色苍白，四肢厥逆，脉大无力，或脉微欲绝。证属亡阴亡阳之脱汗，见于低血糖伴循环衰竭。

治则：益气回阳固脱。方药：参附龙牡救逆汤加减。

人参，制附子，生龙骨，生牡蛎，黄芪，麦门冬，五味子，石菖蒲，山茱萸，炙甘草。

本证为阴脱阳亡之脱汗症，急予人参大补元气固脱，附子温肾回阳救逆，以达益气温阳固脱，为君药；生龙骨、生牡蛎坚阴敛汗，潜阳固脱，麦冬养心宁神，五味子、甘草甘酸化阴，酸收敛汗，为臣药；黄芪甘温补气以加强君药益气固脱之效，山茱萸酸收之性，补益肝肾真阴，为佐药；石菖蒲以芳香开窍为使药。诸药合用以达益气回阳固脱之效。

（二）虚痉症

临床表现为神疲自汗，头晕目眩，痴呆不语，两眼发直，不知饥饱，四肢抽搐，有幻觉、幻想，舌质嫩红，脉弦细。

此为气阴不足之虚痉。经云："气主煦之，血主濡之。""阳气者，精则养神，柔则养筋，阴阳既衰，筋脉失其濡养，而强直不柔也。"气血不足，肝藏血，主筋脉，肝血不足，血不养筋，四肢抽搐；气为血之帅，气行则血行，气滞则血滞，气以阳气为根，阳气不足，气血不能上荣于脑，而头晕目眩，有幻觉、幻想，痴呆不语，两眼发直，不知饥饱；气阴俱虚而神疲自汗。此属虚痉，见于低血糖伴脑功能障碍。

治则：拟益气养血，柔肝镇痉。方药：补中益气汤加减。

人参，黄芪，白术，生龙骨，生牡蛎，柴胡，茯苓，当归，白芍，升麻，石菖蒲，甘草。

取方中黄芪补益肺而固表，人参、白术、茯苓益气健脾，肺主一身之气，脾为气血生化之源，二脏健则正气自充，共为君药；当归、白芍以养血荣筋，充养百脉，陈皮理气以补而不滞，为臣药；升麻、柴胡以助黄芪举阳升清达肌表经络，既可振奋脾胃升发之气，又可升津达络缓筋脉之急，此为升提补气合用之妙，为佐药；生龙骨、生牡蛎重镇潜阳，平肝镇痉，石菖蒲芳香开窍，甘草调和诸药，为使药。上药合用以补中气，理脾胃，固肌表，养血营筋，柔肝镇痉。

附：低血糖病案 2 则

病案 14：刘某，男性，16 岁，于 1999 年 5 月 8 日急诊。

主诉：反复消瘦、多饮多食 8 年，大汗淋漓、面色苍白、四肢厥逆 2 小时。

病史：1991 年患儿出现显著多饮、多食、消瘦，确诊为 1 型糖尿病，应用胰岛素治疗，早短效 14U+ 长效 6U、晚短效 12U+ 长效 4U，血糖控制欠佳。近来患儿视力减退，眼底检查提示增殖期，玻璃体出血，面目肢体浮肿，尿蛋白 150mg/d，诊为糖尿病肾病、肾病综合征，家庭为其付出巨大的医疗费用，患者心情欠佳。患者早上 7 时注射 22U 胰岛素而未进早餐，9 时在本院门诊就医，约 9 时 30 分左右，突然大汗淋漓，神疲不支，面色苍白，四肢厥逆。

体检：急性面容，意识不清，面色苍白，大汗淋漓，四肢厥逆，苔薄，舌少津，脉微欲绝。

理化检查：急查血糖 2.1mmol/L，血压 90/50mmHg，急至急诊室救治。

分析：患者脾肾阳虚，汗出清稀而凉，为亡阳之脱，汗出如油，着手黏腻而热者，为亡阴。阴阳互根，阴脱阳无所依附，所以亡阴之后即阳随汗泄，出现亡阳。患者冷汗淋漓，脉微欲绝，则为阴阳离决，阳气奔脱于外。由于多种严重糖尿病并发症缠身，限于医疗费用昂贵，患者情绪极端低落，早就萌生"生不如死"的念头，于注射胰岛素后有意识不进餐，即刻血糖 2.1mmol/L，临床表现为急性低血糖症状，再则糖尿病肾病，肾脏对胰岛素灭活能力降低，促使低血糖的发生。

诊断：中医：消渴病阴阳两虚，证属脱汗症。

西医：1 型糖尿病、急性低血糖、低血糖昏迷。

处理：急予 50% 葡萄糖 50mL 静脉推注后无反应，继用 50% 葡萄糖 100mL 静脉快滴，患者意识逐渐有所反应，血糖上升到 3.8mmol/L；改为 25% 葡萄糖 250mL 滴注后，精神恢复，血糖升至 8.8mmol/L。鼓励患者定时进餐，定时复诊。

辨证论治：治则拟益气回阳固脱。方药：参附龙牡救逆汤加减。

| 人参 10g | 制附子 10g | 生龙骨 30g | 生牡蛎 30g | 黄芪 10g |
| 炙甘草 10g | 石菖蒲 10g | 麦门冬 10g | 五味子 10g | 山茱萸 10g |

方解：患者为阴脱阳亡之脱汗症，急予人参大补元气固脱，附子温肾回阳救逆，以达益气温阳固脱，为君药；生龙骨、生牡蛎坚阴敛汗，潜阳固脱；麦冬养心宁神，五味子、甘草甘酸化阴，酸收敛汗，为臣药；黄芪甘温补气以加强君药益气固脱之效；山茱萸以酸收之性补益肝肾真阴，为佐药；石菖蒲芳香开窍，为使药。诸药合用以达益气回阳固脱之效。

病案 15：李某，女性，35 岁，于 1999 年 6 月 12 日上午 9 时急诊。

主诉：反复多饮多尿、消瘦 15 年，视力减退 3 年，神情痴呆、双眼发直、四肢抽搐 1 天。

病史：患者于 1984 年因消瘦乏力、多饮多尿，血糖高被确诊为 1 型糖尿病，一直注射短效胰岛素（R）早 25U+ 长效（PZI）8U、晚 R12U+PZI6U，血糖控制尚可。3 年前因视网膜剥离失明，患者痛苦万分，性格由此暴躁，经常与家庭成员发生纠纷，且家庭为其支付大量医药费用，父母对其无可奈何，产生厌烦情绪。患者于 1999 年 6 月 11 日晚上胰岛素按平常量注射，而主食摄入较平常减少，夜间出现冷汗，倦怠乏力，头晕目眩，未作处理，次日家属发现患者神情痴呆、双眼发直、四肢抽搐而急诊。

体检：痴呆不语，两眼发直，双下肢强痉，四肢抽搐，浅反射亢进，病理反射未引出，形体消瘦，BP 80/60mmHg，舌质红，苔薄黄，脉弦细数。

理化检查：FBG 2.5mmol/L，血钾、钠、氯、二氧化碳结合率等均在正常范围，尿常规（－）。

分析：患者素体气阴不足，阴阳两虚；阳气不能通达于四末，温煦濡养筋脉而挛急；气为血之帅，气行则血行，气滞则血滞，气以阳气为根，阳气不足，气血不能上荣于脑，而头晕目眩；气阴俱虚而神疲自汗；肝主筋脉，肝血不足，血不养筋，而肢体强直抽搐。患者长期情绪低落，低血糖未及时纠正，伴精神紊乱、中枢神经症状等，为确诊提供依据。

　　诊断：中医：消渴病阴阳两虚，证属虚风内动痉症。

　　　　　西医：1型糖尿病、低血糖。

　　处理：急予50%葡萄糖100mL静脉推注，患者意识逐渐有所反应，血糖上升到3.6mmol/L；改为25%葡萄糖250mL滴注后精神恢复，症状改善，血糖升至9.2mmol/L。

　　辨证论治：治则拟益气养血，柔肝镇痉。方药：镇肝息风汤合补中益气汤加减。

生牡蛎10g	钩藤10g	人参10g	黄芪10g	茯苓10g	甘草10g
生龙骨10g	白术10g	柴胡10g	白芍10g	当归10g	石菖蒲10g

　　方解：患者系因气阴两虚，肝肾不足，虚风内动，取方中生龙骨、生牡蛎、钩藤重镇潜阳，平肝息风，为君药；黄芪补益肺而固表，人参、白术、茯苓益气健脾，肺主一身之气，脾为营卫气血生化之源，二脏健则正气自充，共为臣药；当归、白芍以养血荣筋，充养百脉，为佐药；柴胡疏肝理气，石菖蒲芳香开窍，甘草调和诸药，为使药。上药合用以养血营筋，柔肝镇痉，调理脾胃，益气固表。

　　3剂药配合上述处理后症状得到改善，鼓励患者按常规治疗，按时进餐，定时复诊。继服7剂以巩固疗效。

病案结语

　　本章病案15例均系糖尿病急性并发症，由于诱发因素、表现不同，主要有糖尿病酮症酸中毒、糖尿病非酮症高渗昏迷、糖尿病乳酸性酸中毒、糖尿病低血糖等。

1. 糖尿病酮症

　　本病以胰岛素严重缺乏而引起的高血糖、高尿酮体，高酮血症、酸碱度及电解质失调为共性，可伴意识障碍、中枢神经病变、糖尿病酮症酸中毒伴循环衰竭等不同程度的病变；辨证均以阴虚热盛型为主，可有脾虚湿浊阻遏、正虚浊毒邪盛、浊毒蒙蔽、阴虚动风、阴脱阳亡等不同病情、不同证型的病变。病案1～5为糖尿病酮症酸中毒或其重症。其中案1脾虚湿浊遏阻，儿童发病，以高血糖、高酮血症、酸解度失调为特点，为1型糖尿病酮症酸中毒。案2为正虚浊毒邪盛，以阴津亏虚为本，浊毒淫火充斥为标，病位在心肺，涉及阳明，邪热浊毒壅盛，可陷入正不敌邪之境。鉴于阳性家族史，青年时期发病，发病急骤，高血糖、高尿酮、酸碱度平衡失调，明显脱水，意识障碍等特点，确诊为1型糖尿病较重酮症酸中毒。案3为热毒耗劫真阴，浊毒蒙蔽清窍，病位在心肾，发病于青少年，发病急，病情重，血糖、酮体异常升高，电解质紊乱，且有阳性家族史，确诊为1型糖尿病酮症酸中毒伴神经病变。案4肝肾真阴亏虚，虚风内动，大有阴竭发痉之变，病位在肝肾，根据发病于中青年，发病急，病情重，高血糖、尿糖，高尿酮体，酸碱度与电解质严重紊乱等特点，诊为1型糖尿病重度酮症酸中毒伴中枢神经病变。案5为热极阴绝之阴脱阳亡证，急拟温补元阳，回阳固脱。根据中年发病，长期高血糖、电解质紊乱，合并感染，诊断为2型糖尿病酮症酸中毒，感染性中毒、败血证、循环衰竭。

2. 糖尿病高渗昏迷

　　糖尿病非酮症性高渗综合征多由于严重胰岛素缺乏而引起严重脱水，严重高血糖，渗透压异常升高，表现为意识障碍、神经精神病变、昏迷等不同程度的神经病变。本病为以阴虚津枯为主而导致的肺燥津枯、阴虚阳亢、阴虚动风、阴脱阳亡等不同程度的病变。病案 6～10 均为糖尿病非酮症性高渗综合征（DNHS），表现为血糖异常升高（＞30mmol/L），严重脱水，有效血清渗透压＞330mOsm/L，酮体阴性（或弱阳性）。临床表现以烦渴、躁动为主，渐进性出现意识障碍等，但各例诱因、病情、预后不同。案 6 病证为肺燥津枯，以高血糖、高渗透压、血尿酮正常、电解质紊乱、高渗透压、意识障碍、严重脱水之老年患者等为特点，为 2 型糖尿病高渗昏迷。案 7 病证为脾虚湿盛湿、浊痰蒙闭，以中年发病，高血糖、高渗透压、无显著酮症及酮症酸中毒、神经精神症状为特点，为 2 型糖尿病高渗昏迷。案 8 病证为热入心包，以高血糖、感染性休克、高渗透压、无显著酮症及酮症酸中毒、意识障碍及神经症状为特点，为 DNHS 伴感染性休克。案 9 病证为热入心包，以高血糖、感染性休克、渗透压高、无显著酮症及酮症酸中毒、意识障碍、神经症状突出等特点，为 DNHS 伴感染性休克。案 10 病证为阴脱阳亡，老年患者，高血糖，高渗透压，电解质紊乱，意识障碍，为 2 型糖尿病高渗昏迷伴循环衰竭。

3. 乳酸性酸中毒

乳酸性酸中毒均为长期大剂量服用双胍类降糖药导致，以高尿酮、高血乳酸、高血丙酮酸、酸碱度失调、消化道和神经症状为共性，具有脾虚浊毒阻遏导致浊痰遏阻、浊痰蒙蔽、阴阳离决等不同证候。病案 11～13 为糖尿病乳酸性酸中毒，其中案 11 病证为浊痰阻遏，长期大剂量应用双胍类药，出现高尿酮、高血乳酸、高血丙酮酸、酸碱度紊乱、消化道和神经症状等表现，为 2 型糖尿病乳酸性酸中毒。案 12 病证为浊毒蒙蔽，慢性肾功能不全，患者长期大剂量服用双胍类药，复因饮酒诱发高血乳酸，尿酮体阳性，酸碱度失调，伴有消化道和神经症状等临床表现，为乳酸性酸中毒。案 13 病证为阴脱阳亡，阴阳离决，鉴于死者长期大剂量服用双胍类药物，HCO_3^- 和酸碱度显著降低，确诊为乳酸性酸中毒引起死亡。

4. 糖尿病低血糖

本病表现为血糖严重低于正常，按低血糖发作情况分急性低血糖、亚急性低血糖、慢性低血糖，表现有脱汗、虚痉、亡阳等不同病情。案 14～15 为糖尿病低血糖昏迷，其中案 14 为脱汗症，患者注射大剂量胰岛素而未及时进餐，出现低血糖症，意识障碍，为 1 型糖尿病急性低血糖昏迷。案 15 患者肢体强直抽搐，甚则角弓反张，项背强直，为虚痉症。患者青年发病，长期情绪低落，低血糖未及时纠正，伴精神紊乱、中枢神经症状，确诊为亚急性低血糖。

第五节　糖尿病急性并发症的鉴别

糖尿病酮症酸中毒、糖尿病非酮症高渗性综合征、糖尿病乳酸性酸中毒、低血糖反应四者均为糖尿病急性并发症。四者病因和发病机理各不相同，但临床症状有相似之处，鉴别如下。

一、糖尿病急性并发症中医辨证论治的异同点

在临床特点、病情变化、转归等，三者颇相类似，但各有侧重。酮症酸中毒、高渗综合征二者为胰岛素绝对不足引起血糖异常升高。前者以代谢性酸中毒为主，后者以高渗为主，起病均相对缓慢，在出现神志昏迷之前，多表现有上焦肺燥津枯、大渴引饮之证，其后转归于下焦肝肾阴竭，最后出现阴脱阳亡、阴阳离决之危候。在病变过程中，酮症酸中毒以浊毒中阻为突出，亦为本病转机的关键，此时失治或误治，则易出现浊毒闭窍而昏迷。在高渗综合征中，阴津耗竭，易见阴虚动风，以神志病变为突出表现，此也为本病转机的关键，常误诊为脑血管病变而误治、失治而导致阴脱阳亡。乳酸性酸中毒为体内乳酸堆积，胰岛素和血糖可高于正常或正常以至低于正常，起病较前二者为急，昏迷之前无明显肺燥津枯、大渴引饮之证，只有与酮症酸中毒同时并存时，方出现痰浊中阻之证候，但其变化较快，多数开始即见痰浊蒙蔽清窍，以出现神志昏迷为突出表现，此期为本病转机之关键，若未能得到及时救治，即可出现内闭外脱、阴阳离决之危候。

在治疗上，三者既相似又有区别：酮症酸中毒与高渗综合征急救以补液扩充血容量，补充胰岛素纠正高血糖和代谢性酸中毒为主。中医施治两者早期以养阴生津、清肺润燥为主，在治疗过程中则以芳香开窍为主。以浊毒中阻为突出者，治宜芳香化浊，辟秽降逆；以浊毒闭窍为主者，治宜芳香开窍。高渗昏迷虽有痰浊闭窍之候，但治疗关键在于平肝潜阳，滋阴息风。乳酸性酸中毒急救主要为迅速纠正酸中毒，中医应以芳香化浊、清心开窍为治疗之关键。三者最后均可出现阴脱阳亡，应及时予以回阳救逆，益气养阴，可使患者转危为安。

二、低血糖与酮症酸中毒、高渗综合征、乳酸性酸中毒的鉴别

低血糖与酮症酸中毒、高渗综合征、乳酸性酸中毒均为糖尿病急性并发症，严重者均可引起昏迷甚至死亡。但低血糖病因和发病机理与前三者不同，救治方法绝然相反，低血糖以及时补充葡萄糖为救治关键。中医辨证有轻、中、重不同，轻者经加餐，表现气阴两虚为主，治以益气养阴药；中、重型表现为脱汗、虚痉，以回阳固脱、息风止痉为治疗关键。若失于时机则与前三者一样，最后导致阴脱阳亡、阴阳离决之危候。糖尿病急性并发症昏迷鉴别见表17-3。

表 17-3　糖尿病四种常见的急性并发症鉴别

	酮症酸中毒	高渗昏迷	乳酸中毒	低血糖
起病	2～3天	缓慢，易忽视	较急	急（数分或小时）
呼吸	深大有酮味	正常	深大而快无酮味	正常
心率	快速无力	正常	快速有力	快速有力
皮肤	干燥，脱水	干燥，脱水	干燥，脱水	多汗，苍白

	酮症酸中毒	高渗昏迷	乳酸中毒	低血糖
诱因	胰岛素或降糖药中断或锐减，感染等应激	老年 T2DM 有呕吐、腹泻、感染、脱水	双胍类药过量，或休克、缺氧，心、肝、肾病变	胰岛素或降糖药过量，或过度劳动、激动
尿糖（mg/dL）	250～1000	250～1000	2500～1000	0～250
血糖（mmol/L）	> 16.65	> 33.3	正常或偏高	< 2.78
尿酮（mg/dL）	> 15	阴性或< 5	0～10	阴性
血酮（mmol/L）	> 5	> 2	> 2	正常
血 pH	< 7.35	正常或偏低	< 7.35	正常
CO_2–CP（mmol/L）	< 13.48	略低于正常	< 13.48	正常
渗透压（mmol/L）	300～330	> 350	250～300	正常
血乳酸（mmol/L）	> 2	> 2	5～35	正常
血钠（mmol/L）	正常或偏低	> 145	正常或偏低	正常
血钾	可高、低、正常	可高、低、正常	可高、低、正常	正常
BUN	休克，肾衰时增高	休克，肾衰增高	休克，肾衰时增高	正常
治疗	胰岛素治疗	补等渗液或低渗液	碳酸氢钠治疗	迅速给予葡萄糖
预后	预后良好，死亡率< 1.0%	老年人死亡率> 60%	死亡率可高达 50%	抢救不及时，易产生神经损害

第十八章
糖尿病血管病变

第一节　糖尿病大血管病变

胰岛素抵抗、糖耐量低减、高胰岛素血症、高极低密度脂蛋白 – 甘油三酯（VLDL-TG）血症、低高密度脂蛋白血症、高血压等均为动脉粥样硬化的基础。糖尿病伴动脉粥样硬化常累及冠状动脉、下肢血管、颅外颈动脉。糖尿病合并冠心病患者心肌梗死的发生和死亡率增高，确诊冠心病 7 年内第一次心梗或死亡的发生率，糖尿病患者为 20％，非糖尿病患者为 3.5％；有心肌梗死者再发心梗和心血管死亡率升高，非糖尿病患者为 18.8％，糖尿病患者 45％。糖尿病血管病变的病理生理示意图见图 18-1。

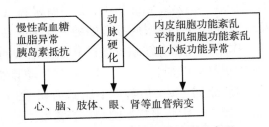

图 18-1　糖尿病血管病变的病理生理

一、大血管病变发病因素

（一）蛋白质非酶糖基化

体内葡萄糖与多种蛋白质进行非酶性结合发生糖化反应，初期反应迅速所形成的醛亚胺（aldimine）具有可逆性，见于糖尿病早期血管病变。以后逐渐形成较为稳定的糖蛋白——酮胺（果糖胺），最后在相关酶的参与下发生糖基化（glycosylation），形成糖苷（配糖体），不可逆转，这些糖基化最终产物在血管壁内沉积导致动脉粥样硬化。

血浆中血红蛋白（Hb）与葡萄糖结合，使红细胞氧解离能力下降，在酵解过程中，中间代谢产物 HbA1c 增高，使血液向组织的供氧能力下降，组织缺氧；胶原蛋白在高糖作用下，组织胶原蛋白发生糖基化，形成纤维束和异常架桥使胶原蛋白硬化成为血管硬化的病理基础；糖化纤维蛋白原和糖化纤维蛋白浓度增加，糖化后的纤维蛋白受纤维蛋白溶酶分解（纤溶），当分解能力降低，组织内纤维蛋白沉积增加，引起血管腔狭窄、闭塞，组织缺氧，促进动脉硬化。

（二）脂代谢异常

糖尿病在糖代谢紊乱的基础上引起血浆甘油三酯（TG）、胆固醇（CH）、低密度脂蛋白（LDL）、极低密度脂蛋白（VLDL）升高，高密度脂蛋白（HDL）降低，是血管病变的重要危险因素。在生理状态下，脂蛋白的作用，是将脂质由合成部位转运到各组织利用、代谢、降解。载脂蛋白的生理功能是维持脂蛋白结构和密度，转运脂质，参与酶活性的调节以及识别细胞表面的脂蛋白受体等作用。糖尿病患者由于载脂蛋白的生理功能降低，使血浆中 TG、VLDL、LDL 升高并在血管中沉积，促进动脉粥样硬化的形成。

Weidman 发现 1 型糖尿病患者合并酮症酸中毒时，血浆胆固醇（TC）、甘油三酯（TG）、乳糜微粒（TM）、极低密度脂蛋白（VLDL）蓄积，经用胰岛素治疗 24 小时后，大部分患者 TG、LDL 降低而高密度脂蛋白胆固醇（HDL-C）显著升高。Salmayenli 同样对 2 型糖尿病伴有酮症者用胰岛素治疗一周后，TC、TG、apo-B、apo-E 及脂蛋白 a（Lpa）较治疗前显著下降，而 HDL 和 apo-a 上升，可见脂代谢与血糖水平关系密切。据美国胆固醇教育方案中心的资料表明，已确诊为糖尿病者，其中 70% 伴有高 TC 血症。研究认为，引起 2 型糖尿病高脂血症的原因与胰岛素抵抗导致 VLDL、TG 的产生过多和清除缺陷有关。另有资料证实在中度高血糖时 LDL 的糖化为 2%～55%。糖浓度增高，LDL 糖化上升到 5%～25%。Kim 指出，2 型糖尿病患者 LDL 的异常升高是由于糖化的结果，并发现脂蛋白可使糖尿病患者的糖氧化易感性增强，糖氧化的 LDL 在血管壁对细胞具有毒性作用，对吞噬细胞可促进其泡沫结构的形成，可促进动脉硬化，糖氧化的脂蛋白在血中更易形成复杂的抗体进一步促进动脉硬化。

通过 CT 扫描发现，内脏脂肪（V）值与皮下脂肪面积（S）之比（V/S）在 0.4 以上的内脏脂肪蓄积型肥胖，较皮下脂肪聚集型肥胖更容易发生糖尿病和高脂血症等代谢紊乱性疾病，同时内脏脂肪聚集型者极易发生心功能异常和高血压等循环系统疾病（V/S 值与收缩压和舒张压均呈较强直线正相关）。同时发现非肥胖但有内脏脂肪蓄积，也兼有复合性危险因子者的冠状动脉疾病的发生率明显增高。

（三）肥胖

肥胖，尤其中心性肥胖是构成代谢综合征的核心，是心血管病的多种代谢危险因素之一。肥胖、糖尿病、糖调节受损，以高甘油三酯（TG）和低高密度脂蛋白胆固醇（HDL-C）血症为特点的血脂紊乱、高血压、胰岛素抵抗（IR）、高尿酸血症、微量白蛋白尿等在个体内聚集构成代谢综合征。代谢综合征各项指标均为心血管疾病危险因素。WHO 报道全球有 10 亿人超重，其中肥胖者 3 亿多。我国有 2.6 亿人超重或肥胖，青少年糖尿病患者中有 85% 为肥胖者。

（四）高胰岛素血症

实验研究表明，对实验动物长期输入胰岛素，在输胰岛素部位的血管，管壁明显增生，胆固醇和脂肪酸在局部沉积；而不输胰岛素的部位无此改变，提示胰岛素与血管病变关系密切。高胰岛素血症引起动脉硬化，主要有以下五个环节：

1. 胰岛素可以促进动脉平滑肌细胞的增生。

2. 胰岛素增加胆固醇、甘油三酯的合成以及在动脉壁上沉积，加强 LDL 脂蛋白受体的作用。

3. 胰岛素促进动脉粥样硬化的形成，抑制斑块的吸收。

4. 胰岛素刺激结缔组织增生。

5. 刺激胰岛素样生长因子等各种生长因子致使细胞增生，这些动脉组织中的胰岛素效应导致了动脉粥样硬化的形成。

新近研究发现，动脉硬化（AS）斑块为高胰岛素血症抑制血管平滑肌细胞（SMC）合成 PGI_2，动脉壁 PGI_2 含量降低，通过胰岛素对血管 SMC 刺激增生，促进 AS 形成。临床研究发现，高胰岛素血症者冠心病发病率较正常人群高 2 ～ 3 倍，胰岛素水平与动脉硬化呈正相关。

二、大血管病发病机制

（一）血管内皮功能

糖尿病患者血管内皮功能紊乱是在长期高血压及血流冲击等因素促使血管内皮损伤的基础上，VWF 因子（为血小板第八因子中的一种糖蛋白）增多，前列环素（PGI_2）降低和纤维蛋白溶解活力减弱。血管内皮细胞在血管内皮中，为血液和组织物质交换的门户。内皮细胞中的葡萄糖能促进多元醇代谢，使醛糖还原酶活化，把葡萄糖转化为山梨醇，难以通过细胞膜，在细胞内聚集使渗透压上升，细胞膨胀，释放氨基酸和电解质，使内皮细胞发生变性。血管内皮细胞中有 Na-K-ATP 酶，可促进肌醇摄取和维持肌醇代谢，稳定细胞膜电位和维持细胞功能。在高糖时，组织山梨醇含量增多，肌醇含量减少，Na-K-ATP 酶活性降低，促进动脉硬化的形成。

（二）血液流变学

血液流变学是从流体力学角度研究血液的流动以了解凝血与出血情况的一门医学分支学科。血液内红细胞、血小板等主要成分的功能改变可影响血液的流动性。

1. 红细胞功能异常

红细胞增多时血液黏度增加，当血细胞比容接近 80% 时，红细胞相互紧贴，血液失去流动性，当红细胞变性能力降低时（正常人红细胞 $7.7\mu m$，可以变形通过内径 $5\mu m$ 比其直径小得多的毛细血管），血液的黏度和血流阻力增大；细胞电泳和血小板电泳速度取决于细胞表面所带电荷的密度与血浆中纤维蛋白原、脂质及血管壁内皮电荷密度。当细胞本身表面负荷密度大，互相排斥，电泳速度加快；反之，电泳速度减慢。血浆纤维蛋白原、脂质增多时，血液黏度增加，是血管病变发生的主要因素。

2. 血小板功能异常

血小板功能异常是糖尿病血管病变发生的主要危险因素之一。糖尿病血管粥样硬化，斑块形成，动脉内皮受损，内皮下胶原纤维显露，血小板附于胶原纤维上，聚集的血小板释放二磷酸腺苷（ADP），使血小板牢固地聚集。血小板在受损的血管内皮中，可形成两种作用完全相反的物质：血小板中的前列腺素、环内过氧化物转为血栓素 A_2（TXA_2），具有很强的收缩血管作用，从而引起血管收缩、血小板聚集和血栓形成；血小板和血管内皮素接触，血小板释放前列腺素，在过氧化物酶的作用下合成前列环素（PGI_2），防止血小板聚集及血栓形成。在正常情况下，两者维持动态平衡，在糖尿病血管病变的发展中具有重要意义。实验研究证实，糖尿病患者血小板寿命缩短，血小板加速聚集，血液发生高凝状态，血浆纤维蛋白原增高，高血脂等均可加重血小板的黏附性。

总之，糖尿病动脉硬化系由血管内皮细胞损伤，血小板数量增多，血小板黏附、聚集功能增强，血管平滑肌细胞增殖，脂质黏附，斑块形成等多种病理因素共同作用，最后导致血栓形成，发生动脉粥样硬化病变。

三、大血管病变阶段性危险因素

（一）第一阶段

本阶段危险因素主要为高血压、脂代谢紊乱、高血糖、高胰岛素血症、吸烟、酗酒等。

（二）第二阶段

本阶段危险因素为靶器官损害，主要为左心室肥厚、颈动脉增厚、微量蛋白尿、血管斑块形成、血管适应性及弹性降低。

（三）第三阶段

本阶段危险因素为临床病变，主要为冠心病、脑卒中、肾脏损害、视网膜病变、肢体血管病变等。

（四）第四阶段

本阶段为疾病终末期阶段，主要为心力衰竭、心肌梗死、脑卒中、肾功能衰竭、视网膜剥离、下肢坏疽等。国外医学研究报道，许多心脑血管事件发生于睡眠后的清醒早期，因为这段时间可以有血压高峰、血小板聚集、交感神经活性的应激改变所致。

第二节　糖尿病微血管病变

微血管系指介于微小动脉和微小静脉之间，管腔直径 < 100μm 的毛细血管和微血

管网，是血液和组织之间交换物质的场所。微循环的组成包含微动脉、后微动脉、毛细血管前括约肌、真毛细血管、毛细血管、微静脉及动脉吻合支。微血管病变主要涉及肾、视网膜、心肌、神经组织以及皮肤等脏器和部位的病变，是糖尿病并发器官病变的病理基础和影响病变预后的主要因素。

微血管病主要的病理改变为微循环功能障碍、血管内皮损伤、血管基底膜增厚、血液流变学异常等因素的综合作用，最后导致微血管闭塞，或微血栓形成。

一、微血管病变发病因素

（一）高糖酵解中间产物

美国 Michael Brownlcee 医生发现糖酵解中间产物增加，使线粒体内活性氧（ROS）产生增加，ROS 激活了多聚 ADP 核糖聚合酶（PARP）系统，PARP 在糖酵解通路中的一种酶失活，从而抑制钙通路。在糖酵解通路中堆积大量中间产物激活了下列通路：

1. 多元醇通路

高糖引起急性可逆性改变，通过醛糖还原酶将细胞内过多的葡萄糖转化为糖醇，导致细胞内氧化还原状态和重要的细胞内抗氧化系统、谷胱甘肽系统水平的改变；多元醇途径活性增高，NADH/NAD+ 比率升高，细胞内肌醇缺乏，二乙酰甘油再次合成增加，蛋白激酶 C 活性升高，早期糖化产物形成增加，产生的自由基增多。

2. 氨基己糖

慢性高血糖使氨基己糖通路在细胞内被激活，以处理上游的糖酵解中间产物（N-乙酰 - 葡糖胺）对蛋白质和转录因子进行永久性修饰。

3. 晚期糖基化终末产物（AGEs）

在慢性高血糖作用下，葡萄糖分子与组织蛋白通过非酶糖基化反应，细胞内糖化终末产物（AGEs）在细胞变化内发挥重要作用。AGEs 的形成，由糖分解中间产物 3- 磷酸甘油醛启动，AGEs 在细胞内可引起蛋白功能的改变；AGEs 一旦形成，即使高血糖得到控制，已不能使其含量降低，并在组织、血管内不断堆积，导致微血管结构和功能改变；糖化终末产物形成过程中，非酶糖化反应和葡萄糖自身氧化反应形成连锁反应，产生大量自由基，对组织构成氧化应激，损伤血管内皮，促使微血管病变的发生和发展。

（二）脂代谢异常

在高糖情况下，葡萄糖自身氧化，导致脂质代谢紊乱。葡萄糖是体内脂肪酸氧化的始动介质，使磷脂酰乙胺与葡萄糖一起孵化后，形成脂溶性产物，其性质与 AGE 相似，产生蛋白非酶糖基化的生物效应。低密度脂蛋白（LDL）与葡萄糖孵化，与载脂蛋白关联，形成与 apo-B 相关的 AGE，在管壁内沉积致使微血管壁结构改变和功能异常。

（三）山梨醇代谢异常

慢性高糖作用下，葡萄糖不需要胰岛素的作用，能自由进入血管壁等组织内，当葡萄糖浓度超过糖原合成及葡萄糖氧化的能力，结果使多元醇活化，则葡萄糖成为醛糖还原酶的底物，使葡萄糖转化为山梨醇，进而在山梨醇脱氢酶的催化下转为果糖。由于山梨醇不易透出细胞膜，而果糖很少进一步代谢，则细胞内山梨醇和果糖堆积，引起细胞高渗肿胀和破坏，多元醇含量增加，致使醛糖增多，细胞外胶原成分的非酶糖基化作用增强，基底膜增厚，肌醇代谢异常和细胞钠、钾离子及 ATP 酶活性降低，致使细胞功能与结构异常为微血管病变发生的病理基础。

（四）血液流变学异常

血液流变性常用血液黏度衡量，血液黏度愈高，血液流变性愈小，血液的流速和流量也愈小。血液黏度与红细胞、血小板的功能和数量有关。

红细胞的流变性是血液流变的决定因素。红细胞流变性的主要表现：糖尿病患者红细胞膜流变性降低，在高糖时红细胞膜的神经鞘磷脂明显增高而磷脂酰乙醇降低，引起膜流动性降低。正常的红细胞可通过自身的变形能力而顺利通过毛细血管，糖尿病患者则表现出红细胞变形能力降低。红细胞聚集性与血浆中的纤维蛋白原（Fb）呈正相关，与白蛋白呈负相关。糖尿病控制不良的患者，血浆纤维蛋白原明显增高，从而引起红细胞聚集性增强和解聚性降低。在循环中，红细胞的聚集和解聚功能异常，可引起血管壁的损伤和毛细血管阻塞，造成组织缺血缺氧。在糖代谢异常时，血浆蛋白中的酸性蛋白、纤维蛋白原、球蛋白、低密度脂蛋白、极低密度脂蛋白等增加，进一步增高血浆黏度，减慢血流，促进血小板、红细胞等在血循环中的聚集导致微血管病变发生。

二、微血管病变发病机制

（一）生长因子

生长因子通过与细胞的特异性受体结合，单独或协同地发挥其生物学功能。具有调节细胞生长、细胞增殖、细胞趋化，刺激细胞外基质的产生等功能。生长因子可以促进基底膜增厚、体内蛋白质合成，联合高血糖可引起糖蛋白合成增加，导致基底膜增厚。糖尿病患者血管基底膜的厚度为正常人的 10 倍。

（二）基因改变

1. 胰岛素受体基因突变及其表达

当胰岛素基因发生突变，可引起胰岛素受体与胰岛素结合的亲和力降低，胰岛素受体酪氨酸激酶活性降低，引起胰岛素受体数目减少和胰岛素受体功能缺陷。临床表现为胰岛素抵抗，胰岛素水平增高 10 ～ 100 倍。高胰岛素血症是促进微血管病变发生的主要原因。

2. 葡萄糖激酶基因突变

葡萄糖激酶（GCK）是糖代谢中的一种关键酶。作用于胰岛 β 细胞的葡萄糖激酶感受器，起到调节胰岛素分泌的重要作用。GCK 是一种己糖激酶，可催化葡萄糖转变为 6- 磷酸葡萄糖；GCK 基因发生突变时，GCK 活性降低，引起血糖升高；高浓度葡萄糖能刺激胰岛 β 细胞分泌胰岛素，引起高胰岛素血症，形成胰岛素抵抗，为糖尿病微血管病变的病理基础。

3. 多肽生长因子基因表达

多肽生长因子是一种作用很强的有丝分裂原，可通过对系膜细胞的作用，参与调节糖尿病微血管改变的外质（ECM）。其在肾小球内的分泌导致肾小球功能异常和肾脏的肥大。在对视网膜病的研究中，发现多肽生长因子中的成纤维细胞生长因子（FGF）、胰岛素样生长因子（IGF）、上皮细胞生长因子（EGF）与视网膜病变关系密切。多肽生长因子及其表达异常在微血管病变中具有重要作用。

（三）血管细胞生物学机制

1. 周细胞功能

周细胞是新生血管形成的第一个环节。瑞士 Holger Gerhardt 教授研究认为，通过复杂的形态学技术，发现周细胞的募集由内皮调节，内皮细胞分泌血小板源性生长因子 –B（PDGF–B），而周细胞表达 PDGF 受体 β；生长因子的浓度梯度通过新生血管胚芽顶端的传感器引导血管生成，显示了生长因子的精细调节功能，在血管开放和重构的治疗中起到至关重要的作用。

2. 血管生成素

血管生成素包括多种对血管开放和周细胞功能均有作用的细胞因子。Gavin Thurston 博士研究血管生成素 –1 与内皮受体 Tie-2 连接并使之激活，而血管生成素 –2 是内皮受体 Tie-2 的天然拮抗剂，在特定的环境下阻止 Tie-2 的磷酸化；血管生成素 –1 的过度表达使血管增粗，毛细血管通透性降低提示为早期损害是可逆的。

3. 黏附分子

黏附分子可指引白细胞聚集，连接黏附分子（JAMs）–1 进一步上调，可能与白细胞向糖尿病血管壁的募集导致对血管的损伤有关；黏附分子由内皮细胞表达的分子与白细胞上的 β₂- 整合素 MAC–1 相互作用；白细胞对糖尿病内皮细胞黏附性有关的 MAC–1 配体是 AGE 受体（RAGE），现已证实 RAGE 可介导 ICAM–1 上调。德国 Chavakis 医生研究发现白细胞在早期糖尿病视网膜血管损害中发挥作用。

（四）高敏 C 反应蛋白是亚临床微血管病变的独立预测因子

糖酵解的中间产物过多，可合成甘油二酯，甘油二酯是蛋白激酶 C（PKC）的强化激活剂，因此高糖会导致 PKC 激活。PKC 一旦被激活，会对细胞内多种功能产生重要的影响；PKC 可引起糖尿病视网膜病变，是心血管发病率和死亡率的预测因子，高敏 C 反应蛋白（hsCRP）和总胆固醇 / 高密度脂蛋白胆固醇是亚临床并发症的独立预测因子。

因此将血脂异常和亚临床炎症作为微血管发病机制。

（五）胶原蛋白糖基化

胶原蛋白广泛存在于人体各种结缔组织和血管内。在持续高糖情况下，胶原蛋白发生非酶糖基化。胶原蛋白可以形成网状的糖化产物，并与血浆中的白蛋白、免疫球蛋白等蛋白质结合，不断在血管壁内沉积，使微血管基底膜增厚及毛细血管阻塞，同时免疫球蛋白复合物所具有的免疫性能，可通过自身免疫造成对微血管的损伤。

三、微血管病变的病理

微血管动力学异常是微血管早期病变，在高糖的基础上，发生一系列的病理改变。首先微血管通透性增加，大分子蛋白质经血管外渗沉积于血管壁，早期通过严格控制血糖是可逆转的。而血糖控制不满意时，随着病情的发展，微血管病变则进行性加重，发生透明变性、管壁增厚和增生，以致微血管内血栓形成，管腔闭塞等是不可逆转的，导致血流量异常和高灌注状态是引起微血管病变发展的关键因素。

（一）血管内皮细胞损伤

内皮素（ET）是一种具有强烈收缩血管和促进细胞生成增殖作用的多肽，广泛存在于人体内组织器官和体液中，其中肾脏的肾小球上皮细胞、肾小管内皮细胞、球旁细胞等均能合成和分泌内皮素，肾小球毛细血管持续高压，促使肾功能进行性恶化。血管内皮细胞应变力改变刺激 ET 的合成和释放；同时肾小球局部的活性物质，血管紧张素 Ⅱ（Ang Ⅱ）、转化生长因子 –β（TGF–β）、血栓素 A2（TXA2）等刺激 ET 增加；ET 通过旁分泌和自分泌，致使肾小球血管收缩；内皮素 –1 的水平明显增高可促使血管增生，导致基底膜增厚，在微血管病变的发生中起重要作用。

（二）血管收缩性降低

糖尿病的微血管病变在无血容量改变的情况下，通过微血管对血浆肾素活性、血管紧张素 Ⅱ、儿茶酚胺反应性降低，使血管收缩功能减低，引起微静脉扩张和迂曲，网膜微血管瘤的形成。

（三）血栓素与前列环素改变

高糖基引起脂质过氧化物增高，脂代谢和前列腺素（PG）代谢异常，引起有关酶的改变，使血栓素（TXA2）与前列环素（PGI2）的比例失去平衡，从而激活血小板，血小板聚集功能增强，释放促分裂因子，刺激血管平滑肌和结缔组织增生。血小板活性增强，可增加血管壁的通透性，导致渗出性视网膜病变和蛋白尿。渗出的蛋白成分在血管基底膜沉积，加速基底膜增生，微血栓形成；血管狭窄，局部缺血缺氧，导致微血管病变。

（四）微循环障碍

微循环障碍在早期以功能性改变为主，主要表现为微静脉扩张、血流缓慢等，是可逆转的。微循环障碍中期病变以微小静脉、微动脉发生扩张，出现水肿、出血为主，表明血管壁受伤，体液渗透压增高，在病情控制良好的情况下，可望逆转。微循环障碍随着病程延续，病情控制不佳，微小静脉扩张加重，微血管基底膜增厚，微小动脉发生硬化，视网膜可出现微血管瘤或微血栓形成，肾脏形态结构发生改变等，此为微循环障碍后期，是不可逆的。

总之，微血管病变主要为微血管结构异常，内皮细胞损伤，基底膜电荷屏障特性改变，血浆蛋白从血管中漏出增加，血管收缩能力异常，血管对收缩血管物质如去甲肾上腺素反应过度，血管过度收缩；血管对舒张血管物质如乙酰胆碱反应降低，血管依赖内皮细胞的舒张功能不足。血管活性介质产生异常，一氧化氮合成下降和（或）一氧化氮灭活增强，具有收缩血管功能的前列腺素生成增加。糖尿病微血管病变的预后与血糖控制程度有关联。早期微血管基底膜尚未增厚，微循环通透性增加，使血浆蛋白从管壁漏出，漏出多少与病程及病情控制有关。病情控制不满意，组织缺氧，血流量增加，微循环滤过压增高，血浆蛋白从管壁漏出；病情满意控制则漏出减少。所以，糖尿病早期微血管病变属于功能性改变，长期缺氧将可引起不可逆的病理性改变。

第十九章
糖尿病高血压

　　高血压是一种以体循环动脉压升高为主要表现的综合征，是糖尿病常见的并发症之一，其本身既是一种疾病，又是其他血管病变的主要危险因素，是糖尿病并发冠心病、脑血管病、视网膜病变和糖尿病肾病发生和发展的病理基础。糖尿病和高血压同时并存，对心血管有极强的危害，具有乘积效应。高血压可使糖尿病患者心血管危害性的净效应为普通人群的 4 ～ 8 倍。同时糖尿病可使高血压人群的心血管病发病风险增加 2 倍。英国糖尿病前瞻性研究（UKPDS）结果表明，降低血压可以使微血管并发症风险减少 37%。

　　老年 2 型糖尿病患者血压升高，主要表现为以收缩期血压升高为主，脉压大，血管顺应性降低，心脏搏出量增多等特点，称糖尿病收缩期高血压，与主动脉粥样硬化有关。

第一节　糖尿病高血压的流行病学

　　世界各国已公认，高血压在糖尿病（DM）患者中的发病率明显高于非糖尿病者。据有关资料表明，全球高血压发病率为 31.3%，糖尿病患者高血压发病率为 40% ～ 80%。Pell 报道糖尿病患者并发高血压者较非糖尿病者高 1.5 ～ 2 倍。Beba 报告日本高血压病在非糖尿病人群中的发病率为 18%，在糖尿病人群中的发病率为 41%，特别是在尿蛋白阳性者中的发病率高达 71%。英国对糖尿病人群前瞻性研究发现，40% 男性患者、53% 女性患者并发高血压，糖尿病并发高血压以 40 ～ 50 岁为高发年龄。Freedman 证实高血压发病率随年龄增长而直线上升，70 岁以上者高达 90%。糖尿病与高血压常同时出现，比各自单独出现者为多。1 型糖尿病和 2 型糖尿病患者并发高血压的时间和病史的自然过程有所不同：2 型糖尿病者的高血压可在 DM 发病之前，或同时，或之后出现；1 型糖尿病者在发病初期、发病后 5 ～ 10 年间大部分血压保持正常，发生糖尿病早期肾病、出现微量蛋白尿时血压开始升高，并以收缩压和舒张压同时升高为特征。病程超过 30 年后，50% 的患者血压升高，大部分伴有糖尿病肾病，而 30 年后仍未发生肾病者，该组患者很少血压升高。2 型糖尿病患者高血压的发病率随年龄、肥胖程度、糖尿病病程、糖尿病肾病尿蛋白的出现而增加。美国 24% 成年人群血压水平 > 140/90mmHg，达40450000 人，高血压罹患率随年龄增高而增高，年龄 ≥ 85 岁的人群约 90% 患高血压。

　　中国高血压流行情况：目前中国有 1.6 亿高血压患者，高血压人群庞大，几乎占全球患者的 1/5 ～ 1/6，但知晓率和治疗率很低。据 1991 ～ 2002 年抽样调查，人群知晓率为 30.2%，治疗率为 24.7%，控制率只有 6.16%。北京阜外医院与青岛相关研究者合作调查了 9146 名 18～52 岁的男性，血压参照 JNC7 标准，结果高血压前期者占43.3%，高血压发生率 25%，其中代谢综合征患者高血压发生率达 43.0%。多因素回归分析显示年龄、BMI、代谢综合征与高血压前期呈正相关。

中国高血压人群的临床特点：①高血压引起的心血管疾病谱不同于西方国家，主要为脑卒中（含脑出血、脑梗死）；②流行病学调查结果发现高血压的发生和血压水平与摄盐量或饮食钠 / 钾比值较高有关，凡摄盐量高的人群血压水平也高；③大于 60 岁的老年患者比例很高，占 1/3～2/3，尤其为收缩期高血压；④很多高血压患者与嗜酒有关。

总之，2 型糖尿病与高血压共同的危险因素为肥胖、内脏脂肪沉积、胰岛素抵抗、高胰岛素血症，是联系高血压和葡萄糖不耐受性的纽带。

第二节　糖尿病高血压的发病机制

引起糖尿病高血压的原因较多且复杂，发生机制与血容量增多、外周血管阻力增加、低血浆肾素活性、肾素－血管紧张素－醛固酮等系统异常有关。

一、精神、神经源学说

一种假说认为高血压是由交感神经系统亢进，去甲肾上腺素升高所致。

（一）精神源性学说（psychogenic theory）

精神因素是诱发高血压的主要因素之一，糖尿病患者长期处于对疾病焦虑、抑郁、紧张、悲观、忧心忡忡等精神状态，导致大脑皮层的抑制和兴奋功能障碍，大脑皮层失去对皮层下皮质血管舒缩中枢的控制，使血管舒缩中枢处于以收缩冲动占优势的兴奋灶，引起全身小动脉痉挛和血管周围阻力增加而引起血压升高。

（二）神经源性学说（neurogenic theory）

自主神经系统血压调节功能失常是引起高血压的主要机制之一。血管平滑肌在高糖情况下，血管收缩，传出神经兴奋，或血管收缩，传出神经发放冲动频度增加，均可使血压升高。高血糖也可对感受器刺激使其反应性增强使血压升高。神经源性病变主要表现为体位性高血压，在卧位时血压升高，而直立位时呈低血压。

二、胰岛素抵抗学说

糖尿病合并高血压患者多数空腹胰岛素水平显著升高，发病过程中伴随着胰岛素抵抗。胰岛素抵抗为各脏器在糖代谢过程中对胰岛素的敏感性降低，促使胰岛 β 细胞分泌胰岛素，引起高胰岛素血症。

（一）胰岛素

研究发现，血浆胰岛素生理性升高后 30～60 分钟内，肾电解质排出开始下降，可低于基础状态的 50%。Na$^+$–K$^+$–ATP 酶是胰岛素调节的一个关键酶，当血浆胰岛素浓度增高，胰岛素可降低细胞内钠潴留，使尿钠排泄减少，加强肾小管对钠和水的重吸收，使细胞外液增多，血容量增加导致血压升高。

高胰岛素血症促进膜转运，特别是 Na$^+$–K$^+$–ATP 酶、Na$^+$–H$^+$ 交换系统、代偿性 Ca^{2+}–Na$^+$ 交换、Ca^{2+} 在细胞内游离水平增高，促使血管平滑肌增生，同时 Na$^+$–H$^+$ 交换增加细胞内 pH 值，引起细胞内碱中毒，刺激细胞增殖，加强平滑肌收缩使血压升高。胰岛素可提高去甲肾上腺素水平，血管内皮细胞对去甲肾上腺素、血管紧张素 II 的敏感性增强，刺激儿茶酚胺的分泌，使交感神经活性增加，外周血管收缩，心率加快，血压升高。胰岛素可以直接或间接地刺激生长因子或激活血管平滑肌及动脉内皮细胞蛋白激酶 C 的活性，可促进细胞增生，渗透压增加，血管壁增厚和血管腔狭窄引起高血压。

（二）肥胖、年龄

美国马里兰国立卫生研究院分析了 1991～1999 年间 38598 名 25～45 岁的健康人，评估体重与血压的关系，结果显示体重指数（BMI）每增加 1，可使高血压发病率增加 16%；年龄每增加 1 岁，发病率增加 6%。

三、肾源学说

糖尿病肾病肾性高血压是引起肾功能衰竭及致死的主要原因。据有关资料报道，白种人中 1 型糖尿病病史 20 年以上者 40% 并发肾病，其死亡率较非糖尿病者高 70～100 倍；15%～30% 的 2 型糖尿病患者发生肾病，其中 33% 引起肾功能衰竭；1 型糖尿病或 2 型糖尿病患者肾病与高血压同时并见，两者互为因果关系。糖尿病肾病初期出现微量白蛋白尿时，血压开始轻度升高，继则血压随病程延长逐渐升高，到糖尿病肾病晚期有 66% 的患者表现为高血压。高血压是促进肾病恶化的主要原因，其主要发病机理如下。

（一）肾素－血管紧张素－醛固酮系统（RAAS）

研究者认为糖尿病高血压是在高糖时肾脏入球动脉发生透明变性，引起肾脏缺血，刺激肾小球入球动脉旁器中的球旁细胞分泌血管紧张素 I，肾素分泌增多，在氯化物激活酶的激活下形成血管紧张素 II（AT II），在 RAAS 系统中 AT II 具有强烈的收缩血管作用，血管紧张素 II 作用于肾上腺皮质小球带分泌醛固酮促使水钠潴留，血管紧张素 II 的敏感性升高引起周围小动脉收缩，血容量增加引起血压升高。

（二）水钠潴留

钠盐既可以增加血容量，又可以促进血管收缩，增加外周阻力。通过细胞内钠离子浓度增加，进一步使细胞内钙离子浓度增加而提高血管平滑肌的静息张力，使外周阻力普遍增强。血浆肾素水平过高导致整个 RAAS 系统过度激活，引起水钠潴留，最后引起血压升高。

四、遗传学说

糖尿病高血压具有家族聚集性。国内调查资料显示，糖尿病双亲一方并发高血压者较无高血压者高出 1.5 倍，双亲均有高血压者则高 2 ～ 3 倍。近年来发现血管紧张素、糖皮质激素受体、脂蛋白脂酶等基因突变与高血压有关，胰岛素抵抗者也存在基因突变。分子生物学的研究提出"膜学说"，认为糖尿病合并高血压患者及其家族组织细胞膜有遗传性的离子转运障碍，血管壁平滑肌细胞内 Na^+ 潴留，Na^+–Ca^{2+} 交换使细胞内 Ca^{2+} 增加，通过膜除极化使兴奋性增高，促使血管收缩，外周阻力增强，血压升高。

五、中医病因病机

糖尿病性高血压是在糖尿病以阴虚为本，阴不敛阳，肝阳上亢的基础上发生的。以头晕眼花为主症，相当于中医学中的"头晕""眩晕""头痛"范畴。《素问·至真要大论》云："诸风掉眩，皆属于肝。"指出眩晕是由于肝阳上亢所致。《灵枢·海论》有"髓海不足，则脑转耳鸣，胫酸眩冒"，阐明眩晕是因肾阴虚，髓海不足，不能上充于脑所致。《河间六书》认为眩晕是因风火所致，指出："风火皆属阳，多为兼化，阳主乎动，两阳相搏则为之旋转。"《丹溪心法》认为："无痰不作眩。"《景岳全书》强调："无虚不作眩，在治疗上当以治虚为主。"历代医家对眩晕从不同的角度做了精辟的论述，对临床实践具有重要的指导意义。归纳前人的经验，引起眩晕的主要病因和发病机理有以下五个方面。

（一）肝阳上亢

禀赋为阴虚火旺之体，肾水不足，水不涵木，或肝阴不足，肝阳亢盛，上扰头目而眩晕；或因情志抑郁，内伤七情，郁怒伤肝，肝失调达，气机郁结，气郁化火，肝阴暗耗，风阳升动，上扰清空，发为头晕、头痛、急躁易怒等症。

（二）阴虚阳亢

消渴病经久不愈，耗伤真阴，致肝肾不足，肾水虚亏，肝肾同源，肾精虚亏，虚阳上越，甚则化热生风，上扰清窍或虚风内动；或消渴耗竭肾阴，水火不济，心火亢盛，或耗伤肝阴，肝火上扰心神，而致心神不宁。

（三）痰浊内蕴

素为脾虚湿盛之体，或饮食不节，损伤脾胃，或肝木亢盛，木横侮土，脾失健运，聚湿生痰等。脑为精明之府，清宫之所，肝火肝风夹痰湿上蒙清窍，则头晕如裹，肢体重着，甚则神志昏蒙。

（四）阴阳两虚

消渴病缠绵不休，由于阴阳互根，阴虚及阳，而导致阴阳俱虚。肾为元阴元阳之脏，先天之本，藏精生髓，先天不足，肾阴不充，肾精亏耗，脑为髓之海，髓海不足，肾精不能上充于脑，髓海不足，上下俱虚，发为眩晕眼花；肾阴阳俱虚，不能温煦四末则腰酸耳鸣，形寒怕冷，四肢欠温等。

（五）血脉瘀滞

经络血脉为人体气血津液之通道，若阴虚火旺，灼津成痰，痰滞脉络，而致血瘀痰阻；阴虚内热，热盛耗阴伤气，而致气虚血瘀；或阴病及阳，而致寒凝血瘀等引起血脉瘀阻，血行不畅则见肢体麻木、疼痛、青紫发凉等症。

痰、火、风、瘀既是高血压的发病原因，又是高血压病变过程中的病理产物，互为因果。病变始于阴虚火旺，火邪化风炼津成痰，痰阻经脉成瘀，或气虚寒凝而致瘀阻，瘀久可以化热，热可化火化风，终致血脉瘀滞。

第三节　糖尿病高血压的病理

一、肾脏病理性改变

糖尿病早期全身小动脉痉挛使血管缺血缺氧出现玻璃样变，最后管壁纤维化，管腔狭窄为不可逆的病变，肾小动脉尤为显著，主要发生在入球小动脉，累及出球小动脉，肾小球基底膜增厚、系膜增生、肾小球硬化、肾小球滤过率降低，引起血容量增加。高血压在1型糖尿病人群中为糖尿病肾病的后果，并促使其发展为肾功能衰竭。在2型糖尿病患者中，高血压常与高血糖、肥胖、高胰岛素血症相兼并存，相互促进，加速肾病的恶化和进一步加重高血压。

二、动脉粥样硬化

胆固醇等脂质在血管内沉积，形成脂质斑块（粥样硬化斑块），血管壁增厚，血管腔内径减小，阻塞动脉管腔，血栓形成而致血管远端供血的组织缺血。高血压是决定血管粥样硬化进程和严重程度的主要因素。血管粥样硬化是缺血性心脏病、外周血管病、脑血管病等的基本病因，是高血压患者的主要并发症和死亡原因。

第四节　糖尿病高血压的临床表现

按高血压病情进展的缓急和病程的长短，可将糖尿病高血压分为缓进型和急进型两类。

一、高血压缓进型

缓进型糖尿病高血压又称良性高血压，多见于2型糖尿病，起病缓慢，病情隐匿，进展缓慢。早期血压波动，时高时低，在劳累、精神紧张、情绪激动等时血压升高，经休息或消除诱因后血压可以恢复正常。随着病程的延续，血压可逐步升高，波动幅度减少，最后血压相对稳定于较高水平状态。临床症状表现不一，早期由于血压波动较大，可出现头晕、头痛、头胀、头部沉重或颈项发紧等神经系统症状，可为暂时性或持续性，也有相当一部分患者缺乏明显症状，常在体检或心、脑、肾、眼底等器官发生器质性损害和功能障碍，出现相应临床症状时发现血压升高。

二、高血压急进型

急进型糖尿病高血压又称恶性高血压，多见于 1 型糖尿病或 2 型糖尿病的中青年患者，起病较急骤，病情进展快，血压急剧升高，收缩压持续在 140 ～ 160mmHg，舒张压多持续在 100 ～ 110mmHg，头痛等症状明显。器官损害严重，常于 1 ～ 2 年内出现心、脑、肾、眼底损害，尤其是微血管病变。视网膜可出现出血、渗出、视神经盘水肿以至失明等。肾素活性高，对肾脏损害显著，出现持续性蛋白尿，24 小时尿蛋白可达 3克，患者最后可死于尿毒症；也可引起脑血管病变或心脏病、心力衰竭等。但该型发病率较低，约占糖尿病高血压的 1% 左右。

三、糖尿病高血压的临床特点

1. 糖尿病高血压与胰岛素抵抗相关，可早于糖尿病 10 年左右发生。
2. 肾实质性高血压与糖尿病病程相关，多于糖尿病后 10 年左右发生。
3. 肾动脉性高血压与动脉粥样硬化相关，使血压难以控制。
4. 单纯收缩期高血压与年龄相关，常见于老年升主动脉硬化；单纯舒张期高血压与年龄相关，提示高血压早期。
5. 卧位血压高、立位血压低，与自主神经病变相关，提示预后差。

第五节　糖尿病高血压的诊断

一、诊断标准

糖尿病诊断标准参照 1999 年 WHO/ADA 标准；高血压诊断标准参照 1999 年WHO/ISH 标准（收缩压 ≥ 130mmHg，平均舒张压 ≥ 80mmHg）。1999 年公布的《中国高血压防治指南》中制定的正常血压标准为收缩压 < 130mmHg，舒张压 < 85mmHg；高血压标准为收缩压 ≥ 140mmHg，舒张压 ≥ 90mmHg。详见表 19-1 ～表 19-3。

表 19-1　血压水平分类标准

血压水平分类	收缩压（mmHg）	舒张压（mmHg）
正常血压	< 120	< 80
正常高限	130 ～ 139	85 ～ 89
临界高血压	140 ～ 149	90 ～ 94

续表

血压水平分类	收缩压（mmHg）	舒张压（mmHg）
1 级高血压（轻度）	140 ~ 159	90 ~ 99
2 级高血压（中度）	160 ~ 179	100 ~ 109
3 级高血压（重度）	180 ~ 209	110 ~ 119
4 级高血压（极重度）	≥ 210	≥ 120

注：WHO/ISH 规定 18 岁以上成年。

表 19-2　美国高血压协会和英国高血压协会提出 ABPM 正常参考值

血压（mmHg）	平均白天动态血压		平均 24 小时动态血压	
	收缩压	舒张压	收缩压	舒张压
正常	< 135	< 85	< 130	< 80
异常	> 140	> 90	> 135	> 85

表 19-3　高血压分期

分期	靶器官损害和临床表现
一期	无靶器官损害和临床表现
二期	至少有一项靶器官损害：左心室肥厚（X 线、心电图、超声）、视网膜动脉狭窄、尿蛋白或血肌酐轻度升高（106 ~ 177mmol/L）； X 线或超声提示：有动脉粥样硬化斑块（颈、主、髂、股动脉）
三期	出现一项以上靶器官损害及相关临床表现： ①心：心绞痛、心肌梗死、心力衰竭； ②脑：短暂性脑缺血（TIA）、脑卒中、高血压脑病； ③眼底：视网膜出血、渗出伴或不伴视盘水肿； ④肾：血肌酐 ≥ 177mmol/L、肾功能衰竭； ⑤血管：动脉夹层、动脉闭塞性病变

二、血压动态节律及其调节机制

（一）24 小时血压节律

正常人白昼血压高于夜间血压，其规律为：从 0 点血压开始上升，8 点以后渐趋平稳，持续 16 小时，于 20 点以后开始下降，0 ~ 2 点达最低谷并持续 4 小时。24 小时平均值，日间为 117/70mmHg，夜间为 108/64mmHg，24 小时收缩压波动范围 35±7mmHg，舒张压波动范围为 26±6mmHg。

（二）血压调节机制

神经系统具有明显的昼夜节律血压变化，表现为睡眠—觉醒循环，与收缩压和交感神经活动的昼夜节律相平行，在夜间达最低水平，清晨开始增加，数小时后达最大值。

夜间血压下降与睡眠时交感神经张力减弱，副交感神经张力增高有关；脑力与体力活动是受神经系统和神经体液的调节，使血压昼夜节律性变化；在不同生理情况下，受机体生物钟控制的人体固有规律可影响神经体液的活性，参与正常血压昼夜节律的形成和调节。

（三）糖尿病患者血压节律变化特点

Wiegmann 研究证实，糖尿病患者无论有无并发高血压，均伴有血压昼夜节律的异常变化，表现为 24 小时平均血压升高，夜间血压下降幅度减少，昼夜收缩压差缩小。2 型糖尿病患者昼夜血压节律与 1 型糖尿病相似，但夜间血压下降幅度略大于 1 型糖尿病患者。

近年来发现收缩压升高的危害性不亚于舒张压的增高，对靶器官的损害超过舒张压。单纯性收缩压升高多见于 60 岁以上的老年 2 型糖尿病患者。

（四）高血压与时间治疗学

针对血压的节律性特点提出 24 小时全程控制的方法称"时间治疗学"。这是一个较新的概念，针对人体的生物学特点，提供选择适合的药物制剂和合理给药时间，或通过特定的给药技术，使药物作用与疾病发生的节律相一致，从而达到优化治疗效果，降低药物不良反应的目的。

传统的水银血压计在血压测量发展史上有着举足轻重的地位，但只反映偶测血压，在诊室中测量常受人为的因素影响。美国国家联合委员会（JNCVI）和世界卫生组织——国际高血压协会（WHO-ISH）最新指南推荐 ABPM 血压测量仪，具有能详细描述 24 小时血压，所记录的血压值重复性高，无明显安慰剂效应，避免人为因素的干扰，客观、准确判断疾病预后，详细评价降压药物疗效的依据等优点。ABPM 能提供昼夜血压检测，便于将病人的血压类型区分为勺型和非勺型曲线（白天与夜间收缩压差小于 10%）高血压。研究发现，非勺型曲线高血压患者夜间血压节律消失，负荷增加，心脑血管事件的发生率高于勺型曲线高血压患者。

三、糖尿病高血压并发症

高血压是心、脑、肾、眼等各靶器官病变的主要因素和病理基础。常见并发症见表 19-4：

表 19-4　高血压并发症

靶器官	与动脉粥样硬化有关	与高血压本身有关
心脏	心绞痛、心肌梗死	心力衰竭
脑	一过性脑缺血、脑血栓形成	脑出血、高血压脑病
肾	肾动脉硬化、肾性高血压	肾功能衰竭

续表

靶器官	与动脉粥样硬化有关	与高血压本身有关
视网膜	视网膜微血管病变	眼底出血
动脉	阻塞性病变	主动脉夹层分离

第六节　糖尿病高血压的防治

糖尿病患者血压长期持续增高，将增加对心、脑、肾、眼等靶器官的损害，增加致死、致残的危险，血压水平与危险性呈正相关。据有关资料提示，收缩压每降低10～14mmHg和舒张压降低5～6mmHg可使脑卒中风险降低40%，使冠心病风险降低17%，延缓肾功能衰退和视网膜病变的进展。对本病的治疗目的为最大限度降低心、脑、肾、眼等糖尿病大血管和微血管靶器官的损害，降低致死率，降低致残风险，保护易被高血压损害的靶器官，提高患者生活质量，延长寿命。

美国预防、检测、评估与治疗高血压全国联合委员会第七次报告（JNC7）提出高血压治疗原则：血压应控制在低于140/90mmHg水平，糖尿病和肾病患者应低于130/80mmHg；多数患者需要2种药物联合应用方能使血压达标。

强适应证指高血压患者必须选用某种抗高血压药物的临床指征。根据循证医学观点，每种抗高血压药物均有其强适应证，强适应证的实际意义在于相关疾病和高危情况，需要相应药物。高血压治疗流程见图19-1。

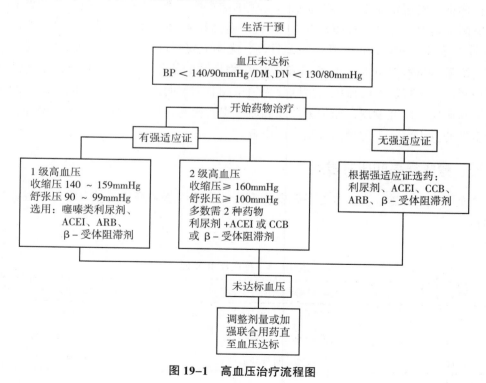

图 19-1　高血压治疗流程图

一、非药物治疗

生活方式干预是影响血压变化的基础。改善生活方式主要包含控制体重，合理营养，减少热量的摄入，增加活动，少饮酒，戒烟。饮食控制和体力活动是保持正常体重的必要条件，采取渐进而稳妥的方式是控制体重的前提。高血压与肥胖关系密切，超过标准体重20%或以上的人，发生高血压的概率为普通人的10倍，减轻体重可使血压下降。限制钠的摄入，每天低于100mmol（2～3g钠或5～8g氯化钠），适当补充镁、钾、钙以及纤维素等。建立合理的饮食习惯。

二、降压药的分类与选择

降压药的种类繁多，作用机理各异，糖尿病降压药的选择较为复杂，既要考虑降压效应，又要注意某些降压药可引起代谢紊乱。

药物治疗的原则：主张小剂量单药治疗，在无效时才采用联合用药；在血压控制达标的同时，应兼顾保护靶器官和治疗并发症，避免降压药的副作用。

临床常用的降压药有 β-受体阻滞剂、钙离子拮抗剂、血管扩张剂、血管紧张素 Ⅱ（AT Ⅱ）受体拮抗剂、利尿剂以及被推崇的血管紧张素转换酶抑制剂（ACEI），根据个人不同情况进行选用。

（一）血管紧张素转换酶抑制剂、血管紧张素 Ⅱ 受体拮抗剂

1. 血管紧张素转换酶（ACE）抑制剂

竞争性抑制血管紧张素转换酶的活动，阻止血管紧张素 Ⅱ（A Ⅱ）和醛固酮的生成，降低外周血管阻力，血管紧张素 Ⅱ 的下降引起外周血管扩张；抑制激肽酶，升高血浆缓激肽水平，扩张血管；抑制肾小管对 Na^+ 的重吸收，具有利尿作用；抑制去甲肾上腺素释放，降低交感神经兴奋性，减弱交感神经介导的缩血管作用；改善机体对胰岛素的敏感性，减轻胰岛素抵抗，缓解高胰岛素血症，有利于降低血压。

1965 年科学家 Ferreira 从巴西洞蛇体内提取了一种能增强缓激肽的多肽，称之为缓激肽增强因子，这种物质可抑制 ACE 阻断血管紧张素 Ⅰ（A Ⅰ），形成血管紧张素 Ⅱ（A Ⅱ），故又称为 ACEI。1981 年开博通（卡托普利）被美国 FDA 批准，成为第一个应用于高血压治疗的 ACEI。1983 年美国开博通多中心临床研究证实，开博通可以降低心力衰竭死亡率。20 世纪 80 年代，人们对心肌梗死后心室结构重塑的研究发现，急性心梗时，心梗部位心肌变薄，几小时或几天继续变薄，周围区域结构发生改变，心腔变得愈来愈大，愈来愈圆，这个过程称为左心室重塑过程；临床试验证实，ACEI 可以减慢或逆转左心重塑过程。在心力衰竭时通过激活神经体液因素，或神经激素因素（包括肾素 - 血管紧张素、交感神经系统、血管升压素和细胞因子系统）等代偿，但长期会引起血管收缩过度，增加心肌张力和血管阻力，促进心室肥厚，醛固酮增加引起水钠潴留，导致心脏负荷增加，促使心衰加重引起死亡。而 ACEI 开博通可阻断或减轻神经激素系统激活，从而阻断或延缓心肌重塑过程；因此对已发生心肌梗

死的患者可进行二级预防，改善心力衰竭的预后。美国、欧洲、中国各心脏病学会推荐 ACEI 作为治疗心力衰竭的首选药物。

ACEI 基团多态性，不仅具有阻断 RAS，降低交感神经兴奋性，减少醛固酮和内皮素的生成，提高对心钠的敏感性，从而纠正神经体液机制的失常，减慢血管及重要器官的重塑作用，系列报道其还能保护左心功能，降低死亡率；适用于高血压、心力衰竭，可作为降压的首选药物；同时可增强胰岛素敏感性，具有抗糖尿病的特性，主要通过干预血管紧张素 II 的不良代谢介导。

ACEI 类降压药常用的品种：

（1）卡托普利（开博通、captpril）：每片 12.5mg，每次 12.5 ～ 25mg，1 ～ 2 次 / 天，口服后 15 ～ 30 分钟发挥作用，1 ～ 1.5 小时血药浓度达最高，在体内持续 8 ～ 12 小时，血浆半衰期 2 小时，生物利用度 70% ～ 75%。该药本身具有活性。

（2）马来酸依那普利（悦宁定、enalapril）：每片 5mg，每次 5 ～ 10mg，1 ～ 2 次 / 天，服药后 4 小时血药浓度达最高，在体内持续 12 ～ 24 小时，血浆半衰期 11 小时，生物利用度 40%。该药本身无活性，需转化为有活性的依那普利拉方有降压效应。依苏每片 10mg，每次 10 ～ 20mg，1 ～ 2 次 / 天，余同悦宁定。

（3）培垛普利（雅施达、perindopril）：每片 4mg，每次 4 ～ 8mg，1 ～ 2 次 / 天，服药后 4 ～ 8 小时发挥最大的降压效应，在体内维持 24 小时，降低清晨心血管事件的危险因素；具有改善内皮功能和血管重构，抑制心内膜增厚，抑制动脉粥样硬化进程，调节血流动力学、神经激素等作用，对稳定型心绞痛患者具有长期抗缺血疗效；儿童、孕妇以及对本品过敏者禁用。

（4）西拉普利（一平苏、cilazapril）：每片 2.5mg，每次 2.5 ～ 5mg，1 ～ 2 次 / 天，口服后在体内转化为具有活性的二酸代谢产物西拉普利拉，使 90% 的血管紧张素受到抑制，作用可长达 8 ～ 24 小时。适用于高血压、肾性高血压、慢性充血性心力衰竭。

副作用及注意事项：头痛、眩晕、疲倦、咳嗽，可引起肾素活性增加；可与地高辛合用，不影响地高辛的效应。

（5）盐酸贝那普利（洛丁新）：每片 5mg、10mg，每日 5 ～ 10mg，每日最大量 40mg。适用于美国预防、检测、评估与治疗高血压全国联合委员会第七次报告（JNC7）指定的高血压伴糖尿病、慢性肾病、心力衰竭、心肌梗死、冠心病危险因素，预防中风等。

不良反应：头晕、乏力、症状性低血压、胃肠功能紊乱、皮疹、潮红、尿频、咳嗽等。通过肝、肾双通道排泄。

（6）福辛普利（蒙诺、monopril）：每片 10mg，每日 10 ～ 40mg。蒙诺为含膦酸基团的 ACEI，具备肝、肾双通道代偿清除，肾功能减退时，可以增加肝脏代偿性清除。本品不能通过透析从体内清除；可有咳嗽、头痛等不良反应。

ACEI 的副作用：部分病例有皮肤出现红斑或有异味感，与含硫基有关；用药时间较长者可出现持续性干咳，主要因为其抑制缓激肽酶 II，导致肺组织（支气管上皮内）缓激肽等物质堆积，促进咳嗽反应；部分病例可出现粒细胞减少症，多见于用药 3 ～ 6

月时；用药初期少数患者可有直立性低血压；肾脏功能不全者，易发生高血钾，正常情况钾 95%～98% 从肾脏排泄，2%～5% 从肠道排泄，而慢性肾功能衰竭者，肠道胆固醇受体上调促钾排泄获得钾平衡，胆固醇受体拮抗螺内酯，摄钾过多；在肾动脉狭窄和心衰的患者，ACEI 可促使肾功能恶化。

2. 血管紧张素Ⅱ受体拮抗剂（ARB）

ARB 主要阻断由 AT1 受体介导的血管紧张素Ⅱ受体的活性，因血管紧张素Ⅱ受体抑制所引起血浆中肾素和血管紧张素Ⅱ浓度增加；同时降低血浆中醛固酮的浓度等。此外，替米沙坦还可有效地激活过氧化酶增殖体活性受体 γ（PPAR γ）的抗糖尿病药物胰岛素增敏标靶，因此确定替米沙坦是一种能够选择性调节 PPAR γ 的独特的血管紧张素Ⅱ受体拮抗剂。作用机制见图 19-2。

（1）缬沙坦（代文，穗悦，valsartan）：每片 80mg，1 次/日，每日用量可达 160mg，为长效、特异性、强效血管紧张素Ⅱ受体拮抗剂。可选择性作用于已知的血管紧张素Ⅱ作用相关的 AT；并对 AT1 受体的亲和力比 AT2 强 2000 倍。服药 2 周内出现降压效应，4 周达最大疗效。本药对 ACE 没有抑制作用，也无促进缓激肽和 P 物质生成的作用，所以不会出现 ACE 抑制剂所引起咳嗽。本品 30% 在肾脏清除，一般肾病者无须调整剂量，缬沙坦与血浆蛋白结合率高，故不太可能被透析清除，70% 以原形从胆汁排泄。

（2）氯沙坦钾（科素亚，losartan）：每片 50mg，1 次/日，每日最大剂量 100mg，为新型的非肽类血管紧张素Ⅱ（Ang Ⅱ）受体 AT1 的拮抗药。本品具有高亲和力、高度选择（只阻断 AT1）、高专一（只影响 Ang Ⅱ受体）、无激动活性等特性，不会因剂量增加而降压力度加强。该药在体内的代谢产物可改善心力衰竭，防治血管壁增厚，心肌肥厚；可增加肾脏血流量、肾小球滤过率，增加尿钠、尿酸的排泄；可减少肾上腺醛固酮和肾上腺素的分泌。

（3）厄贝沙坦：为血管紧张素Ⅱ（Angiotensin Ⅱ，Ang Ⅱ）受体抑制剂，能抑制 Ang Ⅰ 转化为 Ang Ⅱ，能特异性地拮抗血管紧张素转换酶 1 受体（AT1），对 AT1 的拮抗作用大于 AT2 8500 倍，通过选择性地阻断 Ang Ⅱ 与 AT1 受体的结合，抑制血管收缩和醛固酮的释放，产生降压作用。常用量为每日 150mg。进行血液透析和年龄超过 75 岁的老年患者，初始剂量可考虑给予每日 75mg。肾功能正常和轻到中度肝功能受损的患者无须调整剂量。

注意事项：孕妇和哺乳期妇女禁用。首次服药、血容量不足或失钠、限制钠摄入量、腹泻或呕吐的患者可能发生症状性低血压，服用本药之前应纠正上述情况。肾功能衰竭和肾移植，肾血管性高血压，主动脉、二尖瓣狭窄和梗死性心肌肥大患者慎用。原发性醛固酮增多症的患者一般不推荐使用本药。本品不良反应轻微且短暂，偶有头痛，肌肉骨骼损伤，潮红。

（4）替米沙坦（美卡素）：每片 80mg，每日 1 片，适用于原发性高血压，轻度或中度肾功能不良者可不需调节剂量，轻度或中度肝功能不全者每日剂量不得超过 40mg。该药还可有效地激活过氧化酶增殖体活性受体 γ（PPAR γ），具有抗糖尿病药物胰岛素增敏标靶的作用。替米沙坦（AⅡB）联合 ACE 抑制剂雷米普利试验（ONTARGET

试验，2001 ～ 2007 年，40 个国家，800 个中心）对 28400 位有心血管事件高危因素的患者参加主要临床终点（急性心肌梗死、脑卒中、新发的心力衰竭、血管再通术）试验结果提示，可减少心血管风险；A Ⅱ B 直接阻断 AT1 受体，不影响 AT2 受体，抑制平滑肌和心肌增生。

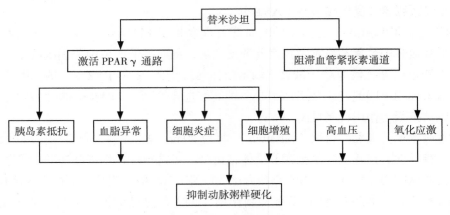

图 19-2　ARB 作用机制

（二）钙拮抗剂

钙拮抗剂（CCB）是一种选择性阻滞 Ca^{2+} 经细胞膜上慢通道进入细胞内的药物，又称为慢通道阻滞剂或钙通道阻滞剂。细胞内钙离子以结合状态贮存于细胞内，兴奋时细胞膜上的钙通道开放，钙通道有选择性地允许钙离子通过进入细胞内。本品的主要作用为防止钙离子的跨膜转运，松弛外周血管平滑肌，抑制心肌收缩力，具有强有力的扩张阻力血管、降低周围血管阻力和扩张冠状动脉、减慢心率等作用。对老年低肾素活性患者，钠摄入不影响降压疗效，CCB 可将脑卒中发生的相对危险性降低 12%。

1. 二氢吡啶类药

（1）尼卡地平（nicardipine）：每次 5 ～ 30mg，1 ～ 3 次 / 天，口服后吸收迅速而完全，半衰期 2 小时，对外周、冠脉、肾、脑血管有选择性地扩张，增加肾血流量。大剂量可引起心率减慢，发生传导阻滞。

（2）尼莫地平（nimodipine）：每次 30 ～ 40mg，1 ～ 3 次 / 天，口服后吸收完全，半衰期 5 小时，对脑血管、肾小管有选择性扩张作用。大剂量可减慢心率，引起传导阻滞。

（3）尼群地平（nitrenipine）：每片 10mg，每次 10 ～ 20mg，1 ～ 2 次 / 天，体内作用 12 小时，半衰期 7 小时。对外周血管有选择性作用，可致心率加快。

（4）尼索地平（nisoldipine）：每片 5mg，每次 5 ～ 20mg，1 ～ 2 次 / 天，在体内作用时间 8 ～ 10 小时，对外周血管和冠状动脉有选择性作用，反射性引起心率加快。

（5）硝苯地平（nifedipine）

①硝苯地平普通片：每片 10mg，每次 10mg，1 ～ 3 次 / 天，口服后 0.5 ～ 1 小时血药浓度达高峰，血浆半衰期 2 ～ 3 小时，在体内作用时间 4 小时，生物利用度 34% ～ 43%。

对冠状动脉、外周血管有选择性，可引起心率加快。

②硝苯地平控释片（欣然，拜心同）：每片 30mg，10 ～ 40mg/d，口服后 6 小时血药浓度达高峰，血浆半衰期 2 ～ 3 小时，生物利用度 34% ～ 43%。

③硝苯地平缓释片（伲福达）：每片 10mg，每日 10 ～ 20mg，口服后 2 小时血药浓度达高峰，血浆半衰期 2 ～ 3 小时，生物利用度 34% ～ 43%。

（6）苯磺酸氨氯地平（压氏达，络活喜，兰迪，amlodipine）：每片 5mg，每次 2.5 ～ 10mg，1 次 / 天，6 ～ 12 小时血药浓度达高峰，半衰期 35 ～ 50 小时，生物利用度 64% ～ 80%，血药浓度一周达稳态，形成动态平衡，无药蓄积。对冠状动脉、外周血管有选择性作用。

2. 非二氢吡啶类药

（1）异搏定（维拉帕米，verapamil）：每片 40mg，每次 40 ～ 80mg，1 ～ 3 次 / 天；或缓释片每日 120 ～ 240mg。

（2）吲达帕胺（寿比山，indapamide）：每片 2.5mg，每次 2.5 ～ 5mg，1 ～ 2 次 / 天，具有钙拮抗和利尿作用，为一种新的强效、长效降压药。口服后 2 ～ 3 小时发挥作用，半衰期为 13 小时。

（3）非洛地平缓释片：每片 5mg，每次 5mg，1 次 / 天，可有效控制动态血压。

非洛地平试验（HOT-FEVER）：2005 年 9 月《国际循环》资料提示，意向治疗分析 4841 名非洛地平组受试者和 4870 名安慰剂组受试者，受试者的条件为收缩压 158mmHg，舒张压 92mmHg。经 3 年治疗结果：致死和非致死性卒中的发生率降低 26.8%，心血管事件下降 27.4%，全心事件下降 34.6%，冠状动脉事件下降 32.5%，全因死亡率下降 33.2%。

钙拮抗剂副作用及注意事项：本类药尤其是硝苯地平可降低餐后 2 小时胰岛素水平，使血糖升高，甚至出现非酮症性高渗性昏迷；有轻度负性心力作用，明显心衰者禁用；大量应用，可引起 QT 间期延长，导致传导阻滞。

总之，钙拮抗剂是一种值得推广的治疗糖尿病高血压的药物，降压疗效肯定，无直立性低血压，并能扩张肾小球血管，尤其适用于肾性高血压的治疗。本品可抑制胰岛素释放，有利于改善胰岛素抵抗。

（三）β 受体阻滞剂

β 受体阻滞剂是一种抑制去甲肾上腺素和肾上腺素与受体结合，阻滞对效应器官及组织细胞浆膜的作用。通过阻滞肾素释放，阻碍肾素 – 血管紧张素 – 醛固酮系统对血压的影响；抑制肾小球细胞肾素的释放，减少循环中血管紧张素 Ⅱ，减弱外周血管的收缩，从而减慢心率，减弱心肌收缩力，降低心排血量，增加心肌灌注，改善心肌氧供需平衡；降低血浆肾素活性，具有重要心脏保护作用。

1. 醋丁心安（醋丁洛尔，acebutolol）

本品每次 200 ～ 400mg，1 ～ 2 次 / 天，具有中长效的 β 受体选择性阻滞作用，服药后 1 ～ 3 小时血药浓度达高峰，血浆半衰期 8 小时。

2. 心得舒（阿普洛尔，alprenolol）

本品每日 50～200mg，是一种具有选择性的心脏 β 受体阻滞剂，服药后在体内半衰期为 2～4 小时，服药 3 天后收缩压和舒张压均明显降低。

3. 氨酰心安（阿替洛尔，atenolol）

本品每片 50mg，每次 50～200mg，1 次 / 天，是一种具有选择性的心脏 β 受体阻滞剂，服药后由肠道吸收，40% 由肾脏排泄。血浆半衰期 6～9 小时，药物有效作用时间 10～14 小时，生物利用度 50%。

4. 美多心安（美托洛尔，倍他乐克，metorolol）

本品每片 100mg，每日 100～200mg，服药 24 小时出现降压作用，一周内达高峰，半衰期 3～4 小时，药物有效作用时间 7～8 小时，生物利用度 50%～60%。

美托洛尔缓释片（倍他乐克缓释片）每片有 25mg、50mg、100mg、200mg 等不同剂量，1 片 / 日，药片进入胃内迅速崩解，20 小时恒速释放，生物利用度 30%～40%。每日服 100mg，能维持 24 小时降压，具有重要临床意义。人体血压凌晨 6 时突然激增，8～10 时达高峰，这种晨间血压急剧升高，易导致急性心肌梗死、猝死、卒中等恶性心血管事件的发生。美托洛尔缓释片可维持 24 小时的血压和心率下降，对控制晨间血压急剧升高、降低心血管事件有显著疗效。

5. 比索洛尔（康可，博苏，concon）

本品每片 5mg，每次 5～10mg，1 次 / 日，血浆半衰期 10～12 小时，本品有效作用时间 22～24 小时，为高选择性心脏 β_1 受体阻滞剂，可显著降低慢性心力衰竭。对比索洛尔过敏，有心力衰竭、心脏传导阻滞、支气管哮喘、外周循环障碍者禁用。

副作用及注意事项：抑制胰岛素分泌，可使血糖升高，甚至发生高渗昏迷；当糖尿病患者出现低血糖时，由于该类药能阻滞肌糖原的分解，可掩盖低血糖所致的交感神经兴奋症状，延迟低血糖的恢复；该类药可减少周围组织血流，使糖尿病患者间歇性跛行症状加重；可引起支气管收缩，使慢性阻塞性肺疾病加重；对心脏有抑制作用，心力衰竭者禁用；常伴有阳痿等副作用。

总之，β 受体阻滞剂在治疗高血压中占有主要地位，不出现体位性低血压。在重度高血压时，最好联合使用 β 受体阻滞剂、血管扩张剂、利尿剂，其降压作用更为理想。

（四）α 受体阻滞剂

α 受体阻滞剂能阻断交感神经系统传递，是治疗高血压中作用特殊的一类药物。本品具有高度选择性阻滞肾上腺素和交感神经的作用（对 α_1 和 α_2 受体的阻滞），对去甲肾上腺素引起的血管收缩有强效的拮抗作用，降低总外周阻力，达到降低血压的目的。

1. 哌唑嗪（prazosin）

本品每片 2mg，1～2 次 / 天，单独使用降压疗效为 50%～80%，在轻度高血压者，用药后 3～4 小时发挥最大降压作用；中、重度患者需经 6～8 周达最大效应。首次使用会发生体位性低血压晕厥，称为"首剂现象"。剂量的大小与"首剂现象"呈正相关，首次剂量以每日 0.5mg 为宜，并于就寝时服药，每隔 2 ～ 3 天递增 1mg 直至血压控制满意为止。每天剂量分二次服用，以减轻不良反应。

2. 特拉唑嗪（terazosin）

本品具有选择性阻滞 α 肾上腺素受体作用，为哌唑嗪同类药，是一种长效抗高血压新药。每日 2mg，口服 1mg 后，1 ～ 2 小时血药浓度可达峰值，半衰期 3.4 ～ 12 小时，大部分从胆道消除，少量从肾脏排泄。

3. 多沙唑嗪（doxazosin）

本品是一种长效选择性 α 肾上腺素受体阻滞剂。口服每次 1 ～ 16mg，静脉注射 0.5 ～ 1mg，1 次 / 天，平均维持量每日 2 ～ 4mg。本品具有显著降低血压和总外周阻力作用，不降低心输出量，对心脏没有明显影响，服药后抗高血压作用可维持 24 小时，半衰期 9 ～ 12 小时。

副作用及注意事项：服药后可出现体位性低血压反应，部分病例可出现头痛、眩晕、嗜睡、乏力、浮肿等症；可反应性地引起心动过速及钠潴留，老年患者慎用。

（五）血管扩张剂

血管扩张剂是以降低外周阻力而达到降低血压目的的一类药物。主要作用于毛细血管前的阻力血管，使小动脉扩张，外周阻力下降而使血压降低，通过压力感受器反射性兴奋交感神经，出现心率加快，心肌收缩力加强，心输出量增加。

1. 肼苯哒嗪（hydralazine）

每次服本品 10 ～ 12.5mg，1 ～ 2 次 / 天，服药后吸收迅速而完全（65% ～ 90%），与血浆蛋白结合，在肝内代谢，肾脏排泄，在体内维持 48 小时，血浆半衰期 2 ～ 4 小时，肾衰者可延长到 7 ～ 16 小时。

2. 长压定（minoxidil）

开始每次服本品 5 ～ 10mg，以后每 3 ～ 7 天，每日增加 5mg，最大剂量每日 40mg，是一种强效小动脉扩张剂，降压作用强，作用时间长，服药后 4 小时发挥作用，12 ～ 16 小时达效应高峰，在体内维持 24 小时以上，血浆半衰期 4 小时。

3. 硝普钠（sodium nitroprusside）

服用本品应从小剂量开始，起始 6.25μg/min 或 0.125 ～ 0.25μg/kg·min，以后逐量增加，使用剂量范围 8 ～ 400μg/min，常用量为 15 ～ 50μg/min，静脉滴注。本品是作用强、快速、持续时间短的一种静脉制剂，扩张静脉与动脉血管强度相似。可使周围静脉血容量增加，回心血量减少，减轻心脏负荷。降压作用维持 1 ～ 2 分钟，给药 2 ～ 3 分钟血压即可恢复原水平。使用时间不宜超过 72 小时，血压下降过快则出现出汗、震颤、恶心、心悸等症。

4. 酚妥拉明（fhentolamin regitine）

本品起始剂量 0.1mg/min，静脉滴注，以后按需加量，最大量 2mg/min，本品对血管平滑肌有直接松弛作用，同时降低小动脉及周围静脉张力，降低心脏前后负荷，对心肌梗死者可使心率加快。

血管扩张剂副作用及注意事项：心率快、冠心病、心功能不全、新近脑出血、妊娠等患者慎用或禁用。可与 β 受体阻滞剂、利尿剂联合应用。

（六）利尿剂

利尿剂通过抑制肾远曲小管对 Na^+ 的重吸收，使细胞外液和血容量减少，血压降低；促进 K^+、Na^+ 交换，增加 K^+ 的排出，长期使用可引起低钾血症；通过排钠，反应性引起血管松弛，降低外周阻力，血压下降；同时可降低肾小球滤过率和抑制肾小管分泌尿酸，减少尿酸的排泄，使血中尿酸含量增加。

1. 噻嗪类利尿剂

双氢克尿噻：每次 25mg，1 ～ 3 次 / 天，服药后 1 ～ 2 小时发挥利尿作用，4 小时可达高峰，在体内持续 12 小时。主要作用于肾远曲小管近端，久用可引起低血钾。

2. 髓襻利尿剂

速尿：片剂，每次 5 ～ 50mg，1 ～ 3 次 / 天，针剂 20mg 加入 5%～ 10%葡萄糖液体 20mL 中静脉注射。

本品作用于亨利氏襻升支有强效利尿作用，静注后 5 ～ 10 分钟出现利尿作用，在体内持续 6 ～ 8 小时，可引起低钾血症。

3. 保钾利尿剂

适用于有低血钾的高血压，纠正噻嗪类利尿剂所引起的低钾血症。服药后 3 ～ 4 周后作用达高峰。安体舒通：每日 20 ～ 100mg；氨苯喋啶：每日 50 ～ 100mg。

利尿剂的副作用及禁忌证：噻嗪类利尿剂由于有排钾作用，可引起低血钾；抑制胰岛素分泌，可引起糖耐量异常，甚至诱发高渗非酮症性昏迷；久用可引起脂代谢紊乱，高脂血症，高尿酸血症。凡糖尿病、肾功能不全、正在服用 ACEI 类药和钾盐者慎用保钾类利尿剂。

（七）大豆蛋白可降血压

美国新路易斯安那州 Tulane 大学对 302 例 35 ～ 64 岁中国人进行观察。所有受试者治疗前收缩压在 130 ～ 159mmHg，舒张压在 80 ～ 99mmHg。随机分为每天补充 40g 大豆蛋白组和复合碳水化合物组，观察期为 12 周。结果与碳水化合物组比较，补充大豆蛋白组收缩压降低 4.31mmHg，舒张压降低 2.76mmHg（$P < 0.001$）。研究者结论："我们的研究结果为支持饮食中补充大豆蛋白以预防和治疗高血压提供了新的依据。"

三、抗高血压提倡联合治疗方案

抗高血压药物经历几十年的不断研究，不断探索，不断发展，日趋合理完善。20 世纪 40 年代主要为抗外周交感神经治疗，采用阻断交感神经节的藜芦生物碱。20 世纪 50 年代采用血管扩张剂，但毒副作用大。1957 年应用噻嗪类利尿剂。20 世纪 60 年代应用中枢 α 受体激动剂、非二氢吡啶类钙通道阻滞剂、β 受体阻滞剂。20 世纪 70 年代，ACE 抑制剂、α 受体阻滞剂相继问世，开创了抗高血压药物新纪元。20 世纪 80

年代，二氢吡啶类钙通道阻滞剂（DHPCCB）投入临床使用，标志着新型抗高血压药物在整个治疗领域中占据重要地位。20 世纪 90 年代，RAS 系统阻滞剂——血管紧张素 Ⅱ 受体阻滞剂（ARB）问世。近期，血管肽酶抑制剂（VPIS）问世。新的抗高血压药物不断增加，尽管品种繁多，但迄今为止，还没有一种药物单用可使高血压患者的血压达到正常范围，因而提倡联合治疗策略。JNC7 和 2003 年欧洲高血压指南指出，大多数患者，尤其糖尿病高血压患者需要 2 种或 2 种以上的抗高血压药物联合应用，多项临床试验证实血压可以控制。

（一）HOT-CHINA 高血压研究方案

20 世纪 90 年代后期开展的一项适合亚洲人的控制高血压的临床试验，以非洛地平缓释片作为基础药，采用分步治疗降血压，将血压控制在不同的目标水平，达到有效控制血压的目的。

第一步：非洛地平缓释片 5mg。

第二步：非洛地平缓释片 5mg+ 低剂量的 ACE 抑制剂或 β 受体阻滞剂。

第三步：非洛地平缓释片 10mg+ 低剂量的 ACE 抑制剂或 β 受体阻滞剂。

第四步：非洛地平缓释片 10mg+ 高剂量的 ACE 抑制剂或 β 受体阻滞剂。

第五步：非洛地平缓释片 10mg+ 高剂量的 ACE 抑制剂、β 受体阻滞剂 + 其他低剂量降压药或利尿剂。

治疗结果：3 个不同的目标组，均可有效降低收缩压和舒张压，表明以二氢吡啶类 CCB 为主体的治疗方案适合亚洲人，可使舒张压降压达标率达 97%，其他种族人群为 86%。

（二）抗高血压药物临床试验

荟萃 39 项临床试验结果表明，抗高血压药物可以非常有效地降低心血管事件的发生率。对应用抗高血压药物组与安慰剂组，或未经治疗组三组进行比较，来自美国芝加哥的 William Elliot 教授报告：抗高血压药物治疗组全因死亡率下降 10%，心血管死亡率下降 15%，致死和非致死性卒中发生率降低 29%，致死和非致死性冠心病事件降低 19%，主要心血管事件（心肌梗死、卒中、心血管死亡）下降 21%，心衰发生率下降 29%。

（三）糖尿病高血压治疗中的注意事项

1. 糖尿病高血压伴有心率快、心绞痛者，宜首选 β 受体阻滞剂氨酰心安或美多心安；心绞痛频繁发作者可选用硝苯吡啶，注意监测血糖。

2. 糖尿病肾性高血压，有水钠潴留者，宜选用噻嗪类利尿剂，剂量不宜过大，以免减少血容量使尿素氮升高；监测血钾以免发生低血钾。肾病常伴有低肾素 - 醛固酮症者不宜使用保钾利尿剂，以免引起高血钾。最好选用血管紧张转化酶抑制剂卡托普利或依那普利，因该类药既能降低血压，又能减少尿蛋白，但肾功能不全者，宜小剂量，慎防出现高钾血症。肼苯哒嗪对肾性高血压有效，但应注意体位性低血压。

3.卧位高血压立位呈体位性低血压者,在平卧时需将枕头垫高 20 ～ 25cm,袜子富有弹性;如起立时血压正常,仅卧位血压偏高者,不必药物治疗。

四、辨证论治

糖尿病高血压者隶属于中医"眩晕"范畴,主要发病机制为肝肾阴虚为本,兼肝阳、痰浊、瘀阻为标。本着标本兼治的原则,按临床证候不同分以下 5 个亚型。

(一)肝阳亢盛

本型以头晕头痛,面红目赤,急躁易怒,便秘溲黄,少寐多梦,舌红,苔薄黄,脉弦数为主症。

"诸风掉眩,皆属于肝",本证为肝阳亢盛,肝阴不足,风阳上扰巅顶则头晕头痛;阳盛则面红目赤,急躁易怒;肝火扰乱心神则少寐多梦;热伤阴液而便秘溲赤。证属消渴病眩晕肝阳亢盛,多见于 2 型糖尿病并发早期高血压(Ⅰ～Ⅱ期)。

治则:平肝潜阳,清热泄火。方药:天麻钩藤饮合一贯煎加减。

天麻,钩藤,石决明,生地,麦冬,白芍,枸杞子,沙参,牛膝,当归,川楝子。

方中天麻、钩藤、石决明平肝潜阳为君药;牛膝引血下行折其阳亢,滋养肝肾为臣药;生地、麦冬、白芍、枸杞子、沙参滋养阴液,益肝柔肝为佐药;当归养血和血,川楝子苦寒,入甘寒养阴药中以疏泄肝气为使药。诸药合用,使肝阴得养,肝气调达,肝阳潜降。

(二)心火亢盛

本型以心悸怔忡,心烦不寐,头晕目眩,咽干口燥,手脚心热,舌边尖红,苔薄黄,脉细数为主症。

心主血脉而藏神,心火旺盛,心阴不足,神失所舍,扰乱心神。则心悸怔忡,心烦不寐;心与肾为水火相济,心火耗伤肾阴,肾水不足、水不上承而咽干口燥,手足心热;心与肝为母子相关,子病及母,心肝火旺,肝阳上扰清窍而头晕目眩;舌脉均为火旺阴伤之候。证属消渴病眩晕心火亢盛,多见于 2 型糖尿病并发中期高血压(Ⅱ～Ⅲ期)或心脏神经病变。

治则:滋阴清热,养心宁神。方药:酸枣仁汤加味。

炒枣仁,知母,生甘草,茯苓,柏子仁,白芍,五味子,川芎。

方中炒枣仁养肝血、安心神,为君药;川芎调畅气血,疏达肝气,与枣仁相伍,一散一收,相反相成以养心安神,茯苓健脾宁心,共为臣药;知母养阴清热以除烦,五味子、柏子仁养心安神为佐药;白芍、甘草甘酸敛阴为使药。诸药合用,以达清热除烦、养血安神之效。

(三)相火亢盛

本型以头晕目眩,眼花耳鸣,五心烦热,腰膝酸软,遗精早泄,舌红少苔,脉细数为主症。

肾为先天之本，元阴元阳所在，藏精生髓，精髓上通于脑，脑为髓海，精髓不足，不能上充于脑而头晕目眩；肾与肝乙癸同源，肾开窍于耳，肝开窍于目，肝肾不足而眼花耳鸣；腰为肾之府，肾精虚亏则腰膝酸软；肾虚相火亢盛，精关失固，精失所藏而遗精早泄；阴虚生内热则五心烦热；舌脉均为阴虚火旺之候。证属消渴病眩晕相火亢盛。多见于2型糖尿病并发高血压3级或早期肾损害。

治则：补益肝肾，滋阴清热。方药：知柏地黄汤加味。

知母，熟地，黄柏，茯苓，怀山药，泽泻，枸杞子，丹皮，菊花，山萸肉。

方中知母、黄柏滋阴清热，清泄下焦相火为君药；熟地滋阴填精，山茱萸养肝阴而涩精，枸杞子滋补肝肾，为臣药；山药益肾健脾，泽泻清泄肾火，丹皮清肝热，为佐药；茯苓健脾，菊花平肝，为使药。诸药合用以奏滋阴清热、补益肝肾之效。

（四）阴虚阳亢

本型以头晕目眩，心悸耳鸣，少寐多梦，五心烦热，腰酸膝软，背寒肢冷，大便泄泻，夜尿频数，舌淡苔白，脉沉细为主症。

肾为水火之宅，主水而藏神，肾水不足，水不上乘，心肾不交而少寐多梦，五心烦热；肾精虚亏，精不充耳，心失涵养则心悸耳鸣；肾精生化元阳，肾阳蒸化元阴，阳生阴长，阴阳相济，互为制约，相互依存。精虚元阳匮乏，不能通达温煦则背寒肢冷，大便泄泻；阳虚开阖失司而夜尿频数；肾精不足而腰膝酸软；阴虚于下、阳浮于上而头晕目眩。证属消渴病眩晕阴虚阳亢，多见于老年2型糖尿病患者并发高血压2～3级，或妇女更年期糖尿病并发高血压、糖尿病肾性高血压。

治则：育阴潜阳。方药：二仙汤加味。

仙茅，淫羊藿，黄柏，知母，枸杞子，巴戟天，当归，熟地。

（五）痰瘀交阻

本型以眩晕头重如裹，伴巅顶疼痛如针刺，胸闷恶心，肢体麻木，舌暗红苔白腻，脉弦滑或脉涩不利为主症。

本证为脾虚湿盛，湿浊蕴痰，风痰上扰清窍则眩晕头重如裹；湿阻中焦，气机不畅，升降失司而胸闷恶心；痰瘀交阻脉络而头痛如刺，肢体麻木；舌暗红苔白腻，脉滑或涩者均为痰瘀内阻之候。证属消渴病眩晕痰瘀交阻，多见于胰岛素抵抗、2型糖尿病并发周围神经病变、高血压2～3级。

治则：燥湿化痰，活血祛瘀。方药：天麻白术半夏汤合桃红四物汤加减。

天麻，半夏，白术，茯苓，陈皮，当归，甘草，川芎，白芍，生地，红花，桃仁。

方中半夏燥湿化痰，天麻熄风定眩，两药合用，为治风痰眩晕头痛之要药，为君药；白术、茯苓健脾祛湿，以治生痰之源，为臣药；当归、川芎、白芍、生地、红花、桃仁养血活血，祛瘀止痛为佐药；陈皮理气化痰，甘草调和诸药，共达燥湿化痰、活血祛瘀之功。

总之，眩晕、头痛的病因有风、火、痰、虚、瘀之分。各类不同的眩晕头痛可以单独出现，也可相互并见，多为虚实夹杂。实证为主者，拟选用熄风潜阳，清热化痰，祛瘀等法；虚证者选用养肝益肾，补气健脾等法为主。

五、针灸治疗

1. 体针疗法

（1）肝阴不足，肝阳上亢：拟育阴潜阳，取风池、肝俞、肾俞、太冲、三阴交、内关等穴。

肝火亢盛者加太溪、阴谷；心悸失眠严重者加曲池、阳陵泉；肝胆湿热者加曲池、太冲、承山、天枢。肝俞、肾俞捻转补法，不留针，太冲捻转结合提插泻法，并可留针；三阴交、内关平补平泻；风池穴针尖向侧眼眶方向，使针感向颠顶放射，平补平泻也留针。隔日一次。

（2）肝肾阴虚，相火偏亢：治拟补肝益肾，滋阴清热，取太冲、风池、行间、曲池、合谷、肝俞、肾俞等穴。头痛头晕，耳鸣耳聋者加三阴交、听会、翳风；失眠多梦者加神门；大便秘结者加支沟；除风池穴外，其他诸穴均用捻转结合提插泻法，间歇留针，针感要求逆经传导，取"迎而夺之"之意。

（3）心肝阴虚，虚火上炎：头晕头痛，心烦失眠，心悸怔忡，舌红脉数。治拟滋阴安神，取风池、天柱、内关、三阴交、神门、心俞等穴。胸闷憋气者加中脘、丰隆、足三里；心慌气短者加关元、气海、足三里。诸穴均可用捻转提插泻法，不留针。

（4）肾阴虚亏，精髓不足：头晕耳鸣，失眠多梦，口干咽燥，五心烦热，治拟滋补肾阴，取太冲、侠溪、风池、肝俞、肾俞等穴。遗精早泄加关元、气海、足三里；肾气虚者加鱼际、三阴交、足三里。针用补法或平补平泻，不用灸。

（5）心肾阴虚，心悸不宁：虚烦不寐，五心烦热，健忘盗汗，舌红少苔，脉细数。治拟补益心肾，取心俞、巨阙、神门、肾俞、三阴交等穴。口渴咽干，溲赤便秘者加内关、合谷、少泽、中冲；心烦失眠，口舌生疮者加阳池、下巨虚、小肠俞。针灸并用，以补为主，阴虚火旺者针以泻法为主，不灸。

（6）阴阳两虚：形寒怕冷，四肢欠温，小便频数，阳痿，腹泻者，治拟滋阴助阳，取肾俞、关元、气海、百会、风池、三阴交等穴。肾俞、关元、气海、三阴交捻转补法；偏阳虚者可配合灸法；风池、百会平补平泻；百会针尖方向根据头痛而定。偏阴虚者，重泻神门，补太溪。

2. 耳尖放血法

取耳尖或降压沟穴，手法先轻轻揉搓患者耳尖，局部用75%酒精消毒，用三棱针刺耳尖2～3cm，挤压针眼，令其出血，或降压沟放血。

3. 梅花针疗法

针刺颈骶两侧乳突部，气管两侧，臀部两侧，或腹部体穴。以轻中度弹刺法，21次为一疗程。

4. 耳针疗法

取降压沟、神门、交感、心、枕穴。每次选 3 ～ 5 穴刺激，留针 20 ～ 30 分钟，每日一次；或埋针，夏季 2 ～ 3 天，冬季 5 ～ 7 天留针；或用王不留行压豆，每天按压 3 ～ 4 次，每次 20 分钟，留 2 ～ 3 天。

5. 头皮针疗法

取书写、听写区，每日一次，每 7 天为一疗程，连续三个疗程。

六、糖尿病高血压中医药研究进展

（一）基础研究

中国中医科学院西苑医院观察到长生降压液对老年肾虚型高血压具有较好的疗效。该药对去甲肾上腺素诱发的家兔主动脉血管平滑肌的收缩具有明显的松弛作用；对高血压大鼠有明显的降压作用；能降低肾性高血压血浆血管紧张素 II 的浓度。上海报道六味地黄汤对大白鼠双侧肾 "8" 字结扎或一侧肾切除，另一侧 "8" 字结扎造成的高血压模型，呈现了良好的降压作用。研究表明，应用天麻钩藤饮水煎剂对肾性高血压狗、原发性高血压狗、麻醉兔的急性降压实验均得到明显降压作用，并可改善狗的高级神经活动，使已减弱的阳性条件反射加强，分化抑制也有改善。

（二）高血压的病理研究

中医的肝肾概括了高级中枢神经系统、自主神经系统及内分泌功能。中医认为肝肾阴阳失调是高血压产生的内在基础，这一理论与西医学认为高级神经系统—肾脏—内分泌功能紊乱的观点相吻合。中医的内风、血瘀、痰阻，实际上是心、脑、肾病理改变的具体反映。肝风内动的病理生理学研究表明，肝阳化风表现了以下三方面的严重病理改变：

1. 脑供血障碍和脑组织损伤。

2. 机体处于应激状态，血浆皮质醇、去甲肾上腺素、肾上腺素增高，即交感神经功能亢进。

3. 调节血管平滑肌舒张功能的活性物质水平显著变化，血浆 TXB_2 升高；血小板 CaM 增高。有人研究认为阴虚火旺型高血压患者的肾素活性、血管紧张素 II 水平明显低于正常人，醛固酮水平明显高于正常人。

（三）血流动力学及微循环改变的研究

研究发现，高血压患者血液循环机制受损，从"阴虚阳亢证"→"肝肾阴虚证"→"气阴两虚证"的次序而逐渐增加。不同病情的高血压患者，随着病程的进展，血液流变学趋向浓、黏、高凝聚状态。阳虚证有红细胞压积、红细胞平均体积、全血黏度三项增高，平均血红蛋白浓度降低；阴虚证有红细胞压积下降而纤维蛋白原、血浆黏度、血沉、血沉方程 K 值、平均血红蛋白浓度增高等六项指标改变；阴阳两虚证兼有红细胞成分和血浆成分的全部指标异常增高，反映血液处于高凝状态，故认为高血压各证治疗均需应用活血化瘀之品。

（四）单味降压中药的研究

1. 汉防己甲素

本品具有直接反射性扩张血管，抑制血管运动中枢或交感神经系统而达到降低血压的作用，同时有消炎、镇痛、扩张冠状动脉等作用。每片 20mg，每次 60 ～ 120mg，3 次 / 天。

2. 罗布麻叶

罗布麻叶中含有黄酮苷，黄酮苷具有抑制血管中枢而使血压下降的作用，每天 10g，煎水服用，或提取制成片剂服用。

3. 葛根

葛根含有葛根黄酮，具有抵抗 β - 肾上腺素受体阻滞作用，可抑制二磷酸腺苷（ADP）诱导的血小板聚集，改善脑血流量，尤其对改善椎基底动脉循环有良好的作用。适用于糖尿病高血压伴有头痛头晕，颈项不适者。取葛根 10 ～ 30g 水煎服，每日一次，或服用其提取物葛根黄酮每次 1 ～ 2g，2 次 / 日。

4. 延胡索

延胡索含有延胡索乙素，可抑制血管中枢而达到降压作用。适用于糖尿病高血压伴有头晕，头痛，失眠等症。应用提取物延胡索乙素，每次 50 ～ 100mg，2 ～ 3 次 / 天。

5. 臭梧桐

臭梧桐又称八角梧桐，含有臭梧桐甲素，具有镇静降压作用。每日可用臭梧桐 10 ～ 30g 水煎服，或服用其提取物臭梧桐甲素片 2 ～ 3 片 / 次，2 ～ 3 次 / 天。

6. 土青木香、马兜铃

土青木香为马兜铃的根，两者均含有广玉兰碱，阻断神经结而达到降压作用。取两者之一 10 ～ 30g 水煎服，或应用广玉兰碱片，有较强的降压作用。

7. 钩藤

钩藤含有钩藤碱，具有抑制血管运动中枢，扩张周围血管，降低外周阻力的作用。表现为明显的胆碱能性，有明显的降压作用。可用单味药水煎服或应用其提取物。

8. 地龙

地龙含有黄嘌呤和地龙素 B1，作用于中枢神经系统，使内脏血管扩张，血压下降。同时本品具有镇静、抗惊厥作用，与臭梧桐配用，可以发生协同效应。

9. 旱芹菜

有关实验研究证实该药含有抗肾上腺素作用，并能阻止条件反应性兴奋与抑制冲动而使血压下降。对肾性高血压具有良好的降压作用。

10. 黄连、黄芩、黄柏

该三味药均具有一定的降压功能，其中黄连具有较强的乙酰胆碱能作用，阻断交感神经，扩张血管而发挥降压作用；黄芩含有黄芩苷为主要降压成分；黄柏主要直接作用于血管运动中枢，使血压下降。

11. 野菊花

抑制交感神经中枢和血管运动中枢，降低外周血管阻力，降压作用明显。

12. 箩芙木

本品根、茎、叶均含有生物碱，其提取物为降压灵。通过抑制血管运动中枢而发挥降压作用。每 500g 箩芙木含有 4mg 生物碱；可应用降压灵 1 ～ 3 片 / 次，1 ～ 3 次 / 天。

13. 杜仲

杜仲具有抑制血管运动中枢的作用，适用于早期高血压疗效较好。本品可制成酊剂或水剂，酊剂降压作用优于水剂。

14. 牡丹皮、决明子

该两味药临床与实验均证实有一定的降压作用，可单味药水煎服或泡水代茶。

15. 其他药物

研究表明，具有钙拮抗剂和 β 受体阻滞剂效应的中药已达 70 余种。其中汉防己、钩藤、小檗胺、丹参、川芎、红花均有较强的的钙通道阻滞作用。葛根、鸡血藤、首乌藤、地黄等均具有肾上腺素能 a 受体阻滞剂作用。白芍、牛膝、降香、野菊花等具有血管紧张素 Ⅱ 受体抑制作用。桑寄生、红花、丹参、赤芍可抑制 β-羟基-β 甲基戊二酰辅酶 A 还原酶，降低胆固醇等达到降压、降脂作用。

此外，新近研究发现，桑寄生、丹皮、青木香、地龙、莱菔子、罗布麻、猪毛菜、长春花、夏天无、绣毛泡桐、黄瓜藤、生菜子、天麻、淫羊藿、北山豆根、黄芪、地骨皮等中药均具有一定的降低血压的作用。

（五）降压中成药、中药复方的研究

1. 杞菊地黄丸：滋补肝肾，用于肝肾阴虚型高血压。每日 2 次，每次 1 丸。

2. 牛黄清心丸：清心化痰，用于痰火上扰之高血压。每日 2 次，每次 1 丸。

3. 牛黄降压丸：平肝潜阳，用于肝阳上亢型高血压。每日 2 次，每次 1 丸。

4. 加味地黄汤、天麻钩藤饮、二仙汤、长生降压液、水蛭土元粉、远菊二天散、复方黄瓜藤片、磁石五草汤、杜仲降压片、大圣降压口服液等均有不同程度的降压、降脂、降糖作用。有待进一步研究证实和提高。

（六）降压验方及药膳

1. 玉米须：玉米须 30g 水煎服，每日一次。治疗高血压性眩晕。

2. 夏枯草：夏枯草 30g 水煎服，每日一次。治疗肝阳上亢性高血压。

3. 芹菜汁：鲜芹菜榨汁 3 ～ 4 匙，每日 3 次饮用。

4. 天麻麻雀：天麻 15g，麻雀 2 只。将麻雀去毛洗净，填入天麻，用水煮熟食用，适用于老年阳亢之眩晕者。

5. 黄芪炖羊脑：黄芪 20g 和羊脑加佐料和水炖服。用于老年人髓脑空虚之眩晕者。

附：糖尿病高血压病案 5 则

病案 1： 刘某，男性，39 岁，于 2003 年 1 月 6 日就诊。

主诉：反复口渴多尿、乏力消瘦 5 年，头晕头痛 3 年。

病史：患者于 1998 年秋天感口渴咽干，乏力消瘦，多尿便秘，经检测 FBG 10.6mmol/L，PBG 14.5mmol/L，尿酮体 150mg/L，确诊为 1 型糖尿病。予以诺和灵 30R 早 26U、晚 12U，血糖控制在 FBG 6 ~ 7mmol/L，PBG 7.5 ~ 9mmol/L 之间。2000 年春天出现头晕头痛，发现血压升高 156/98mmHg。平素性情急躁，失眠多梦，便秘溲黄。以往无特殊病史，父亲高血压。

体检：面色潮红，体型偏瘦，BP 176/110mmHg、BMI 24，舌红苔薄黄，脉弦滑。

理化检查：FBG 6.5mmol/L，PBG 7.8mmol/L，HbA1c 6.9%，尿糖 500mg/dL，尿酮体（－），TC 5.0mmol/L，TG 4.5mmol/L，LDL 3.3mmol/L，HDL 0.90mmol/L，血浆 INS 10μU/L，血清 C-P 0.61mmol/L，GAD-Ab 和 ICA-Ab 均阳性。心电图提示窦性心律，不完全性右束支传导组滞；二维 M 心脏超声提示收缩功能正常，无明显瓣膜病变。

分析：患者素为阴虚之体，肝阴不足，肝阳偏亢，风阳上扰颠顶则头晕头痛；肝阳上越则面色潮红，急躁易怒；肝火扰乱心神则失眠多梦；热伤阴液而便泌溲黄；舌脉均为阴虚阳亢之候。鉴于糖尿病发病急骤，抗体阳性，未发现脏器受损等特点。

中医诊断：消渴病眩晕，证属肝阳亢盛。

西医诊断：1 型糖尿病并发高血压。

处理：诺和灵 30R 早餐前 16U，晚餐前 12U 皮下注射；卡托普利 12.5mg，2 次／日。治拟平肝潜阳，育阴泄火。方药：以天麻钩藤饮合一贯煎加减。

天麻 10g　　钩藤 10g　　石决明 10g　　生地 10g　　麦冬 10g　　白芍 10g

沙参 10g　　牛膝 10g　　枸杞子 10g　　当归 10g　　川楝子 10g

方解：取方中天麻、钩藤、石决明平肝潜阳为君药；牛膝引血下行折其阳亢，滋养肝肾为臣药；生地、麦冬、白芍、沙参、枸杞子滋养阴液，益肝柔肝为佐药；当归养血和血，川楝子苦寒，入甘寒养阴药中以疏泄肝气为使药。诸药合用，使肝阴得养，肝气调达，肝阳潜降。

加减：心悸失眠加柏子仁、酸枣仁以养心安神；肝火旺者加龙胆草、丹皮以清肝泄热；便秘加龙荟丸以泄肝通腑；偏于风胜，眩晕较重，肢体麻木，筋惕肉瞤加生龙骨、生牡蛎、珍珠母以加重平肝潜阳之力。

上述汤剂连服 2 周，配合降压药，头晕头痛好转，血压 130/86mmHg，略有干咳，在原方加杏仁、冬花，余治疗同前。

病案 2： 宋某，女性，43 岁，国家干部，于 2002 年 5 月 16 日就诊。

主诉：反复倦怠乏力，口渴便秘，头晕头痛，心烦失眠，心悸怔忡 3 年。

病史：患者于 1999 年 8 月因工作紧张时彻夜不眠，感头晕头痛，倦怠乏力，口渴多饮，大便秘结，在体检中发现 FBG 5.8 mmol/L，PBG 9.8mmol/L，BP 140/90mmHg，医生嘱其控制饮食，加强运动，欣然每日 30mg。同年 11 月 FBG 上升到 7.8mmol/L，诊为 2 型糖尿病，予以拜唐苹 50mg，3 次 / 日。患者于学生时期就有神经衰弱史，经常服用安定。父亲有糖尿病。

体检：BP 150/100mmHg，P 102 次 / 分，体型偏瘦（BMI 22），舌红，苔薄黄，脉细数。

理化检查：FBG 7.6mmol/L，PBG 11.6mmol/L，HbA1c 7.2％，尿糖 500mg/dL，尿酮体（－）；TC 5.2mmol/L，TG 4.6mmol/L，LDL 3.2mmol/L，HDL 0.89mmol/L；血浆 INS 12μU/L，血清 C-P 0.66mmol/L，GAD-Ab 和 ICA-Ab 均阴性。心电图提示不完全右及左前半束支传导组滞；二维 M 心脏超声提示左室心肌肥厚，收缩功能正常，无明显瓣膜病变。

分析：患者禀赋不足，复因思虑过度，伤及心脾；心血不足，心火亢盛，血不养心而心烦失眠，心悸怔忡；脾为后天之本，水谷生化之源，脾虚不能运化水谷精微以濡养周身而倦怠乏力；气血虚亏，血不上荣，不能充养脑海而感头晕头痛；舌脉均为心虚火旺之候。根据本案特点和 JNC7 标准可以诊断。

中医诊断：消渴病眩晕，证属心火亢盛。

西医诊断：2 型糖尿病并发高血压、糖尿病心肌病。

处理：诺和龙 1mg，2 次 / 日，依那普利每日 10mg。

治拟补益心脾，养心宁神。方药：酸枣仁汤合归脾汤加减。

炒枣仁 15g　　熟地 15g　　知母 10g　　茯苓 15g　　川芎 15g
太子参 10g　　白术 10g　　当归 10g　　白芍 10g　　甘草 6g

方解：方中太子参、熟地益气养血为君药；白术、茯苓健脾燥湿，当归、白芍养肝柔肝为臣药；枣仁酸以柔肝，川芎行血中之气，与枣仁相伍，酸收辛散，相辅相成，养血敛肝，安心宁神为佐药；知母滋阴清热，以缓川芎之辛燥，与白芍相伍，以达甘酸化阴之效，生甘草清泄肝热，调和诸药为使药。上药相伍，共达补益心脾、养心宁神之效。

加减：心烦失眠甚者加黄连清泄心火，吴萸引火归原，两药相伍以达辛开苦降之效，或加柏子仁、夜交藤加强养心安神之力。

病案 3：马某，男性，69 岁，机关干部，于 2000 年 3 月 6 日在本院门诊就医。

主诉：口干咽干、耳聋耳鸣 12 年，五心烦热、急躁易怒 6 年，遗精阳痿 2 年。

病史：患者于 1988 年夏天参加一些社会活动，情绪激动后出现五心烦热，急躁易怒，口干咽干，腰膝酸软，继而出现耳聋耳鸣，遗精阳痿，面目浮肿，在外院确诊为 2 型糖尿病并发性功能障碍，予以降糖灵、优降糖治疗。近 2 周来头晕目眩、心悸失眠加重。平素饮食控制不严，嗜好烟酒。其弟和妹均有糖尿病，父母早年亡故。

体检：体型偏胖，BP 149/100 mmHg，P 100 次 / 分，BMI 26.3，舌淡，苔薄白，脉濡细。

理化检查：FBG 7.6mmol/L，PBG11.6mmol/L，HbA1c 7.2％，尿糖 500mg/ dL，尿蛋白（－），尿酮体（－）；TC 5.2mmol/L，TG 4.6mmol/L，LDL 3.2mmol/L，HDL 0.91mmol/L；心脏听诊无病理性杂音，心电图提示左束支传导阻滞，Sokolow（V₁ 的 S

波加 V₅ 的 R 波）指数大于 35mm；二维 M 心脏超声提示左室心肌肥厚；眼底检查提示Ⅱ期糖尿病视网膜病变。

分析：患者年近古稀，肾气已衰，肾为水火之脏，元气所系，肾阳亏乏，阴寒内盛。肾藏精生髓，精髓上通于脑，脑为髓海，元阴不足，脑海空虚而头晕；肾与肝乙癸同源，肾开窍于耳，肝开窍于目，肝肾不足则眼花耳鸣；腰为肾之府，肾精虚亏而腰膝酸软；肾阳不足，精失所藏，阳事不用，而遗精阳痿；阳虚气化不利而面目浮肿；肾水不能上乘而五心烦热。鉴于患者肥胖、高血压、血脂异常，眼底、心脏、性功能改变等临床及检测特点，为诊断提供依据。

中医诊断：消渴病并发眩晕、阳痿，证属下虚上盛之肝肾阴阳虚亏。

西医诊断：2 型糖尿病并发高血压、胰岛素抵抗、性神经功能障碍。

处理：糖适平 30mg，3 次 / 日；拜唐苹 50mg，3 次 / 日；依贝沙坦每日 150mg。

治拟温肾填精，补益肝肾。方药：右归饮加味。

生地 15g	熟地 15g	山茱萸 10g	杜仲 10g
牡丹皮 10g	阳起石 10g	附子 10g	枸杞子 10g
金樱子 10g	山药 10g	肉桂 6g	泽泻 10g

方解：方中生地、熟地滋阴补血，填补肾精为君药；山茱萸、枸杞子养肝益肾，山药、杜仲补益肝脾为臣药；肉桂、附子辛甘大热，培补元阳，配泽泻、丹皮泄肾中邪火，此乃阴阳互根，于阴中求阳，寒热相济，共为佐药；阳起石、金樱子壮阳固精为使药，诸药合用以达温肾填精之效。

加减：头晕目眩，肝阳亢盛者加生龙牡、珍珠母以平肝潜阳；急躁易怒，面红目赤，加龙胆草、山栀以清泄肝火；少寐多梦加炒枣仁、柏子仁养心安神；遗精早泄频繁者加芡实、分心木以益肾固精。

病案 4：梁某，女性，49 岁，某公司秘书，于 2003 年 10 月 5 日就诊。

主诉：反复口渴多饮、汗多乏力 2 年，头晕头痛、心情急躁、烘热腰酸 1 年。

病史：患者于 2001 年秋天出现口渴多饮，心悸怔忡，汗多乏力，在某医院检查甲状腺功能正常，血糖偏高，确诊为葡萄糖耐量低减（IGT）、自主神经功能紊乱，予以谷维素治疗，嘱其控制饮食，定期复诊。近年来自感头晕头痛，胸闷憋气，心悸失眠，心情急躁，烘热不断，腰酸膝软，夜尿频数，月经不调，量少后期。以往有神经衰弱史多年，经常服用安定、镇静安神类中药。其妹有甲亢，否认有糖尿病家族史。

体检：精神萎靡，形体消瘦，BP149/96 mmHg，P 90 次 / 分，BMI 21，舌红苔薄，脉濡细。

理化检查：FBG 6.8mmol/L，PBG 10.6mmol/L，HbA1c 6.7%；TC 5.1mmol/L，TG 4.7mmol/L，LDL 3.0mmol/L，HDL 1.21mmol/L；尿糖 50mg/dL，尿蛋白（–），尿酮体（–），尿微量白蛋白 200μg/min；心电图提示Ⅱ、Ⅲ、AVF ST–T 改变，眼底检查提示Ⅱ期糖尿病视网膜病变。

分析：患者七七天癸竭，冲任脉虚衰，肾阴阳不调；冲任失调，月事不能按时而下；肾为水火之宅，主水而藏神，肾水不足，水火不济，心肾不交而心悸失眠，五心烦热；水不涵木，虚阳上扰则心情急躁；肾阳不足，气化不力，开阖失司而夜尿频数；肾精亏虚而腰膝酸软；虚阳外越，阳不敛阴而烘热汗多。鉴于中年发生葡萄糖耐量低减，心脏、眼底、肾脏受损等临床特点，为诊断提供依据。

中医诊断：消渴病眩晕气阴两虚，证属肾阴阳失调，下虚上盛。

西医诊断：葡萄糖耐量低减并发高血压，糖尿病肾病Ⅲ期，糖尿病视网膜病变Ⅱ期。糖尿病冠心病，更年期综合征。

处理：缬沙坦每日 160mg，引达帕胺每日 2.5mg；拜唐苹 50mg，2 次 / 日。

治拟育阴潜阳。方药：二仙汤合交泰丸加味。

| 仙茅 6g | 淫羊藿 6g | 肉桂 6g | 黄连 6g | 枸杞子 10g | 薤白 10g |
| 熟地 10g | 全瓜蒌 15g | 黄柏 6g | 磁石 15g | 知母 10g | 柏子仁 15g |

方解：取方中仙茅、淫羊藿调和冲任，熟地填补肾精，为君药；肉桂辛开以温补肾阳，黄连苦降以清泄心火，两药相伍，交通心肾为臣药；知母滋肾阴，黄柏降相火，枸杞子益肝肾，磁石潜虚阳，为佐药；薤白、全瓜蒌温通胸阳，宽胸宣痹，柏子仁养心安神，为使药。诸药合用，下补元阳，上敛虚阳，温通胸阳，以达阴阳双调、育阴潜阳之效。

加减：手足心热，口燥咽干，舌红少苔，加石斛、女贞子、旱莲草、龟甲以滋补肾阴；畏寒肢冷，乏力便溏，小便清长，加鹿角胶、补骨脂、菟丝子以温补肾阳；失眠多梦加炒枣仁、远志、夜交藤。

病案 5：姚某，男性，56 岁，于 2004 年 6 月 3 日就诊。

主诉：反复乏力咽干 5 年，急躁多汗、头晕头痛、胸闷憋气 3 年。

病史：患者以乏力咽干、急躁多汗、头晕头痛分别于 1999 年、2001 年诊为 2 型糖尿病、糖尿病高血压。几年来一直服用文迪雅、格华止、洛丁新等药。由于工作繁忙，很少就医。近日来自感眩晕头重，伴巅顶疼痛如针刺，胸闷憋气，汗多乏力加重。平素应酬较多，嗜好烟酒。否认有糖尿病、高血压家族史。

体检：面色红润，形体肥胖 BMI 26，BP 170/100mmHg，P 90 次 / 分，舌暗红，苔白腻，脉弦滑。

理化检查：FBG 9.8mmol/L，PBG 14.6mmol/L，HbA1c 7.7%；TC 5.8mmol/L，TG 4.9mmol/L，LDL 3.5mmol/L，HDL 0.88mmol/L；心电图提示 V3 ～ V5 T 波倒置，ST 下移；超声心动图显示左心室扩大，心搏出量降低，二尖瓣轻度返流。尿糖 1000mg/dL，尿蛋白（±）。

分析：本证为脾虚湿盛，湿浊蕴痰。无痰不作眩，痰湿久蕴化热化风，痰浊夹风蒙蔽清窍而眩晕，头重如裹；湿遏胸阳，气机不畅，而胸闷憋气；痰瘀交阻脉络而头痛如刺，肢体麻木；脾气不足，肌表不固而乏力多汗；舌脉均为痰瘀内阻之候。鉴于患者体型肥胖，血压高，血脂异常，心电图异常，左心室扩大等特点，为诊断提供依据。

中医诊断：消渴病眩晕气阴两虚，证属兼夹痰瘀。

西医诊断：2 型糖尿病并发周围神经病变，冠心病，高血压。

处理：格华止每日 250mg；依那普利每日 10mg，异搏定每日 40mg；拜阿司匹林每日 100mg。

治拟燥湿化痰，宽胸宣痹。方药：天麻半夏白术汤合瓜蒌薤白半夏汤加减。

天麻 10g	半夏 10g	白术 10g	薤白 10g	瓜蒌 10g
桂枝 10g	丹参 20g	枳实 10g	甘草 10g	茯苓 10g

方解：本证系脾虚湿盛，胸阳被遏，取方中半夏燥湿化痰，天麻息风止晕为君药，二药相伍，共为风痰眩晕之要药，《脾胃论》说："足太阴痰厥头痛，非半夏不能疗，眼黑头旋，风虚内作，非天麻不能除。"白术、茯苓健脾祛湿以治生痰之源，薤白通阳散结、行气导滞，共为臣药；丹参功同四物以养血活血，桂枝调和营卫，与丹参相伍以温通四末，祛瘀止痛为佐药；枳实宽胸理气，甘草化痰和中，为使药。诸药合用，以奏化痰祛风、宽胸宣痹之功。

加减：头晕头痛甚者加白芷、藁本、蔓荆子以祛风止痛；急躁易怒者加龙骨、牡蛎以平肝潜阳；心胸闷痛剧者加郁金、延胡索以理气止痛。

病案结语

本病例 5 则均系糖尿病合并高血压，中医属消渴病眩晕、头痛，多系肝肾阴虚为主，兼夹风、火、痰、瘀等虚实夹杂证，这些不同夹杂的眩晕、头痛病变可以单独出现，也可相互并见。由于兼夹症不同，其临床表现各异：案 1 以肝阳亢盛为突出，鉴于发病急骤，抗体阳性，无脏器受损等特点，诊为糖尿病并发高血压。案 2 以心火亢盛为突出，鉴于发病缓慢，高血压伴有心脏传导阻滞、心肌肥厚等特点，诊为高血压，糖尿病心肌病。案 3 以肝肾不足、下虚上盛为特点、鉴于化验及临床表现，确诊为 2 型糖尿病并发高血压、胰岛素抵抗、性神经功能障碍、视网膜病变。案 4 以阴虚阳亢为主伴心脏、眼底、肾脏受损等临床特点，诊为葡萄糖耐量低减（IGT）并发高血压。案 5 主要为肝肾不足兼夹痰瘀证，高血压合并冠心病等，诊为 2 型糖尿病高血压。总之，本病多以肝肾不足，阴阳失调，下虚上盛，兼痰瘀交阻之本虚标实，虚实夹杂病变为多见，治疗拟补益肝肾、健脾益气以治本，平肝潜阳、清热化痰以治标，以达标本兼治之效。

第二十章
糖尿病脑血管病

糖尿病脑血管病，指糖尿病患者因血管疾病引起的脑部病变。临床按发病轻、重、缓、急以及预后不同，分为缺血性脑血管病、出血性脑血管病两大类。脑卒中指突然发病，以局灶性或弥漫性脑功能障碍为特征的血管病。40 岁以上糖尿病患者脑动脉硬化症、脑卒中的发生率为非糖尿病者的 2 ~ 3 倍，其中男性为 2.6 倍，女性为 3.8 倍；脑梗死为非糖尿病者的 4 倍，因脑卒中致死者为非糖尿病者的 2 倍。在急性脑卒中患者中 43% 伴有高血糖；糖尿病患者脑卒中 88% 为缺血性血管病变，一过性脑缺血患者中 6% ~ 28% 为糖尿病患者；无症状性脑梗死患者中 10% ~ 23% 为腔隙性梗死，腔隙性梗死患者中 2% ~ 34% 为糖尿病患者。据 2001 年中华医学会糖尿病分会对全国 30 余个省市近 10 年住院糖尿病患者并发症的调查显示，糖尿病脑血管病的发病率为 12.2%。糖尿病患者脑出血的发生率与非糖尿病者相似，中国和日本是糖尿病脑卒中的高发国家，远高于欧美。

第一节　糖尿病脑血管病的病因与发病机理

一、糖尿病脑血管病的病因

糖尿病性脑血管病的病因、病理迄今尚不完全清楚，近年来通过大量的流行病学调查及临床观察和实验研究，探索出本病发生的有关危险因素。

（一）高血糖

高血糖可使颅内无氧代谢增加，乳酸聚集，细胞内酸化，ATP 产生减少，脑细胞处于极易损伤状态；高血糖可以进一步促使急性脑缺血，导致脑卒中的发生和加剧，影响脑卒中的恢复和早期复发；在急性脑卒中时，高血糖可加重脑水肿的危险性和死亡率，尤其儿茶酚胺释放增加和游离脂肪酸水平升高等。有资料提示在脑卒中患者中出现高血糖，死亡率为 54% ~ 78%；糖尿病脑卒者中死亡率为 35% ~ 45%，非糖尿病者脑卒中死亡率为 17% ~ 29%；这表明在脑卒中时由于应激反应，可以引起血糖调节机制紊乱，导致血糖升高，严重影响脑卒中的预后。血糖 ≥ 8.3mmol/L（150mg/dL）的脑卒中患者中，58% 的患者出现脑中线偏移及脑疝，42% 的患者一周内死亡。糖尿病高血压发生脑卒中早期复发率增高 3 ~ 4 倍，且预后较差。可见高血糖是糖尿病患者发生脑卒中主要因素之一。

（二）高血压

既往大量研究证实，舒张期高血压是脑卒中的一个重要危险因素，近年来研究发现收缩期高血压与脑卒中的关系比舒张期高血压更为密切。Colandera 报道收缩期血压＞160mmHg 者脑卒中死亡率为收缩压＜160mmHg 者的 3 倍；另有资料提示收缩压≥160mmHg、舒张压≤95mmHg 者脑梗死的危险性增加 2 倍；德国法兰克福某医院报道脑梗死病人 60% 患有高血压，35% 患有糖尿病。另有研究同样发现 75% 的脑梗死病人为糖尿病患者，其中 30% 有高血压。糖尿病脑卒中患者有高血压史者占 76.5%；糖尿病患者脑卒中发生率为正常人的 6 倍。国内糖尿病患者经脑核磁共振检测发现，57% 患脑卒中，其中 63.2% 为高血压。对于糖尿病伴有高血压的脑卒中者，控制收缩期和舒张期高血压，能改善脑卒中的预后，降低脑卒中后的复发率和提高生活质量。国外报道，舒张期血压≥110mmHg、收缩期血压≥160mmHg 的脑梗死患者，经 2～6 年的随访，治疗组脑卒中复发率比非治疗组低 50%。大量回顾性和前瞻性调查表明，糖尿病并发高血压是发生脑卒中的重要危险因素。糖尿病肾病，尤其肾性高血压者，脑卒中的危险性比同龄对照组高 12 倍。

（三）血管硬化

动脉粥样硬化为糖尿病患者发生脑血管病变的重要病理基础。由于糖尿病患者大、中动脉粥样硬化，小动脉内皮增厚，动脉肌层发生透明变性，血管腔狭窄；血管内皮细胞超微结构损伤；血管弹性减弱；脑组织供血障碍；病变主要涉及中小血管，病变范围广泛，发生血管病变后难以建立侧支循环等特点，其恢复程度较非糖尿病者差。亚洲糖尿病患者并发脑血管病明显高于欧美国家，其中青年患者发生率高 2～3 倍。

（四）心血管疾病

动脉粥样硬化是全身性疾病，是脑血管病、冠心病发生的共同病因。心与脑在神经、体液方面有着密切的联系。据 Fvuedmann 报道，80% 的脑梗死患者同时伴有冠心病、心功能不全、心绞痛、心肌梗死等。另有学者发现，脑血管病患者 53% 伴心律不齐，30% 伴有心功能不全。脑梗死病人中心电图异常者为正常人的 2 倍。反之，冠心病患者中，常伴有脑循环障碍。Tpokuhh 指出，心肌梗死前期，脑血液循环障碍，主要表现有脑血管痉挛、脑血栓形成，心肌梗死急性期的脑血管表现为供血不足。资料提示糖尿病患者发生脑卒中后，心脏病的发生率明显增高，同时糖尿病心脏病也增加和加重脑血管病的形成和发展。

（五）高脂血症

业已证实，胆固醇是形成动脉粥样硬化的重要物质之一，高甘油三酯可促进动脉硬化提早形成，低密度脂蛋白是胆固醇重要的载体。国外资料表明，在脑血管病死亡率高的国家，居民血清胆固醇水平均 ≥ 5.2mmol/L。美国脂质研究所资料提示，降低胆固醇浓度，可使脑血管病发病率降低。脑血管病主要发生于 2 型糖尿病患者，多数伴有高胰岛素血症，胰岛素过多可促使脂代谢异常，导致高胆固醇、高甘油三酯、高低密度脂蛋白血症。低高密度脂蛋白和高胰岛素血症均可促进脑动脉硬化，使脂质在脑血管壁内沉积、斑块形成、血管狭窄、循环障碍，导致脑血管病变的发生。

（六）血液的高黏、高凝、高滞状态

糖尿病患者血液流变性改变，主要为血红蛋白糖基化使红细胞黏附能力增强，变形能力减弱，血栓素和前列环素平衡失调，血小板聚集功能增强，以及纤溶系统异常等引起凝血机制亢进、抗凝血机制减弱；导致血液高黏、高凝、高滞状态；血液瘀滞、组织缺氧，促使微小血管病变和微小血栓形成。

上述诸因素在糖尿病并发脑血管病变的形成和发展过程中互为因果；大、中、小血管及微血管为其共同的病理变化；血液动力学的改变、微循环障碍，促进微血栓形成，大量微血栓形成是短暂脑缺血（TIA）发作的病理基础，脑血管的血液成分和 / 或灌流压的改变，更易导致脑梗死。

二、糖尿病脑血管病的发病机制

（一）脑血管灌注压改变

成年人一般脑血流量为 750 ～ 1000mL/min，其中颈内动脉约 350mL/min，椎基底动脉约 100 ～ 200mL/min，占心输出量的 15% ～ 20%；脑血流量与脑血管灌注量成正相关；灌注压为平均动脉压减去静脉压。糖尿病患者脑血管灌注压增高时，反射性引起毛细血管收缩，使脑血管阻力增高而脑血流量并未增多，糖尿病患者由于脑动脉粥样硬化，中小动脉基底膜增厚和退行性改变，大脑自动调节灌注压失常，导致脑血流量降低，则易产生脑梗死。

（二）脑血管阻力改变

糖尿病可因多种原因引起血管壁结构改变，血管张力、血管外压力以及血液黏度等增加，使血管阻力增高，导致脑组织供血障碍或因糖尿病代谢异常，使脑细胞外液酸碱度改变，血液中氧和二氧化碳分压以及自主神经等因素引起小动脉张力改变，可导致颅内循环障碍，血管闭塞，局部脑组织缺血、缺氧和软化。当脑血管调节功能失常，引起血管张力改变，均可发生脑血管病变。

（三）微血管病变

微血管病变是糖尿病特异性的病理改变，主要表现为微血管基底膜增厚，糖类沉积，尸检资料证实全身性细小动脉硬化，脑实质广泛细小动脉坏死，伴玻璃样微小血栓形成，可引起面积大小不等的脑软化灶。糖尿病患者脑梗死的发生率为非糖尿病者的

3～4倍，以腔隙性脑梗死最多见。

（四）脑血管发病特点

糖尿病脑血管病的发病特点为闭塞性血管病变明显多于脑出血性病变；脑梗死病位以中小血管或腔隙性梗死为主要特征；脑血管病变在丘脑、脑干、小脑等椎基底动脉系统病变居多；糖尿病脑血管病很少为致死的直接原因，多为反复发作脑卒中或完全可无脑卒中发生而出现假性延髓麻痹以致发生痴呆症。糖尿病脑血管病者的脑血管硬化程度远较非糖尿病者严重，其中颈内动脉、椎动脉、颈动脉狭窄程度50％以上的发生频度显著高于非糖尿病者。

第二节 糖尿病脑血管病的中医病因病机

一、消渴病中风学术理论

糖尿病脑血管病包括闭塞性血管病变和出血性血管病变（脑出血）；闭塞性血管病变主要有脑梗死、一过性脑缺血、脑动脉硬化等。脑血管病变隶属于中医学中的"中风""偏枯""头痛""眩晕""痰证""血瘀"等，称其为消渴病中风。

中风以突然出现半身不遂、口眼㖞斜、语謇不利，甚至昏厥暴仆、不省人事为主症。脑卒中，中医称为"击仆""大厥""薄厥"。对半身不遂称"偏枯""偏风""身偏不用"；失语称为"风痱""音喑"。导致本病的病因，《素问·调经论》指出："血之与气并走于上则为大厥，厥则暴死，气复反则生，不反则死。"说明中医古代文献对中风的病因、病机已有一定的认识。

中医学有关糖尿病中风的理论源远流长，最早记载于《黄帝内经》。消渴病中风系由肝、肾、心、脾等脏腑功能失调而引起风、火、痰、气、瘀等一系列的病理改变。风有外风和内风之分，内风以肝风为主；火有心火、肝火；痰有风痰，湿痰；气有气虚、气逆、气滞；血有血虚、血瘀等之别，最后导致阴阳相倾，气血逆乱，常因情志变化、饮食起居失常而诱发本病。消渴病逆犯于脑则病情危重，痹阻经络则病势轻缓。

有关中风的学术思想，历代医家做了许多精辟的阐述：唐宋以前多以外风立论，认为中风的发病由外风所致，立论"内虚邪中"，《金匮要略》指出"经脉空虚，风邪乘虚入中"，相当于真中风。唐代以后立论于"内风"，刘河间认为本病系"心火暴甚"所致；李东垣力主"正气自虚"学说；朱丹溪提倡"湿痰生热"论，王履提出"真中""类中"之分，认为真中风以外风为主，为感受外界异常的风寒之邪而导致口眼㖞斜，外有六经之形症。类中风以内中风为主，与外界六淫之风无关，为机体之病理变化所致。张景岳创立"非风"学说，认为中风系"内伤积劳"所致；李中梓将中风分为闭、脱两证。清代叶天士提倡"阳化动风"观点，为"精血衰耗，水不涵木，内风时起"。

总之，源于消渴病的基础上发生的中风称为消渴病中风，其病因病机历代医家论述纷纭，不断得到发展、充实、完善，已成为较完整的理论体系，在临床实践中具有重要的指导意义。

二、中医病因病机

（一）禀赋不足、肾精亏虚

消渴病本为禀赋不足，肾精虚亏。肾主骨生髓，脑为髓聚，脑的功能主持精神思维活动，故称脑为"元神之府"，脑髓有赖于肾精滋养生化，先天禀赋不足，肾精虚亏或久病伤肾，肾精不能上充于脑，则出现眩晕、精神不振、健忘痴呆、思维迟钝等症。

（二）劳逸失度、肝肾不足

酒色房劳过度或消渴久病失养，耗伤真阴。肝为刚脏，体阴而用阳，内寄相火，全赖肾水以涵养，真阴被耗，肝阳暴张，阳化风动，气血逆乱，并走于上，闭塞清窍，骤见意识昏愦不清，甚至出现昏迷不省人事，发为中风。《临证指南医案》云："肝血肾液内枯，阳化风动。"《中风急证》："肝火自旺，化风煽动，激其气血，并走于上，直冲犯脑。"

（三）饮食不节、痰浊蒙闭

过食醇酒厚味、辛辣炙煿或恣食甘厚肥腻之品，损伤脾胃，胃为仓廪之官，功能腐熟水谷，脾为后天之本，气血生化之源。脾胃受伤，脾失健运，湿浊中阻，聚湿化痰，痰蕴化热、化风，风热夹痰火上蒙蔽清窍，或脑络受阻，则见口眼㖞斜、半身不遂、语言不利，甚则猝然昏仆、不省人事。朱丹溪指出："饮食变痰或风阳上潜，痰火阻窍，神识不清。"

（四）五志过极、肝阳暴张

情怀不舒，七情郁结，肝失调达，气机不畅，五志过极化火，耗伤肝阴，肝火亢盛或肾阴不足，肝失涵养，风阳升动。头为诸阳之会，脑为清灵之府，肝经上巅络脑，风火相煽，肝阳暴张，热迫气逆，上窜于巅，轻则头晕头痛、肢体麻木，中则口眼㖞斜、偏身不利，重则神识昏冒、猝倒不省人事。《素问玄机原病式·六气为病》中说："多由喜、怒、忧、思、悲、恐之五志有所过极而卒中者，由五志过极，皆为热甚故也。"

（五）气虚血瘀、经脉痹阻

本病多系糖尿病缠绵不休，气阴耗伤或年迈体弱、元气虚亏，气虚血行不畅，血脉瘀阻所致。邪之所凑，其气必虚，外邪乘虚而入，邪气夹瘀，脉络痹阻，甚则出现肢体麻木不利、偏身不用，口眼㖞斜，口角流涎，小便频数或遗尿失禁。《金匮翼》指出："经络者，气血所流注，不可塞也，塞则气血壅而废矣。"《医林改错》认为："若半身不遂，兼小便频数，遗尿不语者，肾气虚矣。"

总之，糖尿病脑血管病的发生不外乎虚、痰、火、气、血等多方面的病理改变。糖尿病患者中以老年患者居多，其中痰湿肥胖之体，痰瘀交阻为多见，或多饮多尿，耗伤阴液，以肝肾阴虚为主，阴虚易致肝阳上亢，常因肝阳挟痰火上蒙清窍，或热郁气逆，气血并走于上，上扰清宫而致头晕昏蒙，健忘痴呆，甚则眩晕倒仆，半身不遂。

第三节　糖尿病脑血管病临床分型和特点

脑血管病根据发病特点、病情、病变部位、病变性质等，临床可分缺血、出血两大类。

一、缺血性脑血管病

（一）一过性脑缺血

一过性脑缺血为脑组织供血不足，引起脑功能短暂性低下或丧失。一般持续 2～15 分钟，甚至数秒钟即可恢复，不留有任何后遗症，但可多次发作。

1. 病因和病理

（1）微栓子或斑块脱落：研究认为，在颅外动脉、颈内动脉为主以血小板、纤维蛋白、胆固醇等沉积而形成微栓子或斑块脱落；血管腔内阻塞，导致脑组织缺血、功能障碍；因栓子很小容易碎裂消失，脑组织功能易得到恢复。

（2）颈动脉受压：由于椎基底动脉粥样硬化或颈椎骨质增生，常因体位改变压迫颈动脉，引起椎基底动脉系统缺血，而发生一过性脑功能障碍。

（3）血液动力学改变：血液动力学异常引起某一脑动脉严重缺血或完全闭塞，并已建立侧支循环，在一般情况下能维持脑组织的供血。

（4）一过性血压降低：因体位性低血压时，脑血流量下降，侧支循环供血减少发生脑缺血，以椎基底动脉缺血最为常见。

总之，发生脑缺血部位的脑组织一般无病理改变，偶有梗死，常伴有主动脉弓、颈动脉、颅内动脉粥样硬化、狭窄或闭塞等改变。

2. 临床表现

（1）发病特点：突然发作呈局灶性脑缺血性病理改变，可出现脑卒中的一系列症状；发作持续时间为数分钟至一小时，最长不超过 24 小时；症状迅速消失（多数 2 分钟内），一般不留有后遗症；可反复发作，每次发作均可涉及相同动脉供血区的脑功能；多发于 50～70 岁者，男性多于女性。

（2）症状特点：多发生于颈内动脉和椎基底动脉系统，主要表现为运动障碍，可有构音障碍、半身肢体或面部活动不利，以致瘫痪；病侧眼动脉缺血出现同侧眼睛一时性发黑，视物不清，持续 1～10 分钟。感觉障碍，面部感觉丧失或感觉异常，病变在颈内动脉系统。失语以运动性失语多见，病变在左侧颈内动脉系统。

（二）糖尿病脑梗死

多见于颅内或颅外动脉系统因动脉粥样硬化使供血的脑组织发生持续性闭塞引起的脑缺血、缺氧和软化等病理改变。

1.脑血管斑块形成

由于供应脑部血循环的内外动脉粥样硬化，斑块形成并逐渐增大，血管闭塞，使瘀血凝块不断向血管远端推进，局部发生梗死；随着病情的进展，梗死面积不断增大为糖尿病患者缓慢性脑梗死形成的病理基础。脑梗死多见于颈内动脉和基底动脉，据病理解剖资料提示，血管血栓形成的发生率颈内动脉占29%，大脑中动脉占43%，两者共计达72%。广安门中医院对117例糖尿病患者脑CT扫描结果提示，发生脑梗死者占糖尿病患者的36.8%，梗死以基底结区发生率最高，为83.7%，50～70岁年龄组发病率最高，达88.3%。与文献报道相近似。

2.血液动力学异常

①在动脉粥样硬化、血管狭窄、阻塞、侧支循环血流供血不足的基础上，高血糖引起脱水或低血糖，或发生低血压等诱因，使脑血流障碍而引起脑梗死。若脑缺血在6小时内能恢复有效供血，一般不发生脑梗死，如缺血时间过长则发生梗死，梗死在缺血中心部位形成并向周围扩散。梗死区脑组织肿胀、变软，脑的灰质和白质界限模糊不清，病变范围大脑组织发生高度肿胀，脑沟变窄，脑回扁平，可向对侧移位，甚至发生脑疝，1～2周脑组织软化、坏死、液化，3～4周坏死组织被吞噬细胞所吞噬和清除，然后毛细血管及胶质细胞增生发生机化，修复。②腔隙性脑梗死是小动脉硬化引起的一种特殊性的脑梗死。直径为100～400μm的深穿支闭塞，形成的梗死灶较小，并在微小梗死灶内坏死组织被清除后留下小的囊腔，其内为液体，周围组织正常，故称为"腔隙"。腔隙性脑梗死多发生于小的深穿支的供血区，以大脑半球深部的白质和灰质（壳核、尾状核、内囊、丘脑、放射冠）为多见，也可发生于桥脑基底部和小脑皮质。

糖尿病脑梗死多发生于45岁以上患者，随年龄增长，血糖、高血压控制不佳而增加。部分脑梗死患者可无症状，通过脑CT、MRI或尸检中发现，反复发作或梗死面积大者具有下列症状或综合征：

（1）运动性偏瘫：对侧面部、肢体轻瘫，感觉障碍或视野缺损，病灶多在对侧内囊或桥脑。

（2）构音不良－手笨拙综合征：表现为中枢性面轻瘫和舌瘫，伴有构音不清，呛咳，手细小动作不灵活，病灶多在桥脑基底部或内囊。

（3）感觉异常：感觉异常、减退、消失，病灶多在对侧丘脑。

（4）共济失调：头晕、肢体无力、行动不稳。病灶多在对侧放射冠、内囊、桥脑基底部。

（5）脑梗死临床综合征：颈内动脉供脑血液尚能代偿者可无症状，梗死范围较大，可出现对侧肢体瘫痪或感觉障碍、视野缺损，严重者发生昏迷等。大脑中动脉梗死可出现对侧偏瘫，偏身感觉障碍，同侧偏盲，对侧注视麻痹，失语，严重者有颅内压增高及昏迷。大脑前动脉梗死侧支循环良好可无症状，皮质支闭塞出现对侧下肢无力、感觉障碍、步态失用及认识障碍；深支闭塞则对侧中枢性面部、舌及上肢瘫痪。椎基底动脉梗死出现小脑、脑干受累症状和体征：眩晕、耳鸣、复视、构音障碍、吞咽困难、共济失调、交叉性瘫痪；基底动脉主干闭塞出现四肢瘫痪、延髓麻痹及昏迷，迅速死亡；桥脑基底部梗死，患者神志清楚，四肢瘫痪，双侧面瘫等。小脑后动脉梗死可出现突然眩晕、恶心、呕吐、眼球震颤、吞咽困难、共济失调、同侧面部及对侧肢体痛温觉减退，称延髓外侧综合征（Wallenberg 综合征）。大脑后动脉梗死表现为顶枕综合征：对侧偏盲或视野缺损，或一过性视力障碍，也可出现失读、失认、失算、失用等。深支受累可出现丘脑综合征，对侧偏身感觉障碍。

二、出血性脑血管病

脑出血又称脑溢血，指脑组织实质性出血。糖尿病脑出血发生率明显低于闭塞性脑血管病，国内资料提示糖尿病脑出血占糖尿病脑卒中的 10.9%。

（一）病因、病理

糖尿病患者脑内小动脉硬化，血管阻力增大，代谢异常，血管内脂肪玻璃样变性，微动脉瘤形成。当脑内小动脉或微血管瘤破裂，脑内动脉外膜缺乏弹力，中层肌细胞少，血管壁薄弱，易发生脑出血。

（二）临床表现

部分糖尿病患者可有头晕、头痛、晕厥、肢体感觉异常等前驱症状。无前驱症状者多于白天常因情绪激动或过度劳累等诱因突然出现昏迷、偏瘫、大小便失禁、发烧等症。昏迷程度与出血量及出血部位有关，以深昏迷较为多见，部分患者发病初期意识朦胧，逐步加深最后出现昏迷。急性出血时常伴有呕吐，呕吐物呈咖啡样。脑出血时少数患者可呈癫痫样发作，早期瞳孔缩小，而后散大，双侧瞳孔不对称，对光反射减弱或消失。面色苍白或青紫，呼吸深而慢，或呈潮式呼吸，脉搏慢而有力，血压在出现循环衰竭以前可升高。

（三）糖尿病脑出血部位、分期、分型

1. 内囊出血

出现偏瘫、偏盲、偏身感觉障碍等"三偏"症状；可有不同程度的意识障碍，按病情轻重、缓急、进展情况，临床分为三期：

（1）急性期：①轻型：有"三偏"症状，神志清，病灶在左侧可有失语、脑积液压力正常或偏高。②中型：有意识不清或昏睡，呕吐，大小便失禁，对光反射减弱，血压升高但不稳定，脑积液压力增高可呈血性。③重型：又分危重型和虚脱型。危重型有神志昏迷，刺激反应减弱或消失，二便失禁，呕吐频繁，舌卷缩，双侧瞳孔不对称，呼吸深而有鼾声，血压升高，四肢呈软瘫。虚脱型有深度昏迷，面色苍白或青紫，呼吸短而

浅，皮肤潮红，四肢厥冷，瞳孔散大，脉搏增快，血压下降，各种反射不能引出，并可有消化道出血，称"脑－胃肠综合征"，常有中枢性高热，体温可达 40 ～ 41℃。

（2）恢复期：出血得到控制，意识逐渐恢复，偏盲消失，感觉障碍好转，偏瘫恢复较慢。

（3）后遗症期：留有不同程度的肢体偏瘫、语言障碍、智力减退。

2. 桥脑出血

发病急骤，面瘫与肢体瘫痪呈交叉状，四肢为痉挛性瘫痪，双侧瞳孔小如针尖状，昏迷，体温高达 40℃，伴有抽搐，呼吸不规则或呈潮式呼吸，常提示血液进入第四脑室，于 24 小时内死亡。

3. 小脑出血

发病急，主要表现为共济失调，有强烈的眩晕，呕吐，眼球震颤，患侧肌张力减弱，腱反射消失，脑干受压则呼吸循环衰竭。

第四节　糖尿病脑血管病诊断与鉴别诊断

一、临床症状特点

1. 前驱症状：头晕，头痛，记忆力减退，肢体感觉异常或乏力，语言不利等。
2. 发病症状：头痛加剧，伴有恶心、呕吐，或有意识丧失、抽搐等。
3. 家族史：有糖尿病阳性家族史及并发高血压、肾病、视网膜病、心脏病等病史。

二、理化指标

（一）生化检查

测定空腹血糖、餐后 2 小时血糖、糖化血红蛋白；血 BUN、Cr；血钾、钠、氯、酮体。血脂：胆固醇、甘油三酯、低密度脂蛋白、高密度脂蛋白。血酸碱度；脑脊液检查示白细胞计数可升高达（20 ～ 30）×10^9/L，可为血性。

（二）常规测定

测定血压、心率、呼吸；血、尿常规检查可有血尿、尿糖、尿蛋白；必要时测脑压可增高等。

（三）头颅 CT 扫描

梗死部位血管分布区域可见吸收值降低的低密度区。脑梗死在发病 12 小时内 CT 难以发现低密度灶，通常要在发病 24 小时后方能显示清楚。病后 2 ～ 3 周，可因缺血灶周围侧支循环建立而使低密度区变为等密度区，进行增强扫描。

（四）脑核磁共振（MRI）

缺血灶呈斑片状低信号区。脑梗死急性期引起的脑水肿，在 MRI 诊断上有很大价值。但低场强 MRI 难以区别急性脑出血与急性脑梗死后水肿及难以查出皮层性梗死。

（五）脑血管造影

脑血管造影可见动脉远端不充盈，动脉管腔变细。一般不需要做此项检查，但若颈内动脉有血管杂音，一过性脑缺血发作，提示有颈内动脉狭窄阻塞；脑血管造影主要为手术治疗提供参考。

总之，根据临床症状特点、实验室指标、脑 CT、脑 MRI 检查以及糖尿病、高血压、糖尿病并发症史，不难做出诊断。

第五节 糖尿病脑血管病的防治

目前，对于糖尿病脑血管病变，尽管医疗条件有了很大的改观，但其发病率、致残率、致死率依然居高不下。

一、常规护理、基础治疗

（一）常规护理

1. 对重症患者注意检测呼吸、循环生命指征，防止低氧血症，积极进行病因治疗。
2. 急性期应绝对卧床休息，少搬动，室内光线宜暗，避免不良刺激，保持情绪稳定，注意应激时的高血糖、高血压。
3. 昏迷患者应保持呼吸道通畅，头应侧位，以免分泌物和呕吐物吸入气管；意识障碍或吞咽困难者予以鼻饲饮食，蛋白饮食不宜过多，保持通畅，避免胃内容物堵塞。
4. 重视基础护理：防治泌尿系统、呼吸系统感染，预防发生褥疮，注意口腔卫生，昏迷者用生理盐水或双氧水清洁口腔，及时清除饭后滞留口腔内的食物。

（二）基础治疗

1. 维持营养，注意水电解质平衡，及时测定血气分析，对于意识不清者应每天静脉补液 2000 ～ 2500mL，可用生理盐水保持电解质平衡，必要时补钾、普通胰岛素，维持营养。
2. 病情稳定后，应采取中西医结合治疗，对于肢体瘫痪者应采用针灸、按摩、推拿、体疗等以促进病肢功能的改善和恢复。严格控制饮食，做到低脂、主食定时定量，限制钠盐摄入＜ 5g / d。
3. 卒中后期应坚持功能锻炼：太极拳、保健操、气功、步行等，促进肢体功能的康复。

二、病因治疗

（一）控制高血糖

脑血管病的预后与血糖水平关系密切，空腹血糖 ≥ 11.1mmol/L（200mg/dL）为糖尿病患者发生脑卒中的明显危险因素，患者空腹血糖应控制在 5.6 ~ 8.3mmol/L（100 ~ 150mg/dL）水平，脑卒中急性期应用胰岛素，防止应激时血糖过高，导致酮症酸中毒或非酮症性高渗昏迷，同时避免低血糖发生，以免加重病情。

（二）控制高血压

血压 ≥ 160mm/95mmHg 为糖尿病脑卒中的重要危险因素，应严格控制血压，要求收缩压控制在 110 ~ 130mmHg，舒张压控制在 75 ~ 85mmHg。

（三）控制高血脂

抗高血脂药种类和选择原则见表 20-1。

表 20-1　抗高血脂药种类和选择原则

	贝特类	他汀类	胆酸结合脂	烟酸和烟酰胺	其他类
主要作用	降 TG、升 HDL-C	降 TC、LDL-C	降 TC、LDL-C	降 TC、LDL-C、LP（a）	n-3 脂肪酸、TG
次要作用	降 LDL-C	降 TG	降 TG	升 HDL-C	
副作用	胃肠反应、胆石症、肌酸激酶升高	肝酶升高	胃肠反应	肝毒性、高尿酸、高血糖	不推荐用于防治冠心病
禁用	肾功能受损	慢性肝病	TG ≥ 4.5	慢性肝病	

三、卒中单元医疗的概念、管理、治疗

Meta 分析发现，卒中单元是糖尿病脑血管病治疗的最有效的方法。脑卒中单元医疗于 1950 年由北爱尔兰 Adams 首先提出。2000 年《英国医学杂志》对目前治疗脑血管病的疗法做出评价：认为卒中单元疗法优于溶栓疗法，溶栓疗法又优于阿司匹林和抗凝疗法。于是世界各国对组织化卒中医疗新模式寄以极大希望。

（一）卒中单元的概念

所谓组织化卒中单元，即指多学科合作的和整合的医疗计划。医院中专门为卒中患者提供医疗的病区，由多专业小组负责，为卒中患者提供标准的诊断、治疗、康复和专业监护。并将卒中单元的管理延续到出院后的家庭医疗和社区医疗，形成了卒中患者管理体系工程。

（二）卒中单元的管理

加强大众教育、一级预防、二级防治。通过对大众进行健康教育，以提高公众对脑血管病危险因素的认识，识别早期卒中症状，加强防范。一级预防是对已具有危险因素的人群加强管理，预防脑血管病的发生。二级防治是组建卒中小组，对急性脑血管病患者提供多学科的医疗服务，制定合理的紧急处理方案，使患者及时得到合理救治。不同国家或地区的卒中单元模式不尽一致。多数欧洲国家为混合性病房，对患者从入院急救到康复结束；美国仅处理急性期（卒中发作数天内）或亚急性期（发病后 2 ～ 4 周），但各国的治疗程序大致相似。

（三）卒中单元的治疗内容

卒中单元治疗要求专业人员必须在患者入院 1 周内对患者、家属、看护人员进行指导。看护者应参与治疗，受到卒中康复及护理技能培训，协助观察病情变化。教育培训是卒中单元的特点：包含病例讨论，每周进行非正式的培训活动，每年进行 1 ～ 6 天的正式培训。

（四）卒中单元的治疗目标

1. 诊断正确：检查精细，做出符合患者情况的个体化治疗。

2. 减少合并症：卒中后 1 ～ 2 周易发生肺部感染，泌尿系统感染，深静脉血栓，肺栓塞等。应做到及时发现，及时治疗，严密检测。

3. 康复治疗：康复训练促使患者功能恢复，减少残疾。要求看护者参与康复计划和实施，适当延长卒中患者活动时间，活动更恰当，目的性更强。

四、缺血性脑血管病的治疗

糖尿病闭塞性脑血管病变主要为脑动脉硬化，一过性脑缺血，脑梗死等，治疗上基本相似，但病情不同治疗有所差异。

（一）抗血小板疗法

预防血栓形成，促进血液循环，适用于脑动脉硬化、一过性脑缺血。

1. 阿司匹林（Asprin）

口服，每次 20 ～ 50mg，1 ～ 2 次 / 日。阿司匹林含有乙酰基团，能抑制血小板内环氧化酶活性，具有抗血小板聚集的作用。口服 0.1 ～ 0.25g 后，短期效应 4 ～ 10 小时，抑制血小板黏附和形态改变；中期效应 12 ～ 36 小时，长期效应达 3 ～ 6 天，抑制血小板聚集。

注意：本品刺激肠道，可有恶心、呕吐、食欲减退、消化道出血等副作用。

2. 潘生丁（Persentin）

每次 25 ～ 50mg，3 ～ 4 次 / 日，主要抑制血小板内磷酸二脂酶活性，阻止 cAMP

转化为 AMP，使血小板内 cAMP 的浓度升高而发挥抗血小板作用。

注意：本品可引起头痛、头晕、恶心、呕吐、胃肠不适等副作用。

3. 噻氯吡啶（Ticlopiine）

口服每次 250 ~ 500mg，1 ~ 2 次 / 日，是一种新型的抗血小板药物，抑制纤维蛋白原与血小板膜的结合，而发挥抗血小板作用。口服后 5 ~ 8 天达高峰，停药后持续 5 ~ 7 天。

注意：可有皮炎、腹泻、粒细胞减少等副作用。

4. 维脑路通

本品 400 ~ 800mg 溶于 500mL 葡萄糖液体内（加适量普通胰岛素）静脉滴注，20 天为一疗程，或每次 200mg，1 ~ 2 次 / 日肌注。

（二）溶栓疗法

溶栓疗法具有预防和消除血栓形成的作用，适用于急性脑血栓或梗死性脑卒中，尤宜病情逐渐加重者。起病 6 ~ 8 小时内开始溶栓疗效较好，可使血栓溶解，神经功能受损得到改善。

1. 链激酶（streptokinase，SK）

首次 20 万 ~ 50 万 U 加入生理盐水或葡萄糖溶液（加适量胰岛素）100mL 中，在 30 分钟内静脉滴注完。继之以 5 万 ~ 10 万 U/h 静脉滴注，用至血栓溶解或病情稳定为止。本品是 β 溶血性链球菌产生的一种激酶，它先与血浆酶原形成一种酶复合物，然后将血浆酶原转化为血浆酶。本品易致出血、发热、头痛、过敏等副作用，目前已少用。

2. 尿激酶（urokinse）

5000U 加入 100mL 生理盐水中静脉滴注，或 1 万 ~ 6 万 U 加入 50mL 生理盐水中静脉滴注，1 次 / 日，可连用 7 天。日本应用较多，有报道持续静脉滴注 12 小时者，有 30% ~ 50% 合并不同程度的出血。欧美国家认为其效果较差，易引起出血多而少用。

溶栓疗法副作用与注意事项：易引起出血，故有出血倾向者禁用，同时在治疗中也应注意并发出血。应用溶栓疗法应在开始、治疗中均需测定凝血酶原时间、纤维蛋白原、出血时间、凝血时间、大便潜血、血球压积等，其中凝血酶原时间自溶栓开始每 2 小时测一次，如凝血酶原时间超过参考值 4 ~ 5 倍则应减少 1/4 剂量，凝血酶原时间较对照值短则增加 1/4 量。

（三）抗凝疗法

该疗法国外尤其欧美国家应用较为广泛，主要适用于急性闭塞性脑卒中。

1. 华法令（warfarin）

华法令又称苄丙酮香豆素（coumadin），口服，开始两天 4 ~ 6mg/d，以后改为 2 ~ 4mg/d，是一种与维生素 K 结构相似的低分子有机化合物，具有较好的抗凝作用。口服后头 24 ~ 48 小时，通过抑制凝血因子而发挥抗凝血作用，半衰期为 36 小时，服药期间要测定凝血酶原时间，防止出血。

2. 肝素（heparin）

紧急抗凝时先用 3125 ～ 5000U 肝素的冲击量，加入 5%～ 10% 葡萄糖（加适量胰岛素）或生理盐水 500mL，静脉滴注，以后以每小时 1000U 的速度静脉滴注。本品是一种带阴离子的黏多糖，具有抑制凝血酶的活性，抑制纤维蛋白原，抗血小板聚集等作用。本品易致出血，需定期测定凝血酶原时间、出血时间等。

（四）血液稀释疗法

血液稀释疗法是降低血液有形成分的浓度，使血液变稀的各种方法总称。

1. 低分子右旋糖酐（分子量 2 万～ 4 万道尔顿）（LMD）

500 ～ 1000mL/d，静脉滴注，7 ～ 14 天为一疗程。

注意：有颅内压增高及心肾功能不全者禁用本品，70 岁以上老年患者慎用，疗程中应注意观察肾脏功能（主要是肌酐清除率和尿素氮的改变），以免造成继发性肾功能损害。

2. 羟乙基淀粉（HES）

本品平均分子量 200KD 加入 10% 溶液内静脉滴注，每天一次，连用 10 天。这是一种淀粉类胶体扩容剂，具有改变血液动力学和血液黏度的作用。本品作用时间较 LMD 长，扩容作用不如 LMD。

（五）血管扩张剂

主要适用于以下几种情况：梗死病灶小，局部缺血而无脑水肿者；急性卒中发病 1 ～ 2 周后，脑水肿已消失；一侧脑梗死而对侧脑缺血；严重脑动脉粥样硬化；脑动脉痉挛发生一过性脑缺血以及慢性脑缺血者。

1. 盐酸罂粟碱

本品 60 ～ 90mg 溶入 5% 葡萄糖 500mL（加入适量胰岛素）或生理盐水 500mL 中，静脉点滴每日一次；或肌内注射，每次 300mg，1 ～ 2 次 / 日。

注意：有低血压史者慎用或禁用，以免造成血压降低及导致脑循环障碍。

2. 烟酸

烟酸 200mg 溶于 5% 葡萄糖液体 500mL（加入适量胰岛素）中静脉滴注，每日一次，连用 7 ～ 14 天为一个疗程。

注意：急性期脑缺血使用血管扩张药，部分患者可出现窃血现象，加重病灶周围的水肿，有引起颅内压增高的危险，现已少用。近年来研究证实，血管扩张剂不能改善患者的神经功能，只适用于局灶性慢性脑缺血。

（六）其他抗脑梗死药

1. 脑复康（又一品名思泰）

主要成分为吡乙酰胺（piracetam），片剂，每片 400mg。适合于脑动脉硬化、脑血管病所致的记忆、思维功能减退者。成人每次 800 ～ 1600mg，3 次 / 日，6 周为一疗程。

注意：可引起消化道不适、睡眠欠佳、荨麻疹等副作用。孕妇忌用，肝肾功能不全者慎用。

2. 尼莫地平（nimodipine 又一品名尼莫通）

主要成分为尼莫地平，每片 20mg 或 30mg；针剂每支 2mg。适用急、慢性缺血性脑血管病，脑血管痉挛，突发性神经性耳聋，轻、中度高血压。片剂，每次 40 ~ 80mg，3 ~ 4 次 / 日，4 ~ 12 周为一疗程；针剂 4 ~ 8mg/d，加入 500mL 液体内，静脉滴注，3 ~ 4 小时滴完。

注意：本品有一过性消化道不适、头晕、嗜睡、面部潮红、皮肤出血点、发烧等副作用。孕妇、脑水肿、颅内高压者忌用。

3. 尼克林（nicholin）

主要成分为胞二磷胆碱（Citicoline），片剂（缓释片），30mg/ 片，适用于急、慢性脑梗死，促进脑卒中意识障碍、肢体功能障碍的恢复。

五、糖尿病出血性脑血管病的救治

急性期防止进一步出血，降低颅内压，控制脑水肿，维持生命机能，预防并发症的发生。

（一）脱水疗法，降低脑压

急性期脑出血或梗死面积大，脑脊液血性或脑压超过 250cmH$_2$O，可选用脱水剂、利尿剂以防治脑水肿。

1. 甘露醇

20％甘露醇 250 ~ 500mL，或每千克体重 0.5 ~ 2.0g 静脉滴注，要求在 30 分钟内滴完 250mL，静滴后 20 ~ 30 分钟即可发挥脱水作用。有脑疝形成者，可连用 3 ~ 4 天直至脑疝缓解。

注意：用药期间应严密观察血糖、水电解质，以免诱发心力衰竭；肝肾功能不全者慎用或禁用。

2. 山梨醇

25％山梨醇 250mL，6 ~ 8 小时一次，每日 1 ~ 2 次，静脉滴注。

3. 甘油

10％甘油 200 ~ 300mL 静脉滴注，6 ~ 12 小时一次，与甘露醇相比作用时间长，反跳现象较少。注意：对肾脏损害较轻，易致糖尿病高渗昏迷。

4. 速尿

20 ~ 40mg 静脉注射，每日 2 ~ 4 次，视病情而定。降低颅内压是控制脑水肿的关键。注意：应用时应预防高渗性昏迷，本品有致电解质紊乱、减少血容量等副作用。

（二）止血疗法

可用止血药治疗脑出血，因脑出血诱发其他部位出血者可选用 6- 氨基己酸，首次 4 ～ 6g，溶于葡萄糖溶液 500mL；或抗血纤溶芳酸 400 ～ 600mg，溶于葡萄糖溶液 500mL 中静脉滴注。其他止血药如止血环酸、安络血、止血敏等也可选用。凡应用含糖液体，均需配一定量的胰岛素。

（三）保护脑细胞

脑代谢活化剂具有改善脑的能量代谢作用；预防水肿；有利于糖、蛋白质、脂肪代谢；降低血小板黏滞度，扩张脑动脉，改善微循环，并通过影响脑内递质或受体功能，直接改善患者意识障碍等作用。

1. 能量合剂

三磷酸腺苷（ATP）40 ～ 60mg，或辅酶 A100U，或细胞色素 C20mg 溶于 5% 葡萄糖溶液（注意配一定量胰岛素）中静脉滴注，每日一次，14 ～ 20 天为一个疗程（本品需做皮肤过敏试验）。

2. 胞二磷胆碱

本品 500mg 溶于 0.9% 生理盐水 250mL 中静滴，每日一次，14 ～ 20 天为一疗程。

3. 脑活素

本品 2mL/d 皮下注射，或 5mL/d 肌内注射，可连用 10 ～ 20 天；或 10 ～ 30mL 溶于 5% 葡萄糖或生理盐水 50 ～ 250mL 中静脉慢滴，60 ～ 120 分钟滴完，每天一次，连续 10 ～ 20 次为一疗程，然后改为每周 2 ～ 3 次。本品主要为游离氨基酸，通过血脑屏障进入神经细胞吸收 50% ～ 80%，由于 6 ～ 8 氨基酸组成的肽类分子量在一万以内，可通过血脑屏障，在脑内半衰期由数秒至数小时，促使脑功能的恢复。

4. 富路通（又称麦角溴烟酯）

本品为半合成的麦角碱衍生物，具有 α 受体阻滞作用和血管扩张作用。可加强脑细胞的新陈代谢，促进氧和葡萄糖的利用，促进神经介质多巴胺的转换而增强神经传导，加强脑部蛋白质生物合成，改善脑功能。适用于急、慢性脑血管或代谢性脑功能不全。本品每片 10mg，5 ～ 10mg/ 次，3 次 / 日。少部分患者可有轻度胃不适、面色潮红、嗜睡或失眠。

5. 凯尔（尼麦角林）

本品为胶囊制剂，30mg，每日早晨服用。本品为 α 肾上腺阻滞血管扩张药，主要作用如下：通过抑制血管收缩，交感神经的紧张度，以促进脑动脉的血流；增加脑细胞对葡萄糖和氧的利用率；具有钙拮抗作用；对多巴胺和 5- 羟色胺受体有激活作用；有降压和抗血小板凝集作用；半衰期 1 小时，经肝脏，血液被全身吸收和排泄。

适用于老年患者头晕及病理性智力减退，下肢闭塞性动脉病变引起的间歇性跛行等症。

注意事项：近期有心肌梗死、严重出血、严重心动过缓、直立性血压调节功能障碍、出血倾向以及过敏者禁用。

（四）预防感染

1. 预防肺部感染

肺部感染是脑卒中患者致死的常见原因之一，由于长期卧床易致沉积性肺炎或吞咽困难，呛入食物等导致肺部感染，可加重糖尿病以致出现酮症，影响脑卒中的恢复和感染的控制。必须合理应用抗生素和胰岛素及时控制血糖和感染。

2. 预防尿路感染

患者常因不习惯卧床排尿，或意识障碍者进行留置导尿而引起尿路感染，可加重脑卒中和血糖升高，必须做尿培养和药敏试验，以便及时控制血糖和感染。

3. 预防褥疮

长期卧床、护理不得当者，受压部位易患褥疮，感染控制不及时，易致酮症，甚至发生败血症危及生命。

4. 预防消化道并发症

消化道出血多见于急重性脑出血患者，主要为应激性溃疡所致，出现呕血、吐血、便血等，为预后不良之征兆。

（1）禁食：在急性出血时绝对禁食，血止后可进流食。

（2）急性呕血、吐血时可用冰盐水洗胃或用 1/1000 去甲肾上腺素口服。

（3）止血药：可选用雷米替丁（甲氰咪呱）200mg 静脉缓慢滴注，2 次 / 日，或 50mg 肌内注射，每 6 ～ 8 小时重复一次；以后可改口服 1 ～ 3 次 / 日；或 6- 氨基己酸 2 ～ 4g 静脉滴注，2 ～ 4 次 / 日；或抗血纤溶芳酸、止血环酸、安络血、止血敏等均可选用。

第六节　糖尿病脑血管病的中医药论治

糖尿病性脑血管病变隶属于中医的"中风""偏枯""眩晕""头痛"等范畴。临床按其有无卒然昏仆，不省人事而分为中经络、中脏腑两大类。以肢体偏废为主而无神志改变者为中经络，中经络又按临床的不同证候分阴虚、气虚、痰瘀等。以神志改变为主者属中脏腑，中脏腑又因临床不同证候分闭证、脱证。闭证又有阴闭、阳闭之分，脱证为元气衰竭之候。中风经救治后，常伴有半身不遂、口眼㖞斜、言语謇涩等后遗症，谓之偏枯（图 20-1）。

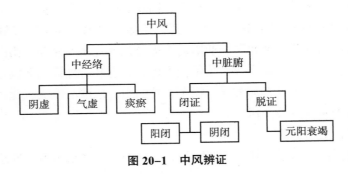

图 20-1　中风辨证

一、辨证论治

（一）中经络

发病初期以口眼㖞斜、肢体麻木、活动不利或半身不遂为主症，而无神识改变。按不同的病因和发病特点，可分为下列证型：

1. 阴虚阳亢，风阳内动

本型以头晕目眩，耳鸣失聪，心烦健忘，失眠多梦，急躁易怒，肢体麻木，腰膝酸软，骤见口眼㖞斜，手抖舌颤，语言謇涩，舌红，苔薄白，脉弦数为主症。

本证系为肝肾阴虚之体，肝失涵养，肝阳偏亢，风阳内动而见眩晕，手抖舌颤；肾阴不足，水火不济，心肾不交而见心烦健忘，失眠多梦；肝阳上扰而见急躁易怒；腰为肾之府，肾开窍于耳，肾虚则耳鸣失聪，腰膝酸软；风挟痰阻滞经络而口眼㖞斜，肢体麻木。证属消渴病中风，以肝肾阴虚为本，肝阳上亢为标，上实下虚。多见于脑动脉硬化症，一过性脑缺血（脑血管痉挛）。

治则：育阴潜阳，镇肝息风。方药：镇肝息风汤合天麻钩藤饮加减。

白芍，玄参，天冬，牛膝，生龙骨，生牡蛎，天麻，钩藤，生地，代赭石，龟甲。

取方中生龙骨、生牡蛎、代赭石重镇潜阳为君药；钩藤、天麻平肝息风为臣药；白芍、天冬、生地、龟甲、玄参滋补肝肾，育阴潜阳为佐药；牛膝益肾，引药下行为使药。诸药合用，共达育阴潜阳，镇肝息风之效。风痰重加天竺黄、川贝母、胆南星；头晕头痛甚者，加石决明、菊花、夏枯草；腰酸耳鸣甚加灵磁石、桑寄生；面红目赤，急躁易怒等肝火旺者加龙胆草清泄肝胆之火。

2. 气虚痰盛，痰浊阻络

本型以头晕头昏，肢体麻木重着，突然口眼㖞斜，口角流涎，舌强语謇，半身不遂，意识尚清，舌淡苔白腻，脉弦滑为主症。

本证多见于脾虚湿盛肥胖之体，脾虚不能运化水谷精微，聚湿蕴痰，痰浊阻络，血行不畅，经脉失养，则四肢麻木不仁，半身不遂，口眼㖞斜，言语謇涩；痰涎壅盛致口角流涎。证属消渴病中风，以脾虚为本，痰湿为标。多见于脑血栓形成，局灶性脑梗死者。

治则：健脾燥湿，化痰通络。方药：半夏白术天麻汤加减。

天麻，半夏，白术，陈皮，党参，茯苓，钩藤，地龙，全瓜蒌。

取方中半夏、陈皮和中燥湿化痰为君药；党参、白术、茯苓益气健脾为臣药；天麻、钩藤平肝息风为佐药；地龙利水通络，全瓜蒌宽胸化痰为使药。诸药合用，以达平肝潜阳，益气健脾，燥湿化痰之效。眩晕较重伴恶心呕吐者加代赭石以重镇降逆；郁痰化火胸闷心烦，口苦苔黄腻者加黄连、枳实、竹沥水，以清心泄火，化痰宽胸；神昏嗜睡加石菖蒲、省头草以芳香开窍。

3. 气血不足，脉络瘀阻

本型以面色苍白，头晕目眩，神情痴呆，气短懒言，失眠多梦，健忘纳呆，肢体麻木，骤然半身不遂，口眼㖞斜，舌质暗淡或有瘀斑，苔薄白，脉濡细为主症。

本证为消渴病缠绵，久病必虚，气血不足，清阳不升，脑失所养而头晕目眩，神情痴呆；心血不足，神失所养则失眠多梦；气血亏虚不能荣养四肢而肢体麻木；气虚血行不畅，血脉瘀阻则半身不遂，口眼㖞斜。证属消渴病中风，气血虚为本，血瘀为标。见于脑血栓形成、脑梗死、局灶性脑软化。

治则：拟益气补血，活血通络。方药：以四君子汤合桃红四物汤加减。

党参，白术，茯苓，甘草，当归，川芎，生地，丹参，红花，桃仁，白芍，赤芍。

取方中党参、白术、茯苓、甘草健脾益气为君药；当归、川芎、生地、赤芍、白芍养血活血为臣药；丹参功同四物，加强养血活血之功为佐药；桃仁、红花活血化瘀以通络为使药；诸药合用，气血双补，以奏益气补血、活血通络之效。气虚显著者加黄芪；肌肤甲错重用当归、川芎、三棱、莪术以祛瘀生新。

附：糖尿病缺血性脑血管病变病案 2 则

病案 1：刘某，男，63 岁，退休职员，于 2003 年 6 月 5 日就诊。

主诉：反复咽干口渴，乏力便秘 3 年、头晕急躁 2 年、加重半年。

病史：患者于 2000 年春天感咽干口渴，乏力倦怠，大便秘结，检测血糖 FBG 6.8mmol/L，当时确诊为空腹血糖受损，嘱其饮食控制，加强运动。2002 年头晕头痛，性情急躁，血压 140/90mmHg，考虑为早期高血压，予以寿比山。近半年经常出现眩晕欲仆，眼花视物不清，语言不利，数秒钟自行缓解，新近发作频繁，症状加重，有时倒仆，肢体颤抖，意识短暂消失，10～30 分钟缓解，血压波动于（130～150）/（80～90）mmHg，FBG 6.5～7.6mmol/L。既往健康，一贯食欲较强。母亲有糖尿病，父亲有高血压史。

体检：面色红润，体型偏胖，神清，对答切题，BP 150/92mmHg，BMI 27.5（身高 175cm，体重 83kg），舌红，苔薄黄腻，脉弦滑数。

理化检查：FBG 7.9mmol/L，PBG 10.8mmol/L，HbA1c 7.8%；TC 7.2mmol/L，TG 7.5mmol/L，LDL-C 3.8mmol/L，HDL-C 0.83mmol/L；血管 B 超提示椎基底动脉粥样硬化、管腔狭窄，血流加速；X 片显示颈椎 2～5 椎体骨质增生；尿糖 500mg/dL，尿酮体（－）。

分析：患者痰湿之体，复因饮食不节，湿浊内蕴，化热伤阴，肝阴内耗，风阳夹痰上扰清空则头晕目眩，甚则跌仆，肢体颤抖；肝阴不足，目失濡养而眼花视物不清；肝经系于舌下，阴虚肝旺，舌脉失养而语言不利，风阳内动发为中风（中经络）。鉴于成年发病，阳性家族史，高血压、高血脂，脑血管 B 超、X 片等检测指标及临床症状等特点，为诊断提供依据。

中医诊断：消渴病中风 - 中经络，证属阴虚阳亢。

西医诊断：2 型糖尿病并发高血压 1 级，一过性脑缺血，代谢综合征。

处理：低分子右旋糖酐 500mL/d，内加 12U 普通胰岛素静滴 7 天，改为阿司匹林口服 0.1g/d；雅施达 4mg，2 次 / 日，拜唐苹 50mg，3 次 / 日。

治拟育阴潜阳，平肝息风。方药：半夏白术天麻汤合天麻钩藤饮加减。

| 天麻 10g | 半夏 10g | 白术 10g | 生龙骨 30g | 钩藤 10g | 生地 15g |
| 牛膝 10g | 灵磁石 20g | 白芍 10g | 龟甲 10g | 枸杞子 10g | |

方解：取方中天麻、钩藤、生龙骨以平肝息风为君药；生地、白芍、枸杞子、龟甲、灵磁石甘寒濡润，育阴潜阳为臣药；白术、半夏燥湿和中，健脾燥湿为佐药；牛膝滋肾，引药下行为使药。诸药合用，共奏育阴潜阳、平肝息风之效。风痰重加天竺黄、川贝母、胆南星；头晕头痛甚加石决明、决明子、菊花。

病案 2：张某，女，68 岁，纺织工人，于 2002 年 10 月 6 日就诊。

主诉：反复口渴多食、乏力消瘦 12 年，头晕目眩、记忆力减退、反应迟钝 4 年，加重半年。

病史：患者于 1990 年春天因口渴多食、乏力消瘦，外院确诊为 2 型糖尿病，予以降糖灵 0.25g，3 次 / 日，血糖波动于 6.1～8.3mmol/L。2 年后血糖逐渐升高，于 1992 年加用优降糖 2.5mg，3 次 / 日，经常出现头晕心慌、出汗、饥饿感，加餐后可自行缓解。1998 年出现头晕目眩，记忆力显著减退，反应较前迟钝，肢体麻木，血压升高至 160/100mmHg，近半年加重。平素常服滋补品。既往无特殊病史，其父健在，母亲因糖尿病已故，三子女健康。

体检：体型偏胖，神情痴呆，舌强语謇，认知能力低下，口眼轻度歪斜，口角流涎，右侧视野缺损，步履蹒跚，感觉障碍；跟、膝反射减弱，巴彬斯基征（＋），布氏征（＋）；BP 152/90mmHg，心肺（－），舌红，苔薄黄腻，脉弦滑数。

理化检查：FBG 7.6mmol/L，PBG 11.6mmol/L，HbA1c 7.6%；TC 7.4mmol/L，TG 5.5mmol/L，LDL-C 3.8mmol/L，HDL-C 0.83mmol/L；头颅 CT 提示多发性腔隙性脑梗死、脑软化、脑萎缩；B 超提示椎基底动脉粥样硬化、管腔狭窄，血流加速；尿糖 500mg/dL，尿酮体（－）。

分析：患者素食膏粱厚味，湿浊内蕴，化痰化风，风阳夹痰蒙蔽清窍，则神情痴呆，反应迟钝，舌强语謇；痰瘀交阻，血脉失养而肢体麻木，两膝酸软，感觉障碍。本案鉴于患者成年发病，阳性家族史，血脂异常，头颅 CT、脑血管 B 超以及临床表现等为诊断提供依据。

中医诊断：消渴病中风 - 中脏腑，证属肝旺侮脾，痰瘀阻络。

西医诊断：2 型糖尿病并发高血压，脑梗死，血管性痴呆，代谢综合征。

处理：清开灵 40mL 入生理盐水 250mL 静脉滴注，每日 1 次，连续 10 天后，配合华法令口服，头两天 4mg/d，以后减为 2mg/d，连服 10 天；雅施达 4mg，2 次 / 日，诺和龙 1mg，3 次 / 日。

治拟祛风化痰，活血通络。方药：大秦艽汤合补阳还五汤加减。

| 秦艽 10g | 防风 10g | 生地 15g | 当归 10g | 红花 10g | 桃仁 10g |
| 地龙 12g | 石菖蒲 10g | 黄芪 20g | 川芎 10g | 赤芍 10g | 半夏 10g |

分解：取方中秦艽、防风、生地、当归、黄芪以益气养血，祛风通络为君药；川芎、赤芍、红花、桃仁、地龙以活血化瘀，和营通络为臣药；半夏燥湿化痰，菖蒲芳香开窍为佐使药。诸药合用，以奏祛风化痰，活血通络之效。口眼㖞斜显著者加白附子、

全蝎、胆南星以加重祛风涤痰之效；颈项作强者加葛根、桂枝以疏风解肌。下肢软瘫者加牛膝、川断、杜仲强壮筋骨；小便失禁加益智仁、桑螵蛸以温肾缩尿。

两周后复诊，BP 120/80mmHg，FBG 6.2 ～ 7.2mmol/L，PBG 8.0 ～ 9.0mmol/L。

（二）中脏腑

中风中脏腑特点为发病急、变化快、病情重、骤然昏仆不省人事。有闭证、脱证之分：其中闭证主要为外邪内闭，以实证为主；脱症为阳气欲脱之重症，以虚证为主。

1. 闭证

本型以突然仆倒，不省人事，牙关紧闭，口噤不开，两手紧握，大便闭结，肢体强痉拘急等为主症。按其有无热象而分为阳闭、阴闭。

（1）阳闭证

主要有肝阳炽盛、风升阳动和痰火搏结、蒙蔽清窍两证。

①肝阳炽张，风升阳动

突然仆倒，不省人事，牙关紧闭，口噤不开，两手紧握，大便闭结，肢体强痉拘急，伴面红，身热，气粗口臭，躁扰不宁，舌红，苔黄燥，脉弦滑数而有力。

本证多因七情所伤，气郁化火，耗血伤阴，肝阳偏亢或暴怒气乱，肝阳嚣张，风升阳动，血随气逆，兼挟痰火上蒙清窍而骤然倒仆，不省人事发为中风。正如《中风急证》说："肝火自旺，化风煽动，激其气血并走于上，直冲犯脑，而为昏不知人。"肝主筋，风火相扇则筋脉拘急，牙关噤闭不开，两手紧握，大便闭结，肢体强痉拘急。证属消渴病中风，系风热痰火上扰，内闭清窍之标实证。多见于脑血栓形成，脑梗死，桥脑局灶性脑出血。

治则：拟辛凉开窍，清肝息风。方药：先用局方至宝丹一粒化服，继用羚羊角汤加减。

羚羊角，生地，丹皮，白芍，夏枯草，石决明，钩藤，龟甲，菊花。

取至宝丹辛凉开窍；方中羚羊角清泄肝热，镇静息风；生地、白芍、丹皮、龟甲滋阴柔肝；菊花、夏枯草、钩藤、石决明平肝潜阳息风。面赤甚者加牛膝以引经下行；抽搐作强重加全蝎、僵蚕以祛风止痉；痰涎壅盛加天南星、天竺黄、竹沥水以化痰开窍；口臭加藿香芳香化浊辟秽；便秘加生大黄、枳实通腑泻热。

②痰火搏结，蒙蔽清窍

形体肥硕，痰热气盛，骤然倒仆，不省人事，牙关紧闭，声高气粗，痰声辘辘，面目红赤，两手紧握，抽搐瘛疭，舌强语謇，口眼㖞斜，半身不遂，大便秘结，舌红，苔黄腻者。

本证多系气虚痰盛所致，由于气不化津，湿泛为痰，阴不济阳，阳盛化火，痰火内蕴，化热化风，风阳痰火相搏于清宫而骤然倒仆，不省人事；火性上炎，痰火阻络而面目红赤，两手紧握，舌强语涩，口眼㖞斜，面目红赤；痰火上炎而声高气粗，痰声辘辘。证属消渴病痰浊蔽窍，风阳内动。多见于糖尿病高血压并发局灶性出血，或脑血栓形成，或较大面积的脑梗死。

治则：拟豁痰开窍，通腑涤浊。方药：先拟安宫牛黄丸温开水灌胃或鼻饲，续服三化汤合涤痰汤。

大黄，厚朴，枳实，半夏，胆南星，陈皮，人参，茯苓，石菖蒲，竹茹，甘草，生姜。

取安宫牛黄丸中牛黄、犀角清心护神，化痰开窍；黄连、山栀、黄芩清热泻火，燥湿祛痰；麝香、冰片芳香醒脑；朱砂、珍珠安神镇惊；雄黄解毒辟秽，郁金化痰解郁。本药以清热豁痰，醒脑开窍为应急之用。取三化汤与涤痰汤中大黄苦寒泄热通便，荡涤痰浊；厚朴、枳实行气散结；半夏、胆南星、陈皮理气化痰；人参、茯苓益气健脾，补虚利湿；菖蒲、竹茹宣浊开窍；生姜和中；甘草调和诸药。腹胀便秘，舌质红苔黄腻而燥者，重用大黄、芒硝以急下存阴；痰盛者加瓜蒌、天竺黄、竹茹以助豁痰宽胸之功；四肢抽搐者加羚羊角、钩藤以平肝息风；半身不遂加僵蚕、全蝎以祛风通络。

（2）阴闭证

突然仆倒，不省人事，牙关紧闭，口噤不开，两手紧握，大便闭结，肢体强痉拘急，兼有痰涎壅盛，四肢欠温，静卧不烦，口唇青紫，舌紫暗或有瘀斑，苔白腻，脉沉滑。

本证为脾虚痰湿之体，湿浊内盛，痰浊上蒙清窍致突然仆倒，不省人事；浊阴内盛，络脉阻滞，阳失其柔，筋脉失养则牙关紧闭，两手握固，肢体强痉；脾虚痰盛，阳气不能布达，则四肢欠温；痰瘀交阻而见舌质紫暗。本证为消渴病中风，中脏腑，痰瘀壅盛之标实证。多见于大脑、中脑、间脑局灶性出血或血栓形成。

治则：拟辛温开窍，豁痰息风。方药：先拟苏合香丸温水化服，继服导痰汤加减。

清半夏，陈皮，竹茹，枳实，白茯苓，石菖蒲，钩藤，天麻，胆南星。

取方中苏合香丸芳香化浊，辛温开窍；半夏、陈皮燥湿化痰理气；茯苓健脾渗湿；菖蒲、竹茹、胆南星豁痰开窍；枳实宽中利气；天麻、钩藤平肝息风。诸药合用以达化痰开窍，平肝息风。肢体强痉加僵蚕、全蝎、生石决明以加强平肝息风之效；痰涎壅盛加川贝、天竺黄、猴枣散以助化痰开窍之功。

2. 脱证

本型症见骤然昏仆，不省人事，鼻鼾息微，手撒遗尿，肢体软瘫，汗多肢冷，目闭口开，舌淡苔白，脉微欲绝为主者。

本证为元阳衰微，阴阳有离绝之势，故症见目合口开，手撒遗尿；阳气虚脱无以温煦，则肢软逆冷；肌表不固，大汗淋漓，系元阳亡脱之危证，属消渴病亡阳证。见于较大面积脑出血、脑梗死，以桥脑部位为多。

治则：拟急予回阳固脱。方药：参附汤加味。

人参，附子，五味子。

取方中人参大补元气，附子温补元阳，两药合用大补大温，配五味子酸收敛阴，共达回阳救逆，益气固脱之效。《中风斠诠》记载："参附为回阳救急要剂，盖阴脱于里，阳亡于外，独参忧恐不及，故必合之气雄性烈之附子，方能有济。"四肢厥逆，面红目赤，洪大无根为阳脱阴竭，急予扶阳救阴，加山茱萸、熟地、甘草；元阳失守加肉桂、童便，重用附子；汗出不止者加黄芪、煅龙骨、煅牡蛎以益气敛汗；神昏加菖蒲、远志以开窍化痰。

附：糖尿病出血性脑血管病病案 1 则

病案 3：刘某，女，51 岁，本院勤杂员工，于 2001 年 10 月 8 日以急诊住院。

主诉：多食、多饮 6 年，突然倒仆、不省人事、大小便失禁 1 小时。

病史：患者平素食量较大，嗜好饮茶，饮水量多，于 1995 年发现空腹血糖 9.2mmol/L，开始服用二甲双胍 250mg，3 次 / 日。1998 年头晕头痛，血压升高至 150/100mmHg，服用复方降压片。今天上午 9 时搞卫生时感头晕目眩，约 10 时 20 分钟突然倒仆，不省人事，大小便失禁即急诊住院。既往无特殊病史，否认有阳性家族史。

体检：神识朦胧，体型偏胖，面色潮红，气粗口臭，口噤不开，两手紧握，肢体强痉拘急，四肢欠温，躁扰不宁而有力，瞳孔对称，角膜反射存在，反应较迟钝；克氏征、戈登征、巴氏征等病理反射阳性；BP 166/110mmHg；舌紫暗红，苔黄燥，脉弦滑数。

理化检查：血糖 11.8mmol/L，尿素氮、血肌酐、二氧化碳结合率均正常；头颅 CT 提示间脑有少量出血；脑脊液压力偏高，少量红细胞；心电图提示 ST-T 改变；尿糖 1000mg/dL，酮体（-）。

分析：患者系劳力之人，饮食不节，嗜好饮茶，湿聚中焦，酿痰生风。肝阳亢盛而头晕目眩；过劳耗伤肾阴，肝为将军之脏，体阴而用阳，有赖肾水以滋养，肾阴被耗，肝阳暴张，阳化风动，气血逆乱，并走于上，闭塞清窍，骤见意识昏蒙不清；痰浊内盛，络脉阻滞，阳失其柔，筋脉失养则口噤不开，两手握固，肢体强痉；痰盛阳气不达，则四肢欠温；痰瘀交阻，脉络不通而见舌质紫暗。系为消渴病中风－中脏腑－闭证，属痰瘀壅盛，清窍蒙蔽。鉴于患者多年患有高血压、糖尿病、冠心病，在活动中突然发病，CT 及病理反射诊为 2 型糖尿病并发高血压、脑出血。

处理：① 20% 甘露醇 250mL，30 分钟内静脉滴完以预防脑疝形成。② 6- 氨基己酸 4g，溶于 5% 葡萄糖溶液 500mL 静脉滴注，加 12U 胰岛素。③ 脑活素 10mL 溶于生理盐水 250mL 中静脉慢滴，60 分钟滴完，每天一次，连续 10 天。④ 监测神志、呼吸、血糖、血压、脉搏、出凝血时间、电解质。

治拟辛温开窍，豁痰息风。方药：苏合香丸合导痰汤加减。

半夏 10g	陈皮 6g	竹沥水 10mL	枳实 10g	天麻 10g
藿香 10g	茯苓 10g	胆南星 10g	石菖蒲 10g	钩藤 10g

苏合香丸用温水化服。

方解：取方中苏合香丸芳香化浊，辛温开窍为君药；半夏、陈皮燥湿化痰理气，藿香、茯苓以健脾渗湿，芳香化浊为臣药；菖蒲、竹沥水、胆南星豁痰开窍，枳实宽中利气为佐药；天麻、钩藤平肝息风为使药。诸药合用，以达化痰开窍、平肝息风之效。肢体强痉甚加僵蚕、全蝎、生石决明以加强平肝息风之效；痰涎壅盛加川贝、天竺黄、猴枣散以助化痰开窍之功；小便失禁者加益智仁、桑螵蛸以温肾缩尿，大便秘结者加川军以荡涤腑实。

经上述处理后，于第 2 天患者神志逐渐清醒，2 周后下地活动，残留左侧肢体强劲不利。改为雅施达 4mg，2 次 / 日，美吡达 5mg，3 次 / 日，富路通 10mg，3 次 / 日；中药以补阳还五汤加味，病情控制平稳后改为降糖通脉宁，配合针灸治疗。

病案结语

本章 3 则病案均系 2 型糖尿病并发脑动脉硬化症、高血压、脑血管病变，伴胰岛素抵抗。鉴于发病轻、重、缓、急各异，预后不同。案 1 为 2 型糖尿病并发高血压、一过性脑缺血，其特点呈阵发性眩晕，发病快，缓解快，相当于中医消渴病中风 – 中经络，证属阴虚阳亢，治拟育阴潜阳，平肝息风，一般不留后遗症。案 2 为 2 型糖尿病并发高血压、脑梗死，病情进展缓慢，经常头晕目眩，记忆力逐渐减退，反应迟钝，最后导致糖尿病血管性痴呆症，相当于中医消渴病中风 – 中脏腑，证属肝血不足，痰瘀阻络，治拟祛风化痰，活血通络佐以清脑开窍。案 3 为 2 型糖尿病并发高血压、冠心病、脑血管病，脑出血，残留半身不遂，相当于中医消渴病中风 – 中脏腑 – 闭证，属痰瘀壅盛，蒙蔽清窍，治拟芳香化浊，辛温开窍，缓解期改为养血活血，祛风通络，补益肝肾。

（三）后遗症

1. 半身不遂

古称"偏枯"，临床可分虚、实两类。实者多为肝阳上亢，脉络瘀阻；虚者多为肝肾阴亏。

（1）肝阳上亢，脉络瘀阻

本型以头晕头痛，面红目赤，腰酸耳鸣，肢体偏废，强痉挛急，舌红苔薄黄，脉弦劲有力为主症。本证系消渴病中风日久，耗伤肝肾之阴，肝主筋，肝阴不足，筋失濡养而肢体僵痉挛急。

阴虚阳亢则头晕头痛，面红目赤；肾阴亏虚而腰酸耳鸣，风阳内动，耗伤阴血，血行不畅；脉络瘀阻则肢体偏废。证属消渴病中风，阳亢血瘀之实证。见于糖尿病脑卒中后遗症。

治则：平肝息风，活血通络。方药：天麻钩藤饮加减。

天麻，钩藤，石决明，牛膝，丹参，生地，赤芍，白芍。

取方中石决明、天麻、钩藤平肝息风为君药；生地滋肾益阴，白芍、丹参、赤芍养血柔肝，活血通络为臣药；牛膝引热下行为佐使药。诸药合用，以奏益气补血，活血通络之效。肝火旺者加龙胆草；肢体僵痉挛急重者加鸡血藤、伸筋草以疏经活络；舌质紫暗，边有瘀斑，加桃仁、红花、地龙；肢体麻木不仁者加胆南星、茯苓以化痰通络。

（2）气血两虚，血瘀阻络

本型症见面色萎黄，体倦神疲，患侧肢体缓纵不收，软弱无力，舌胖质紫暗，苔薄白，脉细无力为主。

本证素体气虚，消渴病中风日久，更耗气血。气不生血，血不养气而致气血两虚则面色萎黄，体倦神疲；气虚血不畅，血脉瘀阻而肢体偏废，缓纵不收。证属消渴病中风，气血两虚，血瘀阻络；见于糖尿病脑卒中后遗症。

治则：拟益气养血，活血通络。方药：补阳还五汤加味。

黄芪，当归尾，赤芍，川芎，地龙，土鳖虫，红花，桃仁，丹参。

取方中黄芪甘温益气，气能生血，气行则血行，为君药；当归尾、赤芍、川芎、红花、桃仁养血活血，祛瘀通络为臣药；丹参、地龙、土鳖虫和血通络为佐使药。诸药合用，共奏益气养血，活血通络之功。言语不利加菖蒲、远志以开窍化痰通络；下肢软弱无力加牛膝、杜仲、桑寄生补肝肾，强筋骨；大便秘结加郁李仁、火麻仁以润肠通便；小便失禁或夜尿多加覆盆子、益智仁、桑螵蛸补肾固涩。

2. 音喑

言语謇涩或失语，多与半身不遂、口眼㖞斜并存。临床可分虚、实两型：

（1）肾虚音喑

音喑不清，伴心悸气短，下肢软弱，阳痿不举，遗精早泄，腰膝酸软，耳鸣耳聋，夜尿频多，舌质淡体胖，苔薄白，脉沉细。本证多系消渴病经久不愈，肾精亏虚。肾之经脉上连舌本，肾脉虚则舌窍不利，音喑不清；肝肾不足，筋脉失养则下肢软弱；肾虚则腰膝酸软，耳鸣耳聋，阳痿不举；肾精虚亏，精关不固则遗精早泄、夜尿频多。证属消渴病中风，肾虚音喑；见于糖尿病脑卒中后遗症失语。

治则：拟滋阴补肾，开音利窍。方药：地黄饮子加减。

熟地，巴戟天，五味子，远志，附子，石菖蒲，肉桂，山萸萸，肉苁蓉，麦冬，茯苓。

取方中熟地、山萸萸滋肾养肝为君药；肉苁蓉、肉桂、附子温补肾阳，使肾火归于阴精为臣药；麦冬、五味子滋阴敛液为佐使药。诸药合用，共奏滋阴补肾、开音利窍之效。

（2）痰阻音喑

舌强语涩，肢体麻木，或半身不遂，口角流涎，舌红苔黄，脉弦滑。本证为消渴病耗伤阴精、肝阳挟风痰上壅，阻滞于廉泉之窍，声道不通则舌强语涩。

治则：拟祛风化痰，宣窍通络。方药：解语丹加减。

胆南星，远志，石菖蒲，天麻，白附子，全蝎，天竺黄，郁金。

取方中天麻、胆南星、天竺黄以化痰开窍为君药；全蝎、白附子平肝息风为臣药；远志、石菖蒲、郁金芳香开窍，理气化痰为佐使药。诸药合用，共达祛风化痰，宣窍通络之效。伴头痛加钩藤、菊花、生龙骨、生牡蛎以平肝息风；口角流涎如丝，痰声辘辘加竹沥水、半夏。

3. 口眼㖞斜

本病症见口眼㖞斜，语言謇涩不利，舌红苔薄，脉弦细。本证为消渴病日久，肝风挟痰阻滞经络，经气闭塞则口眼㖞斜，语言謇涩不利。

治则：拟祛风、化痰、通络。方药：解语丹加减。

白附子，全蝎，川芎，当归，制南星，僵蚕，白芷。

取方中白附子温经通络，祛除头风为君药；僵蚕、南星化痰通络为臣药；川芎、当归养血活血，血行风自灭，为佐药；全蝎、白芷息风通络为使药。诸药合用，共达祛风、化痰、通络之功。

面部抽搐加蜈蚣以祛风止痉；肢体作强不利加地龙、白芥子、半夏、防风、丹参以祛风化痰，养血通络。

二、单味中药的研究

（一）川芎

川芎含川芎嗪，具有抑制平滑肌收缩，增加心脑动脉血流量，改善心脑血液循环，降低血压，降低血小板表面活性的作用。川芎嗪注射液，每支 2mL，内含生药 10mg，每次 80mg 加入生理盐水 500mL 内静滴，每日一次，7～10 天为一个疗程。

（二）丹参

丹参含丹参酮，具有扩张血管，增加脑血流量，改善血液循环，促进纤维蛋白原溶解，抗凝血作用。丹参注射液，每支 2mL，内含生药 4g，每次 10g，加入 5％葡萄糖溶液 250mL 内静滴，每日一次，10 天为一个疗程。

（三）灯盏细辛

灯盏细辛，含有灯盏花素，能增加动脉血流量，降低血压及周围血管阻力，改善脑血液循环。灯盏花素注射液，每支 10mg，每次 10～20mg，加入生理盐水 500mL 内，静脉滴注，每日一次，10 天为一个疗程。

（四）红花

红花具有降低血管阻力，改善微循环，抑制血小板聚集的作用，能激活脑组织中某些酶类的活性。红花注射液：每支 2mL，每次 10～15mL，加入生理盐水 250～500mL 中，每日一次，2 周为一个疗程。

三、中成药及单验方

1. 大活络丹
理气豁痰，舒筋活络。每次一丸，日二次。
2. 脑血康
活血化瘀，疏通血脉。每次 1 支，日三次。
3. 华佗再造丸
活血化瘀，化痰通络。每次 8 克，日三次。
4. 消栓通络片
活血消栓，温经通络。每次 8 片，日三次。

5. 人参再造丸

祛风化痰，活血通络。每次 1 丸，日三次。

6. 桑枝煎

祛风，舒筋，通络。鲜桑枝一束，切碎煎汤饮服，日一剂。

7. 竹沥汤

鲜竹沥，生姜汁，生葛汁。化痰通络。水煮服，日一剂。

8. 健脑散

益气化瘀，补肾健脑，治疗脑梗死后痴呆症。方药人参、土鳖虫、当归、枸杞子、川芎、三七、乳香、没药、地龙、紫河车、全蝎、鸡内金。上药共研细末装胶囊。每次 4～5g，日 2 次。

四、药膳、针灸、康复

（一）药膳

1. 牛蒡根粥

牛蒡根研细和大米煮粥。治老年中风。

2. 冬麻子粥

冬麻子、荆芥、薄荷、白粟米。煮粥空腹食用，治疗中风。

（二）体针

1. 肢体瘫痪

上肢取大杼、肩髎、肩髃、曲池、手三里、外关、合谷、三间、尺泽、曲泽、内关、大陵。下肢取环跳、风市、内关、伏兔、阳陵泉、悬钟、昆仑、丘墟、委中、曲泉、商丘、三阴交等穴。每次取 3～5 穴，用平补平泻法，以通调经气。正气虚者手法宜轻，拘急强硬部位可用较强刺激，以舒缓挛急之筋脉。病久者可配合灸法。

2. 吞咽困难

取廉泉、扶突、风池、合谷、丰隆等穴。廉泉可向左右两侧轻刺，得气后，反复行针；风池稍深刺插，用泻法；扶突浅刺，平补平泻；丰隆可用提插泻法。

3. 失语

取廉泉、哑门、通里、三阴交、太溪，舌强加金津、玉液等穴。廉泉刺法同上；哑门 1 寸左右，行捻转法，得气后出针，不留针；金津、玉液沿舌下两侧刺入 1 寸左右，得气后出针，其他穴位平补平泻，留针 30 分钟。

（三）耳针

取皮质下、脑点、三焦、降压沟，失语加心、脾；吞咽困难加口、咽喉穴。直刺法强刺激，留针 30 分钟，隔日一次。也可用王不留行籽穴位压豆。

（四）头皮针

取运动区、足运感区、语言区等穴。沿皮肤刺入 0.5 ～ 1 寸，频频捻针。适用于肢体瘫痪者，一般隔日一次。

（五）预防与康复

1. 积极治疗糖尿病。严格控制血糖：FBG 6 ～ 7mmol/L，PBG 7.8 ～ 9mmol/L。

2. 积极控制高血压。控制血压是防治脑血管病变的中心环节，收缩压 110 ～ 130mmHg，舒张压 80 ～ 90mmHg。

3. 注意饮食。宜低盐、低脂、低胆固醇饮食；控制食量，忌辛辣等刺激食品；戒烟戒酒。

4. 调节情志。避免激动，树立战胜疾病的信心，保持心情舒畅，加强社会交往。

5. 注意先兆症状。老年糖尿病患者出现一过性肢体麻木，晕厥者应及时到医院就医。

6. 加强活动。鼓励患者早期活动，加强体能锻炼、脑力锻炼等。

五、糖尿病脑血管病的研究进展

糖尿病脑血管病变是老年糖尿病患者致残的主要原因。据日本统计，因糖尿病引起脑血管性痴呆者达 50%。我国资料提示发病率略高于日本。王新德研究发现，以 CT 定位，以左侧大脑半球及多发性脑梗死病变易发生血管性痴呆。通过精神状态检查，发现患者回答准确率降低，主要集中于时间定向力、计算力、近期记忆力、书写等。日本小林祥研究发现，多发性脑梗死患者脑室周围高信号区的扩大程度与痴呆程度有关，部分脑血管病变在大脑白质，大脑皮质也出现脑血流和氧代谢降低，表明白质病变导致大脑皮层联络纤维受损与脑血管性痴呆关系密切。无症状性脑血管病变中，白质弥漫性病变可能与智力减退有关，此与穿通支区域多发梗死的结果一致。目前研究认为，生长抑素是具有抑制生长激素释放作用的神经肽，在老年痴呆（SDAT）患者的脑组织和脑脊液中降低，因此导致记忆力降低。李小刚用放射免疫法测定 SDAT 患者和多发梗死性痴呆（MID）患者血浆生长抑素样免疫反应物（SLI）含量，发现其较健康人和无痴呆的多发性梗死组为低，且 SLI 降低程度与痴呆程度呈正比。宜用细胞代谢促进剂爱维治（actovegin）治疗脑血管病变及脑血管痴呆，可取得满意效果。

中医学认为，脑血管病变与肾关系密切。病位在脑，主要机理为髓海空虚，痰瘀阻络。王永炎院士认为本病发病由于年高体虚，七情内伤，心肝脾肾功能失调，气血不足，肾精衰枯，痰浊内生，气滞血瘀，其病理机制为脏腑阴阳失调，髓减脑消，神机失用所致，治宜补肾益髓，填精益髓，滋阴养血，补益肝肾，补肾健脾，益气生精，清热泻火，安神定志，健脾化痰，豁痰开窍，活血化瘀，开窍醒神等，取得了满意疗效。章继东认为，本病系脏腑虚弱，髓海空虚，兼夹气、痰、瘀之虚实夹杂证，治疗提出补益脾肾、充髓健脑、舒肝解郁、化痰开窍、益气养血、健脾宁神等法。王昌俊认为本病特点为肝、脾、心、肾四脏功能失调，痰瘀、火、虚互为因果。治宜补肾、涤痰、化瘀，并结合脑力训练。陈业孟应用针刺结合穴位注射的方法，改善老年脑血管功能，明显提高高密度脂蛋白－胆固醇水平，认为针刺的疗效是肯定的，并推测可能由于针刺治疗改善脑部血循环，增加脑内胆碱乙酰化酶活力，增强脑电活动有关。

关于出现一过性脑卒中，由于发作时间短暂，病灶局限，疾病本身对机体影响不大，但本病往往是严重缺血性心脑血管病变的先兆，有短暂性脑缺血发作史者，脑梗死的发病率很高，因此愈来愈受到医学界的重视。近年来提倡以预防为主，联合应用小剂量阿司匹林、己酮可可碱，通过防止血小板聚集，减少微栓子形成，使患区血流和组织缺氧得到改善。预防脑血管痉挛可用钙离子拮抗剂（尼莫地平、尼卡地平）和扩充血容量等措施，可降低血管内皮素反应 40% ～ 60%，并增加内皮素的清除。中药可应用丹参和川芎制剂，大量研究和实践证实其具有扩张血管、增加脑血流量、降低外周动脉阻力和抑制血小板活力等作用。中药制剂的优势在于双向调节作用，副作用少，所以可代替阿司匹林长期服用。

第二十一章
糖尿病性心脏病

糖尿病性心脏病（diabetic cardiopathy）是指糖尿病患者并发或伴发心脏病，是糖尿病远期并发症之一。糖尿病心脏病主要涉及心脏大、中、小、微血管，包括非特异性冠状动脉粥样硬化性心脏病（冠心病）、特异性糖尿病心肌病、糖尿病自主神经性心脏病等病变。

第一节　糖尿病心脏病流行病学

糖尿病患者心脏病的发病率较同年龄非糖尿病人群心脏病发病率高 2 ～ 4.5 倍，糖尿病患者死于心血管病者高达 70% ～ 80%，其中 44 岁以下死于心血管病者，糖尿病者为非糖尿病者的 10 ～ 20 倍。在过去的半个世纪中，主要关注糖尿病冠心病，近 20 年来通过对糖尿病患者行冠状动脉造影检查及尸检，发现不是所有糖尿病心脏病患者均有冠状动脉阻塞或心肌梗死（MI），而多表现为心肌病变和心脏神经病变。

1998 年 *Lancet* 资料显示 2 型糖尿病（2TDM）初诊时，46% 患者已存在心血管疾病（CHD），36% 患者血压升高。加拿大 Cerstein 教授以循证医学角度证实血糖愈高预示着心血管事件发生率越高。据统计，33% 的不稳定心绞痛或急性心肌梗死患者，或 46% 的支架内再狭窄患者，以及 20% 冠脉造影阳性者为糖尿病或 IGT 人群。2002 年 Haffner SM 资料提示糖尿病冠心病患者的预期寿命为同龄人的 2/3，糖尿病患者心梗后心衰的发生率高于非糖尿病者 2 倍，糖尿病患者经皮内冠状动脉成形术（PTCA）5 年死亡率 35%，糖尿病患者心梗比无糖尿病者心梗死亡率增加 6 倍。美国一项多危险因素干预试验（MRFIT）研究结果发现，男性糖尿病患者 CHD 的危险性比非糖尿病者高 3 倍。

英国前瞻性糖尿病研究（UKPDS）流行病学分析，发现 HbA1c 每增加 1%，心肌梗死的危险性增加 14%，充血性心衰的危险性增加 16%。尽管胰岛素和磺脲类药治疗组的空腹胰岛素水平明显高于安慰剂组，但心血管事件却明显降低。因此，控制血糖是防治糖尿病心血管并发症的关键。几大循证医学研究结果发现，高胰岛素血症并未增加 2 型糖尿病心血管事件。DIGAMI 研究认为，维持脂代谢平衡，使用磺脲类药或外源性胰岛素是有益的，认为胰岛素是"心血管保护"激素。

糖尿病慢性并发症的严重性在于显著降低患者的生活质量和生命安全，并给卫生保健系统带来巨大的经济负担。75% 2 型糖尿病患者的死因是心血管疾病，其中 70% 为住院的主要原因。欧洲糖尿病费用研究（CODE-2）表明，2型糖尿病相关的医疗费用每年为290亿欧元，其中住院费占55%，口服降糖药费用占70%，急诊费用18%，其他药物费用20%。

糖尿病治疗的历史经验表明，关注控制血糖并不足以阻止CHD的发生和进展。只有控制糖尿病的流行，积极纠正胰岛素抵抗，纠正代谢紊乱，保护胰岛β细胞功能，才能真正达到对糖尿病心脏病防治的目的。

第二节　糖尿病心脏病的病因、病理

糖尿病心脏病具有发生率高、进展快、预后差、死亡率高的特点，已引起有关学者广泛的关注和不断深入地研究。

一、糖尿病心脏病发病因素

（一）高血压

高血压是一种以体循环动脉压升高为主要表现的综合征，本身既是疾病，又是糖尿病并发冠心病的病理基础。心脏是高血压的主要靶器官，大量研究证实，糖尿病伴发高血压是糖尿病冠心病易发的主要原因。多种危险因素干预试验（MRFIT）表明，与非糖尿病比较，伴有高血压的糖尿病患者CVD死亡率增加2～3倍。英国糖尿病前瞻性（UKPDS）研究发现，严格控制血压，可使中风和心衰的发生率分别下降44%和56%。美国研究资料提示，高血压在糖尿病患者的死因中占第一位，是心脏病的首要危险因素。血压持续高水平，增加心脏负荷而导致左心功能不全，当舒张压＞90mmHg（12.0kPa），患者发生心肌梗死的危险性为正常血压的5.5倍。上海回顾性调查资料表明，有高血压病史者的心力衰竭危险比无高血压病史者高6倍，说明高血压是冠心病的重要诱发因素。Hoeven对糖尿病伴高血压患者的尸检发现，其心脏重量及纤维化程度较无高血压者显著严重。高血压易诱发冠心病的可能原因主要有以下几点：①高血压可加速动脉粥样硬化的进程。②高血压增加心脏后负荷，导致心肌肥厚，早期以左室向心性肥厚为特点，表现为室壁、室间隔呈对称向心性肥厚，心室腔扩大，心腔扩大，反复心衰，使心肌代谢增加。③冠状动脉血流储备减少，或血流动力学异常，或血管机械性改变等。

（二）高血糖

高血糖尤其餐后高血糖是引起心血管疾病的主要因素。欧洲糖尿病预防研究（diabetes intervention study，DIS）对1139名患者追踪11年所得结论认为，餐后高血糖使心血管死亡率升高，是引起心肌梗死发生的危险因素，而与空腹血糖无显著关系；成年糖耐量异常人群分析发现，发生心血管疾病的危险性比糖耐量正常者高50%。UKPDS研究显示，餐后高血糖可加速冠状动脉粥样硬化的进程，是心血管疾病（CVD）的主要危险因素。美国 ADA 报告显示，餐后血糖 7.8 ～ 11.1mmol/L（IGT），已经存在大血管病变，餐后血糖升高程度与大血管病变危险性呈正相关。

巴西圣保罗等通过对 531 例平均年龄 46±7 岁的男性调查分析，结果显示长期血糖超过 11.1mmol/L（200mg/dL），促成糖化血红蛋白（HbA1c）合成，导致心肌组织缺氧。1998 年 Rancho Bernardo Study 发现，老年人群糖负荷后，致命性心血管病变增加 2 倍以上。1999 年 Pacific and Indian 研究证实，单一餐后 2 小时血糖可增加死亡率 2 倍。

（三）脂代谢异常

血脂异常是胰岛素抵抗的特征。糖尿病性血脂异常的特点是高密度脂蛋白胆固醇（HDL-C）水平下降，小而密低密度脂蛋白胆固醇（LDL-C）占优势，甘油三酯水平升高，促进动脉粥样硬化。HDL-C 是一种质异性微粒，富含脂质的 HDL-C 具有保护心脏的作用，HDL-C 水平每增加 6%，冠心病死亡率下降 22%，因此 HDL-C 可作为糖尿病冠心病的预测因子。

据 WHO 中国部分资料提示，血浆胆固醇（CHO）水平与冠心病的发病及死亡呈正相关。高密度脂蛋白（HDL）有抗动脉粥样硬化的作用，与冠心病的发生率呈负相关，血浆 HDL 从 1.55mmol/L 降到 0.78mmol/L，冠心病的发生率将增加一倍。HDL 是通过对胆固醇的逆向转运机制达到抗动脉粥样硬化作用。低密度脂蛋白（LDL）是影响冠心病发病率与死亡率的主要脂蛋白，LDL 不仅能直接使动脉内皮细胞损伤，并能促使血小板聚集，形成动脉粥样硬化斑块。LDL 的升高使发生冠心病的危险性增加 5 倍，并可引起胆固醇升高，损伤血管内皮细胞，促进冠心病的发生。流行病学调查结果表明，载脂蛋白［LP（a）］是冠心病的危险因素。美国研究资料提示，20%的患者 LP（a）＞300mg/dL，其冠心病的发病风险提高 2 倍。

（四）胰岛素抵抗

胰岛素抵抗是潜在性心血管（CV）病变高危协同因素，是 CVD 独立的危险因素。美国一项研究显示，80%以上的 2 型糖尿病存在胰岛素抵抗。在芬兰和瑞典开展大型家系研究——Botnia 研究结果表明，84%的胰岛素抵抗综合征患者为 2 型糖尿病患者，胰岛素抵抗使冠心病的危险性增加 3 倍。胰岛素可以刺激内皮细胞释放 NO，胰岛素抵抗时 NO 释放减少，胰岛素介导的血管扩张降低，胰岛素抵抗使颈动脉内膜中层增厚，加速动脉粥样硬化的进程，增加 CVD 事件的发生。

（五）动脉粥样硬化

糖尿病诊断之前，约有 50%的患者已存在大血管疾病，使心脏处于高度风险中。2 型糖尿病和胰岛素抵抗均可加速动脉粥样硬化。当胰岛素抵抗时，由胰岛素介导的血管反应性降低，促使颈动脉内膜增厚，增加 CV 的发生。小而密低密度脂蛋白是糖尿病血脂异常的特征，其沉积于动脉上，形成脂质条纹或斑块。这些斑块逐渐在血管壁不断沉积致血管腔狭窄，发生湍流，增加血管内壁压力，最终斑块破裂，使组织缺血，缺氧，易发生致死性心肌梗死（MI）。高胰岛素促使肝脏合成甘油三酯、极低密度脂蛋白，降低 HDL-C，加速粥样硬化的形成；胰岛素刺激纤溶酶活化因子 –1（PAI–1）分泌，内源性纤溶降低诱发血栓形成，最终导致血管闭塞。

（六）微量白蛋白尿

微量白蛋白尿是内皮功能障碍、血管通透性异常和肾脏疾病的标志，是 2 型糖尿病致心血管病死亡强有力的预测指标。2 型糖尿病微量白蛋白尿使 CV 死亡率增加 2 倍，1 型糖尿病并发肾病者约 1/3 在肾衰前死于缺血性心脏病。研究发现，糖尿病冠心病伴有微量白蛋白尿者约 28% 死于冠心病，而正常蛋白尿者死亡率为 4%，前者死亡率为后者的 7 倍。Chmitz 对 503 例伴有微量白蛋白尿的 2 型糖尿病患者随访 10 年，其中 58% 死于冠心病，仅 3% 死于尿毒症，可见微量白蛋白尿使冠心病死亡率显著升高，是糖尿病冠心病的主要危险因素之一。

（七）基因遗传

多态基因（R–FLP）群体的研究表明，胰岛素受体（INSR）、载脂蛋白 B（APO–B）、载脂蛋白 A（APO–A1）等三个基因遗传促使心脏病的发生。上海市第六人民医院研究 LDL 受体基因和葡萄糖转运蛋白内切酶与 2 型糖尿病的关系，证实了基因遗传促使心脏病的发生。从遗传分子学水平认识动脉粥样硬化的发病机理，受体生理学和病理学，分子心脏学等以揭示糖尿病冠心病、糖尿病心肌病以及心律失常生物分子学的基础。Brown 与 Goldstein 研究发现，低密度脂蛋白（LDL）受体基因具有多态性，易发生多点突变，导致外周组织 LDL 受体对 LDL 的亲和力下降，血中 LDL 浓度升高，促进动脉粥样硬化而导致糖尿病心脏病的发生与发展，说明糖尿病心血管病变与遗传因子相关。

（八）炎症学说

越来越多的证据支持炎症在动脉粥样硬化形成中的作用，循环中 C 反应蛋白（CRP）水平是炎症严重程度的指标，是发生 CV 的重要预测因子，在发现冠状动脉病变前生物学标志物 C 反应蛋白（CRP）水平升高。在欧洲对血栓症的协调研究中，发现 CRP 升高使冠心病事件的危险性增加 2 倍。在健康群体中 CRP 增高使相关的心血管事件危险性增加 4 倍。来自妇女健康研究（WHS）数据发现，CRP 水平升高确实是发生心血管事件的一项强预测因子，甚至比 LDL 胆固醇水平升高更强。CRP 水平与胰岛素抵抗呈线性关系。

血管病变最初的主要表现为血管内皮损伤，血管内表面黏附分子（单核细胞、LDL）聚集部位受损，肿瘤坏死因子 –α（TNF–α）等炎症介质促进 LDL 和内皮细胞进入皮层下组织，被氧化物质（ROS）所氧化，抑制血管扩张因子一氧化氮（NO），导致血管舒张功能障碍和血管炎症。炎症进一步促使内皮功能障碍，从而加速单核细胞聚积，脂蛋白失调和加重炎症。

（九）低纤维蛋白溶解症

糖尿病患者纤溶功能障碍是心血管事件的高危因素之一，纤溶酶原激活物抑制剂 1（PA1-1）水平进行性升高与心血管病变的危险性呈正相关。在瑞士一组临床资料显示，由 IGT 发展到 2 型糖尿病的过程中，PA1-1 水平也逐步升高。血浆 PA1-1 水平是胰岛素抵抗综合征的重要组成部分。

（十）交感神经兴奋性增强

交感神经兴奋性增强为心血管疾病发生的危险因素之一。英国利兹大学发现，2型糖尿病存在交感神经活性。研究者将腓肠交感神经活性（MSNA）作为观察指标，MSNA 由静息状态下平均每心跳 100 次中的交感神经脉冲频率（b/100b）反映，在基线特征的匹配下，2 型糖尿病 MSNA 显著高于正常对照组，显示 2 型糖尿病外周交感神经兴奋性升高。Hugeu 进行心血管介入治疗 2 型糖尿病交感神经兴奋性高于非糖尿病，表明糖尿病心脏血管病变与交感神经兴奋性相关。

二、糖尿病心脏病的病理改变

（一）微小血管病变

Zoneraieh D SilverinanG 等于 1978 年之前研究发现，约有 72% 的糖尿病心脏病患者为微血管病变，累及心肌内径 70 ～ 150μm 及 20 ～ 60μm 的中小微血管。主要病理改变为血管内皮增生，增厚部位呈乳突状向管腔内突出；内皮下纤维增生，管壁呈环状增厚；中小血管内有透明物质沉积或渗出，可见于窦房结和房室结的小动脉层；小动脉内皮层有动脉粥样斑块增厚，伴胆固醇等脂质，糖原沉积，PAS 染色阳性。细胞膜改变影响细胞内钙转运和细胞代谢而使心肌发生广泛缺血和灶性坏死。

（二）冠状动脉病变

糖尿病冠心病患者通过冠状动脉造影发现，冠状动脉粥样硬化程度严重，冠状动脉呈多分支以至全壁性粥样硬化，严重狭窄和闭塞占 70.9%，显著高于非糖尿病者的 38.98%。糖尿病冠状动脉双支和三支病变分别为 47.5%、42.5%，而非糖尿病者为30%、25%。病变累及左回旋支及右冠状动脉分别为 80%、77.5%，而非糖尿病者为55%、50%。此外，糖尿病冠心病患者的冠状动脉多数为复杂性病变，表现为狭窄边缘不规则，凹凸不平，界限不清；管腔内有透明区；形成溃疡龛影等者占 72.04%，而非糖尿病者为 47.22%。

（三）心脏自主神经病变

正常心肌细胞具有自律性、兴奋性、传导性等三种生理特性。该三种特性受神经体液和自主神经相互制约，共同调节以维持正常心脏功能。心脏各部由迷走神经和交感神经后纤维支配。糖尿病因糖、脂代谢紊乱和心肌纤维化易导致心肌代偿功能不全的特异性心肌病变。

糖尿病自主神经 Schwann 细胞发生病理性改变，神经纤维脱髓鞘以及轴突变性，神经纤维呈念珠状增粗和断裂，心脏自主神经传出中纤维数减少，伴嗜银纤维增多，为导致无痛性心肌缺血以至无痛性心肌梗死的主要理由。糖尿病心脏神经病变是多种原因相互影响、综合作用的结果，使神经营养障碍，心脏生理特性异常，导致心脏自主神经的调节功能失常，而发生心脏自主神经病变。

（四）糖尿病动脉粥样硬化（AS）的病理改变

脂质条纹病灶是 AS 的早期病变，在动脉内膜呈点状或条索状病灶，直径< 1mm，微黄色，不向外突起的病灶，有不同程度平滑肌细胞、巨噬细胞、T 淋巴细胞等浸润。细胞内有脂滴，细胞外有脂质、蛋白多糖、胶原、弹力纤维。糖尿病早期 AS 改变，脂质条纹呈散在性分布，粥样斑块呈浅白、微黄色，向管腔突出，大小为 0.3 ~ 1.5cm 不等的斑块，管腔面呈白色纤维冠。粥样斑块分布以冠状动脉开口处 6cm 为好发部位。冠状动脉病变主要是纤维组织，后期病灶纤维组织增多，使脂质斑块转变为纤维脂质斑块，最后形成纤维瘢痕。

综上研究表明，对糖尿病心脏病从生理、病理、生化以及形态结构到分子生物学的研究均取得了一定进展。糖尿病冠心病、心肌病、自主神经病变三者的病理改变各有不同，而血液瘀滞、组织缺氧、血管栓塞导致动脉粥样硬化、闭塞性微循环障碍为三者的共性，也是糖尿病心脏病发病的主要病因和发病机理。

第三节　糖尿病冠心病

糖尿病冠心病指冠状动脉粥样硬化、血管腔狭窄或闭塞致心肌缺血缺氧而引起的心脏病变和冠状动脉功能改变（痉挛）等，统称为冠状动脉性心脏病（简称冠心病），又称为缺血性心脏病。

糖尿病冠心病是糖尿病最常见的并发症。美国报道糖尿病病史 6.5 年以上者，冠心病的发生率为 12%；Framingram 发现糖尿病并发冠心病为非糖尿病者的 3 倍；尸检发现，糖尿病者冠状动脉粥样硬化发生率为非糖尿病者的 4 倍；DM 并发冠心病者高达 72%，约 50% 的患者在 2 型糖尿病诊断时已有冠心病。糖尿病又可加速冠心病的发展，IDF 专家指出，DM 引起死亡人数年高达 380 万，死亡原因主要为心脑血管病变。

2002 年 SM 资料提示，冠心病患者预期寿命为同龄人的 2/3，糖尿病心梗后心衰发生率为非糖尿病 2 倍，DM 患者冠状动脉形成术（PTCA）5 年死亡率 35%，糖尿病患者心梗比无糖尿病者心梗死亡率增加 6 倍。糖尿病冠心病可过早地降低患者生活质量，缩短患者寿命，使患者付出沉重的生命代价和经济代价。

一、糖尿病冠心病临床特点

（一）糖尿病冠心病的分类

1. 无痛性冠心病

临床缺乏典型心绞痛症状，无明确冠心病史，经负荷试验（运动试验）心电图提示ST-T改变（心肌缺血改变）。Franingham研究发现有1/4的糖尿病患者发生心肌梗死时仍无心绞痛症状。在尸检证实47%的急性心肌梗死患者未被确诊。病理学检查发现心肌组织形态学改变及其预后与心肌缺血程度和左心功能有关。

2005年8月发表在 *Diabetes Care* 杂志上的无症状糖尿病患者中检测静息性心肌缺血研究（DIAD）结果显示，20%的无症状糖尿病患者存在静息性心肌缺血。无胸痛患者死亡率为有胸痛患者的3倍，约有25%的患者初诊时被漏诊。无胸痛患者多见于老年糖尿病女性患者，既往有心力衰竭史或高血压史患者。

2. 心绞痛性冠心病

急性暂时性心肌缺氧缺血，出现心前区疼痛综合征。主要表现呈阵发性疼痛，或胸骨后憋闷作痛，可向左肩放射，疼痛持续数分钟自行缓解，或含硝酸甘油制剂疼痛消失。疼痛主要由于冠状动脉狭窄引起灌流量降低，心外膜下冠状动脉进行性扩张，而心内膜心肌容易发生缺血，产生损伤电流，引起心电图ST段压低。心绞痛是心肌缺血的直接表现，血流动力学研究证实，心绞痛发作时，左室收缩功能下降，舒张期容量增加和左室充盈压升高，严重时可发生肺淤血和呼吸困难。心绞痛引起胸痛的确切原因不十分明确，一般认为缺血细胞释放的缓激肽、5-羟色胺等刺激血管周围的交感神经及感受器引起疼痛冲动，沿心脏神经丛上行达大脑皮层，冲动上行沿脊髓神经节所支配的区域，而发生感应性疼痛。

（二）心绞痛临床分型

参照WHO"缺血性心脏病的命名法和诊断标准"进行临床分型。

1. 劳力型

糖尿病患者由于运动、劳累、情绪激动及其他原因引起心肌耗氧量增加，而诱发心绞痛，经休息或含服硝酸甘油可以缓解者称劳力型心绞痛。

2. 自发型

自发型心绞痛的主要发作频率、程度、时限与诱发劳累程度、心肌耗氧量无明显相关。疼痛程度较重，发作频繁，持续时间较长，含服硝酸甘油不易缓解，心电图提示一过性ST-T改变，不伴有血清酶的变化。其临床特点为卧位性心绞痛，多于夜间熟睡时发生心绞痛，由于夜间血压波动小，或平卧位使静脉回心血流量增加，引起心功能不全，使冠状动脉灌注不足和心肌耗氧量增加，严重者可发生心肌梗死或心脏骤停。

3. 初发型

在1个月内初次发生劳力型心绞痛，或数月未发生心绞痛，新近又发作者，称初发型心绞痛。

4. 恶化型

恶化型心绞痛指在稳定性心绞痛的基础上，心绞痛发作频率、疼痛程度不断加剧，预后差，可发展为急性心肌梗死或严重心律失常而死亡。

5. 变异性

变异性心绞痛通常在昼夜固定时间内发生，疼痛程度较重，发作时有关导联 ST 段抬高，而向背导联 ST 段压低，同时常伴有严重室性心律失常或房室传导阻滞，常在 ST 段抬高部位发生心肌梗死。

6. 中间型

中间型心绞痛又称不稳定型心绞痛，濒临梗死前呈增剧性卧位性心绞痛，疼痛性质剧烈，发作频繁，持续时间长达 30 分钟以上，舌下含服硝酸甘油症状不易缓解，发作时心电图呈 ST 段压低，T 波倒置缓解后可恢复正常，不出现病理性 Q 波，部分病例有散在性心内膜下心肌梗死灶，可发生心律失常与猝死，或发作时出现二尖瓣功能不全性杂音，或有心率加快、血压升高等。

初发型心绞痛、恶化型心绞痛、自发性心绞痛统称不稳定型心绞痛。梗死后心绞痛为急性心肌梗死后恢复期病情稳定后再次出现心绞痛，多数梗死与有关冠状动脉发生不完全阻塞有关。

（三）糖尿病心绞痛发病特点

1. 发病年龄轻

研究证明，1 型糖尿病（T1DM）患者在肾移植前做血管造影，几乎半数以上有明显的冠心病，平均发病年龄 34 岁。对年龄较大的无症状糖尿病患者做无创性检查，运动试验提示 82% 的患者存在冠状动脉供血不足，或铊闪烁心肌显像证明有冠心病，平均年龄 49 岁。

2. 无痛性

由于糖尿病患者并发自主神经病变，痛阈降低，有 30%～50% 的糖尿病冠心病患者缺乏典型心绞痛表现，使无痛性心肌梗死的发生率增高达 35.5%，显著高于非糖尿病者的 17.6%。

3. 发病率高

糖尿病患者 CHD 发生率 82%，是正常人的 3 倍。英国糖尿病前瞻性研究通过对 CHD 患者进行调查，发现收缩压下降 10mmHg，CHD 危险性降低 15%；糖化血红蛋白下降 1%，可使 CHD 危险性降低 11%；LDL-C 下降 1mmol/L，HDL-C 增加 0.1mmol/L，CHD 的危险性分别降低 36%、15%。糖尿病病程 7 年，急性心肌梗死的发生率为 20%。糖尿病患者心肌再梗或心血管病死亡率为 45%，非糖尿病为 18.8%。

4. 死亡率高

糖尿病并发心肌梗死时，由于冠状动脉多支狭窄，易发生动脉血栓，心肌内小动脉广泛狭窄，侧支循环障碍，所以梗死面积较大，易发生严重心功能不全、心源性休克、心脏破裂和严重的心律失常。Singer 报道，糖尿病急性心肌梗死死亡率为 27%，明显高于非糖尿病心肌梗死者的 17%。Framingham 观察结果表明，糖尿病患者冠心病死亡率为非糖尿病人群的 2 倍，心肌梗死再发生率为非糖尿病人群的 2 倍，心功能不全发生率为非糖尿病人群的 4 倍。糖尿病病史 30 年以上者，冠状动脉广泛闭塞，左主干严重狭窄者超过 75%。

二、糖尿病冠心病的诊断

（一）心前区疼痛

典型的疼痛部位为胸骨后，或心前区，可放射到颈颌、肩胛、左臂内侧或上腹部等。疼痛性质因人而异，可有沉重、压榨、紧束、憋气或窒息感，甚则为心脏压缩感。有典型心绞痛发作史，40 岁以上者，结合心电图可做出诊断。

（二）特征性心电图改变

以 R 波为主的导联 ST 段压低，或 T 波倒置等，示心内膜下心肌缺血性改变，结合病史可做出诊断。

（三）心电图负荷试验

当心电图不能判断是否存在心肌缺血（ST-T 改变）时，可进行平板运动试验：应用强体力活动诱发心肌缺血，适用于拟诊心绞痛患者以便确诊；运动中出现典型心绞痛或血压下降 1.33kpa（10mmHg），同时伴有心电图 ST 段下降 0.1mV 持续 ≥ 1 分钟，或下降 0.08mV 持续 ≥ 2 分钟，本试验特异性为 70%，敏感性为 90%。双倍二阶梯运动试验：运动后凡 ST 段缺血型压低 > 0.5mm，持续 > 2 分钟；或 ST 段弓背向上抬高 > 3mm；或以 R 波为主的导联 T 波倒置。

三、糖尿病冠心病心绞痛的防治

（一）防治原则

心绞痛发作时立即休息，停止活动，可缓解症状。发作较重者可选作用快的硝酸酯类药，以扩张血管，减轻心脏负荷，降低静脉回心血流量和周围血管阻力，增加心肌供氧，服用扩张冠状动脉和侧支血管药物。关键是预防动脉粥样硬化的发生和发展，治疗原则为改善冠状动脉心肌供血，减轻心肌耗氧量，治疗动脉粥样硬化症等；严格控制高血糖、高血脂、高血压、高胰岛素血症，改善血流动力学。限制总热量的摄入，坚持有氧运动，维持标准体重，预防肥胖，禁烟忌酒，限制食盐的摄入，注意情志的调节，为预防糖尿病心脏病发生的基本措施。

（二）药物选用原则

1. 扩张冠状动脉药

硝酸甘油 0.3 ～ 0.6mg 舌下含化，2 分钟发挥作用，半小时作用消失；或硝酸异山梨酯（消心痛）5 ～ 10mg 舌下含化，5 ～ 10 分钟发挥作用，持续 2 小时；或其他静脉滴注硝酸甘油、硝酸异山梨酯（消心痛）；吸入亚硝酸异戊酯、硝酸异山梨酯。

硝酸酯类药使用注意事项：本药可引起头痛，加重低氧血症，降低运动耐量，ST-T 段改变加重，缓解期可选用作用较长的抗心绞痛药。

2. β - 受体阻滞剂

本品是阻断交感神经类药，本药可降低心率、心肌收缩力、心壁张力，从而降低心肌耗氧量。适用于劳力型心绞痛、心肌缺血。

美国耶鲁大学 Harlan Krumholz 与加拿大多伦多大学 Dennis T.Ko 对 9 个试验 15000 名患者的研究结果表明，β - 受体阻滞剂可以显著降低心衰患者的死亡率；Krumholz 指出："多年以来，人们都认为 β - 受体阻滞剂不能被用于心衰患者中，因可出现头晕、心率减慢和低血压等副作用。"而这项研究发现，β - 受体阻滞剂低血压的发生率为 11%，心率减慢的发生率为 38%，头晕的发生率为 38%，而这些副作用并不严重，大量数据表明 β - 受体阻滞剂可以提高心衰患者的生存率，总体死亡率降低 27%，降低住院率，减缓疾病进展。常用药物有：

（1）醋丁心安（又称醋丁洛尔，acebutolol）：口服，每次 200 ～ 400mg，1 ～ 2 次 / 天。本品是一种中长效的具有 β - 受体选择性阻滞作用的药物，服药后 1 ～ 3 小时血药浓度达高峰，体内半衰期 8 小时。

（2）博苏（又名比索洛尔，bisunolol）：口服，每次 5 ～ 10mg，1 次 / 天。本品是一种具有选择性的心脏 β 受体阻滞剂，服药后在体内半衰期 2 ～ 4 小时。

（3）氨酰心安（又称阿替洛尔，atenolol）：口服，每次 50 ～ 200mg，1 次 / 天，是一种具有选择性的心脏 β 受体阻滞剂，40% 经肾脏排泄，半衰期 6 ～ 9 小时。

（4）美多心安（美托洛尔，metorolol）：口服，每次 100 ～ 200mg，1 ～ 2 次 / 天，服药后 24 小时发挥作用，一周内达高峰，半衰期 3 ～ 4 小时。

β - 受体阻滞剂使用注意事项：本品可抑制胰岛素分泌，可使血糖升高，或易致糖尿病患者发生低血糖；该类药能阻滞肌糖原的分解，可掩盖低血糖症状，并延迟低血糖的恢复；可减少周围组织血流，使糖尿病患者间歇性跛行症状加重；可引起平滑肌收缩，冠状动脉痉挛者不宜用。

3. 钙拮抗剂

本品是阻滞钙离子经细胞膜上慢通道进入细胞内的药物。可降低心肌收缩力，扩张血管，尤其对冠状动脉作用更为明显，同时扩张侧支血管，无窃血现象；减慢心率；对抗缺血引起的心肌细胞内钙超负荷。常用药物有：

（1）尼卡地平（nicardipine）：口服，每次 5 ～ 30mg，1 ～ 3 次 / 天，口服后吸收迅速而完全，半衰期 2 小时，对外周、冠状动脉选择性扩张作用，大剂量可引起心率减慢发生传导阻滞。

（2）尼莫地平（nimodipine）：口服，每次 30 ～ 40mg，1 ～ 3 次 / 天，口服后吸收完全，半衰期 5 小时，对冠状动脉有选择性扩张作用，大剂量可减慢心率，引起传导阻滞。

（3）尼群地平（nitrenipine）：口服，每次 10 ～ 20mg，1 ～ 2 次 / 天，在体内作用时间 12 小时，半衰期 7 小时，对外周血管有选择性作用，可引起心率加快。

（4）尼索地平（nisoldipine）：口服，每次 5 ～ 20mg，1 ～ 2 次 / 天，在体内作用时间 8 ～ 10 小时，对外周血管、冠状动脉有选择性作用，反射性引起心率加快。

（5）硝苯地平（nifedipine）：口服，每次 10 ～ 20mg，1 ～ 3 次 / 天，口服后吸收快，作用强，体内作用时间 4 小时，对冠状动脉、外周血管有选择性，可引起反射性心率加快。

（6）氨氯地平（amlodipine）：口服，每次 2.5 ～ 10mg，1 次 / 天，口服吸收缓慢，达峰时间为 6 ～ 8 小时，生物利用度为 64%，半衰期为 36 小时，药物作用出现迟而维持时间长。本品对血管平滑肌的选择性作用大于硝苯地平。在心肌缺血者，本品可增加心排血量及冠脉流量，增加心肌供氧及减低耗氧，改善运动能力。此外，本品可能激活 LDL 受体，减少脂肪在动脉壁累积及抑制胶原合成，因而具有抗动脉硬化作用。

钙拮抗剂使用注意事项：硝苯地平可降低餐后 2 小时胰岛素水平，使血糖升高；有轻度负性心力作用，明显心衰者禁用；大量应用，可引起 QT 间期延长，导致传导阻滞。

4. 血管扩张剂

具有扩张血管，增加冠状动脉血流量，改善心肌血供，缓解心绞痛的作用。由于该类药并非单一扩张冠状动脉，还可扩张其他无病血管，减少侧支循环的血流量，可引起"冠状动脉窃血"，增加正常心肌的供血，减少缺血心肌的供血量，因而一般不用于冠心病心绞痛。

5. 抗凝与抗血小板疗法

适用于不稳定性心绞痛、急性心肌梗死、预防再梗、冠状动脉成形术或介入后（冠状动脉搭桥术后、经皮冠状动脉腔内成形术）。可改善血流动力学，预防冠心病的发生与发展，同时防止心肌梗死早期再梗或梗死区扩展。常用药有：

（1）阿司匹林（asprin）：口服，每次 20 ～ 50mg，1 ～ 2 次 / 日，或拜阿司匹林 100mg/d（肠溶片含乙酰水杨酸）。阿司匹林分子含有乙酰基团，具有抑制血小板内环氧化酶活性，抗血小板聚集的作用。短期效应为 4 ～ 10 小时，抑制血小板黏附、血小板形态改变；中期效应为 12 ～ 36 小时，抑制血小板第 3 因子（PF3），长期效应达 3 ～ 6 天，抑制血小板聚集；副作用可刺激肠道，可有恶心、呕吐、食欲减退；明显出血倾向者禁用。

（2）潘生丁（persntin）：口服，每次 25 ～ 50mg，3 ～ 4 次 / 日，主要抑制血小板内磷酸二酯酶活性，阻止 cAMP 转化为 AMP，使血小板内 cAMP 的浓度升高而发挥抗血小板作用；副作用引起头痛、头晕、恶心、呕吐、胃肠不适等。

（3）噻氯吡啶（ticlopidine）：口服，每次 250 ～ 500mg，1 ～ 2 次 / 日，是一种新型的抗血小板药物，可抑制二磷酸腺苷（ADP）、纤维蛋白原与血小板膜的结合，而发挥抗血小板作用。口服后 5 ～ 8 天达高峰，停药后仍持续 5 ～ 7 天；副作用可有皮炎、腹泻、粒细胞减少等。

抗血小板药物是心血管疾病治疗的一个重要组成部分，也是心血管医学界的研究热点之一。2004 年欧洲心脏病学会（ESC）年会上对抗血小板药物进行了最新总结，专家肯定了阿司匹林的基础性地位，认为阿司匹林依然是预防心血管事件的基础选择。推荐阿司匹林可单药用于预防性抗血小板获益 / 风险比良好的所有临床情况，研究发现，6300 人采用阿司匹林治疗，41 人出现胃肠道事件，而均可被有效控制，无一例导致死亡。研究者指出："新的循证医学证据表明，阿司匹林特别适用于高危人群冠脉事件的一、二级预防，其心血管保护作用远高于其他使用风险。"关于氯吡格雷其作用略优于阿司匹林，但无统计学意义。ESC 对心血管事件二级预防策略的结论："以阿司匹林为基础治疗，必要时辅以氯吡格雷等新药。"推荐氯吡格雷 75mg/d 作为不能耐受低剂量阿司匹林患者的替代治疗药物。

四、糖尿病急性心肌梗死

心肌梗死是严重的冠心病。在冠心病的基础上，发生冠状动脉血供急剧减少或中断，引起心肌严重缺血，以至部分心肌缺血性坏死。临床主要表现为持续而剧烈的胸骨后疼痛，血清心肌酶谱及心电图进行性改变，常伴有心律失常、心力衰竭和心源性休克。心肌梗死的病因主要为冠状动脉严重狭窄或斑块破裂，发生完全性闭塞，心脏结构产生不可逆转性改变——坏死。左冠状动脉前降支最易闭塞，引起左心室、心尖部、下侧壁、前间隔、二尖瓣前乳头肌梗死。右冠状动脉闭塞则发生左室下壁、正下壁、室间隔梗死。

（一）急性心肌梗死的病理改变

心内膜下心梗为梗死深度不超过室壁的 1/3；心外膜下心梗又称非穿壁性心梗，梗死深度超过心室壁的 1/3，但尚未贯穿室壁全层；混合性心梗，为在非穿壁性心梗的基础上，有局灶性小范围穿壁性心梗；穿壁性心梗，梗死贯穿室壁全层。心肌坏死一般在梗死后 3 ～ 6 小时内完成，心肌间质呈水肿、充血、白细胞浸润；然后坏死心肌纤维溶解吸收，肉芽组织形成，最后形成瘢痕，进入愈合期，称为陈旧性心肌梗死，完全愈合需 5 ～ 8 周。

（二）糖尿病急性心肌梗死的临床特点

患者在梗死前可出现频发性心绞痛或胸闷憋气，或新出现心绞痛症（初发型），或心绞痛剧烈（恶化型）等为急性心肌梗死的先兆。心前区疼痛为心肌梗死最早出现的症状，疼痛与心绞痛的性质和部位相似，剧烈疼痛为其常见的症状。患者可伴有烦躁不安，出汗，四肢发凉，疼痛范围广泛，可放射到肩背、颈、下颌，部分患者出现恶心、呕吐、呃逆等。发病 24 ～ 48 小时内可出现发热，体温一般在 38℃左右持续一周。心浊音界增大，心率增快，心尖部第一心音减弱，或出现第四心音奔马律，1～2天内消失，发病后2～3天10%～20%患者可出现心包摩擦音，一般2天内消失。本病多于安静时发病，疼痛发作经休息或含硝酸甘油不能缓解，疼痛持续时间较长达数小时以至数日之久，疼痛较剧烈，多数患者不能忍受，需用强麻醉药镇痛方能缓解。

糖尿病合并急性心肌梗死患者30%～40%可无典型心梗症状，仅表现为胸闷憋气，也有的无任何症状，仅在心电图上发现为陈旧性心梗，有的急性心肌梗死可发生猝死。

（三）急性心肌梗死并发症

心律失常、心力衰竭、心源性休克为急性心肌梗死的三大主要并发症。

1. 心律失常

在急性心肌梗死早期，心律失常检出率高达75%～95%。

（1）特异性窦性心动过速，可因焦虑、发热等所致，也可以是严重心力衰竭的先兆。

（2）约20%急性心肌梗死者出现窦性心动过缓，常见于下壁心梗，由于胆碱能或组织分解的产物抑制窦房结，或窦房结缺血等因素引起。

（3）50%的患者出现房性心律失常，多见于窦房结缺血损伤引起心率降低、心房梗死、心房扩大、迷走神经反射等，一般无重要意义，不需治疗；房性心动过速可引发心房纤颤或房扑，影响心梗患者血流动力学的改变，必须迅速处理；加速性交界性心律又称非阵发性交界性心动过速，由交界区自律性增高所致，多见于前壁梗死、下壁梗死。心率 < 80次/分，预后较好；前壁梗死时心率 > 100次/分者，死亡率可达60%。交界心率愈快，预后愈差，多数患者死于泵衰竭。

（4）室性心律失常主要为室性早搏，急性心肌梗死者有80%发生室性早搏，当室性早搏（ > 5次/分）成对或连续出现，或多源性早搏，或落在前一心搏T波上，常为心室颤动的预兆。

（5）急性心肌梗死患者心动过速超过15分钟可导致心室颤动。室颤时冠状动脉血流中断造成心肌梗死面积扩大，并易发生泵衰竭、心源性休克，死亡率高。

（6）有12%～25%的急性心肌梗死患者发生房室传导阻滞，多见于下壁心梗者，预后差异较大；急性前壁心梗伴有右束支阻滞者，提示梗死范围广泛，死亡率达50%以上。

2. 左心衰竭

24%～48%的急性心肌梗死患者发生不同程度的左心功能不全，表现为肺底部有湿性啰音、心动过速、第三心音奔马律、呼吸困难，严重者发生肺水肿等充血性心力衰竭。

3. 心源性休克

4.6%～16.1%的急性心肌梗死早期患者发生心源性休克，收缩压 < 90mmHg，器官灌注不足，四肢发凉，发绀，出汗，神志呆滞，高乳酸血症等，尿量 < 20mL/h，心源性休克与心力衰竭同时并见者，其死亡率为50%～100%。

（四）急性心肌梗死与心绞痛鉴别

1. 疼痛部位和性质

急性心肌梗死疼痛部位与心绞痛相同，但疼痛性质严重，持续时间长，含化硝酸甘油不能缓解，心电图提示异常 Q 波，心肌酶谱升高。心绞痛心电图提示 T 波平坦或倒置、ST 段压低，心肌酶谱正常以资与心梗鉴别。1/6 ～ 1/3 的糖尿病心梗患者，疼痛性质及部位不典型以至无疼痛；部分老年患者发病初期即出现面色苍白，烦躁不安，大汗淋漓，四肢发凉等休克症状（收缩压低于 80mmHg），或出现呼吸困难，发绀，肺水肿等急性心力衰竭表现；75% ～ 95% 的患者出现心律失常，尤其是室性早搏；1/3 的患者在发病早期出现恶心，呕吐，上腹胀痛，重者可发生呃逆等胃肠症状，多见于下壁心梗。

2. 白细胞与体温

急性心肌梗死发病 24 ～ 48 小时白细胞与体温可同时升高，持续数日，白细胞计数在（10 ～ 20）×10⁹/L，中性粒细胞 75% ～ 90%；体温 38℃左右，红细胞沉降率增快。心绞痛患者无体温和血象的改变。

3. 急性心肌梗死血清酶水平动态变化（表 21-1）

表 21-1　急性心肌梗死血清酶

心肌酶谱	参考值（μg/L）	开始升高时间（h）	峰值时间（h）	恢复时间（d）	特异性敏感性
CK-MB（CK 同工酶）	6	4 ～ 8	12 ～ 24	3 ～ 4	二者均高
CP-K（肌酸激酶）	120	4 ～ 6	18 ～ 24	3 ～ 4	二者均高
A-HBDH（α - 羟丁酸脱氢酶）	105	12 ～ 24	48 ～ 72	10 ～ 15	二者均高
AST（谷草转氨酶）	30	6 ～ 12	24 ～ 48	3 ～ 7	无特异性
LDH（乳酸脱氢酶）	150 ～ 500	12 ～ 24	48 ～ 72	8 ～ 14	特异性高
LDHI（乳酸脱氢酶同工酶）	1 ～ 5	24 ～ 96	12 ～ 20	8 ～ 14	特异性高
Tn-I（血清心肌肌钙蛋白 I）	≤ 0.03	6.5	11.2	4 ～ 7	二者均高
SMb（血清肌红蛋白）	50 ～ 85	3 ～ 4	10 ～ 12	20 ～ 24h	有特异性

4. 急性心梗心电图动态演变

（1）极早期：ST 段损伤型抬高，可达 1.0 ～ 1.5mV，同时背向梗死区 ST 段压低，称为"对称性改变"或"镜面改变"；直立巨大 T 波，较 ST 段损伤型抬高更早出现，T 波抬高的 ST 段相连，从而 T 波增宽；发生急性损伤阻滞，心梗区导联的 R 波上升缓慢，室壁激动时间 ≥ 0.045 秒，QRS 波时限延长到 0.12 秒，QRS 波幅增高，这些极早期心电图的改变是急性心肌梗死危险的临床状态。

（2）衍变期：出现病理性 Q 波，心前区导联 Q 波深度 ＞ 2mm，或 QS 波，深度 ＞ 0.04 秒，大于 1/4R 波，R 波振幅变小为透壁性梗死的标志；发病后数小时出现 ST 段明显抬高，弓背向上，与直立的 T 波连接形成单向曲线。

（3）亚急性期：ST 段于数日至 2 周后逐渐恢复至等电位线，少数患者持续 ST 段抬高，提示有室壁瘤的形成。

（4）陈旧期：留有病理性 Q 波，少数患者 Q 波消失，ST 段恢复至等电位线，T 波恢复正常，也可有 T 波、ST 段改变，表明仍有心肌缺血表现。

5. 心肌梗死心电图定位

（1）前壁梗死：前间壁 V1 ～ V3；局限前壁 V3 ～ V5、Ⅰ、aVL；前侧壁 V5 ～ V7、Ⅰ、aVL；广泛前壁 V1 ～ V5。

（2）下壁梗死：下壁 Ⅱ、Ⅲ、aVF（或Ⅲ、aVF）；间壁 V1 ～ V3、Ⅱ、Ⅲ、aVF；下侧壁 V5 ～ V7、Ⅱ、Ⅲ、aVF；高侧壁Ⅰ、aVL，在 V5 ～ V7 导联高 1 ～ 2 肋处可有典型病理性 Q 波、ST 段抬高及 T 波变化。

（3）正后壁梗死：正后壁 V7 ～ V9、V1 ～ V3 导联初始 R 波高宽，或 RSR/S ＞ 1、ST 段压低、T 波直立、V5 ～ V6 导联 R 波电位急剧下降；心内膜下心梗 aVR 的 ST 段抬高，其他导联 ST 段压低，伴或不伴有 T 波倒置，持续时间 48 小时以上并有进展，无病理性 Q 波。

（4）右心室梗死：急性下壁或下后壁心肌梗死伴有 V4 ～ V6 导联 R 波、ST 段抬高≥ 0.1mv。

（5）心房梗死：心房梗死 P 波宽大，尖耸，或有切迹，并有动态变化，P-R 段在左胸导联（V5 ～ V6）抬高≥ 0.5mm，在右胸导联（V1 ～ V2）压低≥ 0.5mm；有房性心律失常 P-R 段在Ⅰ导联抬高≥ 0.5mm；Ⅱ、Ⅲ导联呈相应压低，在胸骨导联压低≥ 1.5mm，Ⅰ、Ⅱ、Ⅲ导联压低≥ 1.2mm，并合并有室上性快速心律失常。

（五）糖尿病急性心肌梗死的防治

1. 监护及护理

（1）监测心电图、血压、呼吸、神志。

（2）急性期必须绝对卧床，保持安静；最初 2 ～ 3 天内低流量吸氧。

（3）2 周后无并发症者可以下床，先在床边活动，然后在室内活动。

（4）进食以易消化、低钠、低脂、低盐食品为主，不宜过饱，保持大便通畅。

2. 药物选择

保护心肌和心脏功能，防止梗死面积扩大，缩小心肌缺血范围，及时处理严重心律失常、心力衰竭，防止猝死以及其他并发症。

（1）缓解疼痛：杜冷丁（哌替啶）50 ～ 100mg 肌注，或吗啡 5 ～ 10mg 皮下注射；疼痛轻者可用可待因或罂粟碱 0.03 ～ 0.06g 口服或肌注；或用硝酸甘油静脉滴注，剂量可从 5 ～ 10μg/min 开始，逐量增加，直至疼痛消失，通常用量 50 ～ 100μg/min，主要为缓解疼痛，降低血压，减轻心脏负荷。

注意事项：应用中出现头痛较重者，应减少剂量，或出现通气 - 血流比例失调而加重低氧血症；下壁心梗者应注意避免加重右心负荷，避免出现低血压而加重心肌缺血可导致心率加快。

（2）血管紧张素转换酶抑制剂（ACEI）：ACEI可使心外膜冠状动脉扩张，改善侧支循环，增加缺血区心肌血流，扩张血管，降低动脉压和左心充盈压，降低心肌耗氧量；可防止早期梗死壁扩张和急性左室扩张；并对非充血性心力衰竭有治疗作用；有清除氧自由基和防止脂质过氧化的作用。

培哚普利对老年急性心肌梗死重构的研究（PREAMI）：通过对1252例平均年龄73岁，平均11天前发生急性心肌梗死患者的研究结果证明，培哚普利组左心室重构发生率为27.7%，低于对照组的51.2%，相对危险性降低46%。Ferrari说："PREAMI研究结果填补了ACE抑制剂对心肌梗死后患者治疗效果的认识空白。""培哚普利可显著预防这种心脏功能降低，可使数以百计的心肌梗死后老年患者获益。"AECI副作用：急性心肌梗死患者可有肾素–血管紧张素–醛固酮系统（RAAS）活性增高，有并发症患者尤为显著；RAAS活性增高，使冠状动脉进一步收缩，加重心肌缺血损伤；水钠潴留加重心脏负荷；引起低血钾易致心律失常，加重病情。

（3）醛固酮阻滞剂：美国密歇根医学中心Bertram Pitt等对急性心肌梗死早期的LVEF（左心室输出分数）降低40%，具有心力衰竭体征的急性心肌梗死患者，在标准治疗的基础上加用醛固酮阻滞剂依普利酮25mg/d，通过对6632例患者观察，结果显示依普利酮降低患者全因死亡率为15%，心血管死亡率相对危险降低32%，猝死危险降低37%。研究者在《美国心脏病学会杂志》（JACC）中指出："对于有左心室收缩期功能不全和心力衰竭体征的患者，在急性心肌梗死后血流动力学稳定之时在医院就应该开始应用依普利酮治疗，且在应用ACE抑制剂或血管紧张素Ⅱ受体阻滞剂，以及β受体阻滞剂的基础上继续加用依普利酮治疗。"可降低急性心肌梗死的早期死亡率。

（4）溶栓疗法：具有预防和消除血栓形成的作用，适用于急性心肌梗死起病6～8小时内，促使血栓溶解；患者年龄＜70岁；心电图提示多导联ST段抬高＞0.1mV；有持续性胸痛；再梗死。

禁忌证：近期有活动性出血；血压＞200/120mmHg，糖尿病视网膜出血；感染性心内膜炎；二尖瓣病变；严重肝肾功能不全者；糖尿病妊娠者。

常用药：①链激酶（streptokinase，SK）首次20万～50万U加入生理盐水或葡萄糖溶液（加适量胰岛素）100mL中，在30分钟内静脉滴注完，继之以5万～10万U/h静脉滴注。链激酶是由β溶血性链球菌产生的一种激酶，它先与血浆酶原形成一种酶复合物。副作用：易致出血，发热，头痛，过敏等。②尿激酶（urokinase，UK）5000U加入10mL生理盐水中静脉滴注；或1万～6万U加入50mL生理盐水中静脉滴注，1次/日，可连用7天；日本应用较多。据报道，持续静脉滴注12小时者，有30%～50%合并不同程度的出血。欧美国家认为其效果较差，出血多而少用。副作用：易引起出血，有出血倾向者禁用。③单链尿激酶型纤溶酶原激活剂（SCUPA），先静脉推注20mg，然后静脉滴注60mg。

（5）抗凝疗法：通过抑制凝血因子而发挥抗凝血作用。常用药：①华法林（warfarin），又称苄丙酮香豆素（coumadin），口服开始两天4～6mg/d，以后改为2～4mg/d，是一种与维生素K结构相似的低分子有机化合物，具有较好的抗凝作用，半衰期为36小时。服药期间要注意测定凝血酶原时间，防止出血。美国马萨诸塞州 Baystate 医学中心 1990 ～ 2004 年的研究结果发现，华法林加阿司匹林使急性心肌梗死年死亡率、相对危险降低 44％。②肝素（heparin），紧急抗凝时可先用 3125 ～ 5000U 肝素的冲击量，加入 5％～ 10％葡萄糖（加适量胰岛素）或生理盐水 500mL，静脉滴注，以后按每小时 600 ～ 800U 的速度静脉滴注。肝素是一种带阴离子的黏多糖，具有抑制凝血酶活性，抑制纤维蛋白原，抗血小板聚集等作用。皮下注射肝素用小号针头。副作用：易致出血，定期测定凝血酶时间和出凝血时间。

第四节　糖尿病心肌病

糖尿病心肌病是由心肌微血管病变引起的一种特异性心脏病。1972 年 Rubler 等学者对糖尿病患者尸检发现心肌有弥漫性坏死，而冠状动脉并无显著狭窄或闭塞，伴有心室肥厚、心脏扩大，后期心功能不全。1974 年 Hamby 等进一步证实糖尿病者并无冠状动脉粥样硬化，而心肌壁内小血管发生特异性改变，则提出了糖尿病心肌病的概念。糖尿病心肌病心力衰竭的发生率显著增高，与对照组比男性为 3.8 倍，女性为 5.6 倍，2 型糖尿病患者心衰的发生率较 1 型糖尿病为高，女性较男性更高。

一、糖尿病心肌病的病因病机、病理

糖尿病心肌病为缺血性心肌病，心肌组织因营养障碍或萎缩，致使纤维组织增生，也称心肌硬化或心肌纤维化。其临床特点为心脏变硬，逐渐扩大，易发生心律失常和心力衰竭。

（一）糖尿病心肌病的病因病机

1. 代谢紊乱

糖尿病患者基于糖、脂肪、蛋白质代谢紊乱，使心脏微血管内皮细胞增生，基底膜增厚，氧利用率降低，心肌间质纤维化，心肌内糖蛋白、胶原纤维、甘油三酯和胆固醇沉积，诱发微血管结构和功能改变。心肌病变而导致心肌肥厚、心肌纤维化及心肌间质的病变，使心肌功能减退，心室的顺应性下降，最终导致糖尿病心肌病的发生。

2. 神经体液分泌异常

（1）儿茶酚胺在心肌内蓄积，刺激交感神经，引起心脏微小血管痉挛。

（2）左室收缩功能增强，增加肌浆网对钙离子的摄取，促使左心室舒张，导致心室肥厚。

（3）生长激素分泌增高，刺激心肌中层细胞中胶原的产生，引起糖尿病微血管病变的发生。

（4）2 型糖尿病患者多数存在高胰岛素血症，促使血管病变。

（5）1 型糖尿病患者由于胰岛素缺乏所致代谢紊乱为心肌细胞变性的主要原因。

（6）糖尿病和高血压对心肌共同作用，产生特殊心肌病变，比任何单一因素的影响更为严重。

（二）糖尿病心肌病的主要病理

心脏扩大、心肌呈弥漫性纤维化伴肥大、心肌细胞萎缩，病变主要累及左心室肌、乳头肌、起搏和传导系统。纤维组织在心肌内可呈灶性、散在性或不规则分布，心肌细胞减少，纤维组织增生。短暂严重心肌缺血，可引起"心肌顿抑"，左心室舒张期容量和压力增加，收缩功能减弱，心排出量减少，心功能可在数小时后恢复正常。慢性持续性心肌缺血，可引起"心肌冬眠"，左心室功能受损，数月后恢复。长期心肌缺血导致心肌坏死和纤维化，左心功能损害为不可逆的失代偿的病理变化。开始以舒张期功能不全为主，逐渐出现舒张期功能和收缩期功能均不全。主要病理改变如下：

1. 心肌内微血管内皮细胞增生，基底膜增厚，形成微小动脉瘤。

2. 心肌变性，弥漫性间质纤维化，间质 PAS 染色阳性。

3. 心肌内灶状坏死、瘢痕形成。

4. 左室壁肥厚和扩大，也可累及右室。

5. 心肌收缩力减退和心室顺应性下降致心功能不全，随病情进展和心衰反复发作，心脏可普遍增大。

6. 心肌病的主要病理改变进程可分为三个阶段：早期心肌纤维水肿，细胞内糖原和三磷酸腺苷（ATP）含量降低，磷酸肌酸显著减少，乳酸生成和蛋白合成增加，核糖核酸（RNA）及线粒体增多。中期心肌肥厚，心肌纤维增多，部分发生纤维化病变；细胞内糖原和三磷酸腺苷（ATP）、磷酸肌酸、核糖核酸含量、蛋白合成正常；乳酸生成增加；心肌纤维增多较线粒体增多为显著。后期心肌组织被纤维组织代替，出现结缔组织增生和脂肪变性；细胞内蛋白合成脱氧核糖核酸（DNA）明显减少。

二、糖尿病心肌病的临床表现、诊断、防治

（一）糖尿病心肌病的临床表现

糖尿病心肌病的主要表现为心肌充血，周围组织灌注不足，发生心功能不全；开始多以左侧心脏和肺充血为主，称为左心功能不全；继则出现肝、肾器官及周围静脉淤血为主，称右心功能不全，最后可导致全心功能不全。美国纽约心脏病协会心功能分级如下：

1. 早期（Ⅰ级）

开始无明显症状，体力活动不受限制，只有剧烈活动或体力劳累后可出现胸闷憋气，乏力气短，心绞痛等症；心尖区可闻及第四心音；心电图可有非特异性改变。

2. 中期（Ⅱ～Ⅲ级）

休息时无症状，轻体力活动受限制，日常生活可出现胸闷气短，心悸怔忡，或心绞痛等症状；左心室增大，心率增快，心尖部有奔马律，肺动脉瓣区有舒张期第二心音亢进，肺底部可闻及湿性啰音，75%的患者有不同程度的左室功能不全。

3. 后期（Ⅳ级）

患者症状加剧，左心衰进一步加剧，表现为呼吸困难，或有端坐呼吸，30%的患者伴有右心衰和体循环淤血征；心脏普遍扩大，但仍以左室扩大为主，心尖搏动向左下移位，第一心音低钝；P_2亢进；左室扩大可有相对性二尖瓣关闭不全，同时可伴发乳头肌功能不全，在心尖区可闻及收缩期杂音，双肺底部有湿性啰音，提示有肺淤血。常因充血性心力衰竭、心源性休克、严重心律失常等而致死，约有 1/3 患者死于心衰。

（二）糖尿病心肌病的诊断

1. 有糖尿病心脏病病史

早期无明显心脏病症状，能自由活动，能坚持日常工作，劳力后有轻度气喘，夜间出现阵发性呼吸困难，常易被疏忽。

2. X 线检查

X 线是诊断左心衰、肺间质水肿的主要依据，提示心脏普遍扩大，以左室为主，可有肺瘀血（肺底部可闻及湿性啰音或干鸣音）。

3. 心电图及动态心电图检测

心电图提示 ST–T 改变，心律失常或心动过速，或心房纤颤，或多源性室性早搏，或房室传导阻滞，或 QT 间期延长，或 QRS 波群低电压。

4. 超声心动图检查

检查提示心脏普遍扩大，以左室为主，并有舒张末期和收缩末期内径增大，室壁运动呈节段性减弱、消失或僵硬。

5. 心功能检查

多导生理记录仪测定提示收缩前期（PEP）延长，PEP/LVET 比值增加。

6. 放射性核素检查

检查可显示心腔扩大，心肌核素灌注缺损。

（三）糖尿病心肌病的防治

1. 防治原则

改善心肌供血、供氧，营养心肌，解除症状，控制心力衰竭和心律失常，预防猝死。

（1）糖尿病心肌病的治疗原则与非糖尿病缺血性心肌病相似，早期无明显自觉症状，24 小时动态心电图未发现有心律失常者可不必治疗，但必须预防猝死。

（2）有心悸、头晕、气促等症状者，有针对性地缓解临床症状，提高心脏功能。

（3）避免剧烈活动或情绪激动，预防感染。

2. 降压药物的选择

（1）β 受体阻滞剂：主要作用为降低心肌收缩力，减慢心率；减少外周血管的扩张；因而可降低左心室与流出道之间的压差，增加血容量，减低心肌耗氧量；防止心律失常，缓解呼吸困难；增加运动耐受量。国外用量较大，常用普萘洛尔（心得安）

120 ～ 160mg/d，国内 30 ～ 60mg/d。多数认为疗效不满意，需加其他抗心律失常的药。

（2）钙离子阻滞剂：通过改变细胞膜钙离子转运，有选择性地抑制心肌细胞膜的钙内流，减轻细胞内钙的过度负荷，干扰心肌兴奋－收缩耦联，减弱左心室的动力型收缩，常用维拉帕米（异搏定）减轻左室壁心肌的僵硬性，使舒张期得到改善，可作为二线药，120 ～ 480mg/d；地尔硫卓（硫氮卓酮）口服，每次 30 ～ 60mg，3 次 / 日；硝苯地平（硝苯啶）口服，每次 5 ～ 10mg，3 ～ 4 次 / 日。

（3）抗心律失常药：胺碘酮控制快速心律失常和心房颤动；已有心室收缩功能受损，出现充血性心力衰竭者，治疗与其他原因所致的心力衰竭相同。

（4）改善心肌代谢：糖尿病患者心力衰竭时血循环中酮体含量增多，脂肪氧化增加；胰岛素抑制脂肪分解作用，在心衰时发生障碍而导致酮体形成。曲美他嗪（万爽力）可改善心肌组织缺血，保持细胞内磷酸肌酸和 ATP 水平，减轻缺血引起的细胞酸中毒，减轻钙超载，抑制游离脂肪酸（FFA），促使能量代谢从脂肪酸转向葡萄糖，改善葡萄糖代谢和内皮功能，达到改善心肌代谢和保护心肌等作用。

第五节　糖尿病心脏神经病变

糖尿病心脏自主神经病变是糖尿病常见并发症之一，长期以来未能受到应有的重视，近年来随着糖尿病基础医学研究的进展、心电频谱分析、彩色多普勒心脏超声、24小时动态心电图等新技术的广泛应用，对糖尿病自主神经病变的生理病理有了一定的认识，意识到糖尿病自主神经病变常因晕厥、心律失常、心衰而致死，因此对该病早发现、早防治具有重要的意义。

一、糖尿病心脏神经病变的病因病机、病理

（一）病因病机

1. 心肌细胞四大生理特性
心肌细胞具有自律性、兴奋性、传导性、收缩性等心肌电生理四大特性，与心律失常关系密切。心肌细胞为高阻抗绝缘膜，膜上有电子通道，膜有选择性、通透性，心肌胞膜内钠、钙、氯离子浓度高于细胞外，离子跨膜转运可促使细胞膜除极，影响细胞膜的电生理特性。

（1）自律性：受最大膜电位、阈电位、自动除极的坡度等因素的影响。

（2）兴奋性：膜电位在 –55 ～ 80mV 强于阈值的刺激才能引起细胞部分或完全除极；心肌除极后，其兴奋性随复极长度而改变，膜电位在 –55mV 为绝对不应期；–55 ～ 80 mV 为相对不应期；此期外来刺激易形成折返和异位心律。

（3）传导性：心肌细胞将冲动传布到邻近细胞的性能称传导性。传导性受被传冲动有效程度，接受冲动的心肌细胞的应激性，心肌纤维的物理性能等因素的影响。

（4）收缩性：心肌细胞受传导神经冲动刺激发生被动收缩。

2. 血管障碍和代谢障碍

Clarke 认为，糖尿病神经病变为糖尿病微血管病变引起神经滋养失常或代谢紊乱所致。

（1）长期高血糖激活葡萄糖的多元醇通路，使醛糖还原酶活性升高，通过一系列的作用，使神经内山梨醇果糖积聚增多，大量果糖积聚于雪旺氏细胞内，引起神经细胞肿胀、变性、坏死、脱髓鞘，从而损害心脏自主神经功能。

（2）高血糖和高山梨醇抑制神经细胞摄取 myo– 肌醇，使肌醇减少，影响神经的脂质合成和构成髓鞘的脂质比例异常，亚油酸转化成 γ – 亚油酸障碍，雪旺氏细胞内类脂质沉积等早期引起可逆性传导速度减慢，随后可形成永久性病理变化，导致神经细胞生理功能降低而发生心脏神经病变。

（3）糖尿病由于缺乏乙酸硫激酶，使髓鞘内合成脂肪酸、胆固醇减少，而致雪旺氏细胞功能异常，发生节段性脱髓鞘样变和轴索变性。

（4）糖使神经内蛋白质发生非酶糖基化，蛋白质运输减少，导致快慢轴突发生异常，轴突萎缩，形成神经细胞结构功能的改变，影响神经传导。

（二）病理改变

主要病理解剖改变为雪旺氏细胞变性，节段性脱髓鞘样变和轴突变性。其病变部位发生在神经节前纤维和心脏区域，使糖尿病冠心病心肌梗死表现为无痛性。经尸检发现，糖尿病患者均有不同程度的神经念珠样增厚伴嗜银细胞增加，神经纤维呈梭形，伴有破裂及减少。

心脏各部有迷走和交感神经节后纤维分布，交感神经节前纤维发自脊髓的第 1～5 胸节的侧角；节后纤维发自颈交感神经节和第 1～5 胸交感神经节，节后纤维组成颈心支和胸心支，大部分组成左右冠状丛而随冠状动脉及其分支终止于心传导系统心肌及冠状动脉。副交感神经节前纤维发自延髓的迷走神经背核，在迷走神经主干中下行，加入心丛，随冠状动脉入心，终止于心壁内的神经节；壁内神经节发出的节后纤维至心传导系统心肌及冠状动脉。

1. 交感神经兴奋

交感神经分布到心脏各部，窦房结和房室结较丰富，释放去甲肾上腺素使窦房结和异位起搏点的自律性增高，不应期缩短，冲动传导加速，心跳加快加强，心率每分钟大于 100 次，主要受交感神经作用。

2. 副交感神经兴奋

心跳减慢减弱，心率每分钟低于 60 次。迷走神经主要分布在窦房结、心房、房室结和希氏束近端，释放乙酰胆碱减慢除极速度，降低窦房结自律性，导致潜在性起搏点除极；迷走神经还能缩短心房肌的不应期，导致相应传导异常。

3. 感觉神经

感觉神经主要分布于心壁，尤其在于心内膜，感觉纤维上行杂于交感神经和迷走神经的中心支，最后终止于脊髓和延髓，主要病变表现为感觉异常，痛阈减低。

二、糖尿病心脏神经病变的临床特点、诊断、防治

（一）临床特点

1. 心动过速

早期表现在休息状态下心率＞90次/分，为副交感神经异常，迷走神经张力减低呈窦性心动过速。后期影响交感神经，病人心率不受外界兴奋或抑制自主神经药物等影响，以至出现类似于无神经支配的移植心脏。

2. 体位性低血压

卧立位收缩压差＞30mmHg，称为体位性低血压。由卧位突然起立感到头晕，甚至晕厥，多因脑缺血所致，严重者可致死。由于糖尿病神经病变对血压调节机制发生失代偿，交感神经损伤时，儿茶酚胺分泌减少，影响血压的调节，则发生体位性低血压。

3. 无痛性心肌梗死

由于传入神经的损伤和去神经作用，使糖尿病患者在发生急性心肌梗死时无疼痛或疼痛轻而不典型，有24%～42%的患者因未及时发现而并发心力衰竭、心源性休克，其死亡率较高。严重自主神经病变者，由于对缺氧的呼吸反射调节受损，可发生心脏骤停。

（二）诊断

1. 心功能检查方法

（1）静息性心动过速，即休息时心率常大于90次/分，为迷走神经张力降低表现之早期病变。

（2）立卧位心率差，同时记录患者卧立位心电图心率，算出心率差，正常人卧立位心率差≥15次/分，站立后15～20秒内恢复到卧位时的心率或略高于卧位。而糖尿病心脏自主神经病变者，直立后心率上升缓慢＞15～20秒，卧立位心率差＜15次/分，＜10次/分为明显异常。

2. 乏氏（Valsalva）动作反应指数

受试者口含接头与血压计连接，吹气使压力维持在5.3kPa（40mmHg）15秒，同时记录心电图Ⅱ导联，反复3次，每次间隔1分钟，以三次乏氏比值的均值为最后结果，乏氏比值即最长R-R间期与最短间期的比例，乏氏比值≤1.10为异常反应。乏氏动作反应指数可反映迷走神经功能。

3. 体位性低血压

正常人从卧位起立后收缩压稍降，一般小于30mmHg，而糖尿病伴交感神经损伤者大于30mmHg，并伴有头晕、面色苍白、冷汗、黑蒙等低血压症状，为交感神经节后神经损伤，反射性血管收缩。

4. 超声心动图检测喷射指数（EF）

用超声心动图测量左心室舒张末期和收缩末期直径，计算喷射指数（EF），正常值

为 0.26 ～ 0.68，糖尿病患者明显减少和收缩。

5. 自主神经功能试验

方法：有头面浸入水而屏气强烈时心率改变；握拳用力时血压改变；肌肉运动时血压改变以及多种药物试验（如阿托品、普萘洛尔、去甲肾上腺素、硝普钠等）。

（三）防治

1. 心律失常药物选择

（1）慢性心律失常：应用交感神经药物、迷走神经抑制剂阿托品等增强心肌自律性。

（2）快速心律失常：选择迷走神经兴奋剂新斯的明、洋地黄制剂等以减慢心率。

（3）β - 肾上腺素阻滞剂主要通过抑制交感神经兴奋或儿茶酚胺反应，减慢心率和减弱心肌收缩力，可选用普萘洛尔（心得安）为宜。

（4）钙离子拮抗剂可选用维拉帕米，可影响心脏的慢钙通道阻滞钙离子内流，减慢窦房结的活动和心率，但由于扩张血管作用将反射性地引起心率加快，对窦房结有抑制作用，延长 A-H 时间，对 QRS 波群、H-V 和 QT 等间期无影响，窦房结功能不正常或有房室传导阻滞者禁用。

（5）左心衰竭者可选用洋地黄类药物，主要可增强心肌收缩力，改善心功能可与利尿药合用。

注意事项：抗心律失常药使病变部位心肌细胞传导速度和不应期等改善，但长期应用有一定的副作用，严重者可引起室性心律失常或传导阻滞。所以临床应用要严格掌握适应证，熟悉常用抗心律失常药物的性能、剂量、副作用，做出个体化治疗时间和药物选择（表 21-2）。

2. 体位性低血压治疗措施

（1）起床走动或体位改变时，动作要缓慢，避免骤然起立。平时宜穿弹力袜、紧身裤或用弹力绷带，以减少直立时下肢静脉血液瘀滞。

（2）药物可选用：苯丙胺，每次 5 ～ 10mg，1 ～ 3 次 / 日；或左旋多巴，每次 0.1 ～ 0.25g，2 ～ 3 次 / 日；或其他支持疗法，三磷酸腺苷（ATP）、辅酶 A、辅酶 Q_{10}、肌苷等均可选用。

3. 利尿剂应用的弊端

应用血管紧张素转化酶抑制剂（ACE）与利尿剂螺内酯，可引起高血钾风险。Juurlink 认为"老年患者、糖尿病患者和肾病患者发生高血钾的风险最高"。

4. 血管紧张素受体拮抗剂（ARBs）

欧洲心脏病学会（ESC）2004 年年会报道了 ARBs 在慢性心衰中的应用。Young 教授应用 ABR 坎地沙坦降低了 16% 心脏死亡率，总死亡率降低 12%。Pfeffer 教授对收缩功能受损的患者，在 ACEI 和 β 受体阻滞剂的基础上加 ARB，进一步降低心脏风险。

表 21-2　抗心律失常、心功能不全药一览表

分类	作用部位和特点	主要药品
第一类钠通道拮抗剂	a 类适度钠通道拮抗剂 b 类轻度钠通道拮抗剂 c 类明显阻断钠通道拮抗剂	奎尼丁、双氢奎尼丁、普鲁卡因胺、阿普林定；利多卡因、苯妥英钠、美西律、妥卡尼；英地卡尼、普罗帕酮（心律平）
强心苷	选择性作用于心脏，增加心肌收缩力，改善心肌功能	洋地黄、洋地黄毒苷、毛花苷甲、毛花苷丙、黄夹苷、毒毛化苷等
β 受体激动剂	激动 β 受体、兴奋心肌	多巴胺、多巴酚丁胺
非苷类正性肌力作用药	抑制心肌细胞内磷酸二酯酶活性，增加细胞内 cAMP 浓度，增强心肌细胞对钙的摄取，加速收缩蛋白，产生正性肌力作用	氨力农、米力农、依诺昔酮、司奎南
血管扩张剂	扩张外周血管，减少回流，减轻心脏前负荷，降低肺部压力，减轻肺瘀血，降低室壁肌张力和心肌耗氧量，改善泵血功能	硝酸酯类、米诺地尔、硝普钠、硝苯地平、哌唑嗪
血管紧张素转换酶抑制剂	扩张血管，防止并逆转心肌肥厚与构建，减低心力衰竭死亡率	卡托普利、依那普利、赖诺普利、富辛普利
利尿药	消除钠潴留，减少血循环量，减轻心脏负荷，改善心功能	氢氯噻嗪类、依他尼酸

第六节　糖尿病心脏病的中医病因病机

　　糖尿病性心脏病按其临床表现相当于中医学中的"心悸""怔忡""胸痹""惊悸""胸痛""心痛""厥心痛""真心痛"等病范畴。对其症状，历代医家做了精辟的描述，最早见于《黄帝内经》："心痹者脉不通，烦则心下鼓。"《景岳全书》曰："怔忡之病，心胸筑筑振动，惶惶惕惕，无时得宁者是也。"《济生方》认为："怔忡者，此心血不足也。"胸痹心痛见于《医宗金鉴》："凡阴实之邪，皆得以乘阳虚之胸，所以病胸痹心痛。"《素问·脏气法时论》说："心病者，胸中痛，胁支满，胁下痛，膺背肩胛间痛，两臂内痛……"《灵枢·厥病》云："厥心痛，与背相控……厥心痛，腹胀胸满，心尤痛甚，胃心痛也……厥心痛，痛如以锥针刺其心，心痛甚者……真心痛，手足清至节，心痛甚，且发夕死。"《金匮要略》指出："胸痹不得卧，心痛彻背者……"又说："夫脉当取太过不及，阳微阴弦，即胸痹而痛，所以然者，责其极虚也，今阳虚知在上焦，所以胸痹心痛者，责其阴弦故也。"

　　可见心主血脉，心阳鼓动营血在脉管中周流不已，若心阳不振，阳微阴弦，阳气不能推动血液运行，或心气不足，或浊阴弥漫胸中，日久心脉痹阻，瘀血凝滞等理论对糖尿病心脏病的发病具有重要的指导意义。遵循中医学理论和前人对本病的认识，对糖尿病心脏病的病因和发病机理归纳如下：

一、阴虚燥热

本病系因素体阴虚，心肺不足；或外感燥火，内伤七情，郁火移于心肺，而致燥火伤肺。《症因脉治》云："燥火三消之因，或赫羲之年，燥气行令，或干旱之岁，燥火行权，或秋令之月，燥气太过，燥火伤人，上则烦渴引饮。"说明阴虚之体，常因气候异常，使燥火灼肺，出现烦渴引饮；或因气郁化火，或饮食不节，酿生内热。燥热灼伤心肺之阴，心阴受损，心火偏旺，而见心悸怔忡；热灼津液成痰，痹阻心脉，不通则痛，发为胸痹心痛。邪热扰心而为心悸心烦，津液受损而见口干便秘等。

二、痰浊闭阻

所谓"痰浊"，《证治汇补》认为"积饮不散亦能变痰"，痰多为热痰之产生。主要为机体水谷之精微运化输布失调所致，水谷精微需依附于脾的运化输布，肺的治节，肾阳之蒸腾，三焦之气化等作用，使水谷精微化为气血津液，输布周身，以营养机体。当肺失治节，脾不健运，肾阳不蒸腾，三焦失于气化的病理状态下，水谷精微不能生化输布而聚集酿痰。同时阴虚燥热灼津为痰，或胸阳不振，痰浊凝聚，弥漫心胸，气机不畅而见胸闷心痛；痰热上扰神明则见心烦头晕；痰浊痹阻心脉而心胸作痛发为胸痹。

三、瘀血阻滞

血瘀之证系因血脉运行不畅，血液凝聚所致。中医学认为，血在经脉中运行周流不息，循环无端，若血流受阻则发生血瘀之证。《素问·调经论》云："五脏之道，皆出于经隧，以行血气，血气不和，百病乃变化而生。"由于心主血，肝藏血，脾统血，所以瘀血的发生与心、肝、脾三脏关系密切。古人认为"载气者血也，而运气者血也""初病在气，久病及血"等理论，阐明了气滞血瘀或久病气虚是导致血瘀的重要原因。形成血瘀证的主要病因病机如下：

（一）气滞血瘀

情志过极则令气病，郁怒伤肝，气失条达或忧思气结。《临证指南医案》指出："经主气，络主血，凡气既久阻，血亦应病，循行之脉自痹。"阐明了气滞血瘀，心脉瘀阻，发为胸痹。

（二）寒凝血瘀

心肾阳虚，胸阳不振或邪气客于血脉，致血行不畅。由于寒主凝滞，正如《灵枢·痈疽》"寒邪客于经络之中则血泣，血泣则不通"，或湿邪留滞脉中，或从寒化，或从热化，均阻碍气血运行而成瘀。血脉运行失常，痹阻心脉而见心胸作痛，痛甚彻背，遇寒尤剧；心阳不振而见胸闷憋气；阳虚不能温煦，通达四肢，则形寒怕冷；心肾阳虚，开阖失司，不能通调水道，小便不利，面目肢体浮肿等。可见，寒凝血瘀是胸痹发生的主要原因之一。

（三）阴虚血瘀

燥热耗阴伤气，阴虚内热，虚热灼津成痰，痰浊瘀阻心脉发为胸痹，则见胸中刺痛，痛有定处，甚则胸痛彻背，背痛及胸。心阴不足，心失所养见心烦失眠，心悸怔忡。舌质紫暗有瘀点或瘀斑，脉涩不利或结代等为胸痹之征。

（四）气虚血瘀

久病耗伤正气，气为血之帅，气虚则推助血行不能，气不帅血，血运不畅，心脉痹阻而见胸闷气短、心悸怔忡、乏力等胸痹见症。

总之，本病主要病因为消渴病经久不愈，"久病必虚"，"久病必瘀"，"久病入络"，因虚致实，而形成虚实夹杂之证，以心气虚、心阴虚为本，心脉瘀阻为标，属本虚标实证。

第七节　糖尿病心脏病的中医药论治

糖尿病冠心病是以阴虚为本，兼夹痰浊、血瘀、寒凝等因素，以虚致实、虚实夹杂的病证，按其不同的临床表现，分冠心病（胸痹）和急性心肌梗死（真心痛）进行辨证论治。

一、辨证论治

（一）糖尿病冠心病

1.冠心病（胸痹）

（1）气滞血瘀型

本型以胸闷憋气，郁闷善太息，头晕目眩，心烦易怒，两胁刺痛，痛引肩背，发无定时，每遇情志不遂而加重，舌质淡红或暗红，苔薄白或薄黄，脉弦或弦数为主症。

本型多因情志不遂，肝气郁结，肝失条达，气机不畅，而胸闷憋气，郁闷善太息；胸胁为肝之分野，肝郁气滞，两胁刺痛，痛引肩背，发无定时；肝郁日久化热伤阴，肝阴不足，肝阳上扰清窍则头晕目眩；肝与心为母子相关，母病及子，而致心火偏旺，心烦易怒。《医宗金鉴·胸痹心痛短气病脉证治》曰："胸痹胸中急痛，胸痛之重者也，胸中气塞，胸痹之轻者也。胸为气海，一有其隙，若阳邪干之则化火，火性气开，不病痹也；若阴邪干之则化水，水性气阖，故令胸中气塞短气，不足以息，胸痹也。"本型多见于中年妇女，病位在心、肝，发作时心电图出现 ST 段压低，T 波平坦或倒置；不发作时心电图可正常。

治则：拟疏肝理气，宣痹止痛。方药：四逆散合丹参饮加减。

柴胡，白芍，枳实，甘草，檀香，砂仁，郁金，丹参，瓜蒌。

取方中柴胡、白芍疏肝柔肝，清热解郁为主药；枳实泻脾气，郁金、檀香、砂仁疏肝和中，理气止痛为臣药；瓜蒌宽胸宣痹，丹参活血化瘀为佐药；甘草调和诸药为使药。诸药合用，共达疏肝理气、宣痹止痛之效。

（2）痰浊瘀阻型

本型以胸闷憋气，心下痞满，胸脘作痛，痛引肩背，伴头昏头晕，倦怠乏力，肢体重着，舌体胖大边有齿痕，舌质暗淡苔白腻，脉弦滑者为主症。

本型多见于体型肥胖、胰岛素抵抗之痰湿壅盛者，系因脾虚湿盛，痰浊中阻，清阳被遏，故见胸闷憋气，心下痞满；湿浊上蒙清窍，则头昏头晕；湿困四肢，则感倦怠乏力，肢体重着；痰浊内阻，气机不利，血行不畅，故见胸脘作痛，痛引肩背；舌胖质暗苔白腻，脉弦滑，均为痰湿瘀血之象。《金匮要略方论本义·胸痹》曰："胸痹自是阳微阴盛也，心中痞气，气结在胸，正胸痹之病状也。"本型病位在心、脾，心电图可见 T 波、ST 段改变。

治则：拟化痰宽胸，宣痹止痛。方药：瓜蒌薤白半夏汤加味。

全瓜蒌，薤白，半夏，陈皮，云茯苓，枳实，甘草。

取方中全瓜蒌宽胸化痰为君药；薤白行气通阳为臣药；半夏燥湿化痰，茯苓利水渗湿，陈皮理气和中为佐药；枳实理气和中，甘草调和诸药为使药。诸药合用，以达化痰宽胸，宣痹止痛之效。

（3）寒凝血瘀型

本型以心胸疼痛，痛甚彻背，背痛彻心，痛有定处，痛剧伴四肢厥逆，面色苍白，气短喘促，或紫暗晦滞，爪甲青紫，遇寒尤甚；唇舌紫暗，苔薄白，脉沉迟或结代为主症。

本型多见于先天禀赋不足，或后天失调，阳虚之体，常由气候变更，感寒而诱发，疼痛较前两型为重。《素问·举痛论》云："寒气客于背俞之脉，其俞注于心，故相引痛。"所以心胸疼痛，痛甚彻背，相互牵连，发作有时，经久不瘥。《金匮要略心典》曰："心背彻痛，阴寒之气遍满阳位。"故前后牵引作痛，阳虚则寒自内生，心阳不足，不能布散于胸中及四肢，故见四肢厥冷；或遇寒邪，寒遏胸阳，寒凝血瘀，痹阻心脉，不通则痛，故心胸疼痛，胸痛彻背，背痛彻心；寒邪犯肺，肺失宣肃之职而见气逆喘促。本证病位在心、肺，心电图可见 T 波、ST 段改变，常伴有心动过缓或传导阻滞。

治则：拟温阳通痹，散寒止痛。方药：赤石脂汤加味。

干姜，薤白，枳实，半夏，丹参，桂枝，制附子，甘草。

取方中干姜、制附子大辛大热，温中散寒，温化痰饮为君药；半夏燥湿化痰，枳实理气和中为臣药；薤白通阳宣痹，行滞止痛，丹参活血化瘀，桂枝温通心阳为佐药；甘草调和诸药为使药，共达温阳通痹，散寒止痛之效。

附：糖尿病冠心病病案 3 则

病案 1：高某，女性，49 岁，机关干部，于 1999 年 6 月 18 日就诊。

主诉：反复倦怠乏力、口干喜饮 5 年，胸闷憋气、心悸失眠 2 月。

病史：患者自 1994 年以来经常感到倦怠乏力，口干喜饮，并未在意，当年秋季体检发现餐后血糖 10.3mmol/L，多年来主要服用拜唐苹 50mg，3 次 / 日，血糖控制较满意。近 2 月因工作原因心情欠佳，感胸闷憋气，心悸失眠，胃脘胀满，大便不畅。其父有糖尿病，高血压。

体检：BP 126/80mmHg，BMI 24.3（身高 156cm，体重 59kg）；一般情况可，舌质暗，边尖有齿痕，苔薄白，脉弦细。

理化检查：FBG 6.0mmol/L，PBG 9.5mmol/L，HbA1c 6.8%；CHO 4.58mmol/L，TG 4.4mmol/L，HbA1c 6.3%；HDL 1.1mmol/L，LDL 3.4mmol/L，VLDL 1.92mmol/L；血浆胰岛素 19.1μU/mL，血清 C- 肽 1.01ng/mL；血清酶谱正常；心电图提示 ST 段压低，T 波倒置。

分析：缘于患者消渴病日久，复因情怀欠佳，肝郁气滞，肝郁化火，更耗伤气阴而感倦怠乏力，口干喜饮，大便不畅；肝失条达，气机不畅，而胸闷憋气；肝与心为母子相关，母病及子，而致心火偏旺，神不守舍则心烦失眠；肝木犯土，胃失和降则胃脘胀满。依据家族史、血糖、血脂、胰岛素、C- 肽等指标水平高于正常，心电图异常等特点为诊断提供依据。

中医诊断：消渴病胸痹，证属气血瘀阻。

西医诊断：葡萄糖耐量低减（IGT）并发冠心病。

处理：拜唐苹 50mg，3 次 / 日。

治拟疏肝理气，宽胸宣痹佐以益气养阴。方药：四逆散合生脉饮加减。

柴胡，白芍，枳实，甘草，丹参，薤白，党参，五味子，麦冬，瓜蒌。

取方中柴胡疏肝理气，枳实行气宽胸为君药；白芍、甘草以甘酸缓急，养肝柔肝为臣药；瓜蒌、薤白宽胸宣痹，丹参养血活血为佐药；党参、五味子、麦冬补心气，养心阴为使药。诸药合用，共达疏肝理气、宽胸宣痹、益气养阴之效。

加减：口苦咽干，头晕目眩，加丹皮、生地、焦山栀以清泄郁热；急躁易怒，加石决明、菊花以平肝潜阳；胸闷憋气甚者，加半夏、桔梗以化痰和中，通利百脉。

病案 2：刘某，男性，43 岁，商业经理，于 2002 年 4 月 6 日就医。

主诉：反复消瘦、口渴、乏力 3 年，胸闷憋气、心胸作痛 1 年，加重 1 月。

病史：患者于 1999 年春天出现消瘦、口渴、乏力在某医院确诊为 2 型糖尿病，予以二甲双胍 250mg，3 次 / 日；服药后出现脘腹胀满，食欲减退，大便泄泻，难以承受而改用迪沙片 2.5mg，3 次 / 日，第一年血糖控制较为满意，以后血糖逐渐升高，迪沙片剂量随之增加，目前为 5mg，3 次 / 日，血糖控制基本满意。2001 年起每逢劳累或情绪欠佳时感胸闷憋气，心前区隐痛。近月感心胸作痛，倦怠乏力加重，伴肢体重着，头昏头晕。平时饮食控制欠佳，经常应酬酗酒，否认阳性家族史。

体检：体型偏胖，BMI 25.3（身高 170cm，体重 73kg），BP 130/85mmHg，舌质暗，苔薄白腻，舌边尖有齿痕，脉弦滑。

理化检查：FBG 6.8mmol/L，PBG 9.4mmol/L，CHO 4.62mmol/L，TG 4.6mmol/L，HbA1c 6.5%；HDL 1.0mmol/L，LDL 3.5mmol/L，VLDL 1.96mmol/L；血清心肌酶谱正常。心电图提示窦性心律，ST 段压低，T 波倒置；B 超示有轻度脂肪肝。

分析：患者平素饮食不节，喜食肥甘厚味，经常酗酒，损伤脾胃，脾运失司，聚湿蕴痰，痰浊中阻，清阳被遏则胸闷憋气，苔薄白腻；湿浊内困而感倦怠乏力，肢体重着；痰浊内阻，气机不利，血行不畅，心脉瘀阻，不通则痛而心胸隐痛，苔腻舌暗；湿浊上蒙清窍而头昏头晕。鉴于患者体型、血糖、血脂、血压、胰岛素水平、心电图等指标，为诊断提供依据。

中医诊断：消渴病胸痹，证属痰浊瘀阻。

西医诊断：2 型糖尿病并发冠心病，代谢综合征。

处理：拜唐苹 50mg，3 次 / 日，格华止 250mg/d。

治拟化痰宽胸，宣痹止痛。方药：瓜蒌薤白半夏汤加味。

| 全瓜蒌 10g | 薤白 10g | 半夏 10g | 白术 10g | 陈皮 6g |
| 云茯苓 10g | 枳实 10g | 郁金 10g | 甘草 6g | |

分解：取方中瓜蒌开胸中之痰结，薤白辛温通阳为君药；半夏辛温性燥，功能燥湿化痰，和中降逆，白术健脾燥湿，配陈皮理气化痰为臣药；枳实宽胸宣痹，茯苓健脾利湿，郁金理气止痛为佐药；甘草调和诸药为使药。上药合用，共奏化痰宽胸，宣痹止痛之效。

加减：脾虚湿盛者用十味温胆汤以健脾和中；痰湿蕴而化热者加黄连清热燥湿；痰浊内盛，胸闷憋气重者加檀香、青皮；胸痛剧者加延胡索、丹参以理气活血止痛。

病案 3：张某，女性，46 岁，职员，于 2002 年 11 月 6 日就医。

主诉：间断多食乏力 2 年，心胸作痛 1 月，心慌心悸、气逆喘促 1 天。

病史：患者于 2000 年感食量较前增加，倦怠乏力，体检发现血糖高（FBG 7.1mmol/L），确诊为 2 型糖尿病。因无典型糖尿病症状，患者难以接受糖尿病诊断的事实，试图通过饮食节制而消除糖尿病，每天主食量不足 200g，经 1 年的饮食控制而血糖未能达标，空腹血糖徘徊在 7 ～ 8mmol/L 之间；且于 1 月前出现心胸疼痛，常向背部放射，经常在夜间或受凉后发作，疼痛剧甚至出现四肢发凉，经医院检查考虑冠心病，心肌缺血。今早出现心前区作痛，伴心慌心悸，气逆喘促，含硝酸甘油不能缓解。患者平素饮食欠佳，月经不调，迟后量少，经常失眠。否认阳性家族史，无其他特殊病史。

体检：面色苍白，嘴唇发绀，体形消瘦，BP 120/70mmHg，P 62 次 / 分钟，BMI 22.4（身高 158cm，体重 56kg），舌质淡暗，苔薄白，舌边尖有齿痕，脉沉迟。

理化检查：FBG 7.2mmol/L，PBG 10.6mmol/L，HbA1c 6.8%；CHO 5.12mmol/L，TG 2.6mmol/L；HDL 0.91mmol/L，LDL 3.4mmol/L，VLDL 1.17mmol/L；血浆胰岛素 20.1μU/mL，血清 C- 肽 1.11ng/mL；血清酶谱正常。心电图提示Ⅱ、Ⅲ、AVF 导联 T 波倒置，V1 ～ V4 导联 ST 段抬高，动态心电图提示窦性心动过缓，房室传导阻滞。

分析：本案患者禀赋不足，素体虚亏，阴阳失调。阳虚内寒，胸阳被遏，寒凝血瘀，痹阻心脉，不通则痛，则心胸疼痛，甚则彻背；气血虚亏不能荣于头面，阳虚不能温煦而面色苍白，四肢欠温；兼之消渴病缠绵不休，更耗气阴，气虚肌表不固，寒邪乘虚而入，首先犯肺，肺失宣降而气逆喘促，遇寒而剧。本案病位在心、肺。临床发病特点为诊断提供依据。

中医诊断：消渴病胸痹兼心悸，证属阴阳两虚，寒凝血瘀。

西医诊断：2 型糖尿病并发冠心病，变异性心绞痛，心律失常，Ⅱ度房室传导阻滞。

处理：拜唐苹 50mg，3 次 / 日；单硝酸异山梨酯缓释注射液 20mg（20mL）加入生理盐水内静脉滴注。

治拟温阳通痹，散寒止痛。方药：赤石脂汤加味。

赤石脂 15g	半夏 10g	丹参 15g	桂枝 10g	郁金 10g
制附子 6g	干姜 3g	薤白 10g	枳实 10g	红花 15g

方解：取方中附子、干姜为辛热之品以祛寒止痛为君药；赤石脂温涩调中，收敛阳气，使寒祛而不伤正，桂枝、薤白以温通心脉，宽胸宣痹为臣药；枳实利气宽中，半夏和中降逆为佐药；丹参、红花、郁金活血化瘀，行气止痛为使药。

加减：阴寒内盛，胸闷憋气，四肢逆冷较重，脉来迟缓，伴Ⅲ度房室传导阻滞者可合用麻黄附子细辛汤以温阳散寒。配合迪沙片 5mg，3 次 / 日，以降低血糖。

2 周后复诊，胸闷憋气、胸痛喘急好转；血糖控制尚满意，心电图示 ST-T 改善。

2. 急性心肌梗死（真心痛）

本病于冠心病基础上进一步发生冠状动脉闭塞，引起心肌坏死，具有发病急、变化快、死亡率高等特点。早期以痰瘀邪实为主，继之以阴阳俱虚，虚中夹实，虚实夹杂，按其证候分 3 型。

（1）心脉瘀阻型

本型以心胸作痛，疼痛逐渐加剧，或骤然发作，心痛彻背，背痛彻心，痛有定处而持续不解，伴见胸闷憋气，心悸气短，汗出肢冷，唇舌紫暗，苔薄白或薄腻，脉弦细或细弱或脉微欲绝为主症。

本证多于心脉瘀阻基础上，复因气滞、痰浊、寒凝等诱因而导致心脉痹阻不通，不通则痛。《医学正传》："有真心痛者，大寒触犯心君，又曰血冲心，医者宜区别诸证而治之。"故见心痛骤然发作，疼痛剧烈，持续难解。《证治准绳》："心痛者，手足厥逆而痛，身冷汗出。"心脉痹阻，胸阳被遏，则胸闷憋气。《丹台玉案》："平素原无心痛之疾，卒然大痛无声，面青气冷，咬牙禁齿，手足如冰冷者，乃真心痛也。"由于心气不足而心悸气短，胸阳不足，不能温煦通达，则四肢厥冷；阳气虚衰，卫外不固，津液外泄而见多汗甚至大汗淋漓；本型以心阳虚为主，兼夹痰瘀之虚中夹实证，病变部位主要在心。心电图提示，初期 ST 段抬高，继之出现异常 Q 波，多见于变异性心绞痛或急性心肌梗死早期心电图衍变期。

治则：拟活血化瘀，宣通心脉。方药：丹参饮合抗心梗合剂。

丹参，郁金，檀香，砂仁，红花，赤芍，生芪，桂心。

取方中丹参、郁金活血化瘀，理气止痛为君药；檀香、砂仁理气行气，和中止痛为臣药；桂心宣通心脉，生芪补益心气为佐药；红花、赤芍助主药活血化瘀，行滞止痛为使药。诸药合用，以达活血化瘀、宣通心脉之效。

（2）心阳暴脱型

本型以胸闷憋气，骤然心胸剧痛，甚则昏厥，大汗淋漓，四肢厥逆，息短气微，面色苍白，爪甲青紫，舌体胖大，舌质紫暗，苔薄白或白腻，脉微欲绝为主症。

本证多因久病元气大亏，心脉瘀阻已极，心阳欲脱，心气衰败，肺气将竭所致；心脉瘀阻则胸闷憋气，心胸作痛；心阳耗尽，无以温煦，阳不达四末，而四肢厥逆；汗为心之液，汗下则亡阳，真阳欲脱，元阳外散则神识昏蒙或沉睡不醒，真元告竭，大有阴阳离决之势。本证基于心阳虚亏，继之阳虚寒凝、心脉瘀阻而致心阳暴脱，病位在心、肾。心电图提示 ST 段抬高，呈弓背向上，出现异常 Q 波，血压下降，心肌酶谱升高，循环衰竭，病情重笃，危在旦夕，多见于急性心肌梗死合并心源性休克。

治则：拟急予回阳救逆。方药：拟参附汤加味。

人参，附子，黄芪。

取方中人参、黄芪大补元气，附子大补元阳，三药相伍，共达回阳救逆之效。

（3）肾阳虚衰型

以心胸作痛，胸闷憋气，心悸怔忡，气喘不得卧，动则喘甚，心下痞满，大汗淋漓，四肢厥冷，头晕目眩，甚则晕厥，尿少身肿；舌体胖大，唇舌紫暗或有瘀斑，舌苔薄白或白腻，脉细微或结代为主症。

本证为久病不愈而致心肾阳虚，肾阳不足，气化不利，水气上逆，停于心下，水气凌心则心下痞满，胸闷憋气，心悸怔忡；胸阳不足，阴霾窃居，水饮犯肺，肺失肃降，则气喘不得卧；肾气虚亏，肾不纳气而动则喘甚；阳虚寒凝，心脉瘀阻而心胸疼痛，唇舌紫暗。本证特点为心肾阳虚，心脉瘀阻，水气凌心之本虚邪实，以邪实为主，病位以心、肾为主，五脏俱虚。鉴于心电图提示急性心肌梗死特有的异常 Q 波，ST 段进行性演变伴有心动过速或心房纤颤。多见于急性心肌梗死并发急性心力衰竭。

治则：拟温阳利水，补肾纳气。方药：真武汤加味。

附子，干姜，茯苓，白术，人参，肉桂，紫石英，白芍。

本证系为肾阳虚衰，阴寒内盛。水之所制在于脾，水之所主在于肾。取方中附子大辛大热以温肾阳，化气行水，为君药；人参、茯苓、白术健脾利湿为臣药；白芍养肝柔肝，缓和附子之辛燥为佐药；干姜、肉桂温中散寒，加强君药温肾之力，紫石英益肾纳气，共为使药。诸药合用，共达温阳利水，补肾纳气之功。

附：糖尿病急性心肌梗死病案 3 则

病案 4：宋某，男性，56 岁，国家干部，于 2002 年 3 月 12 日急诊。

主诉：间断口渴乏力 5 年，胸闷憋气 1 年，心悸气短、虚汗淋漓 1 天。

病史：患者于 1997 年因工作劳累后出现口渴乏力，多次测定空腹血糖均在正常范围，于同年下半年进行葡萄糖耐量试验，发现糖负荷后 1、2 小时血糖分别为 10.8mmol/L、12.6mmol/L，确诊为 2 型糖尿病，予以格华止 500mg，2 次 / 日。1999 年以前血糖控制较满意，此后血糖有所升高，最高餐后血糖达 14.6mmol/L，格华止改为 500mg，3 次 / 日，加拜唐苹 50mg，3 次 / 日。于 2001 年初自感胸闷憋气，心电图提示 T 波倒置、ST 段下降，加服复方丹参片。2002 年 3 月 12 日晨练时略感寒意，继则心胸骤然疼痛引及左肩背，经休息和含服硝酸甘油未能缓解，伴心悸气短，虚汗淋漓。无其他特殊病史，其父有高血压史，母有糖尿病史。

体检：急性面容，口唇紫暗，体型偏胖，T 38℃，P 86 次 / 分，BP 140/90mmHg，BMI 25.9（身高 178cm，体重 82kg），舌暗红，苔薄白，舌边尖有齿痕，脉弦细。

理化检查：FBG 7.2mmol/L，PBG 13.2mmol/L，HbA1c 6.8%；CHO 6.13mmol/L，TG 2.2mmol/L，HDL 0.89mmol/L，LDL 3.9mmol/L；空腹血浆胰岛素 23.1μU/mL，血清 C- 肽 1.41ng/mL；血清肌酸激酶（CK）150U，血清肌酸激酶同工酶（CK–BM）6.9%，血清乳酸脱氢酶（LDH）268U/L，白细胞计数 $1.2×10^9$/L，中性粒细胞 75%，红细胞沉降率 25mm/h。心电图提示 Ⅱ、Ⅲ、AVF 导联 T 波倒置，ST 段压低，V2 ～ V6 导联 ST 段抬高，继则出现异常 Q 波。

分析：患者素为脾虚痰湿之体，兼消渴病经久不愈，气阴不足，气虚血行不畅，痰浊蕴久化瘀，痹阻心脉；复感寒邪，寒为阴邪，遏制胸阳，寒凝血瘀，不通则痛，故心胸骤然疼痛，持久难解；胸阳不振，不能温煦通达，则四肢厥冷；心气虚，心失所养而心悸气短；阳气不足，卫外不固，津液外泄而虚汗淋漓；气虚血瘀则口唇紫暗，舌边尖有齿痕，舌暗红。病位在心、脾。鉴于临床发病特点及有关理化检查，为诊断提供依据。

中医诊断：消渴病真心痛，证属阴阳两虚，心脉瘀阻。

西医诊断：2 型糖尿病冠心病、急性前壁心肌梗死。

处理：5% 葡萄糖溶液 500mL 中加抗心梗针剂 20mL，加 12U 普通胰岛素，缓慢滴注连续 2 天；病情稳定后停液体，用优泌林 70/30 早 12U，晚 8U 餐前 15 分钟皮下注射；华法林 2mg/d，口服 7 天停药；洛丁新 10mg/d。

治拟活血化瘀，宣通心脉。方药：丹参饮合抗心梗合剂。

丹参 15g　郁金 10g　青皮 6g　砂仁 6g　黄精 15g

红花 15g　赤芍 15g　桂心 6g　黄芪 15g

方解：取方中丹参、郁金养血活血，理气止痛为君药；桂心温通心阳，红花、赤芍活血化瘀为臣药；生芪、黄精益气固表，补心气为佐药；青皮、砂仁芳香行气，以助君药理气止痛之功，为使药。诸药合用，共奏活血化瘀，宣通心脉之效。并用院内制剂合抗心梗针剂 20mL 加入 5% 葡萄糖溶液 500mL 内，同时加 12U 普通胰岛素，静脉缓慢滴注，定时监测血糖，适当调整胰岛素用量。

加减：心悸气短显著者加人参、五味子、麦冬以加强补心气、益心阴之功；心前区疼痛不解者加蒲黄、五灵脂、延胡索以增强活血理气止痛之效；大便不通者加川军以清肠通便。

两周后病情稳定，症状显著改善，血糖控制满意，心电图动态演变，T 波倒置变浅，ST 段逐渐恢复到基线，仍留 Q 波，继续予以生脉胶囊和糖心平。

病案 5：高某，女性，54 岁，中学教师，2003 年 8 月 24 日下午 4 时急诊。

主诉：间断性消瘦、疲惫乏力口渴、易饥 6 年，骤然心胸剧痛，昏厥 30 分钟。

病史：患者于 1997 年任某校高三班主任，毕业班工作繁忙紧张，感形体逐渐消瘦，疲惫乏力，当时未介意。此后不久出现口渴、易饥，在外院检测血糖 8.6mmol/L，确诊为 2 型糖尿病。先后服用过优降糖、二甲双胍、格列吡嗪、糖适平等药。目前用诺和龙 1mg，3 次 / 日，饮食和用药不规律。FBG 7.2～10.1mmol/L，PBG 9.6～13.5mmol/L。近日自感上腹部不适，乏力气短，恶心呕吐，今天突然心前区剧烈刺痛，大汗淋漓，面色苍白，昏厥。无其他特殊病史，其母死于糖尿病。

体检：面色苍白，烦躁不安，大汗淋漓，四肢厥逆，呼吸困难，口唇发绀，爪甲青紫；舌体胖大，T 38.2℃，BP 80/40mmHg，舌质紫暗，苔薄白，脉细微欲绝。

理化检查：FBG 7.9mmol/L，PBG 12.2mmol/L；CHO 5.3mmol/L，TG 2.1mmol/L，HDL 0.86mmol/L，LDL 3.8mmol/L；血清肌酸激酶（CK）155U，血清肌酸激酶同工酶（CK-MB）7.2%，血清乳酸脱氢酶（LDH）269U/L，谷丙转氨酶 100U/L，谷草转氨酶 60U/L；白细胞计数 $1.3×10^9$/L，中性粒细胞 75%；红细胞沉降率 30mm/h。心电图提示Ⅱ、Ⅲ、AVF 导联异常 Q 波，V2～V6 导联 T 波倒置，ST 段压低。

分析：患者劳心之人兼之消渴病缠绵不休，劳累过度，元气大伤，心气衰败，心阳欲脱，肺气欲竭；阳虚寒凝，心脉瘀阻则胸闷憋气，心胸剧痛；心阳耗尽，无以温煦，阳不达四末，而四肢厥逆；汗为心液，汗下则亡阳；元阳外散欲脱，阴阳互根，元阳元阴告竭则神识昏蒙；病位在心、肾，病情重笃，危在旦夕，大有阴阳离决之势。鉴于心电图呈异常 Q 波，心肌酶谱升高，血压下降以及临床特点为诊断提供依据。

中医诊断：消渴病真心痛，证属阴阳两虚，心阳暴脱。

西医诊断：2 型糖尿病合并急性下壁心肌梗死、心源性休克。

处理：5% 葡萄糖溶液 500mL 中加抗心梗针剂 20mL、12U 普通胰岛素静脉滴注，每日一次，连用 7 天；病情稳定后停液体，改诺和灵 30R 早 12U 晚 8U；华法林 2mg/d，口服 7 天，服药期间要注意测定凝血酶原时间。

治拟急予回阳救逆。方药：拟参附汤加味。

人参 10g　　　附子 60g　　　黄芪 20g

方解：取方中人参大补元气以固脱，附子大补元阳以回逆，《删补名医方论》："补后天之气无如人参，补先天之气不如附子，此参附汤之所由立也。二药相需，用之得当，则能瞬息化气于乌有之乡，顷刻生阳于命门之内，方之最神捷也。"患者危在顷刻，两药相伍，力挽狂澜，以望转机。

加减：脉绝不可寻者，加干姜、肉桂、炙甘草以回阳复脉；大汗不止，重用黄芪、煅龙骨、煅牡蛎以益气收敛而固脱；神识昏蒙者，加苏合香丸以芳香开窍。

6 小时后患者意识清楚，T 36.2℃，血压 100/50mmHg，憋气喘息、大汗淋漓显著好转，四肢转暖，心电图动态变化；2 周后心肌酶谱恢复正常，血糖控制满意，可在床上适当进行活动。

病案 6：苏某，男性，52 岁，汽车公司司机，1989 年 8 月 6 日清晨 7 时许急诊住院。

主诉：间断性口渴乏力 3 年，晕厥昏迷、肢体抽搐半小时。

病史：患者于 1986 年口渴乏力，血糖 12.1mmol/L，诊为 2 型糖尿病，服二甲双胍 250mg，3 次 / 日。空腹血糖控制在 6.8～8.5mmol/L，无特殊不适。今日与往常一样骑自行车上班，途中突然感到心下痞满，胸闷憋气，喘息不宁，心悸怔忡，心里异常难受，随即独自到医院急诊，尚未诉述病情即晕厥昏迷，肢体抽搐。

体检：意识不清，口唇紫暗，大汗淋漓，四肢厥冷，呼吸急促，爪甲青紫，T 38.2℃，心尖部可闻及收缩期杂音，第四心音呈奔马律，左肺底部湿性啰音，舌体胖大舌紫暗，苔薄白，脉细微欲绝。

理化检查：FBG 13.5mmol/L，碳酸盐（HCO_3^{2-}）18mmol/L、K^+ 3.8mmol/L，Na^+ 1.36mmol/L，Cl^- 102mmol/L；血清肌酸激酶（CK）165U/L，血清肌酸激酶同工酶（CK-MB）7.6%，血清乳酸脱氢酶（LDH）273U/L，谷丙转氨酶133U/L，谷草转氨酶80U/L；心电图提示 V2 导联呈异常 Q 波，ST 段抬高弓背向上，白细胞计数 $13×10^9/L$，中性粒细胞 75%，红细胞沉降率 30mm/h。

分析：患者消渴病日久不愈兼之劳累过度，耗伤气阴，复感寒邪，气阴两亏，寒邪凝滞，胸阳不振，心病及肾而致心肾阳虚；阳虚气化不利，心脉受阻，水气凌心则心悸怔忡；寒邪犯肺，肺失肃降而胸闷憋气，呼吸急促；气虚肌表不固而大汗淋漓；肾虚肾不纳气而喘息不宁；阳虚寒凝血瘀则爪甲青紫；心肾不足，五脏俱虚，清阳不升，寒凝神明则意识不清；阳虚不能温煦而四肢厥冷。本案为正虚邪实，以邪实为主，病位在心、肾。鉴于发病特点及理化检查为诊断提供依据。

中医诊断：消渴病真心痛，证属阴阳两虚，肾阳暴脱。

西医诊断：2 型糖尿病冠心病，广泛前壁急性心肌梗死，心源性休克，阿斯综合征。

处理：急予心外按压；加压给氧；5%碳酸氢钠 200mL 静脉滴注，纠正酸碱平衡；复苏后予以 5%葡萄糖溶液 500mL 中加抗心梗针剂 20mL、12U 普通胰岛素；另一通道予 5%葡萄糖液 500mL 中加 15%氯化钾 10mL，12U 普通胰岛素缓慢滴注；20 分钟后患者意识恢复，1 小时后血压回升，憋气喘息、大汗淋漓显著好转，四肢转暖。

治拟急予芳香开窍，温肾纳气。方药：先拟苏合香散灌服，配以真武汤加味。

附子 6g　　干姜 6g　　茯苓 15g　　白术 10g　　白芍 10g

人参 10g　　肉桂 4g　　丹参 15g　　紫石英 15g　　红花 15g

方解：苏合香丸辛温芳香开窍，附子大辛大热，温壮命门，峻补元阳为君药；肉桂、干姜温中散寒，以助附子壮补肾阳，《成方切用·祛寒门》"寒中三阴，阴盛则阳微，故以附子姜桂辛热之药，祛其阴寒"，为臣药；茯苓、白术健脾利水，人参大补元气为佐药；丹参、红花活血化瘀，白芍酸收敛阴以制肉桂、附子之燥烈之性，紫石英镇心安神，共为使药。诸药合用，共达芳香开窍，温肾纳气之效。

加减：心悸怔忡，大汗不止，加黄芪、煅牡蛎以益气敛汗；心肺阴阳俱虚，胸闷气短，喘息甚者，加五味子、蛤蚧以敛肺定喘。

经处理，2 周后心肌酶谱恢复正常，血糖控制满意，停液体，改华法林 4mg/d，7 天后停药（用药期间要注意测定凝血酶原时间），诺和灵 30R，早 12U，晚 8U，4 周后病情稳定出院，改为拜阿司匹林 100mg/d，文迪雅 4mg/d，糖心平 4 粒，3 次 / 日，降糖通脉宁 5 粒，3 次 / 日。

（二）糖尿病心肌病

糖尿病心肌病多见于糖尿病经久不愈"久病必虚，久病必瘀"，临床表现以心气虚、心阴虚为主兼夹血瘀。通过审证求因、治病求本的精神，辨本病系为本虚标实之证。按不同症候分以下证型：

1. 心气不足，心阳虚亏

本型以胸闷气短，心悸怔忡，面色㿠白，乏力倦怠，精神萎靡，语音低微，自汗纳呆，形寒怕冷，舌体胖大，苔薄白，舌质暗淡，脉沉细无力或结代为主症。

本证型多因久病不愈，耗伤心气所致。心主一身之气，气为血之帅，心气虚则心阳不振，血行不畅则见胸闷气短；心气不足，心失所养则心悸怔忡；气虚卫外不固而自汗纳呆，乏力倦怠，精神萎靡；气不上承而面色㿠白，语音低微。《伤寒明理论》云："其气虚者，由阳气内弱，心下空虚，正气内动而悸也。"吴昆云："夫面色萎白，则望之而知气虚矣，语言轻微，则闻之而知气虚矣，则切之而知其气虚矣。"舌脉皆为气虚之候。鉴于心脏二维超声提示心肌顺应性降低或有心电图 T 波、ST 段改变，X 提示左心室饱满或轻度扩大，多见于糖尿病心肌病。

治则：拟补益心气，温通心阳。方药：保元汤加减。

人参，黄芪，桂枝，甘草，丹参，五味子，麦冬。

取方中人参、黄芪补益心气为君药；五味子、麦冬甘酸敛阴，补益心阴为臣药；桂枝温通心阳，丹参活血化瘀为佐药；甘草调和诸药为使药。诸药合用，以达补益心气，温通心阳之效。

2. 心阴不足，虚火偏旺

本型以心悸怔忡，五心烦热，潮热盗汗，口渴咽干，失眠多梦，或有咳嗽喘息，气短乏力，舌质红或紫暗，苔薄黄，脉细速或结代为主者。

本证系因消渴日久，耗伤心阴，心阴不足，阴虚内热，则心火偏旺。《体仁汇编》"心虚则热收于内，心虚烦热也"而致心阴更虚，心营不足则心悸怔忡，五心烦热，潮热盗汗，口渴咽干；阴虚阳浮，神明失养，则失眠多梦。《东垣十书》："心君不宁，化而为火，津液不行。"由于热灼阴津，心肺同居于上焦，心阴不足，而致肺阴也虚，肺阴不足，肺失宣降则咳嗽喘息，气虚则血行不畅，而见唇舌紫暗，脉结代者，均为心阴不足之候，病位在心、肺。心电图提示心动过速、心房纤颤、室性早搏、房室传导阻滞等。X 线和二维超声提示心脏扩大，以左心室为主，本证多见于心肌病伴有心律失常。

治则：拟滋养心阴，养心宁神。方药：天王补心丹加减。

生地，玄参，丹参，当归，茯苓，柏子仁，党参，远志，麦冬，枣仁，五味子。

取方中生地益肾填精，玄参、麦冬滋阴清热为君药；丹参、当归补血养心，党参、茯苓补益心气，健脾安神为臣药；柏子仁、远志、枣仁宁心安神，五味子敛心气以安神为佐药。上药合用，共奏滋养心阴，养心宁神之效。

3. 心肾阳虚，水气凌心

本型以心悸怔忡，胸闷憋气，气喘气急，动则喘甚，神倦乏力，面色㿠白，形寒怕冷，四肢厥逆，食纳不佳，渴不欲饮，肢体浮肿，小便不利，舌体胖质淡，舌苔白，脉沉细或脉微欲绝为主症。

本证由于消渴病缠绵不休，而致心肾阳虚；肾阳虚肾不化气，开阖失司，水湿内停，水气凌心则心悸怔忡，气急喘息；肾阳不足肾不纳气，而见动则喘甚；阳虚不能温煦周身而见神倦乏力，面色㿠白，形寒怕冷，四肢厥逆。《证治准绳》指出："心悸之由，不越两种，一者虚也，二者饮也。气虚者，由阳气内虚，心下空虚，心为火而恶水，水既内停，心不自安，故为悸也；若肾水凌之，逆上而停心者，必折其逆气，泻其水补其阳。"《丹溪心法》："心虚而停水，则胸中渗漉，虚气流动，水既上乘，心火恶之，心不自安，使人有怏怏之状，是则为悸。"说明心阳虚，可导致水邪上逆而心悸；心肾之阳，协调共济，以温煦脏腑，运行血脉，气化津液，当心气虚弱，心阳不振，则肾水上泛，谓之"水气凌心"，而惊悸怔忡；心阳虚鼓动血脉运行不力而头晕；肾司二便，肾阳虚则小便不利，肢体浮肿；水湿内停，则渴而不欲饮；病位在心、肾。本证多为糖尿病心肌病伴有左心功能不全、急性左心衰。X线提示心脏普遍扩大，而以左室为主，肺部可闻及湿性啰音，超声心动图可提示心肌肥厚。

治则：拟温阳利水，纳肾平喘。方药：苓桂术甘汤加减。

茯苓，白术，桂枝，甘草，附子，牛膝，泽泻，白芍，车前子。

《金匮要略》提出："病痰饮者，当以温药和之。"又云："气短有微饮，当从小便去之。"本证从温化渗湿立法，取方中茯苓、白术健脾渗湿为君药；桂枝、附子温通心阳为臣药；车前子、泽泻清利小便，牛膝引药下行使湿从下而出为佐药；白芍、甘草甘酸缓急，调和诸药为使药。上药合用，以奏温阳纳肾，利水平喘之效。

附：糖尿病心肌病病案 2 则

病案 7：冯某，男性，65 岁，退休干部，于 2003 年 6 月 5 日就医。

主诉：间断乏力口干、消瘦便秘 12 年，头晕头痛、胸闷憋气、心悸怔忡 2 年，加重 2 周。

病史：患者于 1991 年感乏力口干，体重减轻，大便秘结，体检中发现血糖 11.5mmol/L，确诊为 2 型糖尿病。先后服苯乙双胍、优降糖，前 5 年血糖控制基本满意。1996 年后血糖逐渐攀升，FBG 7.6～9.3mmol/L，PBG 9.8～12.8mmol/L。目前服用达美康 80mg，2 次 / 日，拜唐苹 50mg，3 次 / 日；配合运动，坚持每周 2～3 次爬香山锻炼身体，以期降低血糖。2001 年发现血压偏高，运动后感胸闷憋气，夜间有时被憋醒。2 周来憋气明显加重，卧床时需加高枕头方能躺下，稍微活动就汗出气短，乏力倦怠，心悸怔忡。既往无特殊病史，其父母均有高血压病史，否认糖尿病家族史。

体检：精神萎靡，面色无华，口唇发绀，BP 146/98mmHg，身高 176cm，体重 78kg，BMI 25.2、心尖部可闻及收缩期杂音，左侧肺底部可闻及湿性啰音，舌边尖有齿痕，质暗，苔薄白，脉结代。

理化检查：FBG 9.5mmol/L，PBG 12.5mmol/L，HbA1c 7.5%；TC 5.8mmol/L，TG 1.8mmol/L，HDL 0.9mmol/L，LDL 3.7mmol/L。碳酸盐（HCO_3^{2-}）23mmol/L，K^+ 4.8mmol/L，

Na$^+$ 1.46mmol/L，Cl$^-$ 102mmol/L；血清肌酸激酶（CK）105U/L，血清肌酸激酶同工酶（CK-MB）5.6%，血清乳酸脱氢酶（LDH）173U/L，谷丙转氨酶63U/L，谷草转氨酶50U/L；心电图提示V2～V4导联T波低平，ST段压低，阵发性室性早搏，呈二联律，多普勒超声心动图提示心肌顺应性降低，X线检查提示左心室中度扩大。

分析：本案患者糖尿病史12年，久病耗伤气阴。心主气，气为血之帅，气虚血瘀则口唇发绀；心气不足，胸阳不振，心脉痹阻而胸闷憋气，甚则不能平卧；心气阴两虚，心失所养而心悸怔忡；气虚卫外不固则自汗出；久病气血虚亏，面色无华，乏力倦怠，精神萎靡。《伤寒明理论》云："其气虚者，由阳气内弱，心下空虚，正气内动而悸也。"吴昆云："夫面色萎白，则望之而知气虚矣，语言轻微，则闻之而知气虚矣，则切之而知其气虚矣。"舌脉皆为气虚之候。其病史、理化检查为诊断提供依据。

中医诊断：消渴病心悸，证属心阳虚亏。

西医诊断：2型糖尿病心肌病，左心衰竭（Ⅱ级），心律失常（室性早搏），高血压。

处理：优泌林70/30，早餐前14U，晚餐前8U；维拉帕米40mg/d；依那普利5mg，2次/日。

治拟补益心气，宣通心阳。方药：保元汤加减。

| 人参 10g | 黄芪 20g | 桂枝 10g | 甘草 6g |
| 丹参 20g | 五味子 10g | 麦冬 10g | |

方解：方中人参补益心气，黄芪益气固表为君药；桂枝温通心阳，增强人参补益心气之力为臣药；丹参养血活血功同四物，以通心脉，五味子甘酸敛心气，麦冬养心阴，安心宁神，共为佐药。甘草益气和中，以缓桂枝辛温之性为使药。诸药相伍，以达益气通阳之效。

加减：精神萎靡，心气虚怯甚者重用黄芪；胸闷憋气甚者加枳壳、郁金；呼吸气促者加蛤蚧、苏子；心悸失眠重者加柏子仁、炒枣仁、远志等以安心宁神；舌暗唇紫显著者加红花、桃仁以助丹参活血化瘀，宣通心脉。

2周后感胸闷憋气，心悸气短，出汗多等症状得到改善；FBG 6.8mmol/L，PBG 7.7mmol/L，心电图提示室性早搏消失。

病案8：姚某，女性，58岁，退休工人，于2001年3月6日急诊。

主诉：反复乏力消瘦8年，胸闷憋气6个月，气喘不能平卧2个月，加重1天。

病史：患者于1993年春天自感疲乏无力，明显消瘦，同年6月在医院测血糖188mg/dL确诊2型糖尿病。予以苯乙双胍2.25g，3次/日，服药后食欲减退，有时腹泻、不规则服药，饮食控制欠佳。于1999年秋天出现咳嗽憋气，自认为气管炎，自服消炎药，略有好转。2000年春节后憋气喘息加重2月，昨夜因憋气喘息不能平卧而急诊。既往无特殊病史。其妹有糖尿病。

体检：慢性面容，面色发绀，端坐呼吸，颈静脉怒张，四肢厥冷，形体消瘦；P 120次/分，BP 126/78mmHg；心律绝对不齐，心尖部可闻及收缩期杂音，奔马律，两侧肺底部闻及水泡音和哮鸣音；BMI 22.4（身高154cm，体重53kg），舌质暗，边尖有瘀斑，苔薄白腻，脉沉细结代。

理化检查：FBG 10.6mmol/L，PBG 14.1mmol/L，HbA1c 7.9%，TC 3.8mmol/L，TG 2.3mmol/L，HDL 0.7mmol/L，LDL 3.6mmol/L。碳酸盐（HCO_3^{2-}）24mmol/L，K^+ 4.8mmol/L，Na^+ 1.46mmol/L，Cl^- 132mmol/L；血清肌酸激酶（CK）100U，血清肌酸激酶同工酶（CK-BM）5.8%，血清乳酸脱氢酶（LDH）163U/L，谷丙转氨酶 43U/L，谷草转氨酶 40U/L；心电图提示心房纤颤，Ⅱ、Ⅲ、aVF 导联 T 波倒置，ST 段压低；心脏超声心动图（LVEF）提示心肌顺应性降低；X 提示心脏扩大，尤以左心室扩大为显。

分析：患者对糖尿病缺乏应有的认识和重视，不能坚持饮食控制和规律服药，使血糖长期得不到控制。久病耗阴伤气，阴病及阳，阴阳俱虚；肺气不足，肺失宣降则咳嗽喘息；心阴不足，心失所养而五心烦热，心烦失眠；久病及肾，肾虚肾不纳气，而气喘不得平卧；肾阳不足，肾不气化，水气凌心而心悸怔忡；阳虚不能温煦通达而四肢厥冷；气阴两虚，气表不固则盗汗自汗；气虚血行不畅，血脉瘀阻则面色发绀，唇舌紫暗有瘀斑，病位在心、肾。根据病史、体征、检测、临床特点为确诊提供依据。

中医诊断：消渴病心悸，证属心肾阳虚，水气凌心。

西医诊断：2 型糖尿病心肌病并发左心衰竭（Ⅲ级）、心律不齐，心房纤颤。

处理：诺和灵 30R 早 16U，晚 10U；西地兰 0.2mg 加入 5% 葡萄糖溶液 20mL 内缓慢静脉推注，待房颤得到纠正转为窦性心律后，改用地高辛 0.125mg/d；卡托普利 12.5mg/d 降血压。

治拟温补心肾，纳肾平喘。方药：苓桂术甘汤合真武汤加减。

| 白术 10g | 茯苓 15g | 桂枝 10g | 附子 6g | 莱菔子 10g |
| 牛膝 10g | 白芍 10g | 苏子 10g | 甘草 6g | 紫石英 150g |

方解：取方中白术益气健脾，茯苓健脾利水，桂枝温阳化气为君药；附子辛温大热，温补元阳，化气散寒，白芍甘酸敛阴，与附子相伍，使附子燥而不伤阴，敛而不留滞为臣药；紫石英益肾纳气，牛膝引药入肾，苏子、莱菔子化痰降气，止咳平喘为佐药；甘草化痰止咳，调和诸药为使药。上药合用，共达温心肾、纳肾平喘之效。

加减：倦怠乏力显著者加黄芪以补气；脐下悸满者加吴茱萸以温中散寒；呕恶者加半夏、生姜以降逆和胃；心悸怔忡，失眠多梦重者加龙骨、牡蛎、夜交藤以养心安神；口干咽燥加石斛以养阴生津止渴；咳喘者加桑白皮、杏仁以止咳平喘。

两周后胸闷憋气、咳喘、心悸显著好转；心电图提示窦性心律，心率 90 次 / 分，停地高辛改倍他乐克 25mg/d；中成药"糖心平"。复查 FBG 7.3mmol/L，PBG 8.1mmol/L 病情稳定。

（三）糖尿病心脏神经病变

糖尿病心脏自主神经病变隶属于中医学中"心悸""怔忡""惊悸"等范畴。《济生方》曰："怔忡者，此心血不足也。"多由消渴病久病缠绵，全身情况较差所致，病情较重。《景岳全书·杂症谟》中指出："怔忡之病，心胸筑筑振动，惶惶惕惕，无时得宁者是也。此证惟阴虚劳损之人乃有之，盖阴虚于下，则宗气无根，而气不归源。"说明患者素体不足或心虚胆怯，或久病不愈等因素而致机体气血阴阳亏虚发为心悸。心悸怔忡之病涉及心、脾、肾三脏，按其病位可分：

1. 心气虚亏、心神不宁

本型以心悸怔忡，善惊易恐，胸闷心烦，气短自汗，坐立不安，多梦易醒，食纳不香，苔薄舌淡，舌体胖大边有齿痕，苔薄白，脉濡细或结代为主症。

《素问·举痛论》云："惊者心无所依，神无所归，虑无所定，故气乱也。"说明神志与本病有一定的关系。惊则气乱，恐则气下，心怯神伤，心神不能自主则心中怯怯，坐立不安。心主神，心神不宁，神不守舍则多梦易醒；气为血之帅，气行则血行，气虚则心脉瘀阻，而感胸闷气短；汗为心之液，心气虚耗散不敛，则乏力倦怠，自汗心烦；病位在心、脾、肾三脏。本证多见于糖尿病心脏自主神经病变伴心律失常，心电图或动态心动图提示室性早搏，心房纤颤，或房室传导阻滞。

治则：拟补益心气，安心宁神。方药：珍珠母丸加味。

人参，黄芪，当归，熟地，枣仁，柏子仁，珍珠母，龙齿，茯神木。

本证重用人参、黄芪以补益心气，当归，熟地补益心血；珍珠母、龙齿重镇宁神；茯神木、枣仁、柏子仁养心安神。诸药合用，共达补益心气，养心宁神之功。心悸怔忡甚者加用太子参、五味子、麦冬。

2. 气血不足，心失所养

本型以心悸不安，心中空虚，面色㿠白无华，头晕目眩，倦怠乏力，肢体麻木，失眠多梦，舌淡红，苔薄白，脉虚细或细数为主症。

本证多为素体不足，脾胃失调，气血虚亏所致。脾胃为后天之本，水谷生化之源，水谷精微化生气血。心与脾母子相关，心脾不足，心血亏虚，心主血而心藏神，心血虚神失所舍，则心中空虚，惶惶不安，失眠多梦，心悸不安。《灵枢·平人绝谷》云："气得上下，五脏安定，血脉和利，精神乃居。"脾主四肢，其华在面，心主血脉，血行脉中；心脾血虚，血不上荣而面色㿠白无华；血虚周身失于濡养则倦怠乏力，肢体麻木；血乃神志活动之基础，《丹溪心法》中指出："惊悸者血虚，惊悸有时，怔忡者血虚，怔忡无时，血少者多。"说明血亏是导致惊悸怔忡的主要原因，血不上荣于脑，则头晕目眩；病位在心、脾。本证多见于糖尿病心脏自主神经病变并发心功能不全、心律失常、传导阻滞等。

治则：拟补益气血，养心宁神。方药：归脾汤加味。

人参，黄芪，白术，炙甘草，茯神，远志，枣仁，当归，龙眼肉，木香。

方中人参、黄芪补心气，白术、炙甘草健脾益气；茯神安神，远志通神气上达于心；枣仁、龙眼肉、当归以补心血，安心神；木香理气醒脾，补而不滞。心主血而藏神，脾胃为气血之源，脾虚则血亏，心失所养，而神不守舍宜用本方补益气血，心脾同调。患者感胸闷气短，心悸怔忡甚者加太子参、麦冬、五味子以补心气，益心阴；口渴者加玉竹、天冬以养阴生津止渴；善惊易恐者加龙齿、牡蛎以重镇安神；心律不齐加用炙甘草汤以养心复脉。

3. 心肾不足，阴虚火旺

本型以心悸不宁，烦躁不安，失眠多梦，头晕目眩，腰酸耳鸣，五心烦热，惊恐不安，舌红苔薄黄，脉弦细数或结代为主症。

消渴病日久，阴液亏虚而致阴虚火旺。《素问·生气通天论》指出："阴平阳秘，精神乃治，阴阳离决，精气乃绝。"阐明了阴阳失调的病理变化；肾为先天之本，元阴元阳所在，肾与心为水火相济，肾阴虚，肾水不能上济于心，而致心火独亢，扰乱神明而惊悸怔忡，失眠多梦；心阴虚，神不守舍则惊恐不安；阴虚心不敛阳则烦躁不安，五心烦热；阴亏于下，阳浮于上，则头晕目眩；腰为肾之府，肾开窍于耳，肾阴虚亏则耳鸣腰酸；舌脉均为阴虚之候，病位在心、肾。本证多见于糖尿病心脏自主神经病变并发心功能不全、心律失常；心电图提示心动过速或心房纤颤，或室性早搏或心功能不全；心脏多普勒超声心动图提示心脏顺应性降低，X线提示左心功能不全、肺淤血。

治则：拟补益心肾，滋阴清热。方药：补心丹合六味地黄汤加减。

生地，玄参，当归，五味子，人参，茯苓，天冬，麦冬，远志，柏子仁，枣仁，丹参。

取方中生地、玄参滋心阴，制心火；丹参、当归补养心血；人参、茯苓补益心脾；远志、柏子仁养心安神；天冬、麦冬益心阴，安心神；枣仁、五味子敛心气以安神；六味地黄汤以滋补肾阴，补中有泻，寓泻于补。两方合用，以奏滋阴清热，益心肾，安心神之功。舌红绛无苔者宜甘寒养阴，加石斛、沙参；舌红苔黄者加苦寒泄热之品黄连、栀子、黄柏；阴虚盗汗者加龙骨、浮小麦；头晕重者加菊花、枸杞子；有痰苔黄腻者加天竺黄、枳实、瓜蒌等。

附：心脏神经病变病案 1 则

病案 9：杨某，男性，55 岁，公司业务员，于 2002 年 3 月 12 日急诊住院。

主诉：反复乏力心悸、多食消瘦 3 年，头晕目眩、憋气汗多 1 年，烦躁冷汗、面色苍白 2 小时。

病史：患者于 1999 年冬天因工作劳累，感到倦怠乏力，易饥多食，体重减轻，当时检测血糖 FBG 8.2mmol/L，确诊为 2 型糖尿病，予以优降糖 2.5mg/d，控制饮食，血糖控制尚可。心电图提示窦性心动过速，疑诊甲状腺功能亢进，多次检测甲状腺功能均为正常而排除甲亢。1 年来经常感憋气汗多，精神紧张，头晕心悸，失眠多梦。突然于今日上午 10 时出现胸闷憋气，心慌心悸，烦躁不安，浑身冷汗，面色苍白，当时疑诊低血糖，而测血糖 12mmol/L，即来急诊。患者平素性情急躁，应酬较多，嗜好酒、烟、茶。既往无其他特殊病史，其母有结节性甲状腺肿，否认糖尿病家族史。

体检：表情淡漠，反应迟钝，意识蒙眬，面色苍白，浑身冷汗，烦躁不安，四肢厥冷；心律绝对不齐，心尖部可闻及收缩期杂音，肺底部有湿性啰音；BP 80/56mmhg；舌质暗，边尖有瘀斑，苔薄白腻，脉细数、结代。

理化检查：FBG 11.1mmol/L；血清钾 5.9mmol/L，钠 140mmol/L，氯 101mmol/L；HCO_3^{2-}（碳酸氢盐）20mmol/L；$PaCO_2$（二氧化碳分压）52mmHg，PaO_2（动脉血氧分压）54 mmHg；ALT（谷丙转氨酶）60U/L，AST（谷草转氨酶）80U/L；CK（肌酸激酶）180U/L，LDH（乳酸脱氢酶）230U/L；心电图提示心房纤颤，室性早搏呈三联律，Ⅳ～Ⅴ

导联 T 波倒置，ST 段压低。

分析：患者禀赋刚烈，劳心之人，心肝火旺而急躁易怒，头晕心慌，失眠多梦；复因饮食不节，损伤脾胃，脾运不健，湿浊内蕴而胸闷憋气；湿蕴化痰，痰浊上蒙清窍则意识蒙眬，表情淡漠，反应迟钝；肝与心为母子相关，风火相扇；肝肾乙癸同源，肝赖于肾水涵养；久病及肾，复因情绪激动，肾阴更耗，虚阳浮越；心、肝相火暴张，热以极为变，阴损及阳，阴竭于下，阳浮于上；虚阳暴脱而见面色苍白，浑身冷汗，烦躁不安，四肢厥冷，大有阴阳离决之势，危在顷刻之际，病位在心、肝、肾。病史及检测结果为诊断提供依据。

中医诊断：消渴病昏厥，证属阴竭阳脱。

西医诊断：2 型糖尿病心脏自主神经病变，并发严重心律失常，心源性休克。

处理：取平卧位，不用枕头，腰部抬高 30°，注意保暖和安静；保持呼吸道通畅，面罩给氧；分别于 5% 葡萄糖溶液 100mL 内加酚妥拉明 10mg、多巴胺 20mg、5% 碳酸氢钠 200mL 静脉滴注；另 5% 葡萄糖溶液 500mL 内加普通胰岛素 12U 静脉缓慢滴注；西地兰 0.2mg 加入 5% 葡萄糖溶液 20mL 从小壶缓慢滴入。保持静脉通道，补充血容量，及时检测心律和血糖。

治拟急宜回阳救逆。方药：急予参附汤以回阳救逆。

红参 10g　　制附片 10g

方解：取方中红参甘温力宏，大补元气，以固后天；配附子大辛大热，温壮元阳，大补后天元阳；两药相须，上助心阳，下补肾阳，中补脾土，达瞬息化气于乌有之乡，顷刻阳归命门，药效峻捷，阴复阳回，转危为安。

加减：四肢厥逆，大汗不止，脉微欲绝者加生龙骨、生牡蛎、白芍、炙甘草、黄芪；呕吐涎沫加盐炒吴茱萸、姜汁；无脉者加猪胆汁；四肢厥逆不温者加四逆汤合六君子汤，加重益气生脉之力。

经上述处理，酸碱平衡失调、电解质紊乱得到纠正；快速房颤恢复窦性心律，偶发室性早搏；继续用 5% 葡萄糖溶液 500mL 内加普通胰岛素 12U，加利多卡因 100mg 静脉缓慢滴注。定期监测心电图、血压、呼吸、血糖、神志。

病案结语

本章列举 9 则病案，意在阐明糖尿病心脏病所涵盖的冠心病（心绞痛、心肌梗死）、心肌病及心脏自主神经病变不同的临床特点，三者均可并发急性左心衰、严重心律失常、心源性休克，是糖尿病患者死亡的主要原因。

糖尿病心脏病的主要辨证要点为气血阴阳失调，兼夹痰瘀，其中冠心病偏于痰瘀，心肌病偏于心气虚，自主神经病变偏于心阴虚。

糖尿病心脏病论治要点有健脾燥湿，理气止痛；温阳化瘀，宽胸宣痹；益气养阴，补益肝肾；益气健脾，活血通络；温阳利水，补益心肾；回阳救逆，益气固脱等六大治则。实践证实，中药可改善高血糖、高血压、高血脂，延缓糖尿病心血管疾病的发生与发展；能改善部分异常心电图，提高左心功能；降低死亡率，提高生存率。

加拿大 Cerstein 教授以循证医学角度证实血糖愈高预示着心血管事件的发生率越高；英国（UKPDS）流行病分析发现，HbA1c 每增加 1%，心肌梗死的危险性增加 14%，充血性心衰的危险性增加 16%；DIGAMI 研究认为，维持脂代谢平衡，使用 SU 类药或外源性胰岛素是有益的，胰岛素可视为"心血管保护"激素。

总之，以中医为主的中西医结合治疗，发挥中西医各自的优势，扬长避短，在防治糖尿病心脏病中发挥了积极作用，表 21–3 以资鉴别。

表 21–3　糖尿病心脏病病案鉴别表

序号	心脏病变	中医辨证	临床特点	防治措施
1	DM 冠心病	胸痹 气滞血瘀	IGT 阶段，40% IGT 可发生 CVD，纠正 IGT 是预防 CVD 关键	加强生活干预；疏肝理气，宽胸宣痹
2	DM 代谢综合征伴心绞痛	胸痹 痰浊瘀阻	2TDM 合并代谢综合征，是 CVD 高危因素；多数无典型心绞痛，心电图示 ST-T 改变	生活干预；化痰宽胸，宣痹止痛
3	DM 心绞痛、心律失常	胸痹心悸 寒凝血瘀	2TDM 伴发变异性心绞痛、心律失常，多于夜间发作，ST 段抬高，易发展为急性心肌梗死。	予以硝酸甘油缓解冠脉痉挛；温阳通痹，散寒止痛
4	DM 急性心梗	真心痛 心脉瘀阻	2TDM CVD 急性心肌梗死；心电图呈异常 Q 波、心肌酶谱升高	避免冷刺激，给氧；活血化瘀，宣通心脉
5	DM 心梗伴心源性休克	真心痛 肾阳暴脱	广泛前壁心肌梗死，晕厥昏迷，肢体抽搐，多数短暂，反复发作	给氧、保暖可缓解；芳香开窍、温肾纳气
6	DM 心梗伴心源性休克	真心痛 心阳暴脱	急性下壁心梗，心源性休克，心电图示异常 Q 波，心肌酶谱升高，血压下降	注意有效血容量；避免过度劳累；回阳救逆
7	DM 心肌病伴左心衰	胸闷心悸 心气不足	早期无症状，左心功能不全（Ⅱ级），左心室扩大；中期左心衰加重，可出现胸闷气短，左心室进行性扩大，肺有湿性啰音	避免过度劳累，减轻心脏负荷；补益心气，宣通心阳
8	DM 心肌病伴全心衰竭	心悸 心肾阳虚 水气凌心	2TDM 心肌病，左心衰（Ⅲ级），心房纤颤；左心显著扩大；心尖部闻及收缩期奔马律，肺底部水泡音和哮鸣音，顽固性心衰	减轻心脏负荷，合理应用洋地黄；补益心肾，纳肾平喘
9	DM 心脏神经病变伴心衰、心源性休克	昏厥阴竭阳脱	见于 2TDM，心脏自主神经病变，严重心律失常（房颤伴室性早搏）、心源性休克为主要死亡原因，易发生猝死	控制情绪，减轻心脏负荷，纠正酸碱度和电解质；回阳救逆

二、针灸、敷贴疗法、中成药选择

（一）针灸治疗

本法适用于以胸闷憋气，心前区作痛，心疼引及肩背，舌暗苔白，脉弦细为主症者。治则拟宽胸宣痹，理气止痛。下列治疗方法可选用：

1. 体针

取心俞、厥阴俞、阴郄、内关、通里、足三里、间使。配穴：三阴交、神门、太溪、气海、关元、少海、至阳穴。手法：当心绞痛发作或急性心肌梗死时，心前区持续性疼痛者，先取主穴以强刺激手法，针刺必须得气，留针 30 分钟，10 次为一疗程。

加减：心悸怔忡，气短乏力，口渴多饮，加三阴交、神门、太溪；胸闷憋气，气短懒言者加气海、关元；心疼甚者加至阳穴；心神不宁者针刺用平补平泻法；心血不足者针用补法；阴虚火旺者则泻补兼施。

2. 灸法

取心俞、内关、神门、巨阙。手法：每日 1 ～ 2 次，每穴艾条悬灸 10 ～ 15 分钟，10 次为一疗程；心脏病伴发心源性休克者可配用隔姜灸关元、气海、百会各 10 壮，每 1 ～ 2 小时重复一次。

3. 耳针

取心、皮质下、神门、交感、肾、脑等点。配穴：内分泌、肾、胃等穴。手法：每次选 3 ～ 5 穴，强刺激，留针 30 ～ 60 分钟，1 ～ 2 天 / 次，两耳交替，10 次为一疗程。

4. 电针

取胸椎 1 ～ 4 棘突中间，脊正中线旁开 8 分处，共 4 对。手法：上下交替，每次 1 ～ 2 对，轮换使用，针体倾斜 15°～ 30°向脊柱刺入，深约 0.5 ～ 2 寸，达横突根部后，稍退针以不刺入横突间歇为安全。捻针得气后接电机，电流强度以患者能耐受为度，通电 15 ～ 29 分钟，每日一次，10 次为一疗程，疗程间隔 3 ～ 4 天。

5. 指针

取内关穴。用手指持续按压内关穴，直至心悸消失为止。

6. 水针

取穴：内关穴。丹参注射液 4mL，用针头直刺内关穴，得气后加强刺激，每穴注射 2mL，30 分钟以后不缓解可重复此法，加注射间使穴。疼痛较剧者可用杜冷丁 10mg 用注射用生理盐水稀释至 5mL，用 6.5 号针头垂直刺入内关，得气后，加强刺激，每穴注射 2.5mL，如疼痛不止，30 分钟可重复此法。

按语： 应用针灸治疗糖尿病胸痹，屡有报道，有效率可达 66% ～ 96.4%。针刺、耳针、灸法以及穴位注射等治法治疗糖尿病心脏病均有一定疗效，可用几种方法联合使用或交替使用。病情较重或伴发急性心肌梗死者，可行中西医结合治疗，在严密观察下配合穴位治疗。

（二）敷贴疗法

取穴：一组取心俞、内关、膻中、天池、鸠尾反射痛点。二组取膻中、心俞、虚里。

方法：一组穴，贴心疼膏（由徐长卿、当归、丹参、王不留行、五灵脂、鸡血藤、葛根、延胡索、红花、川芎、桃仁、姜黄、郁金、三七、血竭、橘皮、穿山甲、透骨草、乳香、没药、人工麝香、冰片等药制成的药膏），敷贴前加热，贴于穴位上，每周 2 次，2 个月为一疗程。

二组穴，贴冠心膏（由丹参、川芎、红花、当归、乳香、没药、丁香、沉香、人工麝香等药制成的药膏）每处 1 贴，每张贴 12 ～ 24 小时，外贴 7 天为准，15 ～ 30 天为一疗程。

（三）中成药选择

1. 速效救心丸

宽胸理气止痛，4～10粒，舌下含化，或口服，3次/日。

2. 复方丹参片

活血理气止痛，扩张冠状动脉。3～4片，3次/日，口服。

3. 丹参注射液

8～16mL加入250mL液体中静脉滴注，1次/日，10～15天为1个疗程。

4. 冠心苏合丸

芳香理气止痛，3粒，3次/日，口服。

5. 地奥心血康

活血化瘀，行气止痛。主治瘀血内阻之胸痹。每次0.1～0.2g，3次/日。

6. 丹七片

活血化瘀。主治血瘀之胸痹心痛，3片/次，3次/日。

7. 活血通脉片

益气活血。主治瘀血阻滞之胸痹；5片/次，3次/日。

8. 苏合香丸

芳香温通。主治寒痰血瘀之胸痹；1丸/次，1～2次/日。

9. 月见草油丸

降低血脂，2～3丸/次，3次/日，口服。

三、糖尿病心脏病防治研究

（一）糖尿病心脏病临床与实验研究

本着中西医结合的医学模式和思维方法，深入持久地对糖尿病心脏病进行探讨，积累了丰富的经验。大量的临床实践和实验研究证实，气阴两虚兼夹血瘀证是糖尿病心脏病的基本证型。实验发现，心脏病气虚血瘀和气滞血瘀在血液流变学方面有较大差异，气滞血瘀者的全血黏度、全血还原黏度、血细胞比容、红细胞电泳明显低于气虚血瘀型。心脏病患者TXB2/6-Keto-PGF1a比值较正常人明显增高，6-Keto-PGF1a明显下降。在治疗上益气活血法较单纯活血疗效为好，体现了中医辨证论治的科学性。廖家桢等对冠心病的研究证实益气活血药具有强心作用。陈可冀等以活血化瘀的冠心Ⅱ号方对实验性心肌梗死的研究发现，其具有良好的增加心肌血流量，抑制血小板聚集，缩小心肌梗死面积，减少心肌细胞坏死量，保护心肌超微结构的作用。生脉饮、四逆汤可减轻自由基损伤反应，从而保护缺血心肌。中药的使用可减少西药用量，减少副作用，减少并发症，降低死亡率。上海十所大医院对1350例急性心肌梗死住院患者的统计表明，应用丹参注射液治疗388例男性泵衰竭患者，病死率降低33%。实验证实，丹参可增加冠脉流量，有钙通道阻滞作用及 β 受体阻滞剂作用，可降低心肌耗氧量。大黄、蒲黄具有良好的降低血脂作用，通过改善脂质代谢，加速脂质清除以防治冠心病。动物实验研究证实，川芎、山楂核醇提取物具有降低血脂、减轻动脉硬化的程度，减少动脉粥样硬化斑块形成的作用。以丹参、泽泻、首乌、黄芪等组成的通脉疗脂口服液，对兔主动脉中层平滑肌细胞的增殖有直接抑制作用。丹参、蒲黄、三七总皂苷有抗动脉硬化作用。蒲黄、当归、川芎、赤芍、水蛭等有抗血小板黏附、聚集和释放生物活性物质，从而达到抗动脉粥样硬化的作用。日本木村正康通过实验研究证明，四物汤对培养的平滑肌细胞增殖有一定抑制作用。随着溶栓及 PTCA、CABG 的开展，糖尿病心脏病将得到很好的治疗和控制。

（二）单味中药的研究

1. 赤芍精

本品为从赤芍中提炼出来的 d- 儿茶精，属黄烷醇类，具有抗血栓形成、增加冠脉流量、改善微循环的作用。

2. 秃毛冬青

本品为从毛冬青中分离出来的青心酮（3,4-2 羟基苯乙酮），具有增加冠脉流量、加强机体耐缺氧能力的作用。

3. 川芎嗪

本品含川芎碱、川芎嗪，可增加冠脉流量，降低动脉压及冠状血管阻力，解除动脉痉挛，增加心肌供氧、供血，抑制血小板聚集，并能降低血小板表面活性，抑制纤维蛋白原。

4. 丹参

本品具有增加冠状动脉血流量，改善心肌血液循环和保护缺氧心肌的作用。降低血液黏度和增加纤维蛋白溶解。

5. 葛根

本品含黄酮，具有增加冠状动脉和冠状窦血量，降低冠脉阻力，减少心肌耗氧量，改善心肌缺血，缓解心绞痛的作用。

（三）单方、验方的研究

1. 冠心Ⅱ号方

丹参 24g，赤芍 15g，川芎 15g，红花 12g，降香 12g，主治心绞痛。

2. 抗心梗合剂

党参 15g，丹参 15g，黄芪 15g，黄精 15g，赤芍 15g，郁金 10g，主治急性心肌梗死。

3. 宽胸丸

檀香、冰片、细辛、良姜等提取挥发油制成胶囊；主治冠心病心绞痛及心肌梗死等。

4. 苦参 20g

水煎服，用于治疗心悸、心律失常。

（四）药膳选用

1. 参果茶

丹参 10g，红果片 10g，麦冬 10g，浸泡水煮，凉后代茶长期饮用。功主活血化瘀，可防治冠心病。

2. 山楂饮

山楂 50g 煎水代茶长期饮用。功能扩张血管，改善血流，降低血脂，防治冠心病、高脂血症。

3. 茭白饮

茭白 30 ～ 100g，芹菜 50g，水煎服。治疗冠心病胸闷憋气。

四、糖尿病心脏病的康复

1. 保持心情愉快，避免精神过度兴奋或抑郁；生活有节，饮食有度，素食为主，不宜过饱。饮食做到"三低二高一优"，即低脂、低盐、低胆固醇；高维生素、高纤维素；优质蛋白。

2. 糖尿病急性心肌梗死多发生于老年人，应加强老年糖尿病患者有关心脏病知识的教育，使其掌握冠心病急性心肌梗死发生的特点，就地抢救方法。避免吸烟、饮酒及刺激食品。

3. 急性心肌梗死发作时应绝对卧床两周，保持环境安静；予以流食；进食，翻身，大小便等均需他人帮助。两周后患者可以适当活动，逐渐增加活动量。

4. 间断性低流量吸氧。

5. 美国心脏病学会（ANA）将糖尿病列为冠心病的主要致死因素，主张从糖尿病前期即开始全面控制心血管危险因素，综合防治冠心病，简称为 ABCDE：

A（Aspirin）：抗血小板、抗凝、溶栓、扩张血管。

B（Blood pressure）：抗高血压，首选 ACEI、ARB 药物。

C（Cholesterol）：调脂，调血脂顺序：LDL-C、HDL-C、TG。

D（Diabetes）：控制血糖。

E（Educations）：糖尿病教育、饮食、运动、标准体重。

第二十二章
糖尿病下肢血管病变

糖尿病下肢血管病变是一种全身性、慢性、进行性的糖尿病并发症，严重影响患者生活质量，以至致残、致死。以周围血管闭塞性病变（PAD）为主，涉及神经系统、局部感染。肢体远端微血管病变伴感染是引起足坏疽的重要原因。1992～2003年间，8项不同国家的人群调查显示糖尿病足发病率为2%～6.8%；西方国家每年约3万多名糖尿病患者因PAD而截肢；糖尿病因下肢血管病变截肢者为非糖尿病患者的15倍，其中50岁以上的患者高达40倍；约15%的糖尿病患者在其一生中会发生足溃疡，80%以上的糖尿病患者截肢起因于足溃疡。糖尿病足是许多国家截肢的首位原因，在美国年发病数达900000人；美国每年约有60000例非创伤性下肢手术，其中50%为糖尿病患者。1989～1991年英国Newcastle Upon Tyne医院报道，糖尿病下肢截肢率为1.0%，其中男性占75%，女性为25%，65岁以上者达65%。15%的患者截肢时才被发现为糖尿病所致的下肢血管病变。其他资料提示，因糖尿病足坏疽住院者占糖尿病总住院者的20%以上，其中3%的患者截肢致残。

2004年，中国对11个省市、14家三级甲等医院进行调查，发现634例糖尿病足的患者中，51～80岁男性占85.1%，其中61～80岁者占65%；病程11～20年足溃疡发生率为33.9%；单侧溃疡占57.3%；皮肤浅表溃疡为75%；混合溃疡占60.4%，溃疡合并感染占67.9%；按Wanger分级，82%的患者为0～3级。

综上所述，我国糖尿病足患者中，以单发溃疡、浅表性溃疡、缺血性溃疡为多，合并感染率高；治疗得当，80%的足溃疡可以治愈。

糖尿病足的医疗费用巨大，美国糖尿病足直接医疗费用每年高达40亿美元，下肢截肢费用为17302美元；我国2002年11个大城市调查显示，糖尿病足住院平均费用14906元，平均每天573元。可见糖尿病足的医疗费用是十分高昂的。

第一节　糖尿病下肢血管病变的病因、病理

本病的病因至今尚不完全清楚。据流行病学及相关研究显示，长期糖脂代谢紊乱是导致大血管和微血管闭塞性病变、周围神经病变（感觉神经、运动神经、自主神经）的主要危险因素，与全身和局部病变相互影响，共同作用，最后导致糖尿病足。

一、大血管病变

大血管病变在糖尿病足发病中起着决定性作用，并与继发性血管结构和功能异常的微血管病变引起微血管血流和压力自动调节功能丧失，使病情进一步加重。

（一）血管病理特点

内膜动脉粥样硬化及动脉中层钙化，病变侵犯直径大于 2mm 的大动脉，以腘动脉以下的血管、足背动脉为主。

（二）内皮细胞损伤

血液中的红细胞、血小板聚集功能和血小板黏附功能增强；平滑肌细胞增殖；脂质黏着，血管壁斑块形成；最后血液黏度增加，血栓形成，血管狭窄，管壁弹性减弱，血管阻塞，造成肢体末端缺血、缺氧、坏死。同时因血管自主神经病变，使血管运动减弱，加重局部缺血，使抗病能力降低等。

二、微血管病变

（一）微血管病变的病理特点

特异性内皮细胞增殖，毛细血管基底膜增厚（BMT），营养物质交换障碍，是引起足趾动脉和小动脉阻塞的病理改变。BMT 是血管内皮非特异性长期损坏的增殖性反应，目前认为 BMT 是糖尿病微血管病变的晚期标志。BMT 增加与糖尿病病程、年龄和血管远离心脏有关。血流动力学和代谢因素可加速微血管结构的病理性改变。BMT 使血管弹性降低，在灌注压降低时小动脉不能代偿性地扩张，当局部损伤时充血反应减弱，基底膜增厚使血管通透性改变，阻止活化的白细胞移行，局部容易发生感染，同时由于白细胞较大，可以陷在微循环中，并因白细胞变形性差，可阻塞毛细血管管腔。受累微血管可部分或全部阻塞，引起组织缺氧、缺血，导致局部坏死。

（二）足微循环功能性改变

主要表现为血流增加，由于自主神经病变 - 静脉血管短路开放，使血流量大于正常 5 倍，广泛血管扩张，充血作用和自我调节功能减弱。这些改变可见于糖尿病初期或确诊不久，当代谢异常得到控制后可以逆转。相反，病程长的晚期功能性异常，则大部分是不可逆的。病变组织充血和毛细血管高压与早期血流动力学改变与微血管病变的进行性发展有关；糖尿病患者红细胞变形能力减弱，搏动压降低使毛细血管灌注受损，纤维蛋白原增加导致血液黏滞度增高，进而促使红细胞聚集 / 钱串形成，在血流缓慢时尤为明显；内皮的完整对维持微循环是非常重要的，严重缺血时内皮受损，纤溶减弱和血小板活化，抗凝作用减弱，凝血倾向，使血管壁和血管内物质之间交换障碍，导致代谢紊乱和血管控制异常，两者所造成的微血管病变是引起晚期功能性异常的主要因素。

三、神经病变

（一）糖尿病足神经病变的病理

糖尿病神经病变表现多样，可影响感觉、运动、自主神经、混合病变，严重威胁下肢血管并可继发感染、溃疡、坏疽、夏科氏关节病。

1. 自主神经病变

主要为运动感觉障碍，引起触觉、温觉、痛觉降低以至消失，使组织受损不易被患者发觉，伤口极易发生感染，出现溃疡坏疽，一旦发生疮口难以愈合。

病理机制：损害神经源性控制；加静脉短路；皮肤血管流量分布改变；减低直立性血管收缩功能；损伤时的皮下充血反应受损；减弱反应性充血等，产生功能性微血管异常。

2. 交感神经病变

提高直立性血管收缩功能，当直立性血管收缩受损时穿壁压增加，促进水肿的形成。糖尿病足出现水肿是不良的征象，足趾肿胀、感染、溃疡的发生率为非糖尿病患者的 18 倍，腱反射减弱或消失者溃疡发生率增加 6 倍。

3. 感觉神经病变

可引起感觉障碍或痛性神经病变，患者初期出现下肢麻木、刺痛、灼热感等，症状时轻时重；随着病程的进展，痛觉、压力觉、温觉以及本体感觉消失，由于这些感觉消失，对损伤的刺激或外伤感觉迟钝以至全然不知，多见于下肢中腓神经功能障碍。

4. 神经营养障碍

皮肤出现干燥、角化，肌肉萎缩，足趾向背侧弯曲畸形。由于肌肉萎缩，张力降低，导致跖骨头向上突出，产生胼胝。

足坏疽一般发展较为缓慢，但血管突然阻塞，供血阻断，可致剧烈疼痛。伴有严重神经损伤时可无疼痛症状，感染可促使坏疽的发生和发展。当皮肤感染扩展到组织间隙，可发生深部脓肿、蜂窝织炎，严重时可导致败血症。

（二）足溃疡的发病情况

1. 神经病变是糖尿病足最重要的原因，占 78%，足部压力最高的部位最早出现神经性溃疡。

2. 足压的异常往往伴随着神经病变，63% 的溃疡发生存在神经病变、畸形、创伤三联征。

3. 较高的足压可预测溃疡发生，足底胼胝通常压力较高，预示着将发生溃疡。

4. 缺血也是常见原因，占 35%，80% 以上的溃疡是可以预防的。

四、糖尿病足的临床表现

糖尿病足主要指下肢血管神经病变合并感染，也称坏疽，可分湿性、干性、混合性 3 类。

（一）湿性坏疽

占糖尿病坏疽的90%，多见于肢端循环障碍，血管缺血但尚未完全阻断，伴有周围神经病变所引起的皮肤损伤、感染。急性期局部表现红肿热痛，严重者出现浑身不适以至发生毒血症或败血症等。根据病情可分轻、中、重、极重等病变不同程度。

1. 轻度感染

皮下组织发生溃烂，形成蜂窝织炎。

2. 中度感染

病变加重，蜂窝织炎融合形成大脓腔，肌腱、韧带受到破坏，足部功能障碍。

3. 重度感染

病变蔓延扩大，深入到骨或关节以至形成假关节；极重度感染面积扩大，全部或大部分化脓，坏死，常波及踝关节和小腿。

足坏疽的好发部位为足趾、足跟等，易缺血和感染，或负重部位摩擦易出现水疱，水疱破后细菌入侵而发生慢性溃疡经久难愈（图22-1）。

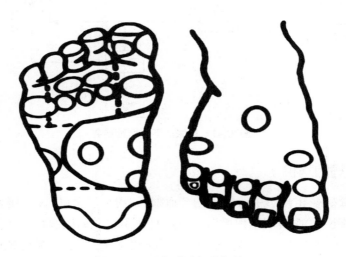

图22-1　足部溃疡好发部位

（二）干性坏疽

主要由于大血管完全阻断，累及的皮肤和组织供血中断，营养缺乏所致。坏疽的程度与血管病变的部位和阻塞的程度有关：早期患者患肢发凉，皮肤干燥、麻木，痛阈降低，感觉迟钝以至消失，出现间歇性跛行或静息痛；下肢末端或足跟部皮肤苍白，有血疱或水疱（又称大疱）。进一步发展，轻度者出现局灶性干性坏死；中度干性坏死可波及深部组织；重度干性坏死在病变部位出现发绀，肤色逐渐加深，变为黑色坏死灶；极重度坏死部位呈木炭样黑尸干；周边组织可发生感染，化脓坏死面积不断扩大，并出现湿性坏疽形成混合型坏疽。

总之，糖尿病肢体血管病变为大血管、微血管功能异常，闭塞性动脉、神经病变，最终促成微血管功能衰竭、外伤、感染；或长期受压加重毛细血管负担，受损的微循环不能承担正常的充血反应，随着年龄增长，病程延长，充血反应能力减弱，灌注不足，疮口难以愈合。高血糖引起内皮功能失调，异常的血流加速动脉硬化性闭塞而导致糖尿病足的发生（图 22-2）。

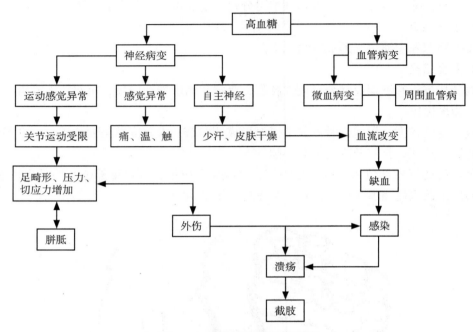

图 22-2　糖尿病下肢血管病变

五、中医病因病机

糖尿病血管病变相当于中医学中的"血痹""脱疽"范畴。《金匮要略·血痹虚劳病脉证并治》指出："血痹阴阳俱微"，"外证身体不仁，如风痹状。"清代《医宗金鉴》谓："未发疽之先，烦渴发热，颇类消渴，日久始发此患。"古人精辟地论述了糖尿病肢体血管病变的病因、病机、症状。

（一）阴虚血瘀

消渴病日久不愈，耗伤阴血。气为阳，血为阴，气与血阴阳相随，互为依存。阴血虚亏，血无以载气，气无以行血，血行不畅，或阴血不足，血脉不充，或阴虚内热，热灼营血，血脉瘀滞。

（二）气滞血瘀

肝主疏泄而载血，情志不遂，肝失条达，气机不畅；气为血帅，血滞则血凝；气滞血瘀，瘀血痹阻经络，不通则痛而成血痹（即血管病变）。

（三）热毒蕴结

肝肾阴虚之体，阴虚内热，相火炽旺，淫火消烁肾精，肾精不足，阴虚更甚；肝阴不足，肝阳亢盛；热耗阴津，热灼津成痰，热蕴成毒，热毒聚结成疽。

（四）气虚血瘀

消渴病经久不愈，耗伤正气，气血俱虚；气为血之帅，血为气之母；气虚统摄无权，血随气行，气虚血行不畅，或血虚不能充养经脉则感机体麻木不仁，血脉不和，血脉瘀阻，不通则痛。

（五）邪热瘀滞

消渴病日久不愈，耗伤正气，正不敌邪，外邪乘虚而入，外邪久蕴化热化毒，热毒瘀滞而致正虚邪实，热毒成痈局部红肿、热痛，邪毒肆虐危及生命。

（六）湿毒阻滞

消渴病者多系饮食不节，"膏粱之变，足生大丁"。肥甘厚味损伤脾胃，脾为后天之本，水谷生化之源，功为运化输布水谷精微以濡养周身；脾主四肢，脾虚脾失健运，聚湿生痰，蕴久化热，湿痰阻滞经络，气血运行受阻，而致肢体麻木，疼痛；湿痰蕴结化热化毒发为坏疽。

（七）寒凝血瘀

机体感受寒邪，阳气被遏。寒为阴邪，其性凝敛，寒邪客于脉中，血凝涩不利，则形寒肢冷；寒客血瘀，血脉不通，不通则痛，得热痛减。

总之，糖尿病血管病变其本在肝肾阴虚，营卫不足，所谓"大脉空虚，发为脉痹"。其本为气血虚亏，其标为血瘀、热毒、痰湿，阳虚毒陷乃久病之变证。

六、临床表现

按缺血程度的不同可以分为以下四期：

第一期：轻微主诉期，患者主要感到患肢稍凉或轻度麻木，活动后易感疲乏。往往感染足癣不易控制。虽然阻塞但侧支循环建立较为丰富。

第二期：间歇性跛行，这是闭塞性动脉硬化症的特征性症状。肢体的血流供氧只满足于静止时组织的需要，当活动后即出现血流不足，主要表现为肌肉疼痛、痉挛及疲乏无力，必须停止活动或行走，休息1～5分钟后，症状逐渐缓解。间歇性跛行的位置，有助于确定阻塞性病变的水平，行走时小腿负荷最重，因此小腿跛行是任何部位病变最常见的症状，行走距离可以判断动脉硬化闭塞的程度及侧支循环建立是否丰富。间歇性跛行的疼痛因缺血后肌肉代谢产物的积聚所致，主要为乳酸堆积。

第三期：为静息痛，主要为严重动脉病变和侧支循环血管形成不足，使肢体在静息时感到疼痛、麻木和感觉异常。尤其患者卧位时，因流体动力学的关系，动脉压降低，缺血症状加重；同时夜间迷走神经兴奋性增高，因此患者在夜间疼痛更剧。静息痛意味着四肢皮肤的最小营养血管血流受限制，所以皮肤、毛发及趾甲的营养发生变化，皮下组织发生非细菌性炎症。

第四期： 为组织坏死期，在慢性缺血性营养障碍的基础上发生肢端溃疡或坏死；在患肢的足部或腿部皮肤苍白，肤温显著降低，皮肤感觉迟钝；当合并感染则产生湿性坏疽，以至出现全身中毒症状；当血管发生严重狭窄或闭塞时患肢的动脉搏动减弱或消失；腿部或足踝动脉血压降低，甚至不能测到；病变部位未完全阻塞时，在动脉狭窄区可闻及收缩期杂音。

七、糖尿病下肢血管病变的诊断

（一）糖尿病史

有明确的糖尿病史，或发生血管病变时血糖升高达到糖尿病诊断水平者。

（二）临床症状

患病部位疼痛，足背动脉或胫后动脉搏动减弱或消失；皮肤苍白或发绀；下肢血管可闻及血管杂音；间歇性跛行；下肢肌易疲劳；对疼痛敏感；夜间静息痛；下肢颜色改变，下垂时呈青紫色，提高时苍白；毛细血管充盈时间大于 3 秒，静脉充盈时间大于 25 秒；下肢出现肌肉萎缩，毳毛减少，指甲干枯等营养不良或感染坏疽等症状。

欧洲 Europediale 研究结果显示，糖尿病足患者年龄多在 61 ～ 70 岁，80％为多发性神经病变，20％缺乏神经病变体征；62％的溃疡限于脚趾，55％在一侧脚底，68％足溃疡属于 Wagner 1 ～ 2 级，22％属于 3 级，10％属于 4 ～ 5 级；54％的患者足溃疡合并感染，12％的患者感染危及生命；1229 例患者中 20％患骨髓炎，说明糖尿病足溃疡的多样性。

（三）糖尿病足的检查

1. 踝肱指数测定

方法：踝或胫后动脉收缩压 / 肱动脉收缩压（以高的一侧肱动脉收缩压值为基准）。结果：正常比值 1.0 ～ 1.4；轻度供血不足时比值＜ 0.9；中度供血不足时比值 0.5 ～ 0.7，出现跛行；重度供血不足时比值 0.3 ～ 0.5，出现静息痛；极重度供血不足时比值＜ 0.3，出现足坏死。

2. 糖尿病足相关检测（表 22-1）

表 22-1　糖尿病检测项目

	临床检查	客观实验
运动功能	肌萎缩、肌无力、踝反射	电生理检查

续表

	临床检查	客观实验
自主功能	出汗减少、胼胝足、静脉膨胀	定量发汗实验皮温图
血管状态	足背动脉搏动减弱以至消失，局部呈苍白、凉、水肿	多普勒检查 TcPo2

（四）神经系统检查

1. 感觉试验

患病部位痛、温、触觉减弱或消失，皮肤及皮下组织萎缩，可有坏疽并发感染的表现。

（1）用一根特制的 10g 尼龙丝接触患者大足趾、足底不同部位，患者无感觉者为不正常。

（2）音叉或 biothesiometer 测定振动感（功能类似音叉）：将探头放在大足趾，振动感随着电流的增强，可测定出患者的振动感觉，不正常者预示着可发生坏疽。

（3）温觉测定：可用皮肤温度测量仪进行定性、定量测定。

2. 下肢体位试验（Buerger）

将下肢抬高 30～60 秒，足跖部位明显苍白，随即将下肢下垂，则成紫红色，正常人静脉充盈时间为 20 秒以内，发红为 10 秒；肢体发红 15 秒以上不恢复者为中度缺血，30 秒内不恢复为明显缺血，60 秒内不恢复为严重缺血。

3. 耐疲劳试验

令患者在原地踏步，直到出现跛行症状为止，根据肌肉酸痛、疲劳、紧固感所出现的部位及时间，可初步判断病灶的部位及严重程度。

4. 压力测定

有不同的测定系统，可选用 MatScan 系统或 FootScan 系统。主要测定足部压力；作用原理是受试者站在多点压力敏感器的平板上或在平板上行走，采用扫描成像，按脚印不同部位通过计算机显示不同颜色，红色部位为受力区域，蓝色为非受力区域，以了解有无足部压力异常，糖尿病发生胼胝后足部的压力可以减轻。

5. 多普勒超声血流检查

可通过生物电阻抗以反映血流量的变化，测定动脉每搏动一次产生有规律的平均阻抗波形，了解每次动脉搏动的供血量和血管弹性（表 22-2）。

表 22-2　下肢动脉狭窄和闭塞的超声诊断标准（引自 Cossman 等）

动脉狭窄程度	病变处收缩期流速峰值（cm/s）	收缩期流速峰值比
正常	< 150	< 1.5 : 1
狭窄 30%—49%	150—200	1.5 : 1—2 : 1
狭窄 50%—75%	200—400	2 : 1—4 : 1
狭窄 > 75%	> 400	> 4 : 1
闭塞	无血流信号	无血流信号

6. 血压指数测定

血压指数＝踝部血压 kPa（mmHg）/上臂血压 kPa（mmHg）；正常人为 $1 \sim 1.3$；间歇性跛行平均为 0.7；静息痛＜ 0.3。患肢血压：踝部血压在 8 kPa（60mmHg）以内提示肢体有明显缺血；血压＜ 4 kpa（30mmHg）为严重缺血。

7. 肢体 X 线摄片检查

本检查可了解血管壁不规则的钙化斑块及缺血程度。

8. 球形钢片

球形钢片是诊断周围神经病变和糖尿病足的一种新的测试方法。Papanas 等采用钢制的直径为 $1.5 \sim 4cm$ 的薄片，分别置于患有糖尿病神经病变和糖尿病足病变者（A组）、无足病的糖尿病神经病变者（B组）、健康志愿者（C组）的足底，根据受试者感觉到足底异物的直径判断其病变的程度。结果 A 组 3.63mm、B 组 2.5mm、C 组 1.65mm，各组的差异具有统计学意义。这种球形钢片对诊断糖尿病周围神经病变的敏感性为84%，特异性为 100%，诊断糖尿病足的特异性为 86.1%。表明钢片诊断技术诊断糖尿病足和糖尿病周围神经病变具有高度的敏感性和特异性。

（五）糖尿病足的分类和分级

依据糖尿病足的严重程度，目前存在多种分级系统：

1.Wagmen 分级（表 22-3）

表 22-3　Wagmen 分级一览表

分级	临床表现
0 级	有发生足溃疡的危险因素，目前无溃疡
1 级	表面溃疡，临床上无感染
2 级	较深的溃疡，影响到肌肉，无脓肿或骨的感染
3 级	深度感染，伴有骨组织病变和脓肿
4 级	局部坏疽（趾、足跟、足背）
5 级	全足坏疽

2. 简单分级系统

一级：低危人群，尚无神经病变和血管性病变。

二级：高危人群，已有神经病变和血管病变，同时伴有胼胝、水肿、足部畸形。

三级：溃疡形成。

四级：足部感染。

五级：发生坏疽。

六级：无法挽回的足病。

第二节　糖尿病下肢血管病变的防治

一、预防措施

（一）控制血糖

糖尿病足既是内科全身性疾病，又是外科局部溃疡、感染性疾病。国际糖尿病联盟2005年发布的口号"糖尿病与足保护"，强调糖尿病足重在防护。

肥胖者控制体重，控制饮食，建立并坚持低脂肪、低碳水化合物食谱；加强活动，增加热能消耗以减轻肥胖，促进侧支循环建立。

（二）步态和姿势

周围血管可影响足部机械力学，表现为步态参数改变，步速减慢，构成垂直的地面反作用力减少，使足底表面更易受损。故要注意步态和姿势，步伐不宜过慢或过快，速度要适中；不宜过于负重，避免加重肢体缺血。

（三）注意卫生、生活护理

1. 脚部要保持清洁、干燥，剪平趾甲，避免创伤、感染。

2. 穿合适的鞋袜，保持肢端的温度和良好的侧支循环。治疗鞋袜、鞋垫可降低压力，减少无感觉足反复高压力相关的组织破坏，促进溃疡的愈合。

3. 纠正异常血液流变学和血液黏滞度。

二、糖尿病下肢血管病变治疗原则

（一）内科治疗原则

糖尿病足的内科治疗原则：针对可能的病因治疗；针对特异性症状治疗；针对潜在性发病机制治疗。内科治疗是糖尿病足的基本疗法，贯穿于治疗的全过程。

1. 严格控制血糖

慢性高血糖可导致多种传递信号异常，加速血管病变的发生和发展。故获得稳定接近正常的血糖水平，有助于抑制血管病变的进展和缓解疼痛。

2. 控制血压，纠正异常血脂

纠正异常代谢等为必不可少的基本治疗。

3. 纤维蛋白溶解疗法

溶栓、抗凝疗法可防治血管阻塞或血栓形成。2005年ACC/AHA有关下肢动脉硬化闭塞症（PAD）诊治指南：

（1）抗血小板治疗可以减少下肢PAD患者发生心梗、卒中或血管性死亡的风险。

（2）下肢 PAD 患者每日口服 75 ～ 300mg 阿司匹林，可减少心梗发生，其效果确切、安全。

（3）与阿司匹林相比，每日 75mg 氯吡格雷也是有效的，可减少下肢 PAD 患者发生心血管事件的风险。2006 年欧洲心脏病大会上，加拿大 McMaster 大学 Sonia Anand 教授报告了华法林抗血小板作用血管评价研究的结果：与单独使用阿司匹林相比，联合使用华法林和阿司匹林并未进一步减少 PAD 患者心血管事件，且合并用药组出血发病率显著高于阿司匹林单用组。可见，单独使用阿司匹林仍然是目前 PAD 指南推荐的证据级别最高的抗血小板药物。

4. 扩容疗法

可选用低分子右旋糖酐静脉滴注以扩充血容量，可以增加血循环。

5. 扩张血管疗法

可选用扩张血管药，口服酚妥拉明或酚苄明、异克舒令、布酚宁等促进血流，改善趾端缺血情况，或罂粟碱以解痉止痛，或山莨菪碱（654-2）20 ～ 40mg 溶于 250mL 生理盐水中静脉滴注，1 次 / 日，10 天为 1 个疗程；凯时 20μg 加入 100mL 生理盐水中静脉滴注，10 ～ 14 次为 1 个疗程；口服倍达（西洛他唑）50 ～ 100mg/d；己酮可可碱（潘通）400 ～ 300mg/d。

6. 抗感染

应根据脓液培养结果，选用敏感的抗生素以控制感染。治疗开始时，在尚未知病原菌的情况下应使用广谱抗生素；住院患者先静点青霉素、头孢＋舒巴坦类、甲硝唑、喹诺酮类治疗；对于威胁肢体的感染可用泰能、氨苄西林＋克林霉素；也可据经验联合应用不同抗菌谱的药物对抗所有可能致病菌。在病原菌明确之后，抗生素应实现从广谱到窄谱，从联合用药至单个用药的转变；对于不累及骨的感染，治疗约需 14 天或更长；对于严重感染，主张抗生素联合静脉用药，这种联合用药通常需要 10 ～ 14 天，如有骨髓炎则需要 4 ～ 6 周，并口服用药 10 周；已有周围血管疾病（PVD）局部组织缺血，抗生素剂量应加大，以保证病灶处血药浓度，对深部感染或厌氧菌感染可进行高压氧疗。

7. 氧化应激

愈来愈多的证据提示，在神经病变的发病机理中，氧化应激具有重要作用。应用抗氧化剂 alpha– 硫辛酸的研究为该药的治疗作用提供潜在性效力，同时缓解神经病变的症状和缩短神经病变的自然病程。

（二）糖尿病足合并感染的处理原则

1. 引起感染的主要原因为感觉神经、自主神经、微血管和大血管病变以及免疫功能低下等因素引起中性粒细胞和巨噬细胞功能异常，化学趋化能力和白细胞杀伤能力降低。

2. 感染细菌多以革兰氏阳性菌居多，深部可有链球菌、葡萄球菌、肠球菌、棒球菌等多种细菌感染。可有革兰氏阴性菌，如沙门氏菌、大肠杆菌等。

3. 根据感染程度，临床可分为浅表性感染及严重性感染。浅表性感染一般无严重缺血和全身中毒症状；严重性感染，溃疡周围红肿大于 2cm，伴淋巴管炎，溃疡可累及骨和关节，可发生严重缺血和全身中毒症状。

4.抗生素选择：轻度浅表性革兰氏阳性菌感染者可选用半合成青霉素、头孢菌素、喹诺酮类抗生素或 β 内酰胺酶抑制剂，如有过敏者应选用克林霉素或磺胺嘧啶。严重感染者需要静脉给药时可选用 β 内酰胺酶抑制剂，或头孢曲松或喹诺酮类抗生素等，或可配合高压氧治疗。

（三）促进糖尿病足溃疡创面愈合的新理论和新方法

糖尿病足溃疡是一种难以愈合的创面，一直困扰着临床工作人员。近年来国际上基于现代创面愈合理论，提出"创面床准备"，这是多步骤对创面进行整体处理，并运用生长因子促进创面愈合。

1.创面难以愈合的原因

其一为糖尿病溃疡创面易为细菌生长、繁殖，尤其组织缺氧缺血更利于细菌定居；其二为急性创面愈合经过炎症期、增生期、修复期，而慢性溃疡一般不遵循这一规律，创面常停留在"炎症期"或"增生期"。创面长期缺氧受损影响创面愈合，慢性创面液中含有大量基质金属蛋白酶（MMPs），MMPs 活性增高可抑制创面愈合。

2."创面床准备"的内容

对创面进行评估，分析创面需求，具体创面准备措施，支持疗法，跟踪与保护等内容。根据创面基底的颜色分为黑期、黄期、红期、粉期，分别代表创面愈合过程中的组织坏死期、炎症渗出期、肉芽组织期、上皮化期；并根据创面不同时期选择不同的处理方法，以加速创面愈合。

3."创面床准备"的方法

（1）黑期和黄期主要为清除坏死组织，外科清创是用手术器械清除坏死组织；自溶性清创应用封闭性或半封闭性保湿性敷料封闭创面，促进创面液软化焦痂以及创面液中的活性酶类消化和溶解坏死组织。

（2）红期应用生长因子、水胶体敷料、藻酸盐类进行处理，促创面肉芽组织增生或进行手术植皮。

（3）粉期主要保护创面，使创缘基底细胞得以迁移，隔绝空气中的细菌，创造适合创面化上皮化环境。

（四）减轻足底压力促进溃疡愈合

足部压力异常是引起足部溃疡的主要原因。足部压力异常与感觉神经的感觉缺失、运动神经病变、足畸形、关节活动受限有关。足部压力异常以前足掌多见，导致无痛性足胼胝，胼胝从中心破裂形成溃疡；神经缺血性溃疡多见于鞋子过紧或鞋袜摩擦引起足趾尖端或足跟周围形成溃疡。减轻足部压力是处理足溃疡的关键，下列方法可以减轻压力：选择可以分散神经病变足底压力的鞋垫；选择宽松鞋子，以避免足部缺血部位受压；选择全接触式支具以助神经性愈合；应用可拆卸支具保护缺血部位；应用足踝部支具以减轻压力；采用足跟保护，卧床休息等方法。

（五）糖尿病下肢血管病变介入治疗

下肢血管重建是挽救肢体、避免截肢的主要方法，包括手术治疗、介入治疗、自体干细胞移植技术。

1. 动脉旁路移植

本法适用于下肢动脉闭塞而远端有较好的流出道者，可采用人造血管、自体静脉或动脉阻塞段架桥，以缓解下肢远端组织缺血。

2. 外周动脉病变介入治疗

采用经皮腔内血管成形术（PTA）及血管内支架置入术（STENT）、准分子激光血管成形术和血管内血栓块旋切术等对大血管病变高危者进行介入手术治疗，适用于局部血栓形成、远端动脉栓塞、动脉穿透等并发症。

PTA 是血管疾病治疗史上的重大进展，目前球囊成形术是一项较成熟的技术，主要机理在于气囊扩张分离狭窄硬化的内膜，破坏中膜平滑肌弹力层和胶原纤维，使动脉粥样硬化斑块断裂，中膜延伸。气囊扩张术是一种机械扩张导致血管重塑的治疗方法。

STENT 是一种新的腔内治疗方法，由于 PTA 可致血管夹层撕裂和弹性回缩，支架置入通过挤压斑块和压迫管壁，可克服 PTA 的主要缺陷。

激光血管成形术（PELA），准分子激光具有波长短、功率高等特点；对病段动脉长、完全闭塞、血流条件差以及糖尿病重症下肢缺血患者，通过激光消融去除血栓和闭塞组织，使弥漫性动脉闭塞病变转变为球囊容易扩张的狭窄病变，极少引起远端栓塞。

3. 自体干细胞移植

自体干细胞移植又称细胞架桥术，自体骨髓干细胞移植术是目前国际上最先进的医疗技术之一。适用于严重下肢缺血疾病，特别是糖尿病下肢缺血，目的是避免截肢或降低截肢平面。

4. 外周干细胞移植

应用粒细胞集落刺激因子刺激骨髓中干细胞释放入外周血循环中，然后将单个核细胞分离出来，最后应用上述方法进行干细胞移植，适用于严重下肢缺血疾病。

第三节　糖尿病足的中医药论治

中医对糖尿病足的治疗方法，可有内治法、外治法、内外结合法。

一、中医内治法

（一）瘀血阻络

本型以患肢发凉，麻木不仁，酸楚疼痛，痛有定处，状如针刺，下肢肌肤暗红或青紫，肢端有瘀斑，活动后皮肤呈苍白色，步态跛行，太溪脉细微，舌紫暗或有瘀斑，苔薄白，脉沉细涩为主症。

　　该型系因消渴病久，耗伤气血，营卫两虚，血不营筋，脉络空虚而肢体麻木不仁，酸楚乏力；气为血之帅，气行则血行，气虚血行不畅，经脉痹阻，不通则痛；营血虚少，脉道空虚则跌阳脉、太溪脉微弱。血脉阻络则肌肤暗红或青紫，肢端瘀斑。多见于血管早期病变、血管缺血、缺氧。

　　治则：拟益气活血，化瘀止痛。方药：血府逐瘀汤加减。

　　当归，生地，川芎，赤芍，桃仁，红花，黄芪，牛膝，鸡血藤。

　　取方中当归养血和血为君药；川芎、赤芍、桃仁、红花、鸡血藤活血化瘀，通脉止痛为臣药；黄芪甘温益气以助血行，生地清热养阴，养血活血为佐药；牛膝舒筋通络，引药下行为使药。诸药合用以达益气活血，化瘀止痛之效。

　　加减：下肢红肿热痛加蒲公英、紫花地丁、丹皮、银花、连翘以清热解毒，防热毒内蕴，而致成脓溃烂；肢体发凉，疼痛剧烈，舌质淡红者加桂枝、乳香、没药、丹参以温经通络，活血止痛。

（二）热毒炽盛

　　本型以患肢剧痛，昼轻夜重，神疲乏力，渴喜冷饮，下肢局部红肿热痛、脓液恶臭，趾端坏疽，烦躁易怒，舌质暗红或红绛，跌阳脉、太溪脉细微或消失，苔薄黄或灰黑，脉弦数或洪数为主症。

　　本型系因消渴病日久伤阴，或素体阴虚内热，或外感热邪，邪热化火蕴毒，热毒炽盛而症见烦躁易怒，渴喜冷饮；热毒壅滞则红肿热痛，"热盛则肉腐，肉腐则为脓"，故足趾溃烂，脓液黄稠。经脉痹阻，不通则痛。"壮热食气"致气虚神疲倦怠。证属消渴病热毒炽盛。本证见于糖尿病足感染严重阶段。

　　治则：拟清热解毒，活血止痛。方药：四妙勇安汤加减。

　　玄参，银花，紫花地丁，连翘，丹皮，生地，蒲公英，白芷，赤芍，当归，甘草。

　　取方中玄参、赤芍、丹皮、生地清血分热毒，滋阴凉血为君药；银花、连翘、蒲公英、紫花地丁清热解毒为臣药；当归养血活血通络为佐药；白芷清热祛风，泻火排脓，甘草调和诸药，以协解毒，为使药。华佗在《神医秘传》中指出："宜于生甘草研细末麻油调敷，内服金银花三两，玄参三两，当归二两，甘草一两水煎服，日一剂。"

　　加减：大便秘结者加生大黄、芒硝以通腑泄热；发烧者加连翘、黄柏、荆芥以清热解毒透表；疼痛剧烈者加皂角刺、乳香、没药以活血排脓止痛；苔黄腻者加藿香、佩兰以芳香化浊。

（三）阳虚血瘀

　　本型以形寒怕冷，肢体冷痛，夜间尤甚；局部漫肿，肤色不红、不热或触之微热，跌阳脉微弱，舌质淡胖苔薄白，脉沉迟而细为主者。

　　本证多系营血虚亏，阴寒内盛，寒凝血瘀，血脉不通，阳虚无以温煦而形寒怕冷；阳气不能通达四肢则肢体冷痛；寒为阴邪，夜为至阴，寒凝痰滞，疼痛入夜尤甚；痹阻肌肉筋骨血脉之中，则局部漫肿，肤色不红、不热或触之微热，营血虚亏，血脉不充，则趺阳脉微弱，证属阳虚血瘀。多见于糖尿病下肢严重缺血性血管病变。

治则：拟温阳补血，散寒通滞。方药：阳和汤加味。

熟地，鹿角胶，当归，麻黄，白芥子，赤芍，肉桂，姜炭。

方中重用熟地温补营血为君药；鹿角胶性温为血肉有情之品，生精补髓，养血助阳，强壮筋骨，鹿角胶配熟地补而不腻为臣药；姜炭、肉桂破阴和阳，温经通脉为佐药；当归、赤芍养血和血，麻黄、白芥子通阳散滞而消痰结为使药；诸药合用，具有温阳补血，宣通血脉，散寒止痛作用。

加减：下肢厥冷，皮肤青紫者加附子、牛膝以加强温经通脉之力；下肢紫暗瘀斑甚者加红花、桃仁、鸡血藤以加强活血化瘀之功；疼痛剧烈者加乳香、没药以加强止痛之效。

（四）气阴两虚

本型症见患肢疼痛较轻，疮口脓汁清稀，经久不愈合，神疲倦怠，面色苍白或萎黄，心悸失眠，少气懒言，舌淡胖，苔薄白，脉虚细，趺阳脉消失。

禀赋素弱，久病伤正，气血双亏。气虚血少不能荣于上，则神疲倦怠、少气懒言，面色苍白或萎黄；气血两虚不能充养血脉，则疮口脓液清稀，经久不合，趺阳脉消失；心主血，血虚不能养心则心悸失眠；舌脉均为气血虚亏之候，证属脾肾不足，气阴两虚。见于糖尿病足，下肢慢性溃疡。

治则：拟补益脾肾，托里生肌。方药：八珍汤加味。

党参，黄芪，白术，茯苓，当归，川芎，白芍，生地，肉桂，皂角，陈皮。

取方中黄芪补中益气，托里生肌为君药；党参、白术、茯苓、肉桂以健脾温肾，以助生化之源，扶正祛邪为臣药；当归、川芎、白芍、生地以养血和营；佐以皂角增强排脓之力，使以陈皮理气宽中，补而不腻。诸药相伍，共奏扶正培本，脾肾气血双调，以达托里生肌之效。

加减：形寒肢冷，肾阳虚亏者加鹿角胶以温补肾阳；口干心悸者加麦冬、龟甲以坚阴培元；疮口脓液清稀加附子、肉桂加强温阳祛寒之力；疮口经久不愈合者加皂角刺。

二、中医外治法

（一）下肢血管尚未破溃

可在辨证论治基础上，选用解毒通络、活血散寒的外用方。

1. 温经活血止痛

本法适用于肢体麻木，发凉，疼痛较剧为主者。

洋金花、花椒、红花、乳香、没药等加水煎汁 200 ～ 300mL 行离子透入治疗，1 次 / 日，30 分钟 / 次，10 天为一疗程。

2. 辛温散寒，舒通血脉

本法适用于肢体麻木，发凉作痛者。

生姜、甘草、葱根加水煎 500 ～ 800mL 趁热熏洗，1 ～ 3 次 / 日，30 分钟 / 次。

3. 清热解毒，消肿止痛

本法适用于局部出现红肿、热痛为主者。

黄柏、银花、紫花地丁、蒲公英、红花。加水煎汁 500 ～ 800mL 趁热熏洗，1 ～ 3 次 / 日，30 分钟 / 次，熏洗后局部可外敷如意金黄散用麻油调和。

4. 辛温散结，消肿止痛

本法适用于周围红肿不明显，脓肿未破溃，病灶局限于趾端者。白芷、甘草、细辛、川芎，上述药研细末用麻油或茶水调和外敷，可促进脓液吸收。

（二）溃破后

1. 清热解毒

本法适用于疮口溃破，大量脓性分泌物，气味恶臭者。

黄连、黄柏、黄芩、大黄四黄汤煎汁，清洗疮面后，然后以黄连膏纱布，或紫草膏纱布，或四黄膏等外敷疮面，每日换药一次，治疗后疮面干净，脓性分泌物显著减少，出现新肉芽者可外敷生肌玉红膏以促进疮口愈合。

2. 拔脓消肿、和血止痛

本法适用于局部脓液较多，疼痛剧烈者。

黄麻酒、麻黄、马钱子，上药浸泡于 75% 酒精 500mL 中，湿敷患处，一周后脓液显著减少，出现新鲜疮面时，则用蛋黄油纱条敷疮面，促进疮口愈合，或用生肌玉红膏。

若疮面脓腐难脱，脓汁稀薄，肉芽不鲜，疼痛明显者，可用全蝎膏敷于疮面。若疮面水肿，可用蛤蚧粉撒于疮面促其收口。

三、针灸治疗

下肢麻木发凉，酸楚疼痛，痛如针刺状，肌肤暗红或青紫，肢端有瘀斑，活动后皮肤呈苍白色，步态跛行，太溪脉细微者。

（一）体针疗法

穴位可取：足三里、阳陵泉、委中、三阴交、昆仑、解溪、陷谷、八邪、血海、照海、太溪。

足三里可用补法，余穴均用平补平泻法或泻法；委中可点刺放血；下肢厥冷者，足三里、阳陵泉可隔姜灸；每次取 3 ～ 5 穴，日 1 次，留针 15 ～ 30 分钟，10 次为一疗程。

（二）耳针疗法

取交感、肾、皮质下、心、肺、肝、脾等穴。每次选 2 ～ 4 穴，连续捻转 1 ～ 2 分钟，留针 1 ～ 2 小时，每 30 分钟捻转一次，每日一次；或用王不留行穴位压豆，每压

7 天为一疗程。

四、单味中药治疗

（一）当归注射液

可用于肌肉或穴位注射。具有消除血管痉挛，增加血流量，促进侧支循环建立，从而改善肢体供血，促进疮面愈合，抑制血小板聚集，减少毛细血管通透性，有利于肢体的恢复。

（二）丹参片或注射液

丹参注射液 20 ～ 30mL 或复方丹参注射液 8 ～ 16mL 加入 250mL 生理盐水中静脉滴注，1 次 / 日，2 周为一疗程。具有改善微循环，抑制凝血，激活纤溶作用。

（三）抗栓酶注射液

0.25 ～ 0.5U 加入 250mL 生理盐水中静脉滴注。具有降低血液黏稠度，降低血浆纤维蛋白原，抑制血小板黏附和聚集而活血化瘀的作用。

（四）脉络宁注射液

10 ～ 20mL 脉络宁注射液加入 250mL 生理盐水中静脉滴注，1 次 / 日，2 周为一疗程。具有改善微循环作用。

（五）血塞通注射液

10 ～ 20mL 血塞通注射液加入 250mL 生理盐水中静脉滴注，1 次 / 日，2 周为一疗程。

附：下肢血管病变病案 4 则

病案 1：刘某，男性，56 岁，建筑工人，于 2001 年 6 月 2 日就诊。

主诉：反复多食、多饮 5 年，下肢麻木、发凉、刺痛 2 年，加剧半年。

病史：患者于 1996 年出现多食、多饮，当时血糖 11.8mmol/L，确诊 2 型糖尿病，一直服用优降糖 2.5mg/d，1999 年后逐渐增加至 2.5mg，3 次 / 日，而血糖控制不理想，则加用苯乙双胍 0.25mg，3 次 / 日，空腹血糖波动在 6.2 ～ 8.1mmol/L，餐后血糖 8.5 ～ 11.6mmol/L。渐感下肢发凉，麻木酸楚，误认为与工作（和水泥）有关，未介意。半年来疼痛加剧，入夜尤甚，状如针刺，下肢乏力，步行 5 ～ 10 分钟需休息片刻方能继续行走。既往健康，否认阳性家族史。

体检：面色无华，步履蹒跚，跛行，下肢肌肤暗红，趾端轻度发紫，抬腿呈苍白色；BP 136/90mmHg，BMI 25（身高 173cm，体重 76kg），太溪脉细微，舌紫暗，苔薄白，脉沉细。

理化检查：FBG 7.6mmol/L，PBG 11.3mmol/L，HbA1c 7.1%；TC 5.9mmol/L，TG 5.5mmol/L，LDL 3.8mmol/L，HDL 0.88mmol/L；血浆 INS15μU/L，血清 C-P 0.71mmol/L；尿糖 1000mg/dL，尿蛋白（±）、尿酮体（-）；心电图提示不完全性右束支传导阻滞，二维 M 心脏超声示舒张功能降低，肌电图示神经传导速度减慢。

分析：本患者消渴病久，耗伤气血，营卫两虚，血不营筋，脉络空虚而肢体麻木不仁，酸楚乏力，步履蹒跚；气为之帅，气行则血行，气虚血行不畅，经脉痹阻，不通则痛；由于营血虚少，脉道空虚则跌阳脉、太溪脉微弱；血脉阻络则肌肤暗红或青紫，肢端瘀斑。鉴于临床及理化检查等特点为诊断提供依据。

中医诊断：消渴病，血痹，证属瘀血阻络。

西医诊断：2 型糖尿病并发早期下肢血管病变，伴神经病变，间歇性跛行。

处理：拜唐苹 50mg，3 次/日，诺和龙 1mg，3 次/日；卡托普利 12.5mg/d；西洛他唑 50mg/d。

治拟益气活血，化瘀止痛。方药：桃红四物汤加味。

| 当归 10g | 生地 15g | 川芎 10g | 赤芍 10g | 桂枝 10g |
| 桃仁 10g | 红花 10g | 黄芪 20g | 牛膝 10g | |

方解：取方中当归、生地养血和血为君药；赤芍、桃仁、红花活血化瘀，通脉止痛为臣药；川芎为血中之风药以促血行，黄芪甘温益气以养血行血为佐药；牛膝舒筋通络，引药下行，桂枝温经通络为使药。诸药合用，以达益气活血，化瘀止痛之效。

加减：下肢疼痛较甚者加姜黄、鸡血藤以增强活血通络之功；肢体冷痛剧烈者重用桂枝，加白芥子、丹参以温经通络，活血止痛。

病案 2：朴某，女，42 岁，机关干部，于 2003 年 6 月 6 日就医。

主诉：间断乏力消瘦、多饮多尿 3 年，下肢麻木疼痛半年，足部红、肿、热、痛 2 周。

病史：患者于 2000 年初出现乏力消瘦、多饮多尿等"三多一少"症，在当地医院诊为 2 型糖尿病，予以消渴丸 8 粒，3 次/日，血糖控制较好。半年来下肢麻木，酸痛乏力，不耐久行，双下肢下垂时足趾肤色变紫，近 2 周因脚气足趾间刺痒作痛，继则足背出现红肿、发热，服消炎药未见好转。平素经常失眠多梦，神疲乏力，渴喜冷饮，急躁易怒，便秘，喜好饮酒。其父及妹患糖尿病。

体检：体型偏胖，足背红肿、发热、破溃，脓液黏稠，恶臭；BP 130/86mmHg，BMI 26（身高 162cm，体重 68kg）；跌阳脉和太溪脉细微，舌红苔薄黄，脉滑数。

理化检查：FBG 7.7mmol/L，PBG 12.6mmol/L，HbA1c 7.3%；TC 5.1mmol/L，TG 4.5mmol/L，LDL 3.3mmol/L，HDL 0.89mmol/L；心电图提示左束支传导阻滞；肌电图示神经传导速度减慢；尿糖 500mg/dL，尿蛋白（-），尿酮体（-）。

本案患者素为痰湿气盛之体，复因饮食不节，损伤脾胃，脾运失健，聚湿酿痰；痰浊内蕴化为热毒；湿热下注，热毒壅滞足背则红肿、热痛，"热盛则肉腐，肉腐则为脓"，故足趾溃烂，脓液黄稠，恶臭；热毒炽盛而烦躁易怒；热扰心神而失眠多梦，痰浊痹阻经脉，不通则痛，不耐走长路，双下肢酸痛乏力；"壮热食气伤阴"，气虚而神疲倦怠，阴虚渴喜冷饮；热盛肠燥，阳明腑实则便秘。理化检查及病变特点为诊断提供依据。

中医诊断：消渴病血痹，证属热毒炽盛。

西医诊断：2 型糖尿病下肢血管病变合并感染。

处理：优泌林 70/30，早 14U，晚 10U；青霉素早、晚各 80 万 U 肌注；倍达 50mg/d。治拟清热解毒，活血止痛。方药：黄连解毒汤合五味消毒饮加减。

黄连 10g	黄芩 10g	蒲公英 10g	黄柏 10g	白芷 10g	菊花 10g
甘草 10g	栀子 10g	紫花地丁 10g	银花 10g	天葵子 10g	

上药水煎 3 次，头煎和二煎分别早晚口服，第三煎清洗患处。

方解：取方中黄连泻心火，兼泻中焦之火为君药；黄芩泻上焦之火，黄柏泻下焦之火，栀子清三焦之火，导火下行，苦寒直折，使邪火去而热毒解，共为臣药；银花清热解毒，消肿散结为佐药；蒲公英、紫花地丁、天葵子、菊花清热解毒，白芷清热祛风，泻火排脓，甘草调和诸药，以协解毒。

加减：大便秘结者加生大黄、芒硝以通腑泄热；发热者加荆芥以祛风透表；疼痛剧烈者加皂角刺、乳香、没药以活血排脓止痛；苔黄腻者加藿香、佩兰以芳香化浊。

病案 3：聂某，女，56 岁，纺织工人，于 2001 年 5 月 7 日就医。

主诉：间断乏力，便秘 9 年，下肢发凉、疼痛 2 年，加重 2 月。

病史：患者于 1992 年起经常感到疲惫乏力，大便秘结，经体检发现血糖 6.5mmol/L，当时无典型"三多一少"症状未引以注意。此后逐渐消瘦，于 1998 年发现空腹血糖 11.2mmol/L，服优降糖 2.5mg/d，2 年后优降糖逐渐加量至 2.5mg，3 次 / 日，血糖波动于 6.5～8.2mmol/L，并出现下肢发凉，足趾颜色发白，尤其足抬高时更明显伴酸痛。近 2 月来疼痛加剧，入夜尤甚。平素体质较差，经常感冒，皮肤刺痒，膝关节疼痛。其兄有糖尿病。

体检：BP 120/80mmHg，BMI 22.4（身高 158cm，体重 56kg），体型偏瘦，膝与踝反射迟缓，小腿触觉、痛觉、温觉不敏感，右脚边缘漫肿延及足趾，肤色不红，足背动脉搏动未扪及，舌质淡胖，苔薄白，脉沉迟而细。

理化检查：FBG 7.1mmol/L，PBG 9.6mmol/L，HbA1c 7.3%；TC 4.1mmol/L，TG 4.3mmol/L，LDL 3.1mmol/L，HDL 0.87mmol/L；肌电图示传导速度减慢，心电图示 ST-T 改变，尿糖 300mg/dL，尿蛋白（±）。

分析：本案多系营血虚亏，寒凝痰滞，痹阻于肌肉筋骨血脉之中，则局部漫肿，肤色不红；虚寒内盛，阳虚无以温煦而形寒怕冷；阳气不能通达四肢则肢体冷痛；寒为阴邪，夜为至阴，寒凝血瘀，疼痛入夜尤甚；营血虚亏，血脉不充，则足背动脉搏动消失。发病特点为诊断依据。

中医诊断：消渴病血痹，证属阳虚血瘀。

西医诊断：2 型糖尿病合并下肢缺血性血管病变伴感染。

处理：甘舒霖 70/30，早 12U，晚 8U；凯时注射液 20μg 加入 100mL 生理盐水中静脉慢速滴注；局部切开引流排脓，外敷四黄膏。

治拟温阳补血，散寒通滞。方药：阳和汤加味。

熟地 15g　　　肉桂 6g　　　鹿角胶 15g　　　麻黄 3g

炮姜 3g　　　甘草 65g　　　白芥子 10g

方解：本案系阳虚血瘀证，方中重用熟地温补营血，鹿角胶性温为血肉有情之品，生精补髓，养血助阳，强壮筋骨，鹿角胶配熟地，补而不腻，为君药。张秉成云："所谓邪之所凑，其气必虚，故其所虚之处，即受邪之处，病因血分者，仍必从血求之，故以熟地大补阴血……鹿角胶有形精血之属以赞助之。"姜炭、肉桂破阴和阳，温经通脉，又曰："但既虚且寒，又非平补之性可收速效，再以炮姜之温中散寒。"为臣药。白芥子能去皮里膜外之痰，桂枝入营，麻黄达卫，共成通阳散滞、消痰化结，为佐药。甘草协和诸药为使药。诸药合用，以奏温阳补血、散寒通滞之力。

加减：下肢厥冷，皮肤青紫者加附子、牛膝以加强温经通脉之力；下肢红肿热痛者加银花、连翘、生地、赤芍以清热凉血解毒；疼痛剧烈者加乳香、没药以加强止痛之效。

病案 4：马某，男性，65 岁，农民，于 2002 年 9 月 12 日就诊。

主诉：多饮多食、消瘦乏力 2 年，下肢疼痛、足趾破溃、脓汁清稀、疮口不愈合 6 个月。

病史：患者 2 年来喝水明显增加，容易饥饿，吃的不少而体形愈来愈消瘦，伴少气乏力，心悸失眠，不能胜任日常农活，检测血糖 12.68mmol/L。半年来两下肢疼痛，足趾破溃，脓汁清稀，疮口经久不愈合。既往健康，否认阳性家族史。

体检：面色苍白无华，体型偏瘦，膝与踝反射迟缓，小腿触觉、痛觉、温觉消失，左脚跟延及脚边漫肿，肤色苍白，大足趾发黑、破溃，脓液清稀，足背动脉搏动消失；BP 110/70mmHg，BMI 22.6（身高 171cm，体重 66kg）；舌质淡胖，苔薄白，脉沉迟濡细。

理化检查：FBG 9.6mmol/L，PBG 13.8mmol/L，HbA1c 7.8%；TC 3.9mmol/L，TG 4.1mmol/L，LDL 3.4mmol/L，HDL 0.86mmol/L；尿糖 1000mg/dL，尿蛋白 50mg/dL，尿酮体 50mg/dL。

分析：患者禀赋不足，兼之消渴病日久失于医治，身体虚羸困乏，气血双亏，张秉成曰："夫人之所以生存，血与气耳，而医家之所以补偏救弊者。"气虚血少不得荣上而神疲倦怠，少气懒言，面色苍白无华；心血不足、心失所养而心悸失眠；气血两虚不得充养血脉，托里生肌则疮口脓液清稀，经久不愈；血脉失于濡养而肢体发凉，足背动脉搏动消失；舌脉均为气血虚亏之候。

中医诊断：消渴病血痹，证属气血两虚，并发坏疽。

西医诊断：2 型糖尿病并发糖尿病酮症、糖尿病足。

处理：生理盐水 500mL 中加入 20U 普通胰岛素、160 万 U 青霉素静脉滴注；扩疮清除坏死组织，清洗疮面，外敷四黄膏。

治拟气血平补，托里生肌。方药：八珍汤合炙甘草汤加味。

黄芪 20g　　　当归 10g　　　熟地 20g　　　党参 10g　　　白芍 10g

白术 10g　　　茯苓 20g　　　川芎 10g　　　炙甘草 10g

方解：取方中黄芪甘温益气，托里生肌，当归为阴中之气品，生血养血，熟地补血养阴，填精益髓，为君药；党参、白术、茯苓甘温益气，健脾燥湿，以助生化之源，扶正祛邪，为臣药；当归、白芍养血和营，更用炙甘草益气和中为佐药；川芎活血行气，使君药补而不腻为使药。诸药共奏扶正培本，气血双调，托里生肌之效。

加减：形寒肢冷，肾阳虚亏者加鹿角胶、肉桂以壮命门之火，温补肾阳；口干心悸者加麦冬、龟甲以坚阴培元；疮口脓液清稀加附子、肉桂以温阳祛寒；疮口经久不愈合者加穿山甲、皂角刺消散通透，直达病所以托毒排脓。

病案结语

上述 4 则病案均为消渴病血痹证，即糖尿病下肢血管病变。鉴于病程、病情不同，每例各有特点：案 1 为正虚邪实，正尚能敌邪之瘀血阻络型，表现为肢体发凉，麻木酸痛尚无感染溃疡的早期阶段，治疗以益气活血，化瘀止痛为主。案 2 为正盛邪实，邪正相争，正能敌邪之热毒炽盛型，为血管病变合并感染，局部出现红肿热痛尚无溃破之中期阶段，治拟清热解毒，活血止痛为主。案 3 为正虚邪实，寒凝痰滞之阳虚血瘀证，为血管病变合并感染，局部破溃坏死的后期阶段，治疗拟温阳补血，散寒通滞为主。案 4 为正虚邪实，浊毒聚结，正不敌邪之气血两虚，并发坏疽，为糖尿病合并酮症，血管病变坏疽的末期阶段，治疗急宜纠正酮体，扶正祛邪，气血双补，托里生肌以改善坏疽。

第二十三章

糖尿病眼病

糖尿病眼病包括糖尿病视网膜病变、糖尿病性青光眼、糖尿病性白内障、糖尿病角膜病变、糖尿病虹膜新生血管病变以及视神经病变等，均可导致糖尿病患者失明。其中糖尿病性青光眼、糖尿病性白内障、糖尿病视网膜病变的患病率显著高于同龄非糖尿病者，视网膜病变是糖尿病患者失明的主要原因。

第一节　糖尿病视网膜病变

一、糖尿病视网膜病变的流行病学、病因、病机、病理

（一）糖尿病视网膜病变的流行病学

糖尿病视网膜病变（DR）是糖尿病患者眼底常见的微血管并发症，是糖尿病患者致盲的主要原因之一，Caird 观察到视网膜病变占糖尿病全部眼病并发致盲的 80%。DR 患病率随病程和年龄而增长，99% 的 1 型糖尿病和 60% 的 2 型糖尿病，病程在 20 年以上者几乎均有不同程度的视网膜病变。相关资料提示 60 岁以上的老人有糖尿病病史满 5 年者，31.5% 的患者视力下降，20% 失明。Hary Keen 报道，病程 10 ～ 25 年，发生增殖性视网膜病变者达 50%。1971 年美国有 15.4 万人失明，每年以 9% 速度增长，2000 年有 57.3 万盲人。糖尿病比非糖尿病失明者多 25 倍，糖尿病视网膜病变为西方国家四大主要致盲疾病之一。

糖尿病视网膜病变，按其自然发展规律可分早期单纯型以微血管瘤为主要的病理改变，后期以新生血管形成、玻璃体积血等高危症而引起失明。糖尿病控制和并发症研究（DCCT）结果证实，严格控制代谢能延缓和减轻微血管并发症的发生和发展，可使糖尿病患者失明时间推迟 16 年，并使 2/3 的增殖性 DR（PDR）患者免于失明。随着眼底荧光造影和视网膜电流图等技术的发展，有助于糖尿病视网膜病变的早期诊断、早期治疗。

（二）糖尿病视网膜病变的病因

1. 高血糖

高血糖、HbA1c 增高可引起组织缺氧，视网膜和球结膜血管扩展，这种改变在糖

代谢纠正后可回逆、消失。长期高血糖则微血管基底膜增厚，进而引起出血，视网膜屏障崩解，早期内皮细胞分离，严重时内皮细胞形成"疱疹样"突起，以至造成内皮细胞脱落，使微血管管腔狭窄与微血流障碍，严重者导致微血管阻塞。

2. 高血压

高血压不仅是糖尿病肾病发生发展的重要危险因素，同时对糖尿病视网膜病变的影响极为显著。有关研究资料显示，高血压是加速糖尿病视网膜病变发生、发展的危险因素。研究发现，正常视网膜组（NDR）平均动脉压（MAP，以 kPa 表示）为 11.8±1.71kPa；背景型视网膜病（BDR）有微血管瘤、出血斑、硬性或硬性渗出，MAP 为 13.4±1.65kPa，增殖型糖尿病视网膜病（PDR）有新生血管、纤维增殖、玻璃体积血或视网膜剥离；MAP 为 14.6±1.67kPa，提示 BDR 和 PDR 与 NDR 组比较 MAP 显著增高。可见高血压可加速糖尿病视网膜病变的发生和恶化。主要通过改变视网膜毛细血管血流动力学，升高毛细血管内压而导致对视网膜的损害。

3. 糖尿病病情控制情况

视网膜病变与病情控制的关系虽然尚未取得一致性结论，但多数研究和回顾性资料分析认为长期血糖控制不良是产生 DR 的重要因素。Pirart 随访了 4400 例糖尿病患者，发现病程 25 年以上的血糖控制不良者 80% 发生视网膜病变，而血糖控制良好者仅为 40%。另有资料报道，10 年内病情控制良好者，有 1/3 的患者眼底保持正常，而 10 年控制较差者中 94% 的患者出现不同程度的视网膜病变，病变中半数为Ⅲ期以上，20% 患者视力明显下降，增殖性改变占 12%。在治疗期间，血糖不宜过快下降，否则易出现低血糖，可促进视网膜病变的发生和发展。可见视网膜病变与病情控制好坏关系很大。

4. 糖尿病的病程

糖尿病病程对 DR 发生的影响已得到公认。Engeman 等调查了 1048 例糖尿病患者，病程 5 年内 DR 发生率为 20%，病程 25 年以上者 DR 发生率增加到 40%。美国威斯康星州 DR 流行病研究所调查结果提示，1 型糖尿病患者病程 2 年内视网膜病的发生率为 2%，病程 15 年以上的发病率为 98%。糖尿病病史 5 年内，增殖型视网膜病发病率为 0，而病史 20 年以上者发病率高达 56%；2 型糖尿病患者视网膜病的发生率，使用胰岛素和不用胰岛素的两组分别为 24% 和 30%，20 年以后则分别为 60% 和 84%。West 报道了糖尿病病史 3 年内视网膜病变发生率为 7.3%，而病史 20 年以上者则增加到 60.6%。北京协和医院资料提示，糖尿病患者视网膜病变发生率为 51.3%，随访 10 年者则上升到 85%。Dolger 统计了糖尿病病程长达 25 年的患者，视网膜病变的发生率为 100%。可见糖尿病患病时间越长，视网膜病变发病率越高，视网膜病变程度越重。视网膜病变的发生率及严重程度与糖尿病的病程呈正相关。

5. 糖尿病发病年龄

资料提示糖尿病病程在 10 年以内者，发病年龄越大，视网膜病变发生率越高。10 岁以下的儿童尚未发现有视网膜病，15 岁以下者较为少见。而糖尿病病程在 10 年以上者，无论任何年龄，眼底改变的发生率均很高。在西方国家，中年发病的 2 型糖尿病患者，最常见的失明原因为糖尿病性视网膜黄斑区水肿、渗出、微血管闭塞。而发病于青少年的 1 型糖尿病患者最常见的失明原因为新生血管伴出血，纤维化和视网膜剥离。

6. 蛋白尿

临床出现白蛋白尿提示糖尿病患者有肾脏损害，同时反映有广泛的微血管病变和糖尿病视网膜病变。资料提示有微量白蛋白的 2 型糖尿病患者 80% 伴有糖尿病视网膜病，有大量白蛋白尿的糖尿病患者 99% 伴有糖尿病视网膜病，其中增殖型视网膜病的发生率分别为 28% 和 58%。另一资料显示，微量白蛋白尿和大量白蛋白尿的 2 型糖尿病患者 DR 发生率分别为 83.3% 和 93.3%。可见糖尿病患者一旦出现蛋白尿和肾功能不全，DR 发生率显著增高并加速其进展和恶化。

7. 脂代谢异常

血浆 LDL、VLDL、Lp（a）、TG 增加，通过与纤维蛋白结合而抑制纤溶系统，延缓血栓溶解，促进斑块发展，加速微血管病变的形成，是导致糖尿病视网膜病变发生的基础。

8. 凝血因子指标

（1）血栓素（TXA2）：能促血小板聚集和促进血管收缩，随着糖尿病的发展，TXA2 增多，引起血小板功能亢进和血管内皮细胞损伤。

（2）前列环素（PGI2）：具有扩张血管和拮抗血小板凝聚作用，PGI_2 释放减少，促使血管收缩和血小板聚集。

（3）内皮素 –1：内皮细胞合成内皮素 –1 增加，内皮素 –1 具有较强的收缩血管和促进内皮细胞生长功能，这些变化进一步激活凝血系统，形成局部血栓，导致血管狭窄和栓塞，以至视网膜缺血。

此外，糖代谢异常，可降低红细胞变形和携氧能力，使视网膜持续性缺氧、缺血，引起反射性血管扩张，血管壁结构受到破坏，管径变粗，形成微血管瘤；纤维蛋白溶解活性降低，胶原蛋白糖基化，前列腺素 E 及血小板第Ⅳ因子增多，血小板黏附和聚集功能亢进，全血黏度和凝固性增强，使血液呈现高凝、高黏、高聚状态；导致糖尿病患者微血管血流缓慢，容易发生淤血和血栓而导致视网膜病变。

总之，糖尿病微血管病变的发生和发展是在糖代谢异常的基础上，发生血管壁、血管内径等结构的改变和血管功能障碍，血液流变异常，影响血流动力学的改变，两者互为因果，相互影响，形成恶性循环，最后在微血管病变的基础上，导致糖尿病视网膜病变。

（三）糖尿病视网膜病变的发病机制

1. 胰岛素信号传导缺陷

在糖尿病视网膜病变发病机制的研究中，Reiter 等发现糖尿病能损害视网膜胰岛素受体信号传导过程。基础实验研究发现，12 周龄的 STZ 诱导糖尿病小鼠动物模型中，视网膜胰岛素受体自身磷酸化和受体激酶的活性均降低 45%。Reiter 指出："胰岛素受体信号传导的缺陷可能是视网膜病变的早期特征之一。"纠正缺陷有助于减轻高血糖对视网膜的损害。

2. 生长抑素对视网膜的作用

玻璃体液中的生长抑素是当前研究糖尿病视网膜病变的热点之一。生长抑素（SS）具有抗血管新生的作用，在糖尿病增殖性视网膜病变（PDR）患者的眼球玻璃体液中水平下降。西班牙学者 Cristina 应用放射免疫法分别测定糖尿病增殖性视网膜病变患者和正常对照者的血浆和玻璃体液中 SS 分子异构体含量，研究发现 SS-28 是玻璃体液中重要的分子异构体，在正常对照组其含量三倍于 SS-14。SS-14 分子的含量与对照组无显著性差异，而 SS-28 在 PDR 和对照组具有显著统计学意义，可见 PDR 患者玻璃体液中 SS 含量降低主要为 SS-28 含量降低所致。表明生长抑素治疗糖尿病视网膜病变具有一定的应用前景。

3. 旁路代谢产物

旁路代谢产物增加是导致微血管病变的主要原因之一，A- 羟基醛可引起视网膜毛细管外皮细胞的死亡，而己二醛酶系统可以对抗 A- 羟基醛的作用。Miller 采用己二醛酶抑制剂，在细胞学实验中证实己二醛酶系统具有保护外皮细胞不发生凋亡的作用，说明其具有重要的内源性视网膜保护作用。

在高糖基础上多元醇旁路活跃，山梨醇合成增多，使组织细胞内大量山梨醇积聚，进而细胞内渗透压增高，细胞器损伤，可使细胞肿胀破裂，甚至造成眼底出血。当毛细血管壁损伤，管壁细胞减少，血管张力下降，引起血管被动扩张，形成微血管瘤；同时容易形成"短路血管"血流量增加，而使邻近毛细血管血流量减少，最后管径闭塞，导致视网膜病变的发生和发展。

4. 蛋白非酶糖基化

葡萄糖和蛋白质非酶糖基化的反应，已被公认为并发微血管病变的主要原因之一。由葡萄糖分子和氨基酸相连，发生 Amadori 反应，其最后产物 AGE 是一种不可逆的联接，随着病变的发展，AGE 不断在血管内堆积，导致微血管结构改变和功能障碍。同时随着红细胞非酶糖基化，使红细胞变形能力降低，红细胞流动性下降，细胞膜上 Ca^{2+}-ATP 酶活性降低，使细胞内 Ca^{2+} 蓄积，胞体膨胀，影响红细胞带氧能力，使组织缺氧，引起视网膜循环障碍。

（四）糖尿病视网膜病变的病理改变

1. 微血管瘤

微血管瘤是糖尿病视网膜早期特异性病变，为红色或暗红色，圆形或椭圆形斑点，大小不一，小者如针尖，大者为视网膜静脉主干直径的一半大，边缘较清晰，多分布于黄斑区及其周围，沿动脉分布，随着病情的发展数目不断增多，动 - 静脉周围均有，密集成群，微血管瘤一般不易消失，通常可保持数月、数年，消失后可出现白圈，最后形成一个孤立的白色小点，微血管瘤的病理改变为血管内皮增殖伴基底膜增厚。

2. 静脉改变

静脉改变是糖尿眼底早期改变的特征之一。视网膜静脉充盈、扩张、颜色暗红，早期表现为均一性扩张，随着病情的发展，静脉出现局限性的扩张和狭窄，血柱呈串珠样、梭形、球形，或扭曲成袢状、环状；静脉旁可有白鞘，局部血管变细，在迂曲扩张处可发生新生血管，构成血管丛。当血糖得到控制，其病变可以消退、恢复；病情失于控制则可以引起玻璃体积血，甚至出现增殖性视网膜病变引起失明。

3. 动脉改变

视网膜动脉的改变，为动脉分支管径变狭窄，甚至呈一条白线，多分布于分支的近心端，这种改变发展较迅速，1～2周内较大的动脉近心端也呈白线，其分布区视网膜发生水肿，由于动脉闭锁，可致大面积急性缺氧而产生新生血管，表现为轻度或中度动脉硬化。多见于中年长期糖尿病患者，伴有高血压者其程度较为严重。

4. 硬性渗出斑

硬性渗出斑由蛋白质、脂肪、玻璃样物质沉着构成，是糖尿病视网膜病变具有特征性的改变之一。早期表现为边界清晰的黄白色或白色孤立小点，多分布于眼底极后部，或颞部主枝区。视网膜下，有的排列成环形，在黄斑部可呈星网状排列，重者融合成大片斑块，随着病情好转，渗出斑可以逐渐吸收减少或消失；也可随着病情加重，斑块增多融合成片状。

5. 软性渗出斑（又称絮状白斑）

为糖尿病眼底改变之一，絮状白斑为灰白，或乳脂色，大小不一，形状不规则，边界不清楚。多分布于动脉旁和动脉分叉处，可与微血管瘤或出血斑同时存在，絮状白斑经常新旧交替重叠出现，新的为白色，边缘不清，陈旧的变薄，消失后残留轻微色素。

6. 新生血管、纤维增殖、视网膜脱离

（1）新生血管：新生血管的形成是在视网膜血管内皮细胞增殖，通过内界膜伸展到视网膜内表面，并在玻璃体和视网膜之间生长，可位于视网膜前或视盘前，伴有纤维增殖。视盘前的新生血管，纤维增殖，多见于眼底毛细血管无灌区，附于玻璃体后表面，甚至突入玻璃体中，也好发于视网膜赤道部毛细血管无灌区，为局部缺血所致。

（2）纤维增殖：纤维血管丛或视网膜静脉随着玻璃体脱离或收缩，可被撕裂突然发生视网膜前出血，玻璃体积血；玻璃体积血使视力减退，视物不清，出血量不多，数周内可以吸收。

（3）视网膜脱离：视网膜前出血和玻璃体积血量较多，或反复出血者，不能完全吸收而产生机化膜，为白色或灰白色、大小不等、不规则的膜片，附于视网膜表面，或突出玻璃体内，当机化物收缩则发生视网膜脱离。

二、糖尿病视网膜病变的临床表现、诊断、防治

（一）临床表现

糖尿病视网膜病变早期，其病变仅局限于微血管瘤、静脉扩张、出血点、渗出斑等，没有涉及黄斑部，不影响视力，患者一般无不适，只有做眼底检查才能发现病变，当病变累及色斑或黄斑区，则在病变部位发生囊样水肿，严重影响视力，可发生视网膜前出血、玻璃体积血、广泛增殖性视网膜病变等进一步影响视力，可继发新生血管性青

光眼或视网膜脱离导致失明。

糖尿病视网膜病变依据眼底改变可分为非增殖型糖尿病视网膜病变（NPDR）、增殖型糖尿病视网膜病变（PDR）、黄斑水肿。

1. 非增殖型糖尿病视网膜病变（NPDR、单纯型、背景型）

Ⅰ期（轻度）：为早期视网膜极后部位出现微血管瘤、小出血点，数目较少，可随病情进展而微血管瘤、小出血点有所增加，为轻度 NPDR。

Ⅱ期（中度）：视网膜有黄白色或白色"硬性渗出"，或并有出血斑，多出现于黄斑区附近，数目多少不等，为中度 NPDR。

Ⅲ期（重度）：视网膜有白色"软性渗出"，或伴有出血斑，静脉串珠样改变，视网膜局部毛细血管累及多个无灌区，为重度 NPDR。

2. 增殖型糖尿病视网膜病变（PDR）

Ⅳ期：视网膜有新生血管形成，纤维组织增生，或有玻璃体积血，数目较少，新生血管可发生在视网膜任何部位或视盘上。

Ⅴ期：视网膜有新生血管增大，以后逐渐发生退行性变，纤维组织增多，纤维血管组织沿玻璃体后皮层继续增殖。

Ⅵ期：玻璃体对纤维血管膜的牵引和纤维血管膜的收缩，以及不完全的玻璃体后脱离导致玻璃体积血与牵拉性视网膜脱离，进而引起牵拉孔源混合性视网膜脱离，导致失明。

由Ⅰ期发展到Ⅲ期一般较为缓慢，有 1/3 的患者Ⅳ期是由Ⅲ期发展而来的，有 2/3 的患者由Ⅰ～Ⅱ期急骤发展为Ⅳ期，多数患者随着病情的发展而不断加重恶化，少数患者可以自行缓解。

附：1991 年"圣文森特声明"所推荐的糖尿病性视网膜病分期的意见，与国内的分期相类似，可提供临床参考。

一期：正常和轻度的非增殖性糖尿病视网膜病，表现为视网膜正常或仅有个别血管瘤。

二期：非增殖性糖尿病视网膜病表现有微血管瘤，硬性渗出，视网膜出血，一年内有 16% 的 1 型糖尿病患者转化为增生期。

三期：无临床意义黄斑水肿的非增殖性糖尿病视网膜病，表现为微血管瘤，硬性渗出，视网膜出血，祥状或串珠状静脉，23% 的患者在 4 年内将发展为有临床意义的黄斑水肿。

四期：有临床意义的黄斑水肿（CSME）的非增殖性糖尿病视网膜病，表现为黄斑区及其附近有视网膜增厚，并有微血管瘤，软性渗出，视网膜出血。可用激光光凝疗法，严格控制血糖、血压，配合利尿剂、ACE 抑制剂等医疗措施。

五期：增生前期视网膜病有一个区以上的视网膜内异常血管形成，余同四期，可做泛视网膜光凝治疗，有 10%～50% 的患者将在一年内发展为增殖型视网膜病。

六期：非高危险期的增生性视网膜病，视盘外区有新生血管形成，其他区域内视网膜微血管形成的增殖型改变，双眼同时患病者，则难以进行正常治疗，宜先对一眼行泛视网膜光凝治疗。

七期：有 CSME 的非高危险期的增生性视网膜病，其表现同第四、六期。CSME 可行局部激光光凝治疗。

八期：高危险期的增生性视网膜病，视盘区有新生血管形成，玻璃体或视网膜前出血可用整个视网膜区散点式的泛视网膜光凝疗法，可降低严重视力下降的危险。

（二）诊断要点

1. 糖尿病病史，具有糖尿病视网膜病变临床症状及体征。

2. 眼底检查：可选择下列仪器进行检查，有利于及早发现病变。

（1）眼底镜检查适用于早期糖尿病患者，以便及时发现视网膜病变。

（2）彩色眼底摄影：适用于被忽视的早期视网膜病。

（3）眼底荧光造影：适用于有临床意义的黄斑水肿和增殖型视网膜病。

（4）眼底荧光血管镜：适用于各期视网膜血管病变的诊断。

（5）激光扫描眼底镜：适用于瞳孔不能扩张的患者及晶状体、玻璃体混浊的患者。

（6）眼超声显像：适用于眼内有不透光物体，指白内障和玻璃体积血者。

（三）防治措施

对糖尿病视网膜病变的治疗，目前尚无理想的药物，仍然以控制糖尿病病情、高血压为主。采用中西医结合的方法，是防治糖尿病视网膜病发生与发展的基础。由于视网膜病变症状错综复杂，个体差异较大，因此必须因人而异，制定适合的治疗方案，方能达到预期目的。

1. 病因治疗

（1）控制血糖：大量临床实践证明，血糖长期维持在正常或接近正常水平，可减少视网膜病的发生率。Boot 的报告显示，糖尿病病程 10 ～ 19 年的患者中，血糖控制不良者，眼底病变发生率为 65%，控制较好者为 29%。病程 20 ～ 29 年的病例中，控制较好者视网膜病变发生率为 18%，控制较差者为 90%。研究显示，病程在 4 年内，视网膜病变的进展和血红蛋白（HbA1c）的高低呈正相关。因此，对糖尿病争取早期诊断，早期控制，合理应用降糖药或胰岛素治疗使 FBG 控制在 7.0mmol/L 以下，PBG 控制在 7.8mmol/L 以下，是预防和延缓糖尿病视网膜病的重要措施。

（2）控制高血压：Duke Elder 的临床研究证实，糖尿病高血压患者并发视网膜病的发病率升高。Brown 发现糖尿病视网膜病变的发生及发展与高血压有着密切的关系。因此对伴高血压者，必须积极治疗高血压，对预防和延缓糖尿病视网膜病变具有重要的意义。

2. 改善微循环

（1）怡开（胰激肽原酶）：降解激肽原生成激肽。激肽作用于血管平滑肌，使小血管和毛细血管扩张，增加血流量，改善微循环；激活纤溶酶，降低血黏度；通过激肽促进血管内皮细胞产生前列环素，抑制血小板聚集，防止血栓形成，防止基底膜增厚，达到改善视网膜血流状态、纠正视网膜缺血、减少血浆蛋白渗出和微血管瘤形成的作用。日本山畸报告应用怡开 561U，3 次 / 日，平均 30 天治疗，与匹配的对照组相比，治疗组视网膜电位图（ERG）得到显著改善；另一报告对视网膜障碍者 25 例（40 只眼）予以怡开 336U/d，连续治疗 6 个月后，视网膜出血、白斑、视网膜浮肿等症状得到明显改善。

（2）递法明：该药的活性成分是欧洲越橘果提取物和 β－胡萝卜素，具有维护血管通透性，改善微循环的作用。Terrasse 通过对 82 例老年毛细血管强度降低患者应用递法明 2 片 / 日，发现 60％患者毛细血管强度恢复正常。Boniface 对 266 例患者进行多中心临床观察发现，应用递法明 3 片 / 日，12 个月，23％的患者眼底微动脉血管瘤缩小，出血和渗出吸收。中国临床观察资料显示，用递法明 3 片 / 次，2 次 / 日，观察 3 ～ 6 月，追踪 11 月，结果 80％患者眼底病变稳定，8.2％好转，28％视力提高。

（3）导升明：本品具有改善毛细血管高通透性，减轻或阻止 DR 患者视网膜血管荧光素的渗漏，减少血管活性物质的合成和抑制血管活性物质的作用。可预防血管内皮细胞收缩和间隙形成；减少胶原蛋白，阻止毛细血管基底膜增厚；减少红细胞内山梨醇的合成以减轻红细胞或内皮细胞渗透性肿胀和功能障碍；能降低纤维蛋白原和球蛋白水平，调节白蛋白和球蛋白的比例，增强红细胞变形能力，增强纤维蛋白原活性以改善血液高黏滞；降低血小板聚集、合成、释放；抑制血栓形成，改善血小板功能亢进。用于预防视网膜病者，500mg/d，分 1 ～ 2 次口服；非增殖性或隐匿性视网膜病变 750 ～ 1500mg/d，分 2 ～ 3 次口服；增殖性视网膜病变 1500 ～ 2000mg/d，分 3 ～ 4 次口服，轻型 1 ～ 3 月，中型 6 ～ 12 月，重型 1 ～ 2 年。主要副作用为胃肠不适，疲乏无力，嗜睡，眩晕，头痛，皮肤过敏或有少数发热等。

3. 光凝治疗

本法主要适用于严重非增殖型糖尿病视网膜病变和增殖型糖尿病视网膜病变，黄斑中心凹 1 个视盘范围的视网膜增厚，或硬性渗出在中心 500μm 范围，进行全视网膜光凝，对比相同病情 5 年内发生严重视力下降者减少 50％，2 年内中度视力下降减少者 50％以上。

（1）光凝疗法波长的选择：光凝疗法是一种破坏性的治疗方法，在视网膜上可留有瘢痕。该疗法应用于临床治疗糖尿病视网膜病变已有 30 余年历史，被证实是一种有效的方法，但并非对各种视网膜病变均有效。在临床上一般蓝色或蓝绿色氩激光波长较短，易被视网膜的出血所吸收，损伤视网膜较轻。目前为常用的激光波长，较长的有红色氪激光，主要用于角膜、晶状体、玻璃体病变。各种不同波长的染料激光对黄斑病变较好，二极管激光波长最长，操作有困难，患者感觉疼痛。

（2）光凝疗法作用原理：降低毛细血管高通透性，"引流"黄斑水肿（CSME）。通过光凝疗法在视网膜上留下瘢痕，这种瘢痕可以降低毛细血管的高通透性，阻止微血管渗漏和改变视网膜色素上皮，破坏新生血管，光凝疗法可以使新生血管闭塞，使新生血管消退。

（3）光凝疗法并发症：全视网膜光凝疗法的并发症有角膜上皮糜烂，晶体混浊，瞳孔散大，调节障碍，眼压增高，屈光异常，Bruch 膜破裂，视野狭窄，色觉异常，暗适应障碍，黄斑水肿，牵引性视网膜脱离，视网膜新生血管出血，黄斑部血管闭塞及缺血性视神经病变等。

为防止视网膜后部玻璃体脱离进展为牵引性视网膜脱离，在光凝治疗时，注意不要使玻璃体与视网膜发生粘连；不能过度光凝或过密光凝；最好选用对视网膜内影响较小的红染料或氪红激光。对已有玻璃体视网膜粘连的部位，不要在此再做直接光凝，以减少粘连，对反复玻璃体积血者，应在形成高度牵引性病变以前，进行玻璃体手术治疗。

总之，适当选择光凝治疗的适应证，加强光凝疗法的技术和方法，可以获得较好的疗效，减少并发症的发生和提高视力。

4. 玻璃体切割

玻璃体割切术是一种在巩膜上做 1mm 的切口，同时进行割切、抽吸、灌注，将玻璃体内的病理物质清除出去，并进行视网膜光凝治疗，为防止眼内出血，可用有长期作用的气泡或硅油与眼内液体进行交换。

适用于增殖性视网膜病变晚期，不能吸收玻璃体积血及视网膜脱离大量机化物者，可以试行这种手术疗法，以提高视力，但视力预后难以预测。

三、中医病因病机

眼为人体视觉器官，属五官之一，和内脏有着不可分割的联系，有赖于经络之贯通，脏腑、阴阳、气血、精气均通过经络运行，上注于目以发挥目能视万物、明察秋毫的功能。眼部病变可以反映全身阴阳、气血状况，反之全身病变也影响眼睛，所以眼睛与脏腑、经络的关系至为密切。

（一）糖尿病视网膜病变与脏腑

眼与脏腑关系极为密切，正如《灵枢·大惑论》所说："五脏六腑之精气皆上注于目，而为之精。"说明目之所以能视万物，辨五色，主要赖于五脏六腑精气的充养。糖尿病视网膜病按其病变部位归属于"瞳神病"的范畴。瞳神又名瞳人、瞳子、金井，属五轮中的水轮，内应于肾，肾乃神光发源之所，其气上注于目而归精于瞳子，方能视万物。以下论述眼与五脏的关系：

1. 眼与肝的关系

（1）肝开窍于目：《素问·金匮真言论》中指出："东方色青，入通于肝，肝开窍于目，藏精于肝。"该文阐发了天人合一的理论，肝在天为东方，其色为青，在窍为目，功主藏精。指出五脏应四时，同气相求，目受精于肝而能视万物的道理。

（2）肝受血而能视：肝为刚脏，体阴而用阳，功主藏血。《素问·五脏生成》云："肝受血而能视。"由于肝开窍于目，肝血充而目得所养，则能视万物。肝与肾为乙癸同源，母子相关，肝赖于肾水之涵养，当肝血不足或肾水虚亏，水不涵木，则肝阳偏亢，上扰头目则头晕目眩；肝血虚，不能荣于目，则出现视瞻昏渺等症。说明肝之所以能视，有赖于肝血滋养的缘故。

（3）肝气通于目：《灵枢·脉度》云："肝气通于目，肝和则能辨五色。"肝主疏泄，性喜条达，肝气充和条达，肝血荣于目，则目能辨色视物；若肝失条达，肝气郁结，气机不畅，气不能推动血行，上荣于目，则目暗不明；肝郁化热，肝不藏血，热迫血行，血不归经，则可引起血贯瞳神。

（4）肝脉系目：《灵枢·经脉》中说足厥阴肝经之脉"连目系"，说明足厥阴肝经是沟通肝与眼的通道。肝之精血通过肝经上输于目，进一步说明了肝与眼在生理上的联系。

2. 眼与肾的关系

肾为先天之本，元阴元阳所在，肾主水而藏精，五轮中的水轮属肾；水轮是视觉的中心，肾精在眼的生理和病理中起到主导作用。《素问·逆调论》说："肾者水脏主津液。"说明肾能通调水道，主一身津液之平衡。《素问·上古天真论》云："肾者主水，受五脏六腑之精而藏之。"肾精为肾所藏之精气，又含先天之精气，肾精充足，睛目受养，目能视而辨五色；若肾精虚亏，目失所养，则视物昏渺不清；肾阴不足，水亏火盛，龙雷之火上炎，可迫血妄行，而出现血贯瞳神之病。

3. 眼与心的关系

目与心的关系也极为密切，《素问·五脏生成》云："诸血者，皆属于心"，"心之合脉也"，"脉者，血之府"，"诸脉者，皆属于目。"心为君主之官，神明所出，主一身之血脉。血脉之府充盈，目得血而能视；若血府不充，血不荣睛，则视物昏糊；若心气不足，气不能推动血行，则血脉瘀滞，目之络脉受阻，而致视瞻昏渺；心血不足，心火偏盛，热迫血行，可致血贯瞳神。

4. 眼与脾的关系

脾为后天之本，仓廪之官，水谷生化之源，与眼的关系也至为密切。李东垣云："夫五脏六腑之精气，皆禀受于脾，上贯于目，脾者诸阴之首也，目者血脉之宗也，故脾虚则五脏之精气皆失所司，不能归明于目矣。"脾主统血，血养目窍，则目视明彻；若脾气虚衰，脾不生血，则目失所养，脾不统血，目络之血外溢，则致血贯瞳神；脾虚脾不健运，湿浊内蕴，上蒙清窍则致云雾遮睛，视物不清。

5. 眼与肺的关系

肺朝百脉，主一身之气，如《灵枢·决气》云："气脱者，目不明。"气血并行，温煦濡养周身，目得其所养而能视万物；若肺气不足，气虚不能荣于上，目失所养，则目暗不明，可致云雾遮睛，或视瞻昏渺。

（二）糖尿病视网膜病变与五轮学说中的水轮系

五轮学说是中医眼科的基础理论。五轮中的水轮，系指瞳神，瞳神广义而言则指晶状体、玻璃体、脉络膜、视网膜以及视神经等；狭义指瞳孔、晶状体，糖尿病视网膜病变归属于瞳神病变。瞳神内有神水、神膏、睛珠及视衣等组织。正常情况下，瞳神清莹净澈透亮，光照鉴视，空阔无穷，能随光线的强弱而展缩，为感光产生视觉的主要部位。所以瞳神一旦发生病变，则易影响视觉，瞳神为病，其病机变化极为复杂。归结为脏腑虚损，真元耗伤，精气不能上荣，则目无光彩，视力降低，患者感觉黑花茫茫，云雾动荡，外观端好，甚则可以突然失明者，为气逆血闭，或气血两伤等。故其病变多为虚证，瞳神在脏属肾，肾主水，肾水不足为导致瞳神病变的主要原因。现代医学认为，糖尿病视网膜病与糖尿病肾病均属于微血管病变。DR 与 DN 两者在发病机理上颇为相似，并互相关联，互为因果。与中医学中肾与眼的关系也有着类似之处。

（三）糖尿病视网膜病变与经络

眼与脏腑的联系有赖于经络的贯通，才能保持眼的视物功能。可见眼与脏腑、经络构成一体。经络为脏腑气血精微贯输于眼的通道；经络的分布运行、起止均和眼息息相关：手少阴心经系目系；手少阳三焦经至目锐眦；手少阳小肠经至目锐眦，入耳中；足厥阴肝经连目系；足少阳胆经起于目锐眦；太阳为目之上纲，阳明为目下纲，足少阳之经，结于目眦外维；阳跷脉至目内眦；阴跷脉属目内眦；阳维脉终眉上；任脉入目中；可见经络分布环卫于眼，极为周密。所以人体的气血津液均由经络运行转输，上注于目，使目得以濡养而能视。《灵枢·大惑论》指出"十二经脉，三百六十五络，其气血皆上于面而走空窍，其精阳气上走于目而为睛"，"眼通五脏，气贯五轮"，"贯"与"通"说明了经络对眼睛和内脏互相维护的有机关系。

四、辨证论治

糖尿病视网膜病变归属于中医瞳神疾病范畴。瞳神病初起，患者自觉视物昏渺，蒙昧不清，称为视瞻昏渺，瞳神病按临床症状可分为以下五型：

（一）肝郁气滞，目络受阻

本型以头晕目眩，视物昏蒙，蒙昧不清，心胸满闷，善叹息，口燥咽干，舌红苔薄黄，脉弦细为主症。

本型多因肝郁气滞，肝失调达，气机不畅所致。肝开窍于目，肝气郁结，血行不畅，目络受阻，气瘀交阻，则视瞻昏渺，蒙昧不清；肝郁化热，热伤肝阴，肝阳偏亢，上扰头目则头晕目眩，口干咽燥。本型多见于视网膜病变的 I～II 期微血管瘤，视网膜静脉扩张或有出血点。

治则：拟疏肝清热，行气消滞。方药：丹栀逍遥散加减。

柴胡，全当归，赤芍，白芍，丹皮，焦栀子，紫丹参，木贼草，红花，郁金，薄荷。

方中柴胡、郁金疏肝理气；白芍养肝柔肝；丹皮、焦栀子、木贼草清肝泻火明目；全当归、紫丹参、赤芍、红花养血活血，祛瘀通络；薄荷散风清热。

加减：肝肾不足，目暗不明者加白蒺藜、枸杞子、生地、熟地以加强补益肝肾而明目之功；头晕目眩，急躁易怒甚者加龙骨、牡蛎、石决明等重镇潜阳、平肝明目之品。

（二）脾虚湿胜，痰浊阻络

本型以头晕头重，眼花目眩，常感眼前黑茫，或如蛛丝飘浮，其色或黑或白或红者，伴胸闷胀满，肢重纳呆，大便溏薄，舌淡红苔白腻，脉濡滑为主症。

该型多系痰湿之体，或饮食不节，损伤脾胃，脾运不健，聚湿蕴痰；痰湿中阻则感胸闷胀满，肢重纳呆，大便溏薄；湿浊上蒙清窍，则头晕头重，眼花目眩，如云雾遮睛状，多见于糖尿病视网膜病Ⅱ～Ⅲ期，视网膜静脉迂曲、扩张，伴有黄白色硬性渗出或有出血点或出血斑。

治则：拟健脾化湿，化痰通络。方药：温胆汤加味。

半夏，茯苓，枳实，苍术，山药，陈皮，薏苡仁，甘草，竹茹，丹参，大腹皮。

方中半夏、陈皮、苍术健脾燥湿，化痰和中；茯苓、山药健脾渗湿；枳实、大腹皮理气宽中，祛湿除痰；丹参养血活血，祛瘀生新。上药合用，以达到祛湿、通络明目之效。

加减：湿重苔腻加厚朴；倦怠乏力明显者加党参、黄芪以补脾气；眼底有出血者加用补中益气汤以益气摄血。

（三）肝肾不足，水亏目暗

本型以目眩耳鸣，腰腿酸软，五心烦热，失眠口干，初起则感眼前有蚊蝇，或如隔云雾视物感，继则眼前时见红光满目，甚则一片乌黑，舌红苔薄少津，脉弦数为主症。

本型系肝肾不足，肾为肝之母，神水之源，髓海不充，水不涵木，则目眩耳鸣，腰腿酸软；肾水不足，水不上承则心烦口干；肝肾精亏，不能涵养瞳神，而视物如飞蝇，或云雾飘动；阴虚火旺，热迫血妄行，视物呈红色，重者仅能辨明暗，此乃血贯瞳神，多见于糖尿病视网膜病变Ⅲ～Ⅳ期，眼底视网膜极后部有聚集白色渗出斑，或有玻璃体积血，静脉迂曲成串珠状等改变。

治则：拟补益肝肾，益精明目。方药：驻景丸加减。

菟丝子，楮实子，茺蔚子，枸杞子，车前子，山茱萸，五味子，三七粉，熟地。

分解：方中菟丝子、楮实子、茺蔚子、枸杞子、山茱萸、熟地等药以补肾填精髓，滋养肝肾而明目；五味子甘酸敛阴以益阴气；车前子利水明目；三七活血止血，以祛瘀生新。诸药合用，以达补益肝肾，祛瘀生新，益精明目之效。

加减：眼底出血加丹皮、白茅根、旱莲草、仙鹤草等以凉血止血；出血日久不吸收者，为瘀血不去，新血不生，则加红花、桃仁、丹参，以达活血化瘀、祛瘀生新之效。

（四）气血两虚，目失所荣

本型以面色苍白无华或萎黄，头晕目眩，倦怠乏力，气短懒言，视物昏渺，或有云雾飘动，舌质淡苔薄白，脉虚细无力为主症。

本型多见于消渴病日久，耗伤气血而致气血两虚；气血虚亏不能荣于头面则面色苍白无华或萎黄，不能濡养周身而倦怠乏力；目失所荣则视物昏渺，头晕目眩；多见于糖尿病视网膜病变Ⅳ～Ⅴ期，表现有新生血管生成、纤维增殖、玻璃体或视网膜前出血。

治则：拟补气养血，益精明目。方药：八珍汤加减。

党参，白术，甘草，当归，川芎，赤芍，熟地，黄芪，陈皮，枸杞子，谷精草。

本方以四君子汤为主以益气健脾；黄芪为补气之魁，大补中气；四物汤以养血活血，陈皮行气宽中，使补益之剂，补而不滞；枸杞子、谷精草补益肝肾，养肝明目。诸药合用，既补气又补血，为气血双补之剂，以达补益气血，益精明目之效。

加减：凡有眼底出血者加血余炭、阿胶以补血止血；肝肾虚亏者加山茱萸、菟丝子以补益肝肾；便秘者加决明子以平肝明目，润肠通便。

（五）阴虚阳亢，火伤目络

本型以头晕目眩，急躁易怒，口苦咽干，目赤面红，耳鸣耳聋，骤然目盲，或视物色红，或荧星满目，或黑影遮睛，舌红而少苔，或薄黄苔为主症。

该型多系消渴病日久伤肝阴，阴虚内热，热伤血络；肝阴不足，肝气挟肝火上窜，热灼目络，迫血妄行而暴盲；瘀血遮睛则视物色红或荧星满目或见黑影；诸风掉眩，皆属于肝，肝阳上亢则头晕目眩，急躁易怒，口苦咽干，面红目赤等，皆为肝火肝气之候。多见于糖尿病视网膜病变Ⅴ～Ⅵ期，纤维增殖，视网膜前或玻璃体积血，以致视网膜脱离等危候。

治则：拟清热凉血，平肝明目。方药：犀角地黄汤加减。

侧柏叶，生地，丹皮，赤芍，白茅根，犀角，龙胆草，焦山栀，石决明。

方中犀角（可用水牛角30g代替）、生地、赤芍、丹皮清热解毒，凉血止血；龙胆草、焦山栀清肝热，泄肝火；石决明平肝明目；茅根、侧柏叶凉血止血；赤芍、丹皮既有凉血又有活血之功，使凉血止血而不凝滞，动中有静，以达凉血活血，平肝明目之效。

加减：出血较多者加用三七粉以活性止血，或合十灰散以加强止血之功，肝旺动风者加钩藤、僵蚕以平肝息风。

附：糖尿病视网膜病变病案 4 则

病案 1： 季某，女，工人，52 岁，于 1987 年 5 月 8 日就诊。

主诉：反复消瘦、口渴、乏力 3 年，视物模糊 1 月。

病史：患者于 1984 年出现消瘦、口渴、乏力，同年 6 月在外院确诊为糖尿病。予以苯乙双胍每次 0.25g，3 次 / 日，血糖控制尚可。1 月前发现视物时眼前有黑点或红点飘浮，似云雾遮睛，影响视力，在眼科确诊为Ⅱ～Ⅲ期视网膜病变，建议激光治疗，患者顾虑不愿意接受而求治于中医。平素经常头晕头重，眼花目眩，胸闷胀满，肢重纳呆，大便溏薄，喜好辛辣食品，否认糖尿病家族史。

体检：BP 130/85mmHg，舌质淡红，苔白腻，脉濡滑。

理化检查：FBG 8.9mmol/L，PBG 11.7mmol/L，HbA1c 7.5%；TC 6.2mmol/L，TG 3.6mmol/L，HDL–C 0.92mmol/L，LDL–C 3.5mmol/L；血尿酸 400μmol/L，血尿素氮（BUN）7.6mmol/L，血肌酐 108mmol/L；尿糖 500mg/mL，尿蛋白 50mg/mL；眼底检查：视网膜静脉迂曲，扩张，黄白色硬性渗出，有出血斑点。

分析：患者系为痰湿之体，复因嗜好辛辣，损伤脾胃。"诸湿肿满，皆属于脾"，脾运不健，而胸闷胀满，肢重纳呆，大便溏薄；聚湿蕴痰，痰浊上蒙清窍，则头晕头重；

"目者血脉之宗也，故脾虚则五脏之精气皆失所司，不能归明于目矣"，则眼花目眩，视物模糊；脾主统血，血养目窍则目视明彻，若脾气虚衰，脾不生血，目失所养，脾不统血，目络之血外溢，则致血贯瞳神而云雾遮睛，眼睛飘浮黑点或红点。

中医诊断：消渴病水轮病，证属脾虚湿胜，痰浊阻络、水肿。

西医诊断：2 型糖尿病并发视网膜病变Ⅱ～Ⅲ期，糖尿病肾病。

处理：诺和灵 30R 早 16U，晚 12U；递法明 2 片 / 日，口服。

治拟健脾化湿，化痰通络。方药：二陈汤合除湿汤加减。

半夏 9g	陈皮 6g	茯苓 10g	薄荷 6g	甘草 6g
黄连 10g	枳壳 10g	连翘 10g	车前子 20g	黄芩 10g

方解：方中半夏、陈皮健脾燥湿，化痰和中为君药；茯苓健脾渗湿，枳壳、车前子理气宽中，祛湿除痰为臣药；黄连、黄芩取其清热之功，辅以薄荷、连翘加重清热祛风之力，引药于上为佐药；甘草甘寒缓急，调和诸药为使药。上药合用，以达到健脾祛湿，祛风通络之效。

加减：湿重苔腻加厚朴、苍术、藿香以健脾燥湿，芳香醒脾；倦怠乏力明显者加党参、黄芪以补脾气；眼底有出血者加用补中益气汤以益气摄血。

病案 2：斑某，女，55 岁，工人，于 1987 年 5 月 8 日就诊。

主诉：间断多食多饮、乏力消瘦 4 年，视力减退 1 年。

病史：患者于 1983 年感食欲增加，多食反而消瘦，倦怠乏力，在外院确诊为糖尿病，予以甲苯磺丁脲治疗，每次 0.5g，3 次 / 日。3 年后血糖控制不满意，加苯乙双胍每次 0.25g，3 次 / 日，血糖水平常随情绪而波动。1 年来头晕，视物模糊不清。平时爱生闷气，性情急躁，失眠多梦，口燥咽干。余无其他病史，否认父母、兄妹有糖尿病史。

体检：BP 140/90mmHg，舌红苔薄白，脉弦细。

理化检查：FBG 7.9mmol/L，PBG 10.7mmol/L，HbA1c 6.8%，TC 6.9mmol/L，TG 4.7mmol/L，HDL–C 0.90mmol/L，LDL–C 3.4mmol/L，血尿酸 402μmol/L，BUN 7.3mmol/L，Cr 116mmol/L；眼底微血管瘤，有黄白色"硬性渗出"并有出血斑点；尿糖 100mg/dL，尿蛋白 25mg/dL。

分析：患者系因肝郁气滞，肝失调达，气机不畅而胸闷憋气；肝郁乘脾，以致脾虚，气血生化乏源，脾虚血虚，故有"肝郁血虚"之称。肝主藏血，肝血虚，血不养睛而视物不清；肝郁化热，热伤肝阴，肝阳偏亢，上扰头目则头晕目眩；郁火伤阴而口干咽燥；气机不畅，气瘀交阻，目络阻滞则视物不清。

中医诊断：消渴病兼水轮病，证属肝郁气滞，目络瘀阻。

西医诊断：2 型糖尿病并发Ⅰ～Ⅱ期视网膜病变，高血压 1 期。

处理：诺和龙 30R 早 16U，中午 6U，晚 10U；导升明 250mg/d，2 次 / 日；厄贝沙坦 0.15g/d。

治拟疏肝理气，行滞通络。方药：柴胡疏肝散加减。

柴胡 10g	陈皮 6g	枳壳 10g	全当归 10g
白芍 10g	甘草 6g	郁金 10g	木贼草 10g

方解：取方中柴胡疏肝解郁，白芍养肝敛阴，白芍与柴胡相伍，一散一收，白芍助柴胡以疏肝，相反相成共为君药；配枳壳、陈皮泻脾气之壅滞，调中焦之运化为臣药；柴胡与枳壳同用，一升一降，可加强疏肝理气之功以达阳邪，散郁热，郁金、当归疏肝理气，补血养肝以通目络，为佐药；木贼草清肝泻火明目，甘草甘寒缓急为使药。诸药合用，共达疏肝理气、行滞通络之效。

加减：肝肾不足，目暗不明者加枸杞子、生地、熟地以加强补益肝肾作用而明目；头晕目眩，急躁易怒甚者加龙骨、牡蛎、石决明等重镇潜阳、平肝明目之品。

病案 3：李某，男，70 岁，退休干部，于 2001 年 6 月 20 日急诊住院。

主诉：间断多食多饮 15 年，伴头晕眼花、性情急躁 9 年，头痛加剧 1 天。

病史：患者于 1986 年出现多食多饮，确诊糖尿病，1992 年感头晕头痛，眼花视物不清，发现高血压（160/98mmHg）、眼压高（24mmH$_2$O）。患者不经常就医监测血糖、血压、眼压，不规则服用降糖药。平素嗜好肥肉、饮茶，活动较少，性情急躁。近日头痛目眩，头痛初起尚可忍耐，逐渐加重，眼球发胀，视物昏蒙，暴怒后头痛加剧，难以忍受，伴恶心呕吐而急诊入院。无其他特殊病史，否认糖尿病家族史。

体检：面色红润，肥胖，BMI 31.8，BP 178/100mmHg，舌红，苔黄腻，脉弦滑。

理化检查：FBG 9.6mmol/L，PBG 13.7mmol/L，HbA1c 7.8%；TC 6.3mmol/L，TG 3.9mmol/L，HDL-C 0.86mmol/L，LDL-C 3.6mmol/L；血尿酸 480μmol/L，BUN 8.6mmol/L，血肌酐 238mmol/L；眼底检查示虹膜小环前及前房角有新生血管及纤维组织增生，前房角闭锁，玻璃体增殖出血，眼压升高（27mmH$_2$O）；尿糖 1000mg/mL，尿蛋白 150mg/mL，酮体（-）。

分析：患者素为气盛之体，肝火炽盛，上扰头目，热迫血行，血贯瞳神，则眼珠胀痛，视物昏蒙；怒伤肝，肝阳暴涨则头痛难忍，性情急躁；肝旺横逆克土，胃失和降而恶心呕吐；舌脉均为肝火亢盛之象。

中医诊断：消渴病兼水轮病，证属肝火炽盛，血贯瞳神。

西医诊断：2 型糖尿病并发视网膜病变 Ⅴ 期，青光眼，高脂血症，高血压，肾病。

处理：优泌林 30/70 早 18U，晚 10U；匹罗卡品（毛果芸香碱）1%滴眼；氯沙坦 0.1g/d。

治拟清肝泻火，祛风止痛。方药：龙胆泻肝汤合绿风羚羊饮加减。

| 龙胆草 10g | 柴胡 10g | 羚羊角 3g | 生地 15g | 谷精草 10g | 黄芩 10g |
| 车前子 20g | 大黄 10g | 防风 10g | 栀子 10g | 菊花 10g | 白芷 6g |

方解：方中羚羊角平肝清热，凉血止血，龙胆草大苦大寒为"凉肝猛将"（《笔花医镜》），《药品化义》指出"胆草专泻肝胆之火，主治目痛"，为君药；黄芩清少阳于上，栀子泻三焦于下，二味苦寒清热以助主药泻肝胆实火，车前子利湿泄热，邪热从膀胱而导之，大黄荡涤阳明腑热，使邪有出路为臣药；柴胡舒畅肝胆之气，配黄芩加强清上之力，生地凉血益阴，祛邪而不伤正为佐药；菊花、谷精草祛风明目，防风、白芷疏风止痛为使药。诸药合用，共达清肝泻火、祛风止痛之效。

加减：热盛口渴者加知母、玉竹养阴生津止渴；热甚者加黄连加强清热泻火之力。

一周后血糖控制尚可，而眼压下降不理想，头痛颇剧，手术治疗，术后疼痛缓解。

病案 4： 王某，男，71 岁，机关干部，2006 年 2 月 8 日初诊。

主诉：间断性口渴多饮、多食消瘦 18 年，视力减退 8 年，头晕头痛 6 年。

病史：患者于 1988 年初出现口渴多饮，多食而消瘦，当时查血糖 9.1mmol/L，确诊为 2 型糖尿病，先后服用过甲苯磺丁脲、优降糖、苯乙双胍、二甲双胍、达美康等降糖药，控制饮食，坚持适度活动，空腹血糖控制在 6.6mmol/L 左右。1998 年血糖逐渐升高达 13.6mmol/L，并感视力减退，视物如飞蝇，云雾飘动，继则感红光布目，在眼科确诊为 Ⅲ 期糖尿病视网膜病变，建议激光治疗，患者未能接受。2000 年又感头晕头痛，性情急躁，血压 150/96mmHg，予以降压零号、吲达帕胺、复方降压片等降压药。同时出现耳鸣耳聋，腰腿酸软，心烦失眠。既往无特殊病史，其母有糖尿病。

体检：BP 156/100mmHg，BMI 25，舌质红，苔薄少津，脉弦细数。

理化检查：FBG 6.6mmol/L，PBG 9.7mmol/L，HbA1c 6.6%；TC 6.1mmol/L，TG 1.9mmol/L，HDL-C 0.91mmol/L，LDL-C 3.3mmol/L；血尿酸 460μmol/L，BUN 7.6mmol/L，血肌酐 221mmol/L；眼底黄斑水肿，视网膜有白色软性和硬性渗出，视网膜有新生血管形成，纤维组织增生，伴玻璃体积血；心电图 T 波低平；尿糖 25mg/dL，尿蛋白 25mg/dL，酮体（－）。

分析："久病必虚""久病及肾"，消渴病缠绵，肝肾虚亏。肾为肝之母，水之源，髓海不充，水不涵木，则头晕耳鸣，腰腿酸软；肾水不足，水不上承，心肾不交，则心烦失眠；肝肾精血不足不能涵养瞳神，而视物如飞蝇，云雾飘动；阴虚火旺，热迫血妄行，血贯瞳神，则感红光布目。

中医诊断：消渴病水轮病，证属肝肾不足，血贯瞳神。

西医诊断：2 型糖尿病，糖尿病视网膜病变 Ⅲ～Ⅳ 期、高血压 Ⅱ 期、冠心病、肾病 Ⅳ 期。

处理：拜唐苹 50mg，3 次 / 日，诺和龙 1mg，3 次 / 日；洛丁新 10mg /d；肌醇烟酸酯片每次 0.2g，2 次 / 日。

治拟补益肝肾，益精明目。方药：驻景丸加味。

生地 15g　　熟地 15g　　楮实子 15g　　枸杞子 10g　　菟丝子 15g

三七粉 3g　　山茱萸 10g　　茺蔚子 15g　　车前子 15g　　五味子 10g

方解：重用熟地以填补精髓，滋阴益肾，菟丝子温补肾阳，养肝明目为君药；山茱萸补益肝肾，《名医别录》："补肾气，强阴，益精……明目强力。"配五味子，均为甘酸敛阴以助君药益精明目，为臣药；车前子利水明目，三七活血止血，祛瘀生新为佐药；茺蔚子、枸杞子养肝肾而明目，为使药。诸药合用，以达补益肝肾、益精明目之效。

加减：眼底出血加丹皮、白茅根、旱莲草、仙鹤草以凉血止血；出血日久不吸收者，为瘀血不去，新血不生，则加红花、桃仁、丹参以达活血化瘀，祛瘀生新。

患者信赖中医中药，一直坚持在本门诊就医，认真执行医嘱，心态平和，血糖、血压、血脂控制基本达标，视网膜病变进展缓慢。

病案结语

本 4 例病案均系消渴病兼夹水轮病，西医诊断为糖尿病合并视网膜病变、糖尿病肾病。依据病情有轻重之分，进展有缓急之别，并发症有多寡之差：案 1 为脾虚湿胜、痰浊阻络之 2 型糖尿病并发糖尿病视网膜病变Ⅱ～Ⅲ期，糖尿病肾病。案 2 为肝郁气滞、目络受阻之 2 型糖尿病并发Ⅰ～Ⅱ期视网膜病变，糖尿病肾病，高血压。案 3 为肝火炽盛、血贯瞳神之 2 型糖尿病并发糖尿病视网膜病变Ⅴ期，糖尿病性青光眼，高脂血症，高血压，糖尿病肾病，并发症多而重。案 4 为肝肾不足、水亏目暗之 2 型糖尿病视网膜病变Ⅲ～Ⅳ期，高血压，冠心病，糖尿病肾病。由于患者能自觉遵守医嘱，坚持饮食控制，规律服药，坚持中医中药治疗使血糖、血脂、血压长期得到控制，则视网膜病变及肾病进展缓慢。而案 2、3 患者情绪不稳定，治疗不规则，不能坚持中医药治疗，持续高血脂、高血压促使病情进展。案 2 患者肾功能进入终末期，案 3 患者青光眼濒临失明，严重威胁着他们的生命安全和生活质量。可见，平和的心理状态，严格控制血糖、血压、血脂，坚持中医药治疗，是预防或延缓糖尿病并发症必不可少的措施。

第二节　糖尿病性青光眼

一、糖尿病性青光眼的病因病机、临床特点、防治

（一）病因病机

糖尿病新生血管性青光眼，是导致糖尿病患者失明的重要原因之一。本病是在糖尿病视网膜病变发生新生血管的基础上，虹膜周边与新生血管发生粘连，新生血管不断向前房角方向伸展，导致虹膜根部组织和前房角紧密粘连，逐渐使前房角闭锁，形成"假角"，使眼压升高而形成新生血管性青光眼。这种青光眼进展迅速，由于新生血管管壁很薄，极易破裂引起前房积血，并反复出血，很难吸收，则导致失明，偶也有自行消退。

（二）临床特点

主要由于眼压升高，早期患者感到眼睛胀痛，头痛尚可忍耐，降低眼压可以缓解；但随着病情的发展，眼压继续或突然升高，头痛加剧，严重者可出现恶心呕吐，止痛和降眼压药可缓解；随后病情继续发展，头疼痛剧烈，难以忍耐，止痛和降眼药常不能完全解除症状，患者极端痛苦，必要时进行手术治疗以解除痛苦。

（三）防治

1. 保守疗法

有学者主张采用保守疗法，通过药物控制眼压。临床常用匹罗卡品（毛果芸香碱）

1%，或乙酰唑胺（醋氮酰胺 Diamox）或贝特舒等滴眼，有一定降低眼压作用。但虹膜周边前粘连所引起的房角闭锁是不可逆的，药物治疗往往难以奏效。

2. 对症处理

因眼压升高，引起患者剧烈头疼，为了解除患者的痛苦，常用止痛药或球后注射酒精，这种疗法只能临时解除痛苦，不能从根本上解决问题。

3. 激光治疗

近年来应用激光巩膜切开术治疗青光眼，呈现了一定疗效，令人瞩目。使用红外线长的光波如 THG Yag、TCO$_2$ 激光可以产生滤过通路；利用 Nd Yag 和准分子激光进行巩膜切开术，这种手术方法简单，深受欢迎，为青光眼提供了简便的治疗方法，目前已在临床进行试治，但远期疗效有待观察。

4. 手术治疗

凡眼压升高，用常规方法难以降低眼压、解除患者痛苦者，均可以进行玻璃体手术治疗；有学者主张摘除眼球术。

二、糖尿病性青光眼的中医药论治

（一）中医病因病机

该病相当于中医的绿风内障，这是一种严重的眼病，其特点是瞳仁散大，色呈淡绿，发病有急、慢之分，其危害相同。慢性青光眼可出现急性发作，急性发作后又可转入慢性，迁延日久，可导致失明。轻者瞳神呈淡青色，称为青风；重者呈灰黄色，称为黄风；一旦形成黄风者多为难治。本病系消渴病久病耗伤肝肾阴精，或素为阴虚肝旺，或七情所伤，肝失条达，肝郁化火而引起的阴虚火旺。肝为将军之官，体阴而用阳，肝阴不足，肝阳亢盛，上扰头目则头晕头痛，急躁易怒；或劳神过度，耗伤真阴，瞳神失养，目络瘀阻，则瞳神散大，或虚火上炎，热迫血行，血贯瞳神而气轮红赤，目黑失明，而致本病。

（二）辨证论治

绿风内障可骤然发作，也可进行缓慢。发作时，头痛较剧，眼珠胀痛，引及眼眶、鼻颊，视物昏蒙，常见灯火似的绿色晕圈，或伴有呕吐、泛恶等症。按症状轻重不同分为以下证型：

1. 肝火炽盛

本型以头痛难忍，眼珠发胀，气轮红赤，黑睛混浊，瞳神散大，视物不清为主症，可伴有恶心呕吐，舌红苔薄黄，脉弦数。

本证为肝火炽盛。上扰头目，热迫血行，血贯瞳神则头痛难忍，眼珠发胀，气轮红赤，黑睛混浊，瞳神散大，视物不清。肝旺横逆克土，胃失和降而恶心呕吐。舌脉均为风热之象。见于虹膜周边与新生血管发生粘连，眼压骤然升高。

治则：拟平肝泄热，祛风止痛。方药：绿风羚羊饮（《医宗金鉴》方）加减。

羚羊角，菊花，黄芩，知母，防风，谷精草，细辛，白芷，大黄，车前子。

方中羚羊角平肝清热，凉血止血；菊花、谷精草祛风明目；防风、细辛、白芷疏风止痛；黄芩、大黄苦寒直折，清热泻火；知母清热养阴；车前子清热利湿，使风热之邪由小便而出。

加减：热盛口渴者加生地养阴生津止渴；热甚者加龙胆草加强清肝泻火之力。

2. 阴虚火旺

本型以头目胀痛，瞳散视昏，心悸耳鸣，口苦咽干，苔薄舌红，脉弦细数为主症。

肝开窍于目，肝阴不足，肝火亢盛，上扰头目则头目胀痛如裂；瞳仁属于肾，肝肾同源，肝阴不足，肾水亏虚，肾精不能充养于目则瞳散视昏；肾开窍于耳，肾虚则耳鸣；肝肾阴虚导致心火偏盛而心悸，口苦咽干；舌脉均为阴虚火旺之候。证属消渴病绿障阴虚火旺。本型多见于新生血管伸向前房角，虹膜和前房角粘连阶段。

治则：拟滋阴潜阳，平肝明目。方药：杞菊地黄汤加减。

知母，黄柏，枸杞子，菊花，生地黄，茯苓，山茱萸，泽泻，丹皮，山药。

方中知母、黄柏清肾经相火；菊花、枸杞子养肝肾之阴，平肝明目；生地黄、茯苓、山茱萸、泽泻、丹皮、山药等六味以滋补肾阴。诸药合用，达壮水之主以制阳光，清热明目，补益肝肾之力。

3. 肝脾两虚

本型以眼球胀痛，视物不清，头痛泛恶，神疲乏力，食纳不香，苔薄白，脉濡细为主症。

该型患者多系肝郁气滞，肝失条达，木郁犯土，肝脾受损。肝木犯土，脾失健运，聚湿酿痰；肝郁化火，肝火夹痰上扰，而眼球胀痛，视物不清；湿浊中阻，升降失司，则泛恶，神疲乏力，食纳不香。证属消渴病，绿障，肝脾两虚。多见于虹膜周边与新生血管发生粘连，眼压升高。

治则：拟疏肝健脾，和中明目。方药：加味调中益气汤（《审视瑶函》方）加减。

黄芪，升麻，细辛，陈皮，木香，柴胡，川芎，人参，甘草，当归，苍术，蔓荆子。

取方中黄芪、人参、苍术补中益气，健脾燥湿为君药；柴胡、木香、陈皮疏肝理气，解郁和中为臣药；当归、川芎养血和血，调肝明目，细辛、蔓荆子祛风止痛，平肝通络为佐药；升麻升提清阳，甘草调和诸药为使药。诸药共达肝脾同调之力。

加减：肝阴不足者加白芍、枸杞子以养肝明目；脾胃不和，胃失和降，恶心呕吐者加砂仁、旋覆花以和胃降逆；急躁易怒者加石决明、龙骨、牡蛎以重镇潜阳，平肝明目。

4. 肝肾两虚

本型以反复发作，视力锐减，面色苍白，肢体欠温，神疲乏力，苔薄白，脉沉细者为主症。

本型系因消渴病引起脾肾两虚，脾虚脾不健运，水谷生化乏源；水谷精微不能输布周身而面色苍白，肢体欠温，神疲乏力；精不上润，目失所养而视力锐减；证属消渴病，绿障，肝肾两虚。多见于虹膜周边与新生血管发生粘连，前房角闭锁，形成"假角"。

治则：拟补益脾肾，调养气血。方药：绿风还睛丸（《医宗金鉴》方）加减。

白术，白蒺藜，人参，生地，牛膝，菟丝子，羌活，黄芪，肉苁蓉，木贼，川芎，茯苓，密蒙花，当归。

方中黄芪、人参、白术、茯苓扶正补虚，益气健脾为君药；当归、川芎、生地养血补血，血充目自明为臣药；蒺藜、羌活、木贼、密蒙花清肝明目，祛风止痛为佐药；肉苁蓉、菟丝子、牛膝滋养肾精，益肾明目为使药。诸药合用，共达肝肾同调，养血明目，祛风止痛之功。

（三）针灸治疗

取上星、百会、风池、合谷、肝俞、肾俞等穴。手法：风热盛者上穴宜取泻法；肝肾不足虚则用补法。每日 1 次，12 日为一疗程。

加减：风热盛者加八邪；肝肾不足虚甚者加三阴交、足三里、气海、关元等。

第三节　糖尿病白内障

糖尿病白内障可分为糖尿病老年性白内障和真性糖尿病白内障两类。

1. 老年性白内障

糖尿病老年性白内障与非糖尿病老年性白内障者在临床表现上无明显差异，但糖尿病者发病年龄较早，白内障成熟较快，发病率较高；非糖尿病者发病年龄较大，白内障成熟较缓慢。我国正常老人白内障发病率为 10%，糖尿病患者高达 48%。

2. 真性糖尿病白内障

真性糖尿病白内障成年人发病率并不高，主要发生于青少年、儿童，尤以 11 ～ 16 岁为高发年龄段，多见于重型 1 型糖尿病患者。国外资料发病率为 1%～ 47%，我国为 7%。

一、糖尿病白内障的病因、发病机制、临床特点、治疗

（一）病因及发病机制

当糖尿病病情未得到控制，血糖很高，甚至发生糖尿病酮症酸中毒，引起严重脱水，可使眼压降低，晶体出现暗色条纹，呈波样网状结构，或宽的条纹，晶体出现皱褶；脱水不能及时纠正，则晶体可以部分或全部呈现完全混浊，当脱水得到纠正，晶体的混浊可逐渐消退，以致完全恢复。这种高血糖引起的晶体混浊，早期短则 3 天内可以消退，长者需数个月，多数 6 个月恢复透明。

（二）临床特点

早期典型表现为双侧前囊、后囊下皮质出现细小混浊，呈雪花状，合并空泡及水裂，雪花点状混浊；继之出现密集的小点片状白色混浊，沿着晶体纤维方向延伸，迅速扩展，最后使整个晶体变成混浊；部分患者可由晶体基质发生水肿，形成膨胀期白内障，并迅速发展为成熟期白内障。这种白内障的形成和进程与血糖控制好坏有直接关系。

（三）治疗

1. 保守治疗

白内障形成后，只有控制血糖，以减缓其进展，无特殊药物使其消退；眼底检查尚能看到黄斑水肿，严重非增殖性糖尿病视网膜病变（NPDR）或增殖性糖尿病视网膜病变（PDR）者，应先进行全视网膜激光治疗。

2. 手术治疗

适合于白内障已成熟，晶体严重混浊，已不能对视网膜进行检查者；或玻璃体积血合并白内障者。应进行白内障摘除、玻璃体切除联合手术；有条件者应植入人工晶体。

术前准备：

①血糖控制在正常或接近正常水平，有利于创口恢复。

②高血压者，应控制血压，以减少术中出血。

③预防感染，术前有感染者，应先控制感染后手术，术后应避免受感染。

二、辨证论治

白内障相当于中医的"圆翳内障"，属于水轮的常见病，以老年人为多见。因瞳神中间呈现如水银珠子样的圆形翳障，称圆翳内障，又称如翳内障。因翳为白色，故现代医学称为白内障。由于消渴久病不愈，而致肝肾阴亏，或脾胃虚弱，脾土健运失司，精气不能上荣于目，目失所养，神水不足，则目珠混浊。根据临床症状的不同可分以下几型：

（一）真阴亏损

本型以头晕目眩，视物不清，耳鸣腰酸，憔悴虚弱，舌淡苔白，脉虚细无力为主症。本型系消渴日久不愈，而致肝肾两虚、目失所养则头晕目眩，视物不清，耳鸣腰酸，憔悴虚弱等症。

治则：补益肝肾。方药：驻景丸（《银海精微》方）加味或补肾丸（《银海精微》方）加减。

驻景丸加味：车前子，枸杞子，当归，熟地，楮实子，菟丝子，川椒，五味子。上药研细水泛为丸，日服2次，每次6g。

补肾丸加减：灵磁石，肉苁蓉，五味子，菟丝子，石斛，熟地，枸杞子，楮实子，覆盆子，黄柏，沉香。上药研细水泛为丸，日服 2 次，每次 6g。

上述两方均适用于肝肾阴虚，真阴不足者；其中驻景丸加味偏于补养肝血；补肾丸加减偏于滋补肾精。

（二）脾胃虚弱

本型以两眼昏暗视物不清，或失明，精神萎靡不振，肢体倦怠，面黄肌瘦，食纳不香，舌淡苔白，脉沉细为主症。

系消渴病日久，脾胃运化功能降低，不能运化水谷精微上荣于目，而两眼昏暗，视物不清，甚至失明，面黄肌瘦；不能濡养周身则精神萎靡不振，肢体倦怠；脾运不健则食纳不香。

治则：拟益气健脾。方药：冲和养胃汤（《原机启微》方）加减。

柴胡，当归，人参，五味子，黄芪，白术，升麻，白芍，葛根，茯苓，羌活，防风，生姜，甘草。

上药研制成丸服用。圆翳内障一般病程长，病情顽固难治，故治疗拟早期进行。在服药期间，也可配合服用磁朱丸（《备急千金要方》方）或石斛夜光丸（《审视瑶函》方）等。

三、针灸、按摩、单验方

（一）针灸治疗

针刺治疗 PDR 具有一定的疗效，是由于针刺可以调节中枢神经系统对眼睛的控制，并可改善毛细血管的微循环障碍，增加视网膜增殖组织的氧灌输量。

1. 肝肾阴虚

取肝俞、肾俞、睛明、球后、光明等穴。

手法：肝俞、肾俞、光明用补法，出针后加灸；针球后穴时，令患者病眼向上看，固定眼球，食指轻轻按压针体使之微弯，针尖略向上方，朝视神经方向直刺 45 ～ 67mm；针睛明穴时，嘱患者闭目，将眼球轻推向外侧固定，沿眼眶边缘缓缓刺入，深度为 33 ～ 50mm，轻轻捻转，不提插。

2. 脾肾两虚

取肾俞、肝俞、睛明、足三里、球后穴。

手法：脾俞、肾俞、足三里针以补法，针后加灸；球后、睛明参照肝肾阴虚型操作。

3. 瘀血阻络

取睛明、球后、翳明、内关、膈俞穴。

手法：睛明、球后、翳明针以平补平泻法；膈俞、内关针以泻法。

（二）按摩疗法

取睛明、四白、攒竹等穴；按揉 10 ～ 15 次 / 分，1 ～ 2 次 / 日，15 天为 1 个疗程，眼压高时也可轻轻按摩眼睛 15 分钟，有一定的减压作用。

（三）单验方治疗

1. 糖眼明：由黄芪、生地、玄参、苍术、丹参、葛根、菊花、谷精草等药组成。用于治疗糖尿病眼底视网膜出血，有效率为 72.2%。

2. 复方丹参注射液：本品 20mL 加入 250mL 生理盐水中静脉滴注，1 次 / 日，10 天为一疗程。

3. 葛根素注射液：本品 200mg 加入 250mL 生理盐水中静脉滴注，1 次 / 日，10 天为一疗程。

4. 盐酸川芎嗪注射液：本品 4mL 加入 500mL 生理盐水中静脉滴注，1 次 / 日，10 天为一疗程。

5. 脉络宁注射液：本品 10 ～ 20mL 加入 250mL 生理盐水中静脉滴注，1 次 / 日，7 天为一疗程。

6. 杭菊花 10g，决明子 15g，夜明砂 6g，布包煎水代茶久服，以清肝平肝明目。

7. 枸杞子 10g，密蒙花 6g，青葙子 12g，煎水代茶久服，以养肝柔肝明目。

8. 夜明砂 10g（布包），猪肝 100g，煮汤服用，以养肝明目。

9. 木贼草、谷精草、白蒺藜各等份煎水代茶，以平肝祛风明目。

第二十四章
糖尿病肾病

糖尿病肾病（diabetic nephropathy，DN）又称糖尿病肾小球硬化症，是糖尿病常见的慢性微血管并发症，是糖尿病患者致死的主要原因之一。本病的主要特点为肾小球血管受损、肾小球硬化、肾小球形成结节性病变。研究表明，糖尿病病程两年以上的患者，临床尚无肾病表现而肾小球基底膜已有增厚。

2 型糖尿病患者中 DN 发生率为 20%，严重性仅次于心脑血管病。美国 1996 年资料表明，终末期肾功能衰竭（ESRF）患者中，DN 占 36.39%，居首位。老年 2 型糖尿病患者中 50% 有 DN，为 1 型糖尿病的 8 倍。1997 年中国 DN 约占 ESRF 的 5%，目前这个数字还在升高，一些资料表明已上升到 16%。1 型糖尿病患者约有 40% 死于 DN 尿毒症。糖尿病患者微量白蛋白尿（MAU）发生率为 18%～32%，亚洲 10 个国家为 39.8%，中国 MAU 发生率高达 40.0%，临床蛋白尿发生率为 18.8%。糖尿病病程 10～20 年 DN 的发生率为 30%～50%，1 型糖尿病病程 15.3±1.1 年可出现肾功能不全，50%～80% 病程 20 年以上的患者可罹患，其中 45% 在 55 岁之前死于尿毒症或心脏病。当患者出现临床蛋白尿后，约 7 年内有 50% 进入终末期肾病（ESRD），其中多数需要透析或肾移植治疗。20～40 岁的 2 型糖尿病患者中，病程在 10 年以内者的 3%，10～20 年病程者的 50%，20～25 年病程者的 50%～60% 出现临床糖尿病肾病，66% 的 DN 患者最终死于尿毒症。DN 患者的死亡率为非糖尿病患者的两倍。在欧美、日本等国家，因 DN 行肾移植者人数居肾移植的第二位。

微量白蛋白尿（MAU）是反映肾脏受血流动力学和代谢因素（高血压、糖脂代谢紊乱）影响的敏感指标，是全身血管内皮细胞受损的重要标志。尿白蛋白排泄率是诊断糖尿病肾病的指标，持续出现白蛋白尿表明肾脏病变在进展，肾功能持续恶化。Atikins 研究提示，患者基线蛋白尿水平翻倍，终末期肾病（ESRD）危险随之成倍数增加；当蛋白尿水平下降一半，ESRD 危险性下降 61%。

第一节　糖尿病肾病的病因、发病机制、病理

一、糖尿病肾病的病因

（一）遗传因素

流行病学调查发现 DN 具有家族群集性，Borch Johnsen 等对 1 型糖尿病有糖尿病肾

病临床表现者进行调查发现，其同胞出现微量白蛋白尿或临床肾病者占 43%；未出现微量白蛋白尿的糖尿病患者同胞有肾脏异常者为 13%。另一组资料证实，糖尿病病程 25 年后，1 型糖尿病患者发生晚期糖尿病肾病（DKD），其同胞 DKD 发生率为 83%；无 DKD 患者同胞 DKD 发生率为 20%；可见糖尿病肾病的发生与遗传有关。

研究发现，DN 患者红细胞膜上 Na^+/Li^+ 反转移活性明显高于无 DN 的 DM 患者。Carr 等报告 1 型糖尿病患者红细胞膜上 Na^+/Li^+ 反转移活性增高先于 DN，其发生率为 33%，与 1 型糖尿病人群中 DN 发生率相吻合，同时发现 Na^+/Li^+ 反转移活性增高者的肾小球滤过率明显升高，肾小球滤过率已被证实与 DN 发病有关。白细胞膜上 Na^+/Li^+ 反转移活性增高是原发性高血压遗传易感性的标志之一。另有报道 DM 伴白蛋白尿患者白细胞膜上 Na^+/Li^+ 反转移活性及细胞内 pH 值较 DM 无白蛋白尿者及健康对照组明显增高，可见原发性高血压的遗传倾向与 DN 关系密切。

综上所述，流行病学调查发现，家族群集性和红白细胞膜上的 Na^+/Li^+ 反转移活性增高与 DN 的发生有密切关系，结果显示 DN 的发生与遗传相关。

（二）高血压

糖尿病和高血压同时并存显著增加了肾病和其他靶器官损害的危险性，患者罹患终末期肾衰的危险性增加 5～6 倍。糖尿病肾病受累早期正常蛋白尿阶段（AER ＜ 30mg/24h），肾小球基底膜（GBM）已开始增厚，系膜基质增加，但血压不高。到微量白蛋白尿期（MAU30～300mg/24h），血压开始上升。血压升高或原有高血压者，均可加重尿白蛋白的排出，加速糖尿病肾病的进展和肾功能的恶化。早期抗高血压治疗可以减少尿蛋白的排出。因此，高血压虽不是糖尿病肾病的发病因素，却是糖尿病肾病发展和恶化的主要原因。

有关资料提示，2 型糖尿病患者血压＞ 165/95mmHg 者，较同龄、同性别者，尿蛋白发生率高。1 型糖尿病患者中出现持续性蛋白尿与血压升高程度呈正相关。与同龄 DM 伴有尿蛋白者对比，其死亡率显著增加。糖尿病肾病引起高血压的原因与高糖时钠和体液容量增加，肾小球毛细血管壁对加压刺激反应增强，儿茶酚胺的分泌增加以及肾小球动脉硬化等因素有关。原发性高血压与 DN 患者均有细胞内钠 - 钾运转率增高，高血压可促进入球小动脉的压力增高，从而加重肾小球的高滤过压和高灌注。可见糖尿病在血糖控制不良时合并高血压，对 DN 的发生是一个重要的威胁。

（三）凝血因素、血管内皮功能

1. 凝血因素

血管纤维素的沉积，胶原蛋白的糖基化，前列腺素 E 及血小板第Ⅳ因子增多，全血黏度和凝固性增加，血栓素 A2（TXA2）等因素均可引起血液黏度增高，使 DM 患者肾小球基底膜增厚，发生 DN 病理性改变。

2. 内皮功能障碍

内皮是一个控制血管功能的重要部位，它自动调节血管弹性和渗透性，调节凝血和纤维蛋白溶解之间的平衡。对 1 型糖尿病患者血管横切面的研究发现，微量白蛋白尿和内皮功能障碍之间有着密切关系。因此，在微量白蛋白尿患者，其血管内皮增加血管阻力，缺乏限制大分子物质通过的能力，丧失抗凝血和纤维蛋白溶解性能，内皮损害和功能不全标志物的血浆浓度增加。有关研究结果认为，糖尿病微血管病发病机理中血管内皮是早期相关的靶组织。根据 VWF（一种糖蛋白）浓度来估计内皮功能障碍，在 1 型糖尿病先于微量白蛋白尿。微量白蛋白尿的发生机理可涉及高血糖、高血压、凝血活化、胰岛素抵抗、高胰岛素血症、高脂血症等。

3. 内皮素

内皮素（endothelin，ET）是一种具有强烈缩血管和促进细胞生长增殖作用的多肽。内皮细胞是合成和分泌 ET 的主要组织细胞。研究证明，ET 通过旁分泌和自分泌，使肾小球毛细血管收缩，血管内压升高，同时活化系膜细胞磷脂酶 A，促进血栓素 A_2（TXA2）形成增加；促进细胞内合成和释放 TNF，血栓素促进血小板合成血小板源性生长因子（PDGF），促进肾小球上皮细胞分泌纤维蛋白溶酶原活化因子等，从而加重血管收缩，使肾小球血管阻力上升，促进糖尿病肾病的发生。

4. 细胞外质（ECM）代谢异常

肾小球系膜是由系膜细胞和肾小球 ECM 组成，是肾小球重要的结构和功能单位。肾小球系膜细胞为周围的 ECM 所包围，ECM 是系膜区围绕系膜细胞的一种非弥漫的固相介质，调节系膜细胞的增生和分泌各种活性物质。在正常情况下，ECM 的分泌与系膜细胞呈相互制约的关系，ECM 的分泌受负反馈调节控制。ECM 分泌增多表示 DN 早期病变，系膜增生，肾小球肥大，最终导致了糖尿病特有的肾小球硬化。在肾小球硬化阶段，系膜区基质中Ⅳ胶原、Ⅴ胶原等增多。基底膜增厚和系膜增生是发生 DN 的主要机制，也是肾小球病变的重要特征。唾液酸（sialic acid，SA）是肾小球基底膜非胶原性酸性蛋白成分，基底膜损伤时 SA 排出率增多，与尿白蛋白排泄率正相关。故唾液酸可以促使糖尿病肾病的发生。

5. 炎症因子

白细胞介素 1（IL-1）分泌增多可导致肾小球 ECM 的分泌增多和基底膜降解、破坏。转化生长因子（TGF）是一种活性多肽，在高血糖时，TGF 分泌增多，导致肾小球系膜损伤。胰岛素样生长因子（IGF）又称生长介素，是一种自分泌因子，促进系膜细胞增殖和 ECM 分泌，参与糖尿病早期肾小球高滤过及肾小球肥大的发生。此外肿瘤坏死因子（TNF）、血小板激活因子（PAP）等通过自分泌和旁分泌，作用于系膜细胞促进系膜增生，肾小球肥大，最终导致肾小球硬化。

6. 血栓调节蛋白

血栓调节蛋白（TM）是位于血管内皮细胞表面的糖蛋白，内皮细胞损伤时，血浆可溶性 TM（PTM）水平升高，PTM 是反映内皮细胞损伤的一个分子标志物。DN 时 PTM 显著升高。内皮细胞损伤伴随 DN 发展全过程。测定 PTM 水平对判断早期 DN 内皮细胞损伤程度以便对 DN 进行早期治疗具有重要意义。

二、糖尿病肾病的发病机制

（一）糖尿病肾病易感基因

1. 肾素－血管紧张素系统（RAS）基因

（1）血管紧张素转换酶（ACE）基因：ACE 是 RAS 系统的关键酶，基因位于 17q，23 为 21kb 的单拷贝基因，是导致血清中 ACE 水平差异的主要原因。目前研究认为 ACE 基因多态与 DN 的进展有关。De Azevedo 对 T1DM 患者研究发现，1D、DD 基因型患者基底膜厚度增加，促进肾小球病变的进展。Gohda 等报道 2 型糖尿病中 DD 型患者终末期肾病（ESRD）概率比其他基因高。Ha 等研究发现 ACEI/D 基因多态与 2 型糖尿病患者对 ACE 抑制剂（ACEI）降低尿蛋白的敏感性有关。DD 基因型尿蛋白排泄率降低的百分率明显高于其他基因型，表明 DD 基因型对 ACEI 敏感。

（2）血管紧张素原（AGT）基因：AGT 基因是位于 1q42–43 的单拷贝基因。通过提高血浆 AGT 水平而引起血管紧张素Ⅱ增多而致 DN。Lovati 等研究发现，糖尿病 ESRD 患者与非糖尿病患者比较，AGT–MM 基因型频率降低；而 AGT–TT 基因型升高，并更快进展为 ESRD；与 ACE–DD 基因型共存时进展更快。所以认为 AGT 基因型与 DN 患者 ESDR 易感性及预后有关。

（3）血管紧张素Ⅱ受体（AT）基因：AT 基因具有促进血管收缩、肾近曲小管钠重吸收、醛固酮分泌、刺激细胞增生及基质合成与聚集的作用。Buraczynska 等发现 ATIR 1166C 等位基因及基因型频率 DN 为 56% 而对照组为 36%，ATIR 1166C 等位基因可能是 2 型糖尿病的易感遗传标志。

2. 醛糖还原酶（AR）基因

AR 是多元醇途径的限速酶，催化由葡萄糖向山梨醇的转化，为 DN 重要发病机制之一。由于 AR 活性增高导致的肾山梨醇积聚，其中活性增高部分与 AR 基因过度表达有关。

3. 内皮型一氧化氮复合酶（eNOS）基因

一氧化氮酶通过激活可溶性鸟苷酸环化酶，使细胞内环鸟苷酸（cGMP）升高，抑制平滑肌细胞收缩，参与血压及局部血流的调节。通过抑制血小板的聚集及单核细胞的黏附，减少细胞外基质形成，抑制脂质的氧化，从而对肾脏起到保护作用。eNOS 基因突变可使一氧化氮生成障碍，减弱一氧化氮对肾脏的保护作用。

4. 载脂蛋白 E（ApoE）基因

ApoE 是脂蛋白的重要结构组成部分，具有调控脂蛋白代谢及转运的作用。ApoE 基因的多态性影响糖尿病微血管病变的发生、发展。ApoE 基因有 3 个常见共显性等位基因：E2，E3，E4。Araki 等研究发现，T1DM DN 患者 E2 等位基因携带率显著增高，E2 携带者发生 DN 的风险率为非糖尿病者的 3.1 倍；含 E2 的杂合子双亲倾向于将 E2 传给后代而发生 DN。

5. 葡萄糖转运蛋白（GLUT）基因

葡萄糖转运蛋白是调节葡萄糖进入细胞的主要载体，主要通过糖代谢、蛋白激酶C、转化生长因子和基因背景等多因素途径参与糖尿病肾病的发生和发展。

（二）肾功能亢进机制

糖尿病肾病早期肾功能主要表现为肾小球滤过率（GFR）升高，肾血浆流量增加，肾脏体积增大等肾功能亢进。

1. 肾小球滤过率升高

初发 1 型糖尿病患者 GFR 较正常者高 40%，这种高滤过状态可持续 1～15 年，肾小球滤过率升高与高血糖、胰高血糖素、生长激素、心钠素、肾素－血管紧张素的分泌增高有关。Stader 和 Schmid 指出，肾小球滤过率升高和滤过分数（FF）增加，并伴有肾小球毛细血管壁滤过压和通透性的增加而引起肾形态学损害。Mogensen 等证实糖尿病 GFR 增高容易发生蛋白尿，引起临床糖尿病肾病。

2. 肾血浆流量增加

肾血流动力异常是促进 DN 发生、发展的重要因素。引起高滤过压的原因，是在长期高血糖情况下，细胞外液容量扩张，引起肾小球内压增高，出现高灌注及毛细血管通透性改变，引起肾组织缺氧，组织灌注自身调节增强。同时血液黏度增加，红细胞变形能力减弱，使肾小球毛细血管内压力增高，肾小球动脉阻力增强，入球动脉阻力降低，超滤压升高。

3. 蛋白尿的产生

蛋白尿是糖尿病肾病的主要标志，可分为以下三个不同阶段：

（1）滤过压增高：正常人尿蛋白排泄量（UAER）很少超过 10μg/min，而糖尿病患者排泄量为 15～30μg/min。由于肾小球滤过率梯度增高，引起尿中白蛋白排泄增多。其选择系数 SI（SI ＝ IgG 排出率 / 白蛋白排出率）无变化，因两者同时成比例增加。

（2）滤过膜上电荷改变：此阶段患者尿中白蛋白排泄率可增加到 609μg/min，而 IgG 并没有相应增加，两者比值 SI 降低。尿中白蛋白排出量选择性增加，成为选择性蛋白尿。由于滤过膜上的滤过孔尚无改变，故 IgG 滤出并不增加。但基底膜上的电荷已发生改变，阴电荷减少，使分子直径小于孔径带阴电荷的白蛋白易于滤出，则进入临床蛋白尿期。这时仍为选择性白蛋白尿。

（3）滤过膜上孔径的改变：肾小球滤过膜孔径增大，使分子大的 IgG 可以通过。尿中 IgG 排出量相应增加，其增加比例大于尿中白蛋白，则选择系数（SI）升高，形成非选择性蛋白尿，进入临床期尿蛋白阶段。

尿蛋白的产生是个复杂的过程，上述三个阶段不能决然分开，不同阶段只是不同作用侧重因素。微量白蛋白尿不但预示着糖尿病肾病的发生，也预示着严重视网膜病变。研究认为，微量白蛋白尿是一种广泛血管损害的标志。

三、糖尿病肾病的病理

（一）肾脏体积增大

糖尿病肾病早期，肾脏体积较正常增大 20% ～ 30%。肾脏增大主要与肾小球、肾小管体积增大，滤过面积增大有关。DN 早期或新诊断 T1DM 患者由于肾小球滤过率（GFR）增高，肾小球体积增加比肾小管快，出现球 – 管失衡，提示有早期肾小球功能亢进；引起肾小球内压升高，表现为肾脏入球动脉血流量增加，出球动脉血管收缩，肾体积增大，高血糖时输入肾小管葡萄糖增加，使肾小管葡萄糖重吸收负荷增加，对钠的重吸收也增加，以维持水钠的球 – 管平衡，出球入球动脉阻力失调，促进肾脏体积增大。此时患者可无任何临床症状。对于早期肾脏体积增大和 GFR 增高，当血糖得到控制是可以逆转的；终末期糖尿病肾病，肾脏多数为纤维素增生和体积缩小，是不可逆的。

（二）肾小球硬化

肾小球毛细血管基底膜增厚和系膜内玻璃样物质增生为本病特征性改变，可分为 3 型：

1. 结节型

在肾小球小叶中央有特殊的玻璃体样物质沉积，形成结节的特征，称为"结节型肾小球硬化"。典型的结节型病变在肾小球周边部的毛细血管袢。在高血糖作用下，细胞外液容量增加，刺激右心房释放心房利钠因子（atrial natriuretic factor）导致肾小球毛细血管内压（PGC）增高，蛋白漏出增加，沉淀于肾小球基底膜，引起肾小球基底膜增厚；肾脏入球和出球动脉出现玻璃样变性，以入球动脉为甚，血管袢系膜区有椭圆形玻璃样物质的沉积，毛细血管基底膜明显增厚，致使部分或大部分血管腔狭窄，少数闭塞；蛋白非酶糖基化，最后所形成的终末期产物（AGE）可抑制 ECM 多种酶的降解，致使 ECM 成分聚集，肾小球基底膜增厚，结缔组织僵硬，构成肾小球硬化的组织基础等，构成"结节型肾小球硬化"。这种结节型肾小球动脉硬化的病理改变只见于糖尿病，具有特异性。

2. 弥漫型

弥漫型损害的病理表现是在肾小球毛细血管壁和系膜内。PAS 染色阳性的异常物质增多，受累毛细血管基底膜普遍增厚。早期比正常厚 2 ～ 3 倍，晚期可达 10 倍。系膜内大量基底膜样物质增多，同增厚的肾小球基底膜压迫毛细血管腔，使其逐渐狭窄，最后完全闭锁，累及所有的肾小球，使肾小球缺血、玻璃样变。本型是糖尿病最为多见的病理改变，但不是糖尿病所特有，在膜性肾小球肾炎、肾动脉硬化中也有类似改变，晚期很难鉴别。

3. 渗出型

在肾小球毛细血管周围部分内皮细胞与基底膜之间的嗜伊红物质沉积，此沉积物形成半月形的"纤维素冠"（fibrin cap）。在肾小囊基底膜与壁层上皮细胞间的沉积物，染色性质与纤维素冠相似，称为"肾小囊滴"。这些损害无定型、无结构、无细胞核或细胞残体。只见于严重的结节型或弥漫型损害的糖尿病肾病患者。

此外，血管紧张素Ⅱ、内皮素、血管升压素等使肾小球内压进一步升高，导致血流动力学的病理生理变化，促进肾小球硬化的形成。

第二节　糖尿病肾病临床分期、诊断

关于糖尿病肾病的诊断，过去多数以临床蛋白尿作为诊断依据，然而一旦出现临床蛋白尿时，肾小球功能受损程度已是不可逆转，因此在早期尚未出现临床蛋白尿时，采取有效的措施，以阻止和延缓糖尿病肾病的进展，具有重要意义。

一、糖尿病肾病临床分期

Mogensen 将 T1DM 肾病分为 5 期，得到了公认。此分期同时被认为可适用于 T2DM 肾病。为糖尿病肾病的诊断和早期预测提供了依据。

（一）Ⅰ期（高滤过期或肾小球功能亢进期）

肾脏体积增大，肾小球滤过率（GFR）、肌酐清除率增加。随着高血糖及其他代谢异常得到纠正，部分患者肾脏的病理生理改变可以恢复。肾脏体积增大与否可进行 CT 或 B 超检测。本期 DN 肾脏体积比正常人大 20%，测定尿微量白蛋白多为阴性，此期无病理组织学损害。

（二）Ⅱ期（静息期）

肾小球基底膜增厚，肾小球系膜区扩张；肾脏体积增大，肾小球高滤压仍然存在，尿白蛋白排泄率（UAE）正常；UAE < 20μg/min 或 < 30mg/24h，UAR > 30μg/min 易发展为临床糖尿病肾病；肾小球滤过率（GFR）> 150mL/min（高于正常）；血压一般正常。

（三）Ⅲ期（隐性期即早期糖尿病肾病）

肾小球基底膜（GBM）和系膜基质增加更为明显，尿白蛋白排泄率（UAE）持续在 20μg/min ～ 200μg/min（相当于 30mg/24h ～ 300mg/24h）；肾小球滤过率（GFR）开始下降，接近正常（130mL/min）；1 型糖尿病出现微量白蛋白尿后 2 ～ 5 年，血压开始轻度升高；血压 > 140/90mmHg 是一个明显的标志。通过降低血压可减少 UAE。

（四）Ⅳ期（临床糖尿病肾病期或显性糖尿病肾病期）

1. 蛋白尿

开始出现间歇性蛋白尿，病情控制欠佳或劳动后逐渐呈持续性增多。当尿白蛋白排泄率（UAE）> 200μg/min 或持续蛋白尿 > 0.5g/d，表明肾小球病变进一步加重。随着尿蛋白的丢失，出现低蛋白血症，表现为典型的糖尿病肾病"三联征"，即尿蛋白 > 3.0g/24h、水肿、高血压。

2. 肾性高血压

高血压表现为高血容量、低肾素、低醛固酮。有效控制高血压，可延长进入糖尿病肾病终末期的时间。

3. 肾小球滤过率降低

肾小球滤过率呈进行性降低，而 UAE 并不减少。

4. 肾功能与 GFR 进行性降低呈正相关

当体内肾素－血管紧张素－醛固酮系统受抑制，体液潴留，出现水肿（开始眼睑浮肿，继则波及全身），严重水肿可致低蛋白血症以至浆膜腔积液。

（五） V 期（肾功能衰竭期或终末期肾衰）

氮质血症为本期的开始，随着含氮物质在体内蓄积，GFR 进一步恶化，尿蛋白增加，水肿、高血压等临床症状逐渐加重，相继出现肾性贫血、肾性骨营养不良、代谢性酸中毒以至尿毒症性脑功能障碍。最后常以尿毒症性昏迷、继发感染、心功能不全、脑血管病而死亡。

二、糖尿病肾病诊断要点

（一）运动激发试验

1. 糖尿病肾病早期，尿白蛋白排泄率（UAE）＜ 20μg/min 或＜ 30mg/24h。
2. 无临床蛋白尿，进行运动试验。

运动负荷量：男性 300kpm/min 和 600kpm/min 各 20 分钟；女性 200kpm/min 和 400kpm/min 各 20 分钟。运动负荷后尿蛋白排泄明显增加，表明已有早期糖尿病肾脏病变。

（二）肾脏形态学

进行微针肾脏穿刺，为糖尿病肾病早期诊断的主要手段。主要观察肾脏特异性改变：结节性肾小球硬化，入球和出球动脉玻璃样变，肾小囊表面渗出性变化，肾小球和肾小管基底膜增厚等非特异性改变。

糖尿病肾病早期有肾脏体积增大、重量增加等特点。通过 CT 或 B 超可以测量肾脏的大小，并可测算其重量。

Moells 公式计算：肾脏重量（g）＝ 1.206X–0.18；X ＝ log 肾脏面积（cm^2）。

肾脏指数＝长（cm）× 宽（cm）÷ 体表面积（cm^2）

（三）生化指标

肾小球滤过率、尿微量白蛋白排泄率、24 小时尿蛋白定量、血尿素氮、血肌酐、肌酐清除率等。肾衰指数＝尿钠/（尿肌酐/血肌酐）；钠排泄分数＝［（尿钠/血清钠）/（尿肌酐/血肌酐）］×100。

第三节 糖尿病肾病的防治

一、糖尿病肾病的三级预防

根据糖尿病肾病病程的演变可分为隐性期糖尿病肾病（PDN）、临床糖尿病肾病（CDN）、终末期糖尿病肾病（EDN）三个阶段。早期经合理治疗一般是可逆的，但进入临床蛋白尿期则不可逆，在治疗上较为困难。所以加强早期预防至关重要。按病变不同阶段采取三级预防：

（一）一级预防

对初确诊的糖尿病患者，防止其向隐性期糖尿病肾病（PDN）发展，该期是预防的关键，但有一定的困难。因 T1DM 患者只有部分转化为糖尿病肾病，其转化病例难以确定。T2DM 患者多数虽为新确诊，但病史往往不明确，或已发生临床蛋白尿及其他慢性并发症。为了达到良好预防的目的，对糖尿病应做到早确诊、早治疗，使血糖长期控制在满意水平，有利于 DN 的早期预防及病情控制。

（二）二级预防

早期糖尿病肾病（PDN）应防止其向临床糖尿病肾病（CDM）发展。争取维持在微量蛋白尿阶段，严格控制尿白蛋白排泄率（UAE）在 20 ~ 200μg/min 之内。控制血糖、血压和昼夜血压节律正常。

（三）三级预防

已发生临床蛋白尿（CDM）者，防止其向终末期肾病（EDN）发展。严格控制尿白蛋白排泄率（UAE），使其接近或维持在 200μg/min 水平；血压理想控制在 120/80mmHg，不能达标者要求 40 岁前控制在 140/90mmHg，50 ~ 60 岁控制在 150/90mmHg。为减慢肾小球滤过率下降的速度，血压应尽量维持在 130/80mmHg。

二、糖尿病肾病的饮食治疗

饮食疗法是糖尿病肾病的基本疗法。20 世纪 80 年代以前，多数专家主张高蛋白饮食，以弥补蛋白质的丢失和增加蛋白质的合成。大量临床资料证实，高蛋白饮食不仅影响血糖的控制，还能促进糖尿病肾病的进程，因而对 DN 患者应提倡低蛋白饮食。

（一）低蛋白饮食

饮食蛋白或机体储备蛋白分解代谢后所产生的代谢废物，必须通过肾脏排出体外。限制蛋白质饮食的主要目的在于，在肾功能低下不能完全排除体内废物的情况下，为减少废物聚集，并保持患者良好的营养状态，延缓慢性肾功能不全的进展速度。临床实践证明，低蛋白饮食可延缓肾小球硬化的进展，降低尿白蛋白排泄率，维持血浆白蛋白水平。肾脏穿刺资料证实，长期坚持低蛋白饮食者，可使肾小球内压下降，减少肾小球滤过率，降低肾小球滤过膜通透作用，缩小肾小球滤过膜的通透孔径，减轻肾脏负荷，可以延缓糖尿病肾病的进程。

Larrivere 等对 2 型糖尿病患者给予 7 天低蛋白饮食后，观察到其空腹和日间血糖水平降低 2mmol/L，表明胰岛素抵抗得到改善。Linn 等对正常人群给予 0.74g/kg·d 蛋白质饮食，6 个月后与基线值相比，胰岛素释放显著降低，葡萄糖氧化速率增加，内源性葡萄糖生成减少 45.2%，糖异生的葡萄糖减少 63.1%。从而说明低蛋白饮食可以改善碳水化合物代谢，提高胰岛素敏感性，使血糖获得控制，胰岛素日需求量减少，对残余肾功能具有保护作用。

对进展期糖尿病肾病患者蛋白饮食的长期研究表明，正常蛋白质饮食和低蛋白饮食的患者其体质参数、血清蛋白、体重、基础代谢率基本相似，说明限制蛋白质摄入并不增加糖尿病患者营养不良的风险。严格限制蛋白质饮食对碳水化合物代谢具有积极的影响，肝糖原减少，糖异生减少，餐后血糖和胰岛素水平下降，正常人和糖尿病患者相似。葡萄糖钳夹试验也证实两者胰岛素敏感性得到改善。

（二）低蛋白饮食的原则和标准

实施低蛋白饮食方案既要维持患者正氮平衡和营养状况，又要防止肾小球功能受损害。

1. 限制蛋白质的摄入

在保证患者每天足够总热量的前提下，每天总热量可按 30 ～ 35kcal/kg·d 计算。肥胖型 2 型糖尿病患者按上述公式计算，适当减少总热量 250 ～ 500kcal/d。

每日蛋白质摄入总量，可参考下列标准：

早期（Ⅰ～Ⅱ期）DN 蛋白质摄入量：1.0 ～ 1.2g/kg·d。

轻、中度（Ⅲ期，GFR < 60mL/min·1.73m^2）蛋白质摄入量：0.8g/kg·d。

中度以上（Ⅳ期）蛋白质摄入量：0.6g/kg·d，并补充复方 α–酮酸剂 0.12g/kg·d。

重度肾功能不全（Ⅴ期，GFR < 25mL/min·1.73m^2）蛋白质摄入量：0.4g/kg·d，并补充复方 α–酮酸剂 0.20g/kg·d。

2. 蛋白质品种和成分

按照欧洲和美国糖尿病协会研究，提出早中期肾病饮食蛋白限制在 0.7 ～ 0.9g/kg·bw·d，以动物优质蛋白质为主；要求动物优质蛋白质占 50%～ 80% 以上：蛋、肉、鱼、奶及奶制品等高生物价蛋白富含氨基酸，有利于改善正氮平衡，降低尿素氮；适当配合植物蛋白如米、面、豆及豆制品等，使其达到蛋白质互补，增加蛋白合成之目的。

3. 糖尿病肾病患者正氮平衡的测算

正氮平衡＝蛋白质摄入量（g·N/d）–（尿素氮净生成量＋非尿素氮清除量）

蛋白质摄入量（g·N/d）＝蛋白质摄入量/日 ×0.16

尿素氮净生成量（g·N/d）＝尿素氮（g/d）×0.467

三、糖尿病肾病的西药选用

通过控制血糖、血压、血脂等措施可延缓糖尿病肾病的发生和发展。

（一）控制高血糖

1. 口服降糖药的选用

常用的口服降糖药多数经肝脏、肾脏排泄，有肝肾功能受损者，尽量选择对肾功能影响较小的药品或改用胰岛素控制血糖。

（1）格列喹酮：主要在肝脏代谢，95%从肠道排出，5%从肾脏排泄。在磺脲类药中，是对肾脏功能影响最小的药品，可作为糖尿病肾病肾功能代偿期的药物。

（2）a-糖苷酶抑制剂：拜唐苹、卡博平（阿卡波糖，acarbose）。本品主要作用为抑制蔗糖、麦芽糖等碳水化合物有关酶的活性，延缓对碳水化合物的消化、吸收；可使空腹血糖降低10%，餐后血糖下降20%～25%，可减轻肾小球系膜肥大，减少免疫球蛋白的沉积，降低或减轻肾小球硬化和减少近曲小管上皮糖原沉积等。

2. 胰岛素的应用

糖尿病肾病宜及早使用胰岛素，尤其对于血糖波动大、不稳定的1型糖尿病患者应选用胰岛素笔或胰岛素泵，进行胰岛素强化治疗，使血糖得到良好控制。

胰岛素强化疗法：胰岛素3～4次/日，皮下注射或用胰岛素泵，使血糖控制达标。

注意事项：由于胰岛素30%～40%在肾脏代谢，经肾小球滤过，由近端肾小管细胞摄取，在小管上皮细胞内降解。当肾功能不全时，肾脏对胰岛素的降解速度明显减慢，血循环中胰岛素半衰期延长，故肾功能不良者，应及时调整胰岛素的用量，以免发生低血糖。

（二）控制高血压

糖尿病肾病并发高血压是肾功能恶化的主要原因和重要标志。糖尿病和高血压同时并存显著增加了肾脏和其他靶器官的危险性，导致终末期肾衰的危险性增加5～6倍。糖尿病患者一旦出现持续性临床蛋白尿，即使血糖控制正常也难以延缓肾病的进展和恶化。而抗高血压治疗可改善肾小球高滤过、高压力、高流量等，延缓病情的进展。资料提示舒张压在80～90mmHg比舒张压＜80mmHg者发生肾病的风险高2倍。不同血压水平对肾功能影响的研究显示，在一定范围内，血压水平越低，肾功能保护作用越强，蛋白尿大于1g/d的患者，血压控制在127/75mmHg以下，可延缓肾功能下降的速度。

糖尿病肾病宜选择既有降压作用又能避免损害肾脏、减少尿蛋白的药物。美国JNC7、世界卫生组织（WHO）、美国糖尿病协会（ADA）均推荐血管紧张素转化酶抑制剂和血管紧张素转化酶受体拮抗剂作为首选药。

1. ACEI 和 ARB

血管紧张素转化酶抑制剂（ACEI）为DN高血压首选药物，能够抑制血管紧张素Ⅱ的合成，舒张全身外周血管，降低血管阻力而降低血压。ACEI对肾脏的保护作用源于对肾局部肾素－血管紧张素系统（RAS）的抑制，松弛出球小动脉，降低肾小球毛细血管内压，减少尿蛋白，延缓肾小球硬化等卓越的保护肾脏功能。在欧洲 49 个中心进行的 AIPRI 试验，对 583 例轻、中度肾功能不全患者予以贝那普利 10mg/d，使 DBP ＜ 90mmHg，结果显示临床终点（血肌酐增加 1 倍或需要透析治疗）危险性降低 53％，尤其对肾功能衰竭早期有更好的保护作用，危险性降低 71％。卡托普利能有效地阻止 1 型糖尿病肾病患者隐性期至临床期的进展。依那普利与卡托普利对 2 型糖尿病患者同样有降低尿蛋白、保护肾功能的作用。

血管紧张素转化酶受体拮抗剂（ARB）通过选择性阻断 Ang Ⅱ 中的 AT1 而发挥降压作用。早期、足量使用 ARB 可以显著改善糖尿病肾病和糖尿病高血压患者的肾功能和保护靶器官。大量研究显示，ARB 对糖尿病肾病患者，可延缓 GFR 下降，减少尿蛋白，延缓肾病的进展。2001 年美国高血压协会（ASH）报告了 4 项（RENAAL、MARVAL、PRIME-IRMA-2 和 PRIME-IDNT）ARB 对糖尿病肾病肾功能预后的研究：①对早期糖尿病肾病的干预，MARVAL、PRIME-IRMA-2 显示，厄贝沙坦、缬沙坦分别使 34％、29％的患者尿白蛋白排泄率恢复正常；两者降低患者尿白蛋白排泄率分别为 38％和 44％；厄贝沙坦可降低 70％患者发展为糖尿病肾病的危险性。②对晚期糖尿病肾病干预的研究，厄贝沙坦高血压 2 型糖尿病微量白蛋白尿试验（IRMA-2）和厄贝沙坦糖尿病肾病试验（IDNT）：IRMA-2 是一项国际化、多中心、随机、盲法对照研究，比较 Ang Ⅱ 受体拮抗剂厄贝沙坦与其他抗高血压药物的研究，结果显示 150mg/d 组减少尿排泄白蛋白 24％，300mg/d 组减少 38％，其中 34％患者尿白蛋白排泄率恢复正常，可见厄贝沙坦用量越大，排泄率恢复正常的比例越高；IDNT 可降低联合终点（血肌酐翻倍、终末期肾病或死亡）危险性 20％，氯沙坦降低联合终点 16％，厄贝沙坦为 23％。结论认为，厄贝沙坦对 2 型糖尿病和微量白蛋白尿高血压患者有独立于降压之外的肾脏保护作用。

总之，ARB 和 ACEI 均作用于 RAS 系统，抑制 Ang Ⅱ 而控制血压和保护靶器官，有效降低系统高血压，减少尿蛋白排泄及延缓肾损害的进展，发挥保护肾脏的作用；同时降低肾小球内高压、高灌注、高滤过等血流动力学效应；改善肾小球滤过膜选择性通透性及减少肾细胞外基质蓄积。两者的区别在于 ACE 通过阻断 Ang Ⅰ 转化为 Ang Ⅱ，使醛固酮下降而降低血压；ARB 通过选择性抑制 RAS 系统，增加对 AT2 受体的刺激，使血管舒张而达到降压作用。ACEI 抑制缓激肽的降解，易引起干咳，ARB 不引起咳嗽。两类药不宜用于肾动脉狭窄者和孕妇。

2. 降压药联合应用

回顾性临床资料提示，65％的糖尿病高血压患者需要两种以上降压药物联合使用，方能达到 130/80mmHg 控制目标。为达到血压目标值，可在 ACE 或 ARB 基础上加用其他降压药：

（1）利尿剂为非糖尿病高血压患者的一线药物，长期使用可引起高血糖、高血脂、高血尿酸、低血钾和男性性功能障碍，因此糖尿病高血压患者的应用存在争议；中国高血压防治指南推荐，在使用 ACEI 和 CCB 后血压不能获得满意控制时，可加用低剂量利尿剂。

（2）β 受体阻滞剂（BB）通过减慢心率，降低心输出量，抑制 RAS，抑制交感神经系统中枢血管调节功能等作用，为非糖尿病一线降压药物，但可加重胰岛素抵抗，升高甘油三酯（TG），降低高密度脂蛋白（HDL），掩盖糖尿病患者应用 BB 过程中的低血糖反应，无肾脏保护作用。目前认为糖尿病高血压患者慎用，2003 年欧洲高血压治疗指南把糖耐量受损（IGT）作为 BB 的相对禁忌证。

（3）钙离子通道阻滞剂（CCB）通过阻止钙离子进入血管平滑肌细胞和心肌细胞，松弛血管平滑肌，降低心肌收缩力而发挥降压作用。可分为二氢吡啶类（DHP）和非二氢吡啶类（NDHP）两类，DHP 又可分为短效和长效：硝苯地平、尼莫地平等为短效 CCB，发挥作用快，降压幅度大，维持时间短，并刺激交感神经活性，使心率加快，副作用较明显，目前已少用。临床上使用的短效 DHP 主要为硝苯地平缓释片和控释片（拜心同）；长效 DHP 有氨氯地平和非洛地平等，为治疗高血压的主要 CCB 类药，降压疗效确切，对糖脂代谢无不良影响，可延缓肾小球滤过滤下降，对肾脏有保护作用。NDHP 类有维拉帕米和地尔硫卓等，主要用于心律失常。总之，CCB 降压作用平稳、持久，能保护靶器官，对糖脂代谢无不良反应，有抗动脉粥样硬化的作用，患者依从性较好。

（4）α- 受体阻滞剂虽然对糖脂代谢无显著不良影响，但降压作用不理想，可致直立性低血压，易产生耐药。ALLHAT 试验因新发生心力衰竭病例增多而终止试验。

总之，大量临床实践证实，单用一种降压药，即使对于轻度高血压，其有效率仅 50%～60%。临床多采用以 ACEI（或 ARB）与 CCB 为主的联合用药。

（三）控制高血脂

糖尿病伴高血脂者应进行调脂治疗，使血脂控制达标：TC < 4.5mmol/L，LDL-C < 2.6mmol/L，HDL-C > 1.1mmol/L，TG < 1.5mmol/L。研究证实，高血脂（HL）参与糖尿病肾病发病过程，高血糖与高血脂相互作用，促进糖尿病肾病的发展。

美国研究者建立一种特殊的转基因小鼠模型进行研究，发现高血脂在肾功能损害病理改变中发挥关键作用。Tannok 对糖尿病肾病的病理研究发现载脂蛋白 B（apoB 和 apoE）在肾小球系膜沉积，这种沉积的严重程度与肾脏病变严重度相关。Tannock 进一步发现蛋白多糖可介导肾脏滞留 apoB，验证了系膜细胞产生的蛋白多糖在体外与 LDL 结合；蛋白多糖对人 LDL 有很高的亲和力；在被 TGFβ-1 这一介导糖尿病肾病的重要炎症因子刺激后，系膜细胞产生的蛋白多糖硫酸化程度增加，分子量更大，与 LDL 亲和力更高，表明系膜细胞产生的蛋白多糖在体外表现出很高的 LDL 亲和力，并与肾脏脂蛋白沉积有关。说明糖尿病系膜区 apoB 沉积的机理源于 TGFβ-1 的作用；GFβ-1 的升高引发了 apoB 的沉积，这对糖尿病肾病具有重大的病理意义。

脂联素对糖尿病肾病影响的研究：脂联素（ADPN）是一种由脂肪细胞分泌的 30KDa 蛋白，它是一种具有抗糖尿病，抗动脉粥样硬化作用的激素。日本东京 Toranomon 医院肾病中心从事脂联素在糖尿病肾病发病过程中作用的研究，结果显示

ADPN 在肾脏与内皮细胞和系膜细胞结合，具有保护糖尿病肾病患者肾小球毛细血管的结构和功能的作用。

（四）酮酸 / 必需氨基酸疗法

限制蛋白质饮食的主要目的是减少体内无法排泄的代谢产物（尿素等），以减轻尿毒症患者的临床症状，延缓慢性肾功能不全的进展速度。多项研究表明，在保证足够热量的前提下，添加含有必需氨基酸的酮酸衍生物可以满足机体的蛋白质需要甚至达到氮平衡。酮酸是不含氮的氨基酸类似物，其在人体内 70% 通过转氨基作用被转化为相应的氨基酸。酮酸可以替代相应的氨基酸，维持氮平衡，并发挥其他有益的作用。

1. 通过氨基酸转移到酮酸上，直接抑制了尿酸的生成。

2. 酮酸可以刺激蛋白合成，抑制蛋白降解。

3. 加用酮酸可纠正部分尿毒症的氨基酸状况，减少饮食中含硫氨基酸的摄入，能自动纠正代谢性酸中毒。同时补充酮酸 / 氨基酸的限制蛋白饮食治疗可以减少蛋白尿，继之可使血清白蛋白上升并使各营养指标维持在正常范围内。

4. 代谢性酸中毒源于氢离子分泌障碍，大部分氢离子来源于含硫氨基酸的代谢，因代谢性中毒会增加支链氨基酸的降解和蛋白代谢并抑制蛋白合成，所以在蛋白摄入减少的患者中纠正代谢性酸中毒尤为重要。

5. 不含动物蛋白的限蛋白饮食减少了磷的摄入，加开同（复方 α–酮酸片），其中含有钙，对患者的钙磷代谢异常和继发性甲状旁腺功能亢进有良好作用。

6. 酮酸 / 氨基酸治疗能够改善尿毒症患者中大部分的碳水化合物代谢紊乱，可以减轻胰岛素抵抗和高胰岛素血症并增加能量，所以适合尿毒症患者。

7. 酮酸 / 氨基酸治疗有益于纠正脂代谢紊乱，尤其可降低甘油三酯和升高 HDL–C 水平。

四、糖尿病肾病患者的透析疗法

随着透析技术的发展，糖尿病肾病终末期肾功能衰竭者进行血液透析，近期存活率有了明显提高，两年存活率已达 78%。患者经充分透析能增加食欲，增加对蛋白质的摄入，改善营养状况，增加免疫力，减少感染发生率，降低死亡率，目前已广泛应用。

第四节　糖尿病肾病的中医药论治

一、中医病因病机

在中医学中虽无糖尿病肾病的名称，但按其发病机理、临床表现，隶属于中医的"虚劳""肾劳""水肿"等范畴。《诸病源候论》云："水病无不由脾肾虚所为，脾肾虚则水妄行，盈溢皮肤而全身肿满。"《素问·通评虚实论》指出："精气夺则虚。"《景岳全书·肿胀》认为："凡水肿等证，乃肺、脾、肾三脏相干之病。盖水为至阴，故其本在肾；水化于气，故其标在肺；水惟畏土，故其制在脾。今肺虚则气不化精而化水，脾虚则土不制水而反克，肾虚则水无所主而妄行。"该文论述了水肿的发病机理和病位所在。此外"久病必虚""久病必瘀""久病及肾"等理论，进一步阐明了该病是一种虚实夹杂的病证，病位涉及肝、肾、心、肺、脾、胃等脏腑。糖尿病肾病是在糖尿病以阴虚为本，气阴两虚为基本证型的基础上，进一步演变而来。其主要的病因和发病机理有以下 6 点。

（一）肺胃两虚

基于糖尿病早期肺胃热盛，热伤阴耗气，而致肺胃气阴两虚的特点。胃为仓廪之官，功主受纳，腐熟水谷；胃阴不足，胃气虚弱则纳谷、腐熟功能失调，见食纳欠佳，胃脘胀满。肺为华盖之脏，五脏之天，主一身之卫气，气贯百脉，为气机出入升降之主，通调水道。肺气虚，卫外不固则气短懒言，倦怠乏力，自汗不止；肺阴虚，肺津无以输布而口渴咽干；肺失治节，不能通调水道，升降失司，水液直趋膀胱而见小便频数，尿如脂膏。本证由实证热证而成虚证，其病位在上，尚属轻浅。相当于糖尿病肾病早期Ⅰ～Ⅱ期。

（二）心脾两虚

脾与胃为脏腑表里相关。脾主运化，主四肢，为后天之本，水谷生化之源；基于上述胃气阴不足，而致脾气虚，运化失司；心与脾为母子相关，子病及母，引起心脾气阴两虚。心气阴不足，神不守舍，而失眠多梦，心悸气短；脾虚不能输布水谷精微，以养周身，则感神疲乏力，四肢酸软。本证系由肺胃两虚演化而来，为糖尿病三型辨证中之气阴两虚范围内；病在中上两焦，相当于糖尿病肾病早期Ⅱ～Ⅲ期。

（三）脾肾气虚

随着病程的延续，在心脾两虚的基础上，进一步演化加重。脾虚运化失司，湿浊内阻而感胃脘胀满，食纳不香，大便溏薄；脾主四肢、肌肉，其华在面，脾气虚弱，气血生化无源，不能输布水谷精微，形体失养，气虚不能荣于上，则肢体倦怠乏力，面色萎黄；脾肾气虚，肾为先天之本，水火之脏，内藏元阴元阳，功主开阖；肾气虚，气化失司，则小便不利，面目、四肢虚浮，为糖尿病气阴两虚之范畴。病位在中、下两焦；尿中可出现微量白蛋白或阶段性蛋白尿。相当于糖尿病肾病Ⅲ～Ⅳ期。

（四）肝肾阴虚

阴虚为糖尿病发病的内在因素，多因内伤七情，气郁化火，热耗阴精致肝肾阴虚。肾阴不足，相火偏旺，固摄无权；肝肾同源，肝为刚脏，体阴而用阳，性喜条达，开窍于目；热灼肝阴，阴不制阳，肝阳偏亢；肾水不足，水不涵木，肝阳上亢则急躁易怒，面红目赤；上扰清窍而头晕目眩，甚则虚风内动。本证病位在下焦，多见于 DN 继发肾性高血压者，相当于糖尿病肾病Ⅳ～Ⅴ期。

（五）脾肾阳虚

本证多因素体禀赋不足，或久病阴虚及阳或脾胃气虚，进而导致脾肾阳虚；脾阳不振，运化无权，气不化水，水湿泛溢，以致一身悉肿，腰以下为甚，伴脘闷腹胀，纳呆便溏；肾主腰膝，肾阳衰微，阴盛于下，则腰膝以下水肿，按之凹陷不起；腰为肾之府，肾虚而水气内盛，则腰痛酸重；肾与膀胱相表里，肾阳不足，膀胱气化不利，而尿少不畅；肾阳虚惫，命门火衰，不能温养肢体则恶寒肢冷；此为糖尿病肾病进一步发展加重，为肾病综合征或氮质血症。相当于糖尿病肾病Ⅳ～Ⅴ期。

（六）浊毒瘀阻

本型为脾肾阳虚进一步演变而成。脾阳虚，气化不利，升降出入失司，清阳不升，浊阴不降；湿浊中阻，而胸闷泛恶，纳呆身重；脾虚湿胜，小便不利，水无出路，水湿泛溢，而面目肢体浮肿，肿势日增，按之没指；肾阳不足，阳不制水，水湿内蕴；蕴久化热，热灼液成浊；浊毒上蒙清窍而意识蒙眬不清，浊毒散溢而秽臭，阳虚寒凝，血脉瘀阻。浊瘀交阻，而肢体麻木疼痛。此证相当于糖尿病肾病肾功能不全。相当于糖尿病肾病Ⅴ期（尿毒症期或终末期肾衰）。

综上所见，糖尿病肾病的进展多由上焦实热到下焦虚寒；由气阴两虚到阴阳两虚；最后导致浊毒内阻，即为该病的终末期。为了良好地控制糖尿病肾病的进展，应在早期气阴两虚阶段，进行合理的调治，是防止该病进一步发展的关键。

二、辨证论治

（一）肺胃两虚

本型以气短自汗，倦怠乏力，食纳欠佳，胃脘不适，咽干舌燥，平素易感冒，舌淡红苔薄，脉虚细为主症。

本证基于消渴病耗伤肺胃气阴。肺为华盖之脏，主一身之气；肺气虚，腠理稀疏，卫外不固则倦怠乏力、气短自汗，易感外邪；肺阴不足，治节失司不能输布津液，则咽干舌燥；胃为仓廪之官，腐熟水谷，胃阴不足，不能腐熟水谷而食纳欠佳，胃脘不适。证属消渴病、虚劳，病位在中上两焦，由肺胃热盛、气阴耗伤演变而来，证尚属轻浅。多见于糖尿病肾病Ⅰ～Ⅱ期。

治则：拟益气养阴、补益肺胃。方药：补肺汤合益胃汤加减。

太子参，生黄芪，生地黄，五味子，桑白皮，北沙参，麦冬，玉竹。

取方中太子参、生黄芪益肺阴补肺气为君药；生地黄、沙参、麦冬、玉竹甘寒润燥，滋养肺胃以助君药养阴润肺、补益胃气之力，为臣药；桑白皮清热润肺，五味子甘酸敛肺气，取其滋而不腻，补而不敛邪，以达益气养阴之效，为佐使药。

（二）心脾两虚

本型以失眠多梦，心悸健忘，头晕目眩，倦怠乏力，食纳不佳，舌淡脉濡细为主症。

本证系消渴病日久伤脾气，耗心血。心藏神而主血脉，《素问·调经论》云"有所劳倦，形气衰少，谷气不盛""劳则气耗"，过劳耗伤元气，使脾气不足，运化失司，加之"思则气结"，思虑过度使脾气郁结不解，暗耗心血；心为君主之官，主一身之血；心血不足，心失所养，神不守舍则失眠多梦，心悸健忘。脾为后天之本，气血生化之源，主思而统血；脾虚运化失司而致脾气不足，心血不长，清阳不升、浊阴不降则头晕目眩，食纳不佳；周身失于濡养而感倦怠乏力。证属消渴病虚劳，病位在中上两焦，为气阴两虚证。多见于糖尿病肾病Ⅱ～Ⅲ期。

治则：拟益气补血，健脾养心。方药：人参归脾汤加减。

生黄芪，炒白术，茯苓，人参，龙眼肉，炒枣仁，木香，远志，当归，炙甘草。

《奇效方》指出："然治之法，必须养其心血，理其脾土。"方中人参大补脾气，白术苦温，健脾燥湿，茯苓益脾渗湿，炙甘草甘温，和中益气，此乃四君子汤。其中人参益气补中，健脾和胃为君药；生黄芪大补元气，以加强君药补中益气、振奋脾胃之功，使气血生化旺盛为臣药；龙眼肉甘温补血，养心安神，远志安神益智而解郁，枣仁甘酸宁心，与远志合用，一开一收浮越心神，加茯苓之静以宁神，引魂入舍，心神复原，共为佐药；木香辛温散滞，解脾气郁结，寓甘补之剂，使补中行滞，补而不腻，为使药；诸药合用以达益气补血、健脾养心之效。

加减：凡心烦失眠者加莲子心以清心安神；急躁易怒者加龙骨、牡蛎以重镇安神；心中懊侬者加焦栀子以清三焦之火。

（三）脾肾气虚

本型以头晕目眩，食纳不佳，倦怠乏力，面色萎黄，胃脘胀满，腰膝酸软，耳鸣耳聋，小便清长，大便溏薄，舌淡苔白，脉虚细无力为主症。

本证基于消渴病心脾两虚由浅渐深、由上渐下而引及中下脾肾两虚。脾胃为人体后天之本，主消化吸收输布水谷精微，以营养五脏六腑、四肢肌肉，为气血生化之源。脾胃气虚，不能受纳健运，则脾气不足，胃脘胀满，食纳不佳，大便溏薄；气血水谷生化精微不足，无以荣养周身则倦怠乏力，面色萎黄。肾为先天之本，寓元阴元阳，为人身之本；肾主骨生髓，腰为肾之府，肾虚则腰膝酸软；脑为髓海，脑髓失养而头晕目眩；肾开窍于耳，肾气虚则腰酸耳鸣；肾主开阖，开阖失司则小便不利。证属消渴病肾劳，病位在中下两焦，多见于糖尿病肾病Ⅲ～Ⅳ期。

治则：拟益气健脾，滋阴补肾。方药：六君子汤合当归地黄汤加减。

人参，熟地黄，茯苓，山药，当归，半夏，山萸肉，甘草，白术，丹皮。

吴琨曰："面色萎白，则望之而知其气虚矣。言语轻微，则闻之而知其气虚矣。"本着"虚者补之""损者温之"，人参大补脾气，熟地黄甘温滋肾、填补精髓，共为君药；脾喜燥而恶湿，脾虚不运，已生内湿，则辅以白术燥湿实脾，茯苓甘淡性平，入心、脾、肺三经以渗湿健脾，和胃益肺，与白术相需为用，使湿从小便而去，为臣药；山药味甘性平，补益脾阴，《本草经》曰："山药，能健脾补虚，滋精固肾，治诸虚损，疗五劳七损。"山萸肉酸温养肝肾，《药品化义》："山茱萸，滋阴益血，主治目昏耳鸣。"二药合用以滋肾阴，养肝血，益脾阴，丹皮清泄肝火，半夏和胃燥湿，共为佐药；甘草调和诸药为使药；上药相伍，以达脾肾同调之功。

（四）肝肾阴虚

本型以头晕头痛，急躁易怒，腰酸耳鸣，五心烦热，面红目赤，舌红苔薄黄，脉弦细数为主症。

本证系消渴病随病情进展，进入下焦肝肾。肝为风木之脏，体阴而用阳，赖肾水滋养，肝肾阴虚，木失所涵，肝阳上亢则头晕头痛，急躁易怒；肾阴虚则腰酸耳鸣；阴虚相火偏旺则五心烦热；虚阳上浮则面红目赤。证属消渴病肾劳，以阴虚为本，阳亢为标，病位在下焦，多见于糖尿病肾病Ⅲ～Ⅳ期伴有继发性高血压者。

治则：拟补益肝肾，滋阴潜阳。方药：杞菊地黄汤加减。

枸杞子，杭菊花，熟地黄，茯苓，山茱萸，石决明，怀山药，灵磁石，丹皮，泽泻。

肝肾不足者治宜滋补肝肾。方中重用熟地黄，甘温滋肾以填真阴，为君药；枸杞子滋养肝血，《本草经疏》云："枸杞子，润而滋补……为肝肾真阴不足，劳乏内热补益之要药。"《本草通玄》："按枸杞平而不热，有补水制火之能，与地黄同功。"枸杞子与山茱萸同用，合主药以加强滋肾阴、养肝血之效，为臣药；泽泻、丹皮滋肾阴泄相火，茯苓健脾益肾，为佐药；菊花平肝明目，石决明、磁石重镇潜阳，平肝益肾，为使药。诸药合用，壮水之主，以制阳光，共达滋阴潜阳之功。

加减：头晕较甚者，重用龙骨、牡蛎等重镇之品；血压高加杜仲、桑寄生、女贞子补肾壮水。

（五）脾阳不振

本型以面色萎黄，倦怠乏力，肢体浮肿，腰以下为甚，脘腹胀满，食纳不香，大便溏薄，形寒怕冷，小便短少，舌体胖大，舌淡或暗淡，苔白腻，脉濡细为主症。

本证基于消渴病所引起的脾阳不振，气不化水，水湿泛溢。《素问·至真要大论》："诸湿肿满，皆属于脾。"张景岳云："凡水肿等证，乃脾、肺、肾三脏相干之病。"其中脾与肾关系密切，脾气运化需肾阳温煦，肾精不足需水谷精微滋养；本证责之于脾阳虚衰，土不制水，令水邪妄行，泛于肌肤，故出现肢体浮肿；水为阴邪，其性下趋，故肿以腰以下为甚；脾阳不振，运化无力，水阻气机则脘腹胀满，食纳不香，大便溏薄；肾阳不足，气不化水则小便短少；气虚阳不卫外，则倦怠乏力，形寒怕冷；气虚不能荣于上则面色萎黄。证属消渴病，水肿，脾阳虚为本，水湿内盛为标，多见于糖尿病肾病Ⅳ～Ⅴ期、氮质血症。

治则：拟温补脾阳，利水消肿。方药：实脾饮加减。

干姜，茯苓，白术，大腹皮，苍术，木瓜，大枣，厚朴，草豆蔻，木香，附子，生姜，甘草。

治宜温阳实脾，取干姜温运脾阳，使中焦健运，脾阳振奋，运化水湿，《本草求真》云："干姜大热无毒，守而不走，凡胃中虚冷，元阳欲绝，合附子，则能回阳之效。"制附子温肾助阳，化气行水，二药同为君药；白术、苍术、茯苓健脾和中，利水渗湿，木瓜酸温，于土中泻木，兼以祛湿利水，使木不克土而和肝功，为臣药；厚朴燥湿和中，木香行气散满，大腹皮利水消肿，草豆蔻辛温燥烈，四药共奏醒脾化湿、行气导滞之功为佐药；生姜、大枣、甘草调和诸药，益脾温中。诸药相合，温脾消肿。

（六）肾阳虚亏

本型以面色苍白，晦滞无华，形寒怕冷，四肢欠温，周身浮肿，下肢为甚，腰膝酸软，胸闷憋气，喘促痰壅，心悸怔忡，腹胀尿少，舌质淡红或暗淡，苔白腻，脉沉迟无力为主症。

本证肾阳虚衰，失于气化，水湿泛滥，周身浮肿；古有"肾为水火之宅"，肾阴肾阳相互制约，互相依存；肾主纳气，肾阳虚不能化气行水，水气上逆凌心则胸闷憋气，心悸怔忡；湿聚生痰，肺为贮痰之器，而喘促痰壅；腰为肾之府，肾阳不足，开阖失司，则水肿以下肢为甚；命门火衰，不能温达肢体则形寒怕冷，四肢不温；证属消渴病、水肿，肾阳虚为本，水湿泛滥为标。多见于糖尿病终末期（相当于Ⅴ期）伴心功能衰竭。

治则：拟温补肾阳，平喘消肿。方药：真武汤合黑锡丹加减。

附子，炒白术，茯苓，白芍，破故纸，肉豆蔻，肉桂，木香，沉香，胡芦巴，硫黄，黑锡丹。

本证治疗重在温壮肾阳治其本，肾不纳气上气喘急，胸中痰壅兼顾治其标。附子大辛大热，以"壮元阳以消阴翳"为君药；硫黄大热为"火中之精"，黑锡甘寒为"水中之精"，二药合用，既能助君药温壮肾阳，又能纳气平喘，以寒热相济，相互制约，为臣药；肉桂、胡芦巴、破故纸温肾阳祛寒湿，木香、肉豆蔻温中理气，沉香降气助黑锡降纳浮阳，共为佐药；炒白术、茯苓培土制水，白芍甘酸益阴，以济辛温大热之品，温而不伤阴，益阴而不滞邪，为使药。诸药相伍，以奏温补肾阳、平喘消肿之效。

加减：面目四肢水肿颇甚，小便不畅者加五皮饮、大腹皮，以皮行皮；或加杏仁，宣肺通窍以助利水消肿之功；痰壅气喘甚者，加葶苈子祛痰平喘。

（七）脾肾阳竭，浊毒水泛

本型以全身悉肿，形寒肢冷，面色晦暗，精神萎靡，神疲嗜睡，胸闷纳呆，恶心呕吐，口有秽臭，大便溏泄，尿少或无尿，舌体胖大，舌暗红，苔白腻或垢腻，脉沉细无力为主症。

本证系消渴病日久脾肾阳虚欲竭，阴寒内居，浊毒泛逆，正不敌邪之本虚标实证。肾为先天之本，元阳之脏，司二阴，主开阖；脾胃为后天之本，生化气血，水谷精微，功主运化；久病必虚，阴损及阳，脾肾阳竭。元阳欲绝，开阖无权，水湿泛溢则全身悉肿；脾阳欲竭，运化失司，浊毒内蕴，清阳不升，浊阴不降，则胸闷纳呆，恶心呕吐，大便溏泄；秽气上逆，则口臭难闻；阴霾浊毒上蒙清窍，则面色晦暗，精神萎靡，神疲嗜睡；脾不能运化水谷精微以濡养周身，阴霾内盛，浊毒上泛，命门火衰，不能温煦通达四肢，则形寒肢冷。证属消渴病虚劳脾肾阳竭，浊毒猖獗，以脾肾阳虚为本，水湿泛溢、浊毒上逆为标，病情危重，见于糖尿病肾病终末期尿毒症。

治则：拟温补脾肾，逐毒利水。方药：温脾汤合大黄附子汤加减。

附子，人参，干姜，大黄，半夏，砂仁，甘草，广木香，藿香，苍术，厚朴。

本证为消渴病日久而致脾肾阳竭，浊毒内盛之本虚邪实。本着"寒则热之""虚则补之""留则攻之"的原则，治宜温阳益气以扶正，逐毒利水以祛邪之标本兼顾。方中附子大壮元阳，走而不守，化气行水以消肿，人参大补元气以扶正祛邪，共为君药；大黄峻下荡涤腑实，以泄热毒，与附子合用，一热一寒，一壮一通，相互制约，相得益彰，温而不燥，寒而不滞，为臣药；苍术、厚朴、藿香燥湿醒脾，芳香辟秽以逐浊毒，为佐药；半夏、干姜、砂仁温中和胃，降逆止吐，广木香行气止痛，健脾消食，甘草调和诸药，为使药；上药相伍，温阳益气，利水消肿，和胃降逆，以达扶正祛邪之效。

加减：尿少腹胀者加沉香、琥珀、蟋蟀以利水消肿；小便癃闭不通加滋肾通关丸（知母、黄柏、肉桂）以通淋利小便；浊毒蒙蔽清窍，神志昏蒙不清者，加苏合香丸以芳香开窍，辟秽醒脑；肢体水肿甚者加大腹皮、桑白皮、生姜皮、冬瓜皮以皮行皮，利水消肿。

（八）肝肾阴竭，虚风内动

本型以头晕目眩，耳鸣心悸，五心烦热，神志不清，神疲瘛疭，四肢抽搐，溲赤便秘，舌红无苔或剥苔，脉弦细或弦细数为主症。

本证系消渴病久病所致真阴竭于下，虚阳浮于上之阴虚动风之候。"诸风掉眩，皆属于肝"，"诸暴强直，皆属于风"，肝肾阴竭，叶天士云："肝为风脏，因精衰耗，水不涵木，木少滋荣，故肝阳偏亢。"虚风内动出现神疲瘛疭，四肢抽搐；阴虚内热而五心烦热，溲赤便秘；肝阳挟痰上扰清窍而头晕目眩、蒙蔽清窍则神志不清；舌脉均为阴虚阳亢之候。证属消渴病虚劳虚风内动，多见于糖尿病肾病终末期、尿毒症、肾脑综合征，病情危重，危在旦夕。

治则：拟育阴潜阳，平肝息风。方药：羚羊钩藤汤合大定风珠加减。

羚羊角，钩藤，生地，白芍，五味子，阿胶，生牡蛎，麦冬，菊花，鳖甲，甘草。

本证为肝肾阴竭，虚风内动，治宜育阴潜阳，平肝息风。方中羚羊角咸寒入肝、心两经，具有凉肝息风，解毒止痉之效，钩藤清肝息风，牡蛎重镇潜阳、平肝息风，为君药；鳖甲、阿胶为血肉有情之品，育阴潜阳为臣药；菊花清肝疏风，生地养阴生津，麦冬甘寒润肺，以清肝柔肝缓急为佐药；白芍苦寒微酸，五味子微温酸收，甘草甘平以甘酸化阴，滋阴柔肝，为使药；上药合用，以达育阴潜阳，平肝息风之效。

加减：小便不通、神志不清者，加服至宝丹或安宫牛黄丸以辛凉开窍；抽搐不止者加石决明、生龙骨以加强重镇潜阳，平肝息风之力。

三、中成药治疗

1. 六味地黄丸或胶囊，具有补肾滋阴作用，肾阴虚者可以选用。
2. 金匮肾气丸或胶囊，具有温补肾阳作用，肾阳虚者可以选用。
3. 至灵胶囊具有益肾补虚作用，慢性糖尿病肾病者可以选用。
4. 参苓白术丸具有益气健脾作用，糖尿病肾病因脾虚腹泻者可以选用。

四、单验方与药膳、针灸、护理

（一）单验方与药膳

1. 玉米车前饮

玉米须 50g，车前子 20g，甘草 10g，加水 500mL 煎取适量，去渣温服，每日 3 次。具有清热利湿功效，用于湿热内蕴、小便不利者。

2. 徐长卿汤

徐长卿 15g，白茅根 12g，木通 6g，冬葵子 30g，滑石 60g，加水 500mL 煎取适量，去渣温服，每日 3 次。具有清热利湿之效，适用于肾功能不全者。

3. 薯蓣半夏粥

半夏、山药入砂锅加水 500mL 煮成粥，每日早晚服用。具有和胃健脾，降逆止吐之效，适用于糖尿病肾病、肾功能不全，胃气上逆，恶心呕吐者。

4. 姜汁砂仁粥

先用大米 100g 煮粥，加砂仁 5g，姜汁 10mL 加入粥中即可。具有健脾行气，温中散寒，和胃止吐功效。用于糖尿病肾病脾胃虚寒，食少呕吐者。

5. 黄芪粥

先用大米 100g，加黄芪 30g 煮粥，然后加陈皮末 2g 即可食用。具有健脾补中，和胃理气功用，用于糖尿病肾病脾气虚亏，肌表不固，乏力汗多者。

6. 鲫鱼赤小豆汤

鲫鱼一条洗净，赤小豆 50g 煮汤食用。具有健脾、利湿、消肿功效。适用于糖尿病肾病脾肾两虚，小便不利，面目肢体浮肿者。

7. 黄芪冬瓜汤

黄芪 30g，加鲜冬瓜 500g 煮汤，代茶饮用。具有益气利水消肿之效，适用于糖尿病肾病气虚小便不利，面目肢体浮肿者。

（二）针灸治疗

1. 体针疗法

（1）脾肾两虚：治拟补益脾肾，取脾俞、肾俞、中脘、足三里、三阴交等穴。

手法以各穴均用平补平泻法，不留针，出针后隔姜灸或用艾条悬灸至皮肤呈红晕状，每日或隔日 1 次，10 ～ 15 次为 1 个疗程。

（2）水湿泛滥：治拟温阳利水，取脾俞、肾俞、气海、关元、水分、中脘、足三里等穴。

手法以背部穴位均用捻转手法，不留针，出针后隔姜灸或用艾条悬灸，气海、关元、水分穴，针而灸之，能温肾利水；四肢穴平补平泻。

（3）肝肾阴虚：治拟补益肝肾，取风池、太冲、阳陵泉、曲池、侠溪、三阴交等穴。

手法以上穴均可捻转结合提插泻法，间歇留针 20～30 分钟，血压过高、急躁失眠者加神门、合谷、足三里，强刺激，留针 20～50 分钟，三阴交捻转补法，每日一次。

2. 耳针疗法

（1）肾病综合征：取肾、膀胱、交感、神门、腹水等穴。

手法以先用探针在相应耳穴区测得敏感压痛点，经常规消毒后，以左手固定耳部，右手持毫针迅速刺入，留针 20～30 分钟，每日一次。也可用王不留行籽在上述穴位压豆，每日压 3 次，每日 20 分钟。

（2）肾性高血压：取肾、神门、皮质下等穴。

手法以先用探针在相应耳穴区测得敏感压痛点，经常规消毒后，以左手固定耳部，右手持毫针迅速刺入，留针 20～30 分钟，每日一次，也可用王不留行籽在上述穴位压豆，每日压 3 次，每日 20 分钟。

（三）护理

1. 严格控制血糖，尽量使血糖达标：FBG < 6.1mmol/L，PBG < 8.0mmol/L，HbA1c < 6.5%，同时要防止出现低血糖。

2. 对于出现临床蛋白尿者，积极控制影响肾脏功能的因素：预防感冒、感染、心衰等。

3. 严格控制血压，尽量控制在 130/80mmHg 以下水平。

4. 调节饮食，既要保证全身最低所需热量，又要避免增加肾脏的负担，坚持热量合理分配：碳水化合物所提供的热量占总热量的 55%～65%；脂肪所提供的热量占总热量的 20%～30%；蛋白质所提供的热量占总热量的 15%，蛋白质摄入量低于 0.8～1.0g/kg·d，有显性蛋白尿者蛋白质摄入量低于 0.8g/kg·d。

附：糖尿病肾病病案 4 则

病案 1： 邱某，女性，36 岁，工人，于 1998 年 10 月 6 日初诊。

主诉： 间断口干喜饮、乏力消瘦 3 年，眼睑及下肢浮肿、视力减退 2 年，加重 1 月。

病史： 患者于 1995 年感冒发烧后不久感口干喜饮，乏力消瘦，食欲减退，伴恶心呕吐，在外院检测血糖 500mg/dL，尿酮体强阳性，确诊为 1 型糖尿病并发酮症，予以胰岛素治疗。1997 年视力显著减退，眼睑及双下肢浮肿，近 1 月加重，伴气短汗多，倦怠乏力。平素体质较弱，曾有巨大儿史，否认有糖尿病家族史。

体检： 面目虚浮无华，形体偏瘦；下肢凹陷水肿 Ⅱ°；BP 110/78mmHg。舌淡苔薄白，脉濡细。

理化检查：FBS 12.2mmol/L，PBS 16.3mmol/L；血清 INS 8mU/L，血清 C-P 0.25mmol/L；谷氨酸脱氢酶抗体（GAD-Ab）阳性，胰岛细胞抗体（ICA-Ab）阳性；血 Cr 100μmol/L，血 BUN 7.2mmol/L；眼底检查示Ⅱ期视网膜病变；尿酮体（－），尿蛋白 25mg/dL，尿糖 1000mg/dL。

分析：患者消渴病缠绵不休而致肺胃两虚。肺为华盖之脏，主一身之气；脾为肺之母，脾胃不足，肺气先虚，腠理稀疏，卫外不固则倦怠乏力，气短自汗，易感外邪；《素问·经脉别论》曰："饮入于胃，游溢精气，上输于脾，脾气散精，上归于肺，通调水道，下输膀胱，水精四布，五经并行。"脾胃散精不足，肺虚治节失司，不能通调水道则及下肢浮肿；肺不布津，则咽干舌燥；胃为仓廪之官，腐熟水谷。"五脏者皆禀气于胃，胃者五脏之本也。"胃气不足，不能腐熟水谷而食纳欠佳，胃脘不适。

中医诊断：消渴病水肿、虚劳，证属肺胃两虚。

西医诊断：1型糖尿病合并糖尿病肾病Ⅲ期、视网膜病变Ⅱ期。

处理：低蛋白饮食，蛋白质摄入以 0.8g/kg·d 为标准。诺和灵 30R 早 18U，晚 12U，餐前 15 分钟皮下注射。

治拟益气养阴，润肺和胃。方药：益气聪明汤合生脉饮加减。

| 生黄芪 20g | 人参 10g | 白芍 10g | 五味子 10g |
| 麦冬 10g | 葛根 10g | 甘草 6g | 桑白皮 20g |

方解：按《素问·阴阳应象大论》"形不足者，温之以气""劳者温之"的原则，取方中黄芪补肺气，实皮毛，益中气，升清阳，生用其气清轻而锐，用以补益脾胃，使脾胃运化健旺，外可固护肌表，内可益中脏之摄纳；人参甘温大补元气，李东垣云："人参补肺中之气，肺气旺则四脏之气皆旺，肺主诸气故也。"人参增强黄芪益气之功，共为君药；麦冬甘寒，养阴润肺，清心除烦，益胃生津，五味子敛肺生津，聚耗散之气以敛汗，两药相伍，甘酸生化阴液，与人参三药相合，一补、一清、一敛，以润肺养胃，益气生津，为臣药；葛根轻扬升发，能入阳明，鼓舞胃气，白芍敛阴和血，使辛发而不伤阴，桑白皮泻肺平喘，利水消肿，为佐药；甘草补脾益气，调和诸药，为使药；上药相伍，以达益气养阴、润肺和胃之效。

10月12日复诊：乏力，浮肿，视力好转；FBS 6.2mmol/L，PBS 9.3mmol/L；尿蛋白（－），尿糖 200mg/dL。诺和灵 30R 减为早 14U，晚 10U；汤药改为益气养阴、补肾健脾的院内制剂"糖微康"胶囊，3粒，3次/日，口服，病情稳定。

病案 2：宋某，男，39岁，某公司经理，于 2005 年 10 月 8 日就诊。

主诉：反复气短乏力、多食、消瘦 11 年，腰酸耳鸣、视力减退 4 年，加重 2 周。

病史：患者 1994 年出现气短乏力，多食而消瘦，在外院检查血糖 12.1mmol/L，确诊为 1 型糖尿病，予以甘精胰岛素治疗。2001 年出现持续尿蛋白，血肌酐、尿素氮显著升高，伴眼底出血，拟诊为糖尿病肾病、糖尿病视网膜病变。近 2 周气短乏力，腰酸耳鸣，心烦失眠，头晕目眩，眼怕光羞明，昏蒙似雾，食欲不振等加重。患者工作繁忙，应酬较多，饮食控制欠佳，经常酗酒，生活不规律。其母与弟有糖尿病。

体检：面色萎黄无华，BP130/80mmHg，BMI 23，舌淡苔薄白，脉濡细。

理化检查：FBS 6.6mmol/L，PBS 8.1mmol/L，HbA1c 6.8%；血清 INS 12mU/L，血清 C-P 0.31mmol/L，谷氨酸脱氢酶（GAD-Ab）阳性，胰岛细胞抗体（ICA-Ab）阳性；TC 6.5mmol/L，TG 2.3mmol/L，HDL-C 1.31mmol/L，LDL 4.7mmol/L；血肌酐 116μmol/L，血尿素氮 8.8μmol/L；B超提示脂肪肝；尿酮体（-），尿蛋白 150mg/dL，尿糖 10mg/dL；眼底视网膜有新生血管形成，纤维组织增生，玻璃体积血，视网膜Ⅲ～Ⅳ病变。

分析：本案系消渴病经久不愈，复因饮食失调，而致脾肾两虚，气血不足。脾胃为后天之本，主腐熟水谷，输布精微，以养五脏六腑，四肢百骸，为气血生化之源。脾胃气虚，运化无力，故食欲不振，胃脘胀满，大便溏薄；气血水谷生化精微不足，无以荣养周身则倦怠乏力，面色萎黄；肾为先天之本，寓元阴元阳，为人身之本；肾主骨生髓，腰为肾府，肾虚亏则腰酸耳鸣；脑为髓之海，髓海空虚，而头晕目眩；脾虚湿胜，湿为阴邪，其性黏腻，湿浊上蒙，眼花昏蒙如雾；肾开窍于耳，肾气虚则腰酸耳鸣。

中医诊断：消渴病水肿、肾劳，证属脾肾气虚。

西医诊断：1型糖尿病并发糖尿病肾病Ⅳ期、糖尿病视网膜病变Ⅳ期，脂肪肝。

处理：诺和灵 50R 早 20U，晚 14U，餐前 15 分钟皮下注射；导升明 500mg/d 口服；非诺贝特 0.2g/d 口服；低蛋白饮食，蛋白质摄入以 0.8g/kg·d 为标准。

治拟健脾益肾，滋阴补气。方药：补气运脾汤合大补元煎加减。

人参 10g	生黄芪 20g	熟地 15g	白术 10g	山药 10g	半夏 10g
茯苓 15g	山茱萸 10g	陈皮 6g	甘草 10g	砂仁 6g	

方解："治脾胃者，补其虚，除其湿，行其滞，调其气已。"（汪昂）黄芪补肺气，人参补脾气，熟地滋肾阴、填补精髓，共为君药；白术健脾燥湿，茯苓淡渗利湿，健脾和胃，与白术相需，使湿从小便而去，为臣药；山药味甘性平，补益脾阴，《本草经》曰："山药，能健脾补虚，滋精固肾，治诸虚损，疗五劳七损。"山茱萸酸温养肝肾，《药品化义》："山茱萸，滋阴益血，主治目昏耳鸣。"二药合用，以滋肾养肝，补益脾阴，半夏和胃燥湿，共为佐药；陈皮、砂仁理气和中，使参芪熟地滋补之品，补而不滞，甘草调和诸药为使药；上药相伍，以达健脾益肾，滋阴补气之效。

2005 年 10 月 26 日复诊：腰酸耳鸣、气短乏力、视力减退有所改善，眼底出血有所吸收；FBS 6.1mmol/L，PBS 7.3mmol/L；尿蛋白 25mg/dL，尿糖（-）。

处理：守前治疗方案；2 月后汤剂改为本院院内制剂糖微康 3 粒，3 次 / 日，余同前，病情稳定。

病案 3：苏某，女，69 岁，退休工会干部，2005 年 6 月 3 日初诊。

主诉：间断浮肿腹泻、纳呆恶心 6 年，加重 1 年。

病史：患者于 1985 年确诊为 2 型糖尿病，多年来先后服 D860、优降糖、苯乙双胍、二甲双胍以及消渴丸等口服降糖药。6 年前出现持续性蛋白尿，同年确诊为糖尿病视网膜病变Ⅳ～Ⅴ期，患者极度虚弱，畏寒肢冷，食欲不振，时有恶心，下肢浮肿，心悸失眠，五更泄泻，小便不利；近 1 年加重，外院要予以血液透析，限于经济原因未能接受。平素体力较弱，易感冒，父母亡故，病因不详，生育 2 女 1 男均健康。

体检：面色晦暗无华，气短语怯，形体消瘦（BMI 22），P 86 次 / 分，BP 140/90mmHg；双下肢Ⅱ°凹陷性水肿；舌淡，苔白微腻，脉沉细无力。

理化检查：FBS 6.8mmol/L，PBS 8.0mmol/L，HbA1c 6.8 %；血清 INS 10mU/L，C-P 0.33mmol/L，谷氨酸脱羧酶抗体（GAD-Ab）阴性，胰岛细胞抗体（ICA-Ab）阴性；TC 6.5mmol/L，TG 2.3mmol/L，HDL-C 1.31mmol/L，LDL-C 4.7mmol/L；血肌酐 138μmol/L，血尿素氮 9.8μmol/L，白蛋白 31g/L，球蛋白 22g/L，白蛋白 / 球蛋白 1.4；B 超提示心包有少量积液，心电图示 ST-T 改变；尿蛋白 150mg/dL；眼底视网膜有新生血管形成，纤维组织增生，玻璃体积血，视网膜Ⅲ～Ⅳ期病变。

分析：患者久病及肾，脾肾阳虚，不能运化水湿，水湿泛溢而肢体浮肿；肾阳不足，命门火衰，不能温煦则畏寒肢冷；正气衰竭而感极度虚弱，气短语怯，神疲乏力；脾胃虚寒，升降失司，清阳不升，浊阴不降则面色晦暗无华，头晕目眩，食欲不振，恶心呕吐；肾司二阴，肾阳衰竭，开阖失司则小便不利，五更泄泻；心血不足，心失所养而心悸失眠。

中医诊断：消渴病水肿，证属脾肾阳竭，浊毒泛溢。

西医诊断：2 型糖尿病，糖尿病肾病Ⅴ期，糖尿病视网膜病变Ⅳ～Ⅴ期，肾性高血压，心包积液，冠心病，低蛋白血症。

处理：诺和灵 30R 早 16U，晚 12U，餐前 15 分钟皮下注射；硝苯地平控释片 30mg/d，比索洛尔 5mg/d；复方 α - 酮酸剂 0.12g/kg·d；低蛋白饮食，蛋白质摄入以 0.6g/kg·d 为标准。

治拟温补脾肾，扶正降浊。方药：六君子汤合大黄附子汤加味。

| 人参 10g | 白术 10g | 茯苓 10g | 半夏 10g | 当归 10g | 附子 3g |
| 厚朴 10g | 车前子 20g | 干姜 3g | 甘草 6g | 大黄 10g | 陈皮 6g |

方解：取方中人参大补元气，养心益脾，附子温补肾阳，两药相伍，温补脾肾以扶正；大黄荡涤浊气，与附子相配，以制其寒，存其走泄，温散寒凝，苦辛通降，共为君药。白术健脾燥湿，茯苓健脾渗湿，车前子利水消肿，浊毒之邪从小便而出为臣药；当归补养心血以安神，半夏、厚朴、陈皮、干姜和胃理气，降浊止吐为佐药；甘草补中益气，调和诸药为使药。上药合用，共达温补脾肾、扶正降浊之效。

复诊：服药后自觉精神明显好转，恶心呕吐消失，食欲增加，小便通畅，大便泄泻已调。唯仍感胸闷憋气，心悸失眠，拟上方去干姜、车前子、当归，加薤白、枳实以宽胸理气；黄芪、丹参以益气活血。患者坚持每 2 周门诊复诊，病情尚属稳定。

病案 4：张某，女，36 岁，工人，2001 年 5 月 6 日就诊。

主诉：反复乏力消瘦、多食多饮 10 年，浮肿泄泻、纳呆呕吐 4 年，瘛疭抽搐 1 周。

病史：患者于 1991 年春天因多饮多尿、显著消瘦在外院诊为 1 型糖尿病，多年来应用胰岛素 60 ～ 70U/d，血糖波动较大。面目四肢浮肿，大便泄泻，头晕目眩，耳鸣心悸 4 年，诊为糖尿病肾病，肾病综合征。一周来感心悸气急，不能平卧，四肢抽搐，神疲瘛疭，食欲不振，恶心呕吐，医院考虑为肾功能衰竭，需要进行血液透析，限于经济条件不愿透析，而来本院就医。患者自幼体质虚弱经常感冒，否认糖尿病家族史。

体检：慢性面容，面色晦暗，神志蒙眬，端坐呼吸，形体消瘦，下肢Ⅲ°凹陷性水肿，P106 次 / 分，BP 160/110mmHg；舌淡，苔薄白腻，脉虚细数。

理化检查：FBS 6.1mmol/L，PBS 7.7mmol/L，HbA1c 5.6%，血清 INS 9mU/L，血清 C-P 0.34mmol/L，谷氨酸脱羧酶抗体（GAD-Ab）阳性，胰岛细胞抗体（ICA-Ab）阳性；TC 6.2mmol/L，TG 2.1mmol/L，HDL-C 0.91mmol/L，LDL 2.0mmol/L；血肌酐 156μmol/L，血尿素氮 9.8μmol/L。B 超提示心包大量积液，眼底视网膜病变Ⅴ期；尿蛋白 250mg/dL，尿糖（－）。

分析：患者消渴病经久不愈，久病及肾，真阴亏竭于下，虚阳浮于上。叶天士云："肝为风脏，因精衰耗，水不涵木，木少滋荣，故肝阳偏亢。""诸暴强直，皆属于风"，阴虚阳亢，虚风内动，症见神疲瘛疭，四肢抽搐；肝阳挟痰上扰清窍而头晕目眩，神志蒙眬；肾气亏虚，肾不纳气，则心悸气急，不能平卧；木横克土，脾运不健，升清降浊失司，则食欲不振，恶心呕吐，大便泄泻；脾虚湿盛，水湿泛溢，面目肢体浮肿；舌脉虚阳动风之候。

中医诊断：消渴病水肿，证属脾肾亏竭，风虚内动。

西医诊断：1 型糖尿病肾病终末期，尿毒症，肾脑综合征。

处理：优泌林 30/70 早 12U，晚 8U，于餐前 15 分钟皮下注射；氨氯地平 5mg/d，康可 5mg/d；呋塞米 20mg/d；复方 α-酮酸剂 0.20g/kg·d；低蛋白饮食，蛋白质摄入以 0.4g/kg·d 为标准；低流量吸氧。

治拟育阴潜阳，平肝息风。方药：羚羊钩藤汤加味。

| 羚羊角 0.5g | 钩藤 10g | 生地 10g | 白芍 10g | 甘草 6g | 五味子 10g |
| 生牡蛎 30g | 龟甲 10g | 竹茹 10g | 茯苓 15g | 麦冬 10g | |

方解：本案系肝肾亏竭，虚风内动。取方中羚羊角咸寒入肝、心两经，以凉肝息风，解毒止痉，钩藤清肝息风，牡蛎重镇潜阳，共为君药；生地滋养肾阴，白芍苦酸敛肝阴，龟甲为血肉有情之品，育阴潜阳为臣药；茯苓健脾，麦冬甘寒安神，竹茹清热祛痰，共为佐药；五味子配甘草以甘酸化阴为使药；上药合用以达育阴潜阳、平肝息风之效。

加减：神志不清者加服至宝丹或安宫牛黄丸以辛凉开窍；抽搐不止者加石决明、生龙骨以加强重镇潜阳，平肝息风之力。

复诊：1 周后，自觉瘛疭抽搐，心悸气急，下肢浮肿好转。汤药调整为补肾纳气，扶正祛邪，方药以人参蛤蚧汤合保元汤加减为主。

| 人参 10g | 黄芪 10g | 蛤蚧一对 | 肉桂 3g | 杏仁 10g | 知母 10g |
| 茯苓 15g | 贝母 10g | 桑白皮 20g | 苏子 10g | 甘草 5g | |

取方中人参、黄芪、蛤蚧补气纳肾；杏仁、贝母、桑白皮宣肺化痰；苏子降气平喘；知母滋阴润燥，茯苓健脾利湿消肿；肉桂温肾阳以气化，引火归原。

病案结语

本章病案 4 则均系消渴病伴水肿虚劳，按病变病位不同，病情不同，临床表现各异，又分虚劳、肾劳、水肿。案 1 系消渴病虚劳、水肿，证属肺胃两虚，为 1 型糖尿病合并糖尿病肾病 Ⅱ～Ⅲ 期，视网膜病变 Ⅱ 期。案 2 为消渴病水肿，肾劳，病位在中下两焦，证属脾肾气虚，为 1 型糖尿病并发糖尿病肾病 Ⅲ～Ⅳ 期，糖尿病视网膜病变 Ⅲ～Ⅳ 期，脂肪肝。案 3 系为消渴病久病正虚邪实，水肿，证属脾肾阳竭，浊毒泛溢，为 2 型糖尿病，糖尿病肾病 Ⅴ 期，糖尿病视网膜病变 Ⅳ～Ⅴ 期，肾性高血压，心包积液，冠心病，低蛋白血症。案 4 系为消渴病水肿脾肾阴虚竭之下虚上盛，虚阳内动，病位在下焦，为糖尿病肾病终末期，尿毒症，肾脑综合征，病情危重，危在旦夕。

综上所述，消渴病、虚劳随病变部位自上而下病情不断加重，糖尿病肾病病情程度与糖尿病视网膜病变程度大致相似，通过低蛋白饮食，严格控制血压、血糖、血脂，中医中药治疗可延缓病情发展，改善临床症状。

五、糖尿病肾病的研究进展

多年来，许多学者悉心从事糖尿病肾病的研究，对延缓肾功能衰竭的进程，提高糖尿病肾病患者的生活质量，延长寿命而做出了巨大的努力。临床与实验研究证实，饮食不当、高蛋白、高磷饮食可促进肾功能减退，而低蛋白、低磷饮食可使肾功能代偿期延长，肾功能不全者可减慢其发展。为此，医学上主张对肾功能失代偿者采用低蛋白饮食或低蛋白饮食加必需氨基酸疗法，使其病情得到一定的控制和缓解。

α－酮酸制剂治疗肾功能不全：α－酮酸是氨基酸的前体，通过转氨基酸或氨基酸化作用，在体内转变为相应的氨基酸取得了一定的疗效，用法为 0.1～0.2g/kg·d。开同 a–酮酸具有独特的药理作用，a–酮酸通过与尿素氮结合，缓解肾衰氮质血症，促进体内合成氨基酸，纠正蛋白质代谢紊乱；低蛋白饮食加用开同可减少尿蛋白排泄；延缓糖尿病肾病肾损害的进展；改善糖代谢，提高胰岛素敏感性；改善脂代谢、降低血磷，增加血钙；防治肾性骨病，减轻氮质血症，纠正代谢性酸中毒；对延缓肾衰的进程发挥了积极的作用。

中医对糖尿病肾病、肾病综合征的临床实践证实，温肾药能增强肾的有效血流量；利水药可改善肾小球滤过率，抑制肾小管对水、钠的重吸收。有人认为低蛋白血症是导致肾病反复感染和高度水肿的重要原因，纠正低蛋白血症是治疗肾病的重要环节，主张补充血浆或白蛋白反复滴注，配合调理脾肾、和胃利尿的中药可以减轻水肿，增加食欲，使血浆蛋白得以提高。有人认为，应用活血化瘀制剂可以维持肾上腺皮质功能，使激素无反应型转为反应型，具有抗变态反应、降低肾小球毛细血管的通透性、改善肾脏血液供应、增加肾小管的排泄功能等作用。地龙泥即蚯蚓粪便，《本草纲目》中记载其性味甘、酸、寒，无毒。主治小便不通，肾外生疮，民间用于治疗蛋白尿。

总之，对糖尿病肾病的治疗，中药具有一定的优势，能不同程度地改善肾脏功能，减轻临床症状。

第二十五章
糖尿病脂代谢异常

血脂是血浆中脂质的总称。脂质高于或低于正常者称脂质异常；脂质与蛋白结合，以脂蛋白形式存在。脂质异常是引起动脉粥样硬化、心血管疾病的基础，严重危害人体健康。

第一节　脂质代谢异常的流行病学、脂质分类

一、糖尿病脂质异常的流行病学

糖尿病基于糖代谢紊乱而致脂代谢紊乱，无论在 1 型糖尿病还是 2 型糖尿病人群中血脂异常均极为常见，发病率很高。据统计，美国 25% 的成年人有高胆固醇血症，30% 的成年人 CHO 达临界高值。《中国居民营养与健康现状》最新调查表明，我国成年人超重率为 22.8%，肥胖率为 7.1%，说明我国分别有 2 亿和 6000 多万人超重和肥胖；血脂异常率为 18.6%，估计达 1.6 亿人。另有资料显示，未经治疗的 2 型糖尿病患者中血脂异常者占 43%，其中肥胖者达 54%。香港的资料显示，32.4% 的患者有高甘油三酯血症，20.6% 的患者高密度脂蛋白（HDL）低于正常。非糖尿病患者高脂血症的发生率为 30%～40%，而糖尿病合并高脂血症者高达 60%～70%。大量的临床和实验研究证实，血脂异常是引起动脉粥样硬化（AS）的首要因素，而动脉硬化又是促成冠心病、脑血管病等大血管病变的主因。1989 年美国糖尿病协会（ADA）认为糖尿病发生大血管病变的三大危险因素为高血压、血脂异常及吸烟。因此，积极防治糖尿病患者的血脂异常症对减少心血管病变、降低死亡率具有重要意义。

二、脂质与脂蛋白的分类、代谢

（一）脂质分类、代谢

1. 脂质分类

血浆中脂质分为甘油三酯（TG）、胆固醇（CHO）、磷脂（PL）、胆固醇脂（CE）、脂肪酸（FA）、非脂化脂肪酸（NEFA）、高密度脂蛋白（HDL）、低密度脂蛋白（LDL）等。

2. 甘油三酯、脂肪酸的代谢

甘油三酯在脂肪组织中以脂肪滴的形式贮存，经水解后可以释放游离脂肪酸、甘

油、能量。甘油中的 3 个羟基与 2 分子脂肪酸和 1 分子磷脂酸，经酯化后形成复合物，称磷脂。高水平葡萄糖和胰岛素可促进组织中的游离脂肪酸转变为甘油三酯。

糖尿病及生理情况下的应激、运动、禁食等可通过 cAMP 激活激素受体耦联的蛋白激酶从脂肪中的甘油三酯释放游离脂肪酸和甘油。生长激素主要是增加激素敏感性酯酶的生物合成，作用于甘油三酯释放游离脂肪酸和甘油，而胰岛素则抑制脂肪组织中激素敏感激酶对甘油三酯的作用。脂肪酸进入血循环与白蛋白结合形成复合物。在剧烈运动或内脏血流减少时，游离脂肪酸聚集在肌肉组织。游离脂肪酸在肝内合成甘油三酯和磷脂。在饥饿状态或糖尿病未得到控制的情况下，由于胰岛素的不足使游离脂肪酸进入肝内导致 VLDL、甘油三酯产生减少，结果使烟酰胺二核苷酸（NADH）、黄素腺嘌呤二核苷酸（FADH）和乙酰 CoA 堆积，乙酰乙酸、β – 羟丁酸、乙酰乙酸分解为丙酮等酸性物质，进入血液内可导致酮症和酮症酸中毒。

3. 胆固醇的代谢

胆固醇不能被分解为 CO_2 和 H_2O，只能以游离形式进入胆汁或转化为胆酸排入肠道。肠道的胆固醇 50% 通过重吸收进入肝脏，其余部分从粪便排出；小肠中的胆固醇 97% 通过重吸收进入肝脏，二者共同构成肠 – 肝循环。通过重吸收胆固醇和胆酸可以抑制肝内胆固醇和胆酸的合成。血液中的胆固醇主要受低密度脂蛋白（LDL）受体的调节，受体分布于肝细胞和全身所有细胞表面，调节细胞从血液中摄取富含胆固醇的脂蛋白。LDL 主要在肝脏进行分解代谢，肝细胞通过 LDL 受体摄取 LDL 和清除胆固醇。

（二）脂蛋白的分类、代谢

脂蛋白是脂质与蛋白质结合形成的一种可溶性复合物。脂蛋白是从肠道消化吸收和肝脏合成，为机体各组织所利用或贮存，并能转运脂溶性维生素、部分药物、病毒、抗氧化酶。脂蛋白中的脂质包括甘油三酯、胆固醇、游离胆固醇、磷脂。按组成和理化特性分为乳糜微粒（CM）、乳糜微粒残粒、前 β – 脂蛋白（极低密度脂蛋白 VLDL）、β – 脂蛋白（低密度脂蛋白 LDL）、中密度脂蛋白（IDL）、α – 脂蛋白（高密度脂蛋白 HDL）等六种不同类型，在转运中的作用各不相同。

1. 极低密度脂蛋白（VLDL）

极低密度脂蛋白（VLDL）由甘油三酯和磷脂在肝脏合成。在脂蛋白酶和肝脂酶的作用下，极低密度脂蛋白（VLDL）水解为中密度脂蛋白（IDL），在脂蛋白酶进一步的作用下，IDL 降解转化为 LDL，所剩余的部分以 VLDL 和 IDL 的形式被肝脏清除。

2. 低密度脂蛋白（LDL）

LDL 是血浆中胆固醇含量最多的脂蛋白。75% 的血浆总胆固醇存在于 LDL 之中。包括 LDL、VLDL 以及残余脂蛋白在内的致粥样硬化性 β – 蛋白沉积在血管内膜引起动脉粥样硬化。有人提出如下简单公式以描述动脉粥样硬化与胆固醇的关系：动脉血管壁脂蛋白的沉积 ＝ 致沉积的脂蛋白 – 有清除的脂蛋白；致沉积的脂蛋白指 ApoB（β – 脂蛋白），有清除作用的脂蛋白指 ApoA（a– 脂蛋白），这个公式可以直接用脂蛋白谱中的数据进行计算。

3. 高密度脂蛋白（HDL）

高密度脂蛋白是一种很小的微粒，由 50% 的脂质（磷脂、胆固醇酯、游离胆固醇、甘油三酯）和 50% 的蛋白质构成。主要蛋白质为 apo-A I、apo-A II，其次为 apo-C、apo-E。

HDL 有 HDL1、HDL2、HDL3 3 个亚型，其中以 HDL2、HDL3 为主。HDL-C 通过逆向转运胆固醇，发挥其抗动脉粥样硬化、抗氧化、抗炎、抗血栓、保护内皮等多重作用。1977 年，Tromso 心脏研究显示冠心病患者的 HDL-C 水平比正常人低 35%，低 HDL-C 者发生冠心病的风险比正常人高 3 倍。1986 年 Castelli 研究证明高 HDL-C 水平和低冠心病危险之间的相关性与低 LDL-C 水平和高冠心病危险性有着同样显著的统计学意义。NCEP ATP III 指南明确地将 LDL-C > 40mg/d 定义为冠心病的独立危险指标。NHANES 研究发现，美国男性低 HDL-C 的发生率是 1/3，女性是 1/6。

（三）载脂蛋白

载脂蛋白是脂蛋白中蛋白质的总称，载脂蛋白的结构、功能、代谢等具有重要作用。载脂蛋白的主要功能如下：维持脂蛋白的结构；作为酶的辅因子；作为脂质转运的蛋白；作为脂蛋白受体的配体。载脂蛋白与受体特异性识别和结合，介导脂蛋白的代谢途径。

脂蛋白的转化主要取决于特异性载脂蛋白，高脂蛋白血症来源于载脂蛋白与受体结合功能异常。了解载脂蛋白在脂质代谢中的作用，有助于对脂蛋白代谢和脂质异常相关性疾病的理解。Tannock 在糖尿病肾病的病理研究中报道，载脂蛋白 B（apoB）和 apoE 在肾小球系膜区的沉积程度与肾病的严重程度相关，相关研究证实糖尿病时 TGFβ-1 的升高引发了 apoB 的沉积，高脂血症和 apoB 沉积对糖尿病肾病具有非常重要的病理意义。

（四）脂蛋白受体

脂蛋白受体包括 LDL 受体及其他相关受体，结构基本相似，但功能各异。LDL 受体是一种糖蛋白，多种细胞表面都有 LDL 受体的表达，肝细胞最多。受体在 LDL、乳糜微粒残粒、VLDL、VLDL 残粒、HDL/HDL1 的摄取过程中发挥重要作用。

脂蛋白受体的主要功能在于维持脂蛋白浓度恒定，使细胞摄取必要的营养成分（主要是胆固醇和甘油三酯），又不使这些成分过度积聚。脂蛋白受体的异常可直接或间接导致动脉粥样硬化病变的发生，LDL 受体的变异可引起脂代谢的紊乱，在临床上表现为遗传性家族性高胆固醇血症。

（五）酯代谢中的相关酶

1. 脂蛋白酶（LPL）

脂蛋白酶是一种催化酶，由脂肪细胞、骨骼肌细胞、心肌细胞、外周细胞合成和分泌，附着在细胞膜葡聚糖胺分子上，合成需要胰岛素；脂蛋白酶具有甘油三酯水解酶的活性与部分磷脂酶活性；肝素、脂质 apo-C Ⅱ 和低密度脂蛋白受体相关蛋白（LRP）的结合位点和催化点；脂蛋白酶参与血液中乳糜微粒和 VLDL 的分解代谢，调节甘油三酯的水解，释放游离脂肪酸供组织利用。LPL 变异和 apo-C Ⅱ 的缺乏可导致高甘油三酯血症。

2. 肝脂酶（HTGL）

肝脂酶由肝脏合成和分泌，转运到肝内皮细胞，在细胞表皮发挥作用，故又称肝内皮细胞脂酶。HTL 是一种磷脂酶，具有甘油三酯水解酶的活性。肝酯酶参与甘油三酯和乳糜微粒表面过多磷脂的水解；参与 LDL、IDL 的转化；去除 HDL2 中的甘油三酯和磷脂，使 HDL2 转化成 HDL3；肝脂酶缺乏主要引起脂蛋白残粒和 IDL、HDL 水平的改变。

3. 卵磷脂胆固醇脂酰转移酶（LCAT）

卵磷脂胆固醇脂酰转移酶由肝脏合成和分泌进入血液，催化卵磷脂甘油 2 位上的脂肪酶，生成胆固醇酯和溶血卵磷脂；脂质转运蛋白（LTP）可以促进脂蛋白间脂质的转运，促进 HDL 的成熟及 VLDL 向 LDL 转化；促进胆固醇从外周组织流向肝脏的胆固醇逆转运。

三、脂质异常血症的病因、发病机理

脂质异常血症指血浆胆固醇（TC）、甘油三酯（TG）和脂酸（PL）等升高。其中含量最多的为甘油三酯。脂质转运异常可导致各种代谢紊乱性疾病，是脂蛋白代谢紊乱的标志，糖尿病动脉粥样硬化发病率高与脂代谢异常有关。

1. 高甘油三酯血症

糖尿病患者中高甘油三酯血症最为常见，发生率为 20%～70% 不等，其差异性主要与糖尿病类型、病情、血糖水平、营养状况、年龄及高胰岛素血症有关。未经治疗或未得到满意控制的糖尿病患者高甘油三酯血症明显高于非糖尿病者。老年男性糖尿病高甘油三酯血症的发生率为正常人的 2.9 倍，女性为 2.6 倍。与下列因素有关：

（1）胰岛素缺乏：人体内极低密度脂蛋白酶的活性受胰岛素调节。① 1 型糖尿病患者在缺乏胰岛素治疗或糖尿病未得到满意控制时，脂肪组织中的低密度脂蛋白酶的活性显著降低，使甘油三酯的脂蛋白代谢变慢，清除发生障碍，血清甘油三酯升高，导致糖尿病性高甘油三酯血症。经胰岛素治疗脂蛋白酶活性恢复，可使甘油三酯水平下降。1型糖尿病患者尤其在发生酮症时甘油三酯明显升高，主要原因为肝脏含有大量甘油三酯的极低密度脂蛋白（VLDL）生成增加及周围组织（脂肪和肌肉组织）对 TG 的利用减少。②胰岛素能增强脂蛋白酶的活性，其作为水解血浆极低密度脂蛋白中的甘油三酯，生成甘油和脂肪酸，供外周组织氧化利用，降低血浆甘油三酯水平。③脂肪中有活性较强的激素敏感酯酶，能水解甘油三酯。这些水解产物在肝脏内合成极低密度脂蛋白。胰岛素通过抑制细胞膜上的腺苷酸环化酶的活性，使 CAMP 的生成减少，CAMP 能激活蛋白激酶，蛋白激酶又被激素敏感酯酶激活，当 CAMP 减少时，激素敏感酯酶活性减弱，脂肪组织中的脂解作用减慢，血中脂肪酸减少，使极低密度脂蛋白降低，从而改善高甘油三酯血症。④脂肪酸受胰岛素敏感的酯酶的抑制，在正常情况下以贮藏形式存在，不释放到血中。胰岛素缺乏时其抗脂肪分解作用减弱，游离脂肪酸（FFA）释放到血中为肝脏合成 TG 提供了丰富的原料，随后进入 VLDL 分泌入血，当血液中 VLDL 维持正常浓度，则周围组织增加对 VLDL 的清除。在胰岛素缺乏时 TG 脂蛋白主要清除酶——脂蛋白酯酶（LPL）活性降低，加之 VLDL 自身结构发生变化（ApoC II 成分增加），LPL 活性及肝脏对 VLDL 代谢分解生成的残粒摄取受到抑制，使 TG 的清除发生障碍。1 型糖尿病患者 TG 可高达 11.3mmol/L，应用胰岛素治疗后可迅速下降，血糖控制满意时，TG 可降到 2.3 ～ 5.65mmol/L。Dunn 研究提示 1 型糖尿病患者当空腹血糖高于 8.3mmol/L（150mg/dL）时，LPL 介导的 VLDL-TG（极密度脂蛋白 - 甘油三酯）清除受损，经胰岛素治疗而 TG 水平仍不能恢复正常，表明有原发性高甘油三酯血症。

（2）胰岛素过高引起"内源性高甘油三酯血症"：多见于肥胖型糖尿病伴高胰岛素血症者，或注射胰岛素量超过自身分泌的量造成外源性高胰岛素血症。血清胰岛素水平升高，促进肝脏对甘油三酯的合成，而导致内源性高甘油三酯血症。其作用机理可能由于血中胰岛素水平增高，抑制细胞内肉毒碱脂肪酰转移酶的活性，使脂酰辅酶 A 不能与肉毒碱载体结合进入线粒体基质氧化，使胞浆中脂酰辅酶 A 大量聚积，并与 α - 磷酸甘油合成甘油三酯，而致高甘油三酯血症。

2. 高胆固醇血症

糖尿病患者引起高胆固醇血症的机理可能与以下因素有关。

（1）由于在膳食中摄入脂肪过多，使血清胆固醇明显增高，尤其食物中饱和脂肪酸过多，促进体内胆固醇的合成而导致高胆固醇血症。

（2）胰岛素能刺激机体合成胆固醇、甘油三酯，故高胰岛素血症的糖尿病患者，血清胆固醇也升高。

3. 脂蛋白代谢异常

血浆脂蛋白超过正常高限称高脂蛋白血症（HLP），大部分脂蛋白与血浆脂蛋白结合而运转全身，故高脂血症反映高脂蛋白血症。

脂蛋白分型：根据血中脂蛋白代谢异常情况，世界卫生组织（WHO）将其分为 5 型，其中 II 型又分为 II a 和 II b 两个亚型：

I 型：本型又称家族性高乳糜微粒血症（HLP），家族性高甘油三酯血症。乳糜微粒（CM）由小肠合成，含大量脂质，其中主要是外源性 TG。乳糜微粒血症是由于清除血浆 TG 的脂蛋白酶系统的缺陷所致。这种脂蛋白类型反映从血浆移除饮食中 TG 的能力严重不足而内源性 TG 无明显增加。该类 HLP 紊乱可以是先天酶的缺陷，肝素后脂蛋白脂酶活性降低，使 CM 的降解受阻而发病。也可见于未经治疗的 CM 血症。

II 型：本型为高 β - 脂蛋白血症，以 LDL 增高为特点。血中的 LDL 来源于 VLDL 和 CM。VLDL 主要由肝脏合成，所含脂质大部分是内源性 TG，进食大量碳水化合物后，肝合成大量 VLDL。VLDL 的主要生理功能是向肝外组织运送 TG，VLDL 中的 TG 逐渐被水解后移出，从而变成 VLDL 残基，又称中间密度脂蛋白（IDL），IDL 进一步转化为 LDL。LDL 的主要功能为向肝外组织运送 CHO，其半衰期为 2 ～ 4 天。LDL 中的 CHO 占血浆 TC 的 70％。故该类 HLP 是以 LDL- C 增高，动脉粥样硬化发生率高、发生早为特点。

Ⅱa 型：本型为家族性高胆固醇、高 β - 脂蛋白血症。伴 LDL、VLDL 升高，血 TG 水平正常或轻度升高，不及 TC 升高明显，易发生冠心病。

Ⅱb 型：本型为高 β 及高前 β 脂蛋白血症。多合并肥胖、糖代谢及胰岛素分泌异常。易发生动脉粥样硬化。

Ⅲ型：本型以高 LDL、VLDL 升高为主。VLDL- C/ TG 比例异常。由于 LDL 的堆积而促进冠心病和周围血管病早期发生。血中的 CM 和 VLDL 残基不能被清除而堆积，使血清 TC 和 TG 的水平明显升高。多见于糖尿病肥胖者，年轻较瘦者血清中等度 TG 升高。

Ⅳ型：高 VLDL 血症，又称前 β - 脂蛋白血症。主要是 VLDL 的升高，与Ⅰ型 HLP 相似，均以 TG 升高为特点。但比Ⅰ型 HLP 更易发生动脉粥样硬化性疾病。肥胖可加重脂代谢紊乱，多伴糖耐量异常和高尿酸血症。高碳水化合物可加重高 TG 血症。

Ⅴ型：又称混合型高甘油三酯血症。特点为血 TG 水平较低，VLDL 升高。但严重的高 TG 血症浓度超过 11mmol/L 时，意味着高 VLDL 血症和高 CM 血症。见于部分糖耐量低减和胰岛素抵抗以及未经控制的糖尿病者。

4. 载脂蛋白的代谢

载脂蛋白（Apo）是一种结合和运转脂质的特殊蛋白质。

（1）载脂蛋白的缺乏或异常是引起血脂、脂蛋白代谢异常和动脉粥样硬化的重要原因，测定 Apo 含量对探讨疾病的发病机理，判断危险度，了解预后具有重要的意义。目前已发现的载脂蛋白有 20 余种，其中主要有：ApoAⅠ、AⅡ、B-100、B-48、CⅠ、CⅡ、D、E 等 12 种。

（2）载脂蛋白在脂代谢中的调节作用：通过 ApoB 和 ApoE 来辨认脂蛋白 TC 膜上的特殊受体。LDL 受体（ApoB、ApoE 受体）和 CM 残体受体相当于 ApoE 受体；在肝外和肝实质细胞上存在 ApoB、ApoE 受体，参与 TC 的转运，肝脏的受体负责 LDL 的清除和分解代谢。同时受体和含有 ApoB、ApoE 的脂蛋白被细胞摄取，在溶酶体内溶解，在进入溶酶体前，受体与脂蛋白分离，然后再次与脂蛋白结合和摄取，半衰期为 20 小时；LDLApoB、ApoE 受体，受 ApoE 的脂蛋白调节；ApoE 已被认为是一种能调整 CM 残体和含有 ApoE 的 LDL、VLDL、HDL 摄取的决定性蛋白。

第二节　糖尿病脂代谢异常

一、糖尿病脂代谢异常的病因、机制

血糖水平是脂蛋白代谢的重要决定因素，脂代谢异常程度与血糖控制有关。来自美国匹兹堡的糖尿病并发症流行病学调查结果显示，1 型糖尿病患者中高 LDL-C 的发生率，男女分别为 40％、20％。高血糖使胰岛素作用受损，直接影响脂蛋白的代谢，脂蛋白在数量及组成方面发生改变，造成高甘油三酯血症、高 VLDL 血症、高 LDL 血症和低 HDL 血症。

（一）高 VLDL 血症

在高血糖状态下，血中 VLDL-TG 及 ApoB 过度合成及两者清除减少。VLDL-TG合成与葡萄糖、游离脂肪酸（FFA）流向肝脏及脂蛋白酶（LPL）活性降低有关，其中FFA 在 VLDL 合成中起到重要调节作用，FFA 受周围组织胰岛素的调节。胰岛素可抑制 TG 的酯解，刺激 TG 的酰化，促进周围组织摄取 FFA，使血中 FFA 浓度降低；胰岛素能刺激脂蛋白脂酶（LPL）活性，调节 VLDL；当血糖升高则胰岛素作用减弱，VLDL 合成增加，降解减少，最后导致高 VLDL 血症。实验证实，VLDL 的改变与胰岛素抵抗呈显著相关性，而与胰岛素浓度无关。

有关资料证实，在糖尿病患者中，尤其是严重高血压的患者中，由于 TG 合成增加的程度大于 ApoB 的合成，引起 TG/ApoB 比值增高，血中出现富含 TG 的大 VLDL 微粒。这种改变提示 2 型糖尿病易发生动脉粥样硬化症。并有研究表明 ApoE 所占比例增加，因 ApoE 影响 VLDL 与 B/E 受体的亲和力，因此 ApoE 影响 VLDL 的代谢。

（二）高 LDL 血症

据美国健康与营养调查结果提示，2 型糖尿病患者中 LDL-C ≥ 160mg/d 的发生率为 40%，而无糖尿病者为 25%。高血糖状态 LDL-C 浓度升高可能与 ApoB 生成增加及受体介导的 LDL 清除减少同时胰岛素抵抗使 LDL 清除受损有关。

（三）低 HDL 血症

2 型糖尿病患者 HDL-C 及 ApoA-1 水平降低，总 CHO/HDL-C 的比值增高。HDL-C 降低的有关因素主要有以下几点：

1. 肝脏 LPL 活性降低

LPL 活性降低使乳糜微粒中 TG 水解减少；使甘油三酯从乳糜微粒和 VLDL 过度转移；抑制胆固醇从 HDL 微粒的转移。

2. 肝脂酶（HTGL）活性增加

HTGL 活性增加引起 HDL-C 及 ApoA-1 水平降低；富含 TG 的 HDL2 微粒转变为HDL3，HDL3 水平升高，使 HDL2-C/ HDL3-C 比值下降。

3. HDL 和 ApoA1 水平降低

胰岛素抵抗患者 HDL 和 ApoA1 水平降低可能因肝和肠合成和分泌减少 ApoA-1有关。

4. 卵磷脂胆固醇脂酰转移酶（LCAT）活性降低

卵磷脂胆固醇脂酰转移酶（LCAT）活性降低或胆固醇酯转移蛋白（CETP）活性增强，导致高血糖状态 HDL 水平降低。

（四）高脂蛋白（α）血症

脂蛋白（α）是一种复合物，由脂质、碳水化合物和载脂蛋白 ApoB 和 Apo（α）组成。在 1 型糖尿病患者长期高血糖水平时，LP（α）浓度增高与糖化血红蛋白呈正相关，随脂代谢的改善，LP（α）水平也得到纠正。有资料提示高 LP（α）血症与糖尿病心血管并发症相关，明显动脉粥样硬化的 2 型糖尿病患者存在高 LP（α）血症；静息心电图缺血性改变的 2 型糖尿病患者血清 LP（α）浓度明显高于健康者。LP（α）血清浓度与空腹血糖、HbA1c、年龄、性别、总胆固醇、甘油三酯、HDL-C、LDL-C 及肌酐无相关性。

（五）脂蛋白糖化和氧化

糖尿病患者长期在高血糖状态下，存在氧化应激现象，也就是自由基生成和抗氧化保护失衡加重，葡萄糖的自动氧化及蛋白糖化导致氧 - 游离基团的生成，于是增加 LDL 的氧化；抗氧化剂 Vit C 和尿酸减少，保护脂蛋白免于氧化的作用减弱；长期高血糖可引起脂质过氧化。

1. 脂质过氧化

（1）葡萄糖具有直接自动氧化反应。

（2）诱导和激活各种脂质氧合酶类。

（3）激活糖化通路。

（4）提高一氧化氮与过氧化阴离子间的相互作用，则产生氧化硝基盐和羟基。

（5）减少抗氧化保护机制的作用。

2. 脂质糖基化

糖尿病患者在长期高血糖状态下，脂蛋白发生非酶糖基化，其中 ApoB 糖化现象发生率较非糖尿病者为高。ApoB 糖化可以降低脂蛋白 LDL、VLDL 与受体结合的亲和力，影响脂蛋白进入细胞内代谢，从而血循环中 LDL、VLDL 浓度增高；此外，脂蛋白的糖化也可加速氧化反应，进一步影响脂蛋白代谢。

（六）胰岛素抵抗是脂质代谢异常的原发因素

脂质代谢异常与高胰岛素血症同时存在，有关研究认为胰岛素抵抗是脂质代谢异常的原发因素，空腹血浆胰岛素浓度的升高与甘油三酯的浓度升高及血浆 HDL-C 浓度下降呈显著相关，与低密度脂蛋白和总胆固醇升高无关。

总之，糖尿病患者的脂质水平主要以甘油三酯增高、低密度脂蛋白 - 胆固醇（LDL-C）及载脂蛋白 B（ApoB）水平升高、高密度脂蛋白 - 胆固醇（HDL-C）及载脂蛋白 A1（ApoA1）水平降低为特征。轻度高血糖的 2 型糖尿病通常伴有轻度高甘油三酯血症。

二、中医病因病机

高脂血症按临床症状、体征可归为中医学"痰证""湿证"范畴，属"痰湿之体"。病位在肺、脾、肾。痰湿之体的发生与饮食、内伤、外感、体质等多种因素有关，痰与湿同气相召，共引为患。

（一）饮食因素

饮食不节，暴饮暴食，嗜食膏粱厚味，损伤脾胃导致脾的运化功能低下。《素问·痹论》云："饮食自倍，肠胃乃伤。"水谷精微超过机体生理所需，滞留体内凝聚成痰。《医学入门》认为："膏粱过厚之人，每多为痰。"《张氏医通》进一步指出："饮啖过度，好食油麦猪脂，以致脾气不利，壅滞为痰。"古人精辟地论述了饮食是导致痰浊之体的重要因素。

（二）体质因素

"肥人多痰湿"是中医学中"痰湿体质"独特的理论基础。见于《仁斋直指方·火湿分治论》云："肥人气虚生寒，寒生湿，湿生痰，故肥人多痰湿。"痰是多种因素引起体内水与津液输布、生化失常所形成的病理产物。痰浊滞留体内损伤脏腑和经络功能而导致多种疾病，故有"百病起于痰"之说。

（三）脾肾功能失调

1. 脾失健运

脾为后天之本，气血生化之源。脾主运化水液，脾虚受病，脾不健运，水湿不行，故《医宗必读》云："一有此身，必资谷气，谷入于胃，洒陈于六腑而气至，和调于五脏而血生，而人资之以为生者也，故曰后天之本在脾。"脾为太阴湿土之脏，性喜温燥而恶寒湿。主运化水湿，得阳气温煦，则运化健旺。脾的运化失常，而湿土之邪易伤脾，脾伤运化失职，水湿内停，聚湿生痰，故脾有"生痰之源"之称。痰湿的形成可为外感和内伤所致。

2. 肾失温煦

肾为先天之本，主水液。肾为元阴元阳之脏，素有"肾为水火之宅"之称。肾阳为一身阳气之根本，有温煦形体、蒸化水液之作用。肾阳虚衰，温煦失职，气化无权，不能温化水液，而致水湿内停，湿蕴成痰。心肾之阳共济协调，以温煦脏腑，运行血脉，气化津液，心肾阳虚，鼓动无权，寒水不化，凝聚成痰。阳虚不能温运血脉，血行瘀滞，引起痰瘀交阻，血脉痹阻，而致痰瘀湿浊丛生。

（四）气血功能失调

1. 气虚蕴痰

气为机体活动的原动力，体内脏腑、经络生理，血液循环，津液输布均有赖于气的激发和推动。气虚则推动乏力，血行不畅，水液停滞，久蕴成痰。可见痰湿与气虚的关系密切，在《丹溪治法心要》说："盖人之形体，骨为君，肉为臣也，肥人者，柔胜于刚，阴胜于阳也，且肉以血成，总属阴类，故肥人多有气虚之证。"由此可见，气虚是痰湿之体形成的主要因素之一。《石室秘录》明确指出："肥人多痰，乃气虚也，虚则气不运行，故痰生之。"论述了肥、痰、气虚三者富有哲理性的相关性。

2. 阳虚痰盛

本证多由久病体虚耗伤阳气，阳虚火衰，功能减退，阴不制阳则阴寒内盛，水液不化，久滞酿。叶天士在《临证指南医案》指出："凡论病，先论体质，形象脉象，以病乃外加于身也。夫肌肤柔白属气虚，外似丰溢，里真大怯，盖阳虚之体，惟多痰多湿。"叶天士注重体质因素在疾病发生中的作用，并进一步阐明了肥胖体质的实质内涵为本虚标实。气虚阳虚为其本，而痰湿壅盛为其标的观点，在临床实践中具有一定的指导意义。

3. 血瘀与痰滞

血瘀是脏腑功能失调的病理产物，又是直接或间接作用于机体引起各种疾病的致病因素。血瘀可因气虚、气滞、寒凝使血行不畅，导致血液瘀阻，久瘀化热，热灼津成痰。故巢元方《诸病源候论·诸痰候》曰："诸痰者，此由血脉壅塞，饮水积聚而不散，故成痰也。"《医学入门》进一步指出："痰乃津血所成，随气升降，气血调和则流行不聚，内外伤则壅逆为患。"说明痰的形成与气血运行，血液瘀滞密切相关。

4. 痰湿与肥胖

随着中医体质研究的深入和流行病学调查发现，痰湿肥胖之体居多数。申氏对800例肥胖者进行调查，其中肥胖人群中脾虚痰湿型占44.22%；张氏调查发现以痰为突出表现者，占肥胖人群的67.69%。朱氏对老年肥胖人群的调研表明，痰湿之体占76.55%，痰瘀滞型占63.27%，阳虚体质高达81.27%。据此调查结果表明，痰湿之体是肥胖者的主要体质类型。

5. 痰湿与血脂

有关资料证实，痰湿之体实属本虚标实之候，与高脂血症的发生密切相关。"痰"为高血脂、高脂蛋白的临床病理体现，而高脂血症为痰湿之体的病理基础，两者相辅相成。"痰"通过脂代谢和血液流变的异常影响心脑血管。有资料对冠心病的不同证型进行血脂水平分析，发现"痰浊"患者血清 TG、TC、LDL-C、VLDL、LDL 等明显高于非痰湿之体患者（$P < 0.01$）。有资料表明 TC 升高与肾阳虚呈正相关，TG 升高与肾阴虚呈正相关，进一步验证了温阳补肾的药物具有降低 TC 的良好疗效。可见痰湿与高血脂同出一辙，同气相召。所谓"肥人多气虚，肥人多痰湿"的结论具有临床指导意义。

6. 痰湿之体与糖尿病

据对370例糖尿病患者的调查报告显示，糖尿病患者中呈痰湿体质者为64.94%，说明痰湿体质是糖尿病的主要体质类型。国内资料提示70%～80%的2型糖尿病患者患病前有肥胖病史；在糖尿病患者中，肥胖型患者人数为非肥胖型的4倍。北京协和医院统计资料提示，糖尿病发病年龄在40岁以上的患者，约2/3在发病前体重超过标准

10%。我国曾对 31 万多名糖尿病患者的调查结果表明，肥胖型糖尿病占 28.2%。引起糖尿病痰湿体质的因素：67.74% 为过食碳水化合物，70.97% 为营养过剩。表现为痰湿体质的糖尿病患者血甘油三酯水平明显高于非痰湿体质者（$P < 0.05$），血糖和糖化血红蛋白高于正常人水平。

三、高脂血症诊断标准、控制标准

（一）诊断标准

高脂血症的诊断标准目前尚未取得统一意见，主要有下列标准（表 25-1、表 25-2）：

表 25-1 美国国家胆固醇教育计划（NCEP）高脂血症诊断标准

		理想水平	临界升高	高脂血症	低 HDL-C 血症
血浆总胆固醇水平	mmol/L	< 5.2	5.2 ~ 6.2	> 6.2	—
	mg/dL	< 200	200 ~ 240	> 240	—
血浆甘油三酯水平	mmol/L	< 2.3	2.3 ~ 4.5	> 4.5	—
	mg/dL	< 200	200 ~ 400	> 400	—
血浆 HDL-C 水平	mmol/L	—	—	—	< 0.9
	mg/dL	—	—	—	< 35

表 25-2 中国高脂血症参考标准

		北京		上海	
		mmol/L	mg/dL	mmol/L	mg/dL
高胆固醇血症	血清总胆固醇水平	> 6.465	> 250	> 5.689	> 200
高甘油三酯血症	血清甘油三酯水平	> 2.258	> 200	> 1.806	> 180
低 HDL-C 血症	血清 HDL-C 水平	< 0.905	< 35	< 0.905	< 35

（二）高脂血症的表现

Ⅰ型 HLP（高乳糜微粒血症）：乳糜微粒试验阳性，血清上层呈稠奶油状，下层澄清；TG > 1.7mmol/L；TC 可正常或略升高，载脂蛋白 CII 和 A-1 减少；$ApoB_{48}$ 升高，$ApoB_{48}$ 是组成 CM 的主要蛋白；无脂饮食 3 ~ 5 天乳糜微粒消失，VLDL、LDL 增加，HDL 可增加但仍低；血浆变清，TG 可降到 2.3 ~ 5.5mmol/L，TC 低于 5.16mmol/L 者，TC/TG < 1 可以确诊。

Ⅱ型 HLP：血清无"奶油层"，TG 正常或轻度升高，TC 明显升高 > 5.2mmol/L，LDL-C > 3.4mmol/L，Ⅱa 型血清外观澄清，甘油三酯正常，TC/TG < 1.5，LDL 和 VLDL 正常；Ⅱb 型血清外观澄清或混浊，血清胆固醇和甘油三酯、LDL 和 VLDL 均增加。

Ⅲ型 HLP：异常 B 脂蛋白血症，或称"漂浮 B 或阔 B"型高脂蛋白血症。血清混浊，具有乳糜微粒"奶油层"，血清 VLDL- 胆固醇升高。ApoE > 40mg/d 有诊断价值；VLDL-TC/VLDL-TG 0.25 ~ 0.3 为可疑，该比值＞ 0.3 可确诊。

Ⅳ型 HLP（高 VLDL 血症）：血清外观完全混浊，无"奶油层"，胆固醇和 LDL 正常，而甘油三酯和 VLDL 增高。

Ⅴ型 HLP（混合型高 TG 血症）：高 β 前脂蛋白血症及乳糜微粒血症。血清外观有"奶油顶层"，下层混浊，血清胆固醇、甘油三酯、VLDL 增高；VLDL-TC/VLDL-TG < 0.3。

（三）高脂血症的控制标准

高脂血症的控制标准见表 25-3。

表 25-3　血清脂质水平（mmol/L）控制标准的临床意义

名称	理想水平	临界水平	宜治疗值	脂质控制标准
TC	< 5	5.17 ~ 6.18	> 6.18	< 6.18
LDL-C	< 3	3.36 ~ 4.11	> 4.11	< 4.11
TG	< 1.47	1.47 ~ 1.80	> 1.80	< 1.80
HDL-C	> 1.16	0.93 ~ 1.16	< 0.91	> 0.91

美国国立卫生研究院提出血 TG 大于 5.65mmol/L（500mg/dL）为高 TG 血症；2.82 ~ 5.65mmol/L（250 ~ 500mg/dL）为临界高值；小于 2.82mmol/L（250mg/dL）为正常。20 岁以上者均需接受 1 次血 CHO 的筛选检测，其中小于 5.17mmol/L 者每 5 年复查 1 次。在临界高值者应明确有无以下病症：心绞痛、陈旧性心肌梗死、高血压、糖尿病、HDL-C < 0.9mmol/L（35mg/dL）、冠心病阳性家族史、脑梗死或周围血管病、严重肥胖。凡有明确冠心病病史，或具备上述病症之二，血 CHO 达临界高值者应按高脂血症处理。HDL-C < 0.9mmol/L（35mg/dL）为异常。

第三节　糖尿病脂异常的防治

糖尿病高脂血症的防治与非糖尿病高脂血症的防治相似。但糖尿病高脂血症应首先控制血糖，同时纠正脂代谢异常，宜双管齐下以取得预期效果。

一、基础治疗

（一）运动疗法

美国糖尿病协会（ADA）运动委员会建议 1 型和 2 型糖尿病患者坚持运动，具有降低血糖，纠正脂质代谢异常，减少动脉粥样硬化性心血管疾病，维持正常体重及纠正超标体重，改善胰岛素抵抗等作用。

（二）饮食疗法

控制饮食是糖尿病及高脂血症的基本疗法之一。饮食控制可以减轻体重，改善胰岛素抵抗，纠正糖、脂代谢紊乱。有关研究显示，2型糖尿病患者饮食控制使血浆 TG、LDL-C 浓度下降，HDL-C 升高。美国糖尿病协会（ADA）和国家胆固醇教育计划（NCEP）专家小组推荐的饮食治疗标准见表 25-4：

表 25-4　美国降低胆固醇饮食治疗

	第一阶段饮食	第二阶段饮食
总脂	<总热卡的 30%	<总热卡的 30%
饱和脂肪酸	<总热卡的 10%	<总热卡的 7%
多价不饱和脂肪酸	<总热卡的 10%	<总热卡的 7%
单价不饱和脂肪酸	总热卡的 10%～15%	总热卡的 10%～15%
碳水化合物	总热卡的 50%～60%	总热卡的 50%～60%
蛋白质	总热卡的 10%～20%	总热卡的 10%～20%
胆固醇	< 300mg/d	< 300mg/d

饮食治疗必须坚持 3 个月，每月复查血脂。治疗目标 LDL < 3.4mmol/L（130mg/dL），未能达标者，再坚持 3 个月，每月复查血脂，如达到目标者，则终身坚持。本方案值得注意的是以高碳水化合物代替饱和脂肪酸可降低胆固醇水平，但高碳水化合物可引起高甘油三酯血症，并降低 HDL-C，因此并非十分理想的选择。

二、降脂药选用原则

1 型糖尿病高脂血症的发生机理主要为胰岛素绝对不足，而导致各种脂代谢异常，应予以足够胰岛素控制血糖，纠正血脂紊乱与胰岛素激活 LPL 活性，加速乳糜微粒清除。

2 型糖尿病高脂血症发生的主要机理：胰岛素抵抗和高胰岛素血症；降低血糖同时纠正高血脂；口服降糖药中的磺脲类降糖药（SU）刺激胰岛 β 细胞分泌胰岛素，加重高胰岛素血症。也有研究报道，经 SU 治疗后，可降低血浆总胆固醇、甘油三酯和 ApoB 水平；应用胰岛素治疗的 2 型糖尿病可导致高胰岛素血症和增加体重，促进动脉硬化发生；但血糖得到满意控制有利于高 TG、高 TC 的纠正。

总之，所有糖尿病患者经饮食控制、降糖药物治疗后，LDL-C ≥ 4.13mmol/L 应予以降脂药物治疗，TG 水平 < 2.26mmol/L 则首选药物为降脂树脂。

常用降脂药物见表 25-5。

表 25-5　常用降脂药物

药物	剂量（g）	次/日	主要降低	主要副作用	注意事项
烟酸	1～3	3	VLDL、LDL	皮肤潮红瘙痒，血尿酸高	溃疡病、痛风、DM
阿昔莫司	0.25	3	LDL	致IGT、肝毒性	孕妇等慎用
氯贝丁酯	0.5～1	2	VLDL	恶心、呕吐	孕妇忌用
非诺贝特	0.1	2～3		肌炎、肌痛	
吉非贝齐	0.3	2～3	增强LPL		GPT升高
苯扎贝特	0.2	2～3	增加HDL	WBC降低	
考来烯胺	4～8	3～4	LDL	便秘，恶心，腹胀	
降脂树脂	4～5	3～4	ApoB、E		
降胆灵	4～5	3～4	LDL		孕妇忌用
HMG-CoA		3～4	LDL		胃肠不适
洛伐他汀	0.02～0.04	1～2	合成胆固醇	皮疹	
普伐他汀	0.05	2	ApoB受体、肌酸磷酸激酶、LDL		
潘得生	0.5	2	加速脂肪酸β氧化，增加A壁脂肪酶活性		
普罗布考	0.2	2	LDL、胆固醇	腹泻、延长QT	
多烯康	0.9～1.8	3	降低TC、TG、HDL，抗动脉粥样硬化		

三、中医药论治

痰在体内涉及范围较广，变幻多端，故有"百病起于痰"之说。

（一）辨证论治

1. 脾虚湿困，风痰上扰

本型以眩晕头昏，胸脘满闷，纳呆口苦，气短乏力，恶心呕吐，舌苔白腻，脉濡滑为主症。

本证为脾虚湿盛，脾弱肝旺，肝木犯土，脾运不健，湿浊内阻，久聚成痰，痰蕴化热化风，风痰上扰，蒙蔽清窍则眩晕，头昏如裹，所谓"无痰不作眩""诸风掉眩，皆属于肝"。痰湿中阻，升降失司，胃气上逆，而恶心呕吐；湿困脾阳，运化失司则胸脘满闷，纳呆乏力；舌脉为痰湿内蕴之象。证属消渴病痰湿症；多见于糖尿病高脂血症、糖尿病性高血压。

治则：拟化痰和中，平肝降逆。方药：半夏白术天麻汤加减。

半夏，白术，天麻，陈皮，茯苓，甘草。

取方中半夏、茯苓、陈皮化痰燥湿，和胃降逆为君药；白术益气健脾，燥湿和中为臣药；天麻平肝息风为佐药；甘草益气缓急为使药。诸药配伍，以奏燥湿化痰，和中降逆，标本兼治之功。适用于痰湿引起的眩晕，称为"治痰需健中，息风可缓晕"之意。

加减：痰郁化火，头目胀痛，心烦口苦者，宜用温胆汤以辛开苦降，燥湿化痰，适用于痰湿郁而化热之眩晕。

2. 心脾阳虚，痰浊阻络

本型以头晕目眩，胸闷憋气，心悸作痛，甚则引及肩背，面色萎黄，纳呆乏力，健忘失眠，大便溏稀，舌淡，苔白腻，脉沉细或濡滑为主症。

本证系心脾虚亏，脾运无权，水湿不化，蕴成痰浊。痰浊中阻，清阳不升而头晕目眩；痰浊痹阻心络，则胸闷憋气，心悸作痛，甚则引及肩背；脾阳虚亏，不能运化水谷精微而面色萎黄，纳呆乏力，大便溏稀；心阳不足，心神不宁，则健忘失眠；舌脉均为心脾阳虚，痰浊阻络之象。证属消渴病、胸痹，痰湿证；多见于糖尿病高脂血症、冠状动脉粥样硬化性心脏病。

治则：拟化痰通络，宽胸宣痹。方药：枳实薤白桂枝汤合温胆汤加减。

瓜蒌，薤白，桂枝，半夏，枳实，茯苓，竹茹，陈皮，百合，丹参。

取方中瓜蒌、枳实宣痹理气，薤白、桂枝宣通心阳为君药；半夏、茯苓、竹茹、陈皮理气宽中，燥湿化痰为臣药；百合养心安神，丹参活血通络为佐使药。诸药合用，共达化痰通络、宽胸宣痹之效。

加减：伴有瘀血，舌质紫暗或有瘀斑，心悸作痛甚者，加桃仁、红花、郁金、延胡索以活血化瘀，理气止痛；心悸失眠甚者，加太子参、五味子、麦冬以益气养阴，安心宁神。

3. 痰火搏结，蒙蔽清窍

本型以形体肥硕，痰热素盛，复感外邪，骤然倒仆，不省人事，牙关紧闭，声高气粗，痰声辘辘，面红目赤，两手紧握，抽搐，大便秘结，舌红苔黄腻，脉弦滑为主者。

养尊处优，劳逸失宜，嗜食肥甘，恣酒纵欲，而致形不动，气化不周，气不化津，水泛为痰；阴不济阳，阳盛化火，痰火内蕴，阻滞中道，升降失司，清浊相干，痰火相夹搏结，逆冲而上，蒙蔽清窍，神灵之府为之摇撼，而骤然倒仆，不省人事；火性上炎，其动急迫，故牙关紧闭，面红目赤，两手紧握，抽搐；痰火上壅，则声高气粗，痰声辘辘；舌脉均为痰热壅塞之征。证属消渴病，痰湿蒙蔽，虚风内动。多见于糖尿病高脂血症、脑动脉硬化、脑梗死或脑血栓形成者。

治则：拟涤痰开窍，清热化浊。方药：涤痰汤合三化汤加减。

半夏，胆南星，人参，茯苓，大黄，厚朴，枳实，陈皮，甘草，竹茹，石菖蒲，大枣。

本证为痰蒙清窍，取方中大黄苦寒泄热通便，荡涤痰浊，痰阻气滞，用厚朴、枳实、陈皮燥湿化痰，行气宽中，为君药；半夏、胆星涤痰燥湿，人参、茯苓健脾益气，祛湿消痰，为臣药；石菖蒲、竹茹宣浊开窍为佐药；甘草、大枣和中补脾为使药。诸药合用，以达通腑涤痰，宣浊开窍之效。急者用安宫牛黄丸，温开水化开，灌服，以开窍醒神。

加减：大便秘结者重用大黄、芒硝、瓜蒌仁；痰声辘辘者加竹沥、天竺黄；四肢抽搐者加羚羊角、钩藤；半身不遂者加全蝎、僵蚕等。

4. 寒痰痹阻，浊阴闭窍

本型以猝然昏聩，不省人事，牙关紧闭，口眼㖞斜，舌强难言，口流清涎，四肢不温，拘急挛缩，面白舌暗，半身不遂，舌淡苔白滑为主症。

本病多生于肥胖之人，气虚痰盛，起居不慎，内伤七情，而致肝失疏泄，脾失健运，气机不利则精液不布，脾不健运则聚湿生痰，浊阴四布；或因年老体弱，肾气不固，虚风内动，气血逆乱，痰随气壅，闭塞清窍，神明不用，形成卒中。痰浊阴邪壅闭阻塞清阳，蒙蔽神明，精不养神则神志不明，神机闭塞则猝然昏聩，不省人事；浊阴内盛，络脉阻滞，阳失其柔，筋脉失养，则牙关紧闭，口眼㖞斜，半身不遂；清阳不能温煦，寒性收引而四肢不温，拘急挛缩；卫阳之气不能充养肌肤而面白无华；风痰上壅心脾，经络受阻故舌强难言，口流清涎；舌脉为阴痰阻滞之候。证属消渴病中风，中脏腑；见于糖尿病高脂血症、糖尿病脑动脉硬化、脑梗死。

治则：拟温通开窍，解郁化痰。方药：苏合香丸加减。

苏合香，沉香，丁香，檀香，安息香，木香，麝香，犀角（水牛角代），荜茇，白术，香附，冰片。

本证为痰气闭塞，取方中犀角清心开窍为君药；苏合香、沉香、丁香、檀香、安息香、香附、木香、麝香、荜茇等"香药"，取其芳香化浊，健脑醒神，行气解郁，温经通络，以解脏腑气血郁滞，为臣药；白术健脾燥湿为佐使药。上药合用，以达温通开窍、解郁化痰之效，用于中风寒实闭证。

加减：口眼㖞斜合牵正散；气虚者加黄芪、人参；四肢厥逆者加炮附子；舌强语謇者加远志、菖蒲；肢体偏瘫者加桂枝、地龙、细辛等。

（二）降脂单验方

1. 复方主降总胆固醇

（1）复方山楂片：山楂、葛根、明矾。

（2）降脂汤：何首乌、枸杞子、决明子。

（3）脉安冲剂：山楂、麦芽。

（4）通脉片：何首乌、茵陈、红花、川芎、赤芍。

（5）降脂片：何首乌、黄精、桑寄生。

2. 复方主降甘油三酯

（1）黄山合剂：黄精、山楂、五灵脂。

（2）玉楂冲剂：山楂、玉竹。

（3）复方灵芝片：香附、灵芝、桑寄生。

3. 复方同时降甘油三酯、总胆固醇

（1）茵陈合剂：茵陈、葛根、泽泻。

（2）三七复方：三七、山楂、泽泻、虎杖、决明子。

（3）天山丹：天竺黄、丹参、山楂、泽泻。

（4）宁脂片：半夏、陈皮、白术、丹参。

（5）桑葛丹：桑寄生、葛根、丹参。

（6）复方明星片：决明子、山楂、制南星。

（7）血脂宁胶囊：山药、山楂、何首乌、决明子、陈皮、猪胆粉。

（8）降脂灵冲剂：茵陈、苍术、栀子、黄柏。

（9）丹田降脂丸：丹参、田七、川芎、泽泻、人参、当归、何首乌、黄精。

4. 单味降脂中药

（1）降总胆固醇为主：何首乌、甘草、枸杞子、杜仲、银杏叶、没药、葛根、桑寄生等。

（2）降甘油三酯为主：银花、大黄、冬青子、蓟菜、大麦根须等。

（3）同时降甘油三酯、总胆固醇：决明子、蒲黄、灵芝、香菇、冬虫夏草、人参、女贞子、蜂乳、蜂胶、茵陈、虎杖、丹参、柴胡、茶树根、芫蔚子、褐藻、昆布、绞股蓝、山楂、泽泻、三七、姜黄、淫羊藿、黄精、绿豆、荷叶、梧桐、月见草、花粉等。

（三）降脂中药机理研究

1. 抑制脂质合成和促进排泄

（1）泽泻抑制胆固醇的合成。

（2）姜黄抑制脂肪酸的合成。

（3）绞股蓝抑制葡萄糖进入细胞合成中性脂肪。

（4）柴胡皂苷、人参皂苷、甘草酸增加 TC 的排泄和代谢。

2. 影响脂质分布、运输、清除

（1）泽泻、山楂促进血浆中 TC 的清除和运输。

（2）郁金、丹参增加小白鼠血浆中环状腺嘌呤单核苷酸（CAMP）的含量，促进脂类分解代谢，减少脂质在血管壁的沉积。

（3）柴胡、人参能提高 HDL 水平而降低 LDL 水平。

（4）女贞子、徐长卿、黄精、刺五加等降低 LDL 水平等。

（四）降脂中成药

（1）降脂灵片：滋肾平肝，降低胆固醇水平、甘油三酯水平。主治高血压、高脂血症。用法：4～6 片 / 次，3 次 / 日。

（2）降醇灵片：清肝明目，降低胆固醇。4 片 / 次，3 次 / 日。

（3）月见草油胶丸：降脂，抗心律失常。每次 1.5～2g，2 次 / 日。

（4）白金丸：由白矾、郁金组成。每次 6g，2 次 / 日，20 天为一疗程。

（5）复方山楂片：降低胆固醇，山楂 30g，白矾 1.2g，为一日量，制成片剂，3 次 / 日。

（五）降脂药膳

（1）泽泻粥：将泽泻晒干研粉，大米 50g 加水煮粥，待米开花后调入泽泻粉 10g，文火煮粥食用，2～3 次 / 日。

（2）首乌粥：将何首乌晒干研粉，大米 50g 加水煮粥，待米开花后调入何首乌粉 20～30g，文火煮粥食用，2～3 次 / 日。

（3）荷叶粥：取鲜荷叶一张，切细煮汁 150mL，去渣，加大米 50g 煮粥。2 次 / 日，适合老年性高血压、高脂血症者长期服用，夏令季节尤宜。

（4）淡菜粥：淡菜 50g 温水浸泡，烧开后取心，大米 100g 加水煮粥，加少量盐、油，供食用，2 次 / 日。适合高血压、高脂血症者长期服用。

（六）针灸治疗

体针：取双侧太冲、内关、足三里、三阴交，施平补平泻手法，1 次 / 日。或取足三里按子午流注纳子法按时开穴，用 1.5 寸毫针，针刺得气后，施平补平泻手法，留针 30 分钟。

附：糖尿病合并高血脂病案 2 则

病案 1：刘某，男性，46 岁，公务员，于 2005 年 5 月 6 日初诊。

主诉：间断乏力口干 4 年，头晕目眩、胸闷憋气 3 年，脘腹胀满、汗多便溏 2 个月。

病史：患者于 2001 年时感倦怠乏力，口干喜饮，血糖 6.3mmol/L，因事务繁忙未能顾及。2002 年 4 月感头晕目眩，胸闷憋气，经检测：血压 150/98mmHg，空腹血糖 9.7mmol/L，确诊为 2 型糖尿病，高血压。予格华止 500mg/d，复方降压片治疗。近 2 个月感脘腹胀满，汗多便溏。患者平素喜好饮酒，经常应酬，从未控制饮食。既往健康，否认有糖尿病家族史。

体检：形体呈腹型肥胖（BMI 26，腰臀比值 W/L ≥ 0.61），肝大肋缘下 2cm，触痛（＋），舌体胖大，苔白腻，脉弦滑。

理化检查：FBG 7.4mmol/L，PBG 11.7mmol/L，HbA1c 7.1%；载脂蛋白 B 1.52，CHO 6.9mmol/L，TG 1.9mmol/L，LDL 5.6mmol/L；谷丙转氨酶 130U/L，谷草转氨酶 113U/L，胰脂肪酶 197U/L；B 超提示脂肪肝、肝多发性囊肿；心电图提示 ST-T 改变；尿糖 500mg/dL，酮体（－）。

分析：患者饮食不节，酗酒损伤脾胃。中焦脾胃为气机升降之枢，脾运不健，痰浊壅滞，清气不升，浊气不降，则胃脘胀满，胸闷痰多，时有便溏；痰浊上扰而头晕目眩；痰浊湿困，脾气不运则倦怠乏力，口干汗多、舌脉均属痰浊困脾之候。

中医诊断：消渴病，证属脾虚湿盛，痰浊中阻。

西医诊断：代谢综合征。

处理：格华止 500mg，2 次 / 日，卡托普利 12.5mg/d。

治拟健脾化痰，理气宽胸。方药：二陈汤合天麻钩藤饮加减。

半夏 10g　　陈皮 6g　　茯苓 15g　　钩藤 10g

白术 10g　　甘草 6g　　枳实 10g　　天麻 10g

方解：取方中半夏、陈皮燥湿和中，理气化痰为君药；钩藤、天麻、白术平肝息风，健脾化湿为臣药；茯苓淡渗健脾，枳实理气宽胸为佐药；甘草调和诸药为使药。诸药合用，以奏健脾化痰，理气宽胸之效。

6月8日复诊：服14剂后感胃脘胀满，胸闷痰多，便溏好转；仍然汗多、乏力、口干，于上方加黄芪、太子参、玉竹以益气养阴，间断性服用；结合规律运动、禁酒、控制饮食。

病案 2：张某，女性，76岁，退休职工，于 2005 年 3 月 7 日急诊。

主诉：反复口渴多饮 16 年，头晕急躁 10 年，伴意识不清 3 小时。

病史：患者于 16 年前因口渴多饮、倦怠乏力在医院确诊 2 型糖尿病、高血压，长期服用二甲双胍、吲达帕胺，血糖、血压控制尚可。近 10 年头晕、急躁。今年 3 月 6 日心情不舒，今晨 6 时出现口眼㖞斜，右侧肢体活动不利，语謇舌强，意识模糊，胸闷憋气。患者 3 年前丧偶，与儿女分居，常因子女赡养问题而心情不畅。既往无其他特殊病史，2 子、1 女均健康，子女未发现糖尿病。

体检：BP 168/100mmHg，意识恍惚，语言不利，口眼㖞斜，体胖（腹围 96cm），吐字不清，口吐涎沫，右侧肢体肌张力降低；病理反射（巴宾斯基征、克氏征）阳性；舌暗红，苔黄腻，脉弦滑。

理化检查：FBG 8.8mmol/L，PBG 13.2mmol/L，HbA1c 7.8%；载脂蛋白 B 1.61，CHO 7.1mmol/L，TG 1.8mmol/L，LDL 5.8mmol/L；心电图 ST-T 改变；头颅 CT 提示左脑室旁梗死；尿糖 500mg/dL，酮体（±）。

分析：患者消渴病日久耗阴伤气，情志不遂，气郁化火，炼液成痰，痰郁互结，变生诸疾；痰郁化火，蒙蔽清窍，则意识不清，口吐涎沫；痰气壅阻而胸闷憋气；痰阻窜络，气血瘀滞，则肢体不利；舌脉均为痰郁互结之象。

中医诊断：消渴病，中风（中脏腑），证属风痰郁闭。

西医诊断：冠心病，代谢综合征，脑卒中。

处理：诺和灵 R，早 10U、中 6U、晚 8U，餐前 15 分钟皮下注射；诺和灵 N，6U，睡前皮下注射。盐酸川芎嗪氯化钠 100mL 静脉滴注；卡托普利 12.5mg/d。

治拟解郁通络，豁痰开窍。方药：温胆汤合牵正散加减。

白附子 3g　　石菖蒲 10g　　半夏 10g　　陈皮 6g　　甘草 6g　　竹茹 10g

胆南星 6g　　白僵蚕 10g　　全蝎 3g　　郁金 10g　　川贝 10g　　枳壳 10g

方解：取方中半夏、陈皮、竹茹以清化痰热，白附子、白僵蚕祛风化痰以通络，为君药；枳壳、郁金解郁散结为臣药；全蝎息风解痉，南星、贝母、石菖蒲豁痰开窍为佐药；甘草调和诸药。上药合用，以达解郁通络，豁痰开窍之效。

加减：风痰阻络，肢体不利，加当归、川芎、赤芍、丹参以和血通络；喉有痰声，加生铁落、礞石以清心豁痰。

3月14日复诊：意识语言较前清楚流利，口眼㖞斜略有改善；BP 152/96mmHg，FBG 6.6mmol/L，PBG 9.3mmol/L，BP 140/100mmHg。继守上方去白附子加地龙 10g，红花 10g。余同前。

病案结语

该 2 位患者均系消渴病兼痰湿之体。古有"肥人多气虚，肥人多痰湿"，系因肺、脾、肾三脏功能气化失司，聚湿酿痰，"百病多由痰作祟"而导致的病变。责之饮食不节所致脾虚湿盛，痰阻中焦；两者均表现为中心型肥胖、脂质异常、高血压、冠心病等代谢综合征特征，只是病情轻重而异，长期糖脂代谢控制不力，体重长期超标，心、脑血管病变将是共同的终点。案 1 为消渴病，脾虚湿盛、痰浊中阻为主，病情相对较轻；案 2 为消渴病气郁痰阻伴中风中脏腑，病情较重。可见糖尿病患者严格控制糖脂代谢，保持标准体重至关重要。

第二十六章
糖尿病肥胖

肥胖是由遗传易感性和环境因素相互作用，导致体内脂肪聚积过多，分布异常，体重增加的一种慢性代谢异常综合征。肥胖在全球范围内广泛流行，已被列为第六位影响人类健康的危险因素，预防和控制肥胖已成为当前医学领域研究的热点。肥胖高发同时伴 2 型糖尿病、代谢综合征随之升高，尤其在发展中国家更为突出；正如 E. P. joslin 指出：2 型糖尿病是"因肥胖而起，因肥胖而终"。肥胖使医疗费用开支急剧增加，美国政府用于与肥胖研究相关的资金从 1998 年的 1.28 亿美元增加到 2005 年的 4.40 亿，支持强度增加了 3.4 倍。世界卫生组织（WHO）采用体重指数，规定 BMI $\geqslant$ 25kg/m^2 为超重，BMI $\geqslant$ 30kg/m^2 为肥胖。按 WHO 标准，太平洋和印度洋地区 25 ～ 69 岁人群肥胖发病率高达 70%。

第一节　糖尿病肥胖的流行病学、病因、病机

一、糖尿病肥胖的流行病学

21 世纪上半叶，公共卫生面临的最大挑战之一是对肥胖流行的预防。在日益富裕的今天，代谢综合征、肥胖症的发生率急剧增加，已成为令人关注的流行病，在世界范围内超过 10 亿成人患有肥胖相关疾病。美国 65% 的成人和 10% 的儿童超重或肥胖。每年与肥胖相关的死亡人数高达 11.2 万～ 28 万人。1995 年韩国营养调查显示，20.5% 国民为超重，1.5% 国民为肥胖；泰国 4% 国民肥胖，16% 国民超重；日本 1900 ～ 1994 年调查显示，国民肥胖患病率＜ 3%，24.3% 男性和 20.2% 女性为超重。马来西亚肥胖男性为 4.7%，女性为 14.4%，其中城市肥胖男性为 16.5%，女性 8.8%，农村肥胖男性 5.6%，女性 2.2%，在肥胖者中存在显著的种族差异，其中印度人肥胖为 16.5%，华裔 4.3%，马来人为 8.6%。

根据 2002 年开展的"中国居民营养和健康情况"调查，我国成人超重率为 1.8%，肥胖率为 7.1%，估计人数分别为 2 亿和 6000 多万，其中城市超重率 30.0%，肥胖率 12.3%，儿童肥胖率 8.1%，与 1992 年全国营养普查相比，成人超重率上升 39%，肥胖率上升 97%。顾东风等人对中国 15.4 万人进行大型普查，经 8.3 年的前瞻性研究，结果显示：男性和女性体重指数分别超过 25 和 27 者的全因死亡率明显上升。因此肥胖成为影响人类健康的重大医学问题和社会问题，在美国称为"公共健康危机"。

二、糖尿病肥胖的病因

（一）糖尿病肥胖的遗传易感性

大量流行病学资料提示，肥胖的聚集性反映了遗传的易感性。近年研究发现，在多数肥胖个体中，存在着多基因背景起作用的易感性主基因，这种主基因在肥胖发病的遗传基础上发挥重要作用。Rice 等研究表明，主基因控制着人的体重指数（BMI）8%～34%，年龄越小作用越明显。新近发现瘦素（Leptin）基因、瘦素受体（LPR）基因、阿黑皮质激素原（POMC）等基因变异可导致单基因肥胖。

（二）遗传与环境因素的相互作用

多基因遗传是肥胖的基础，环境因素是肥胖的诱因。热量摄入过多，热量消耗不足是引起肥胖的重要因素，基因对能量的摄取、利用、贮存发挥着重要的调控作用，两者相互作用。Faith 等的研究显示，美国 7～13 岁肥胖儿童的遗传度为 75%～80%，其他种族的成人 40%～60% 的肥胖归因于遗传基因的变异。研究表明，瘦素基因、肿瘤坏死基因 –a、过氧化物酶增殖物激活受体 γ（PPARγ）等基因变异，影响饮食习惯增加肥胖的危险度。通过收集家族资料，检测候选基因，应用分子遗传学、细胞生物学对候选基因进行功能研究以揭示肥胖发病中的作用机制。

三、糖尿病肥胖的发病机理

（一）肥胖与瘦素

瘦素是脂肪组织分泌的作用于下丘脑，抑制食欲的一种内分泌激素。瘦素通过激活胰岛 β 细胞受体介导的 ATP 敏感性 K^+ 通道，降低依赖 Ca^{2+} 的蛋白激酶 C（PKC）的活性，使 β 细胞超极化，则抑制基础及葡萄糖刺激的胰岛素分泌，尤其第一时相的胰岛素分泌，诱发 IR。丘脑 – 脂肪组织轴及相应的反馈调节机制，具有昼夜节律与脉冲性分泌的特性。通过下丘脑和外周途径调节体内能量代谢。当瘦素缺乏使饱食感丧失，摄食过多，引起体脂增加，或瘦素基因突变，或下丘脑瘦素抵抗引起病态肥胖。瘦素分泌的脉冲频率减少是"瘦素抵抗"的特征，表现在血清瘦素浓度与肥胖程度呈正相关性。

Loskutoff 博士说："人类肥胖与瘦素抵抗有关，瘦素抵抗表现为血清中的瘦素水平升高，同时伴有动脉和静脉血栓疾病的危险性升高"，"肥胖与 PA1-1 都是 CVD 的危险因素，肥胖者的血浆 PA1-1 水平升高，是在 TNF-α 或胰岛素作用下，脂肪组织中的表达量增加有关。"Loskutoff 博士指出，脂肪细胞的生物合成非常复杂，已知可合成生长因子、细胞因子、激素、脂蛋白、凝血因子、纤溶成分、补体因子和基质蛋白等。这些因子各自的作用尚未阐明，对其进行深入研究有助于了解肥胖、糖尿病和心血管疾病的演变，从病因上预防或治疗。

（二）肥胖与脂联素

脂联素（ADIPO）是由成熟脂肪细胞分泌的胶原样蛋白质，基本功能为扩大脂肪贮存空间，对抗 IR，是一种具有抗炎，增加胰岛素敏感性（ISI），保护心血管作用的脂肪细胞因子。基因位于染色体 3q27，由脂联素基因（apMI）编码，在脂肪组织中丰富表达。脂联素在炎症和免疫反应中发挥重要的负性调节作用。与 IR、TG、BMI、TNFa、VFA（腹内脂肪面积）呈负相关；与 HDL–C、胰岛素敏感性呈正相关。脂联素基因敲除大鼠表现为严重的饮食促进，IR 说明脂联素减少是 MS 和 2TDM 的关键环节之一。Kharroubi 的研究发现，胰岛 β 细胞有脂联素受体，β 细胞是脂联素直接作用的靶细胞。Rakatzi 等报道表明，脂联素可抑制炎症因子白介素 β 和干扰素 γ（IFNγ）导致 β 细胞凋亡。脂联素在人血浆中的浓度为 5 ～ 30mg/L 不等，可见脂联素水平降低是引起肥胖的原因之一。

（三）肥胖与抵抗素

抵抗素具有抵抗胰岛素的作用，是 Steppan 等发现的由脂肪细胞分泌的一种蛋白多肽激素，是肥胖、IR、2TDM 的重要信号。肥胖者随着皮下脂肪不断增加，脂肪逐渐向大网膜和腹腔内转移，并堆积而形成腹型肥胖。当脂肪继续增加，肥胖进一步发展，机体为了容纳不断膨胀的脂肪细胞，通过稳态自身调节，使增多的脂肪重新分布并促进其分解代谢，以血浆 TG 水平升高为标志。增多的脂肪重新分布在人类网膜和皮下脂肪组织。单核细胞中有抵抗素 mRNA 和蛋白的表达；抵抗素的生成和表达受神经、激素、细胞因子及营养状态等多种因素的调节。

流行病学调查显示，2TDM 患者中 80% 以上为肥胖，肥胖者的高胰岛素血症及高游离脂肪酸血症抑制血循环中抵抗素的表达，所以空腹抵抗素浓度与空腹胰岛素水平呈负相关。脂肪细胞终末期分化和前脂肪细胞特异性功能基因的转录激活，涉及多种分化转录因子的调节作用，其中 C/EBPa、PPARγ 是正调节分化转录因子，抵抗素 mRNA 的生成也受 C/EBPa、PPARγ 调节，可见抵抗素 mRNA 生成和脂肪细胞分化具有相同的调节因子。抵抗素的发现为 IR 的理论增加了新内容，进一步阐明了脂肪组织是一种重要的内分泌器官，并为 IR 和 DM 的发病机制提供了新的研究途径。

（四）肥胖与自由基

中心性肥胖者存在 TC、TG、LDL、ApoB 水平升高而 HDL 水平降低等脂代谢紊乱。肥胖者随血脂升高，自由基呈线性升高，脂类过氧化物丙二醛（MDA）水平与肥胖呈正相关。自由基与肥胖关系密切，当机体能量摄入与消耗失衡（过食高脂饮食），能量摄入大于消耗，导致肥胖。大量自由基使器官组织产生脂质过氧化，引起肥胖、糖尿病、高血压等。经抗自由基治疗可改善肥胖及其并发症。

（五）肥胖与 PYY

胃肠激素肽 YY（PYY）由回肠 L 细胞分泌，与摄入热量呈正相关，在循环中以 PYY-3-36 形式存在，其分子结构与胰多肽（PP）、神经肽 Y（NPY）相似，均属肽类家族。PYY 在调节机体摄食中发挥重要作用，同时参与食物摄入和体重的调节。PYY 通过激活 apoA- Ⅳ影响食物摄入，抑制食欲，从而减轻体重。肥胖个体的内源性 PYY 水平与正常人相比显著降低，但对 PYY 的抑制食欲的作用并不存在抵抗。因而 PYY 可能为有效治疗肥胖的重要靶点。

（六）肥胖与 C 反应蛋白

近 10 年来对肥胖、2TDM、动脉硬化的临床研究表明，肥胖具有普遍的炎症特征。在肥胖患者的血循环中，有 CRP、IL-1、IL-6、TNF-α、α-1 球蛋白、淀粉样多肽等炎症介质增高。体重和系统炎症特征具有平行关系，肥胖是摄取能量过多的结果，高脂肪和肥胖诱导的胰岛素抵抗模型同时具有系统性炎症特征。对于肥胖、IR、炎症之间的关系目前认识不一。Kelly 等人测定 850 位肥胖与超重儿童血清 C 反应蛋白（CRP）、胰岛素水平、FBG、HOMA-IR 等多个变量之间的相关性分析，发现 CRP 与体脂比例存在正相关。他认为健康的超重与肥胖儿童中，CRP 与体脂、IR 之间显著相关。炎症成为肥胖的基本特征和 2 型糖尿病病理变化的动力，抑制炎症可以有效地防治 2 型糖尿病及其并发症。

（七）内脏肥胖与性激素

性激素是调节脂肪组织的重要因素，Cooke 等敲除小鼠雌性激素受体 -α 基因研究发现，雌性激素受体 -α 的缺乏引起白色脂肪组织（WAT）脂肪细胞的增生和肥大，伴 IR 和糖耐量低减。Takeda 等对敲除芳香酶基因雄鼠研究发现，由于芳香酶基因缺陷，睾酮水平升高、肥胖，同时出现糖耐量低减和 IR。研究表明，性激素可选择性地影响脂蛋白酯酶（LPL）活性。男性体内，睾酮降低内脏脂肪细胞 LDL 活性，女性则相反。Fineberg 等给予绝经后女性短期性激素替代治疗（HRT），发现有阻止腹部脂肪增加的作用。内脏型肥胖者脂肪细胞 GLUT4 含量减少，TNF-α 和 FFA 产生增多，导致 IR。

绝经期女性短期性激素替代治疗可改善糖代谢、IR、脂代谢紊乱，升高性激素结合球蛋白（SHBG）水平，降低游离睾酮水平、血糖、糖化血红蛋白、C 肽、TG、LDL-C、胰岛素样生长因子 -1，升高高密度脂蛋白。

四、中医病因病机

肥胖症类似中医的痰湿证，古有"肥人多痰湿，肥人多气虚"，故肥胖者多被认为存在气虚痰湿。痰湿证责之于肺、脾、肾三脏的气化功能，三脏功能障碍或三焦水道失于通调而成痰：肺主输布津液，通调水道，肺气不足或肺失宣降，津液不能通调输布，停聚成痰；脾主运化水湿，脾运不健，水湿内停，蕴久化痰；肾主气化，肾阳不足，肾不气化，水湿停蓄而为痰饮；三焦失于通调，水停气聚，水气互结发而为痰。

痰分有形之痰和无形之痰：有形之痰指视之可见，触之可及，听之有声，稠者为痰，稀者为饮，是机体的代谢产物，也是致病的主要因素；无形之痰系指痰湿布于机体四肢百骸，形体肥胖，见之不显，闻之无声，触之柔软之肥胖者。痰为阴邪，湿性黏腻，可致多种病症，故有"痰为百病之首""百病多由痰作祟"之说。痰随气升，遍身无处不到，与五脏之病相关，常说"怪症多属痰"，所以痰的病症表现复杂，变幻多端。常见的病机变化如下：

（一）脾阳不振

脾主运化，输布水谷精微以濡养周身。脾阳不振，运化失司，水湿留聚，久蕴化痰，痰留于胁而胸胁疼痛，心胸痞满，心悸怔忡。汪昂云："痰在肺则咳，在胃则呕，在头则晕，在心则悸。"见于糖尿病冠心病。

（二）风痰上扰

"诸风掉眩，皆属于肝"，肝旺侮脾，脾失健运，聚湿蕴痰，久蕴化热，化痰化风，风痰兼夹肝阳上扰，蒙蔽清窍则头晕目眩，古有"无痰不作眩"之说。见于糖尿病高血压、糖尿病脑血管病者。

（三）痰浊中阻

脾胃表里相关，脾主升，胃主降；脾运不健，聚湿酿痰，痰停于胃，胃失和降，浊阴上逆而恶心呕吐；痰饮停于胸膈，胸阳不展，而胸闷憋气，喘促心悸等。见于糖尿病酮症酸中毒、胃轻瘫、糖尿病冠心病心功能不全者。

（四）风痰痹阻

突然晕厥，神志昏迷，抽风痉厥者，系为肝阳素亢，阳升动风，肝气横逆，土受木伐，湿浊不化，凝聚为痰，痰随风动，蒙蔽心神而神志昏迷；风痰走窜经络则抽风痉厥。见于糖尿病脑血管病。

第二节　糖尿病肥胖的分类、临床、防治

一、糖尿病肥胖的分类

肥胖病是指体内脂肪总含量及／或局部脂肪含量过多，已达到危害人类健康或危及生命的程度。肥胖的发生是由于热量摄入过多而消耗过少，导致热量正平衡。过剩的热量以脂肪的形式贮存于体内表现出肥胖的体态。肥胖可由多种疾病引起，故肥胖并非一种病名，而是一种症状。根据发病因素可分单纯性和继发性两种，本节主要讨论单纯性肥胖。

（一）单纯性肥胖的分类

1. 按肥胖程度

单纯性肥胖可分轻、中、重三级或Ⅰ、Ⅱ、Ⅲ三级。

2. 按脂肪分布

单纯性肥胖可分为全身性（均匀性）肥胖和向心性肥胖；上身肥胖和下身肥胖；腹型肥胖和臀型肥胖。

3. 按肥胖性质

单纯性肥胖可分为增殖性肥胖和肥大性肥胖。增殖性肥胖是指脂肪细胞增多，特点是从儿童时期开始肥胖，至青春期肥胖加重，为终生性肥胖，脂肪堆积在身体周围，又称周围性肥胖，成年后可同时伴有肥大性肥胖。肥大性肥胖只有脂肪细胞贮积脂肪量增多，但脂肪细胞数目不增多，特点为从中年时期开始肥胖，脂肪堆积在身体中央（躯干部位）又称躯干型肥胖。

（二）肥胖的评定和脂肪的测定

迄今为止尚无直接测定体内脂肪总量的方法，只有通过间接的方法测量：

1. 身高推算法

男性标准体重（kg）＝身高（cm）－105

女性标准体重（kg）＝身高（cm）－100

2. 体重指数

体重指数（BMI）＝体重（kg）÷身高^2（m^2）

中国人：BMI ＜ 24 为正常或偏瘦；BMI ＞ 26 为超重；BMI ＞ 28 为肥胖。

欧洲人：轻度肥胖 BMI 30.0 ～ 34.9；中度肥胖 BMI 35.0 ～ 39.9；重度肥胖 BMI ≥ 40。

3. 标准体重百分率

标准体重百分率＝被检人实际体重 ÷ 标准体重 ×100

120% 及以上为轻度肥胖；126% 及以上为中度肥胖；150% 及以上为重度肥胖。

4. 腰身比值

腰身比值，为以脐孔水平所测腰腹围长度与身高长度（均为 cm）之比（W/L）。

W/L ≥ 0.60 为腹型肥胖；W/L ＜ 0.60 为非肥胖。

5. 腰臀比值（WHR）

腰臀比值，为以脐为标志的腰腹围（cm）长度与以髂前上棘为标志的臀围长（cm）之比值。正常男女腰围在 95cm 左右。年龄 ≥ 40 岁者腰围为 90 ～ 100cm。

6. 皮下与腹部脂肪测定

（1）超声检查：从脐孔皮肤面到腹白线距离定为脐高 S1，正中腹部到椎体前缘距离为 V1，右腹皮肤到腹外斜肌距离为 S2，右侧腹膜到椎体右缘的距离为 V2。按公式计算：

内脏脂肪长度（UVL）=（V1+V2）/（S1+S2），UVL ≥ 3.0 为内脏型肥胖；UVL < 3.0 为皮下型肥胖。当测定皮下脂肪厚度（剑突与脐孔连线中点横切，皮肤与皮下脂肪界面到腹白线的距离）为 A，腹内脂肪厚度（腹膜线正中至腹主动脉后壁的距离）为 B。按公式计算脂肪指数（F1）：F1 = A+B（mm）/身高^2（m^2）；F1 ≥ 29（相当于 BMI ≥ 24）为肥胖；腹部 B 超可示有脂肪肝、胆结石、胆囊炎。

（2）计算机 CT 断层扫描：通过 CT 扫描部位将腹分为 6 个区。剑突的最末端（剑突）、髂嵴的头缘（上骨盆）、耻骨联合、剑突和髂嵴连线 1/3 ~ 2/3 处（分别为中腹 1、2）和耻骨联合连线的中点（下腹），用计算机平面测量出各组织的面积和总面积，测定腹部不同部位的脂肪面积（表 26-1）。

表 26-1　CT 腹内和皮下脂肪面积测量结果

扫描部位	男		女	
	腹内脂肪（cm^2）	皮下脂肪	腹内脂肪（cm^2）	皮下脂肪
剑突	44.1 ± 40.6	77.4 ± 6.67	24.9 ± 15.5	111.5 ± 97.6
中腹 1	78.9 ± 77.3	76.3 ± 72.4	37.1 ± 36.4	107.9 ± 71.4
中腹 2	96.0 ± 77.6	98.2 ± 89.5	59.3 ± 54.6	134.2 ± 78.8
下腹	73.3 ± 52.3	192.0 ± 128.0	19.4 ± 7.10	251.1 ± 112.0
上盆腔	56.4 ± 40.3	180.8 ± 114.8	59.0 ± 41.6	235.2 ± 108.1
耻骨联合	–	173.7 ± 102.9	–	248.6 ± 116.1

二、糖尿病肥胖的临床表现

（一）临床症状

肥胖的体脂分布具有种族性的差异：南亚（印度）人群体脂趋于向心型分布，亚洲人群糖尿病肥胖的发病和死亡多发生在 BMI 较低、腰围较小的人群，主要由于这些人群趋于腹腔内脂肪聚集而不是全身性肥胖。而欧洲人群躯干部的皮褶较厚，平均腰臀比（WHR）显著增高。

按肥胖程度分：轻度和中度肥胖一般无明显自觉症状；重度肥胖多数表现为不耐热，易出汗，不耐劳，轻度活动易感疲劳，中度活动可出现喘促，睡眠打鼾，常伴高血压、痛风等。

（二）体征

肥胖者的特征为身材浑圆，面部上窄下宽，颈短粗，肋间隙饱满，乳房皮下脂肪增厚，腹部突出，脐孔深凹。下腹部、双大腿和上臂内侧有紫纹或白纹。

（三）肥胖伴随病变

1. 肥胖与 2 型糖尿病

肥胖是 2 型糖尿病患者中最常见的危险因素。单纯性肥胖足以导致 2 型糖尿病；全身性肥胖和腹部肥胖与 2 型糖尿病彼此相互关联，为重要的危险因素；不同危险因素和病因具有叠加作用，具有肥胖外其他多项危险因素的个体在不肥胖时也可发生 2 型糖尿病。胰岛素抵抗和高胰岛素血症是糖耐量低减、2 型糖尿病、血脂异常、肥胖的病因。肥胖是代谢综合征的主要组分，是心血管病潜在的危险因素。

2. 肥胖与心脑血管病

长期前瞻性研究表明，肥胖是冠心病（CHD）的独立危险因素；肥胖的程度与冠心病发生的危险性相关（Kanne），即使中度的超重，冠心病的发病风险也会增加。欧洲的研究显示：随着体重指数的升高，心血管疾病的发病危险也上升。日本研究发现，体重指数 ≥ $30kg/m^2$ 时冠心病死亡率及脑血管疾病死亡率显著增加；肥胖同时合并糖尿病、高血压、高脂血症、BMI 在 25 ~ $29.9kg/m^2$ 时，冠心病、脑卒中发生率即增加。

3. 肥胖与高血压

大量证据表明，肥胖和高血压存在相关性（stammler），肥胖患者发生高血压的危险性增加，体重减轻后血压往往随之下降。日本资料提示，BMI ≥ $25kg/m^2$ 的患者发生高血压的危险性较 BMI < $22kg/m^2$ 的患者高出两倍。新近有人预测，香港华人发生高血压的体重指数切点在男性为 $23.8kg/m^2$，在女性为 $24.1kg/m^2$，随着体重指数的升高，高血压发生的危险性也增加。

世界卫生组织 1998 年关于肥胖伴随多种病变危险性的统计情况见表 26-2：

表 26-2　肥胖伴随病变的危险度

高度增加	中度增加	轻度增加
2 型糖尿病	冠心病	癌症（子宫内膜、大肠、乳腺）
胆囊疾病	高血压	
血脂异常	骨关节炎（膝、髋）	
代谢综合征	高尿酸血症、痛风	多囊卵巢综合征
呼吸困难		不育
睡眠呼吸暂停		母亲肥胖引起胎儿缺陷

三、糖尿病肥胖的诊断标准

肥胖主要以体重指数（BMI）、腰围或腰臀比等作为判断依据，但存在着欧洲、美洲、亚洲种族差异。儿童或青少年超重或肥胖的诊断，一般按背景人群的 BMI- 年龄分布曲线上，同年龄人群的 BMI 水平 85% ~ 95% 或以上为超重或肥胖（表 26-3、表 26-4）。

表 26-3　体重指数估测超重或肥胖标准［BMI(kg/m²)］

分类	欧洲人群	亚洲人群	中国	相关疾病危险性
体重过低	< 18.5	< 18.5	< 18.5	低（其他疾病危险性增加）
正常范围	18.5 ~ 24.9	18.5 ~ 22.9	18.5 ~ 23.9	平均水平
超重	≥ 25	≥ 23	24.0 ~ 27.9	
肥胖			≥ 28.0	
肥胖前期	25 ~ 29.9	23 ~ 24.9		增加
Ⅰ度肥胖	30 ~ 34.9	25 ~ 29.9		中度增加
Ⅱ度肥胖	35 ~ 39.9	≥ 30		严重增加
Ⅲ度肥胖	≥ 40			极为严重增加

表 26-4　估测超重或肥胖腰围、腰臀比标准

	NCEP-ATP Ⅲ		WHO		中国	
	男	女	男	女	男	女
腰围（cm）	> 102	> 88			> 85	> 80
腰臀比（WH）R			> 0.90	> 0.85		

四、糖尿病肥胖的防治

单纯性肥胖的病因与遗传和环境因素相关，尤其为摄入热量多于消耗热量时，多余的热量以脂肪的形式贮存于体内而引起肥胖。防治肥胖的主要措施应以减少热量摄入、增加热量消耗为原则。

（一）限制热量摄入

1. 饮食控制原则

饮食控制主要目标：维持正常代谢，维持标准体重；限制总热量摄入，应低于标准体重所需总热量的30%；维持理想血糖水平；减少心血管病危险因素；建立均衡营养膳食。

2. 膳食结构

根据 WHO 提出的人群营养素目标，推荐"四低二高一平衡"，即"四低"为低碳水化合物、低脂肪、低盐、低糖；"二高"即高纤维素、高维生素；"一平衡"为蛋白质平衡。

限制总热量摄入，调整糖、脂肪、蛋白质的比例：碳水化合物占总热量的50% ~ 55%，主要为复合碳水化合物，尤其含高纤维素食品（蔬菜、豆类、全麦、谷类）、蔗糖提供总热量应低于10%；蛋白质提供总热量只占15% ~ 20%，提倡优质蛋白（鱼、瘦肉、海产品、低脂奶制品、豆类）；脂肪占20% ~ 30%，摄入饱和脂肪酸应低于

10%，限制或避免进食肥肉、全脂食品、棕榈油、花生油以及油炸食品，提倡单链和多链不饱和脂肪酸。

限制食盐摄入，应低于 6g/d；饮酒 < 1 ～ 2 份标准量 / 日，1 份标准量 = 285mL 啤酒 = 375mL 生啤 = 100mL 红酒 = 30mL 白酒等（含 10g 酒精）。

（二）增加热量消耗

1. 加强体力活动

体力活动在 2 型糖尿病的防治中居主要地位。运动能增加胰岛素敏感性，改善高血糖，减轻体重，加强活动以增加热量消耗。运动量应因人而异，原则上采取循序渐进的方式，宜选择中等强度活动，持之以恒。运动内容、运动方式应以简单易行为主，结合个人爱好，提倡有氧运动，运动形式可以为个体活动，也可为群体活动，形式灵活（表 26-5、表 26-6）。

1994 年英国一项健康调查显示：每周坚持中度或激烈运动 3 次以上，男性运动者比不运动者的 BMI 低 $0.79kg/m^2$，女性低 $1.4kg/m^2$；BMI ≥ $27.8kg/m^2$ 的人群中，41% 的男性、31% 的女性为运动不足者；BMI ≥ $30.1kg/m^2$ 的男性，BMI ≥ $32.3kg/m^2$ 的女性为缺乏运动者。

2. 热量消耗标准

肥胖者以每周平均消耗 1000kcal 热量，体重减轻 0.5 ～ 1kg 为宜；每减轻 1kg 脂肪，约需要消耗 7000kcal 热量。

表 26-5　每消耗 80kcal 热量所需运动时间和运动方式

运动级别	持续运动时间	运动内容及方式
Ⅰ级（极轻度）	20 分	散步、乘车、家务清扫、做饭、购物、拔草
Ⅱ级（轻度）	20 分	步行、洗澡、下楼梯、做操、自行车、洗刷
Ⅲ级（中度）	10 分	跑步、上楼梯、骑自行车上坡、滑雪、登山
Ⅳ级（强轻度）	5 分	长跑、跳绳、打篮球、乒乓球、游泳、击剑

表 26-6　衡量运动量以运动时心率作为参考

运动强度	最大耗氧量（%）	心率（次 / 分）				
		年龄 18 ～ 29 岁	年龄 30 ～ 39 岁	年龄 40 ～ 49 岁	年龄 50 ～ 59 岁	年龄 > 60 岁
较强	60 ～ 80	135 ～ 165	135 ～ 160	130 ～ 150	125 ～ 145	120 ～ 135
中等	50 ～ 60	125 ～ 135	120 ～ 135	115 ～ 130	110 ～ 125	110 ～ 120
较弱	40 ～ 50	115 ～ 125	110 ～ 120	105 ～ 115	100 ～ 110	100 ～ 110

注：男性最高心率 = 205- 年龄 /2；女性最高心率 = 220- 年龄 /2；最适合的运动心率范围：心率应控制在最高心率的 60% ～ 85% 为度。

（三）辨证论治

肥胖者多为痰湿之体，"肥人多气虚""肥人多痰湿"，痰湿之证责之于脾之运化失职，湿浊内蕴为主要病因。

1. 湿困脾胃

本型以肢体困倦乏力，头重如裹，胸闷腹胀，口黏而甜，苔白腻，脉濡滑为主症。

本证系为湿困于脾，脾主四肢，主肌肉，湿浊困遏而肢体困倦乏力；清阳不升而头重如裹；脾喜燥而恶湿，湿困中焦，脾失健运而胸闷腹胀；口为脾窍，甜为脾味，湿浊滞留，脾味泛溢而口甜黏。证属消渴病湿困脾胃为主之实证；见于糖尿病肥胖症、高脂血症。

治则：拟健脾、燥湿、化痰。方药：藿香正气合平胃散加减。

藿香，厚朴，半夏，陈皮，茯苓，苍术，枳实，砂仁，甘草，大腹皮。

取方中藿香、砂仁以芳香化湿为君药；半夏、茯苓、陈皮、苍术健脾化痰为臣药；厚朴、枳实、大腹皮燥湿宽胸，淡渗利湿为佐药；甘草甘缓和中为使药。本方集芳香燥湿、和中利湿为一体，以达健脾燥湿化痰之效。

加减：口黏有甜味显著者，加佩兰以加强芳香化浊之力；脘腹胀满者，加木香、檀香以加强理气宽中之效；腹痛腹泻者，加葛根、黄芩、黄连、木香以辛开苦降，理气止痛。

2. 脾虚湿阻

本型以倦怠乏力，胸闷气短，自汗多，脘腹胀满，食纳欠香，大便溏薄或泄泻，舌淡苔白腻，脉濡缓为主症。

本证系为脾虚运化失司所致。脾为后天之本，水谷生化之源，脾虚湿困，中阳不运，不能生化水谷精微以濡养周身则感倦怠乏力；气虚腠理不固而自汗多汗；湿困中焦则胸闷气短；脾运不健则大便溏薄或泄泻。证属消渴病，系以脾虚为主兼夹湿浊之虚实夹杂证，见于糖尿病肥胖症伴自主神经功能紊乱。

治则：拟益气健脾，化痰和中。方药：香砂六君子汤加味。

党参，白术，茯苓，陈皮，甘草，砂仁，半夏，木香，黄芪，葛根。

取方中党参、白术益气健脾为君药；半夏、茯苓、陈皮化痰燥湿为臣药；砂仁、木香和中醒脾，黄芪、葛根升提中阳为佐药；甘草益气健脾，调和诸药为使药。上药合用，以达益气健脾，化痰和中之效。

加减：大便泄泻不止者加炮姜、大腹皮以温阳化气，宽中利湿；气虚多汗不止者加煅牡蛎以收涩敛汗；心悸气短者加人参、五味子、麦冬以益气养心。

附：糖尿病肥胖病案 1 则

病案：李某，女，43 岁，职员，2003 年 10 月 9 日就诊。

主诉：间断乏力多食 5 年，肥胖 3 年，胸闷憋气，汗多失眠，腹泻腹胀 3 个月。

病史：患者于 1998 年春天分娩后不久食欲倍增，疲惫乏力，检测空腹血糖

7.2mmol/L，考虑为 2 型糖尿病，予以格华止 500mg，2 次 / 日。此后 3 年体重逐渐增加，至 2000 年由 51kg 增加到 73kg，伴月经稀发，每 2 ~ 3 月 1 次，为此在北京协和医院内分泌科检查，排除肾上腺皮质功能亢进综合征、多囊卵巢综合征。近 3 年自述感胸闷憋气，倦怠乏力，汗多失眠，时腹泻腹胀。既往身体健康，无特殊病史。其父及兄长有高血压，母肥胖患糖尿病，弟体型正常健康。

体检：面色红润，体胖（BMI 26），腹部两侧及大腿内侧有白纹，腋下紫纹（±），背部有脂肪垫，舌体胖大，苔薄白腻，边有齿痕，脉弦滑。

理化检查：心电图提示 ST–T 改变；B 超提示重度脂肪肝；FBG 7.2mmol/L，PBG 13.2mmol/L，TC 6.7mmol/L，TG 4.12mmol/L，LDL 3.4mmol/L，HDL 1.08mmol/L，血尿酸 418μmol/L，血清胰岛素 36mU/L。

分析：该患者系消渴病耗伤脾气，脾运不健，不能化生水谷精微以濡养周身而倦怠乏力；聚湿酿痰，阻遏胸阳而感胸闷；脾与心母子相关，子病及母，心脾两虚则心烦失眠；脾气不足，肌表不固而自汗出；脾失健运而腹泻腹胀。鉴于 BMI > 25，高血糖、高血脂、高胰岛素血症、高尿酸血症、高血压、心电图异常等指标异常为诊断提供依据。

中医诊断：消渴病，证属脾虚痰湿。

西医诊断：2 型糖尿病，代谢综合征。

处理：格华止 500mg，2 次 / 日；科素亚 50mg/d。

治拟益气健脾，化痰和中。方药：补气运脾汤合温胆汤加减。

| 人参 10g | 白术 10g | 橘红 10g | 茯苓 10g | 砂仁 10g | 甘草 10g |
| 半夏 10g | 枳实 10g | 竹茹 10g | 黄芪 10g | 生姜适量 | |

方解：取方中人参、白术、黄芪益气健脾为君药；半夏、橘红、茯苓化痰和中为臣药；砂仁、枳实、竹茹、生姜理气宽胸，降逆和胃为佐药；甘草调和诸药为使药。诸药合用，以达益气健脾，化痰和中之效。

加减：心悸失眠加柏子仁、炒枣仁以养心安神；腹泻加大腹皮、炒薏苡仁、炒扁豆以加强健脾利湿、利小便实大便之力。

10 月 23 日复诊：经上述处理 2 周，血糖、血压控制基本达标。6 个月后体重减至62kg，心电图提示 ST 段压低恢复到基线，T 波倒置转为低平，血糖、血压维持接近正常水平。

病案结语

本案鉴于患者产后逐渐发胖，已排除内分泌失调引起的肾上腺皮质功能亢进、多囊卵巢综合征等病变，考虑为单纯性肥胖。由于摄入热量过高，消耗热量不足，引起脂肪分布异常呈向心性肥胖、冠心病、高血压等构成了代谢综合征。通过控制日总热量摄入1500kcal，其中碳水化合物摄入948kcal/d，蛋白质 204kcal/d，脂肪 280kcal/d，增强活动，体重减轻 3kg。表明代谢综合征患者必须严格控制总热量的摄入，严格控制血糖、血脂，加强运动，以达到提高生活质量，延缓、减少心血管事件的目的。

五、控制肥胖药物选用

（一）降脂药

降脂药品种类较多，可参考第二十五章的表 25-5 选择常用降脂药。

（二）抑制食欲类药

1. 苯特明

该药在国外较为普遍用于减肥。初始剂量为 8 ～ 19mg/d，最大剂量为 37.5mg/d；治疗期为 36 周，可作单程用药，长期治疗应联合用药。

2. 去甲麻黄素酯

本品主要作用为刺激下丘脑去甲麻黄素能受体以抑制食欲，无增加产热作用，不成瘾。用于无高血压之肥胖者。初始剂量为 75mg/d，最大剂量也为 75mg/d，一般治疗期为 4 ～ 12 周，可减轻体重 0.7 ～ 1.8kg。

（三）脂肪吸收抑制剂

四氢脂酶抑制素又称 Orlistat，主要作用为抑制胰和胃脂酶，使肠道减少对脂肪的吸收；体重减轻与剂量具有量效关系。用量为 30mg/d，可减轻体重 3.61kg，最大剂量为 60mg/d；主要副作用为腹泻、脂溶性维生素吸收不良等。

第二十七章
糖尿病骨质疏松症

骨质疏松症（osteoporosis，OP）是一种骨密度降低和骨组织微结构受到破坏，骨质变脆，易发生骨折的慢性全身性骨代谢性疾病。主要病变以骨质变松，骨小梁变细，数量减少，骨皮质变薄，多孔等为特征。糖尿病骨质疏松症继发于糖代谢紊乱，导致骨形成功能衰退，为老年糖尿病患者多发、常见的病症，严重影响患者的生活质量以及生命安全。

第一节　糖尿病骨质疏松症的流行病学、病因病机

一、糖尿病骨质疏松症的流行病学

随着人类寿命的延长，越来越多的国家步入老龄化社会，糖尿病骨质疏松症（OP）发病率不断增加，已成为 21 世纪严重威胁人类健康的病症。美国 1995 年报道，因骨质疏松导致的骨折远高于心脏病、中风和乳腺癌的总和。研究者预测，到 2050 年，全世界将有 630 万人发生髋部骨折，其中亚洲 320 万；并预测 30％的妇女和 20％的男子一生中会发生骨质疏松性骨折。欧美和日本约有 2500 万人罹患骨质疏松症，其中 1/3 为绝经妇女，绝大多数老年人患有本病。近期亚洲地区骨质疏松性骨折的流行病学调查显示，新加坡和我国香港居民的髋部骨折率比 20 世纪 60 年代增加了 3 倍；中国五大地区 40 岁以上人群 5602 人参与调查，骨质疏松症患病率为 12.4％，骨量减少症患病率为 15.8％。老年妇女 OP 发生率为 90.48％，老年男性为 60.72％；北京市 50 岁以上居民脊椎骨折的发生率为 15％，每年男性髋部骨折的发生率为 97/10 万，女性为 88/10 万。人的一生中骨量丢失，男性为 30％，女性为 40％～50％；50 岁以上妇女 OP 患病率为 25％，腰椎骨折发生率为 15％；75 岁以上的老人半数患有 OP。骨质疏松的严重后果是骨折，常见部位有椎体、髋骨、前臂，其中髋部骨折最为严重，约 20％患者于发生骨折后 1 年内死于各种并发症。

OP 可分为Ⅰ型和Ⅱ型。Ⅰ型主要为雌性激素缺乏所致，女性的发生率为男性的 6 倍。该型主要发生于绝经后数年内的女性，多数为骨转化率增高，又称高转化型 OP，主要在脊柱、桡骨远端、股骨颈等部位骨小梁丢失；Ⅱ型 OP 多见于 60 岁以上的老年人，女性的发病率为男性的 2 倍以上，主要累及脊柱和髋骨。

二、骨质疏松的病因与病机

骨骼构成人体支架，赋予人体的基本形态，并承担着保护、支持、运动、负重的功能。骨的形成和骨的吸收及相关激素在骨骼构建中发挥着主导作用；骨在构建过程中任何一环节发生故障，均可导致骨质疏松；同时骨质疏松的成因与环境及遗传有着密切的相关性。

（一）骨形成及其相关因素

骨的形成主要由成骨细胞介导，成骨细胞位于骨外膜的内层和骨小梁表面。人从婴儿时期起，骨骼逐渐发育成熟，骨量增加；青春期是人体骨量增加最快的时期；30 岁达骨峰值（骨量最高值）。骨峰值年龄以后，骨质疏松则主要取决于遗传因素、性激素、体力活动等。

1. 遗传因素

预测骨折的最佳指标为骨密度测量。应用骨密度作为量化指标，对人和鼠的遗传连锁分析中发现多个基因在骨密度的调控中发挥重要作用。隐性遗传性骨质疏松症的遗传位点位于染色体区 11q12 与 TCIRGI 基因；显性遗传性骨质疏松症的遗传位点位于染色体区 16p13 与 CLCN7 基因。

相关研究发现，雌激素受体（ER）是骨质疏松症的一个重要候选基因，中国人雌性激素 α 和 β 受体存在多态性；位于 ERβ 基因内含子 20CA 重复序列的绝经前妇女，其腰椎、髋部、股骨颈区域的骨密度均显著增高，而不伴有 20CA 者则无显著差异，说明在骨代谢中 ERβ 基因具有调节作用。目前已知候选基因胶原 Ial 型基因 SPI 的多态性对预测欧洲人骨折具有重要意义。

2. 性激素

性激素可影响成骨细胞和破骨细胞功能，不同生理时期所发挥的作用不同。

（1）雌激素：骨应变阈值是衡量成骨细胞和破骨细胞功能及骨量的指标。女性雌性激素具有生理性的变化：青春期雌性激素增加，降低骨应变阈值，使骨量增加；绝经期雌激素降低，骨重建阈值升高，在相同外力情况下，破骨细胞多于成骨细胞，引起骨量丢失。

肌力决定骨结构和骨量，使骨强度适应运动负荷。肌力指肌肉收缩所产生的力量，骨量指骨组织的含量；雌性激素主要通过骨应变阈值调节肌力和骨量。老年患者部分肌组织转变为纤维组织，肌力随年龄增长而降低，使雌性激素不能发挥对肌力有效的作用。因此，雌性激素缺乏，成骨功能不足，破骨功能增强，加速骨量丢失。

雌性激素在基因水平抑制白介素 –6（IL–6）、肿瘤坏死因子 –α（TNF–α）的表达；雌性激素不足则 IL–6、TNF–α 水平升高，促进破骨细胞增殖、分化、融合，促骨吸收增加，骨代谢耦联失衡，导致骨质疏松。

（2）孕激素：相关资料提示，骨的生长发育过程中孕激素与雌激素对骨的转换具有不同的作用：孕激素刺激骨形成，雌激素减少骨转换；绝经后破骨细胞的骨吸收大于成骨细胞的骨形成，引起骨质疏松。孕激素可刺激成骨细胞的增殖，胶原合成及碱性磷酸酶的活性，上调骨钙素的表达，增加骨小梁形成的数量和面积，表明孕激素对成骨细胞的分化具有多种促进作用。

（3）雄激素：雄性激素缺乏，骨分解代谢增加，合成代谢降低，呈现负平衡状态，引起骨密度降低。雄性激素下降是老年男性骨质疏松症的重要原因。雄激素可刺激青春期骨骼形成，调节正常骨生长、代谢和维持骨量，并可增加肌肉量。

（二）骨吸收及其相关因素

骨吸收主要由破骨细胞介导，破骨细胞在接触骨质时被激活，分泌溶解骨基质的某些化学物质、酶、细胞因子、胶原纤维蛋白、矿物质等被游离（溶骨作用）；在骨重建过程中，骨细胞在各种激素和局部作用下，产生多种细胞因子，在溶骨的不同时期促进、调控和终止破骨细胞的活动。

1. 钙摄入障碍

钙是骨矿物质中最主要的成分，使骨骼具有一定强度，起到对人体的支撑作用。人体中的钙99%存在于骨骼和牙齿中；骨是人体钙的贮存库，钙在血液和骨骼间进行交换，起到动态平衡，以维持机体内环境的稳定。糖尿病由于高血糖、渗透性利尿和肾血流动力学改变，引起肾小球对钙、磷重吸收的障碍。糖尿病 BB 鼠尿钙排泄明显减少，小肠对钙的主动转运功能几乎消失以及糖尿病的营养不良和低体重会抑制骨转换，使睾酮、生长激素减少影响成骨。

高血糖可明显抑制矿化小结对钙的摄取，在基质成熟期，高糖明显抑制钙沉积，增加细胞增殖和碱性磷酸酶（AKP）活性。可见高葡萄糖浓度可刺激细胞增殖，抑制对钙的摄取，使骨形成减少、骨峰值降低而导致骨质疏松。

2. 体力活动不足

国际著名骨生物力学专家 Harold M.Frost 提出应变决定骨结构的主要力学因素，形成骨生物力学理论。Frost 认为"结构是适应于外力作用的结果"。体力活动对儿童骨量和骨强度作用显著，而对老年人的影响仅表现在骨密度有轻微改善。因此老年人需要用非力学因素对骨生长、骨量维持和修复等产生作用。非力学因素分合成因子和抗吸收因子：合成因子通过塑建和重建为基础的骨量增加使骨代谢趋于正平衡，以增加骨量；抗吸收因子通过抑制骨吸收使骨量得以维持。由于非力学因素随年龄增加而减少，骨细胞对外力作用的敏感性也随之降低，所以必须与机械负荷结合。成骨锻炼不仅可以刺激骨形成，并可抑制骨吸收；合成因子可以加强以骨塑建为基础的增加骨量和重建，直接促进成骨细胞的活性。长期锻炼可使体内 IGF–1 刺激蛋白质合成率增加56%。

加强外力作用引起成骨反应，逆转骨量减少。体力活动有助于提高骨峰值、成骨细胞接应力、机械刺激接受体。成年后的体力活动是刺激成骨细胞的基本方式，体力活动过少或病理情况下，破骨细胞的数目和活性增强，骨吸收过多或成骨作用不耦联骨的吸收作用，易引起骨质丢失，而导致骨质疏松。

3. 维生素 D 代谢异常

1,25– 羟化维生素 D_3 即骨化三醇，是维生素 D 的活性代谢产物。1,25– 羟化维生素

$D_3[1,25(OH)_2D_3]$无论在体内还是体外均具有调节成骨细胞的分化和活性作用，在骨的吸收和骨形成代谢过程中，起双向调节作用。活性维生素 D 促进肠钙吸收，提高血钙浓度，促进钙在骨中沉积，以利于骨的形成，成骨细胞是活性维生素 D 的重要靶器官。$1,25(OH)_2D_3$激活多种信息途径，上调或下调与成骨细胞增殖和分化相关的基因表达，增加转化生长因子（TGF）–β 的合成及胰岛素样生长因子（ICF）–1 的数量。$1,25(OH)_2D_3$是青春期骨加速生长的刺激因子，也是骨量峰值形成的关键因子。糖尿病鼠体内血维生素 D 结合蛋白（DBP）水平低下是导致$1,25(OH)_2D_3$降低的原因之一。

胰岛素和胰岛素样生长因子–1（IGF–1）与转化生长因子（TGF）–β 是重要的促骨生长因子，促进骨细胞的增殖及基质中 II 型胶原或蛋白多糖的合成；IGF–1 刺激肾 1α 羟化酶的作用；胰岛素不足，高血糖使体内活性维生素D_3合成减少，肾 1α 羟化酶活性减退，糖尿病鼠小肠黏膜上的维生素 D 受体数量严重降低而影响体内钙的平衡和骨的形成。

（三）成骨细胞功能减退与胶原合成障碍

老年人骨质疏松与成骨细胞骨形成功能降低、生物学功能减退有关。

1. 成骨细胞功能降低

（1）增殖能力降低：随年龄增加，成骨细胞的分化增殖能力降低，骨形成活性明显衰退。依据不同年龄人松质骨标本体外培养结果显示，70 岁及以上组成骨细胞增殖率比值较 30 ～ 40 岁组低 39.4%。

（2）退行性形态改变：形态学观察，发现老年人成骨细胞体松散、变薄、体积增大，胞浆内黑色颗粒和空泡增多。电镜扫描发现细胞塌陷，成骨细胞浆细胞器明显减少，高尔基体欠发达，糖原堆积，细胞核内染色质增多等形态学退行性改变。

（3）成骨细胞的基因表达和生长受活化蛋白（AP）–1 转录因子 c-Jum 的调控，受葡萄糖的浓度影响；高血糖可抑制成骨细胞基因表达和生长受活化蛋白（AP）–1 因子 c-Jum 转录，降低成骨细胞功能。

（4）生物学功能衰退：组织学、生物力学的研究表明，糖尿病骨的基本特征是低转换型，表现为成骨细胞减少，类骨质形成不足，骨矿沉积速度减慢。成骨细胞具有胰岛素和 IGF–1 受体，胰岛素和 IGF–1 与之结合后能促进成骨细胞增殖，糖尿病成骨细胞功能低下、数量不足与胰岛素缺乏有关。

（5）骨钙素（BGP）是成骨细胞分化成熟后期与骨形成相关的主要指标，Martinez 等对 168 例人松质骨体外培养显示：70 岁及以上人成骨细胞 BGPmRNA 表达较 30 ～ 40 岁低 44.4%；胰岛素样生长因子（IGF–1）是成骨细胞合成分泌的重要骨形成因子，体外培养吸收衰老成骨细胞 IGF–1mRNA 表达水平较年轻组低 49.9%；骨保护蛋白（OPG）和破骨细胞分化因子（ODF）是成骨细胞合成分泌的调控破骨细胞骨吸收功能的重要因子，经培养结果表明老年人成骨细胞 OPG mRNA 明显降低，而 ODFmRNA 未见降低，说明老年人破骨细胞吸收功能偏高与成骨细胞 OPG 合成分泌减少有关。

2. 胶原合成障碍

胶原合成所形成的骨基质是骨矿化的重要步骤。胰岛素有促进骨细胞摄取氨基酸，加强蛋白质合成的作用。糖尿病不仅会影响胶原合成，高血糖对胶原的非酶促糖基化作用可以降低胶原力度，增加骨脆性。

1 型胶原 C 前肽（PICP）反映成骨细胞合成 1 型胶原的活性。研究显示：70 岁及以上人成骨细胞体外培养 PICP 含量较 30 ～ 40 岁组低 14.2%；1 型胶原 mRNA 表达量也明显减少。

（四）骨髓基质细胞

骨髓基质细胞（MSCs）是存在于骨髓中的一类间充质多能干细胞，可分化为成骨细胞和成脂细胞，两种细胞间存在相互作用和可塑性。在基质细胞培养条件下，应用抑制脂肪细胞促进成骨细胞生成，或诱导脂肪细胞转化为成骨细胞。脂肪源性基质细胞在活性维生素 D_3 抗坏血酸和 β– 甘油磷酸盐存在下可分化为成骨细胞。

MSCs 的分化多潜能性，具有重要的生理功能：MSCs 能分化为成骨细胞的特性，可为骨生长和骨修复提供细胞来源；可分化为破骨支持细胞，在骨转换时对破骨细胞发出信号。大量实验证实 MSCs 在不同的诱导条件下可分别向成骨方向或成脂肪方向分化。

随着年龄增长，骨髓中脂肪细胞逐渐增多，甚至四肢长骨中 90% 的骨髓腔中充满脂肪细胞。骨质疏松的患者中，不仅骨细胞减少，同时 MSCs 的成骨能力也降低，而成脂能力增强，这与骨髓微环境中生长因子对 MSCs 的作用降低和 MSCs 对生长因子反应降低有关。骨髓中脂肪细胞增多或活性增强，导致 MSCs 可塑性下降，成骨细胞生成减少而致骨量减少。

（五）瘦素与骨质疏松

瘦素是一种具有 146 个氨基酸的蛋白质，由脂肪组织分泌和骨髓脂肪细胞合成，瘦素具有直接刺激骨形成与通过中枢间接抑制骨形成的双重作用。

1. 瘦素对骨的作用

研究发现，人骨髓间质细胞 hMS2–12 具有向成骨细胞和脂肪细胞分化的潜能，这种细胞上有瘦素受体的 mRNA 及蛋白质的表达；瘦素可作用于人骨髓，使其向成骨细胞分化，同时抑制该细胞向脂肪细胞分化。体外研究显示瘦素可刺激大鼠骨髓干细胞增殖。血清瘦素水平与机体骨重建关系密切。人的骨重建具有显著昼夜节律，即骨重建活性在睡眠中达高峰，而人血清瘦素水平也呈现类似节律性波动，其高峰在午夜前后，检测显示外周血瘦素高于骨髓，表明瘦素与骨形成关系密切。

2. 瘦素影响骨髓间质细胞的分化

近年研究发现，原代培养的人类骨髓细胞有高水平的瘦素表达，提示瘦素在体内参与多种代谢的调节。人类骨髓基质细胞系 hMS2–12 具有向成骨细胞或成脂肪细胞系分化的潜能。这种细胞能表达瘦素受体 mRNA 及其蛋白，故认为它是瘦素作用的靶细胞。瘦素可直接作用于人类骨髓基质细胞，促其向成骨细胞分化，抑制向脂肪细胞分化。瘦素及其受体在原代培养人类正常成骨细胞（hOB_s）的表达，是在矿化期和骨细胞转化期，结果显示瘦素对成骨细胞生成及矿化发挥重要作用。Gordeladze 报道，瘦素可影响成骨细胞的增殖、分化、矿化，并能抑制细胞凋亡，延长人原代培养成骨细胞的寿命。

3. 瘦素与骨质疏松

（1）瘦素与肥胖：肥胖与血浆瘦素浓度及骨矿物含量增加有关，营养不良可降低瘦素浓度与骨矿物含量，可防止性功能减退导致的骨量丢失。肥胖导致高骨密度并保护个体不发生骨质疏松的机制，可能是瘦素介导脂量和骨量的激素介质；也有研究认为瘦素通过中枢系统的作用抑制骨形成，并对骨髓基质细胞的直接作用而刺激骨形成。由此推测瘦素可能介导肥胖对骨量的影响。同时发现，成骨细胞表面存在胰岛素受体，胰岛素缺乏可导致骨转化率下降，骨基质分解，钙盐丢失，引起骨质疏松。

（2）瘦素与性激素：瘦素是一种能协调性腺功能、体重、骨量间关系的因子。瘦素可增加下丘脑促性腺激素释放激素的释放，进而抑制卵巢周期与性激素的产生，发挥抑制骨生成作用，故被称为下丘脑成骨细胞抑制因子（HOBIF）。瘦素与生殖功能的密切关系已得到肯定。去卵巢动物或人进入更年期后均会发胖、骨量丢失，其主要因素为性功能低下，性激素减少。瘦素可减少去卵巢大鼠的骨小梁丢失，绝经后肥胖者的血清瘦素水平和 BMI 均显著升高，多数肥胖者存在严重的瘦素抵抗。

总之，大量的研究证实瘦素可以影响骨代谢，但作用机制复杂。瘦素及其受体在成骨细胞上的表达，为瘦素对骨的形成具有直接作用。通过中枢抑制骨的形成引起骨质疏松，其中抑制骨的形成是主要的，尽管肥胖者的血清瘦素和 BMD（骨密度）均显著升高，但多数肥胖者存在瘦素抵抗，这与瘦素抑制骨形成的结论是一致的。

（六）糖尿病骨质疏松相关因素及作用机制

1. 骨保护素与骨质疏松

骨保护素（OPG）为肿瘤坏死因子（TNF）受体家族新成员。通过与细胞因子 kB 抑制破骨细胞信号传导的活化，发挥抗骨质疏松的作用，OPG 基因多态与骨质疏松存在相关性。OPG 受多种激素、细胞因子、转录因子的调控，骨 OPG/RANK（kB 受体活化因子）比率的改变在骨质疏松的发病中起重要作用。目前 OPG 已成为新的骨转换指标，但临床意义有争议。

2. 骨钙素与骨质疏松

骨钙素（OC）又称骨 γ-羧基谷氨酸蛋白或骨依赖维生素 K 蛋白，是一种含量最丰富的非胶原蛋白。OC 的基因表达受多种激素、维生素和局部细胞因子的调控。OC 大部分与骨基质内的磷灰石结合的特异性产物，可以反映成骨细胞的活性和骨代谢转换水平，是一种受广泛重视的骨形成标志物。OC 由成骨细胞合成，是反映成骨细胞合成活性的特异敏感性的物质，已成为临床代谢性骨病的重要检测指标。了解 OC 的生物特征，其表达调控机制，检测 OC 血清浓度，对代谢性骨病的诊断、治疗具有重要的意义。

3. 丝裂原活化蛋白激酶与骨质疏松

丝裂原活化蛋白激酶（MAPK）是信号从细胞表面传导到细胞核内部的重要传递者，参与了细胞生成、分裂、分化、凋亡等多种细胞生理过程。任何引起骨吸收过多或形成不足的因素均会降低骨密度，引起骨质疏松。而 MAPK 途径是多种因素激发的胞内信号聚点，通过 MAPK 影响成骨细胞（OB）和骨钙素（OC）的增殖、分化、凋亡。1 型糖尿病常并发骨丢失和骨质疏松，骨组织形态测定表明，主要形成无功能的 OB，成熟的 OB 减少。高血糖通过高渗透压而激活细胞外信号调节激酶（p38）级联反应，促使 1 型胶原表达的增加，进而抑制 OB 的分化和 1 型胶原启动因子的转录活性，对 OB 的增殖、分化发挥重要作用。

4. 一氧化氮及一氧化氮合酶与骨质疏松

一氧化氮（NO）是一种结构简单、分布广泛的气体信息，是体内重要的信号分子和效应分子。20 世纪 80 年代研究证明，内皮源性舒张因子的本质是 NO，引起世界医学的普遍关注。研究证明，NO 在循环、呼吸、神经、免疫、内分泌等系统发挥重要作用。同时发现 NO 及一氧化氮合酶（NOS）与骨质疏松密不可分。NO、NOS 与骨：NO 是骨的一种重要信号分子；NOS 是 NO 合成的限速酶。在骨组织中，由骨细胞产生的 NO 可通过自分泌或旁分泌方式影响骨重建。病理条件下，NO 异常分泌可使骨形成骨吸收失平衡，这与骨质疏松的发病密切相关。

5. 他汀类药与骨质疏松

近年研究发现，他汀类药可激活骨形态形成蛋白 –2（BMP–2）基因，而 BMP–2 可促使成骨细胞分化。将他汀类药加入培养的新生颅骨内，可见成骨细胞数目增加 2 ~ 3 倍。同时发现服用他汀类药物的绝经后妇女，其腰椎、脊骨、股骨颈骨密度明显增加，骨折危险性明显降低。因此，此类药物有可能成为新的有效的治疗骨质疏松药物。

6. 胰淀素与骨质疏松

胰淀素（Amylin）与胰岛素均是由胰岛 β 细胞分泌的肽类激素。Amylin 具有促成骨细胞生成作用，实验发现成骨细胞数目的增加从 6 小时持续到 48 小时；脱氧胸腺嘧啶核苷掺入法显示成骨细胞 DNA 合成持续增多，说明 Amylin 促成骨细胞增生的作用是持久的。成年大鼠颅骨部位注射 Amylin 4.1×10^{-9} mol/d，5 天后骨形成指标增加 2 ~ 3 倍，矿化骨带增宽 20%，作用强于成骨细胞生成因子、转化生长因子 β、内皮生长因子、胰岛素样生长因子等。Amylin 可以通过破骨细胞受体刺激 cAMP 的生成，阻止破骨细胞前体细胞相互融合成成熟的多核巨细胞，从而达到抑制骨吸收的目的。给成年大鼠每天注射 10.5μg 本品，4 周后骨形成指标较对照组增加 30% ~ 100%，同样的实验发现成年大鼠胫骨骨小梁增加 50%。

三、中医病因病机

糖尿病骨质疏松症在中医学中虽无此病名，按其临床特征隶属于"消渴病"兼夹"痹证""腰痛""虚劳""骨折""骨痿"范畴。《素问·宣明五气》云"肾主骨"，《素问·阴阳应象大论》说"肾生髓"。古代医家精辟地论述了骨质疏松与"骨、肾、髓"的相互关系。

（一）肾与髓、骨的关系

肾主藏精而精能生髓，髓居于骨中，具有成骨细胞和成脂细胞作用，骨赖髓以充养。肾精充足，则骨髓生化有源，骨骼得到髓的充分滋养而坚固有力。当肾精虚少，骨髓化源不足，不能营养骨骼，则出现骨骼脆弱无力，类似成骨细胞的分化、增殖，随年龄增加其能力降低，骨形成活性明显衰退，因此，不同年龄的人骨质疏松程度不同。若肾为邪气所伤，以致肾精不足，骨髓空虚，出现腰脊酸软，甚至脚痿不能行走等症。《素问·痿论》云"肾气热，则腰脊不举，骨枯而髓减，发为骨痿"，又指出"肾之合骨也"等。精辟地阐述了骨与肾、髓一系列的生理、病理变化。"髓居于骨中，骨赖髓以充养"的描述类似于"骨髓基质细胞、成骨细胞激活，骨量丰富"。"脚痿不能行走""骨枯而髓减，发为骨痿"等临床表现与骨质疏松症类似。说明骨质疏松症的发生与肾精不足、骨髓空虚有关。

（二）"天癸"与"骨质疏松"

肾精是构成人体的基本物质，《灵枢·脉要精微论》曰"人始生，先成精"，精能化气，肾的精气从幼年时期开始逐渐旺盛，至青春时期，肾的精气充盛，则"天癸至"，男女具有生殖功能。老年时期，肾气渐衰，生殖功能减退以至消失，正如《素问·上古天真论》说："男子二八，肾气盛，天癸至。""七八天癸竭，精少，肾脏衰。""女子二七，而天癸至，任脉通，太冲脉盛，月事以时下。""七七，任脉虚，太冲脉衰少，天癸竭，地道不通，故形坏而无子。"阐述了肾气的生理病理过程由盛而衰的变更。不难看出"天癸绝"与"绝经期后出现的骨质疏松症"同出一辙。"肾精不足，骨髓亏虚，腰脊不举，骨枯而髓减、骨痿"与"骨质疏松"有着不谋而合的内涵。所以《素问·脉要精微论》指出："腰者，肾之府，转摇不能，肾将惫矣。"《丹溪心法·腰痛》指出："腰痛主湿热、肾虚、瘀血、挫闪、有痰积。"阐述了肾虚腰痛特点及其相关病因。《素问·痹论》云："骨痹不已，复感于邪，内舍于肾。筋痹不已，复感于邪，内舍于肝。脉痹不已，复感于邪，内舍于心。"论述了痹证的病因与发病机理。人体肌表经络受外邪侵袭，使气血运行不畅以引起筋骨、肌肉、关节酸楚疼痛，屈伸不利等类似骨质疏松症。

总之，肾精不足、骨髓亏虚是导致骨质疏松的核心。骨质疏松有先天和后天的因素，先天关键在于肾，后天关键在于脾。故《万病回春·虚劳》云："世人不知百病生于肾。"说明肾的虚盛直接影响到骨的形成和骨的吸收，关系到骨质疏松症的发生。

第二节 糖尿病骨质疏松的临床表现、诊断、防治

一、临床表现

（一）症状

主要表现为腰背疼痛，或全身骨头疼痛，以至出现驼背，身材较前矮小，伴四肢麻木疼痛，负重能力降低，活动后常感肌肉酸痛、痉挛，疼痛加剧，极易发生骨折等。

（二）体征

1. 肢体骨痛

表现以弥漫性疼痛为主，疼痛游走不定，无显著固定部位，局部无明显压痛，无红不肿。多于劳累后或活动后诱发或加重，双下肢软弱无力，四肢骨折或髋部骨折，肢体活动明显受限，局部疼痛颇剧，呈现畸形或骨折等阳性体征。

2. 身材缩短

基于骨质疏松，易发生椎体压缩性骨折，可单发或多发，可有诱因或无任何诱因而自主发生，患者自己感觉身材变矮，或被他人发现其体型明显变矮，以至逐渐出现驼背畸形，可无显著神经压迫症状和体征。

3. 骨折

基于骨质疏松，常因弯腰、负重、挤压等轻微活动或创伤而诱发骨折。以脊柱、髋部、前臂为多发部位，也可发生于肋骨、盆骨、肱骨、锁骨以及胸骨等。脊柱压缩性骨折多见于绝经后骨质疏松患者。可无诱因，突然发生剧烈腰痛，喜卧床或取被动体位，一般无脊髓或神经根压迫体征。摔倒或受挤压易发生髋部骨折，股骨颈骨折为最严重性骨折，预后欠佳，约50%因并发感染、心血管疾病而死亡，50%～75%的患者活动受限，降低生活自理能力以至丧失自理。腰椎压缩性骨折常引起胸廓畸形，可伴见胸闷、气短、呼吸困难、口唇发绀等心血管、肺功能障碍。

二、骨质疏松的诊断标准

骨质疏松症的诊断标准尚未取得一致，按下列标准供参考。

（一）美国骨质疏松协会、WHO、欧洲学会同意下列标准

根据 WHO 推荐的诊断标准，骨矿含量或骨矿密度的测量结果分为：骨量正常、低骨量、骨质疏松和严重骨质疏松等四类：

1. 正常

骨密度（BMD）或骨矿含量（BMC）骨峰值 –1SD 内。

2. 骨量减少

BMD 或 BMC 降至骨峰值的 1SD 至 2.5SD 内。

3. 骨质疏松

BMC 或 BMD 值低于骨峰值的 2.5SD 以上。

4. 严重骨质疏松

骨质疏松伴一处或多处骨折。

（二）中国老年学会骨质疏松委员会诊断试行标准

1. 骨密度降低

以骨密度降低为主要依据，并参考发病年龄、病史、骨折情况、相关体检和实验室

检查等，进行综合判断。

2. 诊断标准

（1）测定骨矿含量结合脊椎 X 线片判断，主要依据双 X 线吸收法（DEXA）。

（2）常以腰椎，或股骨颈，或跟骨，或管状骨 X 线片，可做出初步诊断。

（3）参考 1999 年中国人原发性骨质疏松症诊断标准：正常＞ M-1SD；骨量减少 M-1SD-2SD；＜ M-2SD 以上为骨质疏松；＜ M-2SD 以上，伴 1 至多处骨折为严重骨质疏松。

（4）X 片诊断要求：① X 片要清晰，骨组织层次结构清楚，除跟骨照侧位片，其余部位应照正侧位片。②脊椎骨密度估计：Ⅰ度纵骨小梁明显，为可疑骨质疏松；Ⅱ度纵骨小梁稀疏，Ⅲ度纵骨小梁不明显；Ⅱ和Ⅲ度为骨质疏松。同时发生压缩骨折者，应测量压缩率。③股骨近段可用 Singh 指数法，Ⅲ度以下为骨质疏松。跟骨 Jhamaria 分度法，Ⅲ度为可疑；Ⅲ度以下为骨质疏松。④管状骨皮质指数法，用于四肢长骨、第二掌骨、锁骨等部位。皮质指数＝中点皮质厚度 / 该点骨横径：指数＜ 0.4 为可疑；＜ 0.35 为骨质疏松。

1999 年 WHO 提出评价骨质疏松 BMD 诊断脊椎骨骨质疏松的意见：根据腰椎（L_1~L_3）CT 扫描结果，局部用骨矿分布的评判方法，重要意义在于能分辨出尚未骨折的亚病例，而单用 BMD 无法做出鉴别。故不宜单用 BMD 的均值诊断，应按骨矿分布指数来评价。

三、骨质疏松的防治

（一）加强运动、对症治疗

1. 加强运动

运动是刺激成骨细胞的基本方式，通过运动可以促进成骨细胞增长，保持骨量，有助于提高骨峰值，减少骨吸收，降低骨质丢失，而预防骨质疏松。

2. 对症处理

（1）疼痛症：给予适量的阿司匹林或吲哚美辛，或其他类止痛药等。

（2）骨折：骨折早期，骨愈合的启动工程与非骨质疏松性骨折相同，8 ～ 12 周骨的吸收仍较旺盛，骨矿化相对减少，胶原纤维形成不足，骨痂成熟及骨形成缓慢。

骨质疏松性骨折的治疗难点：糖尿病高龄患者同时存在心、脑、神经以及认知障碍等；老人免疫功能低下，易并发感染性疾病；老人手术的创伤，代偿功能低下，机体恢复缓慢；重度骨质疏松、粉碎性骨折，固定的强度及骨痂愈合的质量均较差。

骨质疏松性骨折的治疗原则：根据全身健康情况和重要器官做出正确评估，确定外科治疗指征，治疗方案的选择应以降低并发症、早期离床、早期康复为目的。

具体治疗方法：应转骨科处理，牵引，或固定，或复位，或进行手术等。并尽量进行早期活动，避免过多卧床，配合有助于功能恢复的物理疗法、康复疗法。

（二）补充钙剂、维生素 D

1. 补充钙剂

"补钙"是治疗一切骨质疏松症的基础用药。成年人体内含钙量为 1000 ～ 1200g，其中 99% 在骨内以维持正常的活动，1% 在软组织内以维持内环境的平衡。

钙的摄入量：2000 年我国营养学会推荐中国居民膳食营养钙的摄入量，1 ～ 4 岁的儿童 600ms/d；11 ～ 18 岁 800ms/d；18 ～ 50 岁 1000ms/d。钙摄入量的计算方法：所需钙量 ＝（尿钙量 + 内源性粪钙量 + 汗钙量 + 骨贮钙量）/ 肠钙吸收率。

对老年糖尿病患者或绝经期妇女补充适量钙剂，是防治骨质疏松症发生和发展的必要措施。选择碳酸钙、葡萄糖酸钙等，临床以碳酸钙及其改良的钙剂应用广泛。

每日应补充 1000 ～ 1600mg 为好，一般补 500mg 已够。

服钙的方式：钙片与食物同时服或餐后服用较空腹服用吸收率提高 20% ～ 30%；1000mg 的钙分 2 次和 4 次服用，则吸收率分别提高 30% 和 60%。小肠全段均有维生素 D 受体，尤以十二指肠浓度最高，与钙主动转运有关的钙结合蛋白存在于肠柱状上皮内，钙结合蛋白的多少与维生素 D 水平有关，所以补钙的同时补充维生素 D 是必要的。

2. 补充维生素 D

维生素 D 是防治原发性骨质疏松的基础药物，而其活性代谢产物才是在体内发挥生物活性作用的主要物质。在骨质疏松症治疗领域中，应用最广泛的维生素 D 活性代谢物制剂包括骨化三醇 [1,25（OH）$_2$D$_3$，罗盖全] 和阿法骨化醇即 1a-（OH）D$_3$，其他还有骨化二醇 [25-（OH）D$_3$]、双氢速甾醇（DHT）也用于治疗骨质疏松症。严格地说，阿法骨化醇不是体内维生素 D 的活性代谢产物，而是种前体药物，在肝脏内代谢为具有生物活性的 1,25（OH）$_2$D$_3$。骨化三醇是维生素 D 生物活性的最高形式，维生素 D$_3$ 又名胆固化醇，是由皮肤内的 7- 脱氢胆固醇经紫外线照射产生。麦角骨化醇或维生素 D$_2$ 是由紫外线照射植物固醇即麦角甾醇所得。在夏日阳光下，皮肤被照射 20 ～ 25 分钟合成的胆固化醇与 7- 脱氢胆固醇和其转化物光化醇、速固醇达成平衡。骨化醇类通常以国际单位（IU）表示，1μg 胆固化醇为 40IU，1μg 麦角骨化醇为 38IU，骨化醇为这两种化合物的统称。

3. 补充雌激素、孕激素

性激素补充疗法（HRT）对绝经后妇女维持骨密度的疗效已得到公认。防治骨质疏松的最终目标是减少骨折。观察性研究显示，雌激素可降低腕部、脊椎、髋部骨折的危险性。应用时间与疗效呈正相关。多数研究证明，长期 HRT 可获得雌性激素对骨的最大保护作用。

（1）雌激素：应用雌激素替代疗法防治糖尿病患者绝经期骨质疏松是最为有效的措施，适用于有或尚无骨质疏松者，及围绝经期伴或不伴骨质疏松者；绝经多年的老年妇女可适当补充雌激素。

主要制剂：倍美力 0.3 ～ 0.625mg/d，或 17β 雌二醇 1 ～ 2mg/d，或炔雌醇 10 ～ 20μg/d；尼尔雌醇（雌三醇衍生物）1 ～ 2mg/w；尼尔骨康（复方尼尔雌醇）0.65mg/w。

（2）孕激素：孕激素与雌激素具有协同作用和拮抗作用多项性。在一定条件下，孕激素可增强雌激素的抗骨质疏松作用；同时孕激素可拮抗雌激素的子宫内膜增生作用，减弱雌激素的抗骨质疏松效应。

（3）雷诺昔芬：本品是一种选择性雌激素受体调节剂，在不同的靶组织分别表现类雌激素样或拮抗雌激素作用。大量临床研究证实，本品可降低骨转换，增加骨密度，降低骨折危险性，有类似雌激素的预防骨质疏松的作用。一项对 251 例绝经后骨质疏松患者的临床观察显示，随机给予 200mg/d 或 600mg/d 雷诺昔芬 8 周后，可降低骨转换的生化指标，减少骨折发生率，改善骨质疏松症患者的生活质量。

4. NO、NOS

绝经后骨质疏松症患者体内不能产生足够的 NO 以维持正常生理功能，这为用 NO 替代治疗提供了合理的生物学基础。但目前其在骨质疏松的发生、发展及治疗中的许多认识还是推理性的。NO 供体对于骨质疏松是一种经济、方便、安全的治疗途径。由于这仅处于动物实验阶段，尚未赋予临床应用，对于骨质疏松的治疗有待进一步的研究与证实。

四、辨证论治

骨质疏松主要表现为腰椎、四肢骨骼酸痛，肢体乏力，重着欠温，劳累加剧，步履艰难，肢体遇冷尤甚。在《金匮要略》中有"肾着"的记载，"腰以下冷痛，腹重如带五千钱"，说明肾虚复受寒湿的特点。临床主要有下列表现：

（一）肾髓虚亏，腰膝酸痛

本型症见腰膝酸软，倦怠乏力，遇劳尤甚，喜卧喜按，休息舒适。偏阳虚者，则少腹拘急，面色苍白，手足不温，舌淡脉沉细；偏阴虚者，则心烦失眠，口燥咽干，面色潮红，手足心热，舌红脉细数。

腰为肾之府，肾主骨生髓，骨髓不充则腰膝酸软，倦怠乏力；病属虚证，劳则伤气，故遇劳尤甚，喜卧喜按，休息舒适。阳虚不能荣筋，则少腹拘急；阳虚不能温煦而面色苍白，手足不温，舌淡脉沉细。阴虚津不上承而口燥咽干；虚火上炎，扰乱心神则心烦失眠；阴虚内热则手足心热，舌红脉细数为主。证属消渴病虚劳肾髓虚亏，见于中老年糖尿病患者伴骨质疏松症。

治则：偏阳虚者宜益肾温阳，方药宜右归饮加味；偏阴虚者宜滋补肾阴，方药宜左归饮加味。

熟地，山茱萸，枸杞子，杜仲，当归，菟丝子，牛膝，龟甲胶，肉桂，附子，山药，鹿角胶。

取方中肉桂、附子、鹿角胶以温补肾阳，龟甲胶、熟地、山药、山茱萸、枸杞子培补肾阴，阴阳双补为君药；杜仲强腰益肾，菟丝子补益肝肾为臣药；当归补血行血，牛膝温肾健腰，引药下行为佐使药。诸药合用，以奏益肾温阳，滋补肾阴之效。一般肾虚者可配青娥丸以益肾健腰，补虚止痛。

（二）肝肾不足，筋骨酸痛

本型以肢体筋脉弛缓，软弱乏力，腰脊酸楚，伴头晕目眩，耳鸣耳聋，遗精早泄，月经已绝或不调，舌红脉弦数为主症。

本证见于消渴病，感受外邪，耗伤阴津；内伤正虚，或久病不已，或劳伤过度，而致气血阴精亏损。肝肾阴虚，精血不能濡养筋脉，则肢体筋脉弛缓，软弱乏力；腰为肾之府，肾主骨生髓，精髓不足，腰脊失养，则肢体筋脉弛缓，软弱乏力，正如《临证指南医案》所述："该肝主筋，肝伤四肢不为人用，而筋骨拘急。肾藏精，精血相生，精虚不能灌溉诸末，血虚不能营养筋骨。"肝肾精血亏损，精不上承而头晕目眩，耳鸣耳聋；肾虚精关失固而遗精早泄；肝肾不足，冲任失调或天癸绝则月经已绝或不调。证属消渴病虚劳肝肾虚亏，见于更年期骨质疏松症。

治则：拟补益肝肾，滋阴清热。方药：虎潜丸加减。

虎骨，牛膝，锁阳，当归，黄柏，知母，熟地，龟甲，白芍。

取方中虎骨、牛膝以强壮筋骨为君药；锁阳温肾益精，当归、白芍养血柔肝为臣药；黄柏、知母、熟地、龟甲滋阴清热为佐使药。热盛去锁阳；面色萎黄无华，心悸怔忡者加黄芪、党参、当归、鸡血藤以益气养血；久病阴损及阳，怕冷阳痿，小便清长，去黄柏、知母，加鹿角片、补骨脂、淫羊藿、巴戟天、附子、肉桂等温补肾阳。

附：骨质疏松病案 1 则

病案： 张某，女，52 岁，国家干部，于 2003 年 6 月 3 日初诊。

主诉： 反复乏力多饮伴腰膝骨节酸痛 13 年，多汗 2 年。

病史： 患者于 1990 年起感口渴多饮，倦怠乏力，体检空腹血糖 7.6mmol/L，诊为 2 型糖尿病。多年来一直服用优降糖，初用量 2.5mg/d，血糖控制尚可，以后逐渐加量，最高量为 5mg/ 次，3 次 / 天，而血糖不能得到满意控制；于 1998 年在原治疗基础上加二甲双胍 250mg/ 次，3 次 / 天；2002 年春天血糖仍未满意控制而改为普通胰岛素，同时出现浑身骨骼及腰部疼痛，每于劳累后加剧，休息可缓解。近 2 年头面及胸背部易出汗，尤其进餐时为甚，而下肢皮肤干燥无汗，伴心烦失眠。51 岁断经，否认阳性家族史，父母健在，儿女健康。

体检： 面色红润，一般情况可；BP 138/90mmHg，BMI 23.8（身高 156cm，体重 58kg）；心肺正常。

理化检查： FBG 6.7mmol/L，PBG 8.7mmol/L；血清 Ca^{2+} 2.1mmol/L，TC 3.2mmol/L，TG 1.78mmol/L，HDL-C 1.01mmol/L，LDL-C 3.34mmol/L；脊椎 X 线提示纵小梁变稀，骨质疏松；股骨正位片提示为Ⅲ度骨质疏松。

分析： 《素问·阴阳应象大论》云"肾主骨""肾主藏精"，精能生髓，髓居骨中，骨赖髓以充养。患者已届"七七，任脉虚，太冲脉衰少，天癸绝，地道不通"，则月事不下而闭经；肾精亏虚，骨髓化源不足则浑身骨骼及腰部疼痛，每于劳累后加剧；肾为水火之宅，肾阴与肾阳互相制约，相互依存，以维持机体内的生理平衡。患者系消渴病久，肾阴被耗，复届天癸绝之年肾精更虚；阴虚无以制阳，虚阳浮越则心烦失眠，五心烦热；阴津不足，阴不敛阳，浮阳逼津外泄则身半以上汗出不止。临床表现，发病年龄，血清钙、磷，X线等相关特点及指标为诊断提供依据。

中医诊断：消渴病，虚劳，汗证，腰腿痛。

西医诊断：2型糖尿病，自主神经功能紊乱，骨质疏松症。

处理：罗盖全0.5μg/d，加强力所能及的体能活动。

治拟补益肾精，强壮筋骨。方药：右归饮合青娥丸加减。

熟地 15g	山药 15g	核桃仁 15g	菟丝子 15g	枸杞子 15g
仙茅 6g	杜仲 10g	肉桂 4g	山茱萸 15g	当归 15g
附子 35g	淫羊藿 6g	补骨脂 10g		

方解：取方中附子、肉桂温壮肾阳，补命门之火，熟地、当归养血补肾，山药补益脾肾为君药；枸杞子、山茱萸补肝肾、益精髓为臣药；菟丝子、核桃肉、杜仲、补骨脂温肾阳、强筋骨为佐药；仙茅、淫羊藿补肾壮阳，强筋健骨为使药；《开宝本草》："主心腹冷气不能食，腰脚风冷挛痹不能行，丈夫疲劳，老人失溺，无子，益阳道，助筋骨，益肌肤。"阴虚五心烦热，失眠心悸加龟甲、鳖甲、酸枣仁、柏子仁以滋补肾阴，养心安神。汗多不止加黄芪以益气敛汗。

上述方药连服两周后，自觉腰膝及浑身筋骨作痛有所好转。

病案结语

骨质疏松是中老年患者常见并发症之一。鉴于年老肾气虚衰、筋骨不健而腰膝酸痛，多与活动量不足、钙及维生素D摄取障碍、性激素紊乱等因素有关。注意加强力所能及的活动；适当增加补肾益精、强壮筋骨之品，有助于改善临床症状，减轻痛苦。

第二十八章
糖尿病神经病变

神经病变（diabetic neuropathy）是糖尿病常见的慢性并发症之一。主要涵盖以分析、综合、归纳功能异常为主的中枢神经系统病变，如大脑和脊髓病变；以传递运动和感觉神经冲动功能异常为主的周围神经系统病变，如颅神经和脊髓神经病变；以支配内脏器官的内分泌功能异常等为主的自主神经病变。糖尿病神经病变早期以生化、生理改变为主，后期出现病理改变，临床表现复杂。20世纪70年代糖尿病神经病变发生率仅4%，近年来由于神经系统检测手段的不断提高，检出率上升到70%～90%。通过对糖尿病神经病变深入的临床和基础研究，新技术的应用，对糖尿病神经病变有了进一步的认识。

第一节　糖尿病神经病变的流行病学、病因病机、病理

一、糖尿病神经病变的流行病学

糖尿病神经病变涉及范围广泛，发病率高。在新确诊的糖尿病患者中并发神经病变者为8%，病程25年以上者达50%以上。上海地区对10万人的调查显示，新发现糖尿病患者中并发神经病变者高达70%，其中周围神经病变占85%，自主神经病变占56%，脑部病变占4.4%，脊髓病变占1.5%，颅神经病变占0.74%。周围神经病变主要可累及感觉、运动、自主神经，尤以感觉神经最为常见，其中25%～33%的患者有疼痛或痛觉异常。糖尿病神经病变以周围神经病变居多，其次为自主神经病变，再次为中枢神经病变。

有关资料显示，糖尿病神经病变患病率随年龄增长而上升：小于30岁者占5%；大于30岁者占50%；大于50岁者占70%；发病高峰见于50～60年龄段，与血糖水平呈正相关，与性别无明显关系。我国以2型糖尿病患者占绝大多数，大都起病缓慢，有的早期无明显症状，故与病程的关系不明确。

二、糖尿病神经病变的病因病机

糖尿病神经病变的病因与发病机理迄今尚未完全阐明。近年研究提出以下学说。

（一）血管学说

大量的研究业已证实，糖尿病神经病变是由于滋养神经血管病变和神经内膜微血管

病变累及神经功能而诱发的神经病变，主要有以下机制。

1. 神经病变与滋养血管的关系

1893 年，Price 发现糖尿病患者胫后神经区中血管有严重的粥样硬化，在显微镜下可见血管阻塞。Wotman 和 Wilder 将糖尿病神经病变归因于神经滋养的血管粥样硬化。1959 年 Fagenberg 通过 PAS 染色阳性，证实神经内膜血管壁的增厚和透明样变性。首次将糖尿病神经病变和微血管病变相联系，主要以感觉神经损害为特征。

2. 神经病变与微循环的关系

糖尿病神经病变与微循环关系密切，文献中早就记载，神经病变、视网膜病变、肾脏病变三者相互关联，互为影响，称之为三联征。1995 年 Brand 在美国糖尿病协会年会上进行有关神经病变与视网膜病变的报告，认为局部的皮肤血流灌注是伤口愈合的关键因素，感觉神经的病变是引起伤口经久不愈合的主要原因之一。外周和交感神经系统在控制和调节微循环功能中发挥重要的作用，这种调节微循环的神经，是通过一系列局部和中枢复杂的机制来调节微循环的。当微血管结构发生改变和功能受到损害时，则调节机制发生故障，微循环紊乱，继而糖尿病患者呈现出神经病变。糖尿病周围神经微血管血流动力学异常，微循环功能衰竭，最终表现为足溃疡。认为外周和自主神经病变是神经性溃疡发生与发展的先决条件。

3. 神经病变与小血管的关系

有研究证实，糖尿病神经病变为多灶性神经纤维丢失的局灶性神经病变。因小血管损害功能异常，而导致神经缺血。在神经内膜和外膜营养动脉中有大量的侧支吻合，组成一个大的纵行毛细血管网供养周围神经。当单个或一小段营养动脉血供发生障碍，微血管阻塞，则神经纤维发生变性等。Johnson 等对试验性动物活检发现，糖尿病神经病变，胫后神经和腰骶干中有神经束内髓轴突致密度下降为特征的束样损害，因供养其的小血管血流障碍以致阻塞。

4. 血管神经障碍学说

糖尿病微血管病变几乎见于所有的脏器，周围神经细小血管较为明显。主要表现为毛细血管基底膜增厚、血管内皮细胞增生、透明变性、糖蛋白沉积、管腔狭窄，从而导致神经缺血缺氧，这些病理变化可从糖尿病患者的组织活检中得到证实。在链脲佐菌素（STZ）诱发的和基因源性糖尿病大鼠，用激光多普勒流量计测定坐骨神经血流量，发现在糖尿病发生 1 周内即出现明显的神经缺血，4 周缺血达到峰值。神经缺血缺氧还导致氧自由基生成增加，谷胱甘肽和超氧化物歧化酶活性降低。

最近研究证实，用前列腺素类似物（beraprost sodium）诱导血管平滑肌舒张和减少神经缺血使神经功能改善。Cameron 应用血管紧张素转化酶制剂（ACE）治疗后，血管扩张等试验进一步支持糖尿病神经病变的血管机理。

（二）代谢障碍学说

糖尿病患者病情未能得到满意控制，长期处于高血糖状态，能量代谢失常，葡萄糖未能得到充分氧化利用而导致神经细胞轴突、鞘膜中代谢失常而致病。从病理及生化角度推论，有以下几方面代谢紊乱：

1. 葡萄糖毒性作用

机体长期处于高糖环境下，可引起一系列代谢紊乱。DDCT 和 UKPDS 等大型临床试验研究证实高血糖是导致糖尿病神经病变的主要因素，葡萄糖可促进神经细胞凋亡，抑制细胞生长。

2. 非酶蛋白糖基化

大量研究表明，非酶糖基化作用与糖尿病神经病变有着密切的关系。葡萄糖的浓度增高可形成大量的糖基化终末产物（AGE），过多的 AGE 可通过损害神经内膜的血流供给或直接改变细胞内基质的成分影响神经内膜的微环境。糖基化作用可破坏神经髓鞘的完整性，从而损害神经功能，使其功能异常，影响了神经末梢细胞作用，使轴突的逆行运输发生障碍，妨碍了神经细胞体蛋白质的合成，导致快和慢轴突异常。使轴突所必需的某些蛋白质运输减少，造成轴突萎缩，神经细胞结构和功能改变，神经传导速度减慢。

有研究发现，实验性糖尿病动物的坐骨神经和股神经有明显的非酶促糖基化蛋白。非酶糖基化还可影响神经组织的微管蛋白，从而影响神经分泌及轴索传导的微管系统的结构与功能，外周神经髓鞘蛋白发生糖基化改变。

3. 山梨醇积聚学说

长期高血糖可以引起多元醇通路活性增加，激活醛糖还原酶，产生大量山梨醇，同时山梨醇脱氢酶的活性下降，造成山梨醇代谢的不平衡。山梨醇通过细胞膜的渗透性较差，以致大量积聚在周围神经、雪旺氏细胞脊髓神经及脑部神经细胞。同时由于山梨醇能吸水而使神经细胞肿胀变性，使其功能受到损害，故早期表现为神经传导速度减慢。

4. 肌醇缺乏学说

由于葡萄糖进入神经细胞转化为山梨醇引起肿胀，而使肌醇进入神经细胞减少，从尿中排出增加。已证实对糖尿病患者补充肌醇有改善糖尿病性神经病变症状的作用。1985 年 Greene 等认为由于磷酸酯酰肌醇代谢降低，Na^+-K^+-ATP 酶内源性激活作用减弱，而致活性降低，引起神经能量代谢失常，传导速度减慢。当多元醇途径的作用增强，可使肌醇降低。神经肌醇减少可引起神经传导（NCV）减慢和神经形态异常，用 ARI 的临床研究证实神经形态得到改善。

5. 脂代谢障碍学说

1968 年 Bischoff 发现雪旺细胞内类脂质沉着，神经鞘膜内合成脂肪所必需的乙酰硫激酶活力降低。亚油酸、γ-亚麻酸、花生四烯酸等是机体必需脂肪酸，由于胰岛素缺乏、高血糖、能量代谢失常引起神经组织中这些必需脂肪酸含量减低，影响磷脂酰肌醇合成减少，导致代谢性神经病变。早期多为可逆性的传导速度减慢，而后发生不可逆的病理性改变。

6. 神经营养因子减少学说

神经营养因子是一类促进神经元存活、形态发展和生理功能分化的蛋白质，其中以神经生长因子（NGF）为主。NGF 是感觉神经元和交感神经元维持正常功能所必需，其中细纤维感觉神经元尤其重要。当糖尿病并发神经病变时，NGF 在神经元中生成和轴浆逆向转运均降低。背根神经节中细纤维感觉神经元在糖尿病性神经病变中最易受累表明 NGF 降低。

7. 维生素缺乏学说

糖尿病性神经病变多数由于微血管病变和营养不良所致，其病变性质与维生素缺乏症相似。实验证明，糖尿病患者血中维生素浓度较低，当补充维生素 B1 后症状可以得到改善。1970 年日本学者鬼头昭三提出维生素 B12 不足，碳水化合物、脂肪代谢紊乱，血液中谷胱甘肽的浓度降低，与神经病变发病有关。实验证实，给小鼠高碳水化合物、低脂肪食品可使其血糖升高，如加用维生素 B12 则可使血糖下降。临床实践证明，糖尿病神经病变应用维生素 B12 治疗，有一定疗效。故推测糖尿病性神经病变与 B 族维生素缺乏有关。

8. 血液流变学异常

大量的研究证实糖尿病患者存在血液流变学异常，在糖尿病神经病变的神经内膜血管可见到纤维素沉积和血小板聚集，红细胞变形能力降低，血浆黏滞性增加等促使血流缓慢、毛细血管阻塞引起神经血流障碍，导致神经内膜缺氧，引起神经病变。可见组织缺血缺氧是糖尿病神经病变的主要因素。由此引起的神经内膜微血管病变、血液黏滞度异常又可加重神经组织缺氧，加速神经损害。

总之，糖尿病性神经病变的病因属多种异质性。单神经病变与微血管病变关系较明显，多神经病变对称性者的病因与发病机理和代谢紊乱关系密切。但确切病因有待进一步研究。

三、糖尿病神经病变的病理

糖尿病性神经病变的主要病理为神经细胞、轴突、鞘膜中代谢失常引起的轴突变性、鞘膜变性及雪旺细胞病变。轴突变性呈线粒体集聚，神经微鞭毛增生，轴突膜异常及轴突肿胀，轴突变小，功能失常。鞘膜变性在有髓及无髓神经纤维中均存在，表现为长形纤维细胞及胶原纤维的明显增厚。雪旺细胞胞浆内髓脂质纤维丢失，细胞突起变薄，胶原纤维增生并呈薄膜状积聚。通常认为双侧对称性末梢神经病变的病理特征为节段性脱髓鞘改变与雪旺细胞损害，而轴突损害较轻较晚。研究者对糖尿病性末梢神经损害的有髓鞘和无髓鞘组织进行定量研究，发现节段性脱髓鞘与轴突变性改变的频度大致相同。单发性或多数单发性病变的病例发现神经内有动脉梗死，一般认为是由于神经纤维束间滋养小动脉玻璃样变性，引起缺血性改变，从而导致脊髓与肌肉相继发生改变。山村等从电子显微镜检查中发现实验性糖尿病末梢神经中的无髓神经轴突变性和有髓神经纤维轴索内网状构造异常增加。鬼头昭三等通过糖尿病腓神经的活检材料证实成年性糖尿病髓鞘和轴索均有相同程度的变化。而青少年糖尿病则以轴索病变为主，髓鞘病变不明显，此外尚有自主神经、颅神经等也可发生不同程度的病理改变。

第二节　糖尿病神经病变的中医病因、病机

中医学中虽无糖尿病神经病变的名称，但历代医家对糖尿病神经病变的生理、病理、证候、病因、发病机理均做了精辟的论述。

一、中医对神经生理功能的认识、证候特点

（一）中医对神经生理功能的认识

明代《医学入门》指出："脑者髓之海，诸髓皆属于脑，故上至脑，下至骨骶皆精髓升降之路。"说明脑和脊髓在结构和功能上的有机联系。关于思维意识和人体的关系，古代医学文献中有着不少唯物主义的论述："形俱而神生""形存则神存，形谢则神灭"，他们从哲学上论述了形体与思想意识的辩证关系。李时珍指出："头为精明之府""脑为元神之府"。明·王惠源在《医学源始》中指出："耳、目、口、鼻之所导入，最近于脑，必脑先受其象而觉之，而存之也。"从而进一步阐明了主观世界是客观世界通过五官感觉器官传达到脑的反映，脑有贮存感觉信息的功能，这种认识已接近现代神经生理学的认识。《灵枢·大惑论》："五脏六腑之精气，皆上注于目而为之精，精之窠为眼，随眼系以入于脑，入脑则脑转，脑转则引目系急，目系急则目眩以转矣。"阐明了在两千多年前，古人已认识到两眼有视神经（目系），眼与脑有联系，视神经有传递视觉信号的功能。

（二）神经病变的中医证候特点

糖尿病神经病变涉及范围广泛，病情复杂，按其临床表现与中医学中的"痹证""痛证""痿证""失眠""嗜睡""健忘""中风""汗证""阳痿"等病证相似，在历代文献中均有详细的记载。在《内经》中生动地描述了脑卒中病变的临床特点："民病卒中，偏瘫，手足不仁，偏枯，身偏不用。"阐述了卒中的典型症状和体征。并指出："风之伤人也，真气去，邪气独留，发为偏枯。"认识到偏瘫是由于机体抵抗力减弱，"风邪"乘虚而入所致。《金匮要略》："风之为病，当半身不遂，邪入于腑，即不识人；邪入于脏，舌即难言，口吐涎。"讨论了舌强不语，半身不遂的发病机理。痿证（脊髓病变）在《内经》中记载："虚则痿躄，坐则不能起，甚则肌肉痿。足痿不用，为风痿，四肢不用。"描述了痿证的临床表现与脊髓炎相类似。痹证（周围神经病变），中医学将肢体疼痛和肢体感觉障碍统称为痹证。并对痹证的描述有："寒痹为之病也，留而不去，时痛，而皮不仁。"同时认识到其致病因素为"风、寒、湿三气杂至合而为痹"。阐明了痹证发病的原因为风、寒、湿三邪相关，类似风湿痹证，但两者有所区别。

二、中医病因病机

糖尿病神经病变，按其病因、发病机理，主要为阴阳失调、气血失调。

（一）阴阳失调

"阴平阳秘，精神乃治，阴阳离决，精气乃绝。"先贤阐明阴阳平衡是机体正常的生理状态，一旦阴阳平衡失调，就会发生疾病。《素问·阴阳应象大论》进一步指出："阴胜则阳病""阳胜则阴病"。阴阳偏胜主要指阳气太盛，消灼阴津，阳气愈炽，则"阴虚产内热"，反之，"阳虚阴寒内盛"。其主要病变有下列几种：

1. 阴虚内热

（1）心阴不足，心火炽盛：心主神明，为情志思维活动的中枢。热灼心阴，心阴不足，心火亢盛，心神浮越，神不守舍，则心悸怔忡，心烦失眠；心火灼津成痰，痰热内扰，蒙闭心窍，则心悸动；甚则神情痴呆，语无伦次，以致神志昏糊。类似交感神经兴奋性增强、中枢神经病变（脑卒中）。

（2）肝阴不足，肝阳亢盛：肝藏血，主疏泄，喜条达，肝体阴而用阳，司全身筋骨关节之屈伸，其性刚强，调节情志。"肝气易郁""肝阳易亢""肝血易虚"，临床多见情志抑郁，或急躁易怒；肝主筋脉，肝血不足，筋脉失养，则肢体麻木，或挛急不能伸屈，或四肢抽搐、挛急，筋惕肉瞤；肝阴不足，阳失潜藏，阴虚动风，风火相煽，血随气升，上冲颠顶，或流窜脉络，则头晕头痛，或昏厥不省人事；目为肝之窍，其经脉连目系，交于颠，目得其养而能视，肝血不足，目失所养，而眼花目眩，视物不清。见于糖尿病交感神经兴奋、中枢神经病变、高血压、中风。

（3）肾阴不足，相火亢盛：肾藏真阴，寓元阳，居深位低，性主潜藏。"元阴""真阴"是人体阴液的根本。肾在病理上多虚证，当肾阴不足，相火亢盛，肾关失司，精关不固，则遗精早泄；肾阴虚亏，精不化血，肝失濡养，虚阳上扰，则头晕目眩，腰酸耳鸣，急躁易怒等。多见于周围神经、自主神经、中枢神经病变等。

2. 阳虚内寒

阳与阴是体内相互依存，相互制约，对立而统一的两种物质。两者处于动态平衡，古有"阳化气，阴成形"。《素问·生气通天论》云，当"阴阳失调"，则出现"阴胜则寒，阳胜则热；阳虚则寒，阴虚则热"。阳虚的临床表现如下：

（1）脾阳不足，聚湿生痰：《素问·至真要大论》云："诸湿肿满，皆属于脾。"脾主运化，当脾阳不足，脾不健运，聚湿生痰，痰阻筋脉。《素问·太阴阳明论》云："四肢皆禀气于胃而不得至经，必因于脾乃得禀也。""脾阳不足，不能为胃行其津液，四肢不得禀水谷气。阳气益衰，脉道不利，筋骨肌肉，无脾阳以生，故不用矣。"阐明了由于脾阳虚，而致痰湿痹阻脉络，或阳气不能营养筋骨肌肉，则出现肢体麻木，膝软乏力。阳虚健运失司，则出现大便溏泄等症。见于糖尿病周围神经和自主神经病变。

（2）肾阳不足，固摄失司：肾阳又称"元阳""真阳"，是人体阳气的根本，对各脏器组织起到温煦、生化作用。当肾阳虚衰，温煦无能，肾关不固，则男子阳痿，遗精早泄；肾司二阴，阳虚肾不气化，而小便频数、遗尿或尿闭；肾开窍于耳，《灵枢·脉度》中指出："肾气通于耳，肾和则耳能闻五音矣。"肾精肾气不足，则两耳失聪，耳鸣耳聋。见于糖尿病性神经功能衰弱、听神经功能减退、内脏自主神经功能紊乱、神经源性膀胱。

（3）脾肾阳虚，温煦无能：肾为先天之本，脾胃后天之本。肾主命门之火，命门火衰，不能助脾胃腐熟水谷，脾主运化，脾阳虚，不能助肾通调水道。故脾肾阳虚，气不固则五更泄泻，或久泄滑脱，或清阳不升、浊阴不降之脘腹胀满、恶心呕吐等症。见于内脏自主神经病变，胃肠功能紊乱。

（二）气血失调

正气是维持人体生命活动的一切物质，疾病过程是正与邪斗争的过程。《内经》指出"正气存内，邪不可干""邪之所凑，其气必虚""久病必虚""久病必瘀""久病入络"之述，阐明了正气的强弱在疾病发生中起到主导作用。人体正气的强弱主要取决于禀赋体质、精神状态、生活环境，以及营养和锻炼等因素。

人体内的气有：元气，为先天精气所生化，生于肾，以推动人体五脏六腑的功能活动；宗气，为水谷生化之气与自然之气相合，留于胸中，贯心肺以行血；营气，生于水谷，源于脾胃，营气运于脉中，内注脏腑，外营四肢。气与五脏的关系密切：气生化于脾肾，升降治节于肺，升发疏泄于肝，帅血贯脉而周行于心，故五脏功能异常则表现为气病。

血系脾胃生化水谷之精气，注之于脉，化而为血，精血通过血脉输布，充润营养周身，使目得血而能视，足得血而能步，掌得血而能握，指得血而能摄。五脏六腑功能协调，均赖于血之营养。

血与脏腑在生理功能上有着密切的关系："心主血""肝藏血""脾统血"。同时血与气的关系也极为密切："血随气行""气为血之帅"。血属阴，赖阳气以运行，气行则血行，气虚则血行不畅；气脱则血脱，气滞则血滞。气与血的关系："气为血之帅，血为气之母"，两者相互关联，互为影响。糖尿病神经病变多系久病不愈，引起气血不和，血脉瘀阻，多见于下列几种情况：

1. 气虚证

（1）心气血虚，心不藏神：可见心主血而藏神，气血不足，神不守舍，心神外越而心悸怔忡，气短乏力，心烦失眠，苔薄白脉虚细等症。见于糖尿病心脏自主神经病变。

（2）脾气不足，运化失常：脾的生理功能为运化水谷精微，《脾胃论》："脾胃之气既伤，元气也不能充，而诸病之所由生也。"脾气虚，脾运不健，升降失司，湿浊中阻，聚湿蕴痰，痰浊上蒙清窍，可见头昏头胀，头蒙如裹，或意识昏糊，朦胧不清。脾主四肢，脾虚营气不能运于脉中，濡养肢体，而肢体麻木乏力；运化水谷精微失常，主要表现为食纳减少，脘腹胀满，大便溏泄，进一步可出现形体消瘦，精神倦怠，面色萎黄等症。多见于糖尿病中枢神经病变，或自主神经病变，或外周血管神经病变。

（3）肾气不足，精失所藏：肾为先天之本，主藏精气。肾病与其他脏腑关系极为密切，张景岳说："五脏之伤，穷必及肾。"肾为气化之司，肾气虚弱、固摄无权则遗精早泄，或开阖失司，小便频数，淋漓不尽；肾关失约，不能固摄而出现久泻不止，或五更泻等病症。多见于糖尿病胃肠自主神经病变、神经源性膀胱、性神经功能障碍等。

（4）肺气阴虚，敷布失常：肺的生理功能"肺主气，司呼吸""通调水道""敷布津液"。其病变主要表现：肺气虚肌表不固，自汗不止，倦怠懒言，气短喘促，语音低微，咳嗽痰稀。肺阴虚不能敷布津液而见口干咽燥，潮热盗汗，手足心热等症。见于糖尿病自主神经病变，糖尿病并发肺部感染、心肺功能不全。

2. 血瘀证

《难经·二十二难》指出"气主煦之，血主濡之"，说明气的功能以推动与温煦为主，血的功能以滋润濡养为主。气与血之间"如影随形""血由气生，气由血化"，表明两者互相依存，相互资生，不可分割。故有"气为血之帅""血随气行，气行则血行"之说。当气虚、气滞、寒凝时则血行不畅，血脉瘀阻。多见于糖尿病周围血管神经病变。

（1）气虚血瘀：因阳气虚损，鼓动无力而血行不畅，血脉瘀阻，不通则痛，而见肢体或心胸、头部疼痛缠绵不休，疼痛缓和有定处等症。见于糖尿病心脏神经病变、周围血管神经病变。

（2）气滞血瘀：肝郁气滞，疏泄不利，血行不畅，朱丹溪云："气有余，便是火。"肝郁化火，血脉瘀滞，不通则痛，疼痛发无定处，如针刺状，时轻时重等。见于糖尿病自主神经病变、周围血管神经病变。

（3）寒凝血瘀：寒入脉中，经脉蜷缩挛急，血凝瘀滞。主要表现为疼痛为主，常伴痞闷腹胀，皮肤紫暗，肢体欠温，痛有定处，痛得热而解等。见于糖尿病周围血管神经病变。

（4）痰瘀交阻：脾虚湿胜，脾运不健，聚湿酿痰，痰蕴化热成瘀，痰瘀交阻，心脉瘀阻而胸闷憋气，胸胁疼痛，痛有定处，舌质紫暗。见于糖尿病肋间神经痛，或冠心病、肢体血管神经病变等。

综上所述，糖尿病神经病变多系阴阳、气血失调而致虚实两证。虚证多由久病失养，而耗损元气、元阳、元阴；实证多由痰浊、瘀血、气滞等以虚致实，虚实夹杂。所出现的证候见于自主神经病变、周围血管神经病变。

第二十九章
糖尿病周围神经病变

周围神经病变又称多发性神经病变或末梢神经病变。多半发生于中年以后，血糖控制不佳，或病程较长者，也有少数患者以神经病变为首发症状。病变以下肢发生最早、最常见。糖尿病周围神经病变临床表现复杂，分类方法繁多，尚未取得一致意见。本文主要按病变部位，结合病变性质进行分类，分为对称性多发性神经病变及非对称性多发性单神经病变。其中对称性多发性神经病变涵盖远端对称性感觉神经病变和对称性运动神经病变；非对称性病变有多发性单神经病变和单神经病变。

第一节　糖尿病周围神经病变的病因、病理

一、病因

（一）血管病变

基于代谢、凝血机制异常，引起微血管结构和功能改变，主要表现为动脉变细，静脉扩张，动静脉分流和新生血管形成，毛细血管内皮细胞增生，基底膜增厚引起神经滋养血管硬化；血管活性因子 NO 和前列环素（PGI_2）合成减少，导致血流降低，神经缺血，最终导致神经营养障碍和神经变性，可见微血管缺血，是引起糖尿病神经病变的主要原因。

（二）代谢障碍

高糖引起糖毒作用，糖基化终末产物的沉积，酶系统、山梨醇、血脂等一系列代谢紊乱，特别是甘油三酯、胆固醇、游离脂肪酸等导致慢性神经病变，高血糖抑制神经传递介质乙酰胆碱的合成等引起神经功能障碍。

二、病理

神经系统损害在病理形态上较为广泛，主要表现为轴索变性和节段性脱髓鞘变性、斑片状变性。

（一）节段性脱髓鞘变性

雪旺细胞功能障碍，为髓鞘斑状变性而轴突仍然完整，即为节段性脱髓鞘。早期为郎飞节增宽，部分或整个节间节段的髓鞘变性。糖尿病多见于增生性神经病变，周围神经在横切面可见到有"洋葱"样增生，这种增生是反复发生的脱髓鞘和髓鞘再生反应的结果，一层层增生完全是由于雪旺细胞增生所致。

（二）轴索变性

高血糖引起神经细胞代谢障碍，离细胞较远的纤维受损。糖尿病 2 ～ 6 年后，腓肠肌神经活体检查发现神经纤维稀少，尤以直径较大的纤维数量极少，并有纤维增多，表明有纤维再生，但未达到成熟程度。病变以神经纤维后索为主，伴髓鞘和轴索数目减少，前角细胞也可见萎缩变性等改变。

（三）疼痛机理

1. 周围神经元细胞

传导痛觉的周围神经元细胞位于脊髓后根神经节和颅神经的感觉神经节内，每个神经元均有许多细小周围分支，支配皮肤，并与颅神经纤维和运动神经纤维混合，经脊椎神经后根颅神经纤维分别进入脊髓和脑干。

2. 中枢神经痛觉神经传导

周围痛觉神经纤维进入脊髓后，其中部分终于感觉神经元，当疼痛刺激引起屈曲反射，大部分后角感觉神经元的轴突上行导致痛觉异常。

第二节　糖尿病周围神经病变临床表现

周围神经病变症状出现较早，主要以感觉异常为主，感觉是机体对体外和体内各种刺激的一种反应，是体验和认识客观事物的基础。感觉是通过各种周围感觉器、传导束而达到中枢神经系统。按病变部位不同，其临床表现不同：

一、对称性多发性神经病变

（一）对称性感觉神经病变

对称性感觉神经病变是糖尿病周围神经病变中最为常见的类型，多呈慢性起病，双侧对称，一般从远端向近端发展，以感觉障碍为主。根据临床症状不同可分两型：

1. 大纤维损害

肢体末端常有麻木、触电感、蚁行感、刺痛。其中麻木为早期最常见的症状，其次是刺痛，夜间明显。随着病情进展，程度常呈加重趋势，且不可逆转。

2. 小纤维损害

疼痛症状突出，从钝痛、烧灼感至抽痛、撕裂样疼痛不等。活动后疼痛稍可缓解，常有感觉过敏，多数以夜间疼痛为剧；或呈对称性"手套""袜套"样感觉障碍。音叉检查震颤感和位置感减弱或消失；深感觉减退，膝反射、跟腱反射减弱或消失。随病程进展逐渐出现皮肤发凉、发紫、菲薄、干燥、毫毛脱落等营养障碍；严重者合并穿凿性溃疡，缺血性坏疽及神经源性关节病。本病变尤多见于高龄患者，下肢较上肢为多见且较重，一般无肌肉萎缩现象。可与自主神经功能障碍同时存在。

（二）对称性运动神经病变

对称性运动神经病变可呈急性或慢性起病，常见下肢远端左右对称性无力。主要累及髂腰肌和股四头肌。肌电图检查以神经源性损害为主，病程多呈良性经过。

新诊断而未经治疗的糖尿病患者，出现末梢性感觉异常，或疼痛，或无症状性神经传导速度减慢，血糖得到有效控制可迅速恢复。临床上有少数患者开始应用胰岛素治疗时也出现类似病变，表现为末梢性感觉异常或疼痛，称之为治疗诱导的神经病变或胰岛素性神经病变。这种感觉异常估计与隐匿性神经病变的轴突开始增生有关。

二、非对称性神经病变

（一）多发性单神经病变

多发性单神经病变以侵犯近端运动神经病变为主，起病急，病情较重，少数患者于1周至数周内达高峰，受累肌肉包括股四头肌、髂腰肌及大腿内收肌进行性萎缩，肌张力下降明显；相应出现膝反射消失或减低，其程度与病情严重度成正比。部分患者累及臀肌、股四头肌和腓肠肌，表现为站立、行走、上下楼均发生困难；或累及腰部、臀部剧烈疼痛并向髋部、膝部放射；或感觉不明显，仅腰区有轻微的感觉障碍。当胸腹躯干神经或神经根受累时，患者出现胸腹相应节段剧烈疼痛，局部皮肤感觉障碍，腹肌张力弱。本病变虽症状较重，但预后较好，多可逐渐恢复。病理活检可见到神经轴索变性和脱髓鞘混合性改变。

（二）单神经病变

单神经病变主要发生于病程较长的中老年糖尿病患者。起病快，预后较好，有一定自限性，部分或完全恢复。单神经病变主要为颅神经，表现为一侧动眼神经麻痹，或嗅、滑车、外展、听神经病变。一侧动眼神经麻痹多见于50岁以上的患者，表现为突然一侧眼睑下垂，眼球活动明显受限，瞳孔常不受影响；起病前有同侧眼球后上方或额部疼痛等先兆症状；眼肌麻痹可持续几周，以后逐渐恢复，3～5月后可完全恢复。四肢单神经病变多见于易受压的神经，易发生病变的神经顺序：股神经、坐骨神经、正中神经、尺神经、桡神经、腓神经、胫神经和股部单侧皮神经等。本病的典型表现是突然出现"垂足"或"垂腕"，远端损害一般恢复较好，近端损害则恢复较差。

第三节 糖尿病周围神经病变的诊断、防治

一、周围感觉神经病变的诊断

(一) 感觉障碍程度

1. 感觉缺失

意识清楚时对刺激不发生反应，称为感觉缺失。可分为痛、温、触觉缺失。在同一部位各种感觉均缺失称为完全缺失。仅部分感觉缺失称为分离性感觉缺失。周围神经及后根中各种纤维是混合性，可发生分离性感觉缺失。

2. 感觉减退

对于高阈值的痛觉刺激出现弱的反应，称为感觉减退。可分痛、温、触觉减退。

3. 感觉消失

在意识清楚的情况下，对任何强烈痛、温、触刺激，感觉呈现为全部或部分消失，称为感觉消失。

4. 感觉过敏

感觉阈降低，轻刺激引起强烈反应，临床对痛、冷、热觉非常敏感，称之为感觉过敏，临床较为常见。

5. 感觉分离

在同一区域内进行痛、温、触刺激，其中某种感觉消失，而另一种感觉仍然存在者，称感觉分离。

6. 感觉倒错

把某种感觉刺激误认为是另一种感觉，称为感觉倒错。

(二) 痛觉异常

痛觉神经异常为临床常见的症状，按疼痛性质、程度可分下列几种：

1. 局部疼痛

疼痛局限于病变部位。

2. 刺激性痛

疼痛不局限于受刺激的部位，同时可向未受刺激的部位扩散。

3. 牵拉性疼痛

内脏病变通过神经传导引起皮肤疼痛，或皮肤病变引起内脏疼痛。

4. 烧灼性神经痛

周围神经不完全性损害的特殊烧灼样剧痛，疼痛时遇冷可以减轻。

（三）感觉障碍部位与类型

1. 末梢型

四肢对称性呈手套或袜套样感觉，可伴肌肉萎缩及自主神经功能紊乱。下肢重于上肢，由四肢远端向近端逐渐减轻，以末梢神经病变为重，为神经纤维代谢障碍、营养缺乏所致。

2. 神经干（周围性）型

受损神经支配区以内各种感觉均可发生障碍，同时伴有自发性感觉异常、肌肉萎缩、自主神经功能障碍等。

3. 神经丛型

感觉障碍区域较神经干型为大，臂丛神经受损表现以上肢感觉障碍为主；腰骶神经丛障碍者表现以下肢感觉障碍为主；该型除感觉障碍外，同时可伴有疼痛、感觉异常，运动及自主神经功能异常等。

二、神经感觉检查方法

（一）浅感觉

1. 触觉：令患者闭目，用棉签或毛笔轻触皮肤，让患者说出"有"或"无"。

2. 温觉：冷觉测试，用盛有 5 ～ 10℃的冷水试管；热觉测试，用盛有 40 ～ 45℃热水试管，交替接触皮肤，时间 2 ～ 3 秒为宜，让患者判断冷觉或热觉。

3. 痛觉：用大头针以均匀的力量轻刺皮肤，让患者回答是否疼痛，疼痛程度。

（二）深感觉

1. 关节位置觉：检查者轻轻移动患者的手指或脚趾，让患者回答移动的方向。

2. 音叉振动感：用 C128 或 256H 的音叉，在振动时将其柄端置于患者骨骼隆起部位：桡尺茎突、内外踝、鹰嘴、锁骨、胸骨等部位，让患者回答是否有振动感。

3. 压觉：检查者用手指或钝物以不同力量下压皮肤，让患者辨别受压的轻重。

4. 痛觉：挤压患者的肌肉、肌腱和神经干，让患者回答有无疼痛感，异常压痛。

5. 触觉：用棉签或手指轻触皮肤，让患者指出接触的部位，误差上肢不超过 3cm，下肢不超过 10cm。

（三）运动、感觉障碍的电生理检查

电生理检查为早期诊断周围神经病变最敏感的指标。主要表现为运动和感觉神经传导速度减慢。下肢较上肢明显，远端较近端明显。传导速度减慢与血糖或糖化血红蛋白（HbAlc）升高呈正相关。可应用国产 JD 二型肌电图检查双侧正中神经、尺神经及腓神经传导速度（运动），测试运动神经传导速度（m/s）。正常参考值：

腓神经传导速度：左 52.81±3.24；右 57.82±3.8。

尺神经传导速度：左 54.31±5.43；右 53.97±5.55。

正中神经传导速度：左 57.28±4.41；右 56.81±4.75。

感觉障碍主要依据患者主观感觉，缺乏客观检测指标。往往受患者精神状态、分辨能力、语言表达等因素的影响。不同的人对相同的刺激其感觉反应不同。所以，必须结合有关病史、感觉检查，进行综合分析。

三、糖尿病周围神经病变的防治

严格控制血糖，纠正脂代谢紊乱，合理配合调节神经病变制剂，可改善神经传导、感觉功能，早期是可逆的。

1. 肌醇

口服，每日 2g，3 个月为 1 个疗程。主要作用为提高神经组织肌醇浓度，改善神经结构和功能，改变神经电生理，改善临床症状。

2. 醛糖还原酶抑制剂

口服，每日 250mg。醛糖还原酶是山梨醇催化所必需的关键酶，抑制神经中山梨醇和果糖生成；提高神经传导速度；改善心脏迷走神经功能；缓解临床症状，改善神经源性膀胱。

3. B 族维生素、血管扩张剂地巴唑、ATP、辅酶 A、弥可保（钴宾酰胺又名甲钴胺，是一种辅酶型 B_{12}）

本品可增强神经细胞内核酸和蛋白质的合成；促进髓鞘的主要成分——卵磷脂的合成，对受损神经组织有修复作用。

4. 神经节苷脂

每次 20 ～ 40mg，1 次 / 日，肌注。可加速轴突生长，激活 Na^+-K^+-ATP 酶，改善神经功能。

5. 苯妥英钠

疼痛剧烈时每次 100mg，2 ～ 3 次 / 日，口服。白细胞减少、肝损害者慎用。

6. 辣椒辣素（反 – 甲基 –N– 香草 –6– 烯胺）

本品为一种生物碱，短期内使用可引起局部烧灼感和热感，减弱神经性的发光反应，导致对有害的温度、化学、物理刺激脱敏，以缓解疼痛。用 0.075％的辣椒辣素乳剂局部按摩。

7. γ – 亚油酸（月见草油）

本品可预防及逆转糖尿病性神经病变，改善运动神经传导速度、感觉神经动作电位和肌腱反射。

8. 蝮蛇抗栓酶

本品可营养神经和促进神经细胞生长，能调节代谢，增强神经传递信号，提高神经传导功能。

四、中医药论治

按周围神经病变的临床表现，相当中医的"痹证""痛证""痿证"范畴。本病因糖尿病久病不愈，久病必虚，耗伤正气，引起气血不足，营卫不调，络脉空虚，气血运行不畅。《类症治裁》："诸气血凝滞，久而成痹。"该病的发生与五脏病变相关。

（一）中医病因病机、辨证论治

1. 气血虚亏，脉络瘀阻

本型症见面色㿠白，头晕目眩，神疲倦怠，心慌气短，肢体末端常有麻木刺痛或隐隐作痛，痛势缓而喜按，或如触电感，蚂蚁爬行感，活动后疼痛稍可缓解，感觉过敏，多数以夜间疼痛为剧，或呈对称性"手套""袜套"样感觉；或先以钝痛、烧灼感为主，逐渐出现抽痛以至撕裂样疼痛，痛势较剧而拒按，伴肌肤甲错，痛有定处。其中麻木为早期常见的症状，其次为刺痛。随着病情的进展而加重，舌淡，舌体胖，苔薄白，脉虚细无力为主。

消渴病日久不愈，耗伤气血；气血不足不能荣于上则面色㿠白无华，头晕目眩，神疲倦怠，心悸气短；气虚肌表不固则自汗多汗；"血随气行，气为血帅"，气行则血行，气虚则血瘀，筋脉失于濡养而肢体麻木，有触电或蚁行感，隐隐作痛，痛势缓而喜按；血虚瘀滞，血不荣肤而肌肤甲错，痛有定处，痛势较剧而拒按；瘀血蕴久化热则出现烧灼感，痛势加剧呈撕裂样痛；舌淡体胖，苔薄白、脉虚细。证属消渴病痹证气血虚亏，脉络瘀阻。本病变好发于高龄患者，下肢较上肢为多见且较重，随病程进展逐渐出现皮肤发凉、发紫、菲薄、干燥、毫毛脱落等营养障碍；严重者合并穿凿性溃疡，缺血性坏疽及神经源性关节病。音叉检查震颤感和位置感减弱或消失；深感觉减退、膝反射、跟腱反射减弱或消失。多见于糖尿病远端多发对称性感觉神经病变伴自主神经病变，肌电图检测可示神经传导速度减缓有助于诊断。

治则：益气养血，温经通络。方药：黄芪桂枝五物汤加减。

生黄芪，桂枝，当归，丹参，赤芍，白芍，甘草，大枣，生姜。

方中黄芪补益元气，白芍养血和营为君药；当归、丹参、赤芍养血活血，荣经通络为臣药；桂枝温经通阳，以助气血运行为佐药；生姜宣发阳气，配大枣、甘草以调和营卫为使药。诸药合用，共达气血双补，调和营卫，温经通络之功。

加减：脾虚湿盛加党参、白术以健脾益气；血虚加阿胶，血肉有情之品以补血；气虚肌表不固，自汗不止，重用黄芪、桂枝、白芍以益气固表，调和营卫；疼痛较剧者加片姜黄以温经通络而止痛；腰膝酸痛者加牛膝、川断、杜仲益肾健腰；因气候变更而疼痛加剧者加防风、羌活、独活以祛风行痹通络，偏于上肢加桑枝、威灵仙，偏于下肢加木瓜、牛膝、地龙；兼瘀血加鸡血藤、红花、桃仁。

2. 肝肾阴虚，筋骨痿软

本型症见头晕头痛，四肢乏力，筋骨萎软，麻木疼痛，肌肤犹如触电或蚁行感，甚则抽搐挛急，腰膝酸软，四肢如有手套、袜套样感觉，腰臀疼痛引及髋膝，逐渐发生肌肉萎缩，步履艰难，舌红少苔，脉弦数或弦滑为主者。

本证系消渴病经久不愈，耗伤肝肾，肝血不足不能濡养筋骨所致。《素问·痿论》曰："肝气热，则胆泄口苦筋膜干，筋膜干则筋急而挛，发为筋痿""肾气热，则腰脊不举，骨枯而髓减，发为骨痿"。肝主筋而藏血，肾主骨而藏精，腰为肾之府，肝肾阴精不足，则筋骨痿软，步履艰难；肝肾阴血不足，血不荣筋则肢体麻木，挛急疼痛，腰膝酸软；肝木犯土，脾不能运化水谷精微以濡养四肢而肌肉萎缩；肝肾乙癸同源，肝有赖于肾水涵养，肾水不足，水不涵木，肝阳上扰而头晕头痛，急躁易怒；证属消渴病痹证肝肾阴虚型。检测显示膝、跟腱等浅反射减弱；对温、痛、触觉反应迟钝以至消失；肌电图显示神经传导速度减慢。多见于糖尿病并发周围神经病变、腰骶丛神经根病变，对称性双侧下肢感觉功能减退。

治则：滋补肝肾，强壮筋骨。方药：虎潜丸合芍药甘草汤加减。

熟地，龟甲，黄柏，知母，当归，白芍，甘草，枸杞子，牛膝。

方中熟地、龟甲填补肾精，以潜肝阳为君药；知母、黄柏清热养阴，以泄相火；枸杞子、牛膝补益肝肾，以强壮筋骨为佐药；当归、白芍补血活血以养筋和荣为使药；白芍配甘草缓急止痛，甘草调和诸药为使药。诸药合用，以达补肝益肾，强壮筋骨，缓急止痛之功。

加减：筋脉挛急作痛剧烈加丹参、木瓜以活血舒筋；头晕目眩加天麻、钩藤、夏枯草以平肝息风；腰酸膝软加女贞子、旱莲草、枸杞子以补益肝肾；偏于肾阴虚者加鳖甲、山茱萸、生地以补益肾阴；肾阴虚相火旺伴有遗精早泄者加丹皮、金樱子以清泻相火，固涩收敛；肌肉疼痛重者加地龙、桑枝、鸡血藤、丹参、防风以养血通络，祛风舒筋。

3. 肝郁气滞，血脉瘀阻

本型症见胸胁疼痛，头晕目眩，单侧面目肌肉挛急、抽搐，急躁易怒，四肢麻木，疼痛走窜不定，痛势较剧，如针刺感，舌暗红或有瘀斑，苔薄白，脉弦细或弦数。

肝郁不舒，气失疏泄，而致气滞血瘀，不通则痛。肝为风脏性喜疏泄，善行而数变，则见肢体麻木疼痛，痛势较剧，如针刺状，走窜不定；胁为肝之分野，肝气郁结，气机不畅而胸胁疼痛；久郁不解，郁而化热而急躁易怒；肝失条达，气机不畅则胸闷憋气，善太息；肝郁化火化风而面目肌肉挛急、抽搐；证属消渴病痹证肝郁气滞，血脉瘀阻。多见于中老年糖尿病患者并发非对称性单神经病变中的颅神经病变，主要表现为一侧动眼神经受累，四肢单神经病变，尤其见于易受压的神经如股神经、坐骨神经、正中神经、尺神经、桡神经、腓神经、胫神经和股部单侧皮神经损害。

治则：疏肝理气，活血化瘀。方药：逍遥散合壮筋养血汤加减。

柴胡，白芍，白术，当归，川芎，生地，石决明，红花，牛膝，杜仲，茯苓，枸杞子，菊花。

方中柴胡疏肝解郁，当归、白芍养血柔肝，三药相伍，既能条达气机，又可补益肝血以养筋脉，为君药；白术、茯苓以补中健脾，生化气血，即"抑木扶土"之意，为臣药；生地、红花养血活血，川芎为血中之气药，气行血行，以增强活血化瘀、活络止痛之功，为佐药；牛膝、杜仲以强筋壮骨；枸杞子、石决明以平肝明目。

加减：面目肌肉挛急、抽搐甚者加生龙骨、生牡蛎、钩藤以加强平肝息风之力；胸胁疼痛甚者加郁金、延胡索以加强理气止痛之效；肢体发凉疼痛者加桂枝、白芥子以温经止痛。

4. 脾肾阳虚，痰瘀交阻

本型症见头晕目眩，头重如裹，胸闷纳呆，腹胀便溏，肩胛与腰骶以及大腿内侧对称性无力痿软，重着疼痛，步履艰难，舌质淡，舌体胖苔白腻，脉濡滑。

脾胃为后天之本，居于中焦，连通上下，是升降出入的中枢，发挥"清阳出上窍，浊阴出下窍，清阳发腠理，浊阴走五脏，清阳实四肢，浊阴归六腑"的正常生理功能。《素问·经脉别论》曰："饮入于胃，游溢精气，上输于脾，脾气散精，上归于肺，通调水道，下输膀胱，水精四布，五经并行。"久病脾虚，升降失常，清气不升，浊阴不降，气血无以生化，而气短懒言；脾阳下陷不能输布津液上承而口渴喜热饮；脾主四肢，主肌肉，脾失运化，聚湿蕴痰，痰阻脉络，气血运行不畅，四肢失于濡养而麻木乏力，肌肉痿软；头为诸阳之会，乃精明之所，痰浊凝聚，浊阴不降，清阳不升则头晕目眩，头重如裹；痰浊阻隔，气机不畅则胸闷胁痛，舌质淡、舌体胖，苔白腻，脉濡滑；证属消渴病痹证脾肾阳虚，痰瘀交阻型。多见于对称性周围神经病变，主要为运动神经病变，可呈急性或慢性起病，如股外皮神经病变、肋间神经病变。肌电图显示神经传导速度减慢有助于诊断。

治则：益气健脾，化痰通痹。方药：指迷茯苓丸合补中益气丸加减。

半夏，茯苓，枳实，陈皮，党参，白术，黄芪，当归，丹参，防风。

方中半夏和中燥湿，温化痰浊为君药；陈皮、枳实宽胸理气，和胃化痰为臣药；茯苓淡渗利湿，益气健脾，黄芪、党参、白术健脾益气为佐药；丹参、当归养血活血以通络，防风辛温祛风，风能胜湿，为使药。诸药合用，以达益气健脾，化痰通痹，祛风止痛之效。

加减：肢体麻木如有蚁行感较重加羌活、独活、僵蚕、桂枝以祛风通络；畏寒肢冷加桂枝、白芍以温阳和营通络；关节肿痛剧者加用甘遂以祛痰逐饮，消肿散结；痰浊流窜，麻木疼痛者加用白附子、制南星、皂角以祛风涤痰，消肿止痛。湿痰内盛，清浊升降失司，呕吐恶心者加川朴、苍术、砂仁以燥湿和胃止吐。

5. 阳虚寒凝，血脉瘀阻

本型症见四肢发凉，肿胀疼痛，痛有定处，痛势较剧，刺痛不已，以冷痛为特点，遇冷痛剧，得温痛减，舌质暗淡，苔薄白，脉沉迟濡细。

《灵枢·邪客》云："营气者，泌其津液，注之于脉，化以为血，以营四末，内注五脏六腑。"说明营卫充实，才能内灌五脏六腑、外注经络以营四肢，营血运行，需阳气温煦推动。而消渴病日久耗伤气血，寒邪乘虚而入，《素问·举痛论》云："寒邪入经而稽迟，泣而不行。"《济生方·血气》："盖人身血随气行，气一壅滞，则血与气并。"寒凝血瘀，血为有形之物，瘀血阻滞，则局部肿胀疼痛，痛有定处，疼痛较剧，刺痛不已，痛处发凉，遇冷痛剧，得温痛减；证属消渴病痹证阳虚寒凝，血脉瘀阻。多见于周围血管神经病变，对痛、温、触刺激感觉敏感、周围血管神经严重缺血者可发生下肢坏疽。

治则：温经散寒，活血止痛。方药：当归四逆汤加减。

当归，桂枝，白芍，细辛，甘草，丹参，川芎，红花，桃仁，牛膝，生地。

方中当归甘温养血补血，白芍益阴和营，两者相伍，"甘酸化阴"，增强补益阴血之力，为君药；桂枝宣通阳气，鼓舞血行，与当归相配，"辛甘化阳"，补益阳气，温通血脉；佐以细辛以启发肾阳，鼓舞诸阳以散寒邪；川芎、生地、丹参以养血活血；红花、桃仁活血化瘀，通络止痛；牛膝疏经通络，开瘀宣痹。诸药合用，共奏温经散寒，通络宣痹，活血止痛之功，以标本同治，攻补兼施。

加减：瘀血凝滞，疼痛较剧者加用全蝎、穿山甲等虫类药以搜剔祛风通络止痛；瘀滞日久，瘀血不去，新血不生，气血不足，重用桂枝、黄芪以益气助阳，通达血脉。

（二）针灸治疗

1. 体针疗法

（1）肝肾阴虚：取穴肝俞、肾俞、命门、阳关、足三里、三阴交、太溪、曲池、合谷。手法以施捻转之平补平泻法，隔日一次，10 ～ 15 次为 1 个疗程。

（2）痰阻脾虚：取脾俞、肾俞、足三里、丰隆、解溪、曲池、合谷。手法以中等刺激，丰隆用泻法，余用补法。出针后加灸，隔日一次。

（3）气虚血瘀：取内关、气海、三焦俞、脾俞、足三里、三阴交。手法以施捻转之平补平泻法，隔日一次。

2. 梅花针疗法

以脊柱两侧为主，病变在上肢加刺臂内、外侧、手掌、手背及指端点刺放血；病变在下肢加刺小腿内侧、外侧、足背以及足趾端点刺放血。手法以中度或重度刺激。

3. 粗针疗法

取神道、命门、阳关、中府、足三里、手三里、合谷、环跳、绝骨等穴。手法以神道透至阳关，命门透阳关，用 0.8mm 直径粗针，留针 2 小时，余穴强刺激不留针。

4. 耳针疗法

取肝、脾、肾、臀、坐骨神经、膝，神门、交感等穴。手法以 2 ～ 3 穴 / 次，中强刺激，留针 15 ～ 30 分钟，1 次 / 日，10 次为 1 个疗程。

5. 水针疗法

取髀关、伏兔、风市等穴。用 0.5% 普鲁卡因 1mL 内加维生素 B12 10μg，或用维生素 B1 50mg 与维生素 B12 100μg 混合液。方法用 20mL 注射器，12 号针头，抽取 0.5% 普鲁卡因等液体 15mL，由髀关穴进针，斜向伏兔穴进入 3 寸左右，有针感后将药液注入。或用维生素 B1 与维生素 B12 混合液，分别注入髀关、伏兔、风市等，每穴 1mL。每周 3 次，10 次为 1 个疗程。

6. 电针疗法

取髀关、伏兔、风市、中渎、阴市、阳陵泉等穴。方法用 26 号长针，从髀关斜透向伏兔穴，进针 3 ～ 4 寸；从风市斜向中渎穴，进针 3 ～ 4 寸；从风市斜向伏兔穴，进针 3 ～ 4 寸，阳陵泉直刺；并接上脉冲电流，选用疏密波，电流温度以患者能忍受为止。通电 15 ～ 20 分钟，每隔日 1 次，10 次为 1 个疗程。

附：糖尿病合并周围神经病变病案 2 则

病案 1：王某，男性，69 岁，国家干部，于 2000 年 6 月 5 日初诊。

主诉：反复乏力、消瘦 10 年，头晕急躁、肢体麻痛 8 年，加重 3 个月。

病史：患者于 1990 年因乏力消瘦，口干多饮，血糖升高，确诊为 2 型糖尿病，先后服用苯乙双胍、优降糖、二甲双胍等降糖药，开始疗效显著，2 年后逐渐增量而血糖控制不满意，相继出现下肢麻木发凉疼痛，疼痛入夜尤甚，乏力，大腿痿软，不耐步履。一度加用肌醇、弥可保、蝮蛇抗栓酶、B 族维生素及针灸等治疗，均未能取得满意疗效而来本门诊。近 3 月足背与足趾颜色苍白，腰膝酸痛，伴高血压，血压波动（150 ～ 180）/（85 ～ 100）mmHg，前列腺肥大，小便频数不畅（夜尿 4 ～ 6 次 / 夜）。既往无特殊病史，其母有糖尿病。

体检：面色萎黄，精神疲惫，BP 160/100mmHg，BMI 25.5（身高 168cm，体重 72kg），双下肢体发凉，触、温、痛觉反应迟钝以至消失，足趾颜色苍白，舌暗红边有瘀斑苔薄白，脉弦滑。

理化检查：FBG 7.8mmol/L，PBG 10.2mmol/L，HbA1c 6.8%，TG 6.8mmol/L，TC 2.1mmol/L，LDL 4.1mmol/L，HDL 0.9mmol/L。肌电图显示腓神经传导速度减慢：左 50.12m/s，右 47.81m/s。

分析：患者年近古稀，消渴病久治不愈，脾肾两虚。脾为后天之本，水谷生化之源，脾主四肢、肌肉，其华在面，脾气不足则面色萎黄，精神疲惫，四肢乏力痿软，不耐步履；肾为先天之本，中寓命门之火，肾阳不足，不能温煦下焦则足背与足趾颜色苍白，腰膝酸痛，下肢发凉；此乃脾虚阳亏，气不载血，寒凝血瘀则肢体疼痛，舌暗红边有瘀斑。

中医诊断：消渴病周痹，证属脾肾两虚兼夹血瘀。

西医诊断：2 型糖尿病合并周围神经病变，高血压，高脂血症，前列腺肥大。

处理：诺和龙 1mg，拜唐苹 50mg，各日 3 次；络丁新 10mg/d，硝苯地平缓释片 10mg/d。

治则：益气脾肾，强壮筋骨。方药：补中益气汤合右归饮加减。

黄芪 20g	人参 10g	当归 10g	山茱萸 10g	枸杞子 10g
柴胡 10g	熟地 10g	山药 10g	杜仲 10g	肉桂 4g
白术 10g	升麻 6g	甘草 10g		

方解：取方中黄芪补益中气，熟地滋阴补肾为主药，配人参、白术健脾益气，当归补血活血，柴胡、升麻助黄芪升提中气；山药、山茱萸、枸杞子补益肝肾，健脾益气；杜仲强壮筋骨；肉桂温阳暖肾，以鼓舞肾气，取"少火生气"之意。甘草调和诸药，上药合用，以达脾肾同调，强壮筋骨之效。

加减：头晕目眩加生龙骨、生牡蛎以平肝潜阳；肢体麻木疼痛甚者加红花、桃仁、桑枝、鸡血藤、姜黄以加强活血通络，行气止痛之效；肌肉萎缩显著者加川断、狗脊、牛膝等以健壮筋骨。

病案 2：刘某，女性，49 岁，纺织工人，2005 年 3 月 5 日初诊。

主诉：间断乏力消瘦、口渴多饮 10 年，肢体麻木疼痛 1 年。

病史：患者于 1995 年秋天感乏力消瘦，口渴多饮，在医院确诊为 2 型糖尿病，先后服用优降糖、二甲双胍等降糖药，血糖波动，时高时低。去年入冬以来下肢出现麻木疼痛如针刺感，入夜尤甚，伴头晕目眩，急躁易怒，五心烦热，腰膝酸痛，怕热多汗。先后服用肌醇、弥可保，疼痛依然未减而来本门诊。无其他特殊病史，否认糖尿病阳性家族史。

体检：BP 140/95mmHg，BMI 25（身高 158cm，体重 62kg），双下肢对凉、触、温、痛觉反应敏感，舌暗红，苔薄白，脉弦数。

理化检查：FBG 6.4mmol/L，PBG 8.5mmol/L，HbA1c 6.3 %，TG 5.8mmol/L，TC 1.81mmol/L，LDL 3.8mmol/L，HDL 1.6mmol/L。肌电图显示腓神经传导速度：左 53.15m/s，右 51.56m/s。

分析：患者正值七七，天癸绝，冲任不调，肝主筋而藏血，肾为水火之脏而藏精。肝肾阴虚，肝阳亢盛而头晕目眩，急躁易怒，心悸失眠；肾虚精亏则腰膝酸痛，怕热多汗；肝血不足，筋脉失养而麻木；阴虚内热，血行不畅而肢体疼痛如针刺感。

中医诊断：消渴病周痹，证属肝肾阴虚。

西医诊断：2 型糖尿病并发周围神经病变，糖尿病高血压 Ⅱ 期。

处理：达美康 80mg，2 次 / 日；卡托普利 12.5mg，2 次 / 日。

治则：补益肝肾，养血荣筋。方药：一贯煎合左归丸加减。

生地 15g	熟地 15g	龟甲胶 10g	怀山药 15g	枸杞子 10g
当归 10g	茯苓 15g	山茱萸 10g	麦冬 10g	沙参 10g

方解：本案系肝肾阴虚，治拟补益肝肾，取方中生地、熟地、龟甲胶以滋补肝肾，填补真阴为君药；枸杞子、山茱萸养肝血，以加强主药滋补肾阴，养肝濡筋为臣药；山药、茯苓健脾滋肾为佐药；麦冬、沙参、当归滋阴柔肝，养血通络为使药。诸药合用，以达壮水之主，补益肝肾之功，精血自充，筋脉疏通而痛减。

加减：心悸失眠加太子参、五味子、麦冬以益气养心安神；急躁易怒，头晕目眩重者加生龙骨、生牡蛎以重镇潜阳；腰膝酸痛重者加菟丝子、川断、牛膝以益肾健腰。

病案结语

上述两病案均为糖尿病病程较长，并发周围神经病变，均以虚证为主，虚中夹实，血脉瘀阻。案 1 为脾肾两虚兼夹血瘀，肢体周围神经病变，间歇性跛行；案 2 为肝肾阴虚兼夹肝阳亢盛，血脉瘀阻，以下肢周围神经病变静息痛为主，补益肝肾，活血化瘀，荣筋通脉为主要治疗法则。

第三十章
糖尿病自主神经病变

自主神经系统是在大脑皮层的调节下，通过下丘脑、脑干、脊髓各节段以对立统一的规律，支配机体平滑肌、分泌腺，调节一切生理活动。自主神经包含交感神经和副交感神经，两者均有传出与传入纤维。传出纤维经过神经节抵达器官；交感神经的传出纤维起于颈，抵达腰椎脊髓角的神经细胞，通过脊柱两侧的交感神经干，节后纤维达于瞳孔、内脏、血管、汗腺及毛囊等。副交感神经的传出纤维起于脑干和骶髓前角，脑干纤维达于副交感神经节，节后纤维达于瞳孔、内脏等；起于骶髓的纤维达于副交感神经节，节后纤维达于骨盆内器官，如膀胱和直肠等。交感和副交感神经的传入纤维起于内脏的感受器，通过颅神经节和感觉神经根而进入中枢神经系统。糖尿病自主神经病变主要是脊椎旁、脊椎前交感神经节，交通分支呈节段性鞘膜断裂丧失。

自主神经病变涉及范围广泛，几乎影响所支配的各器官功能，主要涉及心血管系统、泌尿系统、消化系统等。

第一节　糖尿病直立性低血压

特发性直立性低血压（又称直立性低血压），是一种以自主神经功能障碍为主的心血管疾病。主要临床特点为直立时血压显著下降，使脑供血不足而出现头晕头昏、眼花目眩以至昏厥等症。

一、直立性低血压的病因病理、临床表现、防治

（一）病因病理

1. 回心血量减少

正常人直立时通过外周和内脏血管有效收缩，心率及心输出量增加，肾素－血管紧张素系统对立位时有效血容量降低、儿茶酚胺水平的增加等机制维持血压平稳。而糖尿病自主神经病变时儿茶酚胺水平降低，肾上腺素能受体反应迟钝，去甲肾上腺素增值降低。国内研究提示，站立 15 分钟血浆去肾上腺素水平上升 3 倍，而糖尿病自主神经病变患者站立后无上升，外周血管不能随起立而相应有效收缩，中心静脉压降低，心输出量减少，使静脉回流减少而导致直立性低血压。

2. 外周血管阻力

交感神经传出支损害，站立后下肢血管收缩反射减弱或消失，下肢血管不能有效收缩，导致血液滞留在外周血管及间质，严重者反呈舒张状态，有效血容量降低，减少心输出量。正常静息状态，内脏循环血量占心脏输出量的25%，血管阻力占总外周阻力的33%。目前已证实糖尿病神经病变，内脏神经多数受累，胃肠道血管收缩反应消失，加重直立性低血压。

3. 胰岛素的影响

应用胰岛素治疗的糖尿病患者，可诱发或加重直立性低血压的发生。由于胰岛素能影响毛细血管内皮的通透性，引起组织间隙水钠潴留，导致回心血量减少。静脉注射胰岛素能加重直立性低血压，但不影响心输出量；皮下注射胰岛素能降低卧位血压，增加站位时的血压下降值。

（二）临床表现

直立性低血压是糖尿病神经病变较晚期的一种症状，预后较差。主要表现：从卧位迅速站立，收缩压下降 ≥ 30mmHg，舒张压下降 ≥ 20mmHg。同时伴有头晕、软弱乏力、视物模糊，严重者血压降至零，发生晕厥，伴心动过速，甚至意识丧失。同时伴有血压昼夜节律紊乱，表现为夜间血压增高，白天血压下降，昼夜血压差减小等改变，可加重糖尿病患者重要器官的损害，导致死亡率增高。

（三）防治措施

补充足够的液体，保证一定的血容量；维持电解质平衡；睡觉时抬高头部，穿弹力袜。

二、中医药论治

（一）中医病因病机

糖尿病直立性低血压相当于中医学中的"眩晕""厥证"。眩晕是患者感觉头昏旋转，视物发黑，站立不稳；轻者闭目可止，重者如坐舟车，严重者犹如天翻地覆，屋宇颠倒；常伴有恶心、呕吐、出汗等症。《灵枢·海论》："髓海不足，则脑转耳鸣，胫酸，耳冒。"说明眩晕可因髓海不足，不能上充于脑而发生。《景岳全书》认为："眩晕一证，虚者居其八九，而兼火兼痰者，不过十中一二耳。"说明"眩晕"以虚证为主。厥证轻者表现为手足逆冷，重证者可有不省人事，醒后无后遗症，也有因厥致死者。

（二）辨证论治

1. 肾精不足，眩晕耳鸣

本型以头晕目眩，手足心热，心悸失眠，腰膝酸软，遗精早泄，耳鸣失聪，骨蒸潮热，苔薄舌红，脉弦为主症。

肾主髓，脑为髓之海；脑髓有赖于肾精滋养，肾精不足，不能滋养脑髓，则头晕目眩、精神萎靡、健忘失眠；腰为肾之府，肾精空虚，则腰膝酸软；肾开窍于耳，肾精不足而耳鸣失聪；肾阴不足，相火偏亢，手足心热、阳扰精室，精关不固，则遗精早泄。证属消渴病，肾精亏虚；见于糖尿病交感神经病变、糖尿病性神经功能低下、听神经功能障碍。

治则：拟滋养益肾阴，填补精髓。方药：知柏地黄丸加味。

知母，山茱萸，茯苓，丹皮，山药，熟地，泽泻，黄柏，生牡蛎，生龙骨，磁石。

本病主要表现为肾阴不足，精髓虚亏，相火亢盛。方中知母、黄柏滋阴清热以降相火；熟地滋肾阴填精髓，山茱萸养肝益肾精，山药补脾阴，三者合用以补三阴为君药；泽泻泄相火，丹皮泄肝火，茯苓渗脾湿，三者合用以达三泄为臣药；龙骨、牡蛎、磁石重镇潜阳以降虚火为佐使药。诸药相伍，壮水之主以制阳光，达补益肾精之效。

加减：健忘者加远志、石菖蒲；遗精早泄者加金樱子、莲子肉；耳鸣者重用磁石，加桑寄生。

2. 脾肾阳虚，肢冷便溏

本型以四肢厥冷，引衣自覆，面色苍白，倦怠乏力，便溏肠鸣，小便清长，舌质淡、苔白润、脉沉迟无力为主症。

本证系阳虚之体，阴寒内盛，阳不化气，阳虚内不能温化脏腑，外不能温煦四肢，则四肢厥冷。营卫之气，源于肾阳之温煦，脾阳之生化，濡养于脏腑。脾肾阳虚，营卫气出无根，无以滋养则面色苍白，小便清长；脾胃阳虚，运化失司，则倦怠乏力、便溏肠鸣。证属消渴病脾肾阳虚证；多见于副交感神经病变，胃肠功能紊乱。

治则：温补脾肾，回阳散寒。方药：通脉四逆汤加味。

附子，干姜，甘草，桂枝，白芍，人参，白术，黄芪。

本证系脾肾阳虚，《伤寒论》："少阴病，下利清谷，里寒外热，手足厥逆，脉微欲绝……或利止脉不出者，通脉四逆汤主之。"取方中附子温补肾阳，壮命门之火；干姜温补脾阳，取其大辛大热之剂以达温散阴寒，急回浮阳；加桂枝以助阳通达四肢，白芍配桂枝调和营卫；人参、黄芪大补元气以利元阳回复；白术益气健脾，甘草调和诸药。

加减：面赤而畏寒者为戴阳证，加葱白；腹痛者重用白芍；下利甚，出大汗，四肢拘急者为阳亡阴脱，加猪胆汁、人参以回复元阳。

附：糖尿病自主神经病变病案 1 则

病案 1：王某，男性，56 岁，干部，于 2002 年 5 月 2 日就诊。

主诉：间断性头晕乏力、消瘦 12 年，肢体发凉、麻木刺痛、大便溏泄 1 年，晕厥 1 月。

病史：患者于 1990 年开始经常头晕乏力，逐渐消瘦，体检中发现空腹血糖 7.9mmol/L，诊为 2 型糖尿病，先后服用优降糖、二甲双胍等。2001 年发现蛋白尿而改用胰岛素，血糖控制尚可，常感心悸失眠，肢体发凉，麻木刺痛，大便溏泄。于今年 4 月 5 日清晨 6 时许突然晕厥，经急诊确定为直立性低血压，今晨再次发作。既往除有神经衰弱史外，无其他特殊疾病；其姐餐后血糖偏高。

体检：面色苍白，精神萎靡，意识清楚，体型偏瘦，P 102 次 / 分，卧位血压 146/98mmHg，立位血压 100/66 mmHg，BMI 22（身高 170cm，体重 63kg），心率 102 次 / 分，膝及踝关节反射减弱，苔薄白，舌质淡红，脉沉细。

理化检查：FBG 7.3mmol/L，PBG 11.3mmol/L，TC 5.6mmol/L，HbA1c 6.7%，TG 2.1mmol/L，HDL 0.92mmol/L，LDL 3.8mmol/L，血肌酐 110μmol/L，BUN 6.8mmol/L，尿蛋白 150mg/24h，尿糖 50mg/dL。

分析：肾主髓，脑为髓之海；脑髓有赖于肾精滋养，肾精不足，不能滋养脑髓，则头晕目眩以致晕厥、精神萎靡；腰为肾之府，肾精空虚，则腰膝酸软；营卫之气，源于肾阳之温煦，脾阳之生化，濡养于脏腑。阴病及阳，而致脾肾阳虚，脾主四肢，阳虚不能温煦四末则肢体欠温；阳虚寒凝，血脉不通则肢体麻木刺痛；营卫不足，心失所养而心悸失眠，营卫不能上荣则面色苍白；脾运不健而倦怠乏力，大便溏泄。

中医诊断：消渴病，眩晕，证属脾肾阳虚。

西医诊断：2 型糖尿病自主神经病变，自主神经功能紊乱，直立性低血压。

处理：适当补充液体，保持血容量；必要时餐前服咖啡因防止餐后低血压；睡觉时抬高头部，穿弹力袜，起床时动作缓慢，拟在床边垂脚静坐片刻，再下地活动。

治则：温肾健脾，益气和中。方药：右归饮合四君子汤加减。

| 熟地 15g | 山药 15g | 枸杞子 15g | 杜仲 15g | 肉桂 15g | 山茱萸 15g |
| 人参 15g | 白术 15g | 茯苓 15g | 甘草 15g | 黄芪 15g | 附子 15g |

分析：肾为先天之本，主命门火，助脾胃腐熟水谷；脾为后天之本，主运化，助肾通调水道。本案脾肾阴阳俱虚，"火不暖土"。取方中熟地甘温滋肾以填精，肉桂、附子辛温大热，以壮肾阳，阴阳互根，阴中求阳为君药；黄芪、人参、白术、茯苓、山药益气健脾为臣药；枸杞子、山茱萸补益肝肾，以助君药滋阴填精为佐药；杜仲补肝肾，强筋骨，甘草调和诸药，为使药。诸药合用，共达阴阳同调、温肾健脾、火旺土运之功。

加减：健忘者加远志、菖蒲；遗精早泄加金樱子、莲子肉；耳鸣重用磁石，加桑寄生。

第二节　糖尿病神经源性膀胱

糖尿病神经源性膀胱（diabetic vesicourethral dysfunction）是指支配膀胱的中枢或周围神经病变引起的排尿功能障碍，又称为神经性膀胱功能失调或无张力性膀胱。糖尿病神经源性膀胱的发病率为 27%～ 85%。由于排尿障碍，易致顽固性尿路感染，严重者可逆行感染，引起肾盂肾炎、肾功能衰竭，为糖尿病患者死亡的原因之一。

一、神经源性膀胱的生理病理、临床特点、诊断、防治

（一）生理病理

1. 膀胱神经的生理功能

（1）交感神经节后纤维进入膀胱，分布于膀胱三角区，交感神经传递到膀胱三角区，尿道的痛觉和膨胀感抑制输尿管的张力、运动，松弛逼尿肌。

（2）副交感神经节后纤维分布于膀胱和尿道，传递尿意和膀胱的膨胀感。

（3）躯体神经纤维来自脊髓的骶 2 ～ 4 节段，经阴部神经支配尿道外括约肌和阴部肌肉，传递尿道的痛、温觉及尿急感，为控制排尿的重要运动神经。

（4）排尿的原理：排尿是一种"牵张反射"，当膀胱内尿量达 100 ～ 150mL 可有尿意感，300 ～ 400mL 有排尿感，这些感觉经腹下神经和盆神经传入骶 2 ～ 4 节段，引起逼尿肌的收缩和尿道外括约肌的开放。这种反射受大脑皮层控制，当病变涉及这些周围神经或中枢神经结构，即引起神经源性膀胱。

2. 膀胱神经的病理

副交感神经损害引起膀胱收缩力减弱，内脏感觉传入神经受损引起排尿反射异常；交感神经受损影响三角肌和内括约肌，增加排尿阻力以致引起尿潴留；膀胱过度充盈，容量超过 1000mL 则发生溢出性尿失禁；残尿量增加，长期尿潴留及反复导尿可增加泌尿系统感染。

（二）临床特点

病变早期隐匿，无明显症状，仅表现为排尿间隔延长，或有轻度排尿困难，有少量残余尿，流尿时间延长，膀胱感觉轻度减弱。晚期表现为排尿间隔及排尿时间均延长，排尿困难，排尿后有滴尿现象，甚至出现完全性尿潴留，从而导致溢出性尿失禁。残余尿＞ 100mL 可反复发生尿路感染，后期有不同程度的氮质血症，最后可发展为尿毒症。残余尿量异常发生率随年龄增长、病程延长、血糖控制不良、视网膜病变、肾脏病变与肾功能不全的加重而增加。高度残尿患者全部伴有肾盂积水，肾盂、肾盏扩张及反复尿细菌学检查多半为难治菌种、霉菌及混合病原菌。故对发生不寻常尿路感染的糖尿病患者或难治性尿路感染者，应考虑到合并糖尿病神经源性膀胱的可能。

（三）诊断依据

糖尿病神经源性膀胱的发病率与糖尿病病程和周围神经病变的发生率密切相关，其排泄功能障碍的程度可反映病变的严重程度。

1. 残留尿体积测定

被检查者排尿后立即仰卧，用 Phasar–B 型超声仪测定残尿影像的横、纵、矢状面最大直径 d_1、d_2、d_3，并依计算公式 $1/3 \pi \cdot r_1 \cdot r_2 \cdot r_3$（$r$ 为半径）计算残尿体积。检查同时并排除前列腺肥大、结石、肿瘤等尿路梗阻因素的存在。

2. 膀胱容量测定

通过 B 超检查，凡具备下列条件之一者即可诊断：膀胱最大容量超过 1000mL，膀胱感觉障碍。正常膀胱内容量达 200mL 左右时，即可产生不适感和急迫的尿意，神经源性膀胱患者的这种感觉减弱或消失，直至尿量超过 500 ～ 1000mL，膀胱残留尿量增加，超过 100 ～ 200mL。

3. 尿流动力学检查

膀胱张力降低，收缩无力，表现为：膀胱内排尿压低于 $15cmH_2O$；尿流速度（最大尿流率）小于 10mL/s；排尿肌与外尿道括约肌协调不全；最高膀胱内压 1.47kPa 以下；膀胱依从性 0.49kPa 以下；排尿肌 1.47kPa 以上的无抑制收缩。应用 B 超断层，可测定膀胱残余尿量。文献报告神经源性膀胱患者女多于男，女：男约为 3：1。

（四）防治原则

糖尿病神经源性膀胱发病隐匿，进展缓慢，临床工作中应对患者详细问诊，定期行膀胱 B 超检查测定残余尿量。对反复泌尿系统感染者尤应特别警惕。

1. 严格控制糖尿病，鼓励患者自主小便。定时排尿，防止膀胱过度伸展造成损伤性排尿肌无力。指导患者用腹压、手压下腹协助排尽残余尿。

2. 尿路感染可用消炎药、尿道消毒剂。

3. 定期检查尿常规，及时发现与治疗因膀胱尿道感觉低下所致的无症状的泌尿系统感染。

4. 小腹部热敷，可促进排尿。

5. 卡巴胆碱 0.25g（1mL），皮下注射。此药有拟乙酰胆碱作用，直接作用于胆碱受体，也可能促进副交感神经末梢释放乙酰胆碱而发挥作用。可刺激膀胱、肠壁平滑肌收缩而促进排尿。必要时留置导尿管，需防止感染。

6. α-肾上腺素能神经阻断药物可减少尿道抵抗。

7. 女性膀胱下垂膨出所致尿路不畅可手术纠正。

8. 发展至慢性尿潴留时，保守治疗无效可采用尿道内括约肌切开术。

二、中医药论治

（一）中医病因病机

按神经源性膀胱的临床表现，小便淋漓不尽、尿涩不利等相当于中医学"淋证""癃闭"。淋是指小便频数短涩、滴沥不尽、尿道不利、少腹拘急等症。《医学入门》："淋，小便涩痛，欲去不去，不去又来，滴滴不断。"根据不同的临床症状可分石淋、气淋、血淋、膏淋、劳淋等，总称为"五淋"。主要病因病机如下：

1. 湿热蕴结

《丹溪心法·淋》指出："淋有五，皆属热乎。"由于过食辛热甘肥之品，或酗酒酿成湿热，湿热下注膀胱，复因下阴不洁，秽浊之邪入侵于下，发为淋证；或心火移于小肠，热伤血络，迫血妄行，小便涩痛有血，则为血淋；膀胱为火热燔灼，尿中杂质结为砂石，则为石淋，《金匮要略心典·消渴小便不利淋病》曰："淋病有数证，云小便如粟状者，即后世所谓石淋也。"

2. 脾肾亏虚

年老体弱，久病不愈，劳累过度而导致脾肾虚亏。脾虚中气下陷，肾虚下元不固，则小便淋漓不尽，常遇劳而发则为劳淋；因中气不足，气虚下陷，则为气淋；肾虚精室不固，小便浑浊如脂膏者则为膏淋。

3. 肝郁气滞

内伤七情，气郁化火，或肝郁气滞，久郁化火，郁火下蕴膀胱而为气淋。《证治要诀·淋闭》云："气淋气郁所致。"《医宗必读·临证》指出："气淋有虚实之分。"可见气虚与气滞均可引起气淋。

（二）辨证论治

1. 气淋

本型以自汗乏力，神疲倦怠，气短懒言，小腹坠胀，小便涩滞，余淋不尽，舌质淡胖，苔薄白、脉虚细为主症。

本证多系年老体弱或久病气虚者，《证治准绳》云："气淋者，胞内气胀，少腹坚满，出少喜数，尿有余沥。"《医宗必读》云："气淋者，肺主气，气化不及，州都胞中气胀，少腹坚满，溺有余沥。"肺主一身之气，肺气虚无以敷布津液，气津水液不能宣降，下输膀胱，州都失于气化而小便涩滞，淋沥不尽；气表不固而自汗乏力；中气不足，气虚下陷而小腹坠胀，神疲倦怠，气短懒言；情志怫郁，肝失调达，气机郁结，膀胱气化不利而小便涩滞，小腹坠胀，舌脉均系气虚之候。证属消渴病，正气虚亏之气淋。见于神经源性膀胱，膀胱张力降低。

治则：补中益气，理气通淋。方药：补中益气汤合沉香散加减。

黄芪，白术，陈皮，升麻，柴胡，党参，当归，白芍，沉香，石韦，冬葵子，甘草。

取方中黄芪补中益气，升阳固表，党参、白术益气健脾，补益肺气，三药共为君药；升麻、柴胡升清举陷，沉香、陈皮利气止痛，共为臣药；当归、白芍养血柔肝为佐药；生甘草、石韦、冬葵子清热通淋为使药。诸药合用，共达补肺健脾，益气升阳，通利水道之功。

加减：小腹胀满疼痛者加川楝子、香附以加强理气止痛之功；余沥不尽加车前子、瞿麦、萹蓄以清利下焦；情志抑郁加玫瑰花、绿萼梅以疏肝解郁。

2. 劳淋

本型以小便不畅，淋沥不已，时发时止，遇劳即发，小便赤涩，腰膝酸软，五心烦热，舌红少津，脉沉细数为主症。

消渴病日久伤肾，或劳伤过度，或过食寒凉而致脾肾两虚。脾虚健运失司，湿浊留恋，久蕴化热，湿热下注膀胱则时有小便赤涩，淋沥不已；肾主一身之阴，肾阴不足，水火不济，心火偏亢则五心烦热；肾精不足，复因劳累过度，肾精更伤则腰膝酸软，遇劳即发。证属消渴病，脾肾两虚之劳淋。见于神经源性膀胱中晚期排尿困难或有尿潴留继发感染。

治则：补益脾肾，清热通淋。方药：知柏地黄汤合无比山药丸加减。

知母，黄柏，生地，山茱萸，泽泻，肉苁蓉，牛膝，山药，杜仲，五味子，茯苓，菟丝子。

本证系脾肾两虚兼湿热下注。取方中黄柏、知母、生地清下焦虚火，滋肾养阴为君药；茯苓、山药益气健脾，淡渗利湿为臣药；山茱萸、杜仲、牛膝、五味子、肉苁蓉、菟丝子补益肾精，气化通淋，泽泻利水渗湿为佐使药。诸药合用，补益脾肾以治本，清利湿热以治标，达标本兼治。

加减：小便不利，排尿困难伴刺痛甚者加瞿麦、萹蓄、冬葵子、石韦以清利下焦湿热；畏寒肢冷，腰膝无力，去知母、黄柏，生地易熟地，加鹿角胶、乌药、益智仁以温肾化气。

3. 膏淋

本型以小便滴沥不尽，浑浊如脂膏，尿道疼痛，经久不愈或反复发作，头昏目眩，腰膝酸软，五心烦热，舌红苔薄，脉细数为主症。

本证系消渴日久耗伤阴津，肾阴虚亏，相火亢盛而膀胱气化不利，清浊相混，不能制约水谷精微，直驱膀胱而小便浑浊如脂膏；膀胱气化失司，湿热下注而小便滴沥、尿道疼痛。阴虚则五心烦热，肾精亏虚而腰膝酸软，精亏髓海不足而头昏目眩。证属消渴病，肾阴不足，湿热下注之膏淋。见于神经源性膀胱伴有肾盂积水，或肾盂炎症及反复尿路感染。

治则：补肾固涩，清利湿热。方药：大补阴丸合萆薢分清饮加减。

知母，黄柏，熟地，龟甲，萆薢，益智仁，乌药，石菖蒲，肉桂，甘草。

本证为肾阴不足，相火偏旺，取方中熟地、龟甲滋阴潜阳以制虚火为君药；知母、黄柏清泻相火以保真阴为臣药；萆薢清利湿热，分清化浊以缩尿，石菖蒲化浊利窍，益智仁温脾止泻，固精缩尿，共为佐药；少佐肉桂，引火归原，以助膀胱气化，甘草调和诸药，共为使药。各药合用以补肾固涩，分清化浊，清利湿热。

加减：小便艰涩者加冬葵子、海金沙；心烦失眠，口舌生疮加淡竹叶、莲子心；小便癃闭者外用葱白捣烂加麝香外敷关元、中极穴。

4. 阳虚癃闭

本型以小便不通，余尿淋沥，少腹胀满，面色㿠白，下肢厥逆，腰膝酸软乏力，舌淡体胖，脉沉细无力为主症。

消渴病迁延日久，脾肾阳虚，命门火衰，阳虚不能蒸腾化气，温煦行水而小便不通、余尿淋沥，膀胱闭塞而成癃闭。《辨证奇闻》中云："命门之火衰而膀胱之水闭矣。"阳气虚弱不能上荣而面色㿠白；肾阳不能通达四肢则下肢厥逆；肾元亏虚则腰膝酸软乏力。证属消渴病，脾肾阳虚之癃闭。见于神经源性膀胱继发肾功能不全，氮质血症。

治则：温补肾阳，通利小便。方药：苓桂术甘汤合防己黄芪汤加减。

黄芪，防己，白术，茯苓，桂枝，附子，肉桂，车前子，牛膝，甘草。

本证系脾肾不足，命门火衰；取方中黄芪补益元气，配防己祛风行水，利水不伤正，为君药；白术、茯苓健脾益气，淡渗利湿，桂枝温阳化气，为臣药；附子补火助阳，肉桂温补真元以气化，牛膝引药下行，车前子利水渗湿，均为佐药；甘草益气和中，调和诸药，为使药。上药相伍，共达温补肾阳，通利小便之力。

加减：少腹坠胀，小便困难者加乌药以温阳化气；年老虚弱，肾气不衰，加鹿茸、覆盆子、益智仁以温补元阳。

附：糖尿病神经源性膀胱病案 1 则

病案 2： 李某，女性，68 岁，中学教师，于 2003 年 3 月就医。

主诉：反复口渴、乏力、消瘦 5 年，小便不利伴头晕目眩、腰膝酸软 2 年。

病史：患者于 1998 年因工作劳累后出现口渴、乏力、消瘦，在医院确诊为 2 型糖尿病。先后服达美康、格列吡嗪、糖适平等药，血糖控制尚可。近 2 年感小便不利，小便淋沥不尽，排尿时间延长，经常尿频尿急，小便刺痛，少腹坠胀，泌尿系统感染，伴头晕目眩，视物不清，腰膝酸软，心悸失眠，午后下肢肿胀。自幼体质较弱，无其他特殊病史；母亲及兄长均有糖尿病，小便困难。

体检：慢性病容，精神欠佳，P 80 次 / 分，BP 120/80mmHg，BMI 22（身高 156cm，体重 54kg），心率 80 次 / 分，双下肢 I°凹陷性水肿，苔薄白腻，舌质淡红，脉细滑。

理化检查：FBG 6.9mmol/L，PBG 10.8mmol/L，HbA1c 6.7%；TC 5.2mmol/L，TG 1.7mmol/L，HDL 1.02mmol/L，LDL 3.4mmol/L；血肌酐 110μmol/L，BUN 7.9mmol/L。尿常规提示尿糖 500mg/dL，尿白细胞满视野；尿蛋白 750mg/24h，眼底检测有点片状出血和硬性渗出，提示 II 期糖尿病视网膜病变。

分析：本案系先天禀赋不足，复因劳累过度，消渴病缠绵而致脾肾两虚。《金匮要略·消渴小便不利淋病》曰："淋之为病，小便如粟状，少腹弦急，痛引脐中。"说明淋病小便不爽，脾虚者中气下陷，肾虚者下元不固，小便淋沥不尽；中气下陷而小便坠胀；肾虚则腰膝酸软；心肾不交而心悸失眠；脾运不健则下肢肿胀；土亏木侮，脾气不升，头目失充而头晕目眩、视物不清；脾运不健，蕴湿化热，湿热下注则小便刺痛、尿频、尿急。

中医诊断：消渴病劳淋，证属脾肾两虚。

西医诊断：2 型糖尿病合并神经源性膀胱、尿路感染。

处理：甘舒霖 30R，早 14U，晚 10U，餐前 15 ～ 30 分钟皮下注射；小便不利可热敷小腹，以促排尿；氧氟沙星 0.1g/ 次，3 次 / 日，连续口服 7 天。

治则：补益脾肾，清利湿热。方药：无比山药丸加味。

熟地 15g	山药 15g	茯苓 15g	巴戟天 15g	泽泻 10g
杜仲 10g	牛膝 15g	山茱萸 10g	黄柏 10g	萆薢 15g
车前子 15g	肉苁蓉 10g			

方解：取方中熟地、山茱萸滋补元阴以固涩为君药；巴戟天、肉苁蓉强壮元阳以气化，寓阴中求阳，滋而不滞，温而不燥，共为臣药；山药、茯苓、泽泻益气健脾，利湿

消肿，杜仲、牛膝补肾健腰，强壮筋骨，均为佐药；萆薢、黄柏、车前子清利下焦为使药。诸药相伍，补益脾肾以治本，清利湿热以治标，共达标本同治。

加减：中气下陷，少腹坠胀，小便淋沥不尽者加补中益气汤以益气升提；肾阴虚亏，面色潮红，五心烦热者可配知柏地黄丸以滋阴降火；下元不足，肾阳虚亏，形寒肢冷加肉桂、附子辛温大热以壮命门，助气化。

经上述处理 1 周后，少腹坠胀、尿急尿痛消失，小便通畅，停用氧氟沙星，继续胰岛素和汤药治疗 2 周，FBG 5.6 ～ 6.8mmol/L，PBG 7.5 ～ 8.6mmol/L；尿常规转阴，病情稳定；胰岛素改为早 12U，晚 8U；汤药改为院内制剂。目前患者仍在门诊就医，控制良好。

（三）针灸、按摩治疗

1. 针灸治疗

（1）脾气虚：取关元、气海、三阴交、阴陵泉。配足三里、合谷、内关、肺俞。

手法：以补泻交替，留针 30 分钟，隔姜灸气海、关元等穴。

（2）真阴不足、肺肾气虚：取气海、列缺、照海、水道、会阳、中膂俞、委阳等穴。

真阴亏损、肾阳虚衰：在上述穴位基础上再加灸命门、肾俞、关元。

手法以针刺提插捻转补法，留针 20 分钟；会阳穴于尾骨旁 0.5 寸进针，针尖向耻骨联合方向斜刺 3 ～ 4 寸，中膂俞沿骶骨边缘直刺 3 寸左右，使针感直抵小腹及尿道口为度。穴位用艾灸者，每穴熏灸 15 分钟，隔日治疗一次，两组穴位交替使用。

2. 按摩治疗

按摩耻骨联合上方，每 3 ～ 4 小时按摩 1 次。

第三节　糖尿病自主神经病变性功能障碍

生殖系统自主神经病变又称性神经病变，主要包括阳痿与不育症，是糖尿病常见的并发症。糖尿病患者阳痿的发病率比正常人群高 3 ～ 4 倍，40 岁以下的糖尿病患者发病率约为 30%，40 岁以上者为 35%～ 50%，随着年龄的增长，其发病率逐渐增高，70 岁以上者约 70%，而一般人只有 2%。糖尿病阳痿是过早衰老的表现。40 岁以下女性患者中有 38% 可出现月经紊乱、不育。

一、性神经病变的病因病理、诊断、临床、防治

糖尿病阳痿是由心理因素、血管病变、自主神经病变、激素失调以及药物等多种因素共同作用的结果。病变主要为骶副交感神经、胸腰交感神经、骶躯体神经等受损累及多处泌尿生殖系统，其中血管、神经因素起主导作用。日本学者白井于 1979 年统计糖尿病并发阳痿者有 36% 为自主神经受损害，64% 为焦虑、抑郁等心理因素所致。研究者报告一组糖尿病并发阳痿者 61.4% 为器质性病变，38.6% 为心理障碍。在器质性阳痿

中，神经病变占 39.1%，血管病变占 6.5%，两者兼有占 26.1%，全身性疾病占 17.4%，糖尿病控制不良占 10.8%。自主神经病变是引起男性患者阳痿和不育症的关键因素。

（一）病因病理

1. 性神经病变病因

（1）血管病变：正常阴茎勃起时，动脉血流量要增加 6 倍，并有效地控制静脉血流出，当糖尿病患者并发血管病变时，减少血液流入阴茎，静脉血流出增多，阴茎血供不足，引起渐进性阳痿发生。糖尿病阳痿患者中 70% 有血管病变。

（2）性激素因素：①雄性激素是维持正常的性欲和勃起功能是必要的。糖尿病患者常因雄性激素不足而导致阳痿，一般补充医源性雄性激素多半效果不显著。②阴茎海绵体去甲肾上腺素组织浓度明显减少，阴茎海绵体神经纤维的乙酰胆碱酯酶阳性染色减少和海绵体组织的乙酰胆碱的贮存和释放减少；有关研究表明，糖尿病患者的组织乙酰胆碱对阴茎海绵体腔平滑肌的弛张作用又比非糖尿病患者显著降低（$P = 0.001$）。

（3）药物因素：抗高血压类药中的 β－受体阻滞剂、螺内酯、甲基多巴、利血平、西咪替丁、甲氧氯普胺、安妥；中枢神经抑制药中的吩噻嗪、氟哌啶醇、三环类抗抑郁药等可引起阳痿。

（4）高血压：高血压是糖尿病引起阳痿的重要危险因素，此外，年龄、饮酒、血糖控制不佳、并发视网膜病变、肾病、间歇性跛行等因素均可影响阳痿的发生。

（5）女性不育：相关资料提示，女性糖尿病患者即使并发自主神经病变、性功能降低等，与非糖尿病妇女相比没有显著差异。

2. 性神经病变病理

（1）盆腔自主神经病变和膀胱自主神经功能紊乱，引起膀胱内括约肌松弛而致射精反流入膀胱，引起不育症。

（2）病理研究显示，阴茎海绵体的神经增粗并呈现小球样变和空泡形成，海绵体平滑肌萎缩和胶原纤维增生。

（3）糖尿病患者阴茎背侧神经传导减退，球海绵体反射异常；电镜研究证实，周围神经基膜和雪旺氏细胞基底膜增厚，均反映了糖尿病周围神经病变在阳痿中的作用。

（4）副交感神经系统控制阴茎血流量，而交感神经控制射精。神经性阳痿是副交感神经受损引起，开始患者虽然仍有阴茎刺激反应但勃起不能持久，球海绵体肌对膀胱尿道连接区刺激反射异常；膀胱尿道连接区刺激兴奋盆腔传入神经异常。临床上伴有周围神经和心脏自主神经病变者 50% 有阳痿，表明中枢神经功能失调是阳痿发生的原因之一。

（二）诊断

1. 病史

有糖尿病病史同时临床伴有阳痿症状者。

2. 汗斑（sweatspot）试验

在足背皮肤上涂淀粉碘（starch iodine），再在皮内用乙酰胆碱，可显示碘脱色的斑点数目。阳性汗斑提示为神经病变所致的阳痿，阴性斑点表明阳痿是非神经源性的。

3. 罂粟碱试验

罂粟碱 15～60mg 加在 5mL 生理盐水中，用 5 号针头在阴茎根部注射到海绵体内，扎止血带 2 分钟后去掉止血带，按阴茎周长增长和硬度评定。一般阳痿患者不必做试验，根据临床症状即可确诊。当怀疑是心理性阳痿者则测定夜间阴茎勃起情况判断。

（三）临床特点

患者表现为性欲减退或丧失；睾丸、卵巢萎缩；阳痿以清晨无勃起为初发症状。糖尿病阳痿是渐进性的，开始是间歇性不能持续勃起，仍有性欲；性欲突然丧失的阳痿提示是心理因素；阴茎勃起与膀胱排尿同属一条神经支配，故阳痿与无力性膀胱常同时并存。体检可发现睾丸感觉迟钝或消失。

（四）防治原则

1. 严格控制糖尿病，纠正代谢紊乱。

2. 阳痿者的心理障碍比较复杂，主要是抑郁和性焦虑；对轻度抑郁症的患者应鼓励其增加活动，改善消极情绪，制定合理的治疗方案；改善抑郁与婚姻的相关性。

3. 药物疗法

（1）育亨宾（Yohimbin）：是一种 α_2 肾上腺素能阻滞剂，是从育亨宾树皮中提取的生物碱，商品名为安慰乐得（Aphrodyne），口服每次 5.4mg，每日 3～4 次，有效率14%～25%。本品副作用可引起头痛、Ⅰ度房室传导阻滞、过敏反应，本品增加抗利尿激素释放，故肾功能不全者慎用。

（2）本氧丙酚胺（Isoxsuprine）：为 β-肾上腺素能受体兴奋剂。每日 10～20mg，分次口服，对重度吸烟引起的阳痿有一定疗效。副作用少。

（3）纠正逆向性射精，可用溴苯吡胺、丙咪嗪、α-肾上腺素能制剂。性激素缺乏者，必要时可用睾酮。

（4）复方罂粟碱海绵体内注射、阴茎假体植入及手术等治疗方法。

二、中医药论治

（一）中医病因病机

糖尿病性神经病，男性患者主要表现为阳痿，隶属于中医"痿证"范畴，凡未到衰老年龄而出现性欲减退，或阴茎痿软不能勃起，或勃起不坚，或甫交即泄者为阳痿。中医论阳痿多责之于肾、肝、脾、胃。肾为先天之本，藏精气，肾精亏耗则肾阳不足，命门火衰而阳痿；肝主筋，阳明主宗筋，前阴乃宗筋之会，肝失疏泄，肝气横逆，气血不输于下，遂致宗筋弛缓发为阳痿；脾胃虚弱，化源不足，宗筋失养而阳痿不举；少年所伤或房事不节，致阴精亏耗，无以荣灌宗筋，出现阳事易兴、临床萎软之症。糖尿病者阳痿发生率显著高于非糖尿病者，与病程相关，病程愈长其发病率愈高，尤以中年以上者居多，系消渴日久耗气伤阴，肾精耗损，肾精不足，阴病及阳而致机体阳气日衰，发为阳痿。

（二）辨证论治

1. 肾阳不足，命门火衰

本型症见阴茎萎而不起，滑精早泄，射精无力，精薄清冷，腰膝酸软，精神萎靡，面色㿠白，四肢欠温，小便清长或不禁，或伴五更泄泻，头晕目眩，多梦健忘，心烦少寐，舌淡红，苔薄白，脉沉细。

患者鉴于年老体衰，或久病肾虚，或恣情纵欲，房事过度，兼之消渴日久，消烁肾精，肾精亏虚。阴损及阳而致命门火衰，发为阳痿、滑精早泄、射精无力、精薄清冷、腰膝酸软等肾阳虚衰表现；命门火衰，火不生土则五更泄泻；肾精不充脑海而头晕目眩；肾阴虚亏，心肾不交，心烦少寐；阳气不达四末而四肢少温；精虚血少而面色㿠白。证属消渴病肾阳不足之阳痿。见于交感神经病变引起阴茎海绵体去甲肾上腺素减少、雄性激素降低。

治则：温肾壮阳，补益肾精。方药：斑龙丸加味。

鹿角胶，补骨脂，菟丝子，熟地黄，枸杞子，柏子仁，山茱萸，淫羊藿，茯神木，杜仲。

治拟温补肾阳，取方中鹿角胶、补骨脂、菟丝子温补命门以壮元阳为君药；熟地滋补肾阴，山茱萸、枸杞子补益肝肾，温壮肾阳，与君药相伍，温而不燥，滋而不滞。张锡纯曰"枸杞亦为壮肾之要药，故俗谚有隔家千里，勿食枸杞"，为臣药；杜仲补肾健腰，茯神、柏子仁养心安神，为佐药；淫羊藿补肾阳，通筋活络，为使药。诸药合用，以达温肾壮阳，补益肾精。

加减：早泄滑精者加芡实、金樱子、锁阳收涩固精；腰膝酸软者重用杜仲，加狗脊、牛膝以补肾健腰；精薄清冷者加蛇床子、鹿茸以壮元阳；五更泄泻者加补骨脂、肉豆蔻、赤石脂以温肾固涩。

2. 中气不足，心脾两虚

本型症见阳事不用，举而不坚，性欲减退，伴心悸怔忡，面色萎黄，气短懒言，口淡畏寒，不受生冷，肠鸣泄泻，倦怠乏力，舌淡，脉沉细。

本症系消渴病耗伤气阴而致气阴两虚，心脾不足；或脾胃虚弱，化源不足；或思虑过度耗伤心脾。《素问·举痛论》："思则心有所存，神有所归，正气留而不行，故气结矣"，"因心为脾之母，母气不行则病及子，故心脾皆能病于思。"脾伤则无以奉心化赤，遂致精血不足、宗筋失养而阳痿，面色萎黄、气短懒言、口淡畏寒、不受生冷、肠鸣泄泻、倦怠乏力，均为脾气虚，中气不足的表现；劳心忧心太过则心悸、怔忡。证属消渴病心脾两虚之阳痿。见于副交感神经损害引起膀胱收缩力减弱，内脏感觉传入神经受损引起排尿反射异常。

治则：补益心脾，佐以壮阳。方药：归脾汤合八珍汤加味。

人参，白术，鹿角霜，茯苓，菟丝子，远志，当归，白芍，龙眼肉，黄芪，炒枣仁，甘草。

方中黄芪补益升提元气，四君子汤益气健脾，两者相伍，补中气而壮阳，为君药；当归、龙眼肉、枣仁、远志以养血安神为臣药；鹿角霜、菟丝子温壮肾阳为佐药；白芍、甘草以养血柔肝为使药。本方主要用于心脾两虚，中气不足而引起的阳痿。

加减：伴有气短脱肛，内脏下垂，中气下陷者加升麻、柴胡以升提中气；滑精早泄加金樱子、芡实、分心木、阳起石；心悸失眠，五心烦热，加黄连、琥珀粉以清心安神。

（三）针灸治疗

（1）体针：取肾俞、命门、关元、中极、三阴交等穴。命门穴、关元用捻转补法；中极针尖稍偏下，使针感向阴茎放射，亦可在上穴位配合艾灸。

（2）耳针：取精宫、外生殖器、睾丸、内分泌、肾等穴。每次取 2 ～ 3 个穴，每日或隔日一次，中等刺激，留针 5 ～ 15 分钟，或用嵌针埋藏 2 ～ 3 天。

附：糖尿病自主神经病变性功能障碍病案 1 则

病案 3：张某，男性，53 岁，公司经理，2003 年 5 月 12 日就医。

主诉：间断性消瘦乏力伴肢体麻木、疼痛 6 年，排尿困难、性欲减退 2 年。

病史：患者于 1997 年因消瘦乏力、肢体麻木疼痛、血糖偏高，确诊 2 型糖尿病，先后服用文迪雅、拜唐苹、格华止等，血糖控制尚可，但常因应酬后血糖有所波动。2 年来双下肢麻木疼痛逐渐加重，感小便不利、排尿困难，性欲减退，阳事不用，滑精早泄。相继出现腰膝酸软，心悸怔忡，气短懒言，倦怠乏力，肠鸣泄泻等症。平素爱好饮酒，辛辣厚味。既往体弱，无特殊病史；母亲、兄长有糖尿病。

体检：精神欠佳，体型虚胖，BMI 26（身高 173cm，体重 78kg），P 82 次 / 分，BP 130/80mmHg，苔薄白腻，舌质淡红，脉弦滑。

理化检查：FBG 7.7mmol/L，PBG 12.1mmol/L，HbA1c 7.6%，TC 5.9mmol/L，TG 2.2mmol/L，HDL 0.92mmol/L，LDL 3.9mmol/L；尿常规：尿蛋白（-），尿糖 500mg/dL。

分析：本案系劳心之人，劳伤心脾，兼之消渴日久，消烁肾精，肾精亏虚，而致心、脾、肾俱虚，正如《素问·举痛论》云："因心为脾之母，母气不行则病及子，故心脾皆能病于思。"劳心忧心太过，心脾气虚，神失所舍而心悸失眠；脾虚无以生化水谷精微而面色萎黄，气短懒言，倦怠乏力；脾运不健则肠鸣泄泻；脾肾阳虚，命门火衰而阳痿不举，遗精早泄，腰膝酸软；肾虚开阖失司而小便不利，淋沥不尽。

中医诊断：消渴病，阳痿，痹证。证属心脾肾虚亏。

西医诊断：2 型糖尿病，性功能障碍，周围神经病变。

处理：文迪雅 4mg，1 次 / 日；诺和龙 1mg，3 次 / 日；纠正心理障碍。

治则：补益心脾，温肾壮阳。方药：归脾汤合斑龙丸加减。

龙眼肉 12g	白术 12g	云茯苓 12g	当归身 12g
炒枣仁 12g	人参 12g	熟地 12g	菟丝子 12g
鹿角胶 12g	杜仲 12g	枸杞子 12g	山茱萸 12g

方解：方中人参、白术、云茯苓益气健脾，补中气而壮阳，为君药；熟地益元阴，填肾精，当归身、龙眼肉、枣仁以补血安神为臣药；鹿角胶、菟丝子以温壮肾阳为佐药；枸杞子、山萸肉、杜仲补益肝肾为使药。上药相伍，以达补益心脾、温肾壮阳。

加减：小便淋沥不尽、少腹坠胀，加柴胡、乌药疏肝理气，升提中气；滑精早泄加金樱子、芡实、分心木、阳起石以加强温肾壮阳之力；尿频尿急、尿道口刺痛者加苍术、黄柏以清利下焦湿热。

第四节　糖尿病自主神经病变汗液分泌异常

约 60%糖尿病患者汗腺调节功能紊乱，汗液分泌异常，为糖尿病常见并发症之一。

一、汗液分泌异常的病因、临床特点、诊断、防治

（一）病因

糖尿病汗液分泌异常的病因尚不十分明确，根据临床表现可能与长期高血糖累及自主神经，交感神经通过脑干和脊髓下行途径，脊髓胸腰段侧角细胞，交感神经节中和周围神经调节汗腺，节后纤维调节汗腺功能失常等因素有关，从而引起汗液分泌异常。

（二）临床特点

糖尿病汗液分泌异常的特点：躯体上部，尤其是头、颈、面、胸、腋等处，汗液分泌过多，甚至大汗淋漓；而躯体下部、双下肢无汗液分泌或呈片状分布，尤以腿及足更为明显，并伴下肢畏寒怕冷症状。严重病变者可因丧失调节体温的功能而导致体温升高，由于交感神经长纤维较短，神经纤维易于受损，见于下肢尤其下肢远端常常少汗或无汗，而在身体上部则出现代偿性多汗。

（三）诊断

汗液分泌异常无特殊阳性体征，需做自主神经发汗试验，具体方法为：

（1）碘淀粉试验：将患者的皮肤清洁干燥后，用含碘液（纯碘 2g，蓖麻油 10mL，无水酒精 100mL）涂于体表，然后撒上淀粉，当皮肤出汗时，碘与淀粉呈蓝色反应，绘图标记颜色改变及分布情况以供判断。

（2）毛果芸香碱法：皮下注射 1%毛果芸香碱 1mL，直接刺激周围末梢神经发汗纤维。一般情况下不必用发汗试验，只用手触摸皮肤有汗、无汗或多汗即可做出判断。

（四）防治

（1）抗胆碱能药物：可用阿托品或溴丙胺太林于饭前半小时口服，对味觉反射性多汗（餐后汗分泌过多）可减少汗液分泌。但青光眼患者忌用以免引起眼压升高。

（2）福尔马林液：肢体远端出汗多者，可用3%～5%的福尔马林液局部搽用。

（3）镇静剂：因精神紧张而出汗较多者，用镇静剂安定或利眠宁，可在一定程度减少汗液。

（4）收敛剂：用3%～25%的氯化铝或5%～10%的枯矾等收敛剂局部敷用，有一定止汗作用。

（5）交感神经封闭术：顽固性出汗不止者，必要时进行交感神经封闭术以减少出汗。

二、中医药论治

汗液分泌功能紊乱，相当于中医学中的"汗证""半身汗""颈汗"等。多为久病体虚，阴阳失调，营卫不和，肺气虚弱，气表不固，心阴不足，心火迫津外越所致。

（一）中医病因病机、辨证论治

1. 阴阳失调，营卫不和

本型症见易汗出，头面胸背尤多，劳累与食后更为显著。阵感畏热汗出，或漏汗不止，而身半以下少汗或无汗，下肢恶寒欠温，伴神倦乏力，舌嫩红少苔，脉濡缓为主者。

系因消渴日久不愈，耗阴伤气而致阴阳失调，荣卫不和。《证治准绳》曰："营行脉中以滋阴血，卫行脉外以固阳气，阳气固则腠理肥，玄府致密，而脏腑经脉营卫通贯若一。"若阴阳偏胜，阳旺于上，卫外不固，营阴失守而身半以上尤以头面胸背汗出，甚则卫气不能固护肌表，营阴外泄而汗不止。卫强营弱而畏热；阳衰于下，卫弱营强则身半以下恶寒肢冷而无汗。阴阳失调，营卫不和而神疲乏力。证属消渴病，阴阳失调之汗证。见于糖尿病自主神经病变汗液分泌异常者。

治则：调节阴阳，和营固表。方药：黄芪桂枝汤加味。

黄芪，煅牡蛎，白芍，煅龙骨，桂枝，五味子，生姜，大枣。

取方中桂枝、白芍调和营卫为君药；生姜助桂枝和卫阳，大枣助白芍养营阴，重用黄芪益气固表为臣药；煅龙骨、煅牡蛎、五味子敛汗固涩为佐使药。上药合用，达调节阴阳，固表敛汗之功。

加减：舌苔厚腻，胸闷纳呆者加半夏、苍术、厚朴以和胃燥湿；自汗不止者加浮小麦、党参以健脾益气固表。

2. 肺气虚衰，卫表不固

本型症见面色㿠白，自汗不止，尤以头面及前胸为甚，而腰膝下肢出汗甚少或无汗，肢体欠温，语音低微，少气懒言，易患感冒，舌淡红，苔薄白，脉细弱为主者。

本证系消渴病日久，气虚卫阳不固，营卫不调所致。肺主一身之气，功主宣降，肺气虚卫表不固，宣降失司而汗出以头面前胸居多，语声低弱，少气懒言；卫阳不固，腠理稀疏，外邪乘虚而袭则易受感冒；肺与肾为母子相关，上元肺气不足，下元肾气虚亏，肾气不能通达温煦而肢冷无汗。证属消渴病，肺气虚、腠理不固之汗证。见于糖尿病自主神经病变，汗液分布异常。

治则：益气固表，实卫敛汗。方药：玉屏风散加味。

黄芪，白术，防风，麻黄根，桂枝，白芍，党参，煅牡蛎。

本证为表虚卫阳不固，取方中黄芪、白术以益气固表，实卫驱邪，为君药；防风与黄芪相佐，黄芪得防风固表而不滞邪，防风得黄芪祛风而不伤正，系为补中有疏、散中寓补，为臣药；白芍、桂枝调和营卫、通达四肢，为佐药；党参、白术健脾益气，培土生金，麻黄根、煅牡蛎敛汗收涩为使药。诸药相配，以达益气固表，固卫敛汗之功。

加减：肢体麻木疼痛者加当归、红花、姜黄以活血化瘀，行气止痛；伴头晕目眩者加枸杞子、山茱萸以补益肝肾。

3. 心肾不足，阴津外泄

本型症见面色潮红，心悸怔忡，五心烦热，自汗盗汗，心胸头面尤甚，失眠健忘，口干咽燥，腰膝酸软，舌质红少苔，脉细数为主者。

消渴病日久耗伤气阴，心肾阴虚，心失所养。心主血脉而藏神，肾主骨而藏精。心肾不足，营血无以资养，虚火扰乱心神，则心悸怔忡、失眠健忘、五心烦热；阴虚内热，虚火上炎而面色潮红；阴虚津不上承而口干咽燥；汗乃心之液，虚热内扰，迫津外泄而见心胸汗出。《证治要诀》云："有别处无汗，独心孔一片有汗。"肾精不足而腰膝酸软。证属消渴病，心肾阴虚之汗证。多见于糖尿病交感神经病变，汗液分布异常。

治则：补益心肾，养阴敛汗。方药：补心丹合酸枣仁汤加减。

生地，天冬，麦冬，丹参，太子参，玄参，柏子仁，知母，浮小麦，当归，茯苓，甘草，酸枣仁。

本证乃心肾不足，阴虚内热。取方中生地、天冬、麦冬滋阴清热，玄参降浮游之火，均为君药；太子参益气养阴，柏子仁、酸枣仁养心安神，茯苓健脾渗湿，当归、丹参补养心血以安神，为臣药；知母滋阴清热，浮小麦养心以止汗，为佐药；甘草清热和药，为使药。诸药合用，以达补益心肾，养阴敛汗之功。

加减：怔忡较重加紫石英、龙齿、磁石以重镇潜阳，补益肝肾；五心烦热明显加莲子心、川连以清泄心火；失眠加夜交藤、琥珀末（冲服）以加强养心安神之力；口干舌燥、口舌破溃者加生石膏、竹叶以清心火、胃火。

（二）针灸治疗

1. 体针

取足三里、阳陵泉、关元、阴郄等穴。

手法：每日左右则各选一穴，按"烧山火"手法交叉进行，热感传至少腹停针，急出针，不闭孔；灸关元 3 壮，针阴郄 1 壮；针阴郄一日一次，按平补平泻手法。10 次为一疗程。

2. 灸法

取阴郄穴，手法以熏灸法为主，灸感要达到心前区，1 次 / 日，30 分钟 / 次，10 次为 1 个疗程。

附：汗液分布异常病案 1 则

病案 4：宋某，女，52 岁，职员，于 2001 年 6 月 12 日初诊。

主诉：乏力、多汗 6 年，心慌、下肢麻木、畏寒怕冷 2 年。

病史：患者于 1996 年夏天经常疲惫乏力多汗，血糖高，确诊为 2 型糖尿病，一直服用达美康、拜唐苹，空腹血糖波动在 6.6 ～ 7.8mmol/L；近 2 年感心慌出汗，每于进餐时头、面、前胸大汗淋漓，而腰以下肌肤干燥无汗，伴下肢麻木，畏寒怕冷，易患感冒；曾在外院诊为更年期综合征，经多方治疗未果；既往无特殊病史，否认糖尿病阳性家族史。

体检：精神尚可，面色㿠白，P100 次 / 分，BP 136/86mmHg，BMI 26（身高 158cm，体重 66kg），苔薄白腻，舌质淡红，脉滑数。

理化检查：FBG 6.6mmol/L，PBG 10.2mmol/L，HbA1c 6.7%，TC 5.8mmol/L，TG 1.9mmol/L，HDL 1.01mmol/L，LDL 3.8mmol/L。心电图提示窦性心动过速。尿常规：尿蛋白（－），尿糖 300mg/d。

分析：患者年逾七七，天癸绝，阴阳失调，脾肾两亏；荣卫不和，腠理稀疏，气表不固而汗出淋漓，易患感冒；脾虚清阳不升，营阴失守而身半以上汗出如珠；卫强营弱，心失所养而心悸；营卫不足，肌肤失养而干燥无汗；阳衰于下，失于温煦则下肢麻木、畏寒怕冷。

中医诊断：消渴病汗证，阴阳失调，证属脾肾阳虚。

西医诊断：2 型糖尿病自主神经病变汗液分泌异常，心脏自主神经病变。

处理：文迪雅 4mg，1 次 / 日；拜唐苹 50mg，3 次 / 日。

治则：调和阴阳，益气固表。方药：黄芪桂枝汤合玉屏风散。

生黄芪 15g	桂枝 15g	白芍 15g	防风 15g	五味子 15g
炒白术 15g	生姜 15g	大枣 15g	煅龙骨 15g	煅牡蛎 15g

方解：取方中桂枝、白芍调和营卫为君药；黄芪、炒白术健脾益气，固表止汗，配防风补而不留邪，驱邪不伤正，为臣药；姜助桂枝和卫阳，大枣助白芍养营阴，为佐药；五味子甘酸敛汗，煅龙骨、煅牡蛎固涩敛汗，为使药。诸药合用，以奏调和阴阳，益气固表之功。

加减：舌苔厚腻，胸闷纳呆者，加半夏、苍术、厚朴以和胃燥湿；心悸失眠者，加柏子仁、远志、夜交藤以养心安神；肢体麻木疼痛者，加当归、红花、姜黄以活血化瘀，行气止痛；五心烦热懊恼者，加焦栀子、川连、竹叶以清心除烦。

经 2 周治疗后，出汗逐渐减少，心率减慢，血糖控制较满意，目前继续门诊随访。

第五节 糖尿病神经性听力障碍

听力减退以致耳聋是糖尿病患者常见的慢性并发症之一。早于 1857 年，Jordao 即做出有关糖尿病患者听力障碍的报道。其后大量研究证明，糖尿病听力障碍的发生率达 35%~55%，主要发生于老年患者。Gibbin 对 50 岁以上的糖尿病患者与同龄非糖尿病者进行 2 年多流行病学研究，发现糖尿病者听力减退率为 48%，显著高于对照组 10%。

一、听力障碍的病因病理、临床特点、诊断、防治

（一）病因病理

1. 病因

（1）听阈与年龄、性别的关系：通过耳蜗电图（ECcohG）和脑干听觉诱发电位（BAEP）监测。BAEP 是神经系统电生理检查的一项指标，其原理为通过声音信号刺激耳后，在听神经和脑干内的听觉核及其传导纤维诱发产生微小电位变化可判断听觉神经的功能状态和病变部位。黄夜明等应用 BAEP 对糖尿病患者检测结果发现，ECcohG N_1 波、BAEP Ⅰ–Ⅴ、Ⅲ–Ⅴ 波峰间潜伏期，波 Ⅴ 潜伏期均与年龄具有显著关系，老年患者听觉通道易受血糖影响，其中男性的高频听阈和听觉通道电反应潜伏期较女性增高和延长，表明听力障碍与年龄、性别相关。

（2）听阈与血糖的关系：糖尿病血糖控制水平与听阈的相关性意见不统一，多数认为无明显关系。而部分研究认为，听力与糖尿病病程、血糖水平、HbA1c 呈正相关。

（3）听阈与其他并发症的关系：Motosu 研究发现，听力异常、BAEP 异常者多数伴有严重的糖尿病视网膜病变、肾病、周围神经病变。Coldsherye 发现有周围神经病变的糖尿病者同时伴有听阈降低，BAEP 异常率为 31%。可见糖尿病可导致听力损害，已被多数学者所认可，至于发病机理有待进一步研究。

2. 病理

（1）雪旺氏细胞受损：诱发电位潜伏期的改变主要反映了轴突及雪旺氏细胞受损，波幅的大小与大的髓鞘传导纤维数量具有平行关系。

（2）血管病变：包括颅神经脱髓鞘改变及髓鞘空泡样改变，耳蜗及螺旋神经节萎缩，耳蜗核及前庭神经核严重血管病变等。说明糖尿病患者中 BAEP 异常率与糖尿病患者神经系统病理变化基本是一致的。外周听力减退为耳蜗、螺旋神经节萎缩，血运障碍以及听神经纤维的脱髓鞘病变所致。波峰间潜伏期延长反映脑干病变，同时有椎 – 基底节动脉供血障碍而引起的脑干缺血。

（二）临床特点、诊断

1. 临床特点

糖尿病患者出现渐进性听力减弱，最后引起耳聋，表现为双侧对称性耳聋，可伴有

头晕、头疼，多见于 50 岁以上的患者，男性多于女性。

2. 诊断依据

糖尿病听力减退的特点：感音神经性耳聋，以高频听力损失，呈双侧对称、渐进性为主，突发性较为少见。

测定 BAEP 可作为早期诊断糖尿病中枢神经性听力降低的一种手段，同时记录 BAEP 和耳蜗电图，有可能更准确地诊断糖尿病脑干病变和耳蜗病变，有利于糖尿病性耳聋的定位诊断。

（三）防治

糖尿病神经病变所致的听力障碍到目前为止尚无理想的防治方法，有待进一步深入研究出有效的预防和治疗的药物或方法。

二、中医药论治

（一）中医病因病机

糖尿病听力障碍相当于中医的耳鸣耳聋症，耳聋又称耳闭。隋代《诸病源候论》对耳鸣耳聋的病因病机做了较详细的记载，因"劳伤于肾、宗脉虚损、血气不足"所致。《素问·通评虚实论》："头痛耳鸣，九窍不利，肠胃之所生也""脾胃既为阴火所乘，谷气闭塞而下流，即清气不升，九窍为之不利"。说明了脾胃功能失常导致耳鸣、耳聋的病理机制。《医学入门》："耳聋有痰、火、风、湿、气闭、气劳精脱之不同。"

（二）辨证论治

1. 肾精亏虚

本型症见耳鸣耳聋，遇劳尤甚，头晕目眩，腰酸膝软，遗精早泄，心悸失眠，苔薄舌红，脉虚细。

肾开窍于耳，耳为肾之官，《灵枢·脉度》："肾气通于耳，肾和则耳能闻五音矣。"耳目之所以能视听，有赖于五脏六腑之精气上行灌输；肾主藏精，肾虚精气不能充养耳目则耳聋耳鸣，头晕目眩；肾水不足，水不制阳，心阳偏旺则心悸失眠；肾阴虚相火旺则腰酸膝软，遗精早泄；过劳伤肾则遇劳尤甚，证属消渴病、耳鸣，肾虚亏虚。多见于糖尿病外周听力减退，听神经病变等。

治则：补益肾精，充养耳目。方药：磁朱丸合六味地黄丸加减。

磁石，朱砂，六曲，熟地，山茱萸，茯苓，山药，泽泻，枸杞子，丹皮。

本证系肾精亏虚而致双耳失聪。取方中磁石入肾，以重镇安神，益阴潜阳，清心明目，为君药；朱砂入心，能清心安神，六曲、茯苓健脾助消化，使金石之品不碍胃，共为臣药；熟地、山茱萸、山药、枸杞子滋补肝肾，充耳明目，为佐药；丹皮、泽泻清泻相火，为使药。诸药相伍，以达补益肝肾，充养耳目之功。

加减：头晕目眩，急躁易怒者加龙骨、牡蛎、石决明、珍珠母以加强平肝潜阳之力；阴虚心烦者加生地、麦冬、川连以养心阴，泻心火；遗精早泄频繁加金樱子、莲须、煅龙骨、煅牡蛎以酸敛固涩。

2. 肾阳虚衰

本型症见耳聋耳鸣，头晕目眩，精神不振，腰膝酸软，畏寒肢冷，阳痿滑精，便溏或下利清谷，小便频数或不禁，苔薄舌淡，脉沉细或沉迟为主者。

肾为水火之脏，元阳所系，肾阳虚衰，阴寒内盛。肾阳不足，脑髓空虚，则耳聋耳鸣、头晕目眩；元阳不足，精关失固，则阳痿滑精；命门火衰，不能温煦脾胃，腐熟水谷，运化精微，则精神不振，便溏或下利清谷；肾阳不能通达肢体而畏寒肢冷。证属消渴病、耳鸣，肾阳虚衰。见于颅神经脱髓鞘改变或髓鞘空泡样改变，及前庭神经、听神经伴血管病变。

治则：温补肾阳，填精充耳。方药：右归饮方加减。

熟地，山药，茯苓，山茱萸，泽泻，附子，丹皮，枸杞子，肉桂，当归，杜仲。

肾为先天之本，中寓命门之火，阴阳互根。方中熟地甘温滋肾以填精充耳，为君药；附子、肉桂辛温大热，温壮肾阳，为臣药；山茱萸、枸杞子、当归补益肝肾，助主药填补精髓，以充养耳目，均为佐药；山药、茯苓健脾益肾，杜仲补肝肾，强筋骨，泽泻利水渗湿，为使药。诸药合用，于阴中求阳，以达阴阳同调，温肾壮阳，使双耳得充。

加减：头晕目眩，精神不振者，加黄芪、人参以补元气；便溏下利清谷重者，加补骨脂、赤石脂、肉豆蔻以温肾固涩；滑精阳痿者，加金樱子、莲须、煅龙骨、煅牡蛎、芡实以酸收固精；阳痿不举者，加鹿角胶、阳起石、韭菜子温肾壮阳；耳聋耳鸣甚者，加磁石、桑寄生补肾充耳。

3. 心肾不交

本型症见耳鸣失聪，伴失眠心悸，健忘多梦，盗汗遗精，舌红少苔，脉细数。

耳与心、肾关系密切，《医贯》指出："肾开窍于耳，故治耳聋者，以肾为主。"亦曰："心亦开窍于耳，何也？盖心窍本在舌，以舌无孔窍，因寄于耳，此肾为耳窍之主，心为耳窍之客尔。"心主火，藏神为阳，居上焦，肾主水，居下焦，心阳下交于肾，而肾阴也上济于心，使机体阴阳升降协调，则为心肾相交，水火相济。肾阴不足，或心火扰动，则心肾不交，水火不济，耳窍失养，则耳鸣不聪；心肾不交，心失所济，心神浮越，神不守舍，则失眠心悸，健忘多梦；心肾阴虚，虚火亢盛，则精关不固，盗汗遗精。证属消渴病，心肾不交，肾虚耳聋。见于神经性耳聋。

治则：滋阴降火，交通心肾。方药：滋阴降火汤加减。

生地，赤芍，当归，麦冬，黄柏，知母，白术，陈皮。

取方中生地、麦冬养阴生津，滋补心肾，以开肾窍于耳，为君药；赤芍、当归补血以养心安神，黄柏、知母以滋阴清热，泄泻相火，助君药益肾充耳，为臣药；白术、陈皮健脾益气，为佐使药。诸药合用，以升清降火，交通心肾，益肾充耳。

加减：肾阴虚亏，虚火妄动者加龟甲、熟地、阿胶、赤芍以补阴液而敛阴气，以促心肾交合；心悸虚烦重者，加磁石、石决明、珍珠母以平肝益肾；失眠重者，加黄连、肉桂以辛开苦降，交通心肾。

（三）针灸治疗

1. 体针疗法

取肾俞、关元、太溪、翳风、听会、中渚等穴；针用补法，隔天一次，每次留针30分钟，10次为一疗程。

2. 头皮针疗法

取双侧声记忆区（顶骨结节的下方和后下方）、语言形成区（乳突的后方）、颞三针（顶骨结节下缘前方1cm处）、耳尖上1.5cm处、耳尖下2cm处、双胸腔区、运动区、双脑干区、双语言区等穴。用28号1.5寸针，迅速刺入皮下，不捻转，不强刺激，留针1.5～2小时，隔日一次，10次为一疗程。

3. 电针疗法

取肾俞、翳风、外关、听会等穴；手法先用平补平泻法，使针感传至耳区后，连接电针治疗仪，通电20～40分钟，12次为一疗程。

4. 耳针疗法

取皮质下、内分泌、肝、肾等穴；用强刺激，或用电针，留针30分钟，每天一次或隔天一次，15～20次为一疗程。

附：听力障碍病案1则

病案5：聂某，女，职员，54岁，于2005年6月8日在本门诊就医。

主诉：感倦怠乏力、体重减轻6年，伴耳聋耳鸣3年。

病史：患者于1999年因感倦怠乏力、体重减轻在外院被确诊2型糖尿病；予以二甲双胍、糖适平等，血糖控制尚可，近3年来渐感耳内犹如蝉鸣，夜间尤甚，听力日益减退，在某医院检查确诊为神经性耳鸣，予以B族维生素未获显效。伴腰酸膝软，虚烦不眠，头晕目眩，性情急躁，自汗盗汗。既往健康无特殊病史；其母有糖尿病。

体检：精神尚可，体型偏胖，BMI 27（身高152cm，体重63kg），P 90次/分，BP 126/80mmHg，舌红，苔薄白，脉弦滑。

理化检查：FBG 7.8mmol/L，PBG 11.2mmol/L，HbA1c 7.1%，TC 5.9mmol/L，TG 2.1mmol/L，HDL 0.91mmol/L，LDL 3.9mmol/L；心电图未见异常；B超提示脂肪肝；脑血流检测提示基底动脉供血不良；尿常规：尿蛋白（－），尿糖500mg/dL。

中医诊断：消渴病耳鸣，证属肝肾阴虚。

西医诊断：2型糖尿病，神经性听力障碍，脂肪肝。

分析：患者已逾天癸绝之年，肝肾已虚，复因消渴经久不愈，更耗肝肾之阴。肾开窍于耳，肾精不足则耳鸣如蝉，腰酸膝软；肾阴亏虚，心肾不交而虚烦不眠；肾水不足，水不涵木，肝阳上扰而头晕目眩，性情急躁；阴虚内热则自汗盗汗。

处理：诺和龙1mg，3次/日，多烯康0.9g，3次/日。

治则：滋补肝肾，育阴潜阳。方药：耳聋左慈丸加味。

熟地 15g   山茱萸 10g   怀山药 15g   牡丹皮 10g   泽泻 10g

茯苓 15g   灵磁石 15g   石菖蒲 10g   五味子 10g

分析：肾为先天之本，肾藏精，肝藏血，肝肾同源，肾开窍于耳，耳为肾之官。取方中磁石入肾，以重镇安神、益阴潜阳，清心明目，为君药；熟地、山茱萸、山药滋补肝肾，聪耳明目，为臣药；丹皮、泽泻清泻相火，茯苓利水渗湿，为佐药；菖蒲芳香开窍，五味子甘酸敛阴，为使药。诸药合用，以奏滋补肝肾、育阴潜阳之效。

加减：头晕目眩、急躁易怒者，加枸杞子、决明子以养肝明目；耳聋耳鸣甚者，加女贞子、核桃肉以滋补肾阴；虚烦失眠者，加焦山栀、麦冬、川连以清心除烦。

病案结语

本章列举病案 5 则均由糖尿病自主神经功能障碍引起：直立性低血压、神经源性膀胱、汗液分布异常、性功能障碍、听神经障碍等。中医基于病变部位不同，以阴阳不调，气血不和，寒热偏盛等为辨证特点。案 1 为消渴病并发痹证，属偏于脾肾阳虚、营卫不足、血脉不通所致的以眩晕、肢体麻木刺痛为主症的 2 型糖尿病自主神经病变伴直立性低血压，治拟温补脾肾。案 2 为脾肾两虚兼夹湿热下注，表现为头晕目眩，视物不清，小便刺痛，尿频、尿急等本虚标实证之 2 型糖尿病并发神经源性膀胱，治拟补益脾肾，清利湿热，标本兼治。案 3 为脾肾阳虚、阳痿不举之自主神经性功能障碍，治宜补益心脾，温肾壮阳。案 4 为阴阳失调，脾肾阳虚，营卫不和，主要表现为气表不固，汗出淋漓，伴下肢麻木、畏寒怕冷之汗证，相当于 2 型糖尿病自主神经病变汗液分泌异常、心脏自主神经病变，治拟调和阴阳，益气固表。案 5 为肝肾阴虚，心肾不交，表现为虚烦不眠、头晕目眩，自汗盗汗，耳聋耳鸣等症，相当于 2 型糖尿病并发神经性耳聋，治拟滋补肝肾，育阴潜阳。

第三十一章
糖尿病消化系统神经病变

第一节　糖尿病胃轻瘫

糖尿病自主神经性胃麻痹又称胃轻瘫（diabetic gastroparasis），或胃潴留。表现为胃张力低下，排空延缓而出现厌食、恶心、呕吐等消化道症状，是糖尿病常见的并发症之一。当呕吐前 4 ～ 6 小时所进食物或清晨空腹残留量多于 200mL 即称为胃潴留。由于胃张力低下可影响降糖药物的吸收而使血糖波动。据 Samuel Caraland 调查显示，糖尿病病程在 6 ～ 10 年的患者胃轻瘫的发生率占 10% ～ 76%。

一、糖尿病胃轻瘫的病因病理、临床特点、诊断、防治

（一）病因病理

1. 病因

（1）胃肠激素分泌异常：胰高血糖素可抑制胃蠕动，减弱胃收缩力；高血糖可促使肠抑胃肽的分泌，进一步减弱胃蠕动和降低胃收缩功能，使胃张力低下，胃排空延长。

（2）食道收缩异常：迷走神经功能紊乱，食道排空缓慢而发生吞咽困难、反胃等症。

（3）胃酸缺乏：胃酸具有消炎、杀灭胃内致病菌作用，长期高血糖可损伤支配胃酸分泌的神经，进一步减少胃酸分泌；胃酸缺乏，杀灭胃内细菌不力，易引起胃部感染而导致胃轻瘫。

（4）胃细胞内因子异常：维生素 B12 具有调节和营养神经的功能，胃细胞内因子能结合维生素 B12，防止维生素 B12 受破坏而影响小肠对维生素 B12 的吸收；糖尿病患者因胃细胞内因子减少，结合维生素 B12 减少，影响神经的调节和营养而导致胃张力降低、排空减慢。

2. 病理

本病的病理机制截至目前尚不十分清楚，多数学者认为长期高血糖可诱发支配胃肠的自主神经受累而引起胃张力降低、胃扩张、胃蠕动减弱、胃排空延迟；Kassahder 称这种病变为"糖尿病胃麻痹"或"胃张力不足"。

胃的排空有赖于自主神经所支配的十二指肠和胃之间的压力梯度，排空率与胃内容

物量成正比，自主神经对胃窦运动的协调，尤其迷走神经传导障碍在本病的发生中起主导作用。可见内脏自主神经功能紊乱是引起糖尿病胃轻瘫的主要病因。

（二）临床特点

1. 上消化道症状

早期常无明显症状，随着病程的延续，支配胃的迷走神经受损加重，胃蠕动减慢，出现餐后饱胀感；胃内容物滞留，胃液分泌增加，则出现食欲减退、恶心、呕吐，以至呕吐宿食，体重明显减轻，提示交感神经节前纤维受损。

少数患者出现食管症状：即食管扩张，蠕动减弱或消失，严重者出现胸中烧灼感，或有吞咽困难等症状，多由于胃肠道括约肌收缩无力或胃痉挛所致；吞钡后示食管收缩力减低，胃排空延长，伴食物反流等。糖尿病酮症酸中毒患者常伴有急性胃扩张，出现恶心、呕吐，证实高血糖诱发胃轻瘫。

2. 营养不良

频繁呕吐，营养成分不能及时吸收，病程长或严重呕吐导致营养不良、消瘦。胃收缩功能障碍，严重者呕吐频繁、呕吐宿食，宿食可硬结形成"胃石"。

3. 影响血糖的控制

胃排空缓慢影响小肠对葡萄糖的吸收而易致低血糖；经数小时后葡萄糖被小肠吸收，又可出现高血糖，所以胃轻瘫患者血糖难以控制。

（三）诊断依据

1. 胃运动功能测定显示胃窦收缩节律紊乱，胃蠕动过缓或蠕动过速，可伴逆行十二指肠—幽门—胃窦收缩，或孤立幽门收缩等现象。

2. 中上腹压痛（+），振水声（+），有胃型而无蠕动，表明胃张力降低；或在胃底部安置起搏器，发放冲动 2～3 次/分，刺激迷走神经张力，诱发胃的机械收缩，进食固体食物 45 分钟后食物抵达十二指肠，流食快速通过幽门。

3. 实验室检测：胃轻瘫影响营养成分的吸收，可有贫血、低蛋白血症，严重者有电解质和酸碱平衡紊乱、肾前性氮质血症等。

4. X 线检查：急性或慢性胃扩张，收缩无力或减弱，排空迟缓，胃内滞留物增多；胃麻痹患者吞钡后，胃底部没有收缩即可确诊。

（四）防治

1. 调节饮食

宜低脂肪饮食，低纤维饮食，进易消化食物；忌辛辣、生冷食品，忌酒等。

2. 对症处理

（1）甲氧氯普胺：口服，每次 5～10mg，2～3 次/日。

（2）根据发病年龄、病情，选择合适的口服降糖药或胰岛素控制血糖、血脂。

（3）西沙必利（普瑞博思）：口服，每次 20mg，3～4 次/日，用于胃复安疗效不佳者。

（4）维生素 B6：口服，每次 10 ～ 20mg，3 次 / 日；或每日 50mg，肌注。

（5）单胺氧化酶抑制剂：硫酸苯乙肼，口服，每次 10 ～ 15mg，3 次 / 日；或盐酸丙咪嗪，口服，每次 12.5 ～ 25mg，3 次 / 日。

二、中医药论治

（一）中医病因病机

糖尿病胃轻瘫相当于中医学中的"呕吐""反胃"。中医学认为呕吐的发生，为脾胃清浊相淆，升降失司，胃失和降所致。始感胃脘不适，膨闷胀饱，食纳不佳，继之恶心呕吐者称为"反胃"，又称"翻胃"，指食物进入胃中不能磨化随即吐出的病证。古云"朝食暮吐，暮食朝吐"，指胃内有宿食而引起的呕吐；隋代巢元方在《诸病源候论》中指出："荣卫俱虚，其气血不足，停水积饮在胃脘则脏冷，脏冷则胃不磨，脾不磨则谷不化，其气逆而成胃反也，则朝食暮吐，暮食朝吐，心下牢大如杯，往来如塞，甚则食已即吐，其脉紧而弦，紧则为寒，弦则为虚，虚寒相搏，故食已即吐，名为反胃。"李东垣在《脾胃论》中曰："呕吐哕皆属脾胃虚弱，或寒热所侵，或饮食所伤，致气上逆而食不得下。"古人精辟地论述了脾胃升降乖戾，胃不受纳降浊，脾不运化升清，水谷不化，上逆则吐的发病机理。呕吐与反胃在病因、病理、症状方面均有相似之处，然各有所不同，呕吐为胃失和降，气逆于上；反胃为虚寒瘀滞，胃之下口阻碍，幽门不放所致。

归纳病因病机有虚实之分：实证见于外邪犯胃，或饮食停滞，或肝气犯胃，起病多数急骤；虚证主要为脾胃虚寒或胃阴不足所致，多数起病缓慢。

（二）辨证论治

1. 饮食停滞

本型症见呕吐酸腐，嗳气厌食，脘腹胀满，得食则剧，吐后反快，大便秽臭或秘结，苔厚腻，脉滑数。

由于饮食不节，食滞停积，脾胃运化失常，气机受阻，故脘腹胀满，嗳气厌食；食滞内阻，浊气上逆则呕吐酸腐，大便秽臭或秘结。舌脉乃为内有积滞之候。证属消渴病、呕吐，食滞停积；见于糖尿病胃轻瘫。

治则：消食化滞，和胃降逆。方药：保和丸加味。

半夏，云茯苓，陈皮，炒麦芽，厚朴，藿香，莱菔子，山楂，苍术，甘草。

方中山楂、炒麦芽、莱菔子、厚朴消食化滞，宽中理气，共为君药；半夏、茯苓、陈皮和胃理气，降逆止吐，为臣药；苍术健脾燥湿，藿香芳香化浊，醒脾和胃，为佐药；甘草益气和胃，调和诸药，为使药。上药合用，以奏消食化滞，和胃降逆之功。

加减：积滞较重，腹胀便秘者，可用调胃承气汤以导滞通腑，使浊气下行，呕吐自止。

2. 脾胃虚寒

本型症见恶心呕吐，进食即吐，面色苍白，胃脘痞闷，食欲不振，倦怠乏力，口干而不欲饮，四肢不温，大便溏薄，舌淡，脉缓或濡弱。

本证多因素体虚弱，脾胃不健，或劳累太过，耗伤中气，或消渴久病，损及脾胃，以致脾胃失和，胃气不降，脾气不升，浊气上逆；中土虚弱，脾阳不能化生水谷精微上荣于面，温煦周身则面色苍白，四肢不温，倦怠乏力；湿浊中阻，清阳不升，浊阴不降而胸脘痞满，恶心呕吐，进食即吐，食纳不振；脾虚水液不化，气不化津，则渴而不欲饮；脾运不健则大便溏薄。证属消渴病，呕吐，脾胃虚寒；见于糖尿病胃肠自主神经功能紊乱，胃轻瘫。

治则：温中健脾，和中降逆。方药：香砂六君子汤加味。

人参，砂仁，半夏，陈皮，茯苓，白术，吴茱萸，木香，生姜，甘草。

方解：方中人参、白术、茯苓益气健脾，为君药；半夏、陈皮燥湿化痰，和胃止吐，为臣药；木香、砂仁芳香宽中，理气止吐，为佐药；生姜、吴茱萸温中散寒，降逆止吐，为使药。诸方合用，以达温中健脾、理气止吐之效。

加减：呕吐甚者加伏龙肝 30g；呕吐频繁伴嗳气者加旋覆花、代赭石、枳壳；泛吐清水者重用吴茱萸，温中散寒，降逆止吐。

3. 胃阴不足

本型症见干哕不吐，食欲不振，咽干口燥，大便秘结，小便短赤，舌红少津，苔薄黄，脉细数。

消渴病日久劫伤胃阴，胃为阳土，腐熟水谷，功主和降；胃阴耗竭，胃失濡养则气失和降而干哕不吐；胃津不足，津不上乘而口干咽燥；阴液亏虚，受纳无权而食欲不振；津液不足，肠失濡润而便秘。证属消渴病、呕吐，胃阴不足；拟诊为胃肠自主神经功能紊乱，胃轻瘫。

治则：滋养胃阴，降逆止哕。方药：麦门冬汤合增液汤加减。

太子参，麦冬，粳米，甘草，半夏，竹茹，沙参，花粉，石斛，生地。

方解：方中太子参、麦冬、沙参甘寒养阴，益气生津，为君药；石斛、花粉养阴生津，润肠通便，为臣药；半夏降逆止呕，竹茹清热化痰止呕，为佐药；生地清热养阴，粳米养胃和中，甘草调和诸药，为使药。上药合用，以达滋阴养胃，降逆止哕之效。

加减：呕吐甚者加代赭石、北秫米以和胃降逆；肠燥便秘可加生首乌、郁李仁、芒硝。

4. 脾肾阳虚

本型症见食欲不振，泛吐清涎，澄澈清冷，朝食暮吐，暮食朝吐，完谷不化，形寒肢冷，腰膝冷痛，腹胀泄泻，神疲欲寐，舌淡，苔水滑，脉沉迟虚细。

肾为先天之本，主命门之火，脾为后天之本，气血生化之源；命门元气为人体三焦气化原动力，故中焦脾胃消化、腐熟水谷，输布精微，升清降浊，有赖于命门真火的推动；脾胃虚寒中阳不振，清阳不升，浊阴不降，则食欲不振，泛吐清涎，澄澈清冷，朝食暮吐，暮食朝吐；脾肾阳虚，命门火衰，则腹胀泄泻，完谷不化；周身失于濡养，百骸失于温煦，则腰膝冷痛，四肢厥冷；脾阳不升则面色㿠白；《难经·三十六难》指出："命门者，诸神精之所舍，元气之所系也。"证属消渴病、呕吐，脾肾阳虚；拟诊为糖尿病肠道自主神经功能紊乱，胃轻瘫。

治则：温补命门，和中降逆。方药：六味回逆饮加味。

人参，甘草，干姜，附子，熟地，当归。

方解：方中人参、甘草补中益气为君药；干姜温中散寒，附子辛温大热、补益元阳，为臣药；熟地、当归滋阴养血，于阳中补阴，阴中求阳，使阴阳相济，俾火得生，谷能腐熟，则反胃自愈，为使药。全方以达温补命门，和中降逆之效。

加减：自汗者加黄芪；滑泄者加赤石脂、乌梅、五味子；大便不行者加肉苁蓉；腹胀加草果、砂仁、檀香；面浮肢肿者加茯苓、泽泻等。

附：胃轻瘫病案 1 则

病案 1：刘某，男，39 岁，留日华侨，于 1999 年 3 月 4 日就医。

主诉：反复倦怠乏力、上腹胀满 5 年，加重 1 月，呕吐 1 周。

病史：患者 5 年前因倦怠乏力，经常上腹胀满不适，血糖升高，在日本确诊为 2 型糖尿病，一直服西药降糖药（药名不详）。近月脘腹胀满，食欲减退加重。呕吐频繁，进食即吐一周。在当地予以胃动力药，呕吐未能得到控制，患者择日由日本仙台回北京诊治。平素经常感疲乏无力，心悸失眠。其母有糖尿病，余无特殊病史。

体检：精神萎靡，体型偏瘦，面色苍白，皮肤缺乏弹性，双眼睑轻度下陷，呈舟状腹，上腹压痛（＋），振水声（＋），有胃型而未见蠕动波，P 92 次/分，BMI 22（身高 172cm，体重 66kg），舌红少苔，脉细数。

理化检查：FBG 6.3mmol/L，PBG 8.8mmol/L，HbA1c 6.7％；TC 4.6mmol/L，TG 2.3mmol/L，HDL-C 0.96mmol/L，LDL-C 3.7mmol/L；尿蛋白 15mg/24h。尿常规：尿糖（-），尿酮体 50μg/dL；X 检查提示胃有中度扩张。

分析：本证系消渴病缠绵，损伤脾胃，脾胃虚寒，中阳不振；胃主纳谷，以降为顺，脾主运化，以升为和；脾胃虚寒，脾阳不升，浊阴不降，清浊混扰，胃失和降而脘腹胀满，呕吐频繁，进食即吐；呕吐耗伤津液，津不上承而口渴欲饮；阳虚失于温煦而面色苍白，精神萎靡。

中医诊断：消渴病呕吐，证属脾胃虚寒。

西医诊断：2 型糖尿病，糖尿病胃轻瘫、饥饿性酮症、轻度脱水。

处理：5％的葡萄糖氯化钠注射液 500mL 静脉滴注；西沙必利 20mg，3 次/日。

治则：温中健脾，降逆止吐。方药：旋覆代赭汤合麦门冬汤加减。

| 旋覆花 10g | 人参 10g | 半夏 10g | 甘草 6g | 代赭石 15g |
| 麦冬 10g | 砂仁 6g | 干姜 6g | 大枣 3 枚 | |

方解：取方中旋覆花、代赭石以降逆和胃，重镇止吐，为君药；人参健脾和胃补其虚，半夏和胃降逆止其吐，为臣药；干姜温中散寒以升脾阳，砂仁理气和胃以止吐，麦冬、甘草甘寒养阴，生津和胃，大枣补中益气，为佐药；干姜、半夏、砂仁辛燥伤阴使

其温而不燥，滋而不腻，亦为使药。诸药合用，共达温中健脾，降逆止吐之效。

上述处理 3 天后呕吐停止，食欲好转，尿酮体转阴，皮肤弹性差得到改善；FBG 7.8mmol/L，PBG 10.8mmol，予以格列吡嗪 2.5mg，3 次 / 日；汤药守上方去干姜、旋覆花、代赭石，加白术、茯苓、黄芪以益气健脾；汗出肢凉者加白芍、桂枝以调和营卫，温通血脉；两周后诸症得到改善，出院带汤药 20 剂返回日本。

（三）针灸治疗

1. 体针

取天枢、中脘、足三里、脾俞等穴。

用补法加灸，每日 1 次，10 次为一疗程。

2. 耳针

取胃、神门、交感、皮质下、食道等穴；每次 2 ~ 3 穴，强刺激，每日 1 次，10 次为一疗程，每次留针 30 分钟，或穴位埋王不留行籽等。

3. 灸法

取内关、中脘、建里、足三里、脾俞、胃俞、天枢、关元、肾俞等穴；每次 4 ~ 6 穴，隔日 1 次，每次 3 ~ 5 壮，用隔姜灸或悬灸，10 次为一疗程。

4. 穴位敷贴

涌泉穴；寒性呕吐，用吴茱萸适量，研细末，醋或开水调成膏状，敷涌泉穴，2 ~ 4 小时即可见效。

（四）中成药治疗

1. 藿香正气丸

本品芳香和胃降逆，适用于湿浊中阻、泛恶、呕吐者。

2. 气滞胃痛冲剂

本品疏肝理气，适用于肝气犯胃。

3. 加味保和丸

本品消导和中，适用于饮食停滞呕吐者。

4. 香砂养胃丸

本品养胃和中，适用于脾胃虚寒之呕吐者。

第二节　糖尿病神经性腹泻

肠道功能紊乱为糖尿病常见的并发症之一，病变在小肠以腹泻为主，发病率 10% ~ 20%。

一、神经性腹泻的病因病理、临床特点、对症治疗

（一）病因病理

1. 迷走神经和交感神经兴奋性增强

支配肠道的迷走神经和交感神经兴奋性增强，促进肠道蠕动，加速排便而引起腹泻。

2. 离子转运功能丧失

调节离子转运功能丧失，或 α_2- 肾上腺素能肠细胞受体缺失，或高血糖使离子转运和肠道激素的分泌异常，或血钾异常（低钾血症和高钾血症）、低血糖症等均可引起自主神经病变，影响肠蠕动功能，影响小肠水和电解质的转运而诱发腹泻。

3. 肠道激素分泌异常

肠道分泌的胃泌素、肠泌素、胰高血糖素的异常，影响空肠段对水的吸收，而引起腹泻；或胆汁酸可调节胃肠功能，胆酸吸收障碍也可导致或加剧腹泻。

4. 胰腺外脂肪酶分泌异常

胰腺外脂肪酶分泌减少或缺失，导致脂肪的消化吸收障碍，而发生脂肪泻。

5. 肠内细菌感染

既往认为，细菌在小肠内增殖而致糖尿病腹泻，多数学者经临床检测认为，糖尿病腹泻与感染关系不大，主要为肠蠕动迅速所致。

（二）临床特点

腹泻多数是在便秘的基础上，随病程延续，继之出现腹泻与便秘交替，然后出现无痛性水泻，多达每日 20 ～ 30 次；以餐后或半夜及黎明前为多，类似中医"五更泻"，可持续数小时至数周，甚者大便失禁；腹泻间歇期可出现正常的排便活动；长期慢性腹泻或间歇性腹泻，可引起小肠吸收不良，表现消瘦虚弱。腹泻频繁可导致电解质紊乱，出现低钾、低钠、低蛋白血症，并易出现低血糖症；此外也可诱发糖尿病酮症酸中毒等急性并发症。

（三）对症治疗

1. 次碳酸铋，口服，每次 2 ～ 4g，3 ～ 4 次 / 日。

2. 复方樟脑酊，口服，每次 4mL，3 次 / 日。

3. 复方苯乙哌啶，口服，每次 2mg，每 6 小时 1 次，青光眼禁用。

4. 氢氧化铝凝胶，口服，每次 10 ～ 15mL，3 次 / 日。

5. 阿托品、颠茄、普鲁本辛等均可应用。

二、中医药论治

(一) 中医病因病机

腹泻指大便次数增多，粪便清稀以至呈水样便。主要由于湿邪所胜及脾胃功能障碍所致，一年四季均可发生，尤以夏秋为多见。在《内经》称"泄"，有"濡泄""洞泄""飧泄""注泄"；汉唐时期称"下利""泄泻"。《丹台玉案·泄泻门》指出："泄者，如水之泄也，势犹铢缓，泻者，势似直下，微有不同，而其病则一，故总名之曰泄泻。"泄泻主要病变在脾胃和大小肠，按发病情况分实证和虚证。

1. 实证

（1）外感湿邪，湿困脾阳：外邪引起的泄泻，以寒、湿、暑、热，尤以湿邪为多见。脾喜燥而恶湿，易受湿困，脾阳被困，脾失健运，水食夹杂而下，发生泄泻。《杂病源流犀烛·泄泻源流》指出："湿盛则飧泄，乃独有湿耳。不知风寒热虚，虽皆能为病，苟脾强无湿，四者均不得而干之，何自成泄……要未有不原于湿者也。"可见外邪引起的泄泻，与湿邪关系最为密切。古有"湿多成五泄""无湿不成泄"之说。

（2）饮食不节，宿食内停：过食甘腻厚味，胃呆脾滞，或多食寒凉，损伤脾胃，传导失职，升降失司而致泄泻。《景岳全书·泄泻》曰："饮食不节，起居不时，以至脾胃受伤，则反为湿，谷反为滞，精华之气不能输化，乃致合污下降而泻利作矣。"

（3）情志失调，木横犯脾：恼怒忧思，肝失条达，横逆犯脾，运化失常而致泄泻。《景岳全书·泄泻》云："凡遇怒气便作泄泻者，必先以怒时挟食，致伤脾胃，故但有所犯，即随触而发，此肝脾二脏之病也。盖以肝木克土，脾气受伤而然。"

2. 虚证

（1）脾胃虚弱：脾主运化，胃主受纳，饮食不节，劳倦内伤，久病缠绵，而致脾胃虚弱，不能受纳水谷，运化精微，水谷停滞，清浊不分，逐成泄泻。

（2）肾阳虚衰：年老体衰，或久病伤肾而致肾阳不足，脾失温煦，运化失常而致泄泻。《景岳全书·泄泻》指出："肾为胃关，开窍于二阴，所以二便之开闭，皆肾脏所主，今肾中阳气不足，则命门火衰，阴气极盛之时，则令人洞泄不止也。"

总之，泄泻系脾虚湿盛为关键，脾胃运纳不健，小肠受损和大肠传导失常。外因与湿邪关系最大，湿邪侵入，损伤脾胃，运化失常，所谓"湿盛则濡泄"。《景岳全书·泄泻》云："泄泻之本，无不由脾胃。"

(二) 辨证论治

1. 脾虚腹泻

本型症见大便溏泄，水谷不化，脘腹胀满，食纳不香，稍进油腻腹泻剧增，面色萎黄，肢倦乏力，舌淡苔白，脉濡细为主者。

脾为阴土主运化，胃为阳土主受纳；消渴缠绵，或劳倦内伤而致脾胃虚弱，运化无权，水谷不化，清浊不分而大便溏泻；脾阳不振，不能运化精微，水谷停滞则脘腹胀满，食纳不香，稍进油腻腹泻剧增；久泻不止，耗伤脾气而面色萎黄，肢倦乏力。证属消渴病、腹泻、脾虚证；见于糖尿病肠道自主神经功能紊乱，肠蠕动加快所致腹泻。

治则：益气健脾，温中止泻。方药：参苓白术散合理中汤加减。

党参、白术、茯苓、莲子、甘草、扁豆、山药、砂仁、干姜、薏苡仁。

方解：方中党参补中益气，强壮脾胃，为君药；白术、山药、莲子益气健脾，和胃止泻，为臣药；茯苓、扁豆、薏苡仁健脾利湿以实大便，砂仁和胃理气，和中宽胸，为佐药；干姜辛热温中而扶阳，甘草补中扶正，调和诸药，为使药。诸药合用，共达益气健脾，温中止泻之效。

加减：脾阳虚泄泻，水谷不化者，加附子以加强温脾祛寒之力；脘腹胀满甚者，加木香、枳实以理气宽中。

2. 肾虚腹泻

本型症见五更或黎明泄泻，日数十行，完谷不化，食纳不香，肠鸣腹痛，面色苍白，形寒肢冷，腰膝酸软，舌体胖大，舌淡苔白，脉沉细无力。

此乃消渴日久，损伤肾阳，或年老体弱，阳气不足，脾失温煦，运化失常；脾肾阳虚，命门火衰，不能温脾土，"腐熟水谷"运化乏力，而腹泻完谷不化；又如《医方集解》云："久泻皆由命门火衰，不能专责脾胃。"黎明之前，阳气未复，阴气极盛，肾虚胃关不固，故五更泄泻，肾阳不足而腰膝酸软，阳虚则外寒故形寒肢冷。证属消渴病、腹泻，脾肾两虚证；见于糖尿病胃肠自主神经病变，肠蠕动功能亢进。

治则：温补脾肾，固涩止泻。方药：四神丸合理中丸加减。

补骨脂、吴茱萸、五味子、干姜、潞党参、炒白术、肉豆蔻、甘草。

方解：方中补骨脂补命门之火，以温补脾肾阳气，吴茱萸温中散寒，肉豆蔻温肾暖脾，固涩止泻，为君药，在《八法效方举隅》中指出："补骨脂温补肾气，豆蔻宣发脾气，中下焦火化不足，脾泻肾泻，不思食，不化食，宜此方兴奋之。"党参、白术、干姜益气健脾、温中止泻，为臣药。五味子敛阴益气，固涩止泻，甘草调和诸药，为佐使药。诸药合用，共达补益脾肾，固涩止泻之效。

加减：泄泻日久，滑脱不禁，加赤石脂、诃子肉、禹余粮、罂粟壳、石榴皮；腹泻伴腹痛甚加广木香、台乌药；消渴病多阴液耗伤，吴茱萸、干姜为辛燥之品，不宜久用，中病而止；呕吐不止者加伏龙肝以降逆止吐。

附：神经性腹泻病案 1 则

病案 2：孙某，男，52 岁，干部，于 1998 年 3 月 5 日就医。

主诉：间断乏力、消瘦 8 年，伴腹泻 2 年，加重 3 个月。

病史：患者于 1990 年因乏力消瘦在某医院确诊为 2 型糖尿病，予以达美康、二甲双胍等药，空腹血糖波动于 6.8～10.9mmol/L。2 年来体重逐渐减轻（由 78kg 降至 62kg），伴大便泄泻 2～4 次/日。近 3 月来大便失禁，一度疑为肠道肿瘤，在当地多方医治，未能得到控制而来本院住院。平素体质较弱，经常感冒，心悸失眠，遗精阳痿，腰膝酸软，形寒肢冷，倦怠乏力。余无其他特殊病史，否认糖尿病家族史。

体检：面色萎黄，精神萎靡，极度消瘦，双眼睑下陷，皮肤缺乏弹性，呈舟状腹，腹部压痛（＋），P 90 次／分，BMI 21（身高 171cm，体重 61kg），浑身皮肤刺痛不欲穿衣，舌淡体胖，苔白腻，脉濡细。

理化检查：FBG 4.4mmol/L，PBG 6.2mmol/L，HbA1c 6.1%；TC 4.4mmol/L，TG 1.9mmol/L，HDL 0.98mmol/L，LDL 3.8mmol/L；血钾 3.2mmol/L，血钠 121mmol/L，血氯 92mmol/L；尿蛋白 15mg/24h。尿常规：尿糖（－），尿酮体（－）；便常规：稀水样便，余（－）；胃肠 X 线钡餐造影提示肠蠕动活跃，未见占位性病变。

分析：患者禀赋不足，复因消渴病缠绵不休而致脾肾阳虚；脾阳虚衰，不能受纳水谷，运化精微，水谷停滞，混杂而下则泄泻；脾阳虚亏，不能输布水谷精微以荣周身四末，则肌肉脱削消瘦；脾肾阳虚，阴寒内盛，则形寒肢冷，面色萎黄，遗精阳痿，腹中冷痛；命门火衰，中气下陷而大便失禁。

中医诊断：消渴病腹泻，证属脾肾阳虚。

西医诊断：2 型糖尿病并发胃肠功能紊乱，腹泻，脱水。

处理：5% 葡萄糖氯化钠注射液 500mL 静脉滴注；胰岛素优泌林 70/30，早 10U、晚 8U 餐前 15 分钟皮下注射。

治则：温补脾肾，固涩止泻。方药：四神丸合附子理中汤加减。

补骨脂 15g   吴茱萸 3g   人参 10g   干姜 6g   白术 10g

肉豆蔻 6g   五味子 10g   甘草 6g   附子 6g

方解：取方中补骨脂、人参、附子辛温大热以壮命门之火，为君药；吴茱萸、干姜温中散寒，肉豆蔻、五味子温补脾肾，固涩止泻，为臣药；白术燥湿健脾为佐药；甘草补中扶正，调和诸药，为使药。诸药合用，共达温补脾肾，固涩止泻之效。

经上述处理 3 天后，电解质恢复正常，脱水得到纠正，腹泻次数有所减少，则停止输液；胰岛素与中药继续使用；两周后腹泻基本恢复，大便 1～2 次／日，食欲增加，体重增长到 67kg，FBG 7.5mmol/L，PBG 9.8mmol/L，则胰岛素调整为早 12U、晚 10U；汤药改为补中益气汤合理中丸。

（三）单验方、中成药

1. 石榴皮 9g，山楂炭 15g，水煎服。
2. 四神丸：口服，每次 9g，1～2 次／日。
3. 理中丸：口服，每次 9g，1～2 次／日。

（四）针灸、耳针

1. 体针

取脾俞、肾俞、胰俞、足三里等穴以提高血清中内啡肽类似物含量而止泻。可配天枢、气海、归来等穴，均用补法，可配艾灸。

2. 耳针

取大肠、小肠、肺、脾、肾等穴。每次选 3～5 穴，强刺激，留针 20～30 分钟，每日 1 ～ 2 次，或王不留行籽压豆，保留 2 ～ 3 天，每天捻 3 次，每次 15 分钟。

第三节　糖尿病神经性便秘

一、糖尿病神经性便秘的病因病理、临床特点、防治

（一）病因病理

1. 大肠高渗脱水

高血糖引起体内高渗脱水而致大便秘结、大便困难。糖尿病患者便秘显著多于正常者。

2. 迷走神经张力降低

支配大肠的迷走神经张力降低，减慢肠蠕动，延缓大肠排空而致便秘。

（二）临床特点

多数糖尿病患者早期均有不同程度的便秘倾向，部分患者呈顽固便秘，长期应用缓泻药；长期高血糖引起大肠慢性脱水而导致便秘，是糖尿病患者早期胃肠功能紊乱的临床症状。

（三）防治措施

1. 多饮开水：每天清晨可饮一杯温开水或盐开水。

2. 多食蔬菜或多食含纤维素的食品。

3. 养成定时排便的习惯。

4. 加强运动锻炼或体力劳动。

5. 对症处理：酚酞（果导）每次 50 ～ 200mg，睡前口服；或蓖麻油 10 ～ 20mL 顿服；或甘油或液状石蜡，睡前 10 ～ 20mL，用于排便特别干结时肛塞；或硫酸镁 15 ～ 20g 顿服，或氧化镁口服每次 0.5 ～ 1.0g，3 次 / 日；口服泻剂不见效者，则用小剂量甘油或橄榄油保留灌肠，或用粪质软化剂灌肠等。

二、中医药论治

（一）中医病因病机、辨证论治

便秘是指大便秘结不通，排便困难。由多种原因引起肠胃燥热，津液耗伤；肝郁气滞；劳倦内伤，年老体弱，气血不足等均会引起大肠传导功能失常。在中医古籍中称"不更衣""燥屎"。《伤寒论》有"阳结""阴结""脾约"。后世医家提出"热秘""虚秘""气秘""湿秘""热燥""风燥"等名称。便秘由多种因素引起，归纳为虚实两种：

1. 实秘

（1）腑实便秘：症见大便干结，小便短赤，面红身热，或兼腹胀腹痛，口干口臭，心烦急躁，舌红苔黄等。系阳明腑实，燥屎内结所致。

素为阳盛之体，或酗酒、过食辛辣厚味，而致肠胃积热，耗伤津液，津失输布，不能下润肠道而致大便秘结，《六科准绳》指出："热秘是由大肠燥热所致。"胃肠积热，热盛津伤，而大便干结，口干口臭；热移膀胱，则小便短赤；热盛于内而面红身热，心烦急躁；肠道积滞，腑气不通，故腹胀腹痛；舌脉均为热盛津伤之候。

治则：清热润肠。方药：麻仁丸加减。

麻仁，大黄，杏仁，白芍，枳实，厚朴。

方解：取方中麻仁、大黄泄热，润肠，通便，为君药；杏仁宣肺降气，润肠通便为臣药；白芍养阴和里为佐药；枳实、厚朴行气除满为使药。诸药合用，以达清热润肠之效。津液伤甚者加生地、玄参、石斛以养阴生津；郁怒伤肝、易怒目赤者可加服更衣丸以清肝通便。

（2）气滞便秘：症见大便秘结，欲便不得，脘腹胀满，甚则腹痛，嗳气频作，纳呆少食，舌苔薄腻，脉弦滑。系肝脾气郁，肺胃之气不降所致。

忧愁思虑过度，而致气机郁滞，肠道传导失职，糟粕内停，燥屎通降失常则大便秘结，脘腹胀满，甚则腹痛；肠道阻滞，肝脾不和，气机上逆而嗳气频作，纳呆少食。

治则：顺气导滞。方药：六磨汤加减。

木香，乌药，沉香，大黄，槟榔，枳实。

方解：取方中木香、乌药理气行滞为君药，沉香降气为臣药，与君药相伍，三药气味辛通，能入肝脾以解郁调气；大黄、槟榔、枳实以破气行滞为佐使药。诸药合用，共达顺气导滞之效。气郁日久化火而口苦咽干者，加龙胆草、黄芩以清热泻火。

2. 虚秘

主要包括肺脾气虚，大肠弛缓（虚秘）；脾肾阳虚，传送无力（冷秘）；血虚阴亏，肠道失润（虚秘）等。脾肺气虚之便秘与血虚阴亏之便秘，在金元时期均称为"虚秘"，包括血虚便秘和气虚便秘。血虚便秘为肠道阴津和阴血不足，肠道失润，大便下行艰难；气虚便秘为大肠肌肉弛缓，传送无力，属虚证范畴。

（1）气虚便秘：症见大便秘结，或有便意而努责不出，或脱肛，伴形寒肢冷，面色苍白，乏力气短，自汗不止，倦怠懒言，舌淡质嫩，苔薄白，脉虚弱为主者。

肺主一身之气，肺与大肠相表里，肺气虚大肠传导无力，糟粕内停，久滞化燥而便秘或努责难出；肺与脾母子相关，肺气不足，脾气虚亏，中气下陷而脱肛；脾阳不足则形寒肢冷，面色苍白；肺气虚卫表不固而汗出气短。证属消渴病，气虚便秘；多见于糖尿病自主神经功能紊乱，肠蠕动减慢所致的便秘。

治则：补益肺脾，润肠通便。方药：补中益气汤加味。

黄芪，白术，茯苓，甘草，当归，沙参，陈皮，升麻，柴胡，枳壳，郁李仁。

方解：方中以黄芪补肺脾，升提中阳为君药；沙参、甘草甘寒养肺以润大肠，白术、茯苓益气健脾，以助君药补气升阳，为臣药；升麻、柴胡升提清阳，当归养血润肠，陈皮、枳壳调气缓急为佐药；郁李仁润肠通便，甘草调和诸药，为使药。诸药合用，共达补益肺脾，润肠通便之效。

加减：大便燥结甚者加火麻仁、杏仁、生首乌等以滋润通导；脱肛久不复者重用黄芪、党参、升麻，或配合灸百会穴以升提清阳。

（2）血虚便秘：症见大便干燥，秘结难解，数日或数周一行，形体消瘦，咽干少津，面色萎黄，心慌眩晕，唇甲淡白，苔薄，舌淡红，脉虚细数为主者。

因消渴日久阴血不足，或因年老精血虚亏，下焦阴弱，六腑之气不利；或胃中蕴热耗伤阴液；或汗、吐、下等而致津液丢失，津血俱亏，肠道失于滋润则大便秘结难下。肾司二阴，高年肾阴亏损，津血不足，肠道无以滋润，大便塞滞难下。《脾胃论》云："夫肾主五液，津液润则大便如常，若饥饱失节，劳役过度，损伤胃气，及食辛热厚味之物，而助火邪，伏于血中，耗散真阴，津液亏少，故大便燥结。"血虚不能养心则心慌眩晕；血虚则见面色萎黄，唇甲淡白，证属消渴病，血虚便秘；多见于糖尿病肠道自主神经功能紊乱，中后期肠蠕动缓慢而所致便秘。

治则：滋阴养血，润肠通便。方药：五仁丸合增液承气汤加减。

柏子仁，松子仁，杏仁，桃仁，沙参，玄参，白芍，郁李仁，肉苁蓉，生地，麦冬，当归。

方解：方中柏子仁、松子仁、杏仁、桃仁、郁李仁等含脂液之果仁润肠通便，润而不峻，为君药；当归、白芍养血补血，补虚而润燥，为臣药；生地、玄参、沙参、麦冬甘寒养阴，润燥推舟，为佐药；肉苁蓉补肾润肠为使药。诸药合用，以达滋阴养血，润肠通便之效。

伴气虚脱肛者配合补中益气汤以补益中气，升提清阳；凡五心烦热，虚烦失眠，大便秘结者，加焦山栀、莲子心、决明子、炒枣仁以清心除烦，养心安神，加强润肠通便之力。

（3）阳虚便秘：症见大便艰涩，小便清长，面色㿠白，四肢不温，喜热怕冷，腹中冷痛，或腰脊酸冷，舌淡苔白，脉沉迟等。

阳气虚衰，寒自内生，阴寒内盛，气机阻滞，肠道传导不利，大便艰难，腹中冷痛，邪热怕冷，阳虚无以温煦，而或腰脊酸冷；小便清长，面色㿠白，舌脉均系阳虚内寒之象。

治则：温阳通便。方药：济川煎加肉桂加减。

肉苁蓉，牛膝，当归，升麻，肉桂。

方解：取方中肉苁蓉、牛膝温补肾阳，润肠通便，为君药；当归养血润肠为臣药；升麻升清降浊为佐药；肉桂温阳散寒为使药。诸药合用，共奏温阳通便之效。

附：便秘病案 1 则

病案 3：马某，女，46 岁，职员，于 2004 年 5 月 20 日就医。

主诉：反复倦怠乏力、大便秘结、脘腹胀满 3 年，加重半年。

病史：患者于 2001 年因工作紧张劳累之后，感疲惫乏力伴大便秘结，数日 1 行，检测空腹血糖 8.6mmol/L，确诊为 2 型糖尿病，多年来服用消渴丸、排毒养颜胶囊。近半年血糖控制欠佳，便秘愈甚，服排毒养颜胶囊等多种缓泻药，无济于事，常需开塞露润肠通便，伴小便短赤，口干口臭，心烦急躁，腹中胀满，倦怠乏力。平素健康，喜好辛辣，无特殊病史，祖父有糖尿病。

体检：体型偏胖，面色红润，口有秽臭，BMI 26（身高 161cm，体重 68kg），舌红，苔黄腻，脉弦滑数。

理化检查：FBG 8.2mmol/L，PBG 11.6mmol/L，HbA1c 7.2％，TC 5.8mmol/L，TG 2.1mmol/L，HDL 1.2mmol/L，LDL 3.9mmol/L；尿常规：尿糖 50mg/dL，尿酮体（－）；胃肠 X 线钡餐造影提示肠蠕动缓慢，未见占位性病变。

分析：患者素为阳盛之体，过食辛辣，脾胃积热，复因消渴病耗阴伤气，而致气阴两虚；阴虚则肠燥，气虚则大肠传送无力，而致大便干燥、秘结不通；热盛于内，秽气内蕴，则口干口臭；阴虚内热则面红溲赤，心烦急躁；糟粕内停而腹中胀满。

中医诊断：消渴病便秘，证属阴虚燥热。

西医诊断：2 型糖尿病，胃肠自主神经功能紊乱，便秘。

处理：诺和龙 1mg，3 次 / 日，口服；必要时灌肠通便。

治则：清热润燥，益气通便。方药：调胃承气汤合黄芪汤加减。

大黄 10g	麻仁 10g	杏仁 10g	白芍 10g	枳实 10g	厚朴 10g
生地 10g	玄参 10g	黄芪 20g	党参 10g	白术 10g	藿香 10g

方解：鉴于本案证属气阴两虚，大便秘结，治拟益气养阴通便。取方中大黄荡涤肠胃积热为君药；黄芪补益肺脾，党参、白术健脾益气，以增强黄芪补气之力，为臣药；麻仁润肠通便，白芍养阴和里，枳实、厚朴行气除满，共为佐药；生地、玄参养阴润肠，杏仁降气润肠，藿香芳香化浊，辟秽除臭，均为使药。诸药合用，以达润燥通便之效。

加减：大便秘结，腹胀疼痛者加芒硝咸寒泄热，软坚润燥；烦躁口干者加知母、生石膏、焦山栀以清泄肺胃，除烦止渴。

患者经服用上述汤药 3 剂后，大便通畅，口干口臭、腹胀改善。拟改为益气养阴，润肠通便；方药以润肠丸合五仁丸加味：生地、当归、黄芪、玄参、知母、火麻仁、郁李仁、牛膝，气阴双调，润肠通便。两周后患者二便已调。FBG 6.2mmol/L，PBG 7.6mmol/L，口臭、腹胀等消失。病情稳定则改汤药为院内制剂"糖微康"合诺和龙 1mg，3 次 / 日。

（二）单验方或中成药

1. 大黄粉：每次 1～2g，顿服。

2. 大黄苏打片：2～4 片 / 次，3 次 / 日。

3. 番泻叶：3～6g，1 次 / 日，泡水代茶。

4. 更衣丸：3g/d，或更衣片 5 片 / 日。

（三）针灸治疗

1. 体针

取大肠俞、中髎、上巨虚、列缺、照海、承山、支沟等穴。大肠俞、中髎、上巨虚、承山用泻法，强刺激；中髎进针可稍深，较强刺激，针感向肛门放射；照海用补法，支沟平补平泻。

2. 耳针

取直肠下段、大肠、皮质下等穴，强刺激，留针 1 ～ 2 小时，每日 1 次；或王不留行籽压豆法。

病案结语

本章糖尿病消化系统并发症病案列举 3 则，分别代表糖尿病胃轻瘫、糖尿病神经性腹泻、糖尿病神经性便秘。中医辨证均系消渴病伴脾胃不和、脾肾阳虚、阴阳偏胜、气血津液失调所引起的呕吐、腹泻、便秘等糖尿病自主神经性病变。案 1 为脾胃不和之 2 型糖尿病胃轻瘫、饥饿性酮症引起的呕吐，属虚实夹杂证，治拟和中健脾，降逆止吐。案 2 为脾肾阳虚、阴寒内盛之胃肠自主神经功能紊乱性腹泻，治拟温补脾肾，固涩止泻。案 3 为 2 型糖尿病胃肠自主神经功能紊乱所致之气阴两虚、津液不足之便秘，治拟补益气阴，润燥通便。

总之，糖尿病消化系统自主神经病变，一般病程较长，较为常见，影响患者生活质量；临床证实，对胃轻瘫所致的腹胀呕吐、胃肠功能紊乱的大便泄泻及便秘等，通过中医辨证论治，分别予以健脾和胃、降逆止吐、温补脾肾、固涩止泻及润燥通便等法则，均可改善症状，调节自主神经功能紊乱。

第三十二章
糖尿病肝胆病变

肝脏是维持生命的重要器官，是人体新陈代谢的枢纽，是糖代谢的中心，大部分激素的摄取、转变、灭活、降解及排泄均在肝脏进行。肝脏尚可通过合成与糖代谢相关的酶和辅助因子影响机体，脂肪等各种代谢异常均与肝脏相关，其功能十分复杂。糖尿病可引起肝脏代谢异常，肝损害也可导致糖代谢紊乱。故于 1906 年 Naunyn 明确将继发于肝实质损害的糖尿病称为肝源性糖尿病。肝脏疾病与糖尿病并存时可互相影响，形成恶性循环，严重影响预后。糖尿病与胆道也密切相关，早在 1928 年及 1943 年 Josin 和 Eisele 就证实了糖尿病患者较非糖尿病患者更易患胆囊结石及胆囊炎这一结论。

第一节　糖尿病与肝脏病变

一、糖尿病肝病的病因病理、临床特点、诊断、防治

（一）糖尿病肝病的病因病理

1. 肝脏与糖、脂肪、蛋白质、激素代谢的关系

（1）糖代谢：①胰岛素与肝细胞膜上的胰岛素受体结合后，可以促进蛋白质、酶的磷酸化，激活细胞膜的转运系统，增加肝对葡萄糖的摄取；胰岛素抑制 cAMP 而促进肝糖原和脂肪酸的合成；胰岛素可直接诱导肝脏葡萄糖激酶的合成，促进肝脏对葡萄糖的利用；并将葡萄糖、氨基酸、脂肪中的甘油三酯等转变为糖原贮存于肝脏或肌肉内；当机体需要糖时，则糖原又分解成葡萄糖。②胰高血糖素：胰高血糖素可以激活肝细胞内的磷酸化酶，使肝糖原分解为葡萄糖；抑制糖原酶合成，使糖原的生成减少；胰高血糖素可抑制丙酮酸激酶和丙酮酸脱氢酶，抑制葡萄糖氧化使血糖升高；促进脂肪分解，抑制乙酰辅酶 A 羧化酶，减少脂肪合成，促使酮体生成。

（2）脂代谢：肝脏又是脂类代谢的重要场所。肝脏参与对脂类物质的摄取、分解、合成、运输，和机体对贮存脂肪的动员和氧化等作用。当肝糖原合成及贮藏减少，在相关激素的调节下，脂肪自脂库动员分解转移入肝脏，形成脂肪沉着及肝细胞变性、肝脏肿大、脂肪肝。

（3）蛋白质代谢：血浆中白蛋白、凝血酶原、凝血因子、纤维蛋白原、部分球蛋白由肝脏合成和供应。糖尿病患者在胰岛素不足时，蛋白质代谢异常，尤其在糖尿病酮症

酸中毒时，肝脏中蛋白质合成减少，分解增多，呈负氮平衡，糖异生旺盛，氨基酸被肝脏摄取而转化为糖，使血糖升高。

（4）激素代谢：胰岛素、胰高血糖素、生长抑素、胰多肽等肽类激素均在糖代谢中发挥重要作用。由于特殊的解剖位置，这些激素分泌后，直接经门脉系统进入肝脏，肝脏为这些激素的第一作用器官。肝脏病变可直接影响上述激素的作用和代谢，给糖代谢带来一定影响。

2. 糖尿病对肝脏的影响

（1）即使在没有基础肝病的情况下，糖尿病也可引起肝脏损害：1型糖尿病，肝内糖原含量较高，胰岛素治疗后糖原含量进一步增加；2型糖尿病，肝脏对游离脂肪酸的摄取超过肝细胞氧化游离脂肪酸的能力，导致甘油三酯在肝内堆积而形成脂肪肝，引起肝脏肿大以及肝功能异常。肝大的程度与血糖控制水平相关，血糖控制良好，约有9%的患者肝大；60%长期血糖控制欠佳者伴有肝大；发生糖尿病酮症时，几乎100%患者存在肝大。当血糖得到控制，肝脏可以逐渐回缩，甚者可以恢复正常。有关资料提示，糖尿病患者脂肪肝的发病率为50%～60%。糖尿病患者肝活检结果：70%伴肝脂肪变性；20%为核空泡化；22%可见微血管病变。另有资料显示，脂肪变性占67%，核空泡化占75%，微血管病变占67%。

（2）糖尿病脂肪肝的病理特点：肝脂肪变性与糖尿病病程和病情无明显关系，而与肥胖程度呈正相关。在正常情况下，肝内脂肪仅占肝重的3%～5%，当肝中脂肪含量超过肝重的10%，或在组织学上，肝实质脂肪化超过30%～50%者称为脂肪肝。①肝细胞核空泡化为糖尿病肝脏改变的特征之一，其发生机理为核内糖原过多蓄积；核空泡多发生在门脉区周围（即小叶边缘）的肝细胞。②部分糖尿病患者的肝组织可形成脂肪肉芽肿。由于脂肪滴从细胞中漏出，而引起间质组织出现组织细胞、白细胞、淋巴细胞等浸润。③微血管病变主要表现为微血管生成，病变以晚期患者检出率较高。有人认为微血管病变可能是肝脏功能障碍的原因之一，因肝脏有肝动脉和门脉两套血供系统，故单纯由微血管病变引起的肝损害较少。④ Mallory 小体：指在肝内出现玻璃样物质，与中央静脉周围纤维化一样，被认为是糖尿病肝脏病变的特征性改变。

（3）糖尿病脂肪肝的代谢特点：肝内摄取糖和脂肪过多，或脂肪酶活性增强，使血中游离脂肪酸浓度增高。大量的脂肪酸被肝脏摄取，以脂肪的形式在肝内堆积，脂肪在肝内蓄积超过肝脏对其移出和氧化的能力，而形成脂肪肝。

（4）肝内脂蛋白合成障碍：甘油三酯与载脂蛋白结合形成脂蛋白进入血液，当肝细胞损害则使甘油三酯与载脂蛋白的合成障碍。同时，肝脏病变导致机体缺乏氨基酸，必需脂肪酸、多聚核糖及 ATP 水平降低等，影响脂蛋白的合成，从而导致脂肪肝。

（5）肝内脂肪利用减少：肝损害者肝内游离脂肪酸氧化减低，甘油三酯合成增加而致脂肪肝。中国中医科学院广安门医院对 623 例糖尿病患者的血脂分析表明：胆固醇 ≥ 5.70mmol/L 者 353 例，占 56.7%；甘油三酯 ≥ 1.70mmol/L 者 374 例，占 60%；高密度脂蛋白 ≤ 1.7mmol/L 者 175 例，占 28.1%，其中 ≤ 0.98mmol/L 者，男性 89 例，占 56.7%，女性 68 例，占 43.3%。通过 B 超检查可知，脂肪肝 56 例，占受检人数的

35.7%。56例脂肪肝患者中，体重指数BMI ≥ 28者41例，占73.2%，说明脂肪肝多见于肥胖者。56例患者中，女性38例，占67.9%，尤多见于48岁以上更年期妇女，表明脂肪肝的发生与性别、年龄有一定的相关性。

3. 肝脏疾病对糖代谢的影响

继发于慢性肝损害的高血糖称为肝源性糖尿病。20%～30%的慢性肝病患者会发生糖尿病，尤好发于男性，发生率随年龄增长而增加。在慢性持续性肝炎（CPH）和轻型慢性活动性肝炎（CAH）中为8%；重型CAH与中型CAH发生糖尿病的概率分别为44%、40%；急性肝炎发生率最低。约50%慢性肝病患者有糖耐量异常。

（1）糖代谢紊乱：肝脏主要通过糖原合成、分解、异生和转化四个途径来维持血糖的相对恒定。肝脏病变，肝内葡萄糖激酶和糖原合成酶活性降低，影响了葡萄糖磷酸化及糖原合成；葡萄糖氧化限速酶及丙酮酸激酶等活性低下，影响葡萄糖的利用、转化，导致血糖浓度升高。而急性重型肝炎可致低血糖，由于肝糖原分解释放减少，外周高胰岛素血症，使末梢葡萄糖利用增加。

（2）胰岛素抵抗：肝脏病变常伴见高血糖与高胰岛素血症，表明存在胰岛素抵抗，使胰岛素的生物效能降低。肝脏病变产生胰岛素抵抗的主要原因：①肝硬化患者胰高血糖素水平升高，因肝实质损害使肝对胰高血糖素敏感性下降；抑胃肽释放增加刺激胰岛α细胞分泌功能，使胰高血糖素分泌增加，进而促进肝糖原分解及糖原异生；同时作用于垂体、肾上腺和周围脂肪组织，使生长激素及儿茶酚胺分泌增加，脂肪分解，游离脂肪酸增多，抑制外周组织对葡萄糖的摄取，导致胰岛素抵抗。②胰岛素受体缺陷：慢性肝脏病变可引起胰岛素受体数目减少，受体活性减低及受体后效应不良，导致胰岛素抵抗，降低了组织内的糖代谢。石井等发现肝硬化患者胰岛肥大，总体积增加，认为这与内源性胰岛素抗体的产生、胰岛β细胞过度代偿有关。随着胰岛素抵抗的发展，可出现胰岛素相对缺乏，导致临床型糖尿病。后期胰岛发生透明性变及纤维化，造成代偿衰竭，表现为胰岛素绝对缺乏型糖尿病。

（3）病毒与免疫缺陷：有研究发现，在急慢性肝炎患者的胰液中检出HBsAg，说明肝炎病毒在胰腺内增殖造成胰岛病变。另有发现，CAH时由于免疫功能失调，体液免疫功能亢进，循环免疫复合物及多种自身抗体产生，而导致胰腺的免疫损伤。

（4）饮食与药物的影响：肝脏病变者长期进高糖饮食或静脉输注葡萄糖，受损的肝脏不能将过量的葡萄糖转化，同时增加胰腺的负荷，导致胰岛功能衰竭。应用干扰素治疗乙型、丙型肝炎，均可诱发肝源性糖尿病。

（5）钾缺失：缺钾可使胰岛β细胞变性，影响胰岛素的合成及分泌。也可使周围组织对胰岛素的反应降低。Podosky报道肝硬化患者血钾降低，同时伴有糖耐量异常，经补钾后糖耐量异常得到恢复。

肝源性糖尿病可进一步加重糖代谢紊乱。血糖过高影响肝细胞的修复，加重肝病，造成恶性循环。日本研究报道，肝硬化伴发糖尿病者5年生存率为30%，而不伴糖尿病者为63%。

（二）糖尿病性肝病的临床特点

糖尿病性肝病患者临床只有 20％有多饮、多尿、多食等症状；极少数发生酮症或酮症酸中毒；由于肝糖原贮存较少，患者血糖波动较大，以餐后血糖升高为主。糖尿病患者在血糖控制不满意时，多数出现肝大，有时出现肝区疼痛。肝脏多表面光滑，质地较软，位置于肋缘或剑突下数厘米，甚至可平脐，尤其儿童，肝大更为明显，因而影响生长发育。但经胰岛素治疗后，随着糖代谢的纠正，肝脏可以随之缩小。病理检查呈脂肪浸润，细胞外水肿，细胞内有肝糖原堆积，切片形成空泡，为脂肪肝特征。

（三）糖尿病性肝病及肝源性糖尿病的诊断

1. 糖尿病肝病的诊断

（1）糖尿病病史；FBG ≥ 6.50mmol/L 或 PBG ≥ 7.8mmol/L 或 HbA1c ≥ 6.5％。

（2）大部分患者肝功能正常，部分病例可有转氨酶升高等肝功能异常。

（3）伴有高脂血症；B 超可提示脂肪肝。

（4）多数患者呈高胰岛素血症；BMI 多数 ≥ 25。

2. 肝源性糖尿病的诊断

（1）有急性或慢性肝炎病史，肝功能异常。

（2）有肝硬化表现：有门脉高压，X 线提示食管—胃底静脉曲张等。

（3）伴有高血糖，或有糖尿病的临床表现。

（4）B 超检查可提示慢性肝实质性改变。

（四）糖尿病性肝病的防治原则

糖尿病性肝脏病变在治疗时应积极有效地控制血糖，同时注意保护和改善肝功能。

1. 糖尿病并发脂肪肝的防治

无明显肝功能异常者，应在控制血糖的基础上，积极限制热量摄入，加强热量消耗。规律有序、坚持不懈地进行有氧运动；肥胖者应努力减肥，力争维持标准体重；调节血脂，改善脂肪肝。运动疗法可能引起转氨酶反跳，故需定期检查；血甘油三酯下降可作为疗效的指标。

2. 肝病引起糖尿病的防治

慢性肝炎或肝硬化，结合肝功能受损程度，可采用下列措施：

（1）适宜运动：鼓励患者进行适量的活动，但活动时间不宜过长、过于激烈。运动最好在餐后或餐后 2 小时后为宜。

（2）控制饮食：肝脏病变者应给予高蛋白及高热量饮食，而脂肪不宜过多。每日碳水化合物摄取量 300 ～ 400g，可按糖尿病食谱分配三餐热量。过高热量饮食可加重或诱发肥胖及血糖升高。

（3）慢性肝病代偿期：酌情选用以原形排泄的磺脲类或双胍类药物，以及噻唑烷二酮类、α - 糖苷酶抑制剂等。宜两者联合应用以减少剂量。血糖控制仍不满意时应改用胰岛素，必要时进行胰岛素强化疗法；血糖控制水平可稍高于原发性糖尿病的血糖控制标准，以保护肝脏。

（4）肝功能失代偿期：肝功能失代偿时对降糖药物耐受降低易引起低血糖；应禁用磺脲类降糖药，双胍类药不经过肝脏代谢，在肾功能尚未明显受损时可适量选用，必须严密监测乳酸值；肾功能异常者禁用，应改用胰岛素。由于肝病患者存在胰岛素抵抗，胰岛素受体异常，故胰岛素的用量应相对偏高。

（5）去除诱因：禁止饮酒和高糖饮食；停用肾上腺皮质激素等；及时纠正电解质紊乱，预防低血钾。

二、中医药论治

（一）中医病因病机

糖尿病肝病或糖尿病脂肪肝的临床症状及体征与中医学的"消渴病"兼"胁痛"，或"鼓胀""腹痛""积聚"相类似。最早见于《黄帝内经》中"肝病者，两胁下痛引少腹""有心腹满，旦食则不能暮食，命为鼓胀"等的记载。积聚指腹内结块，或胀或痛。《金匮要略·五脏风寒积聚病脉症并治》"积者"中认为内伤胁痛为痰饮、郁火、死血、肝肾虚等所致。肝性糖尿病，多见于肝肾脾虚，兼夹痰瘀，以虚为主，为虚实夹杂，病情复杂。按腹痛病变部位辨证认为痛在脐上属足太阴脾经，痛在少腹左右属足厥阴肝经。

1. 糖尿病脂肪肝

糖尿病脂肪肝隶属于"积聚"，系为气虚痰湿，虚中夹实，以实为主的病症。

（1）酒食不节，损伤脾胃：饮食不节，损伤脾胃，脾为后天之本，气血生化之源；脾胃受损，运化无权，不能输布水谷精微，而湿浊凝聚成痰，痰阻气滞，血行不畅，痰浊气血搏结于胁，胁下痞块渐益肿大，痰瘀交阻，隐隐作痛。

（2）起居失宜，寒温不调：起居失宜，复感寒邪，脏腑寒凝气滞，气血不和，湿浊不化，凝聚成痰，阻塞脉络。如《灵枢·百病始生》："积之始生，得寒乃生"，"人之善病，肠中积聚者。"《景岳全书·积聚》："不知饮食之滞非寒未必成积，而风寒之邪非食未必成形。故必以食遇寒，以遇寒成食，邪食相搏，而积斯成矣。"说明风寒之邪，痰食之滞，相互影响而成积聚。究积聚成因不外乎正气内虚，外邪所干。正如《内经》所谓："壮者气行则已，怯者着而成病。"《活法机要》认为："壮人无积，虚人则有之。"

2. 糖尿病肝病

糖尿病慢性肝病隶属于"胁痛""腹痛"范畴。肝居胁下，其筋脉布于两胁。早在《内经》中就有记载"邪在肝，则两胁中痛"，又如《景岳全书·胁痛》云："胁痛之病，本属肝胆二经，二经之脉皆循胁肋故也。"《素问·脏气法时论》云："肝病者，两胁下痛引少腹。"阐述了肝病的临床特征。

（1）肝失条达，气机郁结：肝主疏泄，性喜条达，情志怫郁，或暴怒伤肝，肝失条达，气机不畅，脉络痹阻，不通则痛，两胁胀痛。《杂病源流犀烛·肝病源流》说：

"气郁，由大怒气逆，或谋虑不决，皆令肝火动甚，以至胁肋痛。"说明肝病与情志关系密切。

（2）瘀血停着，胁络不畅：久郁不已，气机不畅，血流阻止，瘀血停于胁络，胁肋疼痛引及少腹。《临证指南医案·胁痛》："久病在络，气血皆室。"疼痛有虚实之分，寒热之别；少腹痛而胀满多实，痛而不满为虚；实痛拒按，虚痛喜按；痛而有形多实，痛而无形多虚；寒痛得热而减，热痛得凉则缓；痛时有形，痛后则散，攻冲走窜，痛无定处为气痛；痛有定处，按之有形而不散为血瘀疼痛等腹痛特征。

（3）肝阴不足，精血亏虚：久病体虚，劳欲过度而致肝阴不足，精血亏虚，肝不藏血，脉络失养，引起胁络疼痛。《景岳全书·胁痛》云："内伤虚损，胁肋疼痛者；凡房劳过度，肾虚羸弱之人，多有胸胁间隐隐作痛，此肝肾精虚。"《金匮翼·胁痛统论》："肝虚者，肝阴虚也，阴虚则脉细急，肝之脉贯膈布胁肋，阴血燥则经脉失养而痛。"精辟地论述了虚痛的病因病机以及疼痛特点。

（二）辨证论治

1. 糖尿病脂肪肝

症见胁肋胀痛，悠悠不休，口干咽燥，心中烦热，头晕目眩，急躁易怒，大便秘结，舌红少苔，脉弦细数等。

本证系因消渴日久而致肝肾阴虚，或肝郁日久，耗伤肝阴，精血亏虚，不能濡养肝络，则胁肋胀痛不休；阴虚内热，故口干咽燥，心中烦热；精血不足，不能上乘而头晕目眩；阴不制阳，肝阳偏亢则急躁易怒；内热津液不足而大便秘结；舌脉均为阴虚之候。

治则：补益肝肾，疏肝止痛。方药：一贯煎合大补元煎加减。

生地，熟地，枸杞子，沙参，川楝子，麦冬，黄柏，知母，龟甲，当归。

方解：取方中生地、熟地、当归滋阴补血，养肝益肾，为君药；枸杞子、沙参、麦冬养阴柔肝，龟甲滋阴潜阳以制虚火，为臣药；黄柏、知母清泻相火以保真阴，为佐药；川楝子性寒苦燥，寓甘寒养阴药，配疏泄肝气之品，滋而不腻，肝阴得养，肝气条达，胁痛得除，为使药。两方合用，以补益肝肾，滋阴清热，填髓益精，达补虚而不滞邪，祛实而不伤正，扶正祛邪，标本兼顾之效。

2. 肝源性糖尿病

基于肝病而致糖尿病者，鉴于肝脏肿大则隶属积聚病证。积聚之证，按其性质可分积证与聚证；每多先为气聚，久聚血瘀成积。《医宗金鉴·积聚》云："病邪初起，正气尚强，邪气尚浅，则任受攻；中者，受病渐久，邪气较深，正气较弱，任受且攻且补；末者，病魔经久，邪气侵凌，正气消残，则任受补。"精辟地阐述了邪正盛衰的治疗法则：初宜行气和血，继则攻补兼施，后则扶正化瘀。

（1）肝郁气滞：症见脘腹胀满，胁肋攻窜胀痛，抑郁忧虑，每于情绪变化，胀痛时轻时重，伴心烦不安，口干思饮，大便溏泄，苔薄白，脉弦滑等。

本证由于情志不遂，初始肝郁木旺而心烦不安，口干思饮；继则木横伐土，而胁肋攻窜胀痛；土受木克，脾运不健，清浊相混，水湿内停而脘腹胀满，大便溏泄；肝主疏泄，性喜条达，恶抑郁，故每于情绪变化而胁痛时轻时重，舌脉均为肝郁气滞之候。证属消渴病兼夹胁痛，肝郁气滞证；见于肝源性糖尿病，脂肪肝。

治则：疏肝健脾，行气消聚。方药：柴胡疏肝散合白术芍药散加减。

柴胡，枳实，白芍，甘草，当归，白术，茯苓，川芎，香附，陈皮。

方解：本证系因肝气郁结，肝木犯土而致肝脾不和。取方中柴胡、白芍归入肝经，以疏肝解郁，为君药；配枳实泻脾气之壅滞，调中焦之运化，柴胡配当归、白芍以养血补肝，补肝体而助肝用，为臣药；白术、茯苓益气健脾，以防肝木犯土，川芎为血中之气药，以活血行滞，为佐药；香附、陈皮芳香行气，理气止痛，甘草调和诸药，为使药。诸药相伍，共达疏肝健脾、行气消聚之效。

（2）气郁血阻：症见胁肋疼痛，痛有定处，固着不移，脘腹胀满，食纳不香，舌暗或有瘀斑，苔薄，脉弦滑等。

胁为肝之分野，肝失条达，气滞血瘀，而胁肋疼痛，痛有定处，固着不移；肝郁横逆，木伐脾土，脾运不健，湿浊中阻而脘腹胀满，食纳不香；舌脉为气滞血瘀之候。证属消渴病兼夹胁痛，气郁血阻证；见于肝病早期肝硬化，继发糖尿病。

治则：行气消积，活血通络。方药：大七气汤合失笑散加减。

青皮，陈皮，桔梗，藿香，桂枝，三棱，莪术，香附，蒲黄，五灵脂。

方解：本证系肝郁气滞，瘀血积滞。取方中青皮、陈皮、桔梗、藿香以芳香行滞，理气散结，为君药；桂枝、三棱、莪术、香附以温通行气，活血通络，使络脉通畅而消积块，为臣药；蒲黄、五灵脂以活血化瘀，行气止痛，使血行气畅，通则不痛，为佐使药。诸药合用，以达行气消积、活血通络之效。

（3）气结血瘀：症见胁肋胀痛，积块增大，按之较硬，疼痛固定不移，面色黧黑，形体消瘦，倦怠乏力，食纳欠香，舌紫暗或有瘀斑，脉弦滑或细涩不利等。

本证积滞日久，气结不行，瘀血积滞，脉络阻塞，故积块增大而较硬，疼痛不移；血瘀气滞，脾胃不和，则形体消瘦，倦怠乏力，食纳欠香；脾虚及肾，而致脾肾两虚，则面色黧黑；舌脉为气结血瘀之候。证属消渴病兼夹积聚，气结血瘀；见于肝硬化，继发糖尿病。

治则：养血活血，行气止痛，调和脾胃，攻补兼施。方药：膈下逐瘀汤加减。

当归，赤芍，生地，五灵脂，川芎，红花，桃仁，香附，乌药，延胡索，川楝子，三棱，莪术。

方解：本证系气结血瘀。取方中当归、赤芍、生地、川芎、五灵脂、红花、桃仁以养血活血，行滞化瘀，为君药；香附、乌药、延胡索以行气、活血、止痛，使气行则血行，以增强活血化瘀之力，为臣药；三棱、莪术、川楝子以破血活血，行气止痛，为佐使药。积块坚硬疼痛拒按者，加用鳖甲煎丸以化瘀软坚止痛；妇女月经不调，肌肤甲错者，加用大黄䗪虫丸以破瘀消积通经；胃脘胀满者，可配香砂六君子汤以益气健脾，调和脾胃。上药合用，以达养血活血，行气止痛，调和脾胃，攻补兼施之效。

附：糖尿病肝病病案 2 则

病案 1： 高某，女，职员，53 岁，于 2002 年 3 月 2 日就医。

主诉：倦怠乏力、头痛头晕、右胁疼痛 2 年，加重 3 月。

病史：患者 2000 年出现头痛头晕，失眠多梦，乏力倦怠，胃脘胀满，胁下胀痛，检测空腹血糖 6.2mmol/L，餐后血糖 9.3mmol/L，生化检查提示转氨酶升高、高血脂、高血糖，确诊为 2 型糖尿病伴高脂血症。近 3 月劳累和情绪激动后胁下胀痛加重。患者性格内向，爱生闷气，心胸压抑，既往健康，余无特殊病史；其母有糖尿病。

体检：一般情况尚可，体型偏胖，P 78 次 / 分，BP 120/78mmHg，BMI 26（身高 168cm，体重 74kg），心肺（–），肝肋下 2cm，质软，轻度压痛，脾（–）；舌质暗，苔薄白，舌体胖，脉弦滑。

理化检查：FBG 7.1mmol/L，PBG 9.2mmol/L，HbA1c 6.8％；TC 7.3mmol/L，TG 4.6mmol/L，HDL–C 0.97mmol/L，谷丙转氨酶（ALT）68U/L，谷草转氨酶（AST）62U/L，谷氨酰转肽酶（GGT）70U/L，碱性磷酸酶（ALP）220U/L；心电图提示 T 波低平；B 超提示中度脂肪肝。

分析：患者素内向，心胸压抑，肝郁不舒，气滞血瘀；肝郁犯土，脾运失健，蕴湿酿痰，痰瘀交阻胁络，不通则痛，故胁下胀痛；湿浊中阻而胃脘胀满不适；肝郁化热伤阴，肝阴不足，肝阳上扰清窍而头晕头痛；肝与心为母子相关，而致心阴不足，心火扰乱心神，则失眠多梦，心悸怔忡；舌脉均为肝郁痰瘀之候。

中医诊断：消渴病积聚，证属肝郁痰瘀，肝脾不和。

西医诊断：2 型糖尿病，脂肪肝，糖尿病肝病。

处理：拜唐苹，口服，每次 50mg，3 次 / 日；低脂饮食；加强体力活动。

治则：疏肝理气，化痰祛瘀。方药：柴胡疏肝散合失笑散加减。

| 柴胡 10g | 香附 10g | 枳壳 10g | 川芎 10g | 五灵脂 10g |
| 甘草 10g | 蒲黄 10g | 半夏 10g | 茯苓 10g | 赤芍 10g |

方解：本案系肝郁、血瘀、痰阻。取方中柴胡疏肝解郁；半夏、茯苓、香附、枳壳和中化痰，理气宽中；川芎、赤芍、蒲黄、五灵脂活血化瘀，行血止痛。诸药合用，以达血行气通，瘀祛痰化，聚块消散之效。胁痛重时加青皮、白芥子以增强理气化痰止痛之效。

2 周后自觉胁下疼痛好转，FBG 6.2mmol/L，PBG 8.2mmol/L；继续服原方药。

病案 2： 刘某，男性，43 岁，职员，2002 年 5 月 23 日就医。

主诉：腹胀胁痛 2 年，加重 2 月。

病史：患者于 2000 年春天患乙型肝炎，在医院经抗肝炎治疗后，HBsAg 转阴，肝功各项指标恢复正常。平素饮食不节，经常酗酒，性情急躁，伴有脘腹胀满，右胁刺痛，每于情绪激动或劳累后加重，痛有定处，发无定时，近月因生气后加重，发现血糖升高。既往无特殊病史；否认肝炎及糖尿病家族史。

体检：一般情况可，面色潮红，BP 130/90mmHg，肺部查体未见异常，心率 80 次 /

分，心律齐，未闻及病理性杂音，肝肋下 3cm，质中，压痛（±），左肋下 1cm 脾可触及；舌质暗，苔薄，脉弦滑。

理化检查：FBG 7.8mmol/L，PBG 10.6mmol/L，HbA1c 6.8%，TC 7.6mmol/L，TG 4.8mmol/L，HDL-C 0.95mmol/L，谷丙转氨酶（ALT）102U/L，谷草转氨酶（AST）88U/L，谷氨酰转移酶（GGT）90U/L，碱性磷酸酶（ALP）266U/L，血清白蛋白（ALB）35g/L，血清球蛋白（GLB）45g/L，A/G（ALB/ GLB）0.78，血清总胆红素（TBIL）12.6μmol/L；B超提示中度脂肪肝，慢性肝病；消化道钡剂造影提示食管—胃底轻度静脉曲张。

分析：患者性情急躁，肝失条达，疏泄不利，气滞血瘀，痹阻胁络，胁为肝之分野，故胁肋刺痛，痛有定处。《杂病源流犀烛·肝病源流》指出："气郁，由大怒气逆，或谋虑不决，皆令肝火动甚，以至肢胁肋痛。"阐明胁肋疼痛与情绪关系密切；肝阳上扰而面色潮红；肝木犯土则脘腹胀满；肝为风脏，易变而善行，发作无时；肝属足厥阴经，为阴中之阴，故疼痛入夜尤甚。

中医诊断：消渴病胁痛，证属肝血瘀滞。

西医诊断：肝源性糖尿病，早期肝硬化。

处理：甘精胰岛素 6U/d 皮下注射；水飞蓟宾，口服，每次 77mg，3 次 / 日；熊去氧胆酸 15mg/d。

治则：活血祛瘀，疏肝通络。方药：旋覆花汤合复元活血汤。

旋覆花 10g	茜草 10g	归尾 10g	桃仁 10g	瓜蒌根 10g
郁金 10g	柴胡 10g	大黄 10g	红花 10g	甘草 10g

方解：本案系血瘀气滞证。取方中旋覆花、郁金以疏肝解郁，理气止痛，为君药；茜草、归尾、桃仁、红花活血祛瘀，疏肝通络，为臣药；柴胡调气散结，引药直达胁下，大黄荡涤瘀血，引瘀下行，为佐药；瓜蒌根，《本草经》"消补损瘀血"，甘草缓急止痛，调和诸药，为使药。上述两方合用，以祛瘀生新，气疏脉通，胁痛自止。可配服用鳖甲煎丸，以加强活血消坚之功。

病案结语

上述 2 则病案均为高血糖兼肝功能异常者。其中案 1 为糖尿病由于糖脂代谢紊乱，引起脂肪肝，肝内脂肪变性导致肝损害。案 2 为肝病肝纤维化，肝内多种激酶活性降低以及胰岛素抵抗等因素，影响葡萄糖的利用、转化，导致高血糖。降糖、保肝为两者共同点，糖尿病脂肪肝侧重祛痰消脂，肝源性糖尿病侧重化瘀解聚，散结保肝。

（三）针灸治疗

1. 体针疗法

症以脘腹胀满，胁下疼痛，食纳不香，倦怠乏力为主。治拟健脾和中，理气止痛。主穴取中脘、足三里、内关，配脾俞、肾俞、胃俞、手三里、内庭、阴陵泉等穴。伴有阳黄者加太冲、内庭；阴黄加脾俞、胃俞、三阴交。手法针刺以补法为主，留针

20～30分钟；也可采用烧山火补法，肝阴不足用平补平泻法隔日一次，10次为一疗程；休息20天后，可进行第二个疗程。

2. 艾灸疗法

症状体征同上。治拟益气健脾，和中止痛。取胆俞、肝俞、脾俞、胃俞、三阴交、阴陵泉、太冲、足三里等主穴；伴有呕吐者加内关；倦怠乏力加气海、关元；便秘加天枢；腹泻加关元、气海、内关等穴。手法以隔姜灸或悬灸为主，每日灸2次，每次3～5壮，10天为一疗程。

3. 耳针疗法

症状、体征、治则同上。取膈、肝炎点、肝、三焦、交感、胆等穴。手法：局部皮肤进行常规消毒。左手拇指固定耳郭，针刺穴位周围，食指托住耳背，右手持0.5～1寸毫针刺入，深度以穿过软骨不刺穿对侧皮肤为度，留针20～30分钟，留针期间可做间隔性强刺激。每日一次，10次为一疗程。

4. 药物穴位注射疗法

（1）板蓝根或茵陈注射液：阳黄取至阳、支沟、阳陵泉、太冲等穴；阴黄取脾俞、足三里、胆俞、阴陵泉、内关；每次3～4穴，每穴注射1mL，每日1次，20日为一疗程。

（2）黄芪注射液：足三里、肾俞穴各注射100%黄芪注射液1mL，2个月为一疗程。

5. 三棱针疗法

取行间、胆俞、肝俞、太冲等穴。手法：每次取2穴，用三棱针点刺放血，每日1次，20日为一疗程。

6. 梅花针疗法

取穴胸胁部、足三里、大椎、合谷。手法：以梅花针弹刺出血，1次/日，20日为一疗程。

第二节 糖尿病与胆囊病变

早在1928年及1943年，Josin和Eisele发现糖尿病患者较非糖尿病患者更易患胆囊结石及胆囊炎。有关资料提示2型糖尿病患者中有32.63%并发胆囊结石，27.37%患者伴有慢性非结石性胆囊炎。1986年David等应用γ扫描测定糖尿病患者的胆囊功能，证实糖尿病患者胆囊排空较正常人明显延迟。1988年Bradfordg等指出，糖尿病微血管病变及自主神经病变与胆囊排空延迟、胆囊结石和慢性非结石性胆囊炎的发生关系密切。

一、糖尿病胆囊病变的病因病理、临床特点、诊断、防治

（一）病因病理

1. 胆囊炎

糖尿病胆囊炎，主要表现为胆囊排空延缓，故又称糖尿病性神经源性胆囊。糖尿病

患者胆囊炎的发病率较正常人显著增高。

（1）自主神经病变：多数学者认糖尿病并发内脏自主神经功能紊乱，引起胆囊收缩功能减弱，胆囊排空延迟，以及胆囊轻瘫，使胆汁留滞，易引起细菌感染而发生胆囊炎。

（2）微血管病变：糖尿病患者基于微血管病变，血管内皮功能降低，平滑肌收缩弛缓，使胆囊对收缩反应降低，胆囊排空延缓，易受细菌感染而引起胆囊炎；糖脂代谢紊乱可促进胆道炎症的发生。所以糖尿病所致胆囊炎发病率较高；多数患者可无急性发作史。

2. 胆囊结石

（1）胆汁滞留，胆道感染：糖尿病患者由于内脏自主神经功能紊乱，胆囊对缩胆囊素的反应性下降，胆囊排空延缓，使胆囊内胆盐减少，过饱和胆汁酸增加等，以综合性因素形成结石。

（2）胆固醇代谢失调，胆固醇结石的形成：在胆汁内有一种胆固醇的载体，即磷脂大泡。大泡主要由磷脂与胆固醇组成，存在于胆汁中。在胆盐浓度降低时，大泡携带胆汁中所有的胆固醇。在人类胆汁中，大泡的积聚是胆固醇形成结石的重要步骤。糖尿病患者胆石症的发生多数与胆囊炎有关。糖尿病由于高血糖状态，可加速胆囊结石的发生。胆结石多数与慢性胆囊炎同时存在。

（二）临床特点

1. 胆囊炎

胆囊炎可有不同程度的右上腹或腹部不适，持续性钝痛，或向右肩放射；当进食油腻食品可引起腹痛以至出现胆绞痛；体检可无阳性体征，或有右上腹压痛和叩击痛；如炎症引起胆囊管阻塞，则可扪及肿大的胆囊；一般无黄疸，胆管阻塞可出现黄疸。

2. 胆囊结石

多数胆囊结石患者平时无症状，部分病例可表现有消化不良，饱餐或高脂饮食后更为明显。当胆石从胆囊移到胆囊管或胆总管以及十二指肠壶腹部时，引起胆管平滑肌扩张和痉挛则产生胆绞痛。

胆绞痛多数在饱餐后发作，以中腹或上腹疼痛为主，开始呈持续性钝痛，以后逐渐加剧，至难以忍受；患者坐立不安，打滚，疼痛向右肩放射，痛剧可出现大汗淋漓、面色苍白、恶心呕吐等症；胆绞痛发作时可出现轻度黄疸及发热。

（三）诊断

在糖尿病和胆道疾患的病史和临床表现的基础上，进行下列检查，可以做出诊断。

1. B 超

B 超可见肿大的胆囊，胆囊收缩功能减低，胆结石。对胆囊炎、胆结石的确诊具有重要意义。

2. 腹部 X 线平片

腹部 X 线平片可显示肿大的胆囊，胆囊结石阳性阴影。具有重要参考价值。

3. 十二指肠胆汁引流

十二指肠胆汁引流可检查胆汁的颜色、清浊度，显微镜下可检查胆固醇等结晶体，并进行胆汁细菌培养，可发现致病菌，还可检查胆囊收缩功能，或胆囊管梗死情况；有助于胆道疾患的诊断。

（四）防治

1. 基本防治措施

控制饮食，尤其注意低脂饮食；纠正高血糖；调节脂代谢；加强体力活动，控制体型。

2. 利胆药的选用

（1）去氢胆酸片：口服，每次 0.25g，3～4 次/日；可促进胆汁分泌，使胆汁变稀。

（2）胆酸钠片：口服，每次 0.2g，3～4 次/日；可促进胆汁分泌。

（3）50% 硫酸镁：口服，每次 10mL，3 次/日；有弛缓胆道口括约肌的作用。

（4）胆盐：口服，每次 0.5～1g，3 次/日；促进肝脏分泌大量稀薄胆汁，冲洗胆道，消除炎症。

3. 消除胆绞痛

（1）一般处理：轻度胆绞痛者应注意休息，热敷右上腹，以解痉，排气止痛；严重者禁食，胃肠减压，静脉输液等。

（2）硝酸甘油：口服，每次 0.6mg，3～4 小时一次，舌下含化；以扩张平滑肌，解痉止痛。

（3）阿托品：肌注，每次 0.5mg，3～4 小时一次；并配用异丙嗪肌注，每次 25mg，加强镇静作用。

（4）哌替啶：胆绞痛剧烈者，必要时可用哌替啶，每次 50～100mg 以解痛镇静。

（5）外科处理：胆结石嵌顿，胆绞痛剧烈者，转外科处理，必要时手术治疗。

二、中医药论治

（一）中医病因病机

依据症状体征可知，本病相当于中医学中"胃痛""腹痛""胁痛"等范畴。《环溪草堂医案》指出："阻于胃络，因而胃脘胀痛，呕吐黏痰。"《素问·刺热》曰："肝热病者，小便先黄，腹痛多卧身热。"《灵枢·热病》云："热病挟脐急痛，胸胁满。"这些描述与胆道疾患颇相似。

（二）辨证论治

1. 痰瘀阻络

本型症见脘腹疼痛，痛有定处，痛作拒按，饮下呃逆，食后痛增，尤食油腻之品为甚，或有恶心，呕吐，腹部可有积块，舌暗，苔腻，脉弦滑等。

本证多因忧思郁怒，或饮食不节，而致气机不畅，食滞蕴痰，郁久成瘀，痰瘀交阻，如《丹溪心法》云："平日喜食热物，以致死血留于胃口作痛。"痰瘀气滞，阻于胃络，不通则痛。痰瘀为有形之邪，故痛有定处而拒按；胃络受阻，胃失和降，气机上逆，则呃逆，或疼痛加剧。证属消渴病，痰瘀阻络；见于糖尿病胆囊炎。

治则：活血化痰，行气止痛。方药：当归须散加味。

当归须，桃仁，红花，赤芍，乌药，香附，清半夏，枳实，茯苓，陈皮，苏木，官桂。

方解：本证系痰瘀阻络。取方中当归须、桃仁以养血活血，润燥通便，为君药；红花、赤芍、苏木活血化瘀，通络止痛，为臣药；枳实、乌药、香附行气理气，活血止痛，官桂温中散寒，半夏、陈皮化痰理气，和中止痛，为佐药；茯苓健脾利湿为使药。诸药合用，以达理气活血，化痰和中，行气止痛之效。本方主要适用于慢性胆囊炎急性发作或胆结石症。

加减：胃脘疼痛甚，引及肩背者，加蒲黄、五灵脂、没药以活血止痛；腹胀胁痛甚者，加青皮、郁金、延胡索以疏肝理气止痛；呃逆、嗳气甚者，加旋覆花；恶心、呕吐者，加砂仁、竹茹；腹胀便秘者，加大黄、大腹皮以荡涤阳明，行气消胀；胆石症胆绞痛者，加鸡内金、金钱草、石韦以消石止痛；有黄疸者，加茵陈、黄柏、焦山栀以清肝胆湿热。

2. 瘀血停着

本型症见胁痛如刺，痛处不移，痛甚引及肩背，发无定时，胁肋下可及癥块，入夜尤甚，食欲不振，常因郁怒或食油腻厚味之品而加剧，苔薄白，舌质紫暗，脉弦细或沉涩。

本证系因忧思恼怒，情志不舒，肝气郁结，肝失条达，气郁日久，气滞血瘀，而致瘀血停着，痹阻脉络，故胁痛如刺，痛处不移，痛甚引及肩背；《丹溪心法》云"此是郁结不行，胆气不运，故痛"；郁结停滞，积久不散，则成癥块；胁为肝之分野，肝气郁结而胁痛。怒伤肝则郁怒后而甚；气为风之渐，其性善动，则病发无定时；气郁中脘，胃失和降，则食欲不振。证属消渴病，气郁交阻；见于糖尿病胆石症，胆囊炎急性发作。

治则：祛瘀通络，行气止痛。方药：血府逐瘀汤加味。

当归，桃仁，郁金，生地，川芎，赤芍，白芍，柴胡，枳壳，甘草，牛膝，桔梗，香附。

方解：本证系瘀血停滞，宜祛瘀通络，取方中当归、桃仁、郁金、川芎、赤芍以活血祛瘀，均为君药；牛膝祛瘀血，通血脉，引瘀血下行，柴胡疏肝解郁，升达清阳，枳壳、桔梗开胸行气，使气行血也行，为臣药；生地凉血清热，当归养血润燥，祛瘀血而不伤正，为佐药；郁金助柴胡以疏肝理气，川芎为血中之气药，香附为气中之血药，以和血理气，使气血和畅，通则不痛，为佐药；白芍、甘草甘酸缓急，疏肝止痛，为使药。本方既能行血分瘀滞，又能解气分郁结，活血而不耗血，达祛瘀生新、行气止痛之效。适用于慢性胆囊炎急性发作或胆石症。

加减：口苦泛酸，心烦易怒者，加左金丸、煅瓦楞子以辛开苦降，平肝和胃；《类证治裁》中指出"因肝乘胃而脘痛者，气冲胁胀，当辛酸制木，吴茱萸、白芍、青皮、木瓜、厚朴、延胡索、金橘"，阐述了肝胃不和，气机不畅，治当疏肝理气，和中止痛为大法；又如《柳选四家医案》所言："肝胃气痛，宜理气疏郁，取辛通而不耗液者为当。"

（三）针灸治疗

1. 体针疗法

取内关、中脘、足三里等为主穴；配天枢、阴陵泉、下脘、合谷、阳陵泉、三阴交等穴。手法以捻转平补平泻，并可针后加灸，每日或隔日一次；病情重者也可每日 2 次，每次 20 ～ 30 分钟，5 ～ 10 次为一疗程，疗程间隔 5 ～ 7 天。

2. 芒针疗法

取天枢、秩边、足三里、曲池、中极、气海、长强等穴。手法以用芒针常规法操作，秩边透向少腹，感应放散肛门周围；均用泻法，1 ～ 2 次 / 日。

3. 梅花针疗法

取胸部、腰部、胸椎 5 ～ 12 节，腹部、颌下、中脘、天枢、足三里，发热加合谷；腹痛甚者加小腿外侧、内关等穴。手法：根据病情选择部位，采用中度或较重度刺激，反复叩打，1 ～ 2 次 / 日。

4. 耳针疗法

取主穴脾、胃、交感、神门；配穴为肝、胆、腹、内分泌、口、肺等穴。手法：每次 4 ～ 6 穴，中度刺激，留针 20 ～ 30 分钟，两耳交替针刺，10 次为一疗程，或用王不留行籽贴压，随时按压刺激，3 ～ 4 日更换一次。

附：糖尿病并发胆道疾病病案 2 则

病案 1：张某，女性，58 岁，于 2003 年 10 月 16 日就医。

主诉：反复胃脘胀满、右胁作痛 3 年，加重半年。

病史：患者 2000 年秋天开始感胃脘胀满，右胁作痛，在医院检查发现血糖高，确诊为 2 型糖尿病，予以格列吡嗪、二甲双胍，血糖控制尚可，而右胁持续性钝痛，向右肩胛下放射，伴口苦咽干，胃脘灼热，恶心嗳气，食欲减退，心烦失眠，近半年加重。平素饮食控制欠佳，性格内向。既往无特殊病史，否认阳性家族史。

体检：慢性面容，巩膜轻度黄染，BP 120/80mmHg，肺部查体未见异常，心率 70 次 / 分，心律齐，未闻及病理性杂音，右上腹可触及包块，质软，压痛（+），反跳痛（±），肝肋下 3cm、质中、压痛（±），脾未触及，舌质暗，苔薄白腻，脉弦滑。

理化检查：FBG 7.2mmol/L，PBG 9.3mmol/L，HbA1c 6.7%；TC 7.0mmol/L，TG 4.1mmol/L，HDL-C 1.05mmol/L；ALT 92U/L，AST 68U/L，ALP 96U/L，ALB 45g/L，GLB 33g/L，TBIL 16.3μmol/L；血常规提示 WBC $9.8×10^9$/L，中性粒细胞百分比 76%；B 超提示胆囊膨大，考虑炎症；胆囊造影提示胆囊膨大，收缩功能欠佳，胆囊炎。

分析：患者多系情志怫郁，肝气郁结，故胁肋持续钝痛不解；肝气横逆犯胃，胃失和降，则胃脘灼热，恶心嗳气，食欲减退；肝胆湿热内蕴，而巩膜黄染。

中医诊断：消渴病腹痛，证属肝郁气滞，湿热蕴结。

西医诊断：2型糖尿病并发胆囊炎。

处理：去氢胆酸片0.25g，3次/日；格列吡嗪5mg，3次/日。

治则：疏肝理气，清热利湿。方药：柴胡疏肝散合茵陈蒿汤加减。

| 柴胡10g | 白芍10g | 枳壳10g | 木香10g | 香附10g | 金银花10g |
| 黄芩10g | 茵陈10g | 郁金10g | 半夏10g | 金钱草10g | |

方解：本案系肝郁气滞，湿热内蕴。取方中柴胡、白芍、枳壳、木香、香附疏肝解郁，理气止痛，为君药；黄芩、金银花清热解毒为臣药；茵陈、郁金、金钱草清利湿热，利胆止痛为佐药；半夏和胃降逆为使药。诸药合用，以达疏肝理气，清热利湿之效。

加减：腹胀便溏者加党参、白术、茯苓以益气健脾；气血郁结甚者加丹参、赤芍以加强活血祛瘀之力；胁痛甚者加郁金、延胡索以加强理气止痛之功。

病案2：聂某，女性，42岁，国家干部，2004年5月22日就医。

主诉：乏力消瘦、右胁疼痛2年，发作性右胁疼痛2月，加重1天。

病史：患者于2002年夏天开始感到乏力消瘦，右胁隐痛，在医院确诊为2型糖尿病，予以拜唐苹，血糖控制尚可。近2月每当摄入油腻后，即诱发上腹胀满，右胁胀痛，向右侧肩胛部放射，数分钟至1小时可以自行缓解，伴有嗳气泛酸，胃脘烧灼，食欲减退。昨晚参加婚宴后，再次发作，疼痛难忍，坐立不安，大汗淋漓，面色苍白，恶心呕吐。患者平素饮食不节，喜好甘腻厚味、性情急躁。既往无特殊病史，否认类似阳性家族史。

体检：急性面容，巩膜轻度黄染，肺部查体未见异常，心律齐，未闻及病理性杂音，右上腹可触及包块，质中，压痛（+），反跳痛（±）、肝脾（-）；BP 110/70mmHg，舌质暗，苔薄白腻，脉弦滑。

理化检查：FBG 7.1mmol/L，PBG 8.3mmol/L，HbA1c 6.8%；TC 7.1mmol/L，TG 4.0mmol/L，HDL-C 1.15mmol/L，ALT 52U/L，AST 58U/L，GGT 70U/L，ALP 66U/L，ALB 45g/L，GLB 33g/L，TBIL 16.3μmol/L；X线腹部平片提示胆囊结石；血常规提示WBC $6.8×10^9$/L，中性粒细胞百分比62%。

分析：患者饮食不节，甘腻厚味损伤脾胃，湿浊内蕴，蕴久化热，熏蒸肝胆，胆汁外溢则巩膜黄染；聚积日久，瘀血阻滞，胁肋疼痛；肝旺横逆犯胃，胃失和降，则恶心呕吐；腹痛急剧，耗伤正气，阳不敛阴，汗液大泄，面色苍白，大有气随汗脱之势。

中医诊断：消渴病肝胆聚积，证属湿热蕴结。

西医诊断：2型糖尿病，并发胆囊结石。

处理：发作时使用鹅去氧胆酸18mg/（kg·d）；静卧，禁食，阿托品0.5mg肌注，每3～4小时一次；异丙嗪25mg肌注。症状缓解时应禁食脂肪类食物，可进高碳水化合物流质饮食；硝酸甘油0.6mg舌下含化；诺和龙1mg，2次/日。

治则：消瘀散结，清热利湿。方药：膈下逐瘀汤合茵陈五苓散加减。

当归 10g	川芎 10g	赤芍 10g	桃仁 10g	红花 10g	延胡索 10g
茵陈 10g	枳壳 10g	茯苓 10g	白术 10g	蒲黄 10g	五灵脂 10g

方解：本案系积聚瘀滞，取方中当归、川芎、赤芍、桃仁、红花活血祛瘀，通络止痛，为君药；延胡索、枳壳、蒲黄、五灵脂行气止痛，为臣药；茯苓淡渗利湿，白术健脾祛湿，为佐药；茵陈清利退黄为使药；呕逆者加半夏、陈皮和胃降逆；腹痛甚者加连翘、金钱草、鸡内金、石韦以化石消导，清热利尿。

病案结语

本节病案 2 则均系糖尿病合并胆道疾病，案 1 为 2 型糖尿病并发胆囊炎之肝郁气滞、湿热蕴结证，治拟疏肝理气，清热利湿。案 2 为 2 型糖尿病并发胆囊结石之肝胆聚积、湿热蕴结证，治宜消瘀散结，清热利湿。

第三十三章
糖尿病感染

糖尿病容易引起感染，感染可以加重糖尿病。在 20 世纪初，许多糖尿病患者死于多种感染。White 曾报道幼年型糖尿病患者患病后的生存时间为 1 ～ 1.5 年，多数患者死于败血症或感染诱发的糖尿病酮症酸中毒。自胰岛素问世后改变了这种状况，然而糖尿病的感染仍然是一个重要的议题。大量临床资料证实，糖尿病伴有高度感染风险，20 岁或 20 岁以上的女性糖尿病患者菌尿症的患病率为 19%，显著高于正常妇女的 8%。国内糖尿病患者感染的发生率为 32.6% ～ 90.5%，各种感染中以呼吸系统、泌尿系统感染居多，同时有关研究证实，柯萨奇 B_4 病毒感染为 1 型糖尿病的发病原因之一，感染还可使隐性糖尿病转为临床糖尿病。

第一节　糖尿病感染的病因

糖尿病控制不良，患者长期处于高血糖状态，有利于微生物的生长，常见的致病菌有链球菌、大肠杆菌、克雷伯菌等；关于革兰氏阴性菌和革兰氏阳性菌生长和繁殖的一项研究表明，糖尿病患儿鼻部携带金黄色葡萄球菌为 76%，显著高于正常儿童的 44%。Ahee.N 实验研究指出：葡萄糖在细胞内代谢需经己糖磷酸化产生乳酸，乳酸经三羧酸循环产生热量和糖原合成。血糖控制不良时，白细胞内缺乏丙酮酸羧化酶，乳酸不能合成糖原，当胰岛素缺乏时，乳酸不能进入三羧酸循环被利用，导致病灶内乳酸积聚，pH 下降而使糖尿病感染日趋严重和迁延不愈，感染的发生率与血糖水平呈正相关。

临床实践证实，糖尿病患者伴有血管、神经病变等并发症以及原有感染时，对感染的敏感性显著增强，主要与下列因素有关。

一、血管病变

糖尿病血管病变，常涉及大中小血管，其中微血管病变可引起循环功能障碍，周围组织血流量减少，局部缺血、缺氧，有利于厌氧菌的生长，引起组织坏死、组织缺氧等病变，使变形核粒细胞缺氧而影响组织对抗生素的吸收，则使疮口经久不易愈合。

二、神经病变

（一）周围神经病变

糖尿病并发末梢或自主神经病变，是间接诱发感染的主要因素，由于末梢神经病变早期出现肢体麻木、疼痛；中后期对痛、温、触觉等刺激不敏感而容易受伤，创口易发生感染，早期不易发现。局部血供极差，则使下肢坏疽、溃疡迁延不愈。

（二）神经源性膀胱

由于自主神经功能障碍，引起膀胱张力降低，长期有残留尿，尤其病情控制不满意时，尿中含糖量高，有利于细菌的生长繁殖。随着膀胱张力功能的不断减退，最后可致尿潴留，常需进行导尿，或留置导尿管，更易发生尿路感染，一旦逆行感染可引起肾盂肾炎。

（三）牙周炎

糖尿病患者长期处于高血糖状态，易引起牙周炎。口腔内以细菌、真菌、念珠菌的感染为多见，尤其戴牙托的患者，故糖尿病患者特别要注意口腔卫生。

总之，鉴于上述因素，糖尿病患者易受感染，其病变可涉及全身各系统：呼吸系统，有肺炎、急慢性支气管炎、肺结核、肺脓疡等；泌尿系统，有尿路感染、前列腺炎等；皮肤感染，有疖、痈、蜂窝组织炎、坏疽等；消化系统，有胆囊炎、胆道感染、肝炎等。其他有口腔感染、胰腺炎、中耳炎、鼻窦炎等。

第二节　糖尿病感染的发病机制

一、免疫功能缺陷

世界卫生组织将糖尿病归类于继发性免疫缺陷性疾病。免疫实验研究提示，继发性免疫缺陷表现为多形核（PMN）粒细胞和（或）淋巴细胞亚群活性改变。多形核粒细胞是机体抵抗致病菌的第一道防线。Maecaish 等研究证明，糖尿病者 T 淋巴细胞和 B 淋巴细胞数目减少，免疫功能降低。糖尿病患者常因这些细胞趋化功能改变而出现吞噬能力减弱，易受感染。

二、趋化功能降低

研究证明，糖尿病病情控制不良，尤其发生糖尿病酮症酸中毒时，中性粒细胞趋化功能降低。当巨噬细胞聚集到病原菌入侵部位，这种作用由趋化因子来实践。趋化因子由病原菌抗原激活补体而产生，在补体激活过程中，产生的某些淋巴因子均有趋化作用。趋化作用的发生，首先是趋化因子和细胞受体结合，局部细胞膜通透性增强，可使白细胞定向迁移，于是细胞向炎症区聚集。PMN 借着微生物分泌的各种趋化物质被吸收至感染部位。补体激活和 PMN 在局部产生的因子在趋化过程中所需能量，系由无氧糖酵解和磷酸己糖通路供给，实验证实糖尿病无氧糖酵解降低和磷酸己糖通路受阻，则趋化性下降，特别在高糖情况下更为显著，同时细胞本身和血浆因素的缺陷，促进趋化功能降低。Perterson 等观察到糖尿病患者血糖控制不佳时，PMN 粒细胞黏附功能显著降低，随着病情控制，其黏附功能也得到恢复。Andaraon 进一步研究认为，PMN 粒细胞黏附功能降低和内皮细胞高黏附共同作用，导致糖尿病患者粒细胞不易从血管间隙渗出而使粒细胞对炎症反应能力低下，则易发生感染。

三、吞噬功能降低

吞噬功能分黏附与异物（微生物）摄入胞浆内囊泡等两个阶段。吞噬过程是非常复杂的协同激活机理，包括肌动蛋白、肌浆球蛋白和肌动蛋白连接蛋白相互作用。细胞膜上 IgGFc 中段受体的表达和 C3b 补体成分的激活，此过程所需能量由无氧糖酵解生成的 ATP 供给，随着病程的延续，吞噬功能也逐渐减弱。最近资料支持有关糖尿病患者 PMN 功能障碍的理论，业已提示涎腺酶分泌增高及细胞膜唾液酸相应减少而引起 PMN 内在缺陷。另有学者认为植物血凝素受体有缺陷时，因高血糖则多形核粒细胞不能识别微生物，也就不能激活吞噬作用。可见血糖水平升高，而致细胞吞噬功能降低。Gin 等对 10 名 1 型糖尿病患者的观察结果支持上述观点，并指出吞噬细胞功能随着病情控制可得到部分或全部纠正，如血糖水平持续增高，其功能将会进一步降低。

四、杀伤功能降低

当吞噬体和溶酶体功能发生作用时，则溶酶体就会表现杀伤性，杀伤性取决于氧化和非氧化的完整性。有关研究表明，伴发高血糖的 PMN 粒细胞杀灭活性降低，经胰岛素治疗后，杀灭活性得到加强。Wilson 发现，糖尿病患者粒细胞内山梨醇含量增多，由于粒细胞不能将过量的葡萄糖转化为山梨醇这个过程需要 NADPH，与氧化杀伤系统竞争 NADPH，而抑制杀伤功能。

五、淋巴细胞亚群及其功能改变

1 型糖尿病患者存在某些淋巴细胞亚群功能改变。有关报道认为，主要表现为 T 淋巴细胞总数有所下降，其中具有特异性 CD 表型的 T 淋巴细胞减少，则引起 CD4/CD8 比例下降，这种缺陷的因素为胰岛素水平低下或胰岛素活性降低。然而当代谢控制得当，可使淋巴细胞转型和 T 淋巴细胞亚群趋于正常。代谢控制良好的患者，暴露于不同的抗原刺激时，继发性免疫反应迅速发生，表明 T 记忆细胞和 CD4+ 淋巴细胞之间有正常的协作关系。

第三节　糖尿病感染的中医病因病机

一、病因

（一）内因

1. 饮食不节

恣食膏粱厚味、醇酒炙煿或辛辣刺激之品，损伤脾胃，湿热火毒内生，而发生痈、疖、疔、毒，故《素问·生气通天论》曰："膏粱之变，足生大疔。"又如胃肠运化失职，糟粕积滞，生湿生热，气血不和，以致湿热瘀血壅结而发病。说明感染性疾病的发生与饮食不节关系密切。

2. 内伤情志

忧思郁怒，内伤脏腑；郁怒伤肝，肝气郁结，郁久化火；忧思伤脾，脾气失运，痰湿内生，以致气郁、火郁，痰湿阻于经络；气血凝滞，结聚成块而易引发外感风热、风寒、湿热以及疮疡等感染性疾病。

3. 房事过度

房事不节而致肾气虚衰，精髓不足，外邪乘虚而入；肾阴不足，虚火内生，灼津为痰，痰火凝结可引发痈、疽、疖肿和外感性疾病。

（二）外因

外感六淫邪毒，尤以"热毒""火毒"为导致感染性疾病发生最常见的病因。《医宗金鉴》云："痈疽原是热毒生。"六淫发病常与季节有关，如春令风邪所胜，易发春温；夏秋之间，暑湿互蒸，易生暑疖、痱毒；秋季燥邪当令，易发肺燥；冬季寒邪当令，风寒侵袭，首先犯肺而引起呼吸道感染性疾病。

二、病机

（一）气血与感染的关系

人体气与血相辅而行，在脉中周流不息。当气血瘀滞，血脉不通；阻于肌肉或留于筋骨，久瘀化热、化火、化毒，热毒壅滞发为疖、肿、疔、疮疡。如《素问·生气通天论》云："营气不从，逆于肉理，乃生痈肿。"可见局部气血凝滞为疮疡发生的主要病机之一。

（二）脏腑与感染的关系

脏腑功能失调是引起感染的主要因素之一。《素问·至真要大论》云："诸痛痒疮，皆属于心。"又认为各种外感疾病的发生"皆由于五脏不和，六腑壅滞，则令经脉不通而生矣"。精辟地论述了脏腑功能不和是外感性疾病、肌肤疮疡发生的主要机理。

总之，无论外感诸疾或疮疡、疖、痈的发生均因气血、脏腑功能失调所致。所谓"最虚之处，便是容邪之地"为感染性疾病发生的主要机理。

第三十四章
糖尿病与呼吸系统病变

第一节　糖尿病并发肺炎

在人体各系统中，呼吸系统与外界接触最为频繁。正常人的肺泡表面积约为 $70m^2$，每天吸入空气约 12000L，通过毛细血管进行气体交换，由于自然空气中含有大量微生物，肺易受细菌袭击，糖尿病患者由于高血糖，最适宜细菌生长而易诱发肺部感染。

肺炎是指肺实质性炎症，是糖尿病患者常见的呼吸系统感染病变之一。导致肺炎的病原体分细菌、真菌、衣原体、支原体、病毒等，其中肺炎链球菌感染最为常见；其次为革兰氏阴性杆菌，多见于慢性肺部感染；金黄色葡萄球菌和肺炎克雷白杆菌最为严重；按发病部位可分大叶性肺炎、小叶性肺炎、支气管肺炎。糖尿病并发肺炎多病情严重，死亡率较高，尤其是老年患者。Kurana 报道了 112 例糖尿病并发肺炎者，死亡率高达 39%。其中金黄色葡萄球菌或肺炎克雷白杆菌感染的死亡率为 40%，一般肺炎球菌所致肺炎死亡率为 6%～19% 之间。

一、糖尿病并发肺炎的病理、临床、诊断、防治

肺炎链球菌性肺炎有大叶性肺炎、支气管肺炎（灶状肺炎），由于早期应用抗生素，多数缺乏典型的病变演变过程，以下主要介绍典型大叶性肺炎的病理演变过程，供临床参考：

（一）病理与演变

1. 充血水肿期

本期为浆液性炎症，持续 1～2 天，组织学可见肺泡内有大量蛋白质，主要为浆液性渗出物，并伴有红细胞、粒细胞、上皮细胞，以及毛细血管扩张、充血、水肿等病理改变。

2. 红色肝变期

从病程第 3 天开始，发生纤维素性炎性变，肺泡毛细血管充血，肺泡内纤维素性渗出物中，红细胞、粒细胞、上皮细胞崩解，释放出血红蛋白，使痰液呈铁锈色。可并发纤维素性胸膜炎，肺叶坚硬如肝脏，肺切面呈暗红色和颗粒状。

3. 灰色肝变期

病变 4 ～ 6 天，达高峰期。此时粒细胞、纤维素性物质在肺泡、肺泡管、呼吸性细支气管大量渗出，并产生特异性抗体。

4. 黄色肝变期

多在病程第 7 天开始，肺泡内出现化脓性炎性变、坏死和脂肪变性的部分粒细胞、被溶解的纤维素，肺泡微循环得到恢复，由于粒细胞脂肪变性而呈黄色。

5. 溶解消散期

多在病程 7 ～ 10 天出现。表现为纤维素溶解和肺泡内渗出物经淋巴管吸收，肺泡重新得以展开和通气。

上述五个病理阶段不能决然分开，尤其应用抗生素下，常缺乏典型的病理分期。

（二）临床特点

1. 临床症状

发热、咳嗽、咳痰、胸痛为最常见的临床症状；重症者表现为呼吸困难，缺氧，休克，少尿甚至出现肾功能衰竭。患者可突然出现寒战，高热，体温可高达 40℃ 以上，多见于革兰氏阳性球菌肺炎。咳嗽见于寒战后，细菌性肺炎常在咳嗽的同时伴咯脓痰或脓血痰、铁锈色痰。胸痛主要为肺炎侵犯胸膜所致，部分患者呈现浅速呼吸，主要由于肺实变造成肺顺应性降低，弹性阻力增加或因胸痛代偿性呼吸频率增加。少数患者伴有恶心呕吐、腹胀腹痛等消化系统症状，发病以冬春二季居多。

2. 体征

呼吸浅速，口唇疱疹，可有轻度发绀，心率加快；肺部炎症实变时触诊语音增强；叩诊呈浊音；听诊患侧呼吸音减弱，继则可出现肺泡呼吸音或管状呼吸音及湿性啰音；侵犯胸膜者可闻及胸膜摩擦音，部分患者可无典型阳性体征。

（三）诊断

1. 白细胞（WBC）总数增高

WBC 常高于 10×10^9/L，高于 40×10^9/L 者应疑有菌血症，中性粒细胞可达 80% 以上，并有核左移，胞质内可有中毒颗粒。一般革兰氏阳性球菌肺炎，白细胞计数多偏高；而革兰氏阴性杆菌肺炎的细胞计数轻度升高或正常；老年重症患者，白细胞可正常或偏低。

2. 细菌学检查

（1）致病菌：痰中查到致病菌为确诊的主要依据。当低倍镜下痰标本中的白细胞＞25 个，鳞状上皮细胞＜10 个，为合格标本，可进行染色和进一步细菌培养加药敏，以明确诊断和指导治疗。

（2）血培养：血培养对各类细菌性肺炎具有重要的诊断意义，其阳性率约 30% ～ 40% 不等。血培养阳性者，示预后较差。

3. 胸部 X 线透视

大叶范围内肺纹理增加，可有散在性片状阴影或大叶阴影，为充血水肿期；肺大叶出现大片阴影为肝变期；大叶阴影密度降低，由大叶阴影变成斑片状阴影，演变成条索状阴影，为溶解消散期；一般起病 3 ～ 4 周阴影完全吸收消散，老年患者较慢。

总之，由于病原菌不同，则表现多样化，主要表现为肺大叶性实变，小叶间隙向外膨隆，或小叶性实变，可有空洞形成，或伴胸腔积液等。

4. 鉴别诊断

（1）上呼吸道感染：早期仅有发热，轻度咳嗽，无阳性体征；而肺炎具有寒战、气促、中毒症状严重等特征，以资与上呼吸道感染鉴别。

（2）浸润性肺结核：浸润性肺结核起病缓慢，低热，咳血，盗汗，白细胞计数不高，X 光透视显示不均匀大片阴影，痰培养为结核杆菌生长，以资与早期肺炎鉴别。

（四）防治

1. 一般治疗

（1）严格控制血糖，最好应用胰岛素治疗，使血糖控制在正常或接近正常水平以利于肺炎的控制和吸收。待肺炎得到控制，病情稳定后，可恢复口服降糖药治疗。

（2）卧床休息，注意保暖，保持环境安静，室内空气流通。

（3）予以流质饮食。

（4）呼吸困难时予以低流量吸氧。

（5）对症处理：予以镇静退烧、止咳化痰药治疗。

（6）抗生素治疗（见表 34-1）。

①应根据病原菌药敏试验结果，结合药代动力学、病情等因素，正确选择，做到"有的放矢"，方能达到预期效果。

②给药途径：在肺炎急性期宜静脉给药，病情稳定后改用口服药。

③抗生素治疗持续时间：应结合临床表现、病原体、实验室指标、胸部 X 线检查等综合判断。经治疗有效者，一般应用 10 ～ 14 天即可；必要时可延用到 21 天。

④当病原菌不明确时，宜选用广谱抗生素。

表 34-1　细菌性肺炎抗生素选用参考表

病原菌	首选药物	可选用药物
肺炎链球菌	青霉素	红霉素
葡萄球菌	苯唑西林、头孢噻吩	青霉素 G、红霉素、头孢噻吩、头孢唑啉、万古霉素
革兰氏阴性杆菌	哌拉青霉素或头孢菌素	三代头孢菌素或氟喹诺酮类
流感杆菌	氨苄西林	阿莫西林、氯霉素、头孢呋辛、舒他西林、复方阿莫西林
克雷白杆菌	氨基糖苷类 + 广谱青霉素	头孢噻吩、头孢唑啉、头孢呋辛
大肠杆菌	氨基糖苷类 + 广谱青霉素	头孢噻吩、头孢唑啉、头孢呋辛

续表

病原菌	首选药物	可选用药物
绿脓杆菌	氨基糖苷类 + 哌拉青霉素	头孢他啶、头孢哌酮、多黏菌素 B
变形杆菌	氨苄西林	氨基糖苷类、三代头孢菌素
厌氧杆菌	青霉素 G	克林霉素、舒他西林、奥格门丁、甲硝唑、氯霉素
军团菌属	红霉素	四环素、利福平、SMZ–TMP
念珠菌属	两性霉素 B	氟胞嘧啶、酮康唑、氟康唑

2. 其他治疗

纠正水、电解质及酸碱平衡紊乱，营养支持等措施。

二、中医药论治

（一）中医病因病机

糖尿病并发肺炎多系机体气阴不足，肺卫肌表不固，防御功能降低，易外感六邪。正如《素问遗篇·刺法论》中指出："正气内存，邪不可干""邪之所凑，其气必虚"。

按临床表现，病在早期，以外感为主，可归于"风温""咳嗽"范畴。久病迁延，年老体弱，病情严重者，表现为外邪未尽，正气已伤，传变累及脏腑之正虚邪实：症见咳嗽、气促者，隶属于"肺痿"范畴。

1. 病在早期，外感为主

糖尿病（消渴病）素体阴虚，风邪乘虚而入，袭于肺。症见发热、恶寒、咳嗽、口渴、自汗，或伴有气短、胸痛等症候。多发于冬春两季为其主要特征，与"风温"相类似。《伤寒论》云："太阳病，发热而渴，不恶寒者，为温病。若发汗已，身灼热者，名风温。"《温热经纬·外感风温篇》曰："风温为病，春月冬季为多，或恶风或不恶风，身必热，咳嗽，烦渴，此风温症之提纲也。"阐明了风温病的临床证候和发病季节特点与糖尿病并发肺炎的发病特点不谋而合。

中医学有"风为百病之长"之说，风主疏泄，性善行而数变。风邪致病，易从阳化而成风热邪气，消渴者多为阴虚肺燥，津液输布失常，进而促使风热相搏，病情传变迅速。正如《温热经纬》中指出："温邪上受，首先犯肺，逆传心包。"认为病邪入侵首先侵犯肺脏，当病情恶化则逆传心包，病情危笃。关于病变发展趋向，叶天士指出："卫之后方言气，营之后方言血。"表明糖尿病感受风温之邪，当病邪从卫分出气分为顺传，示病情较轻，而邪入内陷营分，病情发生突变，为逆传，示病势严重。

咳嗽是肺脏疾患的主要症状之一，系指肺气上逆作声，咯吐痰液。咳嗽可因外感、肺卫受邪而发病，也可因脏腑功能失调、传至肺脏而致病。《景岳全书》认为："咳嗽之要，止唯二证。何为二证？一曰外感，一曰内伤，而尽之矣。夫外感之咳，必由皮毛而入，盖皮毛为肺之合，而凡外邪袭之，则必先入于肺，久而不愈，则自肺传于五脏也。

内伤之嗽，则必起于阴分，盖肺属燥金，为水之母，阴损于下，则阳孤于上，水涸金枯，肺苦于燥，肺燥则痒，痒则咳不能已也。"咳证虽多，无非肺病，而肺之为病，亦无非此二者而已。张氏精辟地论述了咳嗽的病因病机。糖尿病并发肺炎咳嗽，基于阴虚肺燥，感受外邪而引发。

2. 久病迁延，正虚邪实

肺痿系指肺燥津液涸竭，不能气化输布精微，以气逆咳嗽为主症的一种慢性虚弱病变。《金匮要略心典》："痿者萎也，如草木萎而不荣，为津灼而肺焦也。"本病的发生可因外感风热稽留，兼之消渴久病，内伤不愈而致伤阴耗气，肺脏受损，肺叶焦萎，布化无权，不能化气行津所致。肺为娇脏，主一身之气，功主治节，助脾胃布精微，喜润恶燥，以降为顺。糖尿病本为肺脏阴虚，复感风邪，津液亏耗，肺无以荣，其叶焦萎不能治节、布津，气逆而咳。本病虽有外感内伤之分，但已成肺痿，则无初起之病理。喻嘉言云："肺痿者，其积渐已非一日，其寒热不止一端。"说明气阴亏耗甚，以虚为其主要病理改变。

（二）辨证论治

新病外感者，需辨其寒热；久病不愈者，当辨其虚实，权衡标本。

1. 风温犯肺，邪袭卫表

本型症见恶寒发热，咳嗽胸痛，咯黄稠痰，咽喉作痛，无汗或少汗，口微渴，头痛肢楚，舌红苔薄白，脉浮数等。

本证基于消渴病肺燥，复感受风温，为风温初起，风邪客于卫表，肺合皮毛而主卫表，风温外袭，肺卫首当其冲，故见恶寒发热、头痛肢楚等卫分表证。《温病述要》云："风属阳邪，不夹寒者为风温。阳邪必伤阳络，是以头痛畏风，邪郁肌表，肺胃内应，故咳嗽、口渴、苔白。"由于本证感受温热之邪，且素体阴虚内热，则发热重而恶寒轻。初起邪热留于卫表则脉浮数；风热之邪易化热伤津，故病初即见微渴、咽痛。本证恶寒、发热、头痛、无汗或少汗、苔薄白等症与外感风寒相似，而外感风寒具有恶寒重、发热轻、口不渴、脉多浮缓或浮紧等特点，与本病以资鉴别，证属消渴病感受风邪，相当于肺炎早期，肺叶或肺段实变阶段。

治则：辛凉解表，轻宣肺气。方药：银翘散加味。

银花，连翘，竹叶，芦根，荆芥，豆豉，薄荷，牛蒡，桔梗，甘草。

方解：本方为辛凉与解表并重。方中银花、连翘、竹叶清热宣透，为君药；荆芥、豆豉、薄荷解表发汗，祛邪外出，为臣药；桔梗、牛蒡、甘草轻宣肺气，为佐药；芦根透表，生津止渴，为使药。《温病条辨》："肺药取轻清。"故本方为轻清宣透之品，以达辛凉解表之效。证属消渴病，感受温邪，见于糖尿病并发肺炎。

加减：邪阻气郁，胸膈满闷者，加藿香、郁金以芳香利气，宣透郁邪；温邪灼津而口渴较重者，加沙参、麦冬以润肺，生津止渴；温邪上扰，咽喉肿痛者，加马勃、板蓝根、玄参以清热解毒，利咽消肿；肺失宣降，咳嗽较重者，加杏仁以宣肺止咳。

2. 邪热壅肺，热入气分

本型症见身热灼手，恶热不恶寒，口渴出汗，咳嗽气促，胸胁满闷，咯黄稠痰，舌红苔黄，脉数等。

本证为风温之邪化热入里，壅迫于肺。温热之邪内壅于肺则发热；热盛于里，不在卫表，故恶热而不恶寒；蕴热郁蒸，耗伤津液，则口渴出汗；邪热壅肺，肺失宣降，而咳嗽气喘；肺气壅闭，失于宣达，则胸胁满闷；痰热壅肺，气机不畅，则咳喘咯黄稠痰。证属消渴病，感受风温邪热；多见于革兰氏阳性球菌感染性肺炎，肺实变伴有溶解期。

治则：清泄气分，宣肺止咳。方药：白虎汤合竹叶石膏汤加减。

生石膏，知母，甘草，粳米，杏仁，麻黄。

方解：本方清泄宣肺，取方中生石膏辛寒，入肺、胃二经，清热解肌，达热出表，可除气分之高热；知母苦寒质润，入肺、胃二经，清热养阴，知母配生石膏，加强生石膏清热之功；麻黄辛温，宣肺平喘，得石膏寒凉之制，以宣肺平喘，生石膏合麻黄，功专清肺，透热达表；杏仁宣降肺气，以助麻黄止咳平喘之效，粳米保养胃气；甘草调和诸药，共奏清气分之热、宣肺止咳之效。

加减：热郁胸闷、心烦懊侬者，加栀子、豆豉以清热除烦；表邪未尽者，加薄荷、牛蒡子以疏解表邪；咳喘痰黄者，加黄芩、贝母、瓜蒌以清热化痰；肺热成痈，咳吐腥臭脓痰，或痰中带血者，加苇茎、冬瓜子、生薏苡仁、桃仁、桔梗、鱼腥草以清热涤痰，逐瘀排脓。

3. 热入气分，腑有热结

本型症见身热面赤，或日晡潮热，汗出口渴，时有谵语，胸腹痞满，按之疼痛，恶心便秘，或下利稀水，气味恶臭，苔黄而燥，脉沉而有力等。

此证为邪热入里，与阳明腑实积滞相结而成。温热内结而身热，阳明热盛而面赤。邪在阳明，祛邪外出，正邪相争，故见日晡潮热；邪热内蕴，上扰神明，神不内守，则时有谵语；邪热内炽，逼津外泄，耗伤津液而汗出口渴；"脾以升为补，胃以降为和"，阳明腑实，胃气失于通降，则胸腹痞满，按之疼痛，恶心便秘；"热结旁流"而见下利稀水；苔黄燥，脉沉而有力，均为燥热秽浊之气上蒸内结之象。证属消渴病感受温邪，热入气分。多见于肺炎链球菌感染者。

治则：清泄气分，泻热通腑。方药：调胃承气汤。

芒硝，大黄，甘草，银花，连翘，薄荷。

方解：本证为阳明实热燥结，非软坚攻下泄热不去。本方以"釜底抽薪"法，以达到"急下存阴"之功。方中芒硝咸寒软坚为君药；大黄苦寒攻下为臣药；甘草以缓硝、黄之峻，使其攻下而不伤正，为佐药；银花、连翘、薄荷清热解毒，轻清透表，引气分出表。本方既能泄下大肠实热，又能清泄胃中积热，以调胃气、急下存阴。《温病条辨》："盖胃之为腑，体阳而用阴"，"今为邪气蟠居于中，阻其下降之气，胃虽自欲下降而不能，非药力助之不可，故承气汤通胃结，救胃阴。"

加减：热盛便秘加生石膏、知母以清热生津；阴虚津亏加玄参、麦冬、生地以养阴生津；阳明实热，耗伤气阴，加人参、生地、玄参，以益气养阴；痰热壅肺加杏仁、瓜蒌以清热化痰。

4. 热入心营，邪热伤阴

本型症见身热夜甚，烦躁不安，神昏谵语，斑疹隐隐，口反不甚渴，舌质红绛无苔，脉细数等。

本证为邪热未能从气分而出，进一步内陷心营，耗伤津液；人身卫阳之气，昼行于阳，夜入于阴。阴有邪热，阳入于阴，助长邪热之势，则身热夜甚；邪热内入心营，扰乱心神，而烦躁不安，神昏谵语，内伏营血，迫血妄行，则斑疹隐隐；营阴受伤，津不上承，则见身热而口反不甚渴；舌质红绛，无苔，脉细数，均为营阴耗伤、阴热内甚之候；证属消渴病感受风温。可见于糖尿病合并菌血症。

治则：清营透热，养阴祛邪。方药：清营汤加减。

犀角（水牛角代），黄连，生地，玄参，麦冬，丹参，甘草，银花，连翘，竹叶。

方解：本方清营透热，取犀角咸寒解毒，清心凉营，黄连苦寒直折，两药相伍，相得益彰，既能清心凉营，又能解毒祛邪，为君药；生地、玄参、麦冬、丹参、甘草滋阴清热，安心宁神，为臣药；银花、连翘、竹叶轻清透泄、宣通气机，使邪热从营分转出气分而解，取其"透热转气"之意，为佐使药。诸药相伍，以达清营透热，养阴生津，祛邪不伤正，养阴不滞邪之效。

加减：躁动不安加磁石、珍珠母以重镇安神；神志恍惚者加石菖蒲、朱莲心以清心开窍；咳嗽、胸闷、咯黄稠痰者，加杏仁、桔梗、黄芩以宣肺泄热，化痰止咳；斑疹明显者加丹皮、紫草、板蓝根以加强清营解毒之效；神志昏迷者加牛黄丸以清心开窍。

5. 热入血分，热极动风

本型症见壮热不退，入夜尤甚，口渴，头痛，神志昏迷，或狂躁惊厥，四肢抽搐，或有吐血、便血、尿血、斑疹紫暗等出血症，舌红绛无苔，或黄燥无津，脉弦数等。

本证为血分热毒炽盛，热在阴分，夜间热入于阴分，故身热夜甚；壮热耗伤阴津而口渴；热灼肝阴，横窜经脉，而四肢抽搐；热极生风而狂躁惊厥；邪热上扰神明，则头痛，神志昏迷；邪热迫血妄行，灼伤血脉，血不归经而见吐血、便血、尿血、斑疹紫暗等血证；热入血分，则舌红绛无苔；阳明热盛，则苔黄燥无津，肝盛动风则脉弦数。证属消渴病感受温邪，热入营血；多见于糖尿病肺炎并发菌血症。

治则：清热凉血，平肝息风。方药：犀角地黄汤合羚角钩藤汤加减。

犀角（水牛角代），羚羊角，生地，丹皮，赤芍，钩藤，桑叶，菊花，川贝，茯神，甘草。

方解：取方中犀角咸寒清心凉血，解血分热毒，生地清热凉血，既能助犀角解血分热毒，又能养阴生津，为君药；赤芍、丹皮清热凉血，活血散瘀，为臣药。《温热经纬》云："入血就恐耗血动血，直需凉血散血。"《温病条辨》指出："犀角味咸，入下焦血分以清热，地黄去积聚而补阴，赤芍去恶血，生新血，丹皮泻血中伏火。"吴鞠通对本方的分析颇有见解。配以羚羊角、钩藤、桑叶、菊花以凉肝定惊息风，为佐药；川贝凉血解郁，清热化痰；茯神安神定惊；甘草缓急，调和诸药，为使药。上药相伍，以达清热凉血，平肝息风之效。《通俗伤寒论》曰："肝藏血而主筋，凡肝风上翔，症必头晕胀痛，耳鸣心悸，手足躁扰，甚则瘛疭，狂乱惊厥……故以羚、藤、桑、菊息风定惊为君。臣以川贝善治风痉，茯神木专治肝风，但火旺生风，风助火势，最易劫伤血液，尤必佐以白芍、甘草、鲜生地，酸甘化阴，滋血液以缓肝急；使以竹茹，不过以竹之脉络，通人之脉络耳。此为凉肝息风，增液舒筋之良方，然唯通便者，用甘咸静镇，酸泄清通，始能奏效。便秘者必用犀连承气，急泻肝火以息风，庶可救危于俄顷。"对此方药进行详尽分析，阐明该方是治疗血热动风的主要方药。

加减：头晕胀痛者加白蒺藜、天麻、磁石以平肝息风，镇惊止痛；壮热口渴甚者加生石膏、花粉、知母，以清热生津；腑实便秘者，加大黄、芒硝以清热通便；痰热盛者，加竹沥水、天竺黄以清热化痰。发斑兼吐血者加白茅根、茜草以清热凉血止血；斑色紫暗者，加大青叶、紫草以凉血解毒；神志昏迷者加安宫牛黄丸。

6. 热毒内陷，阴竭阳脱

本型症见四肢蠕动或瘛疭，神志不清或神昏谵语，面色苍白，呼吸困难，额汗凝珠，身热不壮，肢体厥逆，舌红绛少苔，脉微欲绝。

多见热毒内陷心包，病情危笃。邪热久留，真阴被灼，水亏木旺，水不涵木，筋脉失养，虚风内动而四肢蠕动或瘛疭；邪热耗竭真阴，阴不敛阳，阳气欲脱而肢体厥逆，身热不壮，面色苍白，额汗凝珠。邪热扰乱神明而神昏谵语。证属消渴病感受热毒，内陷心包；见于中毒性肺炎、感染性休克，病势危笃。

治则：扶阳救阴，益气固脱。方药：生脉饮合参附汤加减。

人参，麦冬，五味子，附子，甘草，龟甲，生牡蛎，鳖甲，白芍。

方解：方中人参培元益气，麦冬清热养阴，五味子酸收敛汗，三药相伍以补心气，敛心阴，为君药；佐以附子温阳固脱为臣药；牡蛎、龟甲、鳖甲以滋阴潜阳为佐药；白芍、甘草甘酸化阴为使药。诸药合用，以奏益气敛阴，回阳固脱之效。

加减：阴虚甚者加沙参、玉竹、生地以加强养阴生津之功；阳虚欲脱者加干姜以加强附子温中回阳之力；四肢抽搐者加珍珠母、石决明、钩藤以平肝息风。

7. 肺肾阴亏，虚火上炎

本型症见干咳少痰，痰黏而不易咯出，或痰中带血，口干咽燥，午后潮热，颧红，心烦失眠，夜寐盗汗，手足心热，倦怠乏力，舌红少苔，脉细数无力。

本证起病缓慢，多系消渴病症，久病阴津耗伤，复因温邪久恋于肺，进一步耗伤肺阴，阴津亏虚，则干咳少痰，痰黏而不易咯出，口干咽燥；久病及肾，肾水不足，虚火上炎，而见午后潮热，颧红；肾阴虚，水火不济，心火亢盛则心烦失眠，夜寐盗汗，手足心热；热伤肺络则痰中带血；热伤气阴而感倦怠乏力；舌红少苔，脉细数无力均为阴虚内热之候。证属消渴病，肺肾阴虚；见于糖尿病并发肺炎。

治则：养阴润肺，化痰止咳。方药：沙参麦冬汤合百合固金汤。

沙参，麦冬，生地，熟地，百合，贝母，桔梗，玉竹，玄参，甘草，杏仁。

方解：取方中沙参、玄参、玉竹养阴生津，润肺止渴为君药；麦冬既能清肺润燥，又有安心宁神之功；百合固金养肺，生津止咳为臣药；生地清热养阴，凉血止血，熟地补益肾精，滋水上承，交通心肾，贝母化痰止咳，为佐药；桔梗、杏仁宣肺化痰，清泄燥热，甘草利咽止咳，调和诸药，为使药。上药合用，以奏养阴润肺，化痰止咳之效。

加减：咳嗽咯黄稠黏痰，痰中带血者加苇茎、生薏苡仁、桃仁以清肺化痰，逐瘀排脓；咯血者加藕节炭、仙鹤草、黄芩炭、丹皮以清热凉血止血；潮热颧红者加银柴胡、地骨皮、鳖甲、龟甲以滋阴清虚热；倦怠乏力、自汗盗汗、虚烦不眠者，加太子参、黄芪、阿胶、柏子仁、炒枣仁以益气养阴安神。

8. 心肺不足，气阴两虚

本型症见咳嗽咯白沫痰，口干咽燥，身热不甚，五心烦热，午后为甚，气短喘息，动则尤甚，自汗盗汗，倦怠乏力，心悸失眠，纳呆便溏。舌淡尖红苔薄，脉细数无力。

本证多系消渴阴虚，兼感外邪，日久不解，而致肺气阴两虚。肺阴亏虚，肺叶焦萎，肃降失司，气机上逆而咳嗽；肺虚治节失职，津液不化，壅滞成痰；气虚阳不能入于阴而浮溢于外，肌表不固而自汗，身热；阴虚内热则五心烦热，盗汗不止，午后尤甚；津不上承则口干咽燥；肺主一身之气，司呼吸而贯百脉，为脾胃输布精微以濡养周身；肺气不足，脾气受损则感气短喘息，倦怠乏力，纳呆便溏；肺主气，心主血，气血相互为用，肺气阴两虚，而致心气不足，心阴虚亏，神不守舍，则心悸失眠；舌脉均为气阴两虚，不能贯充血脉之候。证属消渴病伴心肺阴虚；见于糖尿病并发肺炎中、后期病变。

治则：益气养阴，润肺宁神。方药：养阴益气汤合炙甘草汤加减。

人参，麦冬，五味子，生地，黄芪，白术，石斛，阿胶，天花粉，甘草，火麻仁，桂枝。

方解：取方中黄芪补益肺气，人参补益元气，白术补益脾气，共为君药；麦冬养心肺之阴，助人参宁心安神，五味子酸收敛肺，与人参、麦冬相伍，共组"生脉饮"以增强益气养阴之效，五味子与甘草合用以甘酸敛阴为臣药；生地、阿胶、麻仁养阴补血以润燥，石斛、天花粉养阴生津以止渴，为佐药；桂枝温通以佐益气养阴之品，补而不滞，为使药。诸药合用，以奏益气养阴，气阴双复之效。

附：糖尿病肺炎病案 1 则

病案 1：梁某，男性，46 岁，某公司经理，于 2004 年 4 月 6 日住院。

主诉：反复口渴多饮、乏力多汗 2 年，呕吐、嗜睡、发热 1 天。

病史：患者于 2002 年出现口渴多饮，乏力多汗，体检发现血糖 6.3mmol/L，餐后 2 小时为 10.5mmol/L，予以拜唐苹 50mg，3 次 / 日，由于工作较忙，未能规律服药。昨晚因应酬酗酒后呕吐嗜睡，继则发热（T 38.6℃），浑身酸痛，咳嗽气急，鼻塞声重，微畏风寒，咽干舌燥，咳黄稠痰，溲赤便秘。既往无其他特殊病史；父母健在，母亲有糖尿病。

体检：急性面容，意识清楚，身体虚弱，双眼轻度下陷，皮肤缺乏弹性，右肺叩诊呈实音，两肺呼吸音粗，可闻及管状呼吸音；T 39.2℃，P 92 次 / 分，BP 120/85mmHg，心率 92 次 / 分，律齐，心脏听诊未闻及病理性杂音，A2 > P2，肝肋下可触及，舌红，苔黄，脉浮数。

理化检查：血常规提示 WBC 14×10^9/L，中性粒细胞百分比 78％；血糖 16.2mmol/L，血清 TCO_2 18mmol/L，血清 K^+ 3.5mmol/L，Na^+ 115mmol/L，Cl^- 89mmol/L；尿常规：尿酮体 60mg/dL，尿糖 1000mg/dL；X 片提示右肺肺炎；痰培养提示肺炎链球菌，对青霉素敏感。

分析：本案系消渴病阴虚内热，饮食不节，复感风寒，外寒为内热所遏，而致外寒里热证。表邪夹热则感浑身酸痛，鼻塞声重，微畏风寒；内有蕴热，则心烦咽痛，咽干口渴；寒邪郁闭化热，肺失宣降而咳嗽气急，咯黄稠痰；热结于下，则溲赤便秘；舌脉均为外寒内热之候。患者基于糖耐量异常，复因酗酒诱发糖尿病酮症酸中毒。其高血糖、酮症酸中毒、酒精中毒、机体免疫功能低下，诱发肺部感染。

中医诊断：消渴病外感温邪，证属表寒里热。

西医诊断：2 型糖尿病酮症酸中毒，细菌性肺炎。

处理：生理盐水 500mL 加青霉素 360 万 U 静脉滴注，1 次 / 日，连续 7 天。诺和灵 30R 早 12U、晚 8U，餐前 15 分钟皮下注射。

治则：疏风宣肺，散寒清热。方药：麻杏石甘汤加味。

| 麻黄 3g | 生石膏 20g | 杏仁 10g | 甘草 6g | 知母 10g |
| 栀子 10g | 荆芥 10g | 防风 10g | 黄芩 10g | |

方解：取方中麻黄辛温，疏风散寒，生石膏辛凉大寒，清宣肺热为君药；杏仁宣利肺气，化痰止咳，荆芥、防风解表散寒为臣药；黄芩、知母、栀子清热除烦，甘草调和诸药，为佐使药。咳嗽气急加枇杷叶、桑白皮以清泄肺气；大便秘结，小便黄赤，加用防风通圣散以疏风解表，清热泻下。

上方连服 5 剂后，浑身酸楚、发热已瘥；略有畏风，鼻塞头痛，咳嗽胸痛，咯黄痰，乏力倦怠。表证虽解，余邪未尽，正气已伤。改为益气解表，以清余邪，方药以参苏饮加味。取人参、茯苓、甘草益气扶正以祛邪；苏叶、葛根疏风解表以清理余邪；前胡、桔梗、半夏、陈皮、枳壳以宣肺理气，化痰止咳；表虚自汗加防风、白术、黄芪以益气祛风，固表止汗。5 剂后诸症显著好转，表症已解，气阴两虚，改用益气养阴之降糖甲片合香砂六君子以益气扶正，调和脾胃。

第二节　糖尿病并发肺结核

肺结核病是结核分枝杆菌引起的肺部慢性感染性疾病。痰中带菌易播散传染。目前在许多发展中国家结核病疫情仍然很严重，发达国家发病率递减缓慢，甚至有回升的趋势。据 WHO 统计，目前全球约有 17.22 亿人曾感染过结核菌。1990 年的资料提示每年有 800 多万人新发现结核病，95％在发展中国家。全世界现有结核病患者 2000 多万人，其中 300 多万死于结核病，我国现有 593 万肺结核患者，是世界上患结核病人数最多的国家，其中 134 万人有排菌。糖尿病患者是结核病的易患人群，据有关报道，糖尿病患者结核病的发病率为非糖尿病患者的 2 ～ 4 倍。血糖控制不良的糖尿病患者尤易发生活动性肺结核，其发生率为普通糖尿病患者的 3 倍，消瘦者比肥胖者多 2 倍。

糖尿病并发肺结核患者中，50%～60% 患者患糖尿病先于肺结核；20%～30% 的患者两病同时发现；少数患者肺结核发病先于糖尿病。糖尿病与肺结核并存时，两者互相影响，互相促进，使病情恶化。肺结核可加重糖尿病，甚至诱发糖尿病酮症酸中毒；糖尿病控制不良，会加速活动性肺结核的发展，使病情进展迅速，难以控制。故当糖尿病病情急剧加重或肺结核经抗痨治疗病情得不到控制时，应做有关的检查，以便及早发现，及早治疗。自从胰岛素与抗痨药应用后，使糖尿病并发肺结核的死亡率由 50% 降到 0.5%，尽管如此，结核病依然是一个全球性的、严重的、需要重视的公共卫生和社会问题。

一、糖尿病合并肺结核的病因病理、临床特点、诊断、防治

（一）糖尿病患者易感肺结核的病因病理

1. 病因

（1）营养不良：糖尿病患者由于糖、蛋白质代谢紊乱，导致营养不良；高血糖及组织内含糖量增高，形成酸性环境，减弱组织抵抗力，降低免疫功能等，有利于结核杆菌的生长、繁殖，使病情恶化。

（2）脂肪代谢紊乱：血中游离脂肪酸、甘油三酯浓度增高，其代谢产物为结核杆菌的繁殖提供了营养环境；脂代谢障碍，转化脂溶性维生素 A 的功能降低，引起维生素 A 缺乏，使呼吸道黏膜上皮对感染的抵抗力降低。

（3）糖代谢紊乱：糖代谢紊乱，持续高血糖导致糖尿病酮症酸中毒，引起白细胞的吞噬和免疫功能下降，有利于结核杆菌的侵袭、繁殖和生长。

（4）免疫功能降低：老年糖尿病者器官老化，组织退行性变与免疫功能减弱；或糖尿病患者因机体脱水、代谢性酸中毒使机体抗毒素能力减弱。结核病恶化可发生于糖尿病任何时期，尤易发生于糖尿病者抵抗力下降或糖尿病血糖控制不良时。

2. 机体感染肺结核的过程

结核杆菌随微小飞沫进入肺泡内，被巨噬细胞吞噬。根据结核杆菌数量、毒力，巨噬细胞的酶及杀菌素影响决定结核病是否发病。凡出现有意义的细菌繁殖及宿主细胞反应前，结核杆菌被杀灭，则可免于发病，并不留任何痕迹或感染证据，结核菌素试验呈阴性。当结核杆菌入侵并在巨噬细胞内生长繁殖，致使肺泡巨噬细胞破裂死亡，释放的结核杆菌又被其他肺泡巨噬细胞和循环中单细胞的巨噬细胞所吞噬，宿主产生的补体 C5a 等吸引更多的巨噬细胞和中性粒细胞向局部聚集，形成早期病灶；经 2～4 周，细胞产生细胞介导免疫和迟发型超敏反应，是影响结核病发病和预后的两大因素。

（1）细胞介导免疫（CMI）：由死亡的巨噬细胞释放出抗原，经溶酶体酶的处理后，递呈给 T 淋巴细胞受体，使之致敏，并增殖形成单克隆细胞系；再次在抗原的作用下，淋巴细胞产生更多的淋巴因子，导致单核细胞趋化，聚留局部，激活和增殖，并可使淋巴细胞直接转化为致敏淋巴细胞；被激活的巨噬细胞代谢增加，吞噬、消化、分泌和抗

原处理能力均增强，并产生大量的氧代谢产物，各种氧化和消化酶以及杀菌素，形成有效的杀灭结核杆菌的特殊免疫力。这种获得性免疫力，使机体在感染结核杆菌后可免于发病，或发病后病变局限，这种免疫反应，为细胞介导免疫。

（2）迟发型超敏反应（DTH）：当巨噬细胞被激活后，在介导抗结核免疫反应的过程中，抑制淋巴细胞的参与作用，溶解已吞噬结核杆菌和受抗原作用的巨噬细胞，使结核杆菌释放和扩散，同时使宿主细胞溶解，引起细胞坏死和干酪化，导致组织损伤，引起迟发型超敏反应；在免疫力低下，入侵菌量大，毒力强的情况下而发病，一旦空洞形成，结核杆菌大量繁殖，极易使病变播散。

3. 肺结核的病理

（1）渗出型病变：发生于过敏性高的患者，表现为反应性病变，组织充血水肿，中性粒细胞、淋巴细胞、大单核细胞浸润和纤维蛋白渗出，病灶内有结核杆菌。其演变取决于细胞介导免疫（CMI）和迟发型超敏反应（DTH）的相互平衡。强烈的DTH反应，导致病变坏死，继则液化。CMI强时，病变可以完全吸收，或形成增殖型病变。

（2）增殖型病变：发生于免疫力高的患者，表现为典型结核结节。由朗汉斯巨细胞、巨噬细胞、上皮细胞、淋巴细胞等构成结节。结核性肉芽肿是增殖型的慢性病变，多见于空洞壁、窦道及干酪坏死灶。增殖型病变结核杆菌极少，而巨噬细胞处于激活状态，CMI占主导地位。

（3）干酪样坏死：细胞混浊肿胀，细胞质脂肪变性，细胞核碎裂、溶解、坏死。坏死区域出现肉芽组织增生，形成纤维干酪性病灶；在结核杆菌极少时，坏死灶可多年不变；而局部抗原骤增，出现强烈的DTH，干酪坏死灶液化，即形成空洞，大量代谢、生长旺盛的细胞外结核杆菌经支气管播散。

（4）病情发展转归：①吸收好转期。病变可完全吸收不留痕迹，或仅留细小的纤维瘢痕；随病变炎性成分吸收，产生胶原纤维，形成纤维化，最后成非特异性条索或星状瘢痕；被局限的干酪病灶逐渐脱水、干燥、钙质沉着，形成钙化灶，钙化灶并不一定达到痊愈，残留菌仍然有可能重新活动；空洞内的结核杆菌被消灭，病灶吸收，使洞壁变薄，缩小，最后留有星状瘢痕。但当支气管再通，空洞复现，病灶重新活动。②进展恶化。可见干酪样坏死和液化；局部病变蔓延血行播散，见于严重免疫功能低下和结核性空洞经久治不愈者；非活动期，由于免疫功能低下，或肺部破坏性病变使之崩解破溃，引起病变复发。

（二）糖尿病合并肺结核的临床特点

1. 全身症状

长期低热，倦怠乏力，咳嗽盗汗，咯痰咳血，形体消瘦；当病灶急剧进展时，则出现高热，呈稽留热，或弛张热，可有畏寒或寒战、面颊潮红等症。

2. 呼吸系统症状

（1）浸润性病灶，咳嗽轻微，呈干咳或有少量黏液痰；有空洞时痰量增加，伴有感染时，出现脓血痰；合并支气管结核可出现刺激性咳嗽。

（2）胸胁呈针刺样疼痛，多半累及胸膜引起牵拉刺激性疼痛。

（3）气急多见于广泛肺组织破坏，胸膜增厚，或合并肺气肿、肺心病者。

（4）盗汗为结核病患者的常见症状。

（5）特异性症状：①结核性风湿症，出现多发性关节疼痛或关节炎，以四肢为主，皮肤有结节性红斑或环形红斑，常伴低热，多见于女性、青少年；②无反应性结核，此为一种严重的网状内皮系统结核病，又称结核性败血症，表现为持续性高热，骨髓抑制，呈类白血病反应，肺部为血行播散型肺结核表现；③严重肺结核可出现贫血、粒细胞减少或三系细胞均减少、类白血病、肝功异常、电解质改变等与结核病关系不密切的改变，增加了结核病诊断的难度。

（三）糖尿病合并肺结核的诊断

1. 体征

（1）叩诊：病灶以渗出为主，或干酪性炎变使肺实变者呈浊音。

（2）听诊：病灶有渗出或干酪性炎变时可闻及支气管呼吸音和细小湿性啰音；结核好发于肺上叶尖后段，故在肩胛部可闻及细小啰音；空洞性病变部位较浅，可有支气管呼吸音或湿性啰音；巨大空洞可闻及金属调瓮音；慢性纤维空洞性肺结核，可有胸骨塌陷，气管移位，叩诊呈浊音，伴有湿性啰音；粟粒性肺结核可有肺部呼吸窘迫综合征，严重者可有呼吸困难和发绀。

2. 实验室检查

（1）痰结核杆菌检查：痰涂片抗酸杆菌呈阳性，其最低浓度标准为每毫升10条，可供初步诊断；痰培养加药敏，为确诊提供治疗依据，一般需经4～6周才能明确结果。

（2）结核菌素试验：结核菌素（OT）稀释度有1：10000、1：2000、1：1000、1：100等不同浓度，由于抗原不纯，易引起非特异性反应。结核菌素（PPD）为结核菌的代谢产物，主要成分为结核蛋白，以硫酸铵作沉淀制成的PPD-S。WHO确定国际标准结核菌素为0.1mL，结核菌素稀释液于前臂内侧皮下注射，观察48～72小时，以局部肿结为判断依据：≤4mm为阴性（-），5～9mm为弱阳性（+），10～19mm为中度阳性（++），≥20mm或有小水泡、坏死为强阳性（+++）。

3. X线检查

（1）原发性肺结核：由原发病灶、淋巴管炎、肿大肺门、淋巴结组成哑铃状病灶；肺内早期病灶呈渗出性絮状模糊阴影；干酪性病灶密度增深，伴有病灶周围炎，边缘模糊；严重者出现空洞；淋巴结肿大，多见于同侧肺门或纵隔，边缘光整为结节型，模糊为炎症。

（2）血行播散：微小结节散布两肺野，分布均匀，呈粟粒状阴影，又称粟粒型肺结核。

（3）继发性肺结核：表现复杂多变，或呈云絮状、斑片状、结节状；干酪性病变密度偏高不均匀；常有透亮区或空洞形成，无洞壁，有厚壁空洞、薄壁空洞、张力性空洞、慢性纤维性空洞等不同形态。洞壁较光整，慢性继发性肺结核好发于肺尖，病灶呈混合多形性，有重要意义。

4. 纤维支气管镜检查

对支气管或肺内组织进行检查，可提供病理学诊断依据，提高诊断的敏感性和特异性。

（四）糖尿病合并肺结核的防治

1. 一般疗法和注意事项

（1）加强营养：给予丰富的蛋白质饮食和高维生素饮食，以提高机体免疫抗菌能力。

（2）积极锻炼身体，增强体质；定期进行复查，争取早日康复。

（3）控制病情：积极治疗糖尿病，使血糖得到满意控制。肺结核活动期，无论1型糖尿病，还是2型糖尿病均需应用胰岛素治疗，以利于血糖控制。待肺结核和糖尿病均得到满意的控制，病情稳定后，2型糖尿病患者可改用口服降糖药。

（4）注意卫生隔离：患者必须做到不随地吐痰；活动期肺结核者应进行隔离，以免扩散，患者的衣物用品应经常洗晒和定期消毒。

2. 抗痨药选用

（1）治疗目标：为杀菌（痰菌转阴），防止耐药以维持药效；灭菌以杜绝或防止复发。

（2）药物选择原则：抗结核药物治疗必须遵循早期、联合、规则、足量、全程的原则。尤以联合、规则用药最为重要。

（3）抗痨一线杀菌药：①异烟肼（Isoniazid，INAH或I）：抑制结核杆菌DNA合成，对肺内外结核杆菌均有杀灭作用，成人每日0.3～0.4g；每周2次者，每次为0.6～0.8g。本品经胃肠吸收，1～2小时血药浓度达高峰，广泛分布于体液和组织，经肝脏代谢灭活，半衰期0.5～2小时，24小时内大部分从尿排泄。偶有周围神经炎、中毒性肝炎，引起精神症状，诱发癫痫；少数出现过敏，粒细胞减少及男性乳房发育等副作用。②利福平（Rifampicin，AMP或R）：与菌体RNA聚合酶结合，干扰DNA和蛋白质合成，对细胞内外均有杀菌作用；每日0.45～0.6g；每周2次者，每次为0.8～0.9g；本品经胃肠吸收，1.5～3小时血药浓度达高峰，有效浓度维持8～12小时，半衰期2.5～3小时，60%从粪便排出，广泛分布于体液和组织；慢性肝病、酗酒、老年患者服用后可出现一过性黄疸、转氨酶升高，大剂量可引起过敏反应（皮肤综合征，呼吸综合征）、胃肠不适等副作用。③链霉素（Streptomycin，SM或S）：能干扰细菌蛋白质合成，作用于偏碱性环境的细胞外结核杆菌，与卡那霉素、紫霉素有交叉耐药。每日0.75～1.0g；每周2次者，每次为0.75～1.0g；肌注后1小时血药浓度达高峰，24小时内大部分从肾排泄，半衰期2.5小时，不易通过血脑屏障，与肌肉松弛剂和麻醉药合用时需谨慎，与利尿剂合用可增强其毒性；对第Ⅷ脑神经及肾脏有不良反应，偶有发热等副作用。④吡嗪酰胺（Pyrazinamide，PZA或Z）：在酸性环境下对细胞内静止菌有较好的杀菌作用；每日 1.5 ～ 2.0g；每周 2 次者，每次为 2.0 ～ 3.0g；口服后 2 小时血药浓度达高峰，半衰期 9 小时，3 ～ 48 小时血药浓度和尿排泄均呈指数性下降；本品广泛分布于体液和组织；30% 以吡嗪酸从尿排出；偶有肝脏损害、高尿酸血症和痛风等副作用。

（4）抗痨二线抑菌剂：①乙胺丁醇（Ethambutol，EMB 或 E）：抑制 RNA 合成，与其他抗结核药无交叉耐药，能防止耐药菌产生；每日 0.75 ～ 1.0g，每周 2 次者每次为 1.6 ～ 2.0g，最低抑菌浓度 1.0 ～ 5.0μg/mL；口服后吸收良好，4 小时血药浓度达高峰，24 小时内大部分以原形从肾排泄，抑制肾小管尿酸排泄，忌与利尿剂合用，与碱性药物合用则降低效果；影响球后视神经，偶有过敏反应等副作用。②对氨水杨酸（Para-amino-salicyli，PAS）：干扰结核杆菌生长素合成而起抑菌作用；每日 8 ～ 12g，每周 2 次者每次为 10 ～ 12g；口服后吸收良好，1.5 ～ 2 小时血药浓度达高峰，半衰期 1.5 小时，可弥散至体液和组织，7 小时内大部分从肾排泄；有胃肠刺激，可有过敏反应、药物性肝炎、甲减等副作用。③氨硫脲（Thiacetazone，TB1）：与 SM 有协同作用，能防止 NH 耐药菌株产生；每日 0.075 ～ 0.10g；口服后吸收良好，4 小时约 15% 以原形从尿排泄；有胃肠刺激，大剂量抑制造血系统，可有过敏反应等副作用。④卷曲霉素（Capreomycin，CPM）：作用较弱，类似 SM，对常用抗结核药耐药菌株敏感，与紫霉素有交叉耐药；每日 0.75 ～ 1.0g；肌注后 1 小时血清达最高浓度，半衰期 3 ～ 4 小时，24 小时大部分以原形从尿排出；副作用同 SM，较 SM 为重，可出现低钾、低钙。⑤卡那霉素（Kanamycin，KM）：类似 SM，但作用较差；每日 0.75 ～ 1.0g；吸收、分布体内过程类似 CPM；本品的耳毒性甚于链霉素，肾毒性强于 SM。⑥紫霉素（Vinactcin，Vim）：与 SM 相似，但作用为 SM 的 1/4；每周 2 次者每次 1.0g；药代动力学与 SM 相似；副作用同 SM。⑦乙硫乙酸胺（Ethionamide 1314[Th]）：抑制结核杆菌，对耐 INH、SM、PAS 菌株敏感，与 TB1 交叉耐药；每日 0.75 ～ 1.0g；口服后吸收良好，2 小时血清达最高浓度，体内分布广泛，在肝脏灭活，大部从肾排泄；对胃肠有刺激性，肝脏毒性大，可出现精神症状、男性乳房发育等副作用。⑧环丝氨酸（Cycloserine，CS）：干扰结核杆菌合成，对各种耐药菌株敏感；每日 0.5 ～ 0.75g；口服后吸收良好，4 小时血药浓度达高峰，体内分布广泛，60% ～ 70% 从尿排泄；有精神症状、癫痫、偶发过敏等副作用。

3. 抗痨药应用注意事项

（1）初治：规则或不规则用抗痨药三个月内的治疗均属初治。

第一阶段为强化治疗，旨在杀灭生长繁殖期细菌，使痰菌转阴，迅速控制病情。

第二阶段为继续治疗，旨在消灭生长代谢缓慢及间歇生长的细菌，以达到灭菌和彻底治愈，避免复发。

（2）治疗方法

①长程疗法：联合 INH、SN 和 PAS（或 EMB）治疗，每天用药，总疗程为 1.5 年，是抗痨标准治疗方案；痰菌阳性、组织破坏严重、粟粒性结核者，应三药联合强化治疗。

②短程疗法：开始 2 个月为 INH+RFP+PZA，以后为 INH+RFP；总疗程为 6 个月或 9 个月；痰菌阳性率仅 1%；被推荐为标准短程治疗方案。

③间歇疗法：开始 2 ～ 4 周，每天给药；以后改为每周 2 次服药；WHO 协助推行全程间歇督导方案，$2H_2R_3S_3/4H_3R_3$ 或 $2H_3R_3Z_3E_3/4H_2R_2$。

④复治：指初治失败或不规则治疗＞3 个月，患者长期排菌者。复治目标一为痰菌转阴或治愈，二为手术治疗创造条件，选择 2 ～ 3 种敏感的药组成复治方案，疗程 9 ～ 12 个月或更短些。

二、中医药论治

（一）中医病因病机

糖尿病并发肺结核相当于中医学中的"消渴病"并发"肺痨"。肺痨是一种具有传染性的消耗性疾病，临床以咳嗽、咯血、潮热、盗汗以及消瘦等为主症。其病因为素体气阴两虚，复感受痨虫（相当于结核杆菌）。中医学对本病的认识，早在《内经》就有："大骨枯槁，大肉陷下，胸中气满，喘息不便，内痛引肩项，身热。"《灵枢·玉版》指出："咳脱形，身热，以小疾。"古人精辟地论述了肺痨的临床特点。《金匮要略》也有"若肠鸣、马刀、侠瘿者，皆为劳得之"的记载，类似肺痨并发淋巴结核。《普济本事方》认识到本病的病因为"肺虫"所致。元朝《世医得效方》提出："凡明医者，先须知毒气与虫并行，攻人脏腑。"认为本病复杂的临床表现是"尸虫游食"，推测虫食的演变为"先食脏腑脂膏""次食血肉""次食精髓""传入肾中，病人方死""虫日荣长，人日凋瘁，而命随以毙"，这不仅阐明了本病的病因病机，同时指出病情进展规律及其转归，与糖尿病、肺结核之消耗性疾病的病变趋势同出一辙。《中藏经》称本病为"传尸"，最早记载了本病的传染性，晋代《肘后备急方》"死后复传之旁人，乃至灭门"，进一步强调其传染性，唐代《备急千金要方》将"尸疰""鬼疰"列入肺脏篇，明确了该病的病位在肺。

1. 痨虫传染

痨虫又称瘵虫、肺虫。《三因极一病证方论·痨瘵诸证》指出："诸证虽曰不同，其根多有虫。"《仁斋直指方·痨瘵》有"瘵虫食人骨髓"之说，在病原学上，明确了痨虫传染是构成本病传染的主要因素。《医学正传·痨极门》指出："其侍奉亲密之人或同气连枝之属，熏陶日久，受其恶气，多遭传染。"说明痨虫通过直接接触，感受他人的传染性，与结核杆菌传染导致肺结核是同出一辙。

2. 禀赋虚弱

基于禀赋不足，气血虚亏，起居不慎，忧思恼怒，酒色劳倦，耗伤气血津液，正气不足，痨虫乘虚而入，感受本病，正如《古今医镜·痨瘵门》所说："凡此诸虫……着于怯弱之人，人不能知，日久逐成痨瘵之证。"可见痨虫感染为肺痨重要的外在因素，久病不愈、正气耗伤为肺痨发病先决的内在因素。

总之，本病的形成为内外二因相互作用的结果，正虚者最易感染成疾；正气不足是内在致病的关键；痨虫感染是外在的致病因素；病变始于阴亏气耗，病位在肺；继则损及五脏，终于肝肾；由阴损及阳，元气耗伤，最后导致阴阳俱虚。

（二）辨证论治

本病归属于"消渴""肺痨""劳瘵"范畴。由于机体阴虚，正气不足，痨虫乘虚入袭而致病。因此治疗上应杀其虫以绝根、补其气阴以复其元，为治疗本病的两大原则。

1. 肺阴虚亏

本型以干咳少痰，或痰黏难咯，或痰中带血，口燥咽干，五心烦热，午后潮热，形体消瘦，纳呆乏力，胸闷隐痛，舌边尖红，苔薄少津，脉细数为主症。

本证系消渴为病，阴虚为本。肺阴久虚，易致痨虫邪毒乘虚而入，痨虫袭肺，肺为娇脏，不耐邪侵，今痨虫内蚀，肺阴更耗；肺失清肃而干咳少痰，痰黏色白；阴虚津亏，津不上承则口干咽燥；阴虚生内热则感五心烦热，午后潮热；热伤肺络致痰中带血；肺虚日久，耗伤脾气，致化源不足，不能濡养肌肤而形体消瘦；舌脉均为阴虚内热之候。此为消渴病、肺痨，证属肺阴虚；见于糖尿病并发肺结核。

治则：滋阴润肺，杀虫止咳。方药：月华丸加味。

天冬，麦冬，生地，熟地，山药，沙参，川贝，茯苓，知母，阿胶，百部，玄参。

方解：取方中沙参、天冬、麦冬滋阴润燥，以养肺阴，为君药；知母清热泻火，百部杀虫止咳，川贝化痰止咳，为臣药；生地凉血止血，阿胶为血肉有情之品，以养阴补血，山药、茯苓、熟地健脾滋肾以资化源，为佐药；玄参滋阴降火，以清虚热，为使药。诸药合用，标本同治，以奏滋阴润肺、杀虫止咳之效。

加减：阴虚内热甚者加丹皮以泄相火；痰中带血，血色鲜红者，加白及、仙鹤草、白茅根；低热不退，或午后潮热，加地骨皮、银柴胡、白薇；口干咽燥甚者，加石斛、玉竹、百合；倦怠乏力明显者，加黄芪、太子参；盗汗加糯稻根、浮小麦；胸痛加郁金、延胡索等。

2. 肺肾阴虚

本型症见咳呛气急，痰少黏稠，或痰多黄稠，咯血鲜红；时有胸痛；手足心热，颧红唇赤，盗汗潮热，午后尤甚；头晕耳鸣，虚烦失眠；男子遗精，女子月经不调；舌红少苔，脉细数等。

本证肺阴久亏不复，系消渴病感痨虫所致，久病及肾，而致肺肾同病；阴虚火旺，火灼肺金而咳呛气急；热灼津成痰，则痰多黄稠；热伤肺络，迫血外溢而咯血鲜红，时有胸痛；肺肾阴虚则手足心热，午后潮热；肺为水之上源，肾为水之下源，肺阴不足，不能下泽于肾，则肾水必亏；肾阴不足，水不涵木而头晕耳鸣；肾水不足，水火不济而虚烦失眠，虚火上越而颧红唇赤，虚阳逼津外越而盗汗不止；阴虚相火偏旺，热扰精室，精关不固则男子遗精；热灼营血不足，冲任失调则女子月经不调；舌脉均为阴虚火旺之象。此为消渴病、肺痨，证属肺肾阴虚；见于糖尿病肺结核活动期伴有肺空洞。

治则：滋阴肺肾，杀虫清热。方药：清离滋坎汤合百合固金汤。

熟地，生地，山药，丹皮，茯苓，泽泻，麦冬，川贝，百部，知母，黄柏。

方解：取方中生地、熟地滋阴清热，补益肺肾，以资金水相生，为君药；百部、麦冬润肺化痰，杀虫止咳以标本同治，为臣药；丹皮、生地滋阴凉血，和营止血，山药、茯苓益肾健脾，培土生金，为佐药；川贝化痰止咳，知母、黄柏上滋肺阴，下泄肾火以固精关，泽泻利水渗湿，为使药。诸药合用，以达滋阴肺肾、杀虫清热之效。

加减：急躁易怒者重用生地、熟地，加生龙骨、生牡蛎、石决明以滋阴潜阳，壮水之主以制阳光；潮热，手足心热甚者加地骨皮、青蒿以清虚热；头晕耳鸣甚者加枸杞子、桑寄生、灵磁石以补益肝肾；遗精早泄者加金樱子、芡实以收敛固精。

3. 气阴两虚

本型症见干咳无痰，或咯鲜血，咳声低微，咽干舌燥，气短懒言，骨蒸盗汗，畏风自汗，形体消瘦，神疲乏力，面目虚浮，纳呆便溏，舌红少苔，脉濡细无力等。

本证消渴病日久不愈，气阴已伤。肺主一身之气，为清虚之脏，痨虫邪毒袭肺，久滞内蕴，耗阴伤气更甚，肺阴虚亏而干咳无痰；阴虚津不上润则咽干舌燥；阴津亏虚，内热炽盛，热伤肺络，兼之气不摄血，则咳咯鲜血；阴不敛阳则骨蒸盗汗；肺主皮毛，肺气耗伤，气表不固而畏风自汗；肺与脾为子母相关，子病及母，肺气阴亏损，必致脾虚、运化失司而面目虚浮，纳呆便溏；脾虚生化无源，水谷精微不能濡养周身则形体消瘦，神疲乏力；舌脉为气阴两虚之候。此为消渴病、肺痨，证属气阴两虚；见于糖尿病并发肺结核，浸润期。

治则：益气养阴，润肺止咳。方药：琼玉膏合保真汤加减。

黄芪，生地，党参，白术，茯苓，熟地，当归，麦冬，白芍，五味子，甘草。

方解：取方中黄芪益气固表为君药；党参、白术、茯苓、甘草共为四君子汤，健脾益气，以达培土生金之效，为臣药；生地、熟地养阴滋肾，取其金水相生之意，白芍、甘草甘酸敛阴为佐药；五味子酸敛肺气，党参、五味子、麦冬三味相伍为生脉饮，以益肺气养肺阴，气阴双补，当归润燥补血，甘草、麦冬润肺止咳，为使药；诸药相伍，共达益气养阴，润肺止咳之功。

加减：咳嗽较剧者加紫菀、款冬花、川贝、百部以加强化痰止咳，杀虫润肺之力；骨蒸潮热甚者加地骨皮、鳖甲、龟甲以滋阴清虚热；咯血者加十灰散、血余炭、大小蓟、丹皮以止血凉血；盗汗多者加浮小麦、糯稻根、煅牡蛎以收涩敛汗。

4. 肺痨特异性症状辨证施治

咳嗽、咯血、骨蒸潮热、盗汗等为肺痨的特异性症候，贯穿于本病的始终，其发病机理，除咳嗽外，余均为阴虚火旺所致。特异性症候的轻重与肺痨病情呈正相关，经治疗，症候的改变也反映了病情的转化，故对特异性症候的论治具有特定的临床意义。

肺痨咳血，轻者为痰中带血，重者大量咯血，甚至血出如涌，甚至发生虚脱，主要由于肺痨邪毒蚀肺所致；除上述整体辨证论治外，也可针对特异性症候，应用单验方进行独立处理，有利于病情的控制。

（1）咳血：白及、三七、生地、茜草、阿胶、焦栀子、百部以清热凉血，止血杀虫。

（2）大量咯血，血色鲜红：为热毒炽盛，损伤肺络，而致血热妄行者。

治则：拟清热解毒，凉血止血法。方药：犀角地黄汤合泻心汤加减。

生地，白芍，丹皮，犀角（水牛角代），黄连，黄芩，大黄，连翘，玄参，麦冬。

方解：取方中犀角咸寒，解营分热毒，为君药；生地、玄参、麦冬甘寒清热养阴，为臣药；黄连、黄芩、大黄、连翘苦寒，清热解毒，为佐药；白芍、丹皮和血凉血，为使药。诸药合用，以达清热解毒、凉血止血之效。

（3）血出如涌，面色苍白，四肢厥逆：始为虚火上炎，热迫血行；过多失血，阴损及阳，气随血脱，气不摄血，阳虚不固之气虚阳脱者。

治则：益气固脱，温脾摄血。方药：黄土汤加味。

人参，侧柏叶，生地，白术，附子，阿胶，灶心土，黄芩，甘草。

方解：取方中灶心土温中收涩止血，人参大补元气，益气固脱，为君药；白术、附子温阳健脾为臣药；生地、阿胶滋阴、养血、止血，侧柏叶收涩止血，为佐药；黄芩苦寒清热，以佐附子之辛热，甘草调和诸药，为使药。上药合用，共达益气固脱，温脾摄血之效。

（4）骨蒸潮热：午后或夜间身热为甚，手足心灼热，阴虚内热所致。

治则：滋阴清热，除骨蒸潮热。方药：清骨散加减。

银柴胡，胡黄连，鳖甲，青蒿，地骨皮，知母，生地，玄参。

方解：取方中银柴胡味甘性微寒，退虚热而无苦泄，为君药；胡黄连、地骨皮、知母清虚热，退骨蒸，为臣药；青蒿清骨蒸，透热于外，生地黄清热凉血，为佐药；鳖甲咸寒引药入里，滋阴潜阳，为使药。诸药合用，以达滋阴清热，除骨蒸潮热之效。

（5）盗汗：阴液亏虚，阴不敛阳，虚阳外越而致盗汗不止。

治则：清热，滋阴，固表。方药：当归六黄汤加减。

黄芪，当归，生地，熟地，黄连，黄芩，黄柏。

方解：取方中当归补血活血，熟地滋肾填精为君药；黄芪益气固表为臣药；生地养阴生津为佐药；黄连、黄芩、黄柏苦寒清热为使药。上药合用，以达清热、滋阴、固表之效。

（三）经验方

（1）柏叶丸：生柏叶不限量，研细末，水泛为丸，每日 3 次，每次 2 丸。

（2）百部、生龙骨，水煎成膏，每次一匙，每日 2 次。

（3）夏枯草、百部、蜂蜜，炼蜜为膏，日服 2 次，每次一匙。

附：糖尿病肺结核病案 1 则

病案 2：王某，男性，48 岁，某宾馆经理，于 2005 年 2 月 18 日本门诊就医。

主诉：反复干咳乏力、消瘦多饮 5 年，加重 2 月。

病史：患者于 2000 年冬天因干咳乏力，消瘦多饮，在外院诊为 2 型糖尿病，经北京多家大医院治疗，先后服用过二甲双胍类（迪化唐啶、格华止）、磺脲类（美吡达、糖适平）、噻唑烷二酮类（文迪雅）、α–糖苷酶抑制剂（拜唐苹）等药，并多种联合应用，而血糖居高不下，空腹血糖持续在 9 ～ 12mmol/L，餐后 2 小时血糖在

12 ～ 16mmol/L，多次出现酮体，经临时应用胰岛素消除酮体，但患者不愿意接受胰岛素治疗。诉干咳无痰，乏力倦怠，日益消瘦，口渴多饮，心烦失眠，手足心热，夜间盗汗，双下肢麻木疼痛。既往无特殊病史，否认阳性家族史。

体检：体形消瘦，两颧潮红，T 37.3℃，BP 120/80mmHg，BMI 19.4（身高 170cm，体重 56kg），舌质暗，苔黄腻，脉细数。

理化检查：FBG 10.2mmol/L，PBG 13.8mmol/L，TC 3.3mmol/L，TG 1.72mmol/L，HDL 1.10mmol/L，LDL 1.5mmol/L；血常规 RBC $4.5×10^{12}$/L，Hb 12g/dL，WBC $4×10^9$/L；结核抗体（TB）阳性；血沉（ESR）36mm/h；痰培养提示为结核杆菌；X 片提示右上肺有 3cm×2cm 大阴影，建议进一步 CT 检查；CT 证实为右肺空洞；肢体多普勒超声提示动脉硬化，内径狭窄。

分析：本案基于消渴病阴虚内热，复感受痨虫。痨虫又称瘵虫或肺虫，《仁斋直指方·痨瘵》有"瘵虫食人骨髓"的记载，指出痨虫侵入人体，危害深重。在《医学正传·痨极门》云："其侍奉亲密之人或同气连枝之属，熏陶日久，受其恶气，多遭传染。"精辟地阐述了痨虫的传染性，凡直接接触或感受病者之气，均可导致肺痨。说明痨虫所致的肺痨具有传染性。本病初起，病变部位在肺，病变发展过程可累及脾肾，甚则五脏，故有"其邪辗转，乘于五脏"之说。由于痨虫蚀肺，肺阴不足，热伤肺络，则干咳无痰，口渴多饮；肺虚不能输布津液，肾失资生之源，病及于肾，肾阴亏虚，虚火扰动，则手足心热，日益消瘦，心烦失眠，夜间盗汗。

中医诊断：消渴病肺痨，证属肺阴亏损。

西医诊断：2 型糖尿病合并肺结核。

处理：胰岛素诺和灵 30R，早 16U、晚 10U，餐前 15 分钟皮下注射；异烟肼 0.3g，3 次 / 日。

治则：滋阴润肺，扶正祛虫。方药：百合固金汤合月华丸。

百合 12g	麦冬 12g	玄参 12g	生地 12g	百部 12g
熟地 12g	当归 12g	白芍 12g	沙参 12g	川贝 12g
阿胶 12g	茯苓 12g	山药 12g		

方解：取方中百合、麦冬润肺生津；百部润肺止咳，杀虫止瘵；生地、熟地填补精髓，滋阴清热；当归、白芍、阿胶濡润养血；川贝、沙参滋阴润燥，化痰止咳；茯苓、山药健脾补气，以资生化之源。可加功劳叶以加强退热杀虫之力；自汗盗汗加黄芪、龟甲益气育阴；咯血加三七以和血止血。

每月复诊：2 月后肺部空洞有所吸收缩小；3 月后空洞已修复，体重由疗前 56kg 增加到 72kg，结核病医生惊奇地感到恢复迅速；目前抗痨药物逐渐减少，汤药继续服用；胰岛素用量不变。坚持上述治疗方案以巩固疗效。

病案结语

本章病案 2 例均为糖尿病合并呼吸系统感染。案 1 为消渴病内蕴热毒，外感温邪，表寒里热证之 2 型糖尿病合并肺炎。始于饮食不节，酗酒等使病情加重，免疫功能低下，继而诱发细菌性肺炎、糖尿病酮症酸中毒，病情危重，治拟疏风宣肺，散寒清热。案 2 为消渴病兼夹肺痨，证属肺阴亏损之 2 型糖尿病合并肺结核，长期抗高血糖治疗难以取效，经抗痨和降糖治疗双管齐下，取效迅速。抗痨使结核得到控制，血糖控制满意，两者互相影响，相得益彰；治拟滋阴润肺，扶正祛虫。从而提示酗酒可以加重糖尿病病情；糖尿病患者血糖长期难以控制，应考虑是否存在感染，尤其是肺结核。

第三十五章

糖尿病与泌尿系统感染

泌尿系统感染或称尿路感染（简称尿感），是糖尿病常见的并发症之一，是由各种病原体入侵泌尿系统引起的疾病。根据病原体种类可分为细菌性尿感、真菌性尿感、病毒性尿感等。有关资料提示，糖尿病患者泌尿系统感染的发生率约16%～23%，其中女性发病率为男性的8倍；糖尿病女性尿路感染发病率为非糖尿病者的2～3倍；由于女性泌尿器官解剖学的生理特点，妊娠、导尿等为诱发感染的主要因素。糖尿病神经源性膀胱、尿潴留更易引起尿感；尿感可诱发或加重糖尿病，使血糖升高，难以控制，甚至出现糖尿病酮症酸中毒等急性并发症；感染可沿输尿管逆行向上，可引起肾盂肾炎，甚至导致肾功能衰竭；因此对糖尿病尿感必须积极预防，早期诊断、早治疗、早控制至关重要。

第一节　糖尿病尿路感染

一、糖尿病尿路感染的分类及病因

任何细菌侵入尿路均可引起尿路感染。95%以上的尿路感染为单一细菌所致，革兰氏阴性杆菌为主要致病菌，其次为大肠杆菌；变形杆菌、副大肠杆菌、克雷白杆菌常见于复发性尿感；10%～15%的尿感由革兰氏阳性杆菌引起，主要为粪链球菌和葡萄球菌；真菌感染多发生于留置导尿、使用广谱抗生素或免疫抑制剂的患者；病毒所致尿感多数无症状。

（一）尿感的分类

清洁中段尿细菌定量培养＞10^5/mL称真性菌尿，即可诊断尿路感染。

1. 按临床症状分

（1）无症状真性菌尿，又称隐匿性菌尿，10%～20%的尿感者表现为无症状真性菌尿。

（2）有症状性菌尿即临床具有尿路刺激症状者，称为有症状性尿感。

2. 按病变部位分

上尿路感染主要包括肾盂肾炎、输尿管炎；下尿路感染主要指膀胱及尿道感染。

3. 按发病情况分

尿感按发病情况可分为急性尿路感染和慢性尿路感染；又可分为初发急性尿感

和慢性急性发作尿感等。

（二）尿感的病因

1. 高血糖

机体长期处于高糖环境中，血浆渗透压升高，抑制白细胞的吞噬功能，降低机体的抗病能力；血糖浓度高更适合细菌的生长、繁殖，为尿感的发生提供有利条件。

2. 防御功能减弱

当糖尿病病情控制不良，尤其发生糖尿病酮症酸中毒时，体内代谢严重紊乱，使多种防御功能下降，对入侵微生物的反应受抑制，表现为吞噬功能、趋化功能、细胞内杀菌力、细胞免疫功能等降低；高血糖可抑制白细胞，使白细胞减少，引起白细胞趋化缺陷，降低其吞噬能力；高血糖影响白细胞内磷酸果糖激酶活性和糖酵解降低，产生的 H_2O_2 减少，减弱白细胞杀菌能力，故而易引起尿感。

3. 免疫功能减弱

糖尿病尿路感染，病原菌入侵机体，在血糖控制不满意时，体内蛋白质合成减少，分解加快，蛋白质消耗增加，致体内免疫球蛋白、补体生成能力降低；同时 T 淋巴细胞、B 淋巴细胞减少，淋巴细胞转化降低，细胞免疫功能减弱，降低杀菌能力和细胞介导而易引起感染。

在尿路感染的过程中，机体针对病原体抗原产生获得性免疫反应，血液中的 IgG、IgM 明显升高，尿中出现大量 IgA，肾间质和黏膜下 T 淋巴细胞浸润等。这些特异性反应，一方面有利于清除细菌，另一方面可导致组织损伤进行性加重。感染可导致肾损伤，促使自身抗原的释放，激活自身免疫反应，对肾脏损害持续发展。炎症导致血管损伤，引起组织缺血，肾盂、肾盏黏膜发生充血、水肿，有脓性分泌物，黏膜下可有细小脓肿；小的炎症病灶可以愈合，大的病灶愈合后可留下瘢痕。

4. 血管神经病变

糖尿病血管病变引起中、小血管形态功能异常，血液黏度增加，血流缓慢，可引起周围组织缺血、缺氧，有利于细菌的生长、繁殖，降低白细胞耐氧的杀菌能力，易引起局部感染和组织坏死；神经病变是糖尿病常见的并发症，尤其以神经源性膀胱最为多见，表现为输尿管和膀胱张力降低，收缩功能减弱，导致排尿障碍：轻者排尿缓慢，重者残留尿或尿潴留，在高血糖情况下，更利于细菌的生长、繁殖；尿潴留需进行导尿或留置导尿管，均增加感染机会；感染进一步逆行，可引起肾盂肾炎，甚至肾功能衰竭。

（三）尿感途径、清除病原体机制

1. 感染途径

（1）多数尿感由粪源性病原体上行感染引起，经尿道、膀胱、输尿管、肾盂可达肾脏髓质，病变累及单侧或双侧。可由使用尿路器械或性交所致尿道损伤、残留尿反流等因素导致细菌进入膀胱。

（2）血行感染：血行感染只占尿感的 3% 以下。肾脏血流量占心搏出量的 20%～

30%。因此，病原体很容易进入肾脏。正常肾脏能抵御血源性大肠杆菌等尿路常见的致病菌的侵袭，但在糖尿病、血管异常、低钾、应用止痛药、肾损伤等时，易感性明显增加。

（3）女性尿路生理特点：女性尿道口与肛门邻近，尿道长度仅 3 ～ 5cm，尿道括约肌作用较弱，故细菌易沿尿道口上升到膀胱；尿道周围的局部刺激（月经期），性激素的变化，均可导致尿道、尿道黏膜发生变化，利于致病菌的入侵。

2. 清除病原体的主要机制

正常情况下，机体具有清除病原体的功能，主要机制：

（1）不断排尿，使大部分细菌随尿排出体外。

（2）尿中含有抑菌因素：高浓度尿素、溶菌酶、有机酸、低 pH 等。

（3）膀胱黏膜分泌杀菌分子。

（4）膀胱表面黏多糖，尿中各种寡糖、糖蛋白、分泌性 lgA 以及乳酸铁蛋白均能有效抑制细菌，阻断细菌的黏附作用。故机体只有在防卫机制受损，且同时存在诱发因素时而发生尿感。尿感的主要病变为输尿管、膀胱黏膜充血，上皮细胞肿胀，黏膜下组织充血、水肿、白细胞浸润，重者出现点状或片状出血，甚至黏膜溃疡。

二、糖尿病尿感的临床表现

膀胱炎可分为急性、慢性、频发性、肾盂肾炎合并膀胱炎等。其中膀胱炎占尿路感染总数的 50% ～ 70%；膀胱炎指输尿管、膀胱等下尿路感染；糖尿病患者出现膀胱或输尿管炎时，80%患者为重新感染。

1. 膀胱炎

（1）一般无明显全身症状。

（2）急性期常表现为尿频、尿急、尿痛、尿道灼热感和少腹不适等尿路刺激症状，少数可有发热和腰痛，也可表现为隐匿性肾盂肾炎。

（3）急性期多数患者尿中有白细胞，偶有血尿，菌落计数 $\geqslant 10^5/mL$。

（4）频发性膀胱炎分复发和重新感染，以往有特殊菌感染或混合感染或存在易感因素。

（5）无症状菌尿：又称隐匿性菌尿。指糖尿病患者临床无任何尿路感染症状而有真性菌尿。本病发病率随年龄增长而增加，60 岁女性约占 20%。无症状性菌尿可能与糖尿病并发神经病变有关。有研究认为，血管病变是引起尿菌阳性的主要因素。

2. 肾盂肾炎

（1）急性肾盂肾炎：①表现为腰痛，多数为钝痛或酸痛，少数患者腹部呈绞痛，沿输尿管向膀胱放射；常有尿频、尿急、尿痛等膀胱刺激症状，伴腰或肋脊角压痛，肾区有叩击痛；在上行感染时先于全身症状出现。②起病急骤，出现高热，体温 38 ～ 39℃，甚至高达 40℃，伴寒战、头痛、恶心、呕吐等中毒症状；白细胞计数增多，血沉增快，严重者可发生败血症。必须注意肾盂肾炎患者临床症状与膀胱炎相似，应做定位检查以资鉴别；少数患者表现类似肾绞痛、尿血，易误诊为肾结石，应予以鉴别。③坏死性肾乳头炎又称急性肾乳头坏死或肾髓质坏死。病情严重，死亡率高，多数患者全身中毒症状明显，出现败血症及进行性氮质血症。可见肉眼血尿，尿中可有坏死的肾乳头组织碎片，坏死组织脱落，引起梗死，可出现肾绞痛，50%～60% 见于糖尿病患者，病变发展迅速，预后差。

（2）慢性肾盂肾炎：既往有急性肾盂肾炎史，出现乏力、低热、厌食、腰酸腰痛等症状。急性发作可伴有膀胱刺激症状，但比急性肾盂肾炎要轻；慢性肾盂肾炎可反复发作，病变逐渐加重，最后出现肾功能不全，表现为肾性高血压、氮质血症甚至尿毒症等。

3. 前列腺炎

前列腺炎的发病率较高，是造成尿路感染反复发作的因素之一。

（1）急性前列腺炎：主要表现为发热、会阴部痛或不适感，也可有尿频、排尿困难等下尿路感染的症状。

（2）慢性前列腺炎：为复发发作性尿路感染的常见诱因之一。多数对革兰氏阴性杆菌有效的抗菌药物较难渗透，故治疗比较困难。

三、糖尿病尿感的诊断依据

（一）症状体征

有糖尿病史，急性期有泌尿系统急性炎症表现，尿液异常等，为诊断糖尿病尿感的主要依据。

（二）实验室检查

1. 尿常规检查

急性期尿色可混浊，可有肉眼血尿；红细胞多数为高倍镜下每视野 2～10 个；尿蛋白可阴性或微量（±～+）；尿沉渣镜检，高倍镜下每视野白细胞 > 5 个有意义；高倍镜下每视野白细胞计数 > 10 个为脓尿；有白细胞管型则表明为上尿路感染。

2. 尿 Addis 计数法

留 12 小时尿液细胞计数，正常人白细胞 < 20 万 / 小时，白细胞 > 30 万 / 小时为阳性，20～30 万 / 小时为可疑，阳性率可达 88%。

3. 尿细菌学检查

（1）尿涂片镜检细菌：阳性率为 86.9%～91.7%，平均 ≥ 1 个 /HP 为阳性。

（2）尿液镜检细菌：未经离心的新鲜尿液直接涂片，当尿液含菌量 ≥ 10^5/mL，则 90% 以上尿液镜检可找到细菌。

（3）中段尿培养加药敏：凡清洁中段尿培养，菌落计数 ≥ 10^5/mL 为阳性，确诊真性菌尿症；介于 10^3～10^4/mL 为可疑，宜再作培养，仍为同一种菌株者具有意义；药敏结果为治疗提供依据。

（4）尿菌培养注意事项：应在应用抗生素前或停用抗生素 5 天后留取尿标本；取清晨第一次尿液作标本；留取中段尿时，必须进行外阴清洁，消毒尿道口，取中段尿液，在 1 小时内做细菌培养或冷藏保存。

4. 血液检查

（1）血常规检查：急性感染期，白细胞可有轻度或中度增高，中性分叶核粒细胞增多，可有核左移；肾盂肾炎者明显，红细胞沉降率增快；肾盂肾炎慢性期可有红细胞、血红蛋白轻度降低。

（2）血清学检查：在荧光镜下，用荧光素标记的抗人体蛋白抗体处理尿细菌，出现抗体包裹，则提示为肾盂肾炎。

5. 肾功能检查

急性肾盂肾炎，可有肾功能浓缩功能障碍，治疗后可恢复，但易反复发作；影响肾功能者，可使尿素氮升高，肌酐清除率下降，最后导致尿毒症。

（三）X 线检查

1. 主要目的

通过 X 线检查可判断引起尿路易感的因素：有无结石、膀胱或输尿管反流等引起尿流不畅或尿路梗阻；腹部平片可提示有无肾盂或肾脏大小改变、结石等，有助于确诊。

2. 肾盂造影

做静脉肾盂造影以判断是否存在肾盂肾炎，根据肾盂肾盏的形态、结构等情况以利于确诊，尤其对再发性感染者更有必要。

3. 膀胱输尿管 X 线造影

男性患者反复感染者，应做膀胱输尿管造影检查以便判断病变情况。

四、糖尿病尿感的防治

（一）一般防治措施

1. 控制血糖

积极治疗糖尿病，尤其在急性尿感期，应用胰岛素以便迅速控制血糖，利于尿感的控制。

2. 多饮水

急性感染期，鼓励患者多饮水，保持每 1 ～ 2 小时排尿一次，以冲洗膀胱和尿道，避免细菌在尿道内停留而生长繁殖。

3. 注意卫生

（1）注意外阴部清洁，尤其女性患者，注意经期、妊娠、分娩期的个人卫生。

（2）糖尿病神经源性膀胱患者，需留置导尿时，应严格消毒，闭式引流，定期冲洗，导尿管留置时间不宜太长，及时做尿细菌培养，以便由导尿管内给予抗生素以控制感染。

（二）抗感染

1. 选择对致病菌敏感的药物

在无药敏试验结果前，拟选用对革兰氏阴性杆菌有效的抗生素，因尿路感染大多数为大肠杆菌感染所致。

2. 抗生素浓度要高

膀胱炎为膀胱黏膜浅表炎症，需尿中高浓度抗生素；肾盂肾炎为肾实质深部感染，拟在尿和血中均需高浓度抗生素，并以选杀菌剂为好。

3. 联合用药

用于严重感染，产生协同作用以提高疗效，避免与拮抗药的联合。

4. 用药途径

轻型感染患者可选用口服药；中、重型患者予肌肉或静脉注射剂。

5. 疗程

急性肾盂肾炎疗程通常为 10 ~ 14 天，症状消失、尿菌转阴后再巩固 3 ~ 5 天。慢性肾盂肾炎疗程通常为 2 ~ 4 周；如疗效不明显者，可选 2 ~ 3 组低剂量抑菌药，轮流应用，每组用药均 2 ~ 4 周，直至病情得到控制为止。

对于无症状性菌尿症，可选用低剂量抑菌药，长期应用，以保持无菌状态。

（三）抗生素的选择与用法

1. 急性膀胱炎

（1）单剂疗法：磺胺甲基异恶唑（SMZ）2.0g+ 甲氧氨苄嘧啶（trimethoprim，TMP）400mg+ 碳酸氢钠 1.0g，一次顿服（称 STS 单剂）；或用复方新诺明（内含 SMZ400mg、TMP80mg）5 片顿服；或甲氧氨苄嘧啶（trimethoprim，TMP）400mg 顿服；或阿莫西林 3.0g，1 次顿服。上述药物疗程均为 1 ~ 2 天；经治疗后 4 ~ 7 天复查菌尿转阴、症状消失者，无须治疗。

（2）三天疗法：复方新诺明 2 片 + 碳酸氢钠 1.0g，2 次 / 日；或阿莫西林 0.5g，4 次 / 日，口服；或氧氟沙星（Ofloxacin）0.2g，2 次 / 日，口服。上述疗程均为 3 天。

2. 急性肾盂肾炎

（1）轻型：复方新诺明 2 片 + 碳酸氢钠 1.0g，2 次 / 日；或阿莫西林 0.5g，4 次 / 日，口服；或氧氟沙星（ofloxacin）0.2g，2 次 / 日，口服。上述 14 天为一疗程，菌尿转阴率达 90%。

（2）中型：伴有发热、肋脊角疼痛、血白细胞升高者，予肌注或静脉给药：氨苄西林 2g，每 6 小时 1 次；或头孢唑啉（Cefezolin）0.5g，每 8 小时 1 次；必要时头孢噻肟（cefataxime）2g，每 8 小时 1 次。上述经注射用药至患者退热 48 小时后，可改口服抗生素，以完成 2 周疗程。应做尿菌试验，如未转阴，则应改用高敏的其他抗生素。

（3）重型：伴有高热、寒战、白细胞显著升高、核左移等严重全身感染中毒症状，或出现低血压，呼吸性碱中毒，疑有革兰氏阴性杆菌性败血症者，选用下列抗生素联合应用：

①广谱青霉素（主要为酰脲类青霉素）：哌拉西林，40mg/kg，每6小时静脉滴注1次；或硫咪唑青霉素，50mg/kg，每6小时静脉滴注1次；或苯咪唑青霉素，50mg/kg，每6小时静脉滴注1次；本类药对革兰氏阴性杆菌和绿脓杆菌的有效率达90%。

②氨基糖苷类抗生素：主要有奈替米星，阿米卡星，西索米星，妥布霉素，庆大霉素。除阿米卡星外，余4种剂量均按1.7mg/kg，每8小时静脉滴注1次；阿米卡星6mg/kg，每6小时静脉滴注1次。该类药针对革兰氏阴性杆菌，但对肾脏有一定损害，肾功能减退者慎用。

③第三代头孢菌素类：头孢噻肟，头孢唑肟，羟羧氧胺菌素，头孢曲松（菌必治），头孢磺啶，头孢哌酮（先锋必），头孢噻甲酸肟（头孢塔齐定）。剂量均为30mg/kg，其中头孢曲松（菌必治）每12小时1次；头孢噻肟每6小时1次；其他均为8小时1次，静脉滴注。该类药对革兰阴性杆菌作用强，而对绿脓杆菌作用较弱，价格昂贵。

④单环型 β–内酰胺类抗生素：卡芦莫南（aztreonam），每次2g，每8小时1次，静脉滴注。本类药对革兰阴性杆菌的疗效与第三代头孢菌素近似。对绿脓杆菌的疗效依次为：头孢噻甲羧肟＞卡芦莫南＞头孢哌酮。

3. 再发性泌尿系统感染

指经治疗后症状消失，菌尿转阴，而又受另一种致病菌重新感染者。可选用长程低剂量抗生素，或复方新诺明每晚睡前排尿后服1/2片（TMP40mg，SMZ200mg）；TMP 50～100mg每晚睡前排尿后服（适用于对磺胺类药物过敏者）；或乌洛托品1g+维生素C 1g，2次/日。

4. 复发性泌尿系统感染

指经治疗后症状消失，菌尿转阴，而在1个月内再次出现与上次相同的致病菌者为复发，予以3天抗生素疗法，然后停药4～7天后随诊，感染得到控制者，表明为重新感染，可给予低剂量预防性治疗；经3天治疗感染未能得到控制者，拟改用敏感的抗生素，仍进行3天治疗，按上述处理后，仍无效者给予高剂量、强有力、敏感的杀菌性抗生素，做6周治疗。

5. 前列腺炎

前列腺炎的发病率较高，是造成尿路感染反复发作的因素之一。急性期抗菌药物较易穿透炎症病位，而慢性前列腺炎疗效较差。

（1）**急性前列腺炎**：主要表现为发热、会阴部痛或不适感，也可有尿频、排尿困难等下尿路感染的症状。可选用SMZ–TMP 2片，2次/日；或氟喹酮类的氧氟沙星0.2g，2次/日，口服；或诺氟沙星（氟哌酸）0.2g，2次/日，口服；环丙沙星每日0.25g，2次/日，口服；其他青霉素类如氨苄西林、阿莫西林等均可选用，疗程宜长，一般为14天以上。

（2）**慢性前列腺炎**：多数对革兰阴性杆菌有效的抗菌药物较难渗透，故治疗比较困难，可选用上述药物，疗程需6～12周。

第二节　糖尿病尿路感染的中医药论治

一、中医病因病机

糖尿病并发泌尿系统感染，在中医学中隶属于"消渴病"兼夹"淋证""腰痛"范畴。淋证系指小便频数，短涩不利，滴沥刺痛，少腹拘急，痛引腰腹。最早见于《黄帝内经》："阳明司天之政，初之气小便黄赤，甚则淋。"《医学入门》云："淋，小便涩痛，欲去不去，不去又来，滴滴不断。"《景岳全书》也指出："淋为病，小便涩痛，滴沥。"《医学纲目》认为："淋沥点滴而出，一日数十次或百次，名淋病也。"晋·葛洪《肘后备急方》将淋分为五种，曰："一者，茎中痛，溺不得卒出者，石淋也；二者，溺有白汁肥如脂，膏淋也；三者，溺难涩，常有淋漓者，气淋也；四者，溺留茎中，数起不出，引少腹痛，劳淋也；五者，如豆汁或如血，结不通者，一名血淋，一名痒淋也。"唐以后以及近代医家多沿用这一证型分类，说明历代医家对该病的证候做了精辟的论述，对该病认识极为深刻。阐明了淋证以小便不畅、尿道刺痛为临床主要特征。

《金匮要略》认为"热在下焦"。《诸病源候论》进一步提出："诸淋者，由肾虚而膀胱热故也。"《丹溪心法·淋篇》指出："淋有五，皆属乎热。"《景岳全书》曰："淋之初病，无不由乎热，无容辨矣"，"又有淋久不止，及痛涩皆去，而膏液不已，淋如白浊者，此为中气下陷及命门不固之症也。"阐明了淋证有虚实之分，病位在肾、膀胱、三焦，对临证治疗具有重要的指导意义。后世医家认为其发病的主要机理为湿热、气郁、虚劳。

（一）膀胱湿热

消渴病者多系肥胖痰湿之体，湿蕴化热，湿热内盛，复感外邪菌毒，以致湿热益炽，蕴结不解，下注膀胱发为淋证；膀胱气化不利，无以分清泌浊，脂液随小便而出者，发为膏淋；如《金匮要略·消渴小便不利淋病》指出："淋之为病，小便如粟状，小腹弦急，痛引脐中。"说明淋病以小便不畅、尿道刺激疼痛为主症。所谓"小便如粟状"以形容小便犹如粟粒阻塞不通，生动地描述了淋病的特点。《诸病源候论》指出："膏淋，溺与精混，或沉在溺下如糊状，或浮在溺上如脂膏状。"或因外感湿热之邪，蕴结下焦所致。《证治准绳》认为："大纲有二：曰湿，曰热，谓太阴初作气，病中热胀，脾受积湿之气，小便黄赤，则淋。"阐明膏淋为湿热所致的病理机制。下焦湿热灼伤血络，迫血妄行，小便涩痛、赤红者为血淋，如《医学入门》云："血淋必涩痛，遇热即发，或由外感湿热之邪，蕴结下焦。"认为血淋是由湿热灼盛伤络所致。临床所见，急性泌尿系统感染多表现为下焦湿热之候，与古人的理论相吻合。

（二）肝郁气滞

多因情志化火，膀胱气化无权而发。主要表现为小腹胀满，小便涩滞不畅，如《医学入门》云："气淋者，小便涩滞，常有余沥不尽，小腹胀满。"《证治准绳》又指出："气淋者，胞内气胀，少腹坚满，出少喜数，尿有余沥。"常因忿怒伤肝，气郁生火，或气滞不宣，气火郁于下焦，影响膀胱气化，而致小便艰涩而痛、余沥不尽之气淋。

（三）脾肾虚亏

由于消渴病久，正气不足，兼湿热内蕴，久恋不解，伤及脾肾，引起脾虚气陷，肾气不固，缠绵难愈，遇劳即发，相当于劳淋。《张氏医通》指出："劳淋者，遇劳即发，小便淋漓不绝断。"《证治要诀》云："劳淋病多在色，下元虚惫，清浊不分，肾气不行，郁结为淋"，"或劳心过度，心不得其养，小肠为心之腑，脏病而腑与俱病，或心肾不交，肾气不温，津道闭塞，皆为劳淋。"精辟地论述了劳淋的病因和发病机理，对临床颇有指导作用。

综上所述，淋证的主要病因病机为湿热蕴结下焦，导致膀胱气化不利，病情迁延不愈，湿遏阳气，热郁伤阴，阴虚及气，而致脾肾两虚，膀胱气化无权，病证由实致虚，虚实夹杂。

二、辨证论治

本病急性发作期多属实热证，以下焦湿热为主，治宜清利湿热为大法。慢性期多为虚实夹杂，肾阴亏虚或脾肾两虚为本，下焦湿热为标，治拟补益脾肾，清利湿热，标本兼顾。

（一）湿热蕴毒

本型症见尿频、尿急、尿痛，小便有灼热感，少腹坠胀，腰脊作痛，小便赤浊，或有口渴多饮，恶寒发热，舌质红苔黄腻，脉滑数等。

本证为素体阴虚内热，复感受湿热邪毒，湿热蕴结，下注膀胱。膀胱为决渎之官，功主气化，膀胱气化失常，则尿频、尿急、尿痛、小便有灼热感。膀胱位于下焦，气滞不利而少腹坠胀；湿热蕴毒，内袭于肾而腰脊疼痛；湿为阴邪，湿热相搏，邪正交争，则恶寒发热；热毒伤津而口渴多饮；湿热互结，清浊相混，则小便赤灼；舌脉均为湿热之候。证属消渴病、淋证，湿热蕴毒；见于糖尿病，急性泌尿系统感染。

治则：清热利湿，通淋解毒。方药：八正散加减。

萹蓄，瞿麦，滑石，山栀，生大黄，枳实，连翘，茯苓，木通，泽泻，车前子，金银花，甘草。

方解：取方中萹蓄、瞿麦、木通、车前子清热、利尿、通淋，为君药；山栀引火下行，清三焦之热，滑石利湿通淋，为臣药；大黄苦寒直折，降火通便，使湿热邪毒从大便而出，金银花、连翘清热解毒，轻清透表，使邪热透表而出，与大黄相配以达"开鬼门，洁净府"之功，为臣药；枳实宽中行滞，使寒凉之品，清而不滞，茯苓健脾利湿，利而不伤正，为佐药；甘草缓急止痛，调和诸药为使药。上药相伍，以达清热利湿、通淋解毒之效。

加减：小便黄赤，有血尿者，加生地、丹皮、茜草、大小蓟以清热、止血、凉血；尿血鲜红不止者，加三七、琥珀以化瘀、通淋、止血；口渴甚者，加龟甲、鳖甲、阿胶、旱莲草以滋阴止血；小便刺痛伴舌苔厚腻者，加苍术、黄柏以燥湿、清下焦湿热；寒热起伏者，加柴胡、黄芩以和解退热。

（二）肝郁气滞

本型症见少腹胀满拘急，痛及脐中，小便涩滞，淋沥不畅，病变常因情志不舒而加重或诱发，舌红苔薄白，脉弦数。

此证为气淋之实证，少腹为足厥阴肝经循行之处，肝为刚脏，性喜条达。情志怫郁，恼怒伤肝，气郁化火或气机郁结，火郁于下焦，膀胱气化不利，则少腹胀满拘急，痛及脐中，小便涩滞，淋沥不畅，成为气淋。故《证治要诀·淋闭》云"气淋气郁所致"，《医宗必读·淋证》指出"气淋有虚实之分"，可见气虚与气滞均可导致气淋。此为消渴病、气淋，证属肝郁气滞；见于糖尿病并发尿路感染或慢性感染急性发作。

治则：疏肝理气，利湿通淋。方药：沉香散加味。

沉香，陈皮，当归，王不留行，白芍，滑石，冬葵子，石韦，甘草。

方解：取方中陈皮、沉香芳香宽中，疏肝理气，为君药；当归、白芍养血柔肝，王不留行行瘀导滞，为臣药；冬葵子、石韦、滑石滑利阴窍，利水通淋，为佐药；甘草合白芍，甘酸化阴，和药缓急，为使药。本方能疏达肝气，行下焦之血而通利水道，凡气淋实证、小腹满痛均可用。

加减：小腹膨满胀气者，加川楝子、青皮、香附以疏肝理气，消胀除满；小便涩滞，淋沥不畅甚者，加车前子、木通、瞿麦、萹蓄以加强利尿通淋；少腹拘急甚者加延胡索、川楝子合为金铃子散以行气活血，疏肝止痛；胸闷胁胀者加玫瑰花、代代花、绿萼梅以疏肝理气，芳香和胃。

（三）脾肾虚亏

本型症见小便淋沥不畅，时作时止，遇劳即发，伴腰背酸痛，面色苍白无华，倦怠乏力，口干思饮，舌淡苔薄白，脉沉细无力为主者。

本症系久病体虚，或消渴过用寒凉，耗伤中气，穷必及肾，而致脾肾两虚；湿为阴邪，胶着难去，发为劳淋之候。脾肾亏虚，运化约束无权，而小便淋沥不畅，时作时止，遇劳即发；腰为肾之府，肾虚不固而腰背酸痛；脾为气血生化之源，后天之本，主肌肉，其华在面，脾虚气亏，化源枯竭，气不上荣而面色苍白无华；脾失濡养则倦怠乏力，脾津不上承而口干思饮；舌脉均为脾肾不足、气阴两虚之象。此为消渴病、劳淋，证属脾肾两虚；见于糖尿病慢性尿感急性发作或肾盂肾炎伴急性尿道感染。

治则：健脾益肾、利湿通淋。方药：四君子汤加味。

党参，茯苓，白术，菟丝子，萹蓄，瞿麦，生地，车前子，山药，黄柏，甘草。

方解：取方中党参益气补虚，白术、茯苓益气健脾，淡渗利湿，甘草益气和中，配合成四君子汤，功主健脾益气，补后天生化之源，为君药；生地、山药、菟丝子滋阴补肾，以助先天气化之效，为臣药；萹蓄、瞿麦、车前子清热通淋，清利小便，去浊分清，为佐药；黄柏清下焦湿热为使药。共达清湿热余邪之功。本方适用于劳淋中之气淋，为通补兼顾，标本同治，寓通于补之中而见功效。

加减：面色㿠白，少气懒言，小腹坠胀，迫浊肛门，大便溏泄，此乃脾气不足，清阳不升，中气下陷，加黄芪、升麻、柴胡，取补中益气汤之意，以益气升清；阳虚湿浊不化，白浊、尿频者，加益智仁温补脾肾，加乌药以温化肾气，加石菖蒲以通窍，分利小便，共达温补脾肾、去浊分清之效。

（四）肾阴虚亏

本型症见头晕耳鸣，腰膝酸痛，两颧潮红，五心烦热，午后低热，小便频数黄赤，浑浊不清，舌红苔薄，脉沉细数为主者。

本证缘于消渴病日久，肾阴亏虚；肾阴不足，阴虚内热，肾不气化，湿热内蕴，下注膀胱，久延不解；热盛更耗肾阴，虚火上炎，下虚上盛，而头晕耳鸣；虚火浮越而颧红；肾阴虚亏，水火不济，心火偏盛则五心烦热；正伤邪衰，邪正相持而潮热，午后低热不退；下焦湿热余邪未尽，则小便频数黄赤，浑浊不清，舌脉均为阴虚内热之征。此为消渴病、膏淋，证属肾阴虚亏；见于糖尿病并发慢性肾盂肾炎急性发作。

治则：滋补肾阴，清利湿热。方药：知柏地黄丸加减。

知母，黄柏，生地，熟地，山药，茯苓，泽泻，山茱萸，丹皮。

方解：本方以滋补肾阴，清退虚火为主。方中生地、熟地滋补肾阴，泽泻宣泄肾浊以济之；山茱萸温涩肝经，丹皮之清以泄肝火，山药收摄脾精，茯苓淡渗健脾利湿，为六味三阴并治，有开有合，补中有泻，为通补开合之剂；加知母、黄柏退虚热，制相火，用于劳淋阴虚之证。

加减：腰膝酸痛，颧红潮热，烦热甚者加生地、知母、女贞子、旱莲草、龟甲，取大补阴丸、二至丸之意，以益肾滋阴，清相火而退虚热；面色苍白，手足不温，精神疲乏，腰膝酸痛者为肾阳虚衰，拟六味地黄加附子、肉桂、鹿茸、五味子，取附桂地黄丸、十补丸之意，以大补精血，益肾温阳。

附：糖尿病尿感病案 2 则

病案 1：黄某，58 岁，于 2005 年 4 月 6 日初诊。

主诉：间断性乏力、消瘦 6 年，尿频、尿痛 2 年，加重 2 周。

病史：患者于 1999 年因感倦怠乏力，显著消瘦，测定血糖高，确诊 2 型糖尿病，口服优降糖，初起剂量 2.5mg/d，逐渐加到 7.5mg/d，而血糖仍然控制欠佳，于 2000 年 6 月加二甲双胍 0.25g，3 次 / 日；2 周前因工作原因生气后出现尿频、尿急、尿痛，在外院诊为急性尿感，经抗感染治疗，症状虽有所好转，而尿常规仍有大量白细胞，血糖显著升高而来求治。患者感浑身酸楚，腰脊疼痛，小腹胀痛，小便涩滞，淋沥不尽。以往无特殊病史，否认有阳性家族史。

体检：急性面容，心肺查体未见异常，腰及肾区压痛（±）、叩击痛（＋），T 37.8℃，

P 90 次 / 分，BP 120/80mmHg，苔薄黄，舌质淡，脉弦而浮数。

理化检查：FBG 10.6mmol/L，PBG 13.2mmol/L，HbA1c 6.8%；TC 3.6mmol/L，TG 2.0mmol/L，HDL 1.02mmol/L，LDL 3.6mmol/L；尿常规提示白细胞高倍镜下满视野，尿糖 1000mg/dL，尿酮体 15mg/dL，尿蛋白（−）；血常规提示 WBC $8.2×10^9$/L，中性粒细胞百分比 75%，RBC $3.6×10^{12}$/L，Hb 11.2g/dL。

分析：消渴病日久，气阴不足，复因情志抑郁，易感风邪。情志不舒，肝失条达，气机不畅，膀胱气化不利，下焦湿热，故小腹胀痛，小便涩滞，淋沥不尽；风邪乘虚袭于机表，而感浑身酸楚，腰脊疼痛，恶风发热；感染加重糖尿病，血糖控制不佳，出现酮体。

中医诊断：消渴病兼夹气淋，证属下焦湿热。

西医诊断：2 型糖尿病，急性膀胱炎，糖尿病酮症。

处理：生理盐水 500mL 加普通胰岛素 12U 静脉滴注，4 小时滴完；诺氟沙星胶囊 0.2g，2 次 / 日，口服；注意卧床休息，多饮水，饮食素淡。

治则：拟疏肝解郁，清利湿热，佐以祛风解表。方药：四逆散合八正散加味。

柴胡 10g	枳实 10g	白芍 10g	瞿麦 10g
萹蓄 10g	木通 10g	栀子 10g	金银花 10g
连翘 10g	荆芥 10g	防风 10g	车前草 10g

方解：取方中柴胡、枳实疏肝解郁，宽中和解；白芍养肝柔肝；瞿麦、萹蓄、木通、车前草清利湿热；栀子清利三焦；金银花、连翘清热解毒，疏风透表；荆芥、防风祛风解表。

加减：少腹疼痛者加乌药、沉香，以理气止痛；腰痛者加川断、桑寄生以补肾健腰；口渴心烦加竹叶、麦冬、生地以清心除烦，生津止渴。

4月7日复诊：发热已退，体温 36.5℃；尿酮体转阴；血糖 9.2mmol/L，恶风，身酸楚，腰脊疼痛，小腹胀痛好转；仍感小便不利，病情有所缓解。做如下处理：

（1）静脉补充胰岛素改为皮下给药：诺和灵 30R，早 14U、晚 10U 于餐前 15 分钟皮下注射。

（2）诺氟沙星胶囊继续按原量服用，连服 7 天。

（3）表证已解，下焦湿热滞留未清；守上方祛风解表药加二妙散加减。

| 柴胡 10g | 枳实 10g | 白芍 10g | 瞿麦 10g | 萹蓄 10g | 木通 10g |
| 金银花 10g | 连翘 10g | 黄柏 10g | 苍术 10g | 车前草 10g | 栀子 10g |

4 天后血、尿常规恢复正常，临床症状基本消失，诺和灵 30R 早 12U、晚 8U；停服诺氟沙星胶囊；中药改为院内制剂糖微康胶囊，4 粒，日 3 次。

病案 2：刘某，女，63 岁，工人。于 2005 年 6 月 3 日初诊。

主诉：反复口渴、多饮 6 年，反复尿频、尿急 2 年，加重 1 周。

病史：患者于 2000 年因口渴饮水多，检查发现血糖高，确诊为 2 型糖尿病。先后服用二甲双胍、优降糖、糖适平等药，空腹血糖 6.6 ～ 9.3mmol/L，餐后血糖 8 ～ 12mmol/L。2 年前反复出现尿频、尿急、尿痛、小便不畅、少腹疼痛等尿路刺激症状，开始服用诺氟沙星效果甚好，逐渐减效，后改为利复星。2 周来因劳累后尿路刺激症状加重，伴腰酸腰痛，小便淋沥不尽，乏力倦怠，头晕耳鸣，反复低热，尿常规有大量白细胞。否认阳性家族史。

体检：慢性面容，面色无华，心肺（－）。腰及肾区压痛及叩击痛（＋）；T 37.2℃，P 86 次 / 分，BMI 23，BP 120/80mmHg，舌暗苔黄，脉濡滑。

理化检查：FBG 8.1mmol/L，PBG 11.2mmol/L，HbA1c 6.6%；TC 3.3mmol/L，TG 2.1mmol/L，HDL 1.11mmol/L，LDL 3.7mmol/L，血肌酐及尿素氮正常；尿常规示 WBC 500/μL，RBC 25/μL，尿糖 500mg/dL，尿酮体（－），尿蛋白 25mg/dL；尿培养提示革兰氏阴性杆菌生成，菌落计数 ≥ 10^4/mL，对氧氟沙星敏感；血常规提示 WBC $6.2×10^9$/L，中性粒细胞百分比 63%，RBC $3.2×10^{12}$/L，Hb 11.1g/dL；B 超及 X 线静脉肾盂造影均提示慢性肾盂肾炎。

分析：本案系消渴病经久不愈，耗伤气阴，脾肾两虚；脾失健运，湿邪留恋，久蕴化热，湿热下注膀胱而低热、气化不利，则小便频数，淋沥不尽，少腹作痛；脾虚中气不足则乏力倦怠，遇劳后复发或加重；肾气不足则腰酸腰痛；肾阴亏虚则头晕耳鸣；阴虚火旺，迫血妄行则尿中带血。

中医诊断：消渴病、淋证，证属脾肾两虚兼夹下焦湿热。

西医诊断：2 型糖尿病合并慢性肾盂肾炎，急性发作。

处理：优泌林 70/30 早 16U、晚 12U 餐前 15 分钟皮下注射；奥复星 100mL 静脉滴注，2 次 / 日，连滴 7 天。

治则：健脾益肾，清利湿热。方药：无比山药丸合知柏地黄汤加减。

山药 10g	茯苓 10g	泽泻 10g	山茱萸 10g
熟地 10g	黄柏 10g	杜仲 10g	菟丝子 10g
牛膝 10g	知母 10g	肉苁蓉 10g	五味子 10g

方解：取方中山药、茯苓、泽泻以健脾利湿，为君药；熟地、山茱萸、杜仲、牛膝、肉苁蓉、菟丝子益肾健腰，为臣药；黄柏、知母清泄下焦湿热，五味子收敛固涩，益气生津，补肾宁心，为佐使药。本方补益脾肾以治本，清泄下焦湿热以治标，而达标本兼治。

加减：尿血不止者加阿胶、旱莲草、小蓟以补虚止血；心烦失眠者加竹叶、栀子、木通以清热利湿，清心除烦；尿痛、尿急、尿频加生地、麦冬、连翘、石韦、车前以加强清利下焦湿热之功。

6 月 7 日复诊：体温 36.2℃；尿常规正常；FBG 6.1mmol/L，PBG 8.2mmol/L；尿道刺激症状消失，腰痛减轻；乏力倦怠、头晕耳鸣有所好转。继续优泌林 70/30 早 14U、晚 10U 治疗；奥复星片剂 0.2g，2 次 / 日，连服 7 天；汤药守原方继服 7 天。

病案结语

本章病案 2 则均为消渴病兼夹淋证；案 1 属情怀怫郁，浊毒内蕴，湿热下注，为气淋实证；鉴于初次发病，具有典型尿道刺激症状之急性膀胱炎、糖尿病酮症酸中毒，两者互为影响可加重病情。案 2 反复发作腰酸腰痛、头晕耳鸣，以脾肾两虚兼有湿热下注、虚实夹杂之劳淋或膏淋；为糖尿病慢性肾盂肾炎急性发作。

三、中药单验方

1. 萹蓄 100g，车前草 100g，水煎代茶服，以清热利湿。

2. 蒲公英 100g，紫花地丁 100g，水煎代茶服，以清热解毒。

3. 忍冬藤 100g，白茅根 100g，水煎代茶服，以清利下焦湿热，凉血止血。

4. 紫花地丁 100g，车前子 100g，水煎代茶服，以清下焦湿热。

5. 鲜石韦根 100g 去叶洗净捣烂，水煎代茶服，以疏风透表，清热利湿。

6. 马齿苋 100g，甘草梢 100g，水煎代茶服，以清热解毒。

7. 柴胡 20g，五味子 20g，车前草 20g，黄柏 20g，水煎代茶服，以清利下焦湿热。

8. 金银花 20g，茅根 20g，益母草 20g，车前草 20g，竹叶 20g，水煎代茶服，以清利下焦湿热，凉血止血。

第三十六章
糖尿病性皮肤病

糖尿病患者易发生皮肤感染，可引起多种皮肤病变；皮肤是代谢活跃的组织，糖代谢紊乱则病菌更易生长和繁殖，故糖尿病皮肤病变尤其以感染性病变为多见；患者常因皮肤反复发生化脓性感染而被发现患有糖尿病。Gilgor 和 Lazarus 报告 30% 的糖尿病患者发生皮肤病变。

第一节　糖尿病皮肤病的病因、发病机制

一、代谢紊乱与皮肤病变

皮肤和其他器官一样，参与机体的各种代谢活动，有着共同的生化代谢过程，但皮肤又有其特殊的生理病理特性，易被感染引起皮肤病变。

（一）糖代谢与皮肤病变

正常皮肤含糖量相当于血糖的 2/3，表皮中糖的含量较真皮和皮下组织为多，在高血糖时，皮肤中的含糖量也随之增高，高血糖更适合病菌的生成和繁殖，皮肤受真菌和细菌的感染也可显著升高血糖而诱发皮肤病变。

（二）蛋白质代谢与皮肤病变

表皮、真皮均参与细胞内和细胞外蛋白质的正常代谢，同时也参与皮肤病菌感染炎症时的病理过程：

1. 促进细胞趋化性肽的释放。
2. 促进血管通透性的增高。
3. 促进结构蛋白质的降解，蛋白质的周转以及促进细胞的分离。
4. 增强病菌对细胞的毒性作用。
5. 可使皮肤组织中粒细胞积聚，皮肤血管通透性增高。
6. 促进基底膜裂解，释放血管活性肽、纤溶酶等易致皮肤感染，对糖尿病皮肤炎症性大疱和水疱的形成均起到重要的作用。

（三）脂代谢与皮肤病变

糖尿病在脂代谢紊乱时，可导致各型高脂蛋白血症和血清蛋白的异常，使脂质局限性沉积于真皮，被组织细胞所吞噬而引起临床上的皮肤黄瘤损害等病变；同时某些脂质具有炎性介质性能，而使皮肤易于感染。

二、血管病变与皮肤病变

微血管病变是糖尿病最常见的并发症，其主要病理改变为血管内膜增生，基底膜增厚，管壁黏多糖沉积，血小板、红细胞的黏附，引起微血管结构和功能异常，最后导致微循环障碍，组织缺血、缺氧，既是糖尿病微血管病变，又是皮肤病变、皮肤损害而导致病菌感染的病理基础。

第二节　糖尿病特异性皮肤病

根据糖尿病皮肤病的发病情况可分为特异性糖尿病皮肤病、非特异性糖尿病皮肤病、继发性糖尿病皮肤病等三类。

一、糖尿病性类脂质渐进性坏死

糖尿病性类脂质渐进性坏死为糖尿病的特异性病变之一，发生率为 0.1% ～ 0.3%；以 30 ～ 40 岁者居多；女性多于男性；病变可单发或多发；80% 位于胫前，也可见于头面、躯干、臀部、手背及前臂。

类脂质渐进性坏死为真皮内微血管病变，内皮细胞增生，壁内有 PAS 阳性物质，耐淀粉酶沉积，管腔狭窄或闭塞；血管间胶原纤维渐进性坏死；病变中央有磷脂、胆固醇及胡萝卜素沉积，皮肤呈橙色；病变周围及血管周围有淋巴细胞、组织细胞、上皮细胞及巨细胞浸润，形成肉芽肿。

（一）临床特点

损害主要位于小腿伸侧。病变初起出现红色或棕色 1 ～ 3mm 血疹，有少许鳞屑，逐渐成红斑，压之不褪色，以后呈圆形、椭圆形或不规则形萎缩硬化斑块，直径 0.5 ～ 2.5cm 大小不等；边界清楚，中间呈橙色，透过萎缩的皮肤可见到扩张的血管；边缘为暗红色，略高出皮肤；有 1/3 的患者溃破，形成溃疡；病变扩大可布满全胫部；最后变为棕色萎缩斑；20% 的患者病程可持续 6 ～ 12 年，病程中无自觉症状。

（二）防治措施

纠正高血糖，消瘦者可用胰岛素；超标准体重者选用双胍类降糖药；纠正高脂血症，限制摄入高脂肪饮食；加强运动，维持标准体型；避免外伤；予以大剂量维生素 E；局部可外涂氢化可的松药膏等；一般可以自行消退，无须治疗。

二、环状肉芽肿

环状肉芽肿（DGA）主要发生于真皮和皮下组织之间，为微血管病理改变所引起的结缔组织代谢障碍性病变。表现为局灶性胶原组织退行性病变伴淋巴细胞、组织细胞浸润，以环状丘疹或结节性损害为特征的慢性皮肤病。

皮肤环状肉芽肿可分为局限性和播散性两类：局限性占 23%，主要为糖代谢异常；而播散性占 77%，与糖代谢异常关系密切。环状肉芽肿多见于 30 ～ 79 岁糖尿病患者。

（一）临床特点

局限于前臂、手背、足背、耳郭、胸背上部暴露日光处；初起为小硬丘疹，浅红或正常皮肤色，逐渐向外扩展，融合后成环状斑疹，略高于皮肤；播散型起病较急，病变波及全身，呈米粒大小丘疹，或隐约可见的环状丘疹，无自觉症状，不致溃疡，呈慢性过程；随糖尿病病情得到控制而好转，可自行消退。

（二）防治措施

严格控制高血糖；病变范围较小者可用氯乙烷固体二氧化碳或液氮局部冷冻治疗；损伤范围较广者可用水杨酸盐或糖皮质激素治疗；局部可用 X 线照射，有的可以自行好转。

三、胫前色素斑

胫前色素斑（PPP）又称胫点，或称小腿斑点综合征，或称糖尿病皮肤病（Diabetic dermopathy），为糖尿病特发性皮肤病之一。为皮肤角化层肥厚、棘层萎缩的急性损害；表现为表皮及真皮乳头层水肿，红细胞血管外渗，轻度淋巴组织细胞浸润；较老的组织无水肿，真皮上部毛细血管的管壁增厚；偶有红细胞血管外渗，Peri 染色阳性；有的糖尿病患者虽然皮肤外表正常，但组织可见小血管糖蛋白沉积于毛细血管基底部的病变，称显性皮肤病（microscopic dermopathy）。目前认为该病是在微血管病变引起皮肤营养障碍的基础上发生；或因受轻微外伤或外界因素所致的修复反应。可与糖尿病肾病、糖尿病神经病变、糖尿病视网膜病变等微血管病相并列。发病率为 15% ～ 50%，男性多于女性，尤多见于糖尿病病情较轻，而病程较长，同时伴有神经病变者。

（一）临床特点

本病具有特征性胫前皮损，开始为平顶圆形或卵圆形红色丘疹，直径为 1cm 或稍小，疏散或聚集分布；皮损也可发生于前臂，股下部前方，在股隆起处较多；这与该处易受损伤有关；损害发展缓慢，可有鳞屑，最后发生萎缩和色素沉着；病变一般为对称性分布，也可不对称，无自觉症状。

（二）防治措施

纠正糖代谢紊乱；可用大剂量维生素 C 或加谷胱甘肽 400mg 静脉滴注；平时注意补充维生素 C；局部可用氢醌制剂即苯二酚氧化剂外搽，或用 20% 氢醌单苯醚霜。

四、糖尿病大疱

糖尿病大疱（diabetic bullae）以自发性无损伤性清晰型水疱最为常见。水疱发生的机理尚未阐明，可能与微血管病变、神经营养障碍、局部代谢紊乱、创伤等多种因素有关。组织病理表现为皮下裂隙而无棘层松懈；血管周围有补体 C3、IgM 和纤维蛋白原沉积。水疱愈合后留有瘢痕或萎缩；在日光暴露部位发生非瘢痕性疼痛性水疱。

（一）临床特点

表现为自发性无损伤性清晰性水疱，大小可从几毫米到 10cm 以上，多分布于足侧、小腿、手和前臂，典型水疱无炎症性改变；基底不出血，2～4 周内愈合，不留瘢痕和萎缩；多发生于 40～75 岁间的糖尿病患者，可反复发作；水疱愈合后留有瘢痕或萎缩者多见于糖尿病并发神经病变；病程较长的患者，水疱愈合后留有瘢痕，伴棕色色素沉着，或萎缩，偶有出血，表皮下水疱需经 2～3 个月愈合，色素经 1～2 年才能消退；在日光暴露部位发生非瘢痕性疼痛性水疱，见于年轻患者，与日光照射有关，可伴疼痛，不留瘢痕。

（二）防治措施

出现水疱时，应预防其继发感染；小水疱可外涂紫药水以促其液体吸收；大水疱则在消毒情况下抽取疱内液体，外用新松糊，或 0.5% 的新霉素软膏，或 0.5% 假单孢酸软膏；予以红霉素、头孢菌素等抗菌消炎药以防感染。

五、蜡样皮肤和僵直关节

蜡样皮肤和僵直关节（waxy akin and atiff joints）主要表现为关节强直，活动受限，以发生于青年糖尿病患者为主，约 30% 合并关节受累。病理活检提示，真皮厚度增加，真皮下部有结缔组织堆积，少量腺体和毛囊，胶原连接增加，病变与微血管病变有关。

（一）临床特点

本病主要发生于青年糖尿病患者，病程在 4 年以上。代谢紊乱，发育迟缓，身材较矮小的患者，出现指关节强直，活动受限；并有受累关节和手背部位皮肤绷紧，呈蜡样色泽。患者常可伴有糖尿病肾病和糖尿病视网膜病变；其严重程度与肾病、视网膜病呈正相关。

（二）防治措施

严格控制血糖，促进生长发育；改善微循环障碍，预防并发糖尿病肾病和视网膜病的发生和发展；局部可用理疗，促进局部血液循环，达到消炎、消肿、止痛作用；对变形或关节强直者，是不可能逆转的，可考虑外科手术治疗。

六、糖尿病性颜面潮红

颜面潮红为糖尿病微血管病变引起组织缺氧、缺血、血管张力降低等病理改变的表现。

（一）临床特点

本病为糖尿病常见的一种慢性皮肤病变；约有80%的糖尿病患者于头面、手部出现不同程度的特殊性玫瑰色潮红，随着糖尿病患者血糖得到控制而有所好转。

（二）防治措施

严格控制血糖，改善微循环，局部无须治疗。

七、疹性黄色瘤

疹性黄色瘤（xanthomatosis）又称黄瘤病，指含脂质的组织细胞和巨噬细胞局限性聚集于真皮或肌腱等处形成的黄色、橘红色、棕色的丘疹、结节、斑块，并伴有全身脂质代谢紊乱和其他系统异常出现病变，称黄瘤病。本病为脂质代谢障碍，出现高脂血症和高脂蛋白血症，高密度脂蛋白（HDL-C、α-脂蛋白），低密度脂蛋白（LDL-C、β-脂蛋白），极低密度脂蛋白（VLDL-C、前β脂蛋白），乳糜微粒（CM）的聚集所致的皮肤病变。由于胰岛素缺乏，蛋白酯酶活力降低，血清中甘油三酯堆积，在病变部位出现泡沫状含脂质组织细胞和淋巴细胞、中性粒细胞的浸润等病理改变。

（一）临床特点

患者四肢伸侧、臀、膝、肘、背及躯干等部位，出现黄色丘疹，其基底部红晕，质坚实，无压痛；患者表现为高血脂，随血糖控制而好转甚至消失；多见于1型糖尿病患者，由于胰岛素缺乏，蛋白酯酶活力降低，血清中甘油三酯升高。

（二）防治措施

限制脂质摄入为基本措施；对高乳糜微粒血症者（Ⅰ、Ⅴ型）宜低脂、高蛋白膳食以保证营养；Ⅴ型需限制糖类和脂质的摄入；对高胆固醇血症者加用亚油酸；高甘油三酯血症者应严格限制热量的摄入。降甘油三酯可用氯贝丁酯及其衍生物、益平、烟酸；降胆固醇予以胆固醇酰胺（即考来烯胺）、辛伐他丁、洛伐他丁、降脂树脂2号、降脂树脂3号等；局部可用液氮冷冻。

八、糖尿病硬肿病

糖尿病硬肿病（scleredema of diabetesmeitus）是一种结缔组织代谢障碍所致的皮肤病变。病变早期为酸性黏多糖、透明黏蛋白沉积；组织病理提示真皮网状层增厚，胶原束肿胀，被基质分开可代替皮下组织等改变；多数患者系发生链球菌感染之后变态反应的一种表现；或自身免疫的过程；或基质内由于微生物毒素所引起的病变。

（一）临床特点

本病主要在背、颈、肩、躯干皮肤出现非凹陷性发硬、肿胀，分布范围广泛，可累及整个躯体，无痛无痒；发病后 3 ～ 6 个月可自行消退；多数 2 年以上方能完全消退。

（二）防治措施

控制血糖；消除感染病灶；局部应用理疗。

九、糖尿病皮肤瘙痒症

瘙痒症是皮肤病常见的一种自觉症状，主要表现为高血糖可引起皮肤干燥，皮肤起屑；糖尿病并发神经病变、皮肤营养障碍、汗液减少；由于精神紧张、情绪激动、焦虑、抑郁等可以加重瘙痒症；环境、气候、季节、温度、湿度等改变及用碱性强的肥皂等均可引起；女性患者常因外阴感染真菌、滴虫，男性常因前列腺炎、外阴出汗等因素可诱发本病。临床上只有皮肤瘙痒而无原发损害者称为瘙痒症，可有全身和局部之分。

（一）临床特点

主要表现为全身或局限性皮肤瘙痒。全身瘙痒症开始为局部，继则向全身扩展，可表现为游走性、阵发性瘙痒，夜间为重；瘙痒程度轻重不一，严重者常以抓出血才罢休，患者因瘙痒而引起失眠；局部以肛门及肛门周围、会阴、外阴等多见；局部瘙痒常因初起搔抓而使皮肤变厚，瘙痒程度与血糖水平呈正相关。

（二）防治措施

控制血糖；可用镇静止痒药，各种抗组胺类药如氯苯那敏、安泰乐、开瑞坦、阿司咪唑、去氯羟嗪、赛庚啶等；可用镇静药，如溴化剂、安定等；也可用普鲁卡因封闭，或选用钙剂，或硫代硫酸钠静脉注射；可用 5% 的苯唑卡因霜、醋酸祛炎松等外搽以止痒。

第三节　糖尿病非特异性皮肤病

糖尿病非特异性皮肤病，是指糖尿病患者感受细菌和真菌而引起的皮肤病变，约占糖尿病皮肤病变的 20% 左右。本病病情一般较重，感染可使糖尿病加重，血糖升高，甚至诱发糖尿病酮症酸中毒；糖尿病的病情控制不佳又促使感染的进展和恶化，甚至导致败血症，使病情难以控制。糖尿病常见的感染性皮肤病分为细菌感染和真菌感染两大类。

一、细菌感染性皮肤病

细菌感染约占糖尿病皮肤感染的 20%，主要为革兰氏阴性杆菌和革兰氏阳性球菌感染。

（一）糖尿病并发疖肿 （furuncle and furunculosis）

葡萄球菌入侵毛囊引起的急性化脓性深毛囊炎和毛囊周围炎称疖肿；多发性疖肿称为疖病。糖尿病疖肿患者男性多于女性。本病主要致病菌为金黄色葡萄球菌，少数为表皮葡萄球菌；在高血糖和机体免疫功能低下，防御功能降低，抵抗力减弱，或皮肤擦伤破损，或皮脂腺分泌旺盛时，易致细菌入侵、生长繁殖而发病；组织病理学表现为毛囊炎和毛囊周围炎，毛囊周围产生脓肿，有密集的中性粒细胞和淋巴细胞浸润，继之坏死，毛发、毛囊和皮脂腺均被破坏。

1. 临床特点

疖肿初起为鲜红色圆锥状高起的丘疹，中心贯穿毳毛，逐渐增大，呈鲜红色或暗红色结节，表面紧张发亮，触之质硬，有压痛；继则结节顶端出现小脓疱，中心形成脓栓，坏死，破溃，脓液排出，炎症逐渐消失，形成紫色斑，最后留下瘢痕；疖肿较大，发生脓栓时可有跳痛，鼻腔或外耳道疖肿剧痛；疖肿可单发，或数个散发，多则数十个；病程长短不一，可反复发作，常年不愈；重者可发热，全身不适，附近淋巴结肿大，严重者可致脓毒血症。好发于头面、颈、臂、腕、手、臀、大腿、四肢躯干等，以及生殖器、鼻孔、外耳道等易发部位，可有单个或多个结节。

2. 防治措施

以预防为主，严格控制血糖，加强锻炼，增强机体抗病能力，注意个人卫生。

（1）早期炎症局部治疗主要为抗菌消炎，促其早期化脓、排脓，外用硫黄鱼石脂膏；物理疗法，早期可用热敷，或红外线、紫外线照射。

（2）成脓后可切开排脓，忌挤压，尤其鼻、唇部，以免引起脓毒血症。

（3）病情严重者可用抗菌药 SMZCO，每次 2 片，每日服 2 次，或青霉素、麦迪霉素、林可霉素、头孢菌素等。

（二）糖尿病并发痈肿 （carbuncle）

痈肿指金黄色葡萄球菌感染引起的多个相邻的急性深毛囊炎和毛囊周围炎，累及下部结缔组织和脂肪组织，出现以红、肿、热、痛为特征的炎症肿块称为痈。与疖肿相似，在糖尿病病情控制不满意，持续高血糖时易发，尤多见于中老年男性；机体营养不良、免疫功能低下易使致病菌入侵并生长繁殖。

1. 临床特点

感染先从一个毛囊底部开始，向周围结缔组织扩散，并沿着深部脂肪组织蔓延至筋膜，再向四周扩散，进一步累及脂肪组织，然后向上穿过毛囊群而形成多个脓头，类似蜂窝状；病变初起为红、肿、硬、痛的斑块，表面光滑，边界清楚，以后逐渐扩大，直径可达 10cm 甚至更大；白细胞增高，核左移；5 ～ 7 天开始化脓，中央皮肤坏死，毛囊口排脓，并形成脓栓，继则脓栓脱落后留下带有脓性基底的深溃疡，最后愈合留下大瘢痕；病变多发生于颈、肩、背、臀、大腿部，病变可单个或多个；全身症状较严重，有发热，寒战，全身不适，严重者可引起败血症导致死亡，或感染扩散引起糖尿病加重导致糖尿病酮症酸中毒。

2. 防治措施

早期可用 50% 硫酸镁或 70% 酒精湿敷；晚期可外科切开排脓。内科可用消炎抗菌治疗，如青霉素、卡那霉素、庆大霉素、头孢菌素以及磺胺等药内服或肌注，或静脉滴注给药；积极控制血糖；注意卫生，提高机体抵抗力。

（三）糖尿病并发丹毒（erysipelas）

丹毒俗称"流火"，是病变部位出现大片红、肿、热、痛，伴有头痛、发热等全身症状的一种感染性皮肤病。本病好发于春、秋两季，潜伏期为 2 ～ 5 天，为 β - 溶血性链球菌感染引起的皮肤和皮下组织内的淋巴管及周围软组织的急性炎症。主要在糖尿病病情控制不佳，或存在糖尿病肾病等多种并发症时，使机体抵抗力低下，防御功能降低；同时可因外伤、蚊蝇咬伤而使致病菌入侵引起发病。真皮高度水肿，毛细血管和淋巴管扩张，水肿剧烈时可引起皮下水疱，结缔组织肿胀；中、小血管内皮细胞肿胀，管腔为纤维蛋白栓塞，血管及皮肤有散在的小灶性细胞浸润，为中性粒细胞、淋巴细胞、嗜酸性粒细胞；在组织间隙或淋巴管腔内有链球菌。

1. 临床特点

局部皮疹开始为片状红肿、灼热、硬块，然后迅速向周围蔓延，发展成猩红色、高出皮肤的大片斑疹，与正常皮肤界限清楚，按之褪色，有压痛；继之皮疹中央红色逐渐消退变成棕黄色，表皮光泽、紧张，数日后皮疹不再扩展，并开始消退，最后残留轻微色素和脱屑而愈；部分患者在病变部位出现脓性水疱或大疱，称为水疱性或大疱性丹毒。严重者中央迅速坏死，成为坏疽性丹毒，此种病情险恶，易发生败血症以至死亡。丹毒可发生任何病位，以小腿、头面部、腹部为多见。丹毒发病前数小时内可有头痛，浑身不适，畏寒，关节疼痛，口渴，发作时体温升高，可达 39 ～ 40℃；丹毒可诱发糖尿病酮症酸中毒；可出现恶心、呕吐甚至昏迷等全身性病变。

2. 防治措施

用胰岛素积极控制糖尿病；积极治疗病灶，可用抗生素治疗，首选青霉素，每日 160 万～ 320 万 U 肌注，待皮损消退、全身症状消失 2 ～ 3 天方可停药，青霉素过敏者可用红霉素或 SMZCO；局部可用清洗剂（浓碱式醋酸溶液），与酒精混合外敷。

（四）糖尿病并发蜂窝织炎（cellulitis）

本病是一种急性或亚急性的慢性皮下、筋膜下、肌间隙深部蜂窝组织的弥漫性化脓性炎性病变。本病主要致病菌为溶血性链球菌，也可由葡萄球菌、流感杆菌、大肠杆菌及厌氧杆菌等致病菌感染所致；或受理化因素等刺激，或继发创伤，或溃疡而引起的蜂窝组织炎症。组织病理提示淋巴管水肿，肾性或肾盂积水，以及致病菌浸润。

1. 临床特点

感染局部红、肿、热、痛，皮肤呈暗红色，边界不清楚；可沿创伤或溃疡面扩散，也可为缓慢发展的坚实的带状损害；患者可伴有畏寒、发热等全身症状；白细胞计数增高，病变部位较浅，组织较疏松，则损害肿胀明显，疼痛较轻；病变部位深，组织致密，则肿胀不明显，而疼痛剧烈；不及时治疗则症状迅速加重，局部可化脓、坏死，甚至发生坏疽；反复发作者称为反复性蜂窝织炎。

2. 防治措施

用胰岛素控制高血糖；抗菌消炎可用青霉素或 SMZCO 等；局部可用 50% 的硫酸镁湿热敷，化脓者可切开引流。

（五）糖尿病足

糖尿病患者因神经病变，使足部失去知觉，出现畸形和血管病变；足部因缺血，局部组织失去活力，易发生损伤、溃疡、感染和坏疽。这种足部病变称为糖尿病足。糖尿病者足坏疽发生率较非糖尿病者高出 17 倍，在美国有 5/6 的截肢患者由糖尿病足所致。

1. 发病机制

（1）神经病变：高血糖引起运动神经受累，使控制足部肌肉的伸屈失去平衡，出现爪状趾；趾间关节极度屈曲，向背部隆起，跖趾关节过伸，将跖骨头压向掌侧，这样突出的跖骨头在走路时承受重大压力，足掌的肌肉挛缩使足纵弓变高，这样使跖骨头更突出；正常站立和行走的支撑点在足掌后跟，第一和第五跖骨头；突出的跖骨头在足底成为主要负重支撑点；由于痛觉的消失，负荷过重和摩擦，在突出跖骨头掌侧的皮肤过度角化、增厚，形成很硬的胼胝；易发生皮下出血或水疱，最后在胼胝下形成溃疡，甚至导致炎症和骨髓炎；当感染扩展到骨骼可引起疼痛。

（2）血管病变：由于动脉硬化，动脉壁内斑块形成，斑块中有脂质沉积，使血管狭窄甚至堵塞，引起组织缺氧和缺血；一般由轻度狭窄到 3/4 狭窄需经 10 ～ 20 年；血管闭塞 < 3/4 时患者无疼痛感觉，> 3/4 时才有临床症状；所以必须加强预防。闭塞性微血管病变主要发生于胫前、胫后、腓侧动脉，股动脉末端也可累及；糖尿病患者发生跖骨动脉闭塞者达 60%，显著高于非糖尿病患者的 21%。

糖尿病足坏疽可分为干性坏疽和湿性坏疽。干性坏疽为血管闭塞或血栓形成，使累及部位的皮肤供血障碍，营养缺乏而发生干性坏死。湿性坏疽由于微血管病变伴有感染，使组织缺氧、缺血，引起慢性坏死。

2. 临床特点

（1）间歇性跛行：主要为下肢缺血，使肌肉供血不足，在行走一定距离后，下肢感到乏力、劳累、麻木，重者小腿腓肠肌疼痛，须停止行走，休息后症状可得到缓解，主要为下肢缺血的早期表现。

（2）静息痛：为下肢缺血加重而引起疼痛，从臀部向足部传导。因睡眠时，心输出量减少，下肢灌注不足，故在夜间疼痛加剧，称为静息痛。坐起下肢下垂，可使疼痛减轻；而遇热或抬高肢体则疼痛加剧，进行性加重。

（3）溃疡：由于缺血，小腿及足出现溃疡，并因微小创伤而引起小疱、感染，导致溃疡和组织炎症，出现疼痛；伴有末梢神经病变则疼痛可减轻甚至消失；合并感染时疼痛加剧；溃疡严重者发生坏疽。

（4）下肢缺血主要表现为足背动脉、胫后动脉搏动减弱，严重者搏动消失。

（5）患肢发凉，皮肤温度降低，皮肤菲薄、苍白，皮下组织明显消耗等营养不良表现。

（6）足背毳毛脱落，趾甲变厚或脆薄变形，表明有慢性缺血。

（7）足部发凉而潮湿，表明交感神经兴奋引起心血管收缩。

（8）感觉消失为神经病变所致，同时血管突然堵塞也可引起感觉消失。

3. 防治措施

积极应用胰岛素控制高血糖；注意保护足，在早晚起床时宜穿拖鞋，最好不要穿凉鞋及不合脚的鞋；注意足部是否有水疱、裂口、擦伤以及其他改变，足底是否有肿胀、发红，以及脓肿；用温水洗脚，温度不宜太高（＜40℃），趾缝间千万防止擦破以免引起感染；严禁用碘酒等消毒药外涂；足部汗多时宜用滑石粉，可用羊毛脂或植物油涂沫，防止干燥；加强下肢或小腿的运动，以促进血液循环；趾甲变脆者，应用硼砂微温水将足浸泡半小时，以软化趾甲；鸡眼及胼胝足者，应避免酸性物质导致溃疡；积极抗感染消炎，首选青霉素或 SMZCO 等抗菌药；对坏疽者必要时可考虑行部分肢体截除术。

（六）糖尿病多汗症

本病指糖尿病患者在休息状态或静止状态时皮肤出现汗液分泌异常增多的现象。糖尿病患者由于长期血糖控制不满意，并发自主神经病变，交感神经兴奋性增强，汗腺分泌汗液增加而表现为特异性多汗症。

1. 临床特点

糖尿病并发自主神经病变而出现的多汗症，主要表现为头面部、颈项、前胸出汗多，尤其在进餐时，汗液分泌更为显著，有时表现为大汗淋漓；部分患者表现为手足心汗多；腰以下少汗以至无汗。

2. 防治措施

严格控制血糖；注意皮肤清洁，防止感染；手足汗多者可用5％的甲醛溶液外搽，每日2次；或用0.5％醋酸铝溶液，5％明矾溶液，或5％鞣酸溶液浸泡；内科治疗可服用阿托品、普鲁苯辛，或颠茄合剂等交感神经阻断剂，也可用镇静安定剂如溴剂或苯巴比妥等，对神经性多汗有一定疗效。

二、真菌感染性皮肤病

约 40% 糖尿病皮肤病为真菌感染，最常见的病原菌为念珠菌。临床表现繁多，分布广泛。

（一）花斑癣（tinea versicolor）

花斑癣又称汗斑，为轻微的慢性皮肤角质层真菌感染所引起的一种常见皮肤病变。病原菌为花斑癣菌。该菌为人体皮肤的正常菌株，在糖尿病患者，长期病情控制不好，营养不良，细胞外糖原沉积及抗病能力降低时，附生于角质层的孢子相转变为菌丝相，具有感染力，侵犯周围组织产生皮损而发病。花斑菌能产生对黑色素细胞有抑制作用和细胞毒性作用的二羧酸，则使花斑癣损害呈现色素减退，并能阻止阳光透入局部皮肤。

1. 临床特点

汗斑多分布于胸、背、臂、颈以及面部、腹部、臀部等。病变开始为细小斑点，渐成粟米、黄豆、蚕豆大小的圆形或类圆形斑疹，边缘清楚，与皮肤齐平，或略高于皮肤，表面有鳞屑，有光泽，尤其在光侧面反光性强。新皮损色素深，呈灰色、黄色、棕色；老皮损色淡发白，新老皮损同时存在形成具有特征性的花斑。

2. 防治措施

积极控制血糖；注意清洁皮肤；一般无须治疗；有感染者应抗菌消炎。

（二）手癣（tinea manus）

手癣又称鹅掌风，为皮肤癣菌感染所引起的皮肤病变，为糖尿病患者较常见的皮肤病之一。可因红色毛癣菌、石膏样毛癣菌、絮状表皮癣菌、玫瑰色毛癣菌以及念珠菌等感染引起手癣，同时也可因头癣、股癣、足癣等传染蔓延。

1. 临床特点

（1）水疱鳞屑型：起病多为单侧，开始为针尖大小水疱，壁厚发亮，内含清澈液体，水疱成群聚集，或疏散分布，自觉发痒，水疱干后脱屑并向四周蔓延扩散形成环状损害，边缘清晰，病程可持续多年，累及全手掌，并传播至手背、指甲等。

（2）角化增厚型：以水疱鳞屑型发展而成，患者往往有多年病史，常累及双手，也可单侧。皮肤一般无明显水疱和环状脱屑，掌面弥漫性发红增厚，皮纹加深，皮肤粗糙、干而有脱屑，冬季经常发生皲裂，甚至有出血等。

2. 防治措施

（1）水疱鳞屑型可外用咪康唑霜、克霉唑霜，或复方苯甲酸搽剂，以及复方间苯二酚搽剂等。角化增厚型可用复方苯甲酸软膏、咪康唑霜，或 10% 冰醋酸浸泡，有皲裂者可加用尿素脂或康裂脂涂搽 2 周以上。

（2）内科治疗可在用外敷药疗效不明显时加内服抗真菌药：灰黄霉素、酮康唑，或氟康唑，每日 50mg，或每周 150mg 顿服，连服 2～4 周；或伊曲康唑，每日 200mg 顿服，连服 1 周，或疗霉舒每日 250mg 顿服，连服 2 周。

（三）足癣

足癣是发生于趾缝、足掌、足跟的皮肤癣菌感染的一种皮肤病。病原菌主要为红色毛癣菌、玫瑰毛癣菌、石膏样毛癣菌、絮状表皮癣菌及念珠菌等；感染者可引起急性淋巴管炎、急性淋巴结炎以及丹毒等病理改变。

1. 临床特点

（1）水疱浸渍型又称湿性足癣，为急性和亚急性感染，病变开始为水疱，多发生在趾缝、足底和足侧部，针尖至绿豆大小，疏散或密集分布；水疱内为清澈浆液，干燥后形成环状脱屑，扩展为慢性鳞屑角化型足癣；严重者可引起急性淋巴结炎和丹毒。

（2）鳞屑角化型又称干性足癣，为最常见的慢性感染，起病多在第3趾、4趾间，有红斑和鳞屑；以后鳞屑增多，皮损扩大，足侧面、足掌甚至足背、足跟等出现环状皮损；鳞屑呈水滴状、鱼鳞状、环状或片状不断脱落，经久不愈，出现角化，使整个足底表现为坚硬黏着的厚片鳞屑；掌面呈弥漫性发红增厚；皮纹加深，皮肤粗糙、干而脱屑。冬季可发生皲裂、疼痛。

2. 防治措施

水疱浸渍型仅有丘疹，水疱和鳞屑可局部外用复方苯甲酸、咪康唑霜，或克霉唑霜、间苯二酚搽剂；大疱应予以挑破，有糜烂而液不多者，先使用糊剂，待疮面干燥后再外用咪康唑霜；如大量渗液，宜先用0.5%新霉素液。

第四节　胰高血糖素瘤综合征

胰高血糖素瘤综合征又称坏死松解性游走性红斑，是指继发于胰腺 α 细胞肿瘤分泌大量胰高血糖素，引起具有特征性皮损的病变。胰高血糖素升高，进行性糖原异生，刺激肝糖原分解，使血糖升高；出现低蛋白血症，低氨基酸血症；由于过低氨基酸血症引起细胞内氨基酸含量降低，形成蛋白质缺乏的皮肤黏膜损害。

一、临床特点

本病好发于会阴、腹股沟、下腹、口周、四肢、背、臀等部位。初发为红色水肿斑，有灼痛感，向外扩散融合成片状、线条状剥脱，留下淡褐色斑，经 7～14 天未治疗可自愈；反复发作，进行性加剧；同时伴有舌光剥，猩红色，刺痛，继之转为白苔，恢复正常；可有不明原因消瘦，腹泻，静脉血栓形成，低色素性贫血，血清铁降低，胰高血糖素升高等改变。

二、防治措施

加强胰岛素治疗以对抗高胰高血糖素所引起的高血糖；对症治疗。

第五节　糖尿病皮肤病中医病因病机及辨证要点

一、病因病机

中医学整体观念认为局部病变可以影响全身，全身病变也可影响局部，局部与整体互为影响。糖尿病皮肤病变，正如前人所述"必先受于内，然而发于外"指出，机体先于消渴病出现气阴虚亏，而后发生局部体表皮肤病变。《外科理例》也有"有诸中，然而有诸外，治以遗内，所谓不揣其本而齐其末"的记载，指出内外诸病，内病为本，外病为标，先宜治本，而后标本兼顾，消渴病兼发皮肤病的治疗也应遵循"治病必求其本"的原则。

（一）外感六淫

风、寒、暑、湿、燥、火为自然界六气，太过与不及均可成为致病因素，导致皮肤病变。

1. 感受风邪

六淫中之风邪，善行而数变，无微不入，机体气阴不足，腠理不固，邪袭皮毛，不通于内，也不泄于外，肌表皮肉，营卫不和，气血运行失常，脉络受阻，发于皮腠而为皮肤病变。风为百病之长，病变常夹寒、湿、热之邪。

2. 感受寒邪

寒为阴邪，袭侵肌肤、腠理，阻遏阳气，不得宣泄，气血不畅而致病。《灵枢·痈疽》云："寒邪客于经络之中，则血泣，血泣则不通，不通则卫气归之，不得复反，故痈肿。"阐明寒邪乘机体阴阳失调，入侵经络，荣卫受伤，气血不和，久着缓发，正气虚而成大疡；寒主收引，寒邪外束"寒胜则痛"；血脉流行不畅而发紫斑；寒邪入络，阳气不达肢末，则肢端发绀、疼痛；寒邪久留不得外泄则"寒化为热"，化腐成脓，或出现局部糜烂等病变。

3. 感受暑邪

暑为热邪，行于盛夏，暑必伤气，气虚则邪易感，其性升散，伤于肌腠，暑热蒸熏头面，发为赤肿、暑疖；热甚则遍体红肿热痛；盛夏肌腠开，易感暑热之气而发热疮；暑为热邪，热盛则肉腐，故炎夏一有外伤，易于结毒，化为疖肿；"热蒸其湿为暑"，暑热阳气不能达于肌表，且汗出腠理开，肌表不固，御邪力弱，故盛夏易发疖肿。

4. 感受湿邪

湿为重着之邪，湿性下趋，易先下受，故发生于下半身的皮肤病变较为多见。湿性黏腻，发病多为缠绵不休，反复发作；湿邪常与风、寒、热相兼为病，发为"下肢流火""湿热下注""易生臁疮""囊痈""丹毒"等下身病变者居多；湿热稽留肌肉之间，持续不解者，发为瓜藤流注；长期冷湿侵着，由皮肉而筋脉，发为湿流注等以湿所致病变。

5. 感受燥邪

燥令行于深秋，燥邪致病，如《素问玄机原病式》云："诸涩枯涸，干劲皴揭，皆属于燥。"燥则干，干则肌肤开裂，而成皴裂症，易致外邪乘机侵入，局部引起感染疮疡；燥热感受日久肌肤失养，营卫不和，由表及里更耗阴津，出现血燥血热之病变。

6 感受火邪

火为阳邪，为热之盛，五气过极皆能生热化火，火有虚实之分，外感所致者均为实火，"痈疽原为火毒生"，故火邪又是皮肤病变的主要致病因素，火性暴烈，凡阳热外候，寒热不解，局部出现红肿热痛，热盛腐肉，为成脓的病理过程，火淫所胜，来势多急，症状凶猛，发为颜面、手、足疔疮；湿火炽盛，毒蕴肌肤，则生烂疔；火热之毒入于营分，流于经络，发为余毒流注，六气之邪生热化火，与机体强弱不同，感受症状也有轻重不同。

7. 感受毒邪

毒邪为六淫不正之气，毒邪感人具有传染性。凡久旱、久雨，秽浊之气熏蒸，随风传布，虚邪贼风乘虚而入，传染流行，正如喻嘉言所说："疮疡所起，莫不有外因者天时不正之时毒也，起居传染之秽毒也。"阐述了四时不正之气、六淫毒邪、起居秽毒均可导致疮疡，与叶天士所云"温邪上受，首先犯肺，逆传心包"相似。大风苛毒，多为生活卫生不洁，酿成恶厉之邪，侵袭机体而致病，其感染途径为皮毛之虚，邪从腠理乘虚侵袭而致；这些邪毒经现代医学研究证实为病毒，病菌感染所引起的疾病，多属传染性疾病的范畴。

（二）内伤致病

1. 饮食不节

由于饮食不节可引起皮肤病变，如《素问·生气通天论》："膏粱之变，足生大疔。"炙煿生热，醇酒助火，膏粱厚味，脾胃湿热蕴结，火毒内炽，外发肌腠，则发生疔疮疽毒，内郁于胃肠，则湿热蕴毒下注，结聚于肛门而生痈等。

2. 房劳过度

指房事不节，肾精虚亏而致皮肤病变。《灵枢·五邪》云："邪在肾，则病骨痛阴痹。"认为肾主骨，为髓之府，肾虚则骨质失养，风寒湿邪乘虚入侵，痰气凝滞而成。由于肾阴亏虚，阴虚则火旺，痰火蕴结，阻于经络，发为痰核；虚火炎于上者，其发疽者为甚。

3. 内伤七情

情志为病，多为五志过极，郁结于内，郁久化热化火，热灼津成痰，气滞血瘀，痰瘀气交阻脉络，经络凝滞，发为瘿瘤、乳癖等肿块，经久难愈等。

二、辨证要点

1. 辨阴证阳证

（1）皮肤颜色：红活焮赤者属阳；紫暗或皮色不变者属阴。

（2）皮肤温度：灼热者属阳；不热或微热者属阴。

（3）肿胀高度：肿胀形势高起者属阳；平塌下陷者属阴。

（4）肿胀范围：肿胀局限，根脚收束者属阳；肿胀弥散，根脚不局限者属阴。

（5）疼痛感觉：疼痛剧烈者属阳；隐痛、酸痛、抽痛者属阴。

（6）脓液稀稠：溃后脓液黏稠者属阳；稀薄者属阴。

（7）发病缓急：发病急者属阳；发病缓慢者属阴。

（8）病位深浅：病发于皮肉浅表者属阳；发于深部筋骨者属阴。

（9）病程长短：病程短者属阳；长者属阴。

（10）全身症状：病变初起，伴有形寒发热、口渴、大便秘结者属阳；无明显症状，酿脓期，常有潮热颧红、自汗盗汗者属阴。

2. 辨善恶顺逆

（1）五善

心善：精神爽快，言语清亮，舌润不渴，寝寐安宁。

肝善：身体轻便，不怒不惊，指甲红润，二便通利。

脾善：唇色滋润，饮食知味，脓黄而稠，大便和调。

肺善：声音响亮，不喘不渴，呼吸均匀，皮肤润泽。

肾善：既无潮热，也无心烦，小便清长，夜卧安静。

（2）六恶

心恶：神志昏糊，心烦舌燥，疮色紫黑，语言呢喃。

肝恶：身体强直，目难正视，疮流血水，惊悸时作。

脾恶：形体消瘦，疮陷脓臭，不思饮食，得食呕吐。

肾恶：时渴引饮，面容惨黑，咽干唇燥，阴囊内缩。

肺恶：皮肤干瘪，痰多音暗，呼吸急促，鼻翼扇动。

阳脱：疮陷色暗，脓稀秽臭，汗出肢冷，嗜卧语低。

第六节　糖尿病皮肤病的辨证论治

一、皮肤疖肿的治法

皮肤疖肿的症状分为初起、成脓、溃后三个阶段；在治疗上也有消、托、补三大法。

（一）消法

早期肿疡尚未成脓，应以内消为主；避免化脓，或手术切开，"以消为贵"；在治疗上本着"治外必本诸内"的原则，遵循从本清源，以提高内消疗效。

（二）托法

中期脓疡消散未尽，气已结聚，势将化脓。患病日久气血渐虚，毒邪深沉散漫，不能起发高突，难于溃脓；或蒸脓缓慢，表现正虚邪恋，治宜扶正托毒外出，使邪盛者不致脓毒旁窜，正虚者免于毒邪内陷，称为托毒法或托里法。

中期常用方为透毒散：脓为气血所化之肿疡阶段，正气旺盛，则脓疡易溃；正虚邪盛，则难于溃脓，多致毒邪旁窜，或引起毒邪内陷；故《外科精义·托里法》指出："大抵托里之法，使疮无变坏之证，凡为疮医，不可一日无托里之药。"说明托法在中期治疗中的重要性。

1. 透托法

适用于成脓阶段，正气不虚而邪毒炽盛，不能及时溃脓者。

2. 补托法

适用于肿疡，正气已虚而毒盛阶段，局部平塌，肿势散漫，体虚不能托邪外出，引起难溃难腐，或者溃后坚肿不退，脓水清稀新肉不长者；治以扶正祛邪，托毒消肿以免毒邪内陷，常用方为托里消毒散。

（三）补法

后期溃脓邪毒已去，正气虚衰，症见面色㿠白，乏力，流脓清稀，新肉不长，疮口不收。治拟"虚者补之"，故补法为皮肤病后期的主要治法。

二、糖尿病痈证

痈者壅也，为气血受热毒阻滞而发生的化脓性皮肤病。《外科启玄》曰："大凡疮疡皆由五脏不和，六腑壅滞，则令经络不通而所生矣。"《医宗金鉴》云："发于肉脉之间名痈，属阳。"阐明本病为发生于皮下、肉脉之间的化脓性疾病。主要发生于臀、肩、背、肘、腿、臀、腹、脐等部位。病变分实火证和虚火证。

（一）辨证分型

1. 实火证

痈肿初起形小，继则增大，红、肿、热、痛，伴恶寒发热，口渴引饮，小便黄赤，大便秘结，舌红苔黄，脉浮数，痈肿溃脓黄稠。风为百病之长，风性上行，伤于阳者，毒结于肌肉之内，荣卫之间；风热初起，则恶寒发热；毒火聚结，则红、肿、热、疼痛；毒火伤津而口渴引饮；热毒盛则溲赤便秘。本症多系因饮食不节，恣食膏粱厚味，辛辣炙煿，火毒内生；或内伤情志，气郁化火；或房劳所伤，阴火内生等复感风邪，两阳相搏，经络为容邪之地，热毒壅滞发为脓痈，舌脉皆为实火之象。

2. 虚火证

漫肿紫暗，时痛甚彻骨，彻夜不得寐，发热恶寒；溃脓后疮口难以愈合；舌红苔黄，脉细数。本症为消渴病，日久体虚，正虚火毒结聚，病位深沉，故色紫暗；疮势漫肿，疼痛彻骨，舌脉均为虚火之征。

（二）治法

1. 内治法

病变分初期、中期、后期。

（1）初期

治则：疏风解表。方药：荆防败毒散加减。

荆芥，防风，柴胡，前胡，川芎，云苓，羌活，桔梗，甘草，枳实。

方解：取方中荆芥、防风祛风解表为君药；川芎行血祛风为臣药；柴胡、前胡宣解表邪，枳实、桔梗宣肺化痰为佐药；云苓、甘草健脾化痰，羌活解表散寒，祛风胜湿，为使药。诸药合用，以达培其正气，败其邪毒之效。

（2）中期

治则：清热解毒，行气和营。方药：仙方活命饮加减。

白芷，贝母，防风，皂角刺，赤芍，白芍，没药，银花，陈皮，穿山甲，归尾，乳香。

方解：取方中银花清热解毒，消散痈肿，为君药；归尾、赤芍、乳香、没药、皂角刺、穿山甲活血散瘀，行滞止痛，陈皮理气消肿，为臣药；防风、白芷畅行营卫，疏风散结，消肿止痛，为佐药；贝母排脓散结为使药。诸药合用，以达清热解毒，消肿散结，活血止痛之效。

（3）后期

治则：托里透脓。方药：十全大补汤合托里消毒散加减。

黄芪，当归，白芍，生地，川芎，人参，白术，茯苓，甘草，白芷。

方解：取方中黄芪、四君子汤以益气托里为君药；四物汤养血和营为臣药；两方合用，组为十全大补汤以达益气养血，托里和营，生肌收口之效；白芷排脓止痛为佐使药。上药合用，以达托里透脓，消肿散结之效。

2. 外治法

初期：外敷如意金黄散或玉露膏。

中期：脓成则切开排脓，用三七丹、九一丹提脓。

后期：用生肌散或生肌白玉膏收口。

3. 单验方

（1）单味鱼腥草 30～90g，水煎服，每日 1 剂；或研粉装胶囊，每次 3g，日 4～6 次。适用于成痈期和痈溃期。

（2）单味穿心莲 30～90g，水煎服，每日 1 剂；或研粉装胶囊，每次 3g，日 4～6 次。适用于成痈期和痈溃期。

（3）陈芥菜卤半茶杯，每日 2～3 次，蒸热服用或用热豆浆冲服，连服 1～2 周，以脓液排出为度。适用于痈溃期。

（4）鲜马齿苋捣烂，榨汁 500mL，加蜜糖 60g，用微火煎成膏状，每日 2 次口服，每次 20～30mL。适用于成痈期和痈溃期。

（5）单味合欢皮 15g，水煎服，每日 1 剂。适用于病程迁延，疮口不愈合者。

三、糖尿病疖肿

疖肿，痈毒之小也。凡疖初起，疮形突起，肿势缓慢局限，红热而痛，出脓即愈。《证治准绳·疡医·肿疡》指出："疖者，初生突起，浮赤而无脚，肿见于皮肤之间。"《太平圣惠方·治热毒疖诸方》云："疖者，由风湿冷气搏于血，结聚所生也，人运役劳动，则阳气发泄，因而汗出，遇冷湿气搏于经络，血得冷折，则结涩不通，而生疖。"阐明了结为阳毒位于皮肤浅表，为风湿热毒，积聚而生疖。主要为暑、湿、热三气蕴蒸，阳气外泄而汗出；暑湿和汗湿浸渍皮肤，郁结不泄而致；复因搔破，感染热邪所生。

（一）临床特点

早期：初起皮肤潮红，次日患处发生结块，或起脓疱，灼热，红痛，跟脚浮浅，肿势局限，无全身症状，病位浅表，病势较轻。

中期：疮形突起，形如锥或呈钝圆，疼痛增剧，按之陷软，有头或无头，破出黄脓，有发热头痛，胸闷，纳呆，苔黄脉数。

后期：红肿渐退，渗流黄水，结痂而愈。可有本毒未尽而新疮又起，全身不适，口渴等。

（二）治法

1. 内治法

（1）初期与中期

治则：清热解毒，利湿化浊。方药：甘露消毒丹加减。

藿香，连翘，薄荷，豆蔻，茵陈，黄芩，木通，菖蒲，滑石。

方解：取方中滑石清热利湿、解暑，为君药；茵陈清热利湿，饮湿从小便出，黄芩清热燥湿，为臣药；连翘清热解毒，木通利尿消肿，清热去火，为佐药，菖蒲、白豆蔻、薄荷、藿香芳香化湿，为使药；脓成未溃者加皂角刺、芙蓉叶。

（2）后期

治则：益气养阴，清暑解毒。方药：清暑益气汤加减。

西洋参，石斛，麦冬，黄连，连翘，滑石，荷梗，知母，西瓜翠衣，甘草，竹叶。

方解：方中西洋参益气生津为君药；荷梗、麦冬、滑石清热解暑，养阴生津，为臣药；西瓜翠衣清热解暑，黄连、知母、竹叶清热除烦，连翘清热解毒，为佐药；甘草调和诸药为使药。上药合用，以达益气养阴，清暑解毒之效。

2. 外治法

初期：消肿止痛，可用玉露散、金黄膏外敷；或用鲜蒲公英、败酱草、野菊花、田边菊等。1～2 味，捣烂外敷。

中期：脓成欲溃者，外敷千捶膏；脓成不溃者切开排脓。

后期：生肌收口，宜用九一丹外搽疮口。

四、糖尿病疔毒

疔又称疔疮，特点为疮形小而根脚坚硬，病势急剧，易致邪毒走散蔓延，具有一定的危险性。疔疮分布于头面、胸背、四肢、手足等，范围较广。相当现代医学中的痈、疖、蜂窝组织炎等化脓性感染；红丝疔相当于淋巴管炎；本病的发生主要为"火毒"蕴结所致。

（一）临床特点

初起如粟粒状，红肿而硬，四周浮肿迅速，头痛较剧，可伴恶寒发热，食欲不振，口渴，病情严重时可出现神昏、呕吐等症，为疔毒走散之象。一般病程 7 ～ 14 天，待疔根脱出，即收口而愈，病变有颧疔、鼻疔、唇疔、指疔等，因发生部位不同而命名。病程可分：

初期：疮形如粟，红肿而硬，疼痛较甚，可伴发热，苔薄黄，脉浮数。

中期：疮形高肿，疼痛加剧，出现黄白脓头，全身发热加重，口渴，口臭，苔黄，脉数。

后期：疔根脱出，肿痛渐消，全身症状减轻，最后收口而愈。

（二）治法

1. 内治法

（1）初期

治则：发汗祛邪，清热解毒。方药：消毒饮合仙方活命饮加减。

黄连，黄芩，连翘，柴胡，白芷，防风，皂角刺，甘草，薄荷，银花，归尾。

方解：取方中黄连、黄芩清泄上焦热毒为君药；连翘、薄荷、柴胡疏散上焦风热，银花清热解毒，为臣药；防风、白芷疏风和营，消肿散结，为佐药；皂角刺解毒透络，消肿溃坚，甘草清热解毒，为使药。诸药合用，共奏清热解毒，消肿散结，活血止痛之效。脓未成者以消散，脓已成者使其外溃。

（2）中期

治则：清火解毒，消散疔疮。方药：五味消毒饮加减。

野菊花，银花，蒲公英，紫花地丁，天葵子，甘草。

方解：取方中野菊花、蒲公英、紫花地丁清热解毒；天葵子、银花凉血解毒，为消肿散结之峻药；甘草调和诸药，兼有清热解毒之效。

（3）后期

治则：养阴清热，佐以解毒。方药：内服四妙勇安汤加减。

银花，玄参，当归，甘草，白芍，连翘。

方解：取方中玄参、银花、甘草、连翘以清热解毒，其中玄参兼有滋阴之效；当归、白芍养血和营扶正；适用于后期热毒渐退而阴血已伤者。

2. 外治法

初期：野菊花、马齿苋、蒲公英、紫花地丁、木芙蓉等新鲜草药洗净捣烂外敷；或金黄散水调外敷；或千捶膏外敷；或六神丸、紫金锭研碎醋调外涂。

中期：可选用银花、甘草、野菊花煎水外洗，或纱布浸湿外敷。

后期：外敷生肌玉红膏。

3. 单验方

苍耳虫浸泡于麻油或蓖麻油中，加少许朱砂末，每取 2 ～ 3 条置于疮头，外贴黄连膏，初期可消散；成脓期促其局限化脓，拔脱疔根。

五、糖尿病丹毒

糖尿病丹毒是一种突然发病，色如涂丹，游走极快的传染性皮肤病。患处焮红灼热，迅速向外扩展。患者素体阴虚火旺，复感风热，内外合邪，风火相煽，发为火毒；或性情急躁，暴怒抑郁，气郁化火，肝经火旺而致肝经郁热；或因外伤、虫咬等邪毒乘虚入侵。

（一）临床特点

本症可发生于任何病位，最多见于下肢，又称"流火"；其次为颜面，又称"抱头丹"。

1. 多发生于头面、耳项、肩臂等处；焮肿灼红，口渴引饮，大便秘结，舌红，苔黄，脉滑，为发热火炽证。

2. 发生于胸腹、腰背、胁肋、脐周等处，又称内发火丹；焮赤红肿，向四周扩展，舌红，苔黄，脉弦数，为肝经郁火证。

3. 发生于下肢腿股、足背等处；红肿灼热，向上蔓延，腹股沟淋巴结肿大，或见红线上行，不能履地，渴不欲饮，食欲不振，舌红苔黄而腻，脉滑数，为湿热火盛证；病变范围大，伴有心烦急躁、神昏谵语、恶心呕吐等为热毒入营证。

（二）治法

1. 内治法

（1）风热炽火

治则：疏风解毒。方药：黄连解毒丹加减。

黄连，黄芩，黄柏，紫花地丁，银花，连翘，丹皮，生地，栀子，蒲公英。

方解：取方中黄连清上焦心火，中焦胃火，黄芩清上焦肺火，黄柏清下焦肾火，为君药；栀子清三焦之火，丹皮、生地清热凉血为臣药；银花、连翘清热解毒为佐药；紫花地丁、蒲公英加强清热解毒之力，为使药。

（2）肝经郁火证

治则：清肝解郁。方药：柴胡清肝汤加减。

柴胡，生地，赤芍，当归，连翘，黄芩，甘草，川芎，栀子，牛蒡子。

方解：取方中柴胡疏肝解郁为君药；生地、赤芍清热凉血，养血和营，当归、川芎养血活血，为臣药；连翘、牛蒡子轻清疏表，使肝郁之邪由表而出，黄芩清上焦之热，栀子清三焦之火，为佐药；甘草调和诸药为使药。共达清肝解郁之效。

（3）湿热火盛证

治则：清热利湿，泻火解毒。方药：萆薢解毒汤加减。

萆薢，薏苡仁，黄柏，茯苓，丹皮，通草，赤芍，生地，银花，滑石，车前子。

方解：取方中萆薢、通草、滑石、车前子清热利湿，通利小便，使湿热之邪由小便而出，为君药；薏苡仁、茯苓健脾利湿，丹皮、赤芍、生地清热凉血，活血和营，为臣药；黄柏清下焦湿热为佐药；银花清热解毒为使药。诸药合用，共达清热利湿，泻火解毒之效。

（4）热毒入营证

治则：凉血解毒，清营开窍。方药：清瘟败毒散加减。

生石膏，生地，栀子，桔梗，黄芩，赤芍，玄参，连翘，丹皮，甘草。

方解：取方中生石膏直入胃经，去其淫热，黄芩清泄上焦之火，为君药；丹皮、栀子、赤芍清泄肝经之火，为臣药；连翘、玄参解散淫游之火，生地、玄参抑阳扶阴，泄其亢盛之火，救欲断之水，为佐药；桔梗载药上行，甘草和胃，调和诸药为使药。神昏谵语者加安宫牛黄丸或至宝丹以清心开窍。

2. 外治法

初期：仙人掌、芭蕉根、马齿苋、大青叶、白菜帮、绿豆芽选一种，捣烂外敷。

中期：红肿消退者，可用玉露膏或散，以蜂蜜调和外敷。

后期：焮红虽退而肿胀不消者，可用金黄膏或散，以蜂蜜调和外敷。

3. 单验方

（1）鲜竹节草叶60片，食醋500g浸泡1小时，用叶片外敷患处，干后即换，至红肿消退。

（2）四黄散（黄连、黄柏、黄芩、大黄各90g，研末）蜂蜜调和外敷。

（3）大黄、雄黄各等分，研末，鸡蛋清调和外敷。

（4）大黄、马牙硝各20g，研末，茶水调和外敷。

（5）蚯蚓一条，洗净，加白糖半日后外敷。

（6）生桐油石灰疗法：对慢性丹毒引起之"冬瓜腿"，可用生石灰2500g，置于20L水中，搅匀待澄清后，取表面浮膜，加桐油调和外敷。

六、糖尿病脱疽

脱疽是指以肢端缺血性坏死，趾节脱落为特征的慢性疾病。《医宗金鉴》云："脱疽之发，脱者，落也；疽者，黑腐也；多生于手足，发于筋骨"，"初起怕冷，麻木，步履不便，逐渐趾色转为暗紫，疼痛剧烈，继则趾色变褐，筋骨腐烂，五趾相传，趾节零落，坏疽范围向足胫部侵展，顽固难愈。"深刻地阐述了病理变化及其预后。根据其不同的发病因素，可分为：寒湿侵袭，血脉凝滞，阳气不复，肢体失于温煦而发病；消渴素体阴虚,肾虚火旺,虚火炽盛,更消灼阴液,毒聚肢端,筋敛髓枯而成;情志不畅,内伤七情,气机不畅,五脏不和,功能失调,气滞血瘀,脉络不通,郁久化热化腐,肢节脱落;过食膏粱厚味,损伤脾胃,脾运不健,聚湿生痰,久蕴化热化毒,热毒下注,留滞筋脉而发病。

(一)临床特点

1. 虚寒证

患肢发凉,苍白或潮红,麻木疼痛,遇冷加剧,无溃疡或坏疽,舌淡苔薄,脉沉细,为寒凝血脉、阳气不达肢体所致;多见于脱疽早期,或恢复期。

2. 瘀滞证

患肢畏冷,麻木发凉,持续性疼痛,局部皮肤发红或发紫,或肢端有瘀斑,肌肉萎缩,步态跛行,舌暗,苔薄,趺阳脉消失;多见于气滞血瘀、经脉闭塞所致的营养障碍期。

3. 湿热证

患肢喜冷怕热,小腿胀痛,伴有游走性静脉炎,患者面色萎黄,胸闷,纳呆,口渴而不多饮,四肢乏力,苔黄腻,脉滑数。

4. 热毒证

患肢剧痛,昼轻夜重,喜冷怕热,肢端坏疽,局部红、肿、热、痛,脓液多而臭,可伴发热,口渴,烦躁,溲赤便秘,舌紫暗或红绛,苔黄腻,脉洪数;多见于坏疽并发感染期。

5. 气阴两虚证

患肢疼痛较轻,皮肤干燥,肌肉消瘦,疮口溃后不收口,肉芽灰暗,脓液稀薄;患者乏力,面容憔悴,心悸失眠,舌淡,苔薄,脉沉细;多见于后期身体虚弱者。

(二)治法

1. 内治法

(1)虚寒证

治则:温经散寒,活血通络。方药:阳和汤合当归四逆汤加减。

当归,白芍,鹿角胶,桂枝,甘草,细辛,熟地,麻黄,干姜,白芥子。

方解:取方中当归、白芍、熟地养血补血,为君药;白芍配桂枝益阴和营,宣通阳气,温经通脉,细辛鼓动诸阳之本,使肾阳上升,外温经脉,内温脏腑,温煦四肢,为臣药;麻黄、白芥子温经散寒,宣通内外,祛寒痰湿滞,使熟地,鹿角胶滋腻之品,补而不滞,为佐药;干姜温中散寒,甘草调和诸药,为使药。诸药合用于阴疽证,犹如离照当空,阴霾四散,化阴凝、布阳和而治阴疽。

(2)瘀滞证

治则:活血化瘀,扶正解毒。方药:血府逐瘀汤加减。

当归,生地,桃仁,红花,柴胡,甘草,桔梗,川芎,枳壳,赤芍,牛膝。

方解：取方中当归、川芎、赤芍、桃仁、红花活血化瘀，为君药；牛膝通血脉，祛瘀血并引瘀血下行，为臣药；柴胡疏肝解郁，升达阳气，桔梗、枳壳开胸行气，生地凉血清热为佐药；当归养血润燥，甘草调和营卫，为使药。诸药合用，以达活血化瘀，扶正解毒之效。

（3）热毒证

治则：清热解毒，活血养阴。方药：清营汤加减。

犀角（水牛角代），生地，玄参，竹叶，黄连，银花，连翘，麦冬，丹参。

方解：方中犀角咸寒，清营解毒，凉血散瘀，为君药；玄参滋阴降火，生地滋阴凉血，为臣药；麦冬养阴生津，黄连泻火解毒，竹叶清心透表，为佐药；银花、连翘清热解毒，丹参活血祛瘀，为使药。诸药合用，共达清营、解毒、养阴之效。

（4）湿热证

治则：清热利湿，活血通络。方药：茵陈赤小豆汤加减。

茵陈，栀子，大黄，赤小豆，赤芍，地龙，车前子，银花，连翘，泽兰。

方解：取方中茵陈清热利湿，栀子清三焦湿热，为君药；大黄降泄瘀热，银花、连翘清热解毒，为臣药；赤芍、泽兰活血化瘀，调和营卫，赤小豆利水消肿，解毒排脓，为佐药；地龙、车前子利水通络，为使药。上药合用，清利降泄，湿热由二便而出。

（5）气阴两虚证

治则：补益气血，调和营卫。方药：八珍汤加减。

当归，白芍，川芎，生地，人参，白术，云苓，甘草，生姜，大枣。

方解：取方中当归、白芍养血和营，生地养阴生津，和营补血，为君药；川芎活血行气，人参补气实后天生化之源，为臣药；白术健脾燥湿，云苓健脾利湿，为佐药；甘草和中益气，姜枣调和脾胃为使药。上药合用，以奏补气养血、调和营卫之效。

2. 外治法

（1）未溃破者

①鲜银花、连翘、泽兰、赤芍、生地、黄连、桂枝，水煎后趁热熏洗患处，2～3次/日。

②鲜生姜、甘草、葱根，煎汤趁热熏洗患处；或用红灵酒外搽，每日2次，每次10分钟。

③用大甘草面，以麻油调匀敷局部；红、肿、热、痛明显者，或化脓尚未溃破，病灶局限于趾或指端者用金黄膏外敷；红肿不显著者可用白芷。

④甘草细末干包有促使脓液吸收和局限的作用。

（2）溃脓后

①可用黄连膏或紫草膏外敷疮面，每日换药一次。

②疮面肉芽鲜红，或紫红，或局部红、肿、热、痛明显者，用三黄溶液洗后，敷黄连膏，每日换药一次。

③疮面不鲜或肉芽紫暗，可用白珍珠散敷于疮面。

④因疮面脓腐难脱，脓液稀薄，肉芽不鲜，疼痛明显者，可用全蝎膏敷于疮面，每

日一次；或疮面肉芽水肿时，用海粉散撒在疮口。

⑤或因溃后肉芽生长迟缓，疮口久不收敛，用八宝丹撒于疮面，外盖生肌玉红膏。

⑥或因疮面有碎骨片，或死骨时，应作清创术，拔除趾甲；或疮面形成脓痂，痂下仍有积脓时，应除去坏死疮痂。

⑦或因趾（指）甲下积脓，应进行清创，然后敷以黄连膏。

⑧对糖尿病患者发生脱疽时的处理，应慎重，不宜过早切割、拔甲、清除疮面，必须待感染控制后，分期进行，否则易导致疮口不愈合；干性坏疽只需以消毒纱布包扎，千万不能用油膏。

3. 单验方

（1）活血解毒饮：毛披树根（又称毛冬青）120～180g，猪蹄1只，水煎3～4小时，每日一剂，1～3月为一疗程，具有活血解毒作用。

（2）活血通脉止痛药酒：白花丹参晒干粉碎，泡于55度白酒内15天，配成浓度5%～10%的白花丹参药酒，每次温服20～30mL，每日3次，2～3月为一疗程，具有活血通脉止痛作用。

（3）止痛药酒：罂粟壳、川乌、水蛭、炒地龙、红花、黄酒，将上药浸于黄酒内7天，去渣取液，疼痛时服用，每次5～10mL，具有止痛、活血、祛瘀作用。

（4）脱骨散：大蜘蛛一个焙干，朱砂、冰片研细末，撒于朽骨近端，每日1次，具有促进死骨早日脱落的作用。

（5）温经通络散：黑附子、干姜、吴茱萸、川乌、草乌、细辛共研细末，加白糖、陈醋调匀，敷患足足心，具有温经散寒、通络作用，适于寒性坏疽。

（6）活血止痛散：透骨草、川楝子、当归、姜黄、海桐皮、威灵仙、川牛膝、羌活、白芷、苏木、五加皮、红花、土茯苓、川椒、乳香、没药，煎汤熏洗，每次30～40分钟，日1～2次，每剂可洗2天，用于脱疽未破，或恢复期残留症状；白花丹参水煎服，每日1剂。

（7）其他疗法

①丹参注射液，肌内注射，每次4mL，1次/日，10天为一疗程。

②当归注射液，肌内注射，1次/日，每次5～20mL，10天为一疗程。

③毛冬青根注射液，肌内注射，每次5mL，1～2次/日。

④白花丹参注射液，肌内注射，1次/日，每次2～4mL，10天为一疗程。

七、糖尿病足癣

糖尿病足癣又称脚湿气，俗称"脚气疮""烂脚丫""脚烂疮"等，多为脾胃湿热下注所致。患者因久居湿地，或被水浆浸渍，或湿邪外袭，湿热生虫或疫情相传而成。《外科正宗》曰："此患多生足趾脚丫，随起白斑作烂，先痒后痛，破流臭水。"《证治准绳·脚趾缝烂疮》指出："治脚趾缝烂疮，鹅掌皮烧灰存性为末传之。"糖尿病足癣为常见的传染性皮肤病之一。

（一）临床特点

趾缝间出现水疱和落屑，初起水疱成片，干后脱屑，瘙痒异常，舌红苔薄者为风湿证；趾缝间糜烂多汁，表现为趾间湿润，糜烂浸淫，瘙痒秽臭，红烂蜕皮，赤肿不退，重者可发生溃疡，轻者可触及淋巴结，夏季为多发者，属湿热证；干燥皲裂，多为晚期，可见足底心、足边缘处肥厚脱屑及皲裂，少痒多痛，秋冬加重。舌红少津者为血燥证。

（二）治法

1. 外治法

（1）风湿证：初期用脚气药水或足癣醋泡方（中国中医科学院广安门医院内部制剂）泡足；或六一散、枯矾研细末，外搽；或五倍子、海螵蛸各等份，研细末外搽；或青黛、海螵蛸、石膏面、冰片研细末，撒于足趾缝。

（2）湿热证：可用荆芥散、脚气粉等外涂；或用王不留行、明矾，水煎后泡足，每次 15 分钟，日 2～3 次，连泡 10～20 天；或一枝黄花煎取浓汁，浸泡足 30 分钟，日两次；或土槿皮根浸于白酒 250mL 内，7 天后外用；或侧柏叶 200g，醋 1000mL，煮开待用，外搽。

（3）血燥证：可选用红油膏、雄黄膏外搽；或半边莲水煎汁，熬成膏，涂敷足部；黄精、米醋、冷开水，浸泡足部；或朴硝、桐油调匀，涂于患处；或藿香、大黄、黄精、枯矾、米醋，浸泡两昼夜后过滤，以该液浸泡足部，每日半小时。

2. 内治法

一般无须内治。

附：糖尿病皮肤病病案 2 则

病案 1： 沈某，男性，46 岁，安徽农民，1999 年 8 月 12 日初诊。

主诉：反复消瘦乏力、多食多饮、小便频数 3 年，左肩胛痛肿破溃不收口 3 个月。

病史：患者于 1996 年感胃口很好，能吃但不长肉，口渴喝水多，小便频数，从未就医。近三月来疲惫乏力，极度消瘦，大便秘结日益加重，伴食欲不佳，恶心呕吐，畏风身热，左肩胛痛肿破溃，脓液黏稠，恶臭难闻，经久不收口。自用草药外敷，疮口不仅未见好转，反而加重，故来就诊。既往健康，为家庭主要劳力，长年日出而作，日落而息。父母健在，否认有类似病症。

检查：慢性面容，形体消瘦，痛疮周边红、肿、热，疮口约 6cm×8cm 大小，腐肉，脓血恶臭难闻，且有许多白色小蛆虫；T 38.8℃，BP 120/78mmHg，苔白腻，舌紫暗，脉濡滑数。

理化检查：血糖 320mg/dL（16.7mmol/L）；尿常规示尿酮体（++），尿糖 1000mg/dL；WBC 12×10⁹/L，中性粒细胞百分比 89%；由于当地条件所限，未做其他检查。

分析：消渴病缠绵不休，兼之劳累过度，耗伤气阴，阴虚生内热；热灼津化痰，阴虚血行不畅，血滞成瘀；痰瘀交阻，化火化毒而生痛肿。热毒壅盛则红、肿、热；气血瘀滞不通则疼痛；风邪乘虚袭表而畏风身热；痈肿破溃，脓血腐败，生蛆恶臭；久病气血虚亏，正不抵邪，难以托里生肌，腐肉不去，新肉难长，故久不收口；热耗阴津而口渴多饮；胃强脾弱则多食而不长肉、形体消瘦。

中医诊断：消渴病并发痈肿，证属正虚邪实。

西医诊断：2 型糖尿病合并皮肤化脓性痈疮。

处理：优降糖口服，每次 2.5mg，2 次／日；外治法：局部疮面用黄柏、大黄、黄连、黄芩煎汤取药液清洗疮口，每日 3 次；每次清洗后疮面撒上如意金黄散。

治则：清热透表，解毒排脓。方药：仙方活命饮加减。

白芷 10g	贝母 10g	甘草 10g	当归尾 10g	防风 10g
陈皮 10g	赤芍 10g	乳香 10g	天花粉 10g	没药 10g
金银花 10g	皂角刺 10g	穿山甲 10g		

方解：取方中金银花清热解毒，消散疮肿，为君药；当归尾、赤芍、乳香、没药活血散瘀以止痛，陈皮理气行滞，防风、白芷祛风散结以消肿，为臣药；贝母、天花粉清热排脓以散结，穿山甲、皂角刺解毒透络，消肿排脓，为佐药；甘草清热解毒，调和诸药为使药。诸药合用，以奏清热解毒，消肿散结，活血止痛之效。

一周后复诊：体温恢复正常（36.3℃）；疮口恶臭疼痛明显好转；疮面腐肉脓液基本清除干净，疮口周边出现新肉芽组织；FBG 7.2mmol/L。

辨证属热毒衰减，气血虚衰。治以清泄余邪，补益气血，扶正祛邪。方药以双柏散合八珍汤加减：

侧柏叶 10g	黄柏 10g	薄荷 10g	泽兰 10g	茯苓 10g
大黄 10g	人参 10g	当归 10g	白术 10g	川芎 10g
白芍 10g	熟地 10g	甘草 10g		

取侧柏叶、黄柏、薄荷清热散风，清理余邪；泽兰、大黄祛瘀止痛；人参、白术、甘草、茯苓益气健脾；川芎、白芍、熟地、当归养血和营。继续用四黄汤清洗疮面，并用生肌玉红膏外敷疮面。

8 月 30 日三诊：疮口基本愈合，精神显著好转，继续上述处理两周；疮口愈合，停服中药，优降糖改为每日 2.5mg 以控制血糖。

病案 2：刘某，男性，38 岁，农民，1997 年 7 月 5 日就诊。

主诉：足大趾红、肿、热、痛，伴烦热口渴、形体消瘦 3 个月，加重 5 天。

病史：患者近 3 个月发现右侧足大趾红、肿、热、疼痛，伴烦热口渴，形体消瘦；5 天来出现发热恶风，局部疼痛加剧，在当地检查血糖 12mmol/L。既往无特殊病史，父母健在，否认糖尿病史。

体检：T 38.8℃，BP 120/76mmHg，局部暗红、肿胀、发热；足背动脉搏动较弱；苔白腻，舌黯红，脉弦滑数。

理化检查：血糖 13.6mmol/L；血常规示白细胞 10.2×10^9/L，中性粒细胞百分比 89%。

分析：患者系因消渴病日久不愈，复感受温热火毒，以及劳累耗伤精血，内生积热，热毒蕴蒸而成；热毒壅滞，血行不畅，瘀阻筋脉，则患处黯红、微肿；凝滞不通则疼痛甚剧难忍；火毒内郁则患处微热；热耗阴津则烦热口渴；感受火毒风热而微热恶风。

中医诊断：消渴病并发脱疽，证属热毒亢盛。

西医诊断：2型糖尿病合并糖尿病足。

处理：优降糖每次2.5mg，3次/日；外治法取鲜侧柏叶、泽兰叶、薄荷、黄柏、大黄共研细末，蜜调外敷，预防足疽破溃。

治则：清热解毒，活血止痛。方药：四妙勇安汤加味。

金银花12g　　玄参12g　　当归12g　　甘草12g　　丹参12g

毛冬青12g　　乳香12g　　没药12g　　丹皮12g　　生地12g

方解：取方中金银花甘寒入心，清热解毒，为君药；当归活血散瘀，玄参泻火解毒，甘草清解百毒，毛冬青、丹参活血通络，清热解毒，为臣药；乳香、没药活血止痛，为佐药；丹皮、生地清热凉血，生津止渴，为使药。诸药合用，以达清热解毒，活血化瘀之效。

一周后复诊：局部红肿消退，疼痛减轻；空腹血糖7.2mmol/L；继以上述方案治疗。

病案结语

上述2案均以糖尿病合并感染，迁延日久，正气渐衰，邪毒亢盛为共同点。案1为痈肿溃破迁延日久，邪正相争则脓血恶臭，正不敌邪，疮口难收，治宜先清热解毒，继则扶正祛邪，内外合治而取效。案2为脱疽症急性发作，热毒亢盛，瘀阻筋脉，治宜清热解毒，活血化瘀取效。

第三十七章
糖尿病与口腔病

口腔病变是糖尿病常见的感染性病变之一，其中以牙周炎、牙周脓肿、复发性口腔溃疡最为常见。

第一节　糖尿病口腔病病因与发病机理

一、糖尿病牙周炎

牙周炎是一种常见而多发的口腔感染性疾病。据有关资料报道，50%～60%的成年糖尿病患者均有不同程度的牙周病，尤多见于35岁以后的患者，随着年龄的增高而发病率有所递增，其病情也随之加重；70岁以上糖尿病患者的发病率要比20岁组高出3～5倍。

（一）病因与发病机理

1. 牙菌斑

牙菌斑指在牙龈上形成的菌斑，这些菌斑堆积日久，龈沟加深，龈沟液增多，菌斑也随之向下延伸发展。龈下的环境，尤其高血糖情况下更有利于菌斑中革兰氏阴性厌氧菌及螺旋体的繁殖，大量的革兰氏阴性菌和螺旋体，使微生物的毒性也增大，从而促进牙周炎症进行性加剧。

2. 全身因素

在牙菌斑和牙周炎普遍存在的情况下，机体对牙周的反应起着重要的作用，尤其糖尿病患者在白细胞功能缺陷、趋化功能降低、吞噬功能下降、高血糖的情况下，牙周炎多半发生早，进展快，疗效不佳。

3. 牙龈炎发展成牙周炎

牙龈炎发病率较高，多数患者病情相对稳定，部分患者则发展为牙周炎，原因和机理如下：

（1）牙龈炎时结缔组织内以T淋巴细胞浸润为主，当出现以B淋巴细胞为主时，表明病情发展。

（2）菌斑微生物由革兰氏阳性菌转变为革兰氏阴性厌氧菌为主。

（3）龈沟上皮加重而形成龈袋；龈袋是病理性增深的龈沟；进行性加深的牙周袋，可引起牙周组织不断破坏和牙齿松动甚至脱落。

（4）牙周袋内主要为细菌及其产物；牙周袋溢脓是牙周炎常见的临床症状。

（5）牙周袋内牙石沉积。

（6）牙骨质表面脱矿，其发展程序：菌斑→牙龈炎→牙周袋形成→菌斑滞留→牙周炎。

（二）临床表现

牙周炎是在牙龈炎的基础上发展而来的，可发生于单个或多个牙齿甚至波及整个牙列，病变范围取决于局部刺激因素与菌斑，与牙石及周围组织受破坏的程度呈正相关。本病是一种发展缓慢的病症，一般无疼痛，只有在下列情况下才出现症状：

1. 牙根暴露的牙齿，对温觉和触觉敏感。

2. 咀嚼时或咀嚼后出现钝痛。

3. 急性症状出现跳痛，对叩诊敏感，形成牙周脓肿。

4. 出现牙髓症状时，则因甜食、温度刺激引起疼痛。

二、牙周脓肿

牙周脓肿是发生于牙周袋壁的急性局限性化脓性炎症。

（一）病因与发病机理

1. 深牙周袋内的感染进入深部牙周组织，引起该部的化脓性炎症，形成脓液。

2. 复杂性牙周袋沿牙根迂回曲折，使袋内脓液引流不畅。

3. 深牙周袋的龈下刮治不彻底，该处的脓液和渗出物排出受阻。

4. 机体抵抗力低下，尤其血糖控制不佳。

5. 牙周急性炎症主要为革兰氏阴性球菌、梭形菌和螺旋体所致，使周围的细胞和组织坏死、溶解，形成脓液，位于中心，周围有急性炎症反应。

（二）临床表现

牙周脓肿通常发生于个别牙齿，也可同时发生于多个牙齿，称为多发性牙周脓肿。各个牙位的脓肿此起彼伏，迁延日久，患者十分痛苦。

1. 急性牙周脓肿

突发牙齿唇侧或舌侧的牙龈形成卵圆形肿胀、突起、发红、水肿，表面光亮，肿胀区伴有局限性搏动性疼痛，与肿胀有关的牙齿有叩击痛、松动以及由牙周支持组织水肿而引起的牙齿伸长，不敢对咬。伴有全身不适，淋巴结炎，不同程度发热，白细胞增多；脓肿早期牙龈局部呈坚硬的椭圆顶形；脓形成后表面柔软，轻压有脓液溢出；急性脓肿可自行破溃、排脓和消退，疼痛消失。

2. 慢性牙周脓肿

慢性牙周脓肿通常在松软、暗红组织形成窦道；也可在开口处有肉芽组织，慢性牙周脓肿可无主观症状，有时有咬合钝痛，牙齿有轻度浮起感，有轻度叩击痛。

三、复发性口腔溃疡

复发性口腔溃疡是指反复出现具有自限性、孤立的、圆形或椭圆形溃疡。临床根据溃疡面积的大小、深浅、数目不同，又可分为复发性轻型口腔溃疡，复发性口炎型溃疡，复发性坏死性黏膜腺周围炎。复发性口腔溃疡是口腔黏膜病中最为常见的疾病，可发生于任何年龄，其中以青壮年居多。

（一）病因与发病机理

1. 病毒感染

由寄生于口腔内细胞的病毒所致。这些细胞所产生的病毒抗原导致免疫反应，可引起宿主组织的病理变化而形成溃疡。

2. 细菌感染

L型菌在复发性口腔溃疡中为主要致病菌。L型菌是溶血性链球菌在抗生素的作用下转变为无细胞壁的滤过性原生质体；L型菌寄生在细胞内而呈潜伏带菌状态；形成自身抗体，可以使上皮损伤而形成溃疡。

3. 糖尿病控制不良及性激素改变

糖尿病患者处于高血糖状态，女性患者经期前后性激素的改变，常可诱发口腔溃疡。

4. 精神神经因素

患者过于精神紧张，情绪波动，失眠等自主神经功能紊乱可引起口腔溃疡的复发。

5. 非特异性炎症病变

早期表现为上皮水肿，继之上皮脱落形成溃疡，表面有纤维素性渗出物；固有层和黏膜下层有炎症细胞浸润，大多为淋巴细胞；毛细血管扩张充血，小血管壁增生，管腔可闭塞性坏死。

（二）临床表现

1. 复发性轻型口腔溃疡

口腔溃疡可出现在口腔黏膜的任何部位，以无角化或角化较差的部位较好发；尤多见于唇黏膜、舌尖、舌缘、舌腹、颊、软腭及腭弓等处。

（1）病变初期：黏膜充血水肿，出现针尖大小的红色小点或小疱，局部灼热不适；继之病变发展成溃疡疼痛；可有浅表溃疡，呈圆形或椭圆形，直径2～3mm；溃疡表面微凹，覆盖着一层淡黄色纤维素膜，溃疡周围有明显的红晕，溃疡基底柔软；伴有剧烈灼痛，冷、热、酸、甜等刺激使疼痛加剧；经4～5天开始转向愈合期。

（2）愈合期：溃疡底逐渐平坦，肉芽组织修复，溃疡面缩小；黏膜充血减轻，炎症消退，自行愈合；一般病程7～10天，溃疡数目一个或数个，散在分布；间歇期长短不一。

2. 复发性口炎型溃疡

溃疡好发部位与复发性轻型口腔溃疡相似，而溃疡数目明显增多，可达十几个以致数十个；散在分布，而成口炎形式；口腔黏膜广泛充血和炎症反应；疼痛明显，唾液增多，伴有疼痛，低热，全身不适；局部淋巴结肿大。

3. 复发性坏死性黏膜腺周围炎

因溃疡愈合后形成瘢痕，也称复发性瘢痕性口疮。本症较为少见，开始与复发性轻型口腔溃疡相似，由于溃疡面积扩大，底加深直至黏膜下层的腺体或黏膜腺周围组织；溃疡基底较硬，呈结节状；溃疡边缘不整齐，四周有炎症反应；表面有纤维素性渗出，有灰白色坏死组织；溃疡面积较大，直径一般大于 5mm；病期较长，多为数周至 1 ～ 2 月溃疡才能愈合；愈合后留有坚韧高低不平的瘢痕；溃疡数目 1 ～ 2 个。

第二节　糖尿病口腔病的中医辨证、辨病

急性、慢性牙周病临床表现隶属于中医学中的 "牙宣" "牙疗" "牙痈" "牙痛风" 范畴。复发性口腔溃疡相当于中医的 "口疮" "口糜" "口疡" 等病症。

一、牙痈

牙痈是指以牙床肿硬，寒热疼痛，牙龈红肿，腐溃流脓为主的病症，本病又称 "牙痛风"，清《外科证治全书·齿部证治》又名 "牙蜞风"，《证治准绳·杂病》又谓 "附牙痈"，相当于西医学中的急性牙周病、牙周脓肿。明《疮疡经验全书·牙痈》中云："牙边生痈，如豆大，此脾胃二经火也，宜用小刀点破之。"《医宗金鉴·外科心法要诀》中指出："牙痛胃热肿牙床，寒热坚硬痛难当，破流脓水未收口，误犯寒凉多骨伤。"精辟地描述了本病的临床症状，并指出了病因病机，在治疗上强调了不宜用过于寒凉之剂。

主要病因病机：本病多因饮食不节，膏粱厚味，酗酒辛辣，损伤脾胃，脾失健运，湿热内蕴，蕴久化热化火；胃火上炎而致牙龈肿胀、焮红、疼痛而发病。按照临床表现可分为风火、热毒、气血虚亏等三证型。

二、牙宣

牙宣指牙缝中经常出血或流脓，齿龈宣肿或削缩，齿根宣露，又称 "龈宣"，本病相当于西医学中的慢性牙周炎。《疮疡经验全书·牙宣》中指出："牙宣谓脾胃中热涌而宣露也。"《医学入门·牙齿》云："牙龈宣露动摇者，肾元虚也。"古代医家阐明了本病的症状及病因和发病机理。

主要病因病机：多因饮食不节，损伤脾胃，脾为后天之本，水谷生化之源。脾运失司，湿浊中阻，内蕴化热化毒；湿邪黏滞，缠绵不休，耗伤气血；由实致虚；肾为先天之本，"肾主骨" "齿为骨之余" 又 "齿属于肾"；脾病及肾，而致脾肾两亏，气血不足引起牙宣经久不愈，齿动不固；可分为实火和虚火等虚实两证型。

三、牙疗

牙疗生于两旁齿缝中，初起如粟米，有较大之疮头，形如丁状而命名。本病以齿龈

红肿，牙缝流脓，牙齿松动，伴有身体发热恶寒为特点，又称"穿牙疔""穿牙毒"，相当西医学中的"急性牙周脓肿"。《喉科指掌·牙齿门》："牙疔牙缝胃火成，大肠湿热也可生，肿如粟米连腮痛，若兼麻痒即黑疔。"阐明了本病的临床症状与特点。

主要病因病机：素因恣食厚味，胃火炽盛，复感四时不正之气而发病，或中疫毒外邪所致。本病发于牙龈，初起如粟米连腮痛，状如疔疮，其发生迅速，随即肿如豆大，牙齿动摇，龈缝流脓，甚则憎寒壮热，颔下淋巴结肿大，压痛；如肿势蔓延，神昏心烦者为疔疮走黄，相当于西医学的败血症，可危及生命。

四、口疮

口疮又称"口疡"，主要表现为口舌浅表性溃烂，小如绿豆、大如黄豆之不同大小。多发生于唇、舌、颊、牙龈、硬腭等部位。可发生于任何年龄，而尤多见于青壮年，以女性居多。病程一般 7～10 天可自愈；但反复发作，发无定时；有的经反复发作数次后而达痊愈；也有部分患者病程长达十余年甚至数十年。本病相当于西医学的"复发性口腔溃疡"。《素问·气交变大论》云："岁金不及，炎火乃行。"指出口疮与气候的关系。《丹溪心法》云："凡口舌生疮，皆上焦热壅所致。"《医学入门》指出："心热口舌生疮。"《圣济总录·口齿门》曰："由心脾有热，气冲上焦，熏发口舌，故作疮也。"从上所见，历代医家精辟地论述了口疮的发病与心、脾经热有着密切的关系。

主要病因病机：口疮之病的发生，多因饮食不节，过食膏粱厚味，或辛辣炙煿，损伤脾胃；或思虑过度，伤及心脾；或情志不遂，肝气郁结，肝横克土以及外感寒湿之邪，寒湿困脾等因素而导致脾运不健，湿浊中阻；湿浊内蕴，蕴久化热，热盛伤阴，阴虚热炽等而导致胃火上炎、心火亢盛而发生口疮。

第三节　糖尿病口腔病变的防治

一、口腔病变的防治措施

（一）加强口腔卫生教育

消除引起口腔病变的相关诱因，增强机体健康，提高免疫功能，减轻局部症状。

（二）严格控制血糖

急性感染者可用胰岛素积极控制血糖；血糖得到较好控制有利于口腔感染的控制；口腔病变稳定后可改用口服降糖药治疗。

（三）积极控制感染

可适当选用抗生素，必要时对标本物进行培养加药敏试验，选择敏感的抗生素；为防止感染扩散，牙周炎、牙周脓肿者应及时切开引流脓液；初期未成脓时可采用清除牙石、冲洗牙周袋等措施。

二、糖尿病口腔病变防治原则

（一）牙周炎

成人牙周炎是可以控制的，但必须早期治疗。菌斑、牙石的局部刺激是导致牙周炎的主要因素，以局部治疗为主配合全身治疗。牙周病的治疗细致而费时，需要患者合作。

1. 局部治疗

（1）控制菌斑：菌斑是牙周病的主要病因，清除后还会不断在牙面堆积，故必须坚持不懈地清除，使菌斑控制在全部牙面的 20% 以内。

（2）清除牙石：牙石是由菌斑钙化而成，牙石表面还会有菌斑沉积，反复沉积是牙石形成的主要原因。牙龈炎在龈上牙石被刮除以后，如菌斑控制不力，则牙石迅速堆积；龈上石的清除称为洁治术；龈下石的清除称为龈下刮治；龈下刮治除清除牙石外，同时将牙周袋内附着大量内毒素的病变牙骨质刮除，使根面平整光滑，细菌不易附着。

（3）牙周袋及根面的治疗：一般经根面平整后，组织能顺利愈合；但炎症严重者，肉芽增生的牙周袋，刮治后可用碘酚、铬酸等烈性药物处理；必要时用复方碘液，具有较强的消炎和收敛作用。

（4）牙周术：指治疗较深的牙周袋，彻底清除根面牙石及肉芽组织，必要时修整牙槽骨外形，纠正软组织外形，达到根治。

（5）松动牙的固定：用金属丝结扎并以复合树脂的牙周夹板，可将一组患牙与其相邻的稳固牙连接在一起，这种固定有利于牙周组织的修复。

（6）拔除：严重而无法挽救的病牙应及早拔除。

2. 全身治疗

（1）严格控制血糖，尽量使血糖维持在正常或接近正常水平。

（2）选用促使牙周组织修复及改善炎症的药物。

（二）牙周脓肿

1. 对于急性期牙周脓肿，脓肿初期尚未形成脓液，可清除大块牙石，冲洗牙袋，将防腐收敛药引入袋内；脓液形成后，则需进行切开引流。

2. 配合全身治疗。

（三）复发性口腔溃疡

1. 复发性轻型口腔溃疡

（1）腐蚀性药物：10% 硝酸银或 50% 三氯醋酸酊，涂于溃疡面，使溃疡面蛋白沉淀而形成变性蛋白的薄膜，可以保护溃疡面；为了减轻药物烧灼时的疼痛，可先用 2% 利多卡因表面麻醉。

（2）色素剂：1%～2% 的龙胆紫，这是一种碱性染料，对口腔常见的细菌及白色念珠菌有较好的杀菌力，且对组织无刺激性，又能与溃疡表面的坏死组织结合形成保护膜，起到收敛效果，促进溃疡愈合。

（3）药膜：可用抗生素、激素、止痛药及其他抗菌药膜贴于溃疡表面，起到消炎杀菌和保护溃疡面的作用。

（4）溃疡软膏：有较好的消炎、止痛作用，用于溃疡面可减轻疼痛，保护溃疡面。

（5）含漱剂：0.1%依沙吖啶或0.05%氯己定作为含漱剂。

（6）全身治疗：控制血糖，配合B族维生素、维生素C，促进溃疡愈合。

2. 复发性重型口腔溃疡

局部治疗与复发性轻型口腔溃疡相同；由于炎症反应较重，可用2%～5%金霉素水液漱口；炎症严重者应予以全身支持疗法、抗感染治疗。

3. 复发性坏死性黏膜腺周围炎

局部治疗与复发性轻型口腔溃疡相同；但因腺周炎溃疡面积大，长期不易愈合，故酌情局部用糖皮质激素，有较好的抗炎及抑制淋巴细胞浸润的作用，促进溃疡愈合。

方法：每次用地塞米松2mg（2mL）加0.5%～1%普鲁卡因2mL注射于溃疡基底下方的结缔组织内；每周注射1～2次；注射数次即可，不宜长期使用。此外，紫外线照射促进愈合；全身治疗与复发性口炎型溃疡相同。

三、中医药论治

（一）牙痛

1. 辨证论治

牙痛按证候特点分风火实证、热毒证、气血虚亏证等三亚型。

（1）风火实证

初起牙床肿硬，疼痛难忍，无疮头；渐则出现牙龈红肿，其上皮红而光泽，肿大如指头；兼有身热，自汗，口渴，溲赤便秘，舌红苔黄燥，脉浮数等。

该证系风火实证，多由湿热内蕴、复外感风热所致；风热初起则牙床肿硬疼痛，无疮头，脉浮数；热传于胃，胃火上炎而牙龈红肿，肿大如手指；壮火食气伤阴，气伤肌表不固，内热逼津外越而自汗出；阴伤津不上乘而口渴；溲赤便秘、舌脉均为风热之候。

治则：祛风消肿，清热解毒。方药：清胃散加味。

生地，当归，丹皮，黄连，生石膏，知母，升麻，甘草。

方解：取方中黄连味苦性寒，直折胃腑实火，配升麻以清热解毒，升而能散，黄连得升麻，泻火而无凉遏之弊，升麻得黄连，散火而无升炎之虞，二药清上彻下，使上炎之火得散，内郁之热得降，则使热毒尽解而牙痛可止，为君药；生地、丹皮，清热凉血，养阴生津，除"血中伏火"，为臣药；当归养血活血，以消肿止痛，生石膏甘寒，助黄连大清胃火，为佐药；知母助生地养阴生津止渴，甘草调和诸药，为使药。共达清泄胃火，清热解毒，消肿止痛之功。

加减：大便秘结者加大黄以清阳明胃火，通腑荡涤；心烦不宁加竹叶以清心除烦。

（2）热毒证

本型症见牙龈肿胀，甚则肿连腮颐，焮红疼痛，溢脓秽臭、黏稠，周身壮热，烦渴引饮，大便秘结，舌苔黄腻，脉滑数为主。

本证多系热毒或邪毒壅滞，阴阳相滞，营卫不和，气血凝滞而发热，牙龈鲜红灼热，肿胀疼痛；热盛则肉腐，肉腐为脓，热毒夹湿则溃脓秽臭、黏稠；邪热入里，内结阳明则大便秘结；热毒炽盛而周身壮热，烦渴引饮；舌脉均为热毒亢盛之候。

治则：清热解毒，消肿止痛。方药：仙方活命饮加减。

白芷，贝母，防风，皂角刺，没药，乳香，赤芍，当归，金银花，穿山甲，花粉，甘草。

方解：取方中金银花甘凉清轻气浮，清热解毒，既能解气分热毒，又能清血分热毒，芳香透达，疏散邪热，善治一切疮痛肿毒，为君药；当归、赤芍、乳香、没药行气通络，活血散瘀，消肿止痛，气行则营卫通，为臣药，营卫畅则邪无滞留之所，瘀血去而新血生，有利于热毒的清解；防风、白芷以祛风燥湿，散结消肿，贝母、花粉清热化痰，消肿散结，花粉入血分，消瘀血，为佐药；穿山甲、皂角刺解毒消肿，穿透经络，攻坚排脓，引药直达病所，使阻者通、滞者行，甘草清热解毒，取用其节，主要以节散结之意，为使药。上药合用，共达清热解毒，消肿止痛之效。

加减：牙龈肿胀引及两腮颐者加牛蒡子、桔梗、黄芩，以加强清热解毒、消肿散结之效。

（3）气血虚亏证

本型症见牙龈脓肿溃破经久不收口，流脓清稀，多成牙漏；面色㿠白，精神萎靡，目无神采，舌淡苔薄，脉沉细无力为主。

本证当辨脓之有无与机体气血盛衰相关。营卫为气血之标，气血为营卫之本。邪毒入侵，耗伤气血，致使气血内虚，营卫不能透发外达，气血不能生肌长肉，故形成脓肿溃破经久不能收口，气血虚亏则面色㿠白，精神萎靡，目无神采，脓液清稀；舌脉为气血两亏之象。

治则：补益气血，托毒排脓。方药：透脓散加减。

黄芪，穿山甲，川芎，当归，皂角。

方解：脓为气血不调，热郁肉腐而成，毒气可随脓而外泄；机体气血不足，无力托毒排脓外出，治当益气溃坚排脓。取方中黄芪内补气外益卫，托毒排脓，为君药；当归、川芎内养血外和营，为臣药，使之气血内足，可鼓营卫外发，生肌长肉，透脓外泄；山甲、皂角可直达病所，溃坚破结、通经透脓，为佐使药。本方以"补托"为手段，"透脓"为目的，以气血双补为"动力"，溃坚为"前提"，诸药合用，以奏补气益血、托毒透脓之功。

加减：气血不足，排脓不畅者，可加党参、白术、白芍、桔梗、贝母以加强补益气血，托里排脓之效；大便秘结者加大黄以荡涤阳明腑实，使热毒由大便而出。

2. 外治法

（1）外敷蟾酥丸以化腐消坚。

（2）局部红肿甚，口气恶臭，咳恶血者，吹珍珠散到患处，或搽冰硼散，或如意金黄散等外敷于脸及腮等病变部位。

（3）注意：脓已溃或未溃均忌挤压，以防走黄。

（二）牙宣

1. 辨证论治

（1）实火证

本型症见口臭而齿不动，血出如涌，口渴喜冷饮，齿龈腐臭，流脓不断而黏稠，大便秘结，舌红苔黄厚，脉洪大或滑数为主。

本证多系饮食不节，过食膏粱厚味、辛辣炙煿之品，损伤脾胃，湿热内蕴，蕴久化热化火，阳明实火亢盛，耗伤胃阴，而口渴喜冷饮；胃火炽盛，胃火上蒸而口臭；湿热内蕴化毒，腐蚀牙龈，郁滞溃脓则流脓秽臭而黏稠；热伤络脉则血出如涌；舌脉均为脾胃实热证候。

治则：清热解毒，凉血止血。方药：犀角地黄汤加味。

犀角（水牛角代），丹皮，赤芍，生地，连翘，升麻，生石膏，甘草。

方解：《张氏医通》曾指出："犀角地黄汤专以散瘀为主，故用犀、芍；此则开提胃热，故用升、连。"方中犀角咸寒凉血，但寒而不遏，又能清心火及毒热，血热得清，其血自宁，为君药；生地甘寒凉血，清热养阴，赤芍凉血敛阴，与生地合用以和营泄热，丹皮泄血中伏火，兼凉血散瘀，为臣药；生石膏甘寒清泄胃火，连翘清轻透热，清热解毒，为佐药；升麻既能升散透达，又有解毒泄热，为使药。诸药合用，于清热之中兼以养阴，使热清、血宁而无耗血之虑。于凉血之中兼以散瘀，使血止而无留瘀之弊。

加减：胃中湿热，苔黄腻者，加藿香以醒脾疏散，芳香化浊；黄连苦寒解毒，清热燥湿。

（2）虚火证

本型症见牙缝渗血色淡，脓液稀少，口干思饮，牙龈腐溃，口无臭味，牙齿松动，或牙根宣露，恶凉，遇风痛甚，面色萎黄，倦怠乏力，食纳不香，舌淡，脉细无力。

脾胃为后天之本，主运化输布水谷之精微，以营养五脏六腑、四肢肌肉，为气血生化之源，脾胃气虚，健运失司而食纳不香，倦怠乏力；气血不足，血脉不能荣于面，而面色萎黄；脾运不健，湿滞中焦，湿蕴化热伤阴，而口渴思饮；阴虚内热，腐肉溃脓，则牙缝渗血，牙龈腐溃，口无臭味；气血不足，则脓液稀少，血色淡；脾气虚亏，脾不统血，而渗血不止；脾运不健，水谷精微不能濡养五脏，而致肾虚。肾主骨生髓，齿为骨之余，肾虚髓减则牙齿松动，此为脾肾两虚之候。

治则：补益脾肾，托里排脓。方药：四君子汤合六味地黄汤加减。

人参，白术，云苓，山茱萸，泽泻，丹皮，熟地，黄芪，甘草，山药。

方解：张璐云"气虚者，补之以甘，参、术、苓、草甘温益胃，有健运之功，具冲和之德，故为君子"。该四味药均为平和之品，不热不燥，平补不峻；方中人参补脾胃之气，白术甘苦微温，燥湿健脾，云苓淡渗利湿健脾，使湿从小便而出，甘草甘温益气，为君药；熟地甘温滋肾填精；《本草从新》云"滋肾水，封填骨髓，利血脉，补益真阴"，山药甘平，补益脾阴而固精，《本草正》云"山药，能健脾补虚，滋精固肾，治诸虚百损，疗五劳七伤"，山茱萸酸温，养肝肾而涩精，为臣药；泽泻甘寒，泄肾中之湿浊，丹皮辛、苦、凉，清泄肝火，为佐药；黄芪益气摄血，托里生肌，为使药。诸药相伍，取黄芪四君子汤以益气摄血，健脾统血，脾健气充而血自止；取六味地黄汤以滋补肾阴，方中药味平淡甘和，不燥不寒，补中有泻，补而不滞，共达补益脾肾、托里排脓、生肌收口之效。

2. 外治法

（1）牙龈红肿，敷搽珍珠散。

（2）牙腐流脓者用胡桐泪散外搽。

（3）牙龈腐烂、疼痛者用冰硼散外搽。

（4）牙龈衄血、牙齿动摇者用固齿搽牙散。

（5）齿龈肿痛、齿不固者，日用牢牙散，夜用固齿白玉膏贴之。

3. 单验方

（1）牙根宣露动摇者，用盐水搽之。

（2）经常用决明子煎水漱口。

（3）青盐入肾、骨，能固齿，经常搽齿。

（4）肾虚牙齿动摇者，羊胫骨灰经常搽之。

4. 注意事项

注意口腔卫生，每日早晚用盐水漱口，或揩齿、击齿百遍。

（三）牙疳

1. 辨证论治

（1）胃火实证

本型症以牙龈红肿疼痛，牙缝流脓黏稠，口臭，烦渴，纳呆，大便秘结或溏泄，苔黄腻，脉滑数为主。

本证系胃火上炎则牙龈肿痛，脓稠口臭；热灼阴伤而烦渴；湿热内蕴，阻滞中焦而纳呆；阳明腑热则大便秘结，或热结旁流而大便溏泄；舌脉均为胃火炽盛之征。

治则：清泄胃火，消肿止痛。方药：白虎汤加味。

生石膏，知母，甘草，黄连，银花，连翘，桔梗。

方解：本证系阳明胃火炽盛。取方中生石膏辛甘大寒，既制阳明实热，清泄肺胃，又能解肌透邪外出，生津止渴而除烦，为君药；知母味苦质润，清热养阴，以助生石膏清热之力，且有养阴之功，为臣药；黄连苦寒直折，既能清热解毒，又能清心除烦，银花、连翘清轻透热，清热解毒，为佐药；桔梗清透排脓，甘草性寒味甘，清热解毒，调和诸药，使寒凉之剂无伤脾胃，为使药。诸药合用，以达清泄胃火，消肿止痛之效。

加减：牙龈出血多者，加生地、赤芍、丹皮以清热凉血，和血止血；大便秘结加大黄以通阳明腑实，使胃火热毒从大便而出；烦热不宁加竹叶、焦山栀以清心除烦。

（2）毒热证

本型症见局部肿痛外，兼有麻痒，破流血水，疼痛异常，即为黑疔。

本症以毒热炽盛，壅滞齿龈，经脉不通，血行受阻，故破流血水，不通则痛，疼痛异常，兼有麻痒；久伤牙根而致齿龈，齿动，咀嚼无力而疼痛。

治则：清热解毒，消散疔毒。方药：黄连解毒汤合五味消毒饮加减。

黄连，黄柏，黄芩，栀子，银花，公英，地丁，野菊花。

方解：取方中黄连、黄柏、黄芩、栀子四味大苦大寒药于一方之中，苦寒直折亢盛之火。黄连以清心火为主，兼泄中焦之热，为君药，泻火必先清心，心火宁则诸经之火自降；黄芩清上焦之火，黄柏泄下焦之火，栀子清三焦之火，导热下行，使邪热从小便而出，为臣药；银花清热解毒，外清气分之毒，内清血分之毒，为治疗毒之圣药，为佐药；地丁、公英、野菊花均为清热解毒、凉血排脓、消肿散结之药，为使药；诸药合用以奏清热解毒，消散疔毒之效。

加减：患者肿势蔓延，伴神昏心烦者，乃为牙疔走黄之兆，当加犀角（水牛角代）、生地、玄参、麦冬等取其清营汤之意，以清营凉血，透热解毒。

2. 外治法

脓已成熟者宜挑破排脓，外掺锁匙散或掺拔疔散；后用冰硼散外敷以祛腐生新。

3. 单验方

本病危重者，用蜂房一具、蛇蜕一条，黄泥固济，烧存为末，每空腹时好酒服 3g，服后疔必大痛，痛止其疮化为黄水；或皂角刺 30g 煎水服用。

4. 注意事项

牙疔已溃或未溃均忌挤压，否则易致牙疔走黄危及生命。

（四）口疮

1. 辨证论治

（1）心火亢盛证

本型以口舌生疮，舌部居多，疼痛剧烈，语言困难，咀嚼不利，伴口渴面赤，渴喜冷饮，心烦失眠，小便短赤，溲时刺痛，舌尖红赤，脉细数或滑数为主症。

本证系为心经有热，或心热下移于小肠所致。心主神明而位于胸中，心经有热，心火扰乱神明而心烦失眠；手少阴心经沿食管上行，经咽喉，散于舌，心火旺，热灼伤阴，则心阴不足，津不上乘而口渴、喜冷饮；舌为心之苗，心火上炎而口舌生疮；心与小肠相表里，心热移于小肠，则小便短赤，溲时刺痛，舌脉均为心经实热之候。

治则：清心泻火，养阴生津。方药：导赤散加味。

生地，木通，甘草，黄连，黄柏，栀子，赤芍，竹叶。

方解：取方中生地甘苦性寒，入心经以清心凉血，入肾脏以滋阴生津，肾水足，心火得以降，为君药；木通苦寒，上能清心热，下能通利小便，为臣药；竹叶甘寒，清心除烦，引热下行，使热从小便而出，黄连苦寒直折，清心经实火，祛中焦湿火，黄柏苦寒泄下焦相火，栀子清三焦之火，为佐药；赤芍凉血和血，与甘草相伍以甘酸化阴，且能清热解毒，为使药；诸药相伍，共达清泄心火之效。

加减：大便秘结者加大黄以荡涤大肠实热，使邪热从大便而出；口渴多饮者加知母、玄参以滋阴清热，生津止渴；心烦失眠者加莲子心、麦冬以养阴清心除烦。

（2）脾胃实火证

本型以唇舌生疮，烦渴喜饮，善饥多食，口臭，胃中嘈杂，口燥唇干，小便黄赤，大便秘结，舌红苔黄厚，脉滑数为主症。

脾开窍于口，"其华在唇四白"，脾胃伏火，熏蒸于上则唇舌生疮；火热内扰，脾热伤津而烦渴喜饮，大便秘结；脾津所伤，其外不荣则口燥唇干；脾与胃相表里，脾热津伤，胃火炽盛；脾胃秽气上乘而口有臭味嘈杂；火能令人消食而善饥多食；舌为心之苗，脾脉连舌本，散舌下，心脾有热，"令舌络微紧"，舌脉均为脾胃实火所致。

治则：清泄脾胃伏火。方药：泻黄散加减。

生石膏，栀子，甘草，藿香，防风，连翘，麦冬，牛膝。

方解：取方中生石膏辛甘而寒，凉而能散，直入脾胃，以清解伏火，为君药；栀子体轻性寒，清上彻下，利三焦而使热从小便出，并能入心以清心除烦，为心脾两清法，钱氏有云："治之勿用冷药及下之，当少与泻黄散。"脾气主升，火性炎上，故火邪循经上犯，本方以凉降泻火为主，配以连翘，清轻透泄；防风疏散脾经伏火，上、下分消，因势利导，取《内经》"火郁发之"之意，共为臣药；藿香取其芳香发散，以助防风疏散脾火，并能芳香悦脾，理气和中，而振复脾胃之机，麦冬甘寒养阴，清脾胃之火，为佐药；牛膝引经下行，使浮上之热从下而出，甘草甘以缓之，且有泻火解毒、调和诸药之效，为使药。诸药合用，共达清泄脾胃伏火之效。

加减：口渴引饮者加石斛、生地、知母以养阴生津止渴；便秘者加大黄以清热通便。

（3）阴虚火旺证

本型以面颊潮红，口干欲饮，午后低热，五心烦热，腰膝酸软，溲赤便秘，口舌生疮，舌红苔黄，脉沉细或细数为主症。

本症多系胃火炽盛，肾阴亏损之阴虚火旺证。由于肾阴不足，虚火上浮而面颊潮红；胃火亢盛，胃阴不足，津不上乘而口渴欲饮；阴虚内热而午后低热；心阴虚亏，心失所养则五心烦热；舌为心之苗，心阴不足，心火熏蒸，则口舌生疮；心与小肠相表里，心热移于小肠而溲赤；阴虚热炽则大便秘结；肾主一身之阴液，阴愈亏则火愈炽，腰为肾之府，膝为肾之络，肾精不足而腰膝酸软。

治则：滋阴降火，生津止渴。方药：玉女煎合大补阴丸加减。

生石膏，熟地，生地，麦冬，知母，牛膝，黄柏，龟甲。

方解：本证系水亏火盛；取方中生石膏甘寒入胃，以清胃火之有余，退热生津而止渴，为治口舌生疮之君药；熟地甘而微温，以滋肾水之不足，壮阴水以制火，为滋补肾阴之上品，为臣药；知母苦寒质润，助生石膏清胃热而止烦渴，并能上清肺金而泻火，下润肾燥而滋阴，取其金水相生之意；麦冬甘寒微苦，生地养阴生津止渴，助熟地滋肾水、润胃燥，润清肺燥，中清胃火，下滋肾水，清补兼施，为佐药；牛膝导热下行，以降上炎之火；《本草通玄》云："龟甲咸平，肾经药也，大有补水制火之功。"龟甲合熟地，以滋阴填精，壮水以制火，黄柏清下焦相火为使药。诸药合用，共达滋阴降火之效。

（4）虚寒证

本型以口疮反复发作，或缠绵不愈，面黄肢冷，气短懒言，食纳不香，腹痛便溏，服用凉药而口疮难以见效，舌质淡，苔白，脉沉细为主症。

脾胃同居中焦，职司运化，升降相济。脾胃虚寒则健运失职，升降无权；胃气以降为顺，功主受纳腐熟水谷，寒则胃气上，虚不纳谷则食纳不香；寒则凝滞收引而腹痛；清阳不升，不能荣于上而面黄无华，口疮反复，缠绵难愈；阳虚不温煦四肢而肢冷；脾气不足则气短懒言；舌脉为脾胃虚寒之候。

治则：温中散寒，补益脾胃。方药：理中丸合吴茱萸汤加减。

人参，白术，干姜，吴茱萸，大枣，甘草。

方解：《素问·至真要大论》云"寒淫所胜，平以辛热""形不足者，温之以气"，方中干姜辛热祛寒，温健脾胃，以祛寒邪，虚则宜补，《医宗金鉴》云"补后天之气，无如人参"，人参补益脾气为君药；虚则生湿，"除湿益气，和中补阳"，取白术补脾燥湿为臣药，三药一温一补一燥，《本经》云"吴茱萸能温中，下气，止痛"，大枣甘缓和中，制吴茱萸之辛燥，助人参补虚扶中，为佐药；甘草益气补中扶正，调和诸药为使药。共达温中散寒，补益脾胃之效。

加减：伴有恶心呕吐者加半夏、生姜和胃降逆；口疮经久不愈者加黄芪以加强益气、托里生肌之功；胃脘胀痛者加香橼、砂仁以理气止痛。

2. 外治法

选用冰硼散、锡类散、西瓜霜、柳花散等吹撒溃疡处。

3. 单验方

（1）养阴生肌散外搽。

（2）附子为末和面贴足心，男左，女右，每天换一次，可治口疮。

（3）西瓜浆水，作饮料；冬天可用西瓜皮烧灰敷之。

4. 注意事项

不食或少食辛辣油腻厚味，油炸火烤食品；避免创伤，拔除残留牙根余牙冠；避免恼怒生气以及除去其他病因。

附：糖尿病口腔病变病案 2 则

病案 1：梁某，男性，工人，56 岁，于 2006 年 6 月 8 日初诊。

主诉：反复发作牙龈肿痛，伴口渴多饮、大便秘结半年，加重 2 天。

病史：半年来反复牙龈肿胀疼痛，伴口渴多饮、大便秘结而就医，发现血糖高达 18.8mmol/L，确诊 2 型糖尿病，不规则服用二甲双胍，血糖控制欠佳，FBG 9.2 ～ 12.6mmol/L，PBG 10.1 ～ 16.8mmol/L；前天牙龈及左侧面部肿胀，发红，疼痛，发热；

患者一贯饮食不节，喜好烟酒，嗜食肥肉、辛辣之品。既往无特殊病史；否认阳性家族史。

体检：面红气粗，体型偏胖，左侧牙龈肿胀，局部呈坚硬的椭圆顶形，嫩红，牙齿叩击痛，牙齿松动伸长，不敢对咬；左侧下颌淋巴结可触及；T 38.6℃，BP 156/98mmHg，BMI 26（身高 170cm，体重 75kg），舌红苔黄腻，脉弦滑。

理化检查：血常规提示白细胞 10.2×10^9/L，中性粒细胞百分比 78%；血糖 13.6mmol/L，尿常规提示尿糖 1000mg/dL，尿酮体 5mg/dL。

分析：患者饮食不节，嗜食膏粱厚味，酗酒辛辣，损伤脾胃，脾失健运，湿热内蕴，蕴久化热化火；胃火上炎而致牙龈肿胀，嫩红，疼痛；胃火亢盛，耗伤胃阴，津不上承而口渴多饮；津枯肠燥则大便秘结；热淫于内则身热不适。

中医诊断：消渴病牙宣，证属胃火亢盛，热毒壅滞。

西医诊断：2 型糖尿病合并牙龈脓肿。

处理：诺和龙每次 1mg，3 次/日；阿莫西林胶囊每次 0.5g，3 次/日。

治则：清泄胃火，消肿止痛。方药：白虎合清营汤加减。

生石膏 15 知母 10g 麦冬 10g 黄连 6g 生地 15g 玄参 10g

金银花 10g 连翘 10g 甘草 6g 丹参 15g 犀角（水牛角代）15g

方解：本案胃火亢盛，柯韵伯指出："然火炎土燥，终非苦寒之味所能治。经曰'甘先入脾'，又曰'以甘泻之'，以是知甘寒之品，乃泻胃火生津液之上剂也。"取生石膏辛甘大寒，清泄肺胃实火，知母苦寒以清胃热，为君药；《素问·至真要大论》云"热淫于内，治以咸寒，佐以甘苦"，取水牛角咸寒以清营分实热，生地、麦冬、玄参甘寒清热养阴，为臣药；黄连、银花、连翘清热解毒，透热于外，丹参清热凉血，活血散瘀，为佐药；甘草益气护津，使大寒之剂无损于脾胃，为使药。诸药合用，以达清热解毒、消肿散结之效。

加减：发热便秘者，加大黄以泄热通便，引热下行；烦渴引饮，加天花粉、石斛以养阴清热，生津止渴；汗多不止者，加人参、五味子以益气敛汗。

4 天后复诊：牙龈肿胀、灼热疼痛显著好转；口渴多饮、身热多汗均有所改善；体温、血常规恢复正常，血糖 8.1mmol/L。此为热毒衰减，气阴已伤。

治则：益气养阴，清理余毒。方药：竹叶石膏汤加减。

竹叶 6g 生石膏 15g 半夏 10g 麦冬 10g

人参 10g 甘草 6g 金银花 10g 连翘 10g

方解：取方中生石膏、竹叶清泄胃火，清心除烦；人参、麦冬益气养阴，扶正祛邪；半夏降逆和胃；金银花、连翘清热解毒，宣透余邪，使热毒自肌表而出。

病案 2：马某，女性，43 岁，机关干部，于 2006 年 4 月 6 日初诊。

主诉：反复口干口臭、大便秘结、口腔溃疡 4 年，加重 1 年。

病史：患者于 2002 年春天自觉口干口臭，大便秘结，经常口腔破溃疼痛，检测空腹血糖 8.3mmol/L，餐后 2 小时血糖 12.5mmol/L，诊为 2 型糖尿病，予以格列吡嗪 5mg，3 次/日，当时血糖控制尚可；口腔溃疡好发于月经期，或工作紧张、情绪激动时。开始患处出现细小红点或小疱，灼热感，作痛轻微，继则破溃疼痛加重。遇冷、热、酸、甜、辣、进餐、讲话等刺激时疼痛加剧，多发生于舌尖、舌边缘、颊部黏膜等部位。近1年来血糖控制欠佳，随血糖攀升发作尤为频繁，伴性情急躁，经常失眠多梦，倦怠乏力，大便秘结，余无其他特殊病史。否认阳性家族史。

体检：BP 120/80mmHg，BMI 24（身高 158cm，体重 60kg），一般情况可，右侧颊部及牙龈各有直径约 1.5～2.5mm 呈圆形浅表溃疡面，表面淡黄色微凹，溃疡周边红晕，基底部柔软，心肺（－），苔薄白，舌暗红，脉弦细。

理化检查：FBG 6.6mmol/L，PBG 9.8mmol/L，ALT 120U/L，AST 110U/L，TC 6.3mmol/L，TG 1.76mmol/L，HDL 1.10mmol/L，LDL 5.4mmol/L；心电图提示正常，B超提示轻度脂肪肝。

分析：患者系因精神紧张，情志不遂，肝气郁结，肝横克土，而致脾运不健，湿浊中阻；湿滞内蕴，蕴久化热，热盛伤阴，阴虚热炽等而导致胃火上炎则发口疮；热灼阴伤，心阴不足，心火亢盛，神失所舍而失眠多梦；脾受湿困，脾气不足而倦怠乏力；津液不足而大便秘结。

中医诊断：消渴病并发口疮，证属心胃火旺。

西医诊断：2型糖尿病合并口腔溃疡。

处理：格列吡嗪 5mg，3次/日；二甲双胍 0.25g，2次/日。

治则：清泄胃火，滋养心阴。方药：玉女煎合导赤散加减。

| 生石膏 15g | 熟地 15g | 生地 15g | 麦冬 10g |
| 知母 10g | 牛膝 15g | 木通 15g | 甘草 6g |

方解：本案系为水亏火旺；取生石膏清泄胃火为君药；熟地、生地滋阴清热，知母苦寒质润，助生石膏泻火清胃，无苦燥伤胃之虑，为臣药；麦冬养胃阴，助熟地、生地养阴生津之效，牛膝导热下行，以降上炎之火，为佐药；木通清热利湿，导引湿热由小便而出，甘草清热祛火，调和诸药为使药。诸药合用，以达清火滋阴之效。

一周后复诊：口腔溃疡底平坦，肉芽组织修复，溃疡面缩小，黏膜充血减轻，疮口基本愈合。医嘱：降糖西药继续服用；汤药改为院内制剂糖微康 4 粒，3 次/日。

病案结语

本章病案 2 则均为糖尿病口腔感染病变，案 1 为消渴病兼夹胃火亢盛、热毒壅滞之 2 型糖尿病合并牙龈脓肿早期，治拟清泄胃火，消肿止痛。案 2 为消渴病心胃火旺之 2 型糖尿病合并口腔溃疡，治拟清泄胃火、滋养心阴。由病案所见，中药在防治糖尿病口腔病变中发挥了积极作用。

第三十八章
糖尿病中医辨证理论探索心得

　　笔者于 20 世纪 70 年代初开始从事以糖尿病及其并发症为主的临床与科研，历经 30 余年，少积心得，对于糖尿病中医辨证分型、糖尿病治疗法则、糖尿病并发症论治大法等三方面的学术论点，简略陈述，敬请同行斧正。

第一节　创立糖尿病中医三型辨证理论

　　为了探索糖尿病中医证候及证型特点，笔者于 1973 ～ 1985 年对来自中国中医研究院（今中国中医科学院）广安门医院门诊和病房的 978 例糖尿病患者，进行系统的中医宏观辨证。本着以阴、阳、表、里、寒、热、虚、实八纲辨证为纲，以脏腑辨证为目。通过望、闻、问、切四诊对所获取的临床症状、证候及微观检测的客观指标作为中医辨证依据。

一、中医证候辨证

　　在中医宏观辨证的基础上，归纳出糖尿病患者具有热盛证、阴虚证、气虚证、阳虚证等四大基本证候，以此为契机，深入探讨糖尿病中医证型的精髓。

（一）热盛证

　　本证以易饥多食，烦渴引饮，面红怕热，或伴有口臭舌痛，心烦易怒，大便秘结，舌质红苔黄，脉数为主症；主要脏腑病变有肺燥少津，心火独亢，胃火灼盛，肝阳偏亢，相火旺盛以及肺胃热盛，心肝火旺等。

（二）阴虚证

　　本证以口渴欲饮，五心烦热，失眠多梦，或伴有头晕眼花，耳聋耳鸣，口燥咽干，盗汗颧红，溲赤便秘，舌红少津，苔少或剥苔，脉细数为主症；其病变为心阴虚，肺阴虚，肝阴虚，肾阴虚，胃阴虚以及心肾阴虚，肝肾阴虚等。

（三）气虚证

　　本证以疲乏无力，面色无华，心慌气短，自汗多汗，易受外感，舌淡体胖，或边有齿痕，脉沉细或细弱为主症；主要病变为心气虚，肺气虚，脾气虚，肾气虚及心肺气虚，心脾气虚，心肾气虚，脾肾气虚等。

（四）阳虚证

本证以面色㿠白，形寒怕冷，四肢不温，腰酸腿软，夜尿频数，面浮虚胖，阳痿早泄，泄泻便溏，舌胖质淡，苔薄白润，脉沉细或沉迟为主症。病变为心阳虚，肾阳虚，命门火衰，脾阳虚以及脾肾阳虚，心肾阳虚等。

此外，糖尿病临床上除上述四大证候外，往往兼夹湿、痰、瘀。兼夹证又有湿热、寒湿之分：湿热者主要表现为脘腹胀满，口甜纳呆，恶心呕吐，口渴而不多饮等，多见于糖尿病血糖未能得到控制，或发生急性糖尿病酮症或酮症酸中毒者；寒湿者主要表现为脘腹胀满，便溏泄泻，伴有恶心呕吐，形寒怕冷，面色㿠白，四肢不温等；多见于糖尿病胃肠自主神经功能紊乱。夹瘀证主要表现为肢体麻木，刺痛不移，唇舌紫暗，或舌有瘀斑，舌下青筋显露等。多见于糖尿病并发大血管、微血管病变。

二、中医辨证分型

基于证候辨证所示，糖尿病患者临床并非表现单一证候，而以 2 种或 2 种以上证候相互参见，经分析、综合、归纳、组合为三型：

（一）阴虚热盛型

以热盛证为主兼见阴虚证者为阴虚热盛型，占糖尿病三型中的 11.9%。本型特点：病程相对较短，发病年龄较轻，基础胰岛素水平高，呈现高胰岛素分泌，胰岛素曲线面积大，体重指数 ≥ 24 者占 76.1%，并发症少而轻，表现为胰岛素抵抗为主，为糖尿病早期阶段。

（二）气阴两虚型

以气虚证为主兼见阴虚证者，占糖尿病三型中的 75.2%。本型特点：病程 6～15 年者居多，年龄多见于 50～60 岁，有诸多而较轻的并发症，基础胰岛素水平、胰岛素曲线面积仅次于阴虚热盛型，表现为胰岛素抵抗为主，伴胰岛 β 细胞功能紊乱，体重指数 ≥ 24 者占 46%，为糖尿病中期阶段。

（三）阴阳两虚型

以阳虚证为主兼阴虚证者，占三型中的 12.9%。本型特点：病程多数在 16 年以上；发病年龄 60 岁以上者居多，基础胰岛素水平低下，胰岛素释放曲线低平，表现为胰岛 β 细胞功能衰竭，并发症多而重，随着年龄和病程的增长比例有所递增，为糖尿病后期阶段。

三、三型辨证的客观依据

糖尿病三型辨证基于证候辨证结合客观指标作为分型的依据。

（一）证型与胰岛功能

胰岛素按其分泌量、峰值出现的时间，可分为 6 种形式。按其分泌的快慢，可分为两个时相。

1. 胰岛素和 C- 肽的释放形式

①普通分泌型：空腹和葡萄糖负荷后 1 小时、2 小时、3 小时，胰岛素和 C- 肽水平在正常范围并于第 1 小时达高峰。②延缓反映型：糖负荷后高峰延缓到第 2 小时或以后，各时相胰岛素、C- 肽正常。③高分泌型：空腹和糖负荷后各时相胰岛素、C- 肽高于正常，于第 1 小时达高峰。④延缓高分泌型：糖负荷后高峰延缓到第 2 小时或以后，各时相胰岛素、C- 肽高于正常。⑤低分泌型：各时相值均低于正常，于第 1 小时达高峰。⑥延缓低分泌型：糖负荷后高峰延缓到第 2 小时，各时相值均低于正常。

2. 胰岛素分泌时相

分快、慢两个时相。第一时相为快速分泌相，β 细胞接受葡萄糖刺激后经 0.5 ~ 1 分钟的潜伏期后，出现快速分泌峰，持续 5 ~ 10 分钟后下降，2 型糖尿病该时相消失；第二时相为葡萄糖刺激后 30 分钟左右出现分泌峰，2 型糖尿病者该时相受损。

3. 证型与胰岛素分泌形式及时相

本资料所示：①阴虚热盛型患者 36.5% 为普通分泌型，于第 1 小时达高峰，胰岛素释放曲线与正常基本近似；各时相胰岛素、C- 肽值及其面积均在正常范围内；而胰岛素 / 血糖、C- 肽 / 血糖比值低于正常；表明该型患者 β 细胞分泌功能正常，而病变在于葡萄糖受体对葡萄糖刺激不敏感，失却了 β 细胞早期分泌功能，呈现了第一时相受损，符合糖尿病早期阶段的表现。②气阴两虚型患者以延缓分泌型为主，空腹胰岛素和 C- 肽分泌量在正常范围的高限；各时相胰岛素、C- 肽及其面积均在正常范围低限；胰岛素 / 血糖、C- 肽 / 血糖比值明显低于正常，释放曲线于第 2 小时达高峰，提示该型患者 β 细胞早期分泌功能轻度受损，符合中期病变。③阴阳两虚型以延缓低分泌型为主，表现为空腹胰岛素和 C- 肽分泌量低下，释放曲线低平，于第 2 小时达高峰；各时相胰岛素、C- 肽及其面积均明显低于气阴两虚型（$P < 0.05$），表明该型患者 β 细胞分泌功能严重受损，符合晚期病变。

从上所见，糖尿病证型演变与胰岛 β 细胞分泌功能关系密切：β 细胞分泌功能按阴虚热盛型→气阴两虚型→阴阳两虚型逐渐递减，血糖也随之升高，胰岛素 / 血糖，C- 肽 / 血糖比值依次下降。表明阴虚热盛型胰岛 β 细胞功能正常或存在胰岛素抵抗；气阴两虚型胰岛 β 细胞功能紊乱（释放功能正常或偏低）；阴阳两虚型表现为胰岛 β 细胞功能低下或衰竭。

4. 证型与胰高血糖素释放

胰岛 α 细胞分泌胰高血糖素，胰岛 β 细胞分泌胰岛素，在正常情况下，两者维持动态平衡。当胰岛素分泌不足或胰高血糖素分泌过多，两者失去平衡，影响血糖的控制。本资料显示胰高血糖素的分泌随着三型演变而依次递增，血糖依次增高，呈现了阴虚为主的临床表现。表明证型与胰岛 α 细胞分泌胰高血糖素关系密切。

（二）证型与甲状腺功能

现代医学研究业已证实，慢性高血糖患者中，三碘酪氨酸（T_3）往往低于正常，而临床无明显甲状腺功能低下的症状，四碘酪氨酸（T_4）与 T_3 的比值高于正常者，称"低 T_3 综合征"。表明糖尿病患者代谢功能低下。本文测定结果提示三型 T_3 水平，三型均低于正常值（$P < 0.05$），T_4/T_3 的比值高于正常。低 T_3、高 T_4/T_3 比值血症是三者的共性，这与阴虚为三者的共性相一致。从而推理为糖尿病阴虚的本质表现在甲状腺功能低 T_3 综合征。这与糖代谢紊乱使还原辅酶 A 生成减少，引起过氧化氢生成不足，影响碘的有机化过程，减少甲状腺对甲状腺素的合成有关。

（三）证型与血脂

大量的研究已证明，糖尿病长期控制不佳，处于慢性高血糖状态，是导致脂质代谢异常，促进动脉粥样硬化的基础。本资料观察结果显示：34% 阴虚热盛型的患者呈现高胆固醇，高甘油三酯，高低密度脂蛋白，低高密度脂蛋白的血脂谱；气阴两虚型和阴阳两虚型患者血脂异常发生率分别为 27.6%、38.4%。阴虚热盛型患者血脂异常比例较高，这与存在胰岛素抵抗相关；阴阳两虚型患者血脂异常比例最高，与胰岛 β 细胞功能衰竭、糖脂代谢严重紊乱有关，加重脂代谢异常；而气阴两虚型患者血脂异常比例相对较低，介于其他两型之间，与胰岛素抵抗和 β 细胞功能紊乱有关。

（四）证型与相关指标

1. 血小板功能、纤维蛋白原

血小板聚集率：以肾上腺素诱导，呈双向反应者表示血小板功能增强；受检患者中表现阴虚热盛型 1.7%，气阴两虚型 6.7%，阴阳两虚型 36.8%，依次递增；血浆纤维蛋白原结果类似，说明血液凝滞程度与证型相关。

2. 尿微量白蛋白、尿蛋白

尿蛋白是糖尿病肾病的主要标志，糖代谢异常是改变肾小球滤过屏障的重要因素。早期糖尿病肾病，肾小球基底膜孔径具有选择性滤过白蛋白这一特征，故多为隐匿性，随着肾小球基底膜的增厚，肾小球滤过面积的增大等病理改变，滤过屏障对白蛋白通透性增加，达到一定程度，便可出现临床蛋白尿。测定尿微量白蛋白排泄率（UAER）≥ 200μg/min 提示有早期肾损害，有助于糖尿病肾病早期诊断。本资料提示阴虚热盛型患者 UAER ≥ 200μg/min 为 28.8%，而阴阳两虚型高达 92.3%，两型具有显著性差异（$P <$ 0.001）；气阴两虚型为 27.8%，介于其他两型之间。可见糖尿病肾病的发生率随着病程的延续、证型的演变而递增。微量白蛋白尿时期是可以逆转的，故气阴两虚型为糖尿病肾病转机的重要阶段，阴阳两虚型糖尿病肾损害明显。

3. 血浆环核苷酸

cAMP 与 cGMP 为第二信使，调节细胞功能。上海著名内分泌专家邝安堃教授从事中医阴阳理论的研究，认为阴虚者血浆 cAMP、cAMP/cGMP 比值增高；阳虚者血浆

cGMP 增高、cAMP/cGMP 比值降低。该理论应用于糖尿病，通过大样本病例检测结果，阴虚热盛型 cAMP 正常，cGMP 降低，cAMP/cGMP 比值升高；而其他两型 cAMP 降低，cGMP 升高，cAMP/cGMP 比值降低，尤以阴阳两虚型为著。表明环核苷酸可作为糖尿病中医辨证分型的辅助指标。

4. 左心功能

无创伤性左心功能的测定，业已证实心缩间期（STI）对糖尿病心脏病，尤其在临床尚无明显心肌缺血时期的早期诊断，判断心脏受累程度、病情进展情况和预后均具有重要的意义。本资料用多导生理记录仪同步记录 II 导心电图、心音图、颈动脉搏动图、心尖搏动图测定 STI 各项指标：心电机械收缩时间（EMT），左室排血时间（LVET），排血前期（PEP），电机械收缩时间指数（EMTI），左室排血时间指数（LVETI），排血前期指数（PEPI），排血前期指数（PEPI）及 PEP/ LVET、PEPI/ LVETI 等指标。结果 PEP 按阴虚热盛型→气阴两虚型→阴阳两虚型顺序延长。PEP/ LVET、PEPI/ LVETI 比值增大，经统计学处理（ $P < 0.05$ ）有显著性意义。PEP 三型依次递增且具有显著性统计学意义（ $P < 0.05$ ）。

国内以 PEP/ LVET > 0.38 作为左心功能异常的标准，比值与 PEP 呈正比，PEP 的延长主要反映心肌收缩功能降低；比值与 LVET 呈反比，LVET 的缩短，表示心肌受损，每搏心输出量减少。本资料比值 > 0.38 者为 34.7%，临床证实 23.99% 并发冠心病。可见 PEP/ LVET 比值增高可作为糖尿病并发冠心病的可靠指标，同时也可作为推测糖尿病患者潜在性心脏病早期判断的依据。

（五）证型与并发症

糖尿病视网膜病变是糖尿病患者致盲的主要原因，其发病原理与血液高黏、高凝、高聚状态相关。多数情况下与糖尿病肾病并见，称为"二联征"。本病发病率与糖尿病病程、发病年龄、病情呈正相关。有关资料提示在 15 岁以下发病者，视网膜病变发生率较低。而糖尿病病程在 10 年以上者，无论任何年龄发病率均显著增高。血糖得到良好控制后，约 1/3 的患者眼底保持正常，血糖控制较差者可有高达 94% 的患者出现不同程度的视网膜病变。本资料观察结果：病程在 5 年以上者出现不同程度的糖尿病视网膜病变，其中阴虚热盛型主要表现以微血管瘤、散在性点状出血为主者占 26.8%；气阴两虚型有 42.3% 的患者眼底有点片状出血、硬性渗出、微血管瘤等改变；阴阳两虚型有 73.1% 的患者出现软性渗出，视网膜及玻璃体呈片状出血、新生血管增殖等病变。三者具有显著统计学意义（ $P < 0.05$ ），表明糖尿病视网膜病变与证型相关。

心电图是判断糖尿病冠心病的重要指标。糖尿病与心血管病变关系密切，相关资料提示 80%～85% 的糖尿病患者合并冠心病，心血管病变是糖尿病患者主要致死原因，其发病率及预后与血糖控制情况、糖尿病病程、发病年龄有关。本资料显示，阴虚热盛型患者心电图异常比例为 14.3%，气阴两虚型为 46.7%，阴阳两虚型为 70.4%，表明冠心病的发生率与证型有关。

辨证结论：以八纲辨证为纲，脏腑辨证为目，对糖尿病证候、证型辨证，证实分型是客观的，是动态变化的，符合糖尿病的演变规律：

1. 三型反映糖尿病早、中、晚三个阶段：阴虚热盛为早期，并发症少而轻，表现为以胰岛素抵抗为主；气阴两虚为中期，有诸多较轻并发症，表现为胰岛素抵抗为主伴胰岛 β 细胞功能紊乱；阴阳两虚为晚期，并发症多而重，胰岛 β 细胞功能衰竭。符合现代医学将 2 型糖尿病分为胰岛素抵抗代偿期、胰岛 β 细胞功能紊乱期、胰岛 β 细胞功能衰竭期三期；或将 2 型糖尿病分为遗传易感、糖耐量异常、发展为 2 型糖尿病三期的规律。

2. 阴虚贯穿于糖尿病的始终，是三型的共性，是糖尿病发生的内在因素，符合现代医学认为 2 型糖尿病存在胰岛素不足和胰岛素抵抗贯穿于糖尿病全过程的规律。

3. 病程与发病年龄是分型的基础；客观指标是分型的主要依据；符合现代医学以糖尿病发病年龄、初发病情、免疫指标、病程作为分型依据的规律。

4. 痰湿、血瘀等是糖尿病兼症的致病因素和病理产物，符合糖尿病胰岛素抵抗综合征的替代终点和终点的临床表现。

5. 气阴两虚所占比例最多，为糖尿病演变的基本证型。

三型辨证理论于 1986 年被卫生部药政部门纳入《新药（中药）治疗糖尿病（消渴病）临床研究指导原则》并沿用至今，成为临床和中药研究的主要参考依据，得到广大同仁的共识和引用。

第二节　倡导益气养阴为治疗糖尿病的基本法则

基于三型辨证所示气阴两虚型比例居三型之首，为糖尿病基本证型，是转机的重要阶段。因而以益气养阴的"降糖甲片"作为切入点，通过临床研究和基础研究，探讨益气养阴法则的实质内涵。

一、临床研究

针对益气养阴的降糖甲片，进行系统的临床观察，经过洗脱期、导入期，随机盲法的前瞻性研究。选择空腹血糖 ≥ 8.3mmol/L、餐后血糖 ≥ 11.1mmol/L 者为入选病例，经八家医院联合观察 607 例，降糖总有效率为 76.5%，其中气阴两虚型有效率达 81.38%。对所获取资料进行多元回归分析，结果显示：胰高血糖素异常升高是导致高血糖的主要原因之一，并证实降糖甲片能抑制胰岛 α 细胞活性，降低胰高血糖素水平；促进低分泌型患者胰岛素的分泌和降低高分泌型患者胰岛素水平，对胰岛素呈现了双向调节作用；对 2 型糖尿病患者红细胞胰岛素受体测定，结果显示糖尿病患者红细胞胰岛素特异性结合率和受体数目显著减少，仅为正常对照组的一半，经降糖甲片治疗后，使红细胞受体数目及特异性结合率明显增高（$P < 0.05$，$P < 0.01$）等而达到降低血糖的效应，增加血浆 Camp 含量，调节 Camp/Cgmp 的比值，调节机体阴阳；从而改善葡萄糖耐量，降低血糖、尿糖、糖化血红蛋白水平；能提高免疫功能，改善心脏的左心功能，改善微循环，有利于防治血管并发症。总有效率为 76.54%，气阴两虚型有效率为 81.38%，阴

虚热盛型为 65.45%，阴阳两虚型为 63.33%。体现了中医辨证论治的优势和科学性。

　　为了进一步证实该药降糖疗效的确切性，对 190 例患者进行了自身反对照：对入选病例，在长期服用降糖西药血糖未能得到控制的基础上，加用降糖甲片治疗。中西药联合使用后，血糖下降至正常或取得显著疗效时，停服降糖甲片，继续监测血糖、尿糖；对确认因停服降糖甲片而血糖回升 ≥ 8.3mmol/L（150mg/dL）者，第二次予以降糖甲片，血糖再次下降，两次治疗前后经统计学处理，有显著性差异（$P < 0.01$），证实该药降糖作用是稳定而确切的。

　　为观察该药的降糖效应，于治疗前后统计西药降糖药剂量：即在原西药降糖药治疗基础上经联合降糖甲片治疗后，根据血糖控制情况调整西药量。结果有 40%～51% 的患者维持原西药用量，而空腹血糖 ≤ 7.0mmol/L，餐后 2 小时血糖 ≤ 8.0mmol/L；19%～24% 的患者血糖控制不理想而加大西药量；18%～25% 的患者因血糖得到满意控制而减少西药量；5%～15% 的患者因血糖控制良好而停用西药。可见中药与西药联合应用，可产生协同作用，增强降糖力度，减少西药药量，减少西药副作用。

　　改善相关指标：临床观察发现，本品能调节胰岛 β 细胞分泌功能，抑制高分泌型糖尿病患者胰岛素的分泌，增强低分泌型患者胰岛素分泌，呈现了双向调节；抑制胰岛 α 细胞分泌胰高血糖素，增加胰岛素受体数目，提高胰岛素结合率；增加血浆 cAMP 含量，调节 cAMP/cGMP 的值，调节机体阴阳；从而改善葡萄糖耐量，降低血糖、尿糖、糖化血红蛋白；能提高免疫功能，改善心脏的左心功能，改善微循环，有利于防治血管合并症。

　　改善维生素 A、维生素 E、维生素 C 的血清含量：VitA 是一种具有生理活性的脂溶性维生素，是视杆细胞光受体的组成成分，可维持正常视网膜结构，保护视力功能。测定结果显示，2 型糖尿病患者普遍缺乏 VitA，尤其 60 岁以上的老年人，血清含量仅为正常值的 35%；VitE 是一种天然性抗氧化剂，能防止脂质过氧化物对细胞和酶的损坏，抑制血小板聚集，降低甘油三酯、低密度脂蛋白含量，增加高密度脂蛋白含量，是预防血管并发症的必需物质，测定结果显示，2 型糖尿病患者 VitE 含量明显减少；VitC 具有清除氧自由基的功能，2 型糖尿病患者 VitE 含量显著低于正常。本资料测定显示糖尿病患者普遍缺乏 VitA、VitE、VitC，其缺乏程度随阴虚热盛、气阴两虚、阴阳两虚而递增；经降糖甲片治疗后三者均有不同程度增加，说明降糖甲片对调节维生素代谢，防治糖尿病血管病变具有一定的作用。

　　临床试验结论：大量临床资料业已证实，阴虚为导致糖尿病发生的内在因素，高胰高血糖素血症为糖尿病阴虚的标志，气阴两虚为糖尿病基本证型。益气养阴的降糖甲片具有抑制胰高血糖素，调节胰岛素，增加红细胞受体数目及其结合率，提高胰岛素的敏感性，改善胰岛素抵抗和维生素代谢等作用。

　　本课题于 1985 年通过国内著名中西医专家鉴定，同年获中国中医研究院（今中国中医科学院）一级科研成果奖，1986 年荣获国家（卫生部）级中医药重大科技成果乙级奖，同年获新药证书。目前为国家中药保护产品，进入国家医保目录，现由国内 4 家具备 GMP 资质药厂生产，在糖尿病中药研发领域起到承前启后作用。

二、基础研究

为了探讨降糖甲片的降糖作用机理，对该药进行拆方试验。对组方药物进行逐味排列、组合，分别测定胰岛素、胰高血糖素、葡萄糖耐量，进行实验动物胰岛超微结构形态学观察。

（一）拆方试验

将降糖甲片组方拆分为益气药和养阴药两大类，逐味分解为单味、二味、三味、四味药等不同组合。分别测定有关指标。测定结果显示各实验组均具有不同程度降低血糖效应，表现了本方具有既能提高胰岛素水平，又能降低高胰岛素水平，同时降低胰高血糖素的效应。发现以益气药为主的各实验组，偏于提高胰岛素水平，不同药味组合，用药前后对胰岛素的影响呈现了组间差异和量效关系；偏于养阴药为主的各组，表现为降低胰高血糖素为主而降低血糖。各组间治疗前后相关指标与对照组比较均有统计学意义（$P < 0.05$）。

（二）胰岛、胰岛细胞形态学观察

胰岛是胰腺内分泌部分，胰岛中 β 细胞占 75% 左右，α 细胞占 20% 左右。β 细胞和 α 细胞胞内有许多内分泌颗粒，分别分泌胰岛素和胰高血糖素，对调节糖代谢起到非常重要的作用。

1. 胰岛形态学观察

正常胰岛为内分泌细胞组成的细胞团，分布于外分泌部腺泡之间，正常形态结构为均匀规则；糖尿病模型组胰岛受到明显损害，胰岛体积明显缩小，数目显著减少；实验治疗各组在镜下可见到受损胰岛，其细胞有不同程度的增生，胰岛体积有不同程度的增大，受损程度较轻，其中单味药组和二味主药组胰岛细胞明显增多，胰岛体积明显增大，接近正常结构。

2. 胰岛电镜超微结构的观察

（1）胰岛超微结构：①正常胰岛 β 细胞核呈卵圆形，切迹少，胞质中线粒体呈圆形或椭圆形，少量粗面内质网呈长管状或扁书状；胞质内有许多分泌颗粒，为圆形，其核心多呈圆形，少数呈杆形、长方形等；核心的电子密度不一，密度较低，外面有一层界膜，界膜与核心之间有较大透亮的空隙。正常胰岛 α 细胞为多边形，核心规则，有深浅不一的切迹，细胞质中有少量线粒体，粗面内质网较少呈长管状或书状；胞质中有较多的分泌颗粒，为圆形，核心也为圆形，没有杆形和长方形的核心，电子密度较高，外面有一层界膜，界膜与核心之间有透亮空隙。②模型对照组胰岛 β 细胞核呈卵圆形，线粒体减少，粗面内质网呈书状或空泡状，分泌颗粒明显减少，其核心为圆形，界膜与核心之间有明显的透亮空隙。③实验治疗组：以益气药为主组，胰岛 β 细胞核呈卵圆形，切迹少，胞质中有少量线粒体，呈圆形或椭圆形，粗面内质网呈长管状或书状，胞质内分泌颗粒数目增多，颗粒为圆形，其核心多呈圆形，少数呈杆形，界膜清楚，界膜与核心之间有明显的透亮空隙；以养阴药为主组胰岛 α 细胞为多边形，核不规则，切迹明显，细胞质中线粒体呈长圆形，横位，有少量为管形的粗面内质网，胞质中分泌颗粒较少，颗粒核心呈圆形，无杆形或长方形的核心，电子密度较高，界膜与核心之间透亮，空隙清楚（图 38-1）。

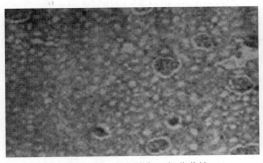
治疗组可见多个胰岛，部分萎缩

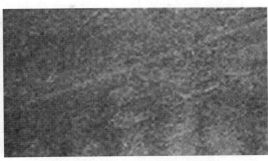
对照组胰腺胰岛明显减少，萎缩

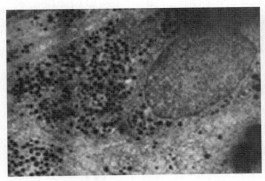
治疗组胰岛结构完整，有大量分泌颗粒

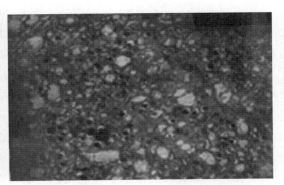
对照组胰岛细胞内有大量空泡，结构不清，颗粒减少

图 38-1　益气养阴药对家兔 DM 模型形态学的研究

（2）降糖甲片有效成分对胰岛分泌颗粒的影响：益气养阴的降糖甲片使受损的胰岛得到一定改善，使萎缩的胰岛体积增大，细胞增生，增加胰岛素的分泌和抑制胰高血糖素的分泌。胰岛超微结构显示以太子参为代表的益气药实验各组，胰岛 β 细胞胞质内分泌颗粒数目比模型组有显著的增加，从而增加胰岛素的分泌；以黄精为代表的养阴药为主的实验组，胰岛 α 细胞胞质中分泌颗粒比正常组明显减少，从而减少胰高血糖素的分泌，达到降低血糖作用。同时发现益气药和养阴药均使脾脏淋巴细胞增生，脾小结数目增多和体积增大，脾脏是机体重要的免疫器官，说明二种主要中药有增强机体免疫功能的作用。

（三）自由基代谢的研究

自由基是体内正常代谢的中间产物，体内既有生成自由基的体系，又有清除自由基的体系，不断地产生与清除，以维持体内低水平的平衡。这种清除体系有细胞内清除自由基的酶类（超氧化物歧化酶 SOD、过氧化氢酶 CAT）、生物膜及胞浆内的氧自由基清除剂（VitC，VitE）。本文采用 ESR 技术直接检测组织超氧自由基（SOD）和血清抗坏血酸自由基的浓度及血清 SOD 活性与 LPO（脂质过氧化物）含量的变化，从自由基的角度探讨降糖甲片的降糖作用机理。对实验动物血清 SOD 活性（nU/mL、均值）测定结果：治疗组为 75.04±14.55，显著高于模型对照组 59.74±8.41（$p < 0.01$），低于正常对照组 82.30±7.91，经统计学处理（$p > 0.05$）；心室肌和肾脏 SOD 活性（nU/mL）测定，正常组心室肌和肾脏 SOD 活性分别为 368.43±38.32，769.14±119.17；造模组分别 276.00±35.12，547.86±76.35。治疗组分别为 312.88±65.53，676.56±117.3。实验所见，糖尿病大鼠心室肌和肾脏 SOD 活性明显低于正常组（$p < 0.05$），经降糖甲片治疗后两脏组织 SOD 活性明显提高，接近正常水平，说明该药具有良好的提高糖尿病动物脏器 SOD 活性作用。此外，血清 LPO（nmol/L）含量正常组为 6.74±1.5，造模组为 10.53±2.23，治疗组为 7.33±2.04，以及心室肌和肾脏 LPO（nmol/L）含量测定均表明糖尿病大鼠 LPO 明显高于正常（$p < 0.01$），降糖甲片有一定降低 LPO 作用。结果显示糖尿病患者和糖尿病大鼠血清、心室肌、肾脏组织 SOD 活性均明显低于正常对照组，降糖甲片明显提高 SOD 活性，从而抑制其对机体损伤的作用。糖尿病大鼠血清、心肌、肾脏组织中 LPO 含量明显高于正常对照组，而降糖甲片组呈现了低 LPO 含量（$p < 0.05$），说明降糖甲片对抑制脂质过氧化能力具有重要的作用。

结果显示，降糖甲片能提高清除氧自由基 SOD 酶的活性，直接清除氧自由基非酶类物质，抑制脂质过氧化过程，对 LPO 有清除 / 抑制其对机体的损害，并随着三型的演变，清除氧自由基力度及脂质过氧化水平逐渐升高，从而推测益气养阴的降糖甲片清除氧自由基的功能对防治糖尿病发挥了一定作用。

综上所述，临床研究证实益气养阴的降糖甲片能够改善胰岛功能，降低高胰岛素分泌型糖尿病患者胰岛素水平，提高低分泌型糖尿病患者胰岛素水平，呈现了双向调节胰岛素作用，抑制胰高血糖素的分泌而降低血糖，改善症状。拆方试验显示，益气药偏于促进胰岛素的分泌，养阴药偏于抑制胰高血糖素的分泌。对 2 型糖尿病红细胞受体测定进一步表明降糖甲片具有增加胰岛素受体数目，提高胰岛素特异性结合率而使血糖降低的作用。

第三节　提倡"益气养阴、活血化瘀"是防治血管病变的大法

糖尿病血管病变是糖尿病患者过早降低生活质量，过早致残，过早致死的主要因素。美国一项研究显示，糖尿病前期人群发生心脏事件的危险性为空腹血糖正常人群的 1.66 倍；糖尿病前期者已有 12% 出现视网膜病变（DR），糖尿病视网膜病变的发病率高达 21%～36%。2004 年欧洲心脏病学会（ESC）公布了 25 个国家、11 个医疗中心、4961 例冠心病调研结果，发现 2/3 患者血糖升高。中国对 7 大城市、52 家中心、3513 例患者的调研结果发现，心血管疾病患者中 2/3 患糖尿病，80%～85% 的糖尿病患者死

于心血管疾病，糖尿病患者罹患心血管病是非糖尿病患者的 2 ～ 4 倍。在发达国家，其死亡率仅次于恶性肿瘤、冠心病，列居第三位。对糖尿病血管病变的控制，目前国内外尚缺乏有力措施和理想药物。

中医辨证显示，阴虚为导致糖尿病发生的内在因素，气阴两虚为糖尿病的基本证型，血瘀为糖尿病的主要兼证。基于此，经五家医院联合临床验证，观察患者 978 例，结果显示综合疗效为 77.28%，气阴两虚兼夹血瘀证者达 81.89%。以临床与实验研究为基础，以"降糖通脉宁"为切入点，探讨糖尿病血管病变与血瘀证的形成，两者的演变规律、分布规律，以揭示"益气养阴、活血化瘀"为防治糖尿病血管病变大法的真谛。

一、血管病变发病机理与三型辨证的规律

糖尿病血管病变是一种全身性、慢性、进行性动脉粥样硬化和血流动力学异常等因素的综合作用导致血液瘀滞、循环障碍的特异性病变，表现为大血管和微血管两种病理改变：大血管病变主要累及冠状动脉、脑血管及下肢血管；微血管病变主要累及视网膜、肾小球。

（一）大血管病变的形成与相关因素的探讨

大血管病变的主要病理改变为动脉粥样硬化，其形成与下列因素相关。

1. 血脂异常与动脉粥样硬化的形成与脂代谢紊乱关系密切。本资料显示糖尿病患者血清胆固醇、甘油三酯、低密度脂蛋白的均值显著高于正常值（$P < 0.05$），90.15% 的患者高密度脂蛋白均值低于正常值。脂代谢异常患者中，90.15% 的患者体重指数（BMI）$\geqslant 24$，可见肥胖是引起高脂血症的因素之一；BMI $\geqslant 24$ 之超体重患者中 34.36% 有高脂血症。从而推知血脂异常与肥胖两者互为因果，促进动脉粥样硬化的形成。

2. 肥胖型 2 型糖尿病患者，基础胰岛素水平多数高于正常值（称高胰岛素血症）。本资料发现 BMI $\geqslant 24$ 者，大部分胰岛素水平较高，胰岛素在体内可以促进脂肪分解为游离脂肪酸，在肝内合成甘油三酯、胆固醇，导致脂代谢异常。本资料所示血糖控制不满意者，所呈现甘油三酯、胆固醇、低密度脂蛋白升高和高密度脂蛋白降低，尤其从合并冠心病、脑梗死患者中得到证实。

由以上所见可知，糖尿病动脉粥样硬化系因肥胖、高胰岛素血症、高血糖等因素所致脂代谢异常，使脂质在血管内沉积，斑块形成，内皮细胞损伤，基底膜增厚，管腔狭窄，血管弹性减弱，动脉硬化形成。兼之血红蛋白糖基化，使组织缺氧缺血等因素的综合作用，使动脉粥样硬化进行性加重，血流缓慢，血液瘀滞以致血栓形成、血管阻塞等病理改变。

（二）微血管病变的形成与相关因素的探讨

闭塞性微循环障碍是微血管病变的病理基础。本组通过对糖尿病患者的血液流变、纤溶系统有关指标的检测结果显示：70.24% 的患者全血比黏度高于正常值（$P > 0.05$），63.68% 的患者血浆比黏度高于正常值，使血液呈现高黏状态；血浆纤维蛋白原及其降

解产物（FDP）分别为 64.16%、55.49%，高于正常值（$P > 0.05$），使血液呈现了高凝状态；64.16% 的患者血细胞比容增大，红细胞沉降率增快，均值显著高于正常值（$P > 0.05$），血小板聚集功能增强、全血比黏度升高等因素使血液呈高聚状态。红细胞变形能力降低，这与红细胞内血红蛋白糖基化有关。

由此可见，血液的高黏、高凝、高聚等因素的综合作用，使血流受阻，血液瘀滞，促进微血管病变的发生和发展。这与中医学中血瘀证的发病原理颇相类似。

二、血管病变在三型辨证中的分布规律

本资料所示三型辨证中血管病变的分布：阴虚热盛型患者中心电图 ST-T 改变者占 15.49%；下肢血管病变，多普勒显示轻度血流减慢者占 5.06%；眼底视网膜病变提示微血管瘤、斑点状出血者占 3.66%；尿微量白蛋白排泄率 > 200μg/min 者或临床蛋白尿者占 2.28%。气阴两虚型中，心电图提示 ST-T 改变者占 13.58%，心房纤颤者占 1.57%；下肢血管病变者占 11.16%，其中 6.59% 为静息痛，4.57% 为坏疽；11.79% 的患者存在眼底视网膜病变，其中 9.86% 为单纯型（背景型），1.93% 的为增殖型；11.9% 的患者发生肾病，其中 7.5% 患者存在临床蛋白尿，3.2% 的患者存在氮质血症，1.2% 的患者血肌酐 > 2mg/dL。阴阳两虚型中 36.9% 的患者发生心脏病变，其中 11.2% 的患者存在 ST-T 改变，15.7% 的患者心肌梗死，10.5% 的患者心房纤颤；15.06% 的患者存在脑梗死；28.5% 的患者存在下肢血管病变，其中 10.2% 的患者为静息痛，坏疽为 18.3%，多普勒提示血管内径明显缩小，有严重血流障碍者居多；眼底视网膜病变者占 25.6%，其中 18.3% 为增殖型，7.3% 为单纯型；28.7% 的患者发生肾病，全部病例均有临床蛋白尿，其中 26.1% 的患者存在氮质血症，27.3% 的患者血肌酐 > 2mg/dL。

观察结语：糖尿病血管病变发生率随着阴虚热盛、气阴两虚、阴阳两虚证型的发展逐渐递增，其中阴虚热盛型，血管并发症少而轻；阴阳两虚型血管病变多而重；气阴两虚型介于两型之间，但绝对例数显著高于其他两型，说明益气养阴治则对糖尿病血管病变，尤其对气阴两虚型血管病变的防治具有重要的意义。

三、瘀血证的发生机理与三型辨证的分布规律

血瘀证既是病理产物又是致病因素。本资料显示 73.6% 的患者具有症状，表现为心胸作痛，肢体麻木疼痛，舌暗红或有瘀斑，舌下青筋显露，脉涩不利或结代等血瘀证。其中阴虚热盛型，基于阴虚内热，热灼阴津，津伤不能载血，血行不畅而致血瘀，或情怀不舒，肝郁化火伤阴，气滞血行不畅而致血瘀。本资料 168 例患者中 18.1% 表现为血瘀证。气阴两虚型基于阴虚内热，热耗阴伤气，气为血帅，血为气母，气虚不能推动血行而致血瘀，表现为心胸作痛引及肩背，肢体麻木疼痛，痛有定处，眼花目暗，唇舌暗红或紫暗，或舌有瘀斑，舌下青筋显露，脉涩不利或结代等。本资料显示糖尿病病程 5 年以上的 475 例患者中 67.6% 兼见血瘀证，体现了中医学"久病必虚""久病必瘀"的理论。本型血瘀证的程度及比例均高于阴虚热盛型。阴阳两虚型系因阴损及阳而致寒凝血瘀。285 例患者中 72.31% 的患者表现为心胸作痛或伴真心痛，手足青至节，或下肢

厥冷，肤色紫暗，足趾破溃，疼痛颇剧，入夜尤甚，或有神情昏糊，眼花目暗，唇舌紫暗且有瘀斑，舌质紫黯等血瘀表现。

由上所述，糖尿病血管病变与血瘀证有着相似的发病机理，均以血流不畅，血液瘀滞，血脉瘀阻，或血管阻塞为其共同的病理机制。两者的分布比例均按阴虚热盛型、气阴两虚型、阴阳两虚型递增，其病情也依次加重，表明两者有着共同的分布规律和发展趋向。阴虚热盛型为起始阶段，阴阳两虚型为其终末期，气阴两虚型为基本证型。从而可以认为血管病变与血瘀证为同一病理的两种不同表现。血瘀证为糖尿病血管病变的临床症候的体现，血管病变则为糖尿病血瘀证的具体病理基础。两者同出一辙，互为因果。气阴两虚型所占比例最多，从而为拟定益气养阴活血化瘀的治则提供了临床依据。

四、降糖通脉宁的药用原理

审证求因，治病求本，乃中医学之精髓。老年患者易患心、脑、肾等血管病变，近年来有学者主张应用峻烈活血破血之品。老年人本已气血衰少，生机减退，易患虚证或虚中夹实，多见于心脾气虚，肝肾阴虚兼夹血瘀之胸痹、中风等本虚标实之病。治宜虚者补之，实者攻之，但不宜久攻、峻攻，否则导致陈瘀虽祛而正气更伤。气虚气不帅血，新瘀又成，终致虚虚实实之变，当引以为戒！本文应用益气养阴、活血化瘀之降糖通脉宁，治疗糖尿病血管病变兼夹血瘀证。资料提示该药具有良好的改善血液流变性、纠正糖脂代谢作用，从而表明，益气养阴、活血化瘀为治疗本病的大法。其中益气药为主导，养阴药为根本，活血化瘀为前提，三者合用，以达标本同治、攻补兼施、扶正祛邪之目的，是指补而不留邪，攻而不伤正，对防治糖尿病动脉粥样硬化、微循环障碍等所致的血管病变发挥了良好的作用，取得了满意的疗效。

五、降糖通脉宁的临床应用

（一）心血管病变

糖尿病心血管病变主要表现为心气不足，胸阳不振，心阴亏损，心脉瘀阻之冠状动脉粥样硬化、心肌病、自主神经功能紊乱所致的心律失常、心功能不全等。本资料显示，经降糖通脉宁治疗后61.97%的患者胸闷憋气、心胸作痛、唇舌青紫等气阴两虚、心脉瘀阻的症状以及心电图得到显著改善。这可能与本品具有补心气、养心阴、祛瘀血之扶正祛邪作用有关，可调节糖脂代谢，纠正血液流变学异常，从而改善动脉粥样硬化和闭塞性微循环障碍，增加冠脉流量，改善心肌缺氧缺血。

（二）脑血管病变

糖尿病脑血管病变是糖尿病患者致残的主要原因之一。有关报道显示，糖尿病患者脑血管病变发生率为正常人的1倍，脑卒中的发生率为非糖尿病人群的5倍。本文41例患者出现记忆力渐进性减退，反应迟钝，痴呆，假性球麻痹等。对于疑有脑血管病变者，经CT检测证实52%的患者有脑梗死，经用降糖通脉宁治疗后，48%的患者症状得到不同程度改善，梗死面积缩小，梗死区密度变淡，CT 值上升。表明该药具有活血化瘀，抗凝溶栓，调节糖脂代谢，改善动脉粥样硬化，扩张血管，解聚，降黏等综合作用。

（三）下肢血管病变

下肢血管病变是糖尿病患者致残的主要原因之一。主要病变为大血管动脉粥样硬化，继而出现小血管、微血管供血障碍及周围神经病变，使下肢感觉异常、畸形、疼痛等。由于肢体缺血易受感染而导致溃疡、坏疽。本文 121 例下肢血管病变者，经降糖通脉宁治疗后，79.45%～83.3%的患者下肢麻木、发凉、疼痛等感觉好转；57%的患者间歇性跛行及静息痛显著减轻；44%～45%的患者足背动脉搏动减弱得到改善，经肢体血管多普勒检查证实，65.29%的患者血管内径有所增宽，血流速度增快，血流障碍得到改善，血循环得到改善。

（四）视网膜病变

经治疗后，56.36%背景型患者微血管瘤和点片状出血被吸收；但45.83%增殖型患者无显著改善。从而说明降糖通脉宁对早期视网膜病变的防治发挥了积极作用。

（五）糖尿病肾病

糖尿病肾病为糖尿病患者致死的主要原因之一。本病主要病理改变为肾小球硬化，临床表现早期尿微量白蛋白排泄率增加 ≥ 200μg/min，为间歇性临床蛋白尿，中后期为持续性临床蛋白尿。糖尿病肾病常与视网膜病变、神经病变并存，被称为"糖尿病三联病变"。本资料显示，糖尿病病程 10 年内者患病率为 3%，10 年以上高达 50%。通过低蛋白饮食及降糖通脉宁治疗，结果呈现了本品能降低早期尿微量白蛋白排泄率及临床蛋白尿，有一定程度改善氮质血症的作用，对早期肾病具有防治作用。

实践表明，降糖通脉宁具有益气养阴、活血化瘀作用，能纠正糖脂代谢和血流动力学异常；降解血液高黏、高凝、高聚以及低变形能力；改善动脉粥样硬化，闭塞性微循环障碍和临床症状；减轻患者痛苦，延长寿命，降低死亡率，无毒副作用，为一种防治糖尿病合并心、脑、肾、肢体以及视网膜等血管病变的中药制剂。

综上所述：①糖尿病血管病变与中医血瘀证有着共同的病理基础，均为血流不畅、血液瘀滞、血脉瘀阻所致，两者分布均按阴虚热盛、气阴两虚、阴阳两虚而递增，病情也随之加重，表明两者有共同的分布规律和发展趋向，从而认为血管病变与血瘀证为同一病理改变的两种表现，血瘀证为血管病变临床症候的体现；血管病变则为血瘀证的具体病理基础，两者同出一辙，互为因果。②中医宏观辨证结果认为，阴虚为糖尿病之本，气阴两虚型为糖尿病基本证型，血瘀为主要兼证，益气养阴、活血化瘀为治疗糖尿病血管病变之大法，其中益气药为主导，养阴药为根本，活血化瘀为前提，三者共达标本兼治、攻补兼施、扶正祛邪之目的。③降糖通脉宁能纠正血液流变性，降低全血比黏度、红细胞压积及沉降率、血小板聚集、纤维蛋白原、FDP，改善糖脂代谢，保护胰岛功能，改善临床症状，总有效率为 77.28%。④临床观察结果，降糖通脉宁具有益心气、养心阴等作用，可改善心肌缺血缺氧，纠正异常心电图，提高左心功能。头颅 CT 证实本品具有活血化瘀、抗凝溶栓作用，可改善脑组织血流情况，对脑梗死有一定的防治作用。超声多普勒证实该药可扩张下肢血管内径，改善血流，对下肢血管病变有一定防治作用。通过眼底光镜和荧光造影和相关检测，证明本品对早期视网膜病变和糖尿病肾病具有一定的疗效。

总之，本品能够改善客观指标和临床症状，能减轻患者痛苦，延长寿命，无毒副作用，是一种防治糖尿病血管病变安全有效的中药制剂。

（六）糖尿病发铬测定

大量研究证实，三价铬是维持胰岛素发挥正常生理功能，参与胆固醇为主的脂质代谢和糖代谢所必需的微量元素。当人体缺乏铬可引起糖代谢紊乱，诱发糖耐量异常以致发生糖尿病。本试验通过测定应用中药降糖通脉宁治疗的正常健康者、糖尿病患者及未用本品治疗的糖尿病患者的发铬含量，结果显示：糖尿病患者发铬含量显著低于正常健康者，降糖通脉宁治疗组发铬含量高于对照组，但低于健康组。说明该药具有一定程度提高发铬含量的作用，可能是本品调节血糖的作用机制之一。

六、基础实验研究

降糖通脉宁对家兔微循环影响的实验：应用 YAG 激光血管内照射，诱发血管挛缩，继而血液瘀滞，血管内凝血，血栓形成，渗出性出血等，类似中医"积血、蓄血、离经之血为瘀血"的理论。应用降糖通脉宁干预，通过微循环观察及毛细血管数目的测定，实验结果表明：该药能使微循环血管紧张度下降，降低血管通透性，促进毛细血管的恢复，改善血管运动功能；解除红细胞聚集的凝血，促使血栓消散，渗血吸收；同时该药能抑制血小板聚集，减少 TXA_2 合成，增强 PGI_2 合成，改善 TXA_2/PGI_2 平衡，降低血黏度，调节糖脂代谢，减轻血管壁的损伤，保证血管内皮结构完整、内皮细胞功能及血管通透性。

实验结果：通过发射微束激光血管照射，引起血管挛缩，管径变窄，闭塞，血管断离，血流变细，血流缓慢，血液瘀滞呈絮状形成瘀滞区。实验组与对照组照射血管 1 小时血管断离消失，受损区形成弥漫性血流停滞、血管内血栓形成、血管周围渗血等改变。随着实验时间的延续，瘀血和血栓不断形成，继而逐渐吸收消散，降糖通脉宁治疗组显著优于对照组。下图为造瘀情况及 10 天后两组对瘀血吸收情况的对比（图 38-2）。

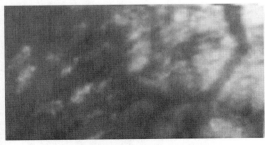

治疗组造瘀出血，管内血栓

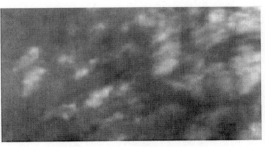

造瘀组出血，血管内血栓

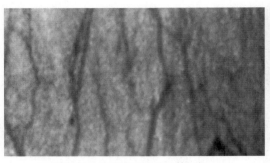
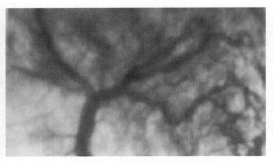

治疗组 10 天后出血吸收血管通畅　　　　　　造瘀组 10 天后出血部分吸收

图 38-2　降糖通脉宁对家兔微循环影响

降糖通脉宁小结：所提倡的"益气养阴，活血化瘀"为防治糖尿病血管病变的大法，通过临床和实验研究得出下列结论。

1. 中医血瘀证与糖尿病血管并发症有着共同的病理基础，均为血流不畅、血液瘀滞、血脉瘀阻所致；两者发生率均按阴虚热盛、气阴两虚、阴阳两虚证型分布而递增，病情也随之加重，表现为两者有共同的分布规律和发展趋向，从而认为血管病变与血瘀证为同一病理改变的两种表现，血瘀证为血管病变临床症候的体现，血管病变则为血瘀证的具体病理基础，两者同出一辙，互为因果。

2. 宏观辨证结果认为：阴虚为糖尿病之本，气阴两虚型为糖尿病的基本证型，血瘀为主要兼证，益气养阴、活血化瘀为治疗糖尿病血管病变之大法。其中益气为主导，养阴为根本，活血化瘀为前提，三者共达标本同治，攻补兼施，扶正祛邪之目的。

3. 降糖通脉宁具有益气养阴、活血化瘀之功，通过大样本的临床检测，结果表明本品能纠正血液流变性、降低全血比黏度、红细胞压积及沉降率、血小板聚集、纤维蛋白原、FDP，改善糖脂代谢，提高胰岛素功能，改善临床症状，总有效率 77.28%。

4. 降糖通脉宁主要血管并发症的临床观察结果显示，本品能改善心肌缺血缺氧，纠正异常心电图，提高左心功能。头颅 CT 证实本品具有活血化瘀，抗凝溶栓，改善脑血流作用。超声多普勒证实本品可扩张下肢血管内径，改善血流、眼底荧光造影以及有关生化指标等。以上研究均证明该药对防治脑梗死、下肢血管病、视网膜病变、肾病等糖尿病血管病变均发挥了积极作用。

该课题于 1991 年通过科研成果鉴定，1995 年获新药证书。先后获中国中医科学院（原中国中医研究院）和国家中医药管理局科研成果奖。降糖通脉宁由具备 GCP 资质的厂家生产，面向全国，为国家保护产品。

主要参考文献

〔书目〕

[1] 佚名.黄帝内经〔M〕.北京：人民卫生出版社，1956.

[2] 河北医学院.灵枢经校释〔M〕.北京：人民卫生出版社.1982.

[3] 佚名.难经〔M〕.北京：人民卫生出版社，1982.

[4] 张仲景.伤寒论〔M〕.北京：人民卫生出版社，1982.

[5] 孙思邈.备急千金要方〔M〕.北京：人民卫生出版社.1982.

[6] 刘完素.素问玄机原病式〔M〕.北京：人民卫生出版社，1986.

[7] 刘完素.三消论〔M〕.上海：上海卫生出版社，1958.

[8] 朱丹溪.丹溪心法〔M〕.北京：人民卫生出版社，1983.

[9] 叶桂.临证指南医案〔M〕.上海：上海人民出版社，1958.

[10] 张锡纯.医学衷中参西录〔M〕.石家庄：河北科学技术出版社，1985.

[11] 程钟龄.医学心悟〔M〕.北京：人民卫生出版社，1982.

[12] 陈修园.女科要旨〔M〕.北京：人民卫生出版社，1959.

[13] 王清任.医林改错〔M〕.上海：上海卫生出版社，1956.

[14] 池芝盛.糖尿病学〔M〕.北京：人民卫生出版社，1986.

[15] 钟学礼.临床糖尿病学〔M〕.上海：上海科学技术出版社，1989.

[16] 林兰.糖尿病的中西医结合论治〔M〕.北京：北京科学技术出版社，1992.

[17] 蒋国彦.实用糖尿病学〔M〕.北京：人民卫生出版社，1992.

[18] 冯凭.糖尿病·低血糖〔M〕.天津：天津科技翻译出版社，1996.

[19] 张家庆.内分泌手册〔M〕.北京：人民卫生出版社.1987.

[20] 林兰.中西医结合糖尿病学〔M〕.北京：中国医药科技出版社，1999.

[21] 董砚虎.糖尿病及其并发症当代治疗〔M〕.济南：山东科学技术出版社，1994.

[22] 杜大梓.趣谈糖尿病及其康复〔M〕.北京：华夏出版社，1989.

[23] 王锺惠.糖尿病〔M〕.北京：清华大学出版社，1983.

[24] 于国宁，王和俊.糖尿病医疗咨询〔M〕.北京：学术期刊出版社，1988.

[25] 程志平.内分泌生理学〔M〕.北京：人民卫生出版社，1984.

[26] 胡佩珍.中西医结合内科治疗学〔M〕.北京：化学工业出版社，1996.

[27] 刘菊香.内分泌疾病诊疗手册〔M〕.长沙：湖南科学技术出版社，1982.

[28] 朱宪彝.临床内分泌学〔M〕.天津：天津科学技术出版社，1993.

[29] 陈国伟.现代心脏内科学〔M〕.长沙：湖南科学技术出版社，1994.

[30] 李乾构.中医胃肠病学〔M〕.北京：中国医药科技出版社，1993.

［31］冯友贤．血管外科学［M］．上海：上海科学技术出版社，1993.

［32］王永炎．临床中医内科学［M］．北京：北京出版社，1994.

［33］刘新民．实用内分泌学［M］．北京：人民军医出版社，1998.

［34］阴健，郭力弓．中药现代研究与临床应用［M］．北京：学苑出版社．1994.

［35］冷方南．中医内科临床治疗学［M］．上海：上海科学技术出版社，1983.

［36］傅衍魁，尤荣辑．医方发挥［M］．沈阳：辽宁科学技术出版社，1986.

［37］全国中草药汇编组．全国中草药汇编［M］．北京：人民卫生出版社，1975.

［38］杨钢．内分泌生理与病理生理学［M］．天津：天津科学技术出版社，1996.

［39］高祖全．简明生物化学［M］．北京：科学出版社，1988.

［40］姚德鸿．稀奇古怪的内分泌疾病［M］．北京：人民卫生出版社，1982.

［41］沈庚诗．心血管疾病临床手册［M］．上海：上海翻译出版公司，1988.

［42］冯蔼兰．公共营养［M］．北京：中国轻工业出版社，1985.

［43］邝安堃．糖尿病在中国［M］．长沙：湖南科学技术出版社，1989.

［44］真岛英信．生理学［M］．姚承禹，译．北京：人民卫生出版社，1987.

［45］吉村寿人．医学生理学［M］．李维新，译．北京：科学出版社，1986.

［46］周肃．内分泌系统生理病理学［M］．北京：人民卫生出版社，1987.

［47］赵惠远．基础医学讲座［M］．北京：人民卫生出版社，1987.

［48］戴自英．实用内科学［M］．北京：人民卫生出版社，1988.

［49］朱宪彝．内科讲座（8）［M］．北京：人民卫生出版社，1982.

［50］刘锡明．内科讲座（9）［M］．北京：人民卫生出版社，1983.

［51］叶应妩．临床实验诊断学［M］．北京：人民卫生出版社，1989.

［52］卞志强．临床检查结果判解［M］．北京：人民卫生出版社，1989.

［53］徐涛．临床检验基础［M］．北京：人民卫生出版社，1983.

［54］曾文益．心理治疗［M］．北京：人民卫生出版社，1987.

［55］王敏道．医护心理学［M］．南京：江苏科学技术出版社，1986.

［56］景生保．临床心理学［M］．成都：四川科学技术出版社．1989.

［57］北京协和医院临床药物组．疾病的临床药物治疗［M］．北京：中国医药科技出版社，1987.

［58］廖二元，超楚生．内分泌学［M］．北京：人民卫生出版社，2001.

［59］谢惠明．合理用药［M］．北京：人民卫生出版社，1988.

［60］张安年．临床用药必读［M］．北京：北京科学技术出版社，1989.

［61］徐淑云．临床用药指南［M］．合肥：安徽科学技术出版社，1989.

［62］陈可冀，廖家桢，肖镇祥．心脑血管疾病研究［M］．上海：上海科学技术出版社，1988.

［63］林兰．中西医结合糖尿病研究进展［M］．北京：海洋出版社，2000.

［64］刘新民．内分泌代谢疾病鉴别诊断学［M］．北京：科学出版社，1992.

［65］张惠芬，迟家敏．实用糖尿病学［M］．北京：人民卫生出版社，1992.

［66］南征．糖尿病中西医结合治疗［M］．北京：人民卫生出版社．2002.

［67］邓尚平．临床糖尿病学［M］．成都：四川科学技术出版社，2000.

［68］蔡永敏.现代中西医临床内分泌学［M］.北京：中国中医药出版社，2001.

［69］丁学平.中西医结合糖尿病学［M］.北京：人民卫生出版社，2004.

［70］邹大进.实用临床肥胖病学［M］.北京：中国医药科技出版社，1999.

［71］朱熹星.现代糖尿病学［M］.上海：上海医科大学出版社，2000.

［72］钱荣立.21世纪的糖尿病防治［M］.河南科技大学出版社，2000.

［73］张沅昌，王新德，史玉泉，等.脑血管疾病［M］.北京：人民卫生出版社，1984.

［74］贺宪武.心脑血管急症.［M］.北京：人民军医出版社，1987.

［75］宋修海.实用医疗体育［M］.北京：华夏出版社，1989.

［76］汪国良.肾脏基础理论与临床的进展［M］.合肥：安徽科学技术出版社，1983.

［77］李传课.中医眼科临床手册［M］.上海：上海科学技术出版社，1987.

［78］刘家琦.实用眼科学［M］.北京：人民卫生出版社，1984.

［79］马青年.实用男科学［M］.天津：天津科学技术出版社，1988.

［80］安得仲.神经内科诊疗手册［M］.北京：解放军出版社.1988.

［81］麻致中.现代皮肤病学提要［M］.北京：人民卫生出版社.1989.

［82］朱昌敏.全身疾病的口腔表现［M］.南京：江苏科学技术出版社，1983.

［83］俞霭峰.妇产科内分泌学［M］.上海：上海科学技术出版社，1987.

［84］蔡醒华.临床老年病学［M］.天津：天津科学技术出版社，1986.

［85］余荣华.现代老年保健手册［M］.上海：科学技术文献出版社，1988.

［86］白家祥.老年与抗衰老医学［M］.北京：学苑出版社，1989.

［87］王筱敏.护士手册［M］.北京：人民卫生出版社，1992.

［88］张伯臾.中医内科学［M］.北京：人民卫生出版社，1988.

［89］邝安堃.气功防治老年病［M］.北京：人民卫生出版社，1988.

［90］郭子光.中医康复学［M］.成都：四川科学技术出版社，1986.

［91］周洪范.中国秘方全书［M］.北京：科学技术文献出版社，1989.

［92］毛德西.消渴病中医防治［M］.北京：中医古籍出版社，1989.

［93］王庆其.中医藏象学［M］.上海：上海中医学院出版社，1987.

［94］施奠邦.中国食疗营养学［M］.北京：人民卫生出版社，1988.

［95］姜超.实用中医营养学［M］.北京：解放军出版社，1985.

［96］麻仲学.中国医学疗法大全［M］.济南：山东科学技术出版社，1989.

［97］成都中医学院.中医眼科学［M］.北京：人民卫生出版社，1985.

［98］府强.实用针灸疗法临床大全［M］.北京：中国中医药出版社，1991.

［99］朱仁康.中医外科学.北京：人民卫生出版社，1987.

［100］罗元恺.中医妇科学［M］.北京：人民卫生出版社，1988.

［101］张逢润.中国灸疗学［M］.北京：人民卫生出版社，1989.

［102］邱茂良.中国针灸治疗学［M］.南京：江苏科学技术出版社，1988.

［103］刘敏如.中医妇产科学［M］.北京：人民卫生出版社，2001.

［104］陶葆荪.金匮要略易解［M］.广州：广东科技出版社，1981.

〔期刊〕

［1］严菱舟.从消渴症谈到中医对糖尿病的认识和处理［J］.中医杂志，1955（2）：13.

［2］胡世林.中草药治疗糖尿病经验的整理与分析［J］.山东中医学院学报，1982（2）：56.

［3］张云如，林兰，张鸿恩，等.成人糖尿病中医辨证分型的初步探讨［J］.辽宁中医杂志，1982（5）：67.

［4］徐鸿达，吴纬，高林，等.糖尿病中医辨证分型与血浆皮质醇水平的关系［J］.中国中西医结合杂志，1981（1）：27.

［5］张文兴，孙家贤，焦静贤.糖尿病人的血浆皮质醇、胰岛素及血糖之间的变化［J］.哈尔滨医科大学学报，1985（1）：43.

［6］张崇祥，苏天水，周慕英，等.糖尿病辨证分型与激素关系的研究［J］.中国中西医结合杂志，1988（12）：714

［7］邵丙扬，金之欣，吴恒慧.糖尿病患者血浆 CAMP 和 CGMP 的变化及其临床意义［J］.临床内科杂志，1984（1）：41.

［8］张大荣.糖尿病辨证与环核苷酸的关系初探［J］.浙江中医杂志，1982，4（3）：100.

［9］邝安堃，丁霆，陈家伦，等.男性Ⅱ型糖尿病中医辨证论治与血浆性激素关系的初步观察［J］.中国中西医结合杂志，1983（2）：3.

［10］邝安堃，陈家伦，陆永仁，等.女性绝经后Ⅱ型糖尿病患者血浆性激素变化和中医辨证论治的疗效［J］.中国中西医结合杂志，1988，8（5）：276.

［11］梁晓春，郭赛珊，钱自奋，等.益气养阴活血方对气阴两虚血瘀证糖尿病人血液流变学的影响［J］.中国医学科学院学报，1989，11（2）：87.

［12］邵启惠，刘成，郭天玲，等.以活血化瘀法为主治疗糖尿病的初步观察［J］.上海中医药杂志，1983（5）：15.

［13］施赛珠，陈剑秋，石志芸，等.Ⅱ型糖尿病中的瘀血证和益气活血药预防其血管病变的疗效观察［J］.中医杂志，1989（6）：21.

［14］李菁，梁荩忠，张存泓，等.血浆比黏度、纤维蛋白原、血小板黏附率、血清纤维蛋白原降解产物与糖尿病血管病发病关系的研究［J］.四川医学院学报，1982（2）：205.

［15］张鸿恩.降糖甲片治疗成人糖尿病的临床报告［J］.中医杂志，1986（4）：37.

［16］马秀华.107 例糖尿病患者之甲皱微循环观察［J］.中国中西医结合杂志，1985，5（10）：33.

［17］李玲.中医药治疗糖尿病新进展［J］.中国中医药图书情报杂志，1989（2）：1.

［18］施赛珠.糖尿病的中西医研究进展［J］.中国中西医结合杂志，1986，6（9）：573.

［19］张达青，陈名道，陆永仁，等.内分泌学新技术新进展学术交流会纪要［J］.中华内科杂志，1988，27（6）：527.

［20］祝谌予.糖尿病证治［J］.中医杂志，1986（6）：410.

［21］高彦彬.中西药辨治糖尿病概述［J］.中医杂志，1988（8）：624.

［22］中华医学杂志编辑委员会.第二次糖尿病防治专题座谈会纪要［J］.中华医学杂志，1988，68（10）：543.

［23］潘孝仁，孟迅吾．全国内分泌疾病药物治疗座谈会纪要［J］．中华内科杂志，1989，28（3）：132.

［24］钟学礼．我国糖尿病研究的进展［J］．中华医学杂志，1987，67（10）：584.

［25］杨扶国．中医药治疗糖尿病的临床进展［J］．辽宁中医药杂志，1980（10）：31.

［26］孙琦．非胰岛素依赖型糖尿病患者胰岛 β 细胞储备功能的分析［J］．中华医学杂志，1989（6）：199.

［27］郝伟．胰岛素依赖型糖尿病免疫学研究进展［J］．中华内分泌代谢杂志，1989，5（3）：165.

［28］刚勇，潘孝仁，李光伟，等．糖耐量减低者胰岛素分泌功能的分析［J］．中华内分泌代谢杂志，1989（2）：19.

［29］许曼音．糖尿病病因研究进展［J］．中华内科杂志，1980，19（2）：148.

［30］陈宁．Ⅰ型糖尿病残余 β 细胞的胰岛功能及肾合并症［J］．国外医学·内分泌分册，1988（4）：209.

［31］余斌杰．关于糖尿病病情控制的评定标准［J］．中华医学杂志，1984，64（3）：133.

［32］张惠芬．血尿与尿糖的关系及其随年龄的变化［J］．中华内科杂志，1984，23（1）：34.

［33］丘文升，野上由纪子，吉田象二．糖化血红蛋白用于糖尿病早期诊断的探讨［J］．中华内科杂志，1989，28（7）：407.

［34］王德利，童钟杭，夏惺勤，等．人红细胞胰岛素受体放射配体测定法［J］．中华医学检验杂志，1987，148.

［35］王燕燕，冯根宝．胰岛素抗体的测定和临床应用［J］．中华内分泌代谢杂志，1989，5（3）：146.

［36］查良锭．糖尿病的饮食治疗［J］．中华医学杂志，1984，64（3）：133.

［37］邸国勋．糖尿病的运动疗法［J］．中华医学杂志，1984，64（3）：153.

［38］党诚一．Ⅱ型糖尿病患者体育疗法的科学管理［J］．实用护理杂志，1988，4（3）：31.

［39］池芝盛．糖尿病的胰岛素治疗［J］．中华医学杂志，1984，64（2）：142.

［40］梁荩忠，陈家伟．口服降糖药治疗糖尿病［J］．中华医学杂志，1984，64（3）：149.

［41］陈慧．优降糖的药代动力学及临床研究［J］．中华医学杂志，1987，67（10）：533.

［42］许樟荣．糖尿病患者胰岛素治疗时存在的问题［J］．北京医学，1990，12（1）：41.

［43］卢纹凯，毛腾淑．试论超重型胰岛素非依赖型糖尿病患者治疗中存在的问题［J］．北京医学，1990，12（1）：55.

［44］陈慧，潘长玉，李江源．不同服药法对优降糖口服吸收和血药浓度的影响［J］．中华内科杂志，1988，27（9）：539.

［45］陆菊明，潘长玉，李次芬．吡磺环己脲治疗非胰岛素依赖型糖尿病的初步观察［J］．中华内科杂志，1988，27（3）：143.

［46］刘长义．治疗糖尿病药物的现状和未来［J］．中华内科杂志，1986，25（11）：694.

［47］刘人伟，林晶．人工胰临床应用体会——附 12 例报告［J］．中华内分泌代谢杂志，1989，5（3）：177.

［48］潘长玉．糖尿病酮症酸中毒的治疗［J］．中华医学杂志，1984，64（3）：136.

［49］钱荣立. 非酮症性高渗性糖尿病昏迷的治疗［J］. 中华医学杂志，1984，64（3）：138.

［50］蒋国彦. 糖尿病乳酸性酸中毒的治疗［J］. 中华医学杂志，1984，64（3）：141.

［51］叶任高. 高血压治疗的新进展［J］. 中华肾脏病杂志，1989，5（6）：367.

［52］王中权，钟学礼. 糖尿病人脂肪代谢紊乱与动脉粥样硬化［J］. 国外医学·内科学分册，1983，11（9）：453.

［53］王敏华，林延德，黄淑球，等. 糖尿病合并脑血管疾病的临床类型及其特点［J］. 广东医学，1982，3（10）：3.

［54］丁西满. 糖尿病血管合并症与血浆脂蛋白异常的关系［J］. 国外医学·内分泌分册，1988，8（1）：30.

［55］朱伯卿. 糖尿病患者急性心肌梗死的临床特点［J］. 中华内科杂志，1986，25（12）：718.

［56］张胜兰，郭述苏，董政军，等. 糖尿病患者红细胞变形能力受损［J］. 中华内分泌代谢杂志，1989，5（2）：951–954.

［57］王晓东，潘长玉. 糖尿病患者白蛋白尿与视网膜病变［J］. 中华内分泌代谢杂志，1990，6（1）：291.

［58］王竹兰，冯根宝，张玉玲，等. 糖尿病患者尿白蛋白微量检测的临床意义［J］. 中华内科杂志，1988，27：139.

［59］张承芬. 糖尿病性视网膜病变的治疗［J］. 中华医学杂志，1984，64（3）：156.

［60］黄葆钧. 糖尿病肾病的诊断与防治［J］. 中华医学杂志，1984，64（3）：160.

［61］韩晓亮. 非胰岛素依赖型糖尿病肾病的研究［J］. 中华肾脏病杂志，1989，5（3）：134.

［62］孙彪. 黄芪和巯甲丙脯酸治疗慢性肾炎对尿蛋白及肾功能影响［J］. 中华肾脏病杂志，1989，5（6）：277.

［63］韩晓亮. IDDM 和 NIDDM 患者糖尿病肾病的异同［J］. 中华肾脏病杂志，1990，6（1）：53.

［64］张美洛. 血浆 6- 酮 – 前列腺素 FIa、血栓素 B2 与糖尿病微血管病变关系［J］. 中华内科杂志，1989，28（3）：143.

［65］周智广，伍汉文，超楚生. 糖尿病高脂血症对微循环供氧的影响［J］. 中华内分泌代谢杂志，1989（1）：23.

［66］郑白蒂，陈新华，胡国贤，等. 糖尿病性肾病的病理和临床表现的关系［J］. 中华内科杂志，1986，25（3）：158.

［67］童延清. 清上治下法治疗慢性肾小球肾炎 120 例临床观察［J］. 中医杂志，2007，48（8）：699–701.

［68］杨任民. 糖尿病性神经损害［J］. 安徽医学院学报，1983，18（1）：5.

［69］毕小利，周国林，王佐，等. 丹参和生地治疗 23 例糖尿病神经病变患者疗效分析［J］. 中国中西医结合杂志，1988，8（2）：84.

［70］钱肇仁. 针刺治疗对糖尿病心脏植物神经病变的影响［J］. 中华内分泌代谢杂，1988，8（2）：81.

［71］顾淑芬. 654–2 治疗糖尿病神经病变的疗效观察［J］. 中华内分泌代谢杂志，1989，5（1）：23.

［72］唐尧，申建军. 糖尿病性膀胱病的诊治［J］. 中国医师进修杂志，1989（2）：26.

［73］袁承晏.糖尿病的皮肤表现［J］.国外医学·内分泌分册，1981，1（4）：192.

［74］刘诠之.超声多普勒对糖尿病下肢闭塞性血管病变的观察［J］.中华内科杂志，1989，28（3）：174.

［75］周桦，李松初.皮肤含糖量与皮肤感染关系的研究［J］.中华医学杂志，1989，69（3）：171.

［76］蒋玉麟.小儿糖尿病25例分析［J］.中华儿科杂志，1982，20：4.

［77］包美珍.小儿糖尿病27例分析［J］.中华内分泌代谢杂志，1988，4（1）：18.

［78］蔡毅.小儿糖尿病肾病［J］.中华儿科杂志，1986，24（2）：86.

［79］包美珍，李雯丽，刘颖君，等.测定血、尿 β_2- 微球蛋白筛查小儿糖尿病早期肾损害初步观察［J］.天津医药杂志，1988（2）：104.

［80］杜嗣廉.儿童糖尿病酮症酸中毒28例综合报告［J］.临床儿科杂志，1988（5）：298.

［81］项扬.儿童糖尿病62例综合报告［J］.临床儿科杂志，1988（5）：299.

［82］苗凤英.儿童糖尿病的治疗和管理［J］.中华医学杂志，1984，64（3）：175.

［83］苗凤英，颜纯.糖尿病儿童心理状态与代谢控制关系的研究［J］.中华儿科杂志，1988，26（6）：240.

［84］许航.糖尿病孕妇的管理与教育［J］.中华医学杂志，1984，64（3）：169.

［85］张龙琴，徐翠英.老年性高渗非酮症性糖尿病昏迷的抢救护理体会［J］.实用护理杂志，1988，4（8）：7.

［86］佟萍霞.糖尿病足的护理体会［J］.实用护理杂志，1988，4（8）：6.

［87］李天真.糖尿病昏迷的护理体会［J］.实用护理杂志，1988，4（8）：4.

［88］刘爱菊.219例糖尿病并发症的观察与护理［J］.实用护理杂志，1988，4（9）：41.

［89］张志铃.糖尿病性肢端坏疽的护理［J］.实用护理杂志，1988，4（3）：7.

［90］陈家伟.糖尿病人的教育与管理［J］.中华医学杂志，1984，64（3）：131.

［91］袁国跃.脂联素受体及信号传导研究进展［J］.国外医学：内分泌学分册，2004，5（24）：3.

［92］廖欣.抵抗素研究进展［J］.国外医学：内分泌学分册，2004，5（24）：6.

［93］杜鹏飞.白介素18与代谢综合征的关系研究进展［J］.国外医学：内分泌学分册，2004，5（24）：21.

［94］萧建中，杨兆军，王金平，等."2型糖尿病"患者胰岛细胞抗体检测的意义［J］.中华内分泌代谢杂志，2005（5）：438.

［95］李淼.炎症与胰岛素抵抗［J］.中华内分泌代谢杂志，2005（5）：81.

［96］付方明，董砚虎，李利平，等.糖调节受损人群胰岛素抵抗与胰岛 β 细胞功能的研究［J］.中华内分泌代谢杂志，2005（5）：90.

［97］李东晓，郭立新，李铭.胰岛自身抗体阳性的成人糖尿病患者的临床特征［J］.中华内分泌代谢杂志，2005（5）：123.

［98］钱荣立.关注对妊娠糖尿病的防治研究，保护母婴健康［J］.中华内分泌代谢杂志，2005（3）：162.

［99］纪立农.国际糖尿病联盟代谢综合征全球共识定义解读［J］.中华内分泌代谢杂志，2005（3）：175.

［100］顾东风，杨文杰，陈恕凤，等.中国成年人代谢综合征的患病率［J］.中华内分泌代谢杂志 2005（3）：181.

［101］金文胜.限蛋白饮食对糖尿病肾病的防治作用［J］.国外医学：内分泌学分册，2004，24（5）：294.

［102］Rayaz Ahmed Malik. 糖尿病神经病变的诊断［J］.国外医学：内分泌学分册，2004，24（5）：299.

［103］Ali Foster. 糖尿病足病的流行病学和分级［J］.国外医学：内分泌学分册，2004，24（5）：301.

［104］Ennis Yue. 糖尿病足的管理——选择最佳模式［J］.国外医学：内分泌学分册，2004，24（5）：302.

［105］袁群.中西医结合治疗糖尿病足溃疡［J］.国外医学：内分泌学分册，2004，24（5）：303.

［106］张建中.糖尿病神经性骨关节病［J］.国外医学：内分泌学分册，2004，24（5）：310.

［107］翁建平.糖尿病的胰岛素治疗和胰岛移植［J］.中华内分泌代谢杂志，2006，增录 2S-3.

［108］孙士杰.餐后高血糖与心血管疾病［J］.国外医学：内分泌学分册，2005，25（4）：47.

［109］贾伟平，王从容.中国人单基因突变糖尿病及肥胖病的研究［J］.国际内分泌代谢杂志，2006，26（3）：145.

［110］邓向群，陈璐璐.胰岛 β 细胞凋亡的分子机制［J］.国际内分泌代谢杂志，2006，26（3）：163.

［111］美国糖尿病学会（ADA）.糖尿病诊疗标准（一）［J］.国外医学：内分泌学分册，2005，25（6）：436.

［112］王恒.少年儿童糖尿病的诊治［J］.国外医学：内分泌学分册，2002，22（3）：149.

［113］潘长玉.中国糖尿病最新资料搜集研究［J］.国外医学：内分泌学分册，2002，22（3）：135.

［114］顾鸣宇.胰岛素抵抗与脂肪肝［J］.国外医学：内分泌学分册，2003，23（增）：32.

［115］贾悦.肥胖症瘦素基因治疗研究进展［J］.国外医学：内分泌学分册，2004，24（3）：168.

［116］陈家伦.浅谈治疗糖尿病中药的研究与进展［J］.国外医学：内分泌学分册，2004，24（3）：150.

［117］齐颖.糖尿病患者脑血流灌注及糖代谢的临床特点［J］.中华糖尿病杂志，2005，13（4）：272.

［118］申世芳.妊娠各期午餐后血糖及胰岛素正常参考值测定［J］.北京医学，1996，12（5）：212.

［119］Aarwal MM, Hughes PF, PunnoseJ, et al. Gestational diabetes screening of a multiethnic，high-risk population using glycated proteins，Diabetes Res Clin Pract, 2001 (1): 51.

［120］董志光，肖温温.妊娠后半期孕妇口服葡萄糖耐量试验的研究［J］.中华妇产科杂志，1993（28）：136-138.